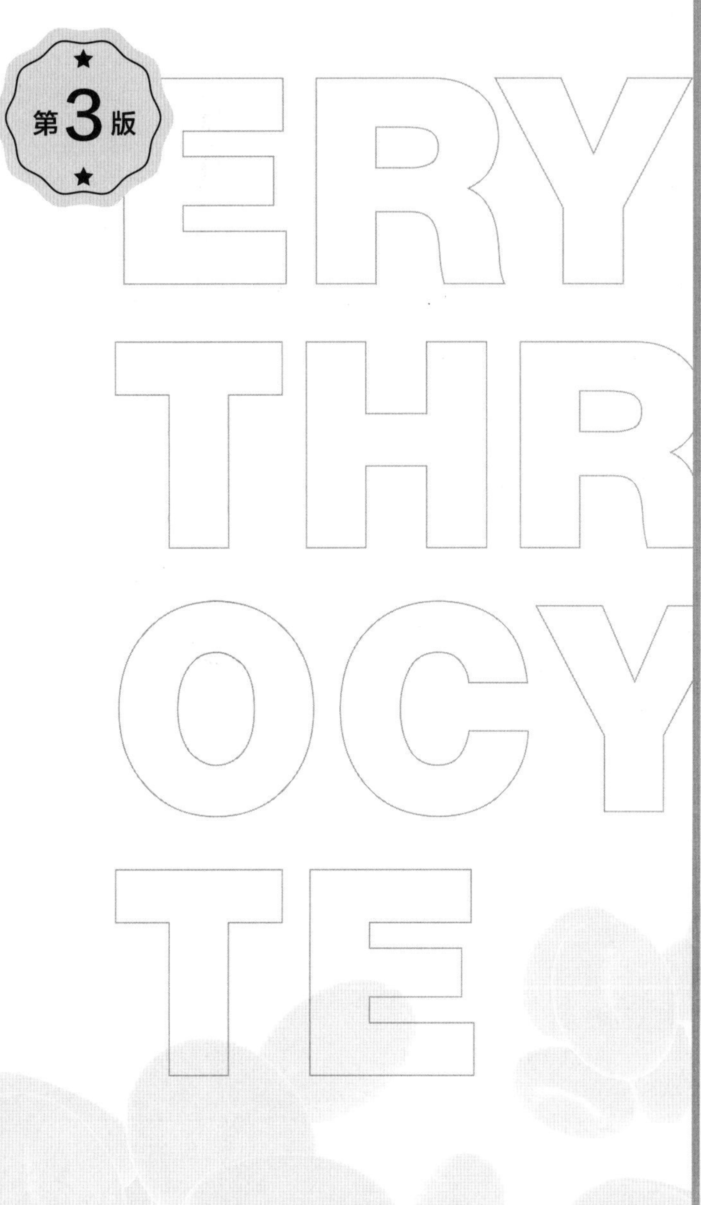

红细胞血型原理与检测策略

编著 张印则 徐 华 周华友

编著
张印则 深圳大学总医院
徐 华 陕西省血液中心
周华友 南方医科大学南方医院

人民卫生出版社
·北 京·

图书在版编目（CIP）数据

红细胞血型原理与检测策略 / 张印则，徐华，周华友编著．—3 版．—北京：人民卫生出版社，2023.9

ISBN 978-7-117-35363-2

Ⅰ. ①红⋯ Ⅱ. ①张⋯②徐⋯③周⋯ Ⅲ. ①红细胞－血型②红细胞－血型－血液检查 Ⅳ. ①R394

中国国家版本馆 CIP 数据核字（2023）第 184518 号

人卫智网	www.ipmph.com	医学教育、学术、考试、健康，购书智慧智能综合服务平台
人卫官网	www.pmph.com	人卫官方资讯发布平台

红细胞血型原理与检测策略
Hongxibao Xuexing Yuanli yu Jiance Celüe
第 3 版

编　　著：张印则　徐　华　周华友
出版发行：人民卫生出版社（中继线 010-59780011）
地　　址：北京市朝阳区潘家园南里 19 号
邮　　编：100021
E - mail：pmph @ pmph.com
购书热线：010-59787592　010-59787584　010-65264830
印　　刷：北京华联印刷有限公司
经　　销：新华书店
开　　本：787 × 1092　1/16　　印张：34
字　　数：827 千字
版　　次：2014 年 6 月第 1 版　　2023 年 9 月第 3 版
印　　次：2023 年 11 月第 1 次印刷
标准书号：ISBN 978-7-117-35363-2
定　　价：149.00 元
打击盗版举报电话：010-59787491　E-mail：WQ @ pmph.com
质量问题联系电话：010-59787234　E-mail：zhiliang @ pmph.com
数字融合服务电话：4001118166　E-mail：zengzhi @ pmph.com

ERY
THR
OCY
TE

前　言

在临床输血实践中，经常会遇到一些疑难问题。解决疑难问题依靠的是坚实的理论基础以及丰富的实践经验，而理论基础是重中之重。没有扎实的理论功底，遇到问题就会有一种雾里看花、无从下手的迷茫之感。

本书宗旨在于帮助读者建立一套正确、完整、实用的血型理论体系及清晰、灵活的检测思路，做到举一反三，在日常工作、科学研究中能够解决遇到的各种疑难问题。

围绕这一宗旨，本书吸纳了输血医学最新理论与实践的研究成果。在理论介绍方面自成体系，力图做到融会贯通，为读者建立起一个完整的血型基础理论框架。通过实际案例分析，将理论灵活地运用于解决实际问题的过程中。通过深入浅出、逻辑严谨的分析，带动读者主动思考，充分理解理论与实践相结合的方法与意义，培养读者主动分析问题、设计试验、解决问题的能力，达到提高处理实际问题应变能力的效果。

本书可作为输血相关检测工作人员、本科生及研究生的培训教材，以及输血医学领域研究人员的工具书。

编者

2023 年 5 月

目　录

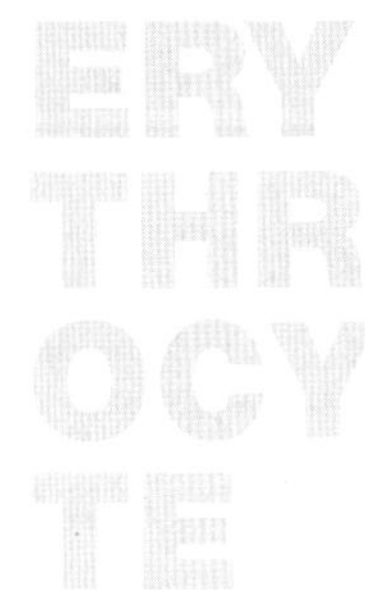

第一章 红细胞血型系统总论

输血是临床治疗的一种重要手段，在急救及许多疾病的辅助治疗中起着无可替代的作用，其中红细胞成分的使用尤为广泛、重要。红细胞结构虽然简单，但其表面却存在许多具有生物学功能的大分子，不仅具有维持红细胞结构稳定、营养吸收、代谢产物交换、选择性物质运输、细胞间信号传递、免疫应答等十分重要的生物学功能，而且还具有较强的抗原性。若患者与供者血型不合，供者红细胞进入患者体内可刺激机体产生免疫性抗体，引起溶血性输血反应。因此，输血治疗前必须对患者及供者进行必要的检测，以避免溶血反应的发生，确保患者输血安全。

红细胞血型非常复杂，目前已发现 384 种血型抗原。如何为患者提供适合的血液成分，采用何种检测方法才能最大限度地保证临床输血安全等实际问题的解决均建立在血型基础理论之上。构建一个完整、准确、清晰的血型理论框架，全面系统地掌握血型理论知识是解决各类“疑难”问题、更好地为临床患者提供输血治疗的基础。

第一节 红细胞血型的发现、定义与命名

1900 年，卡尔·兰德斯坦纳（Karl Landsteiner）采用直接凝集法发现了人类第一个红细胞血型系统——ABO 血型系统，由此揭开了血型的神秘面纱，掀起了血型血清学研究热潮。分子生物学、蛋白组学等检测技术的出现为红细胞血型抗原的发现及深入研究开辟了新途径，不断丰富着红细胞血型抗原数据库，不断提升着人们对红细胞血型的认识。到目前为止，已发现 44 个红细胞血型系统（图 1-1）。

一、红细胞血型发现途径

回顾红细胞血型发现历程可以看出，检测技术、研究工具、恰当的样本是发现红细胞血型系统抗原的关键因素。

（一）血清学途径

多数红细胞血型抗原通过血清学途径得以发现，血清学检测技术的进步与发展是发现红细胞血型抗原的基础。红细胞血型抗原研究初期，试验方法以检出 IgM 型抗体的直接凝

集法为主。在发现 ABO 血型之后的 45 年间，陆续发现了 MNS、P1PK、RH 及 LW 血型系统。1945 年，Coombs 等发明了抗球蛋白试验，可灵敏地检出 IgG 型免疫性抗体，大大拓展了血型血清学的研究视角，血型的发现进入了一个井喷期(见图 1-1)。除了试验方法外，适合的研究工具与恰当的样本同样是发现血型抗原不可或缺的关键因素。

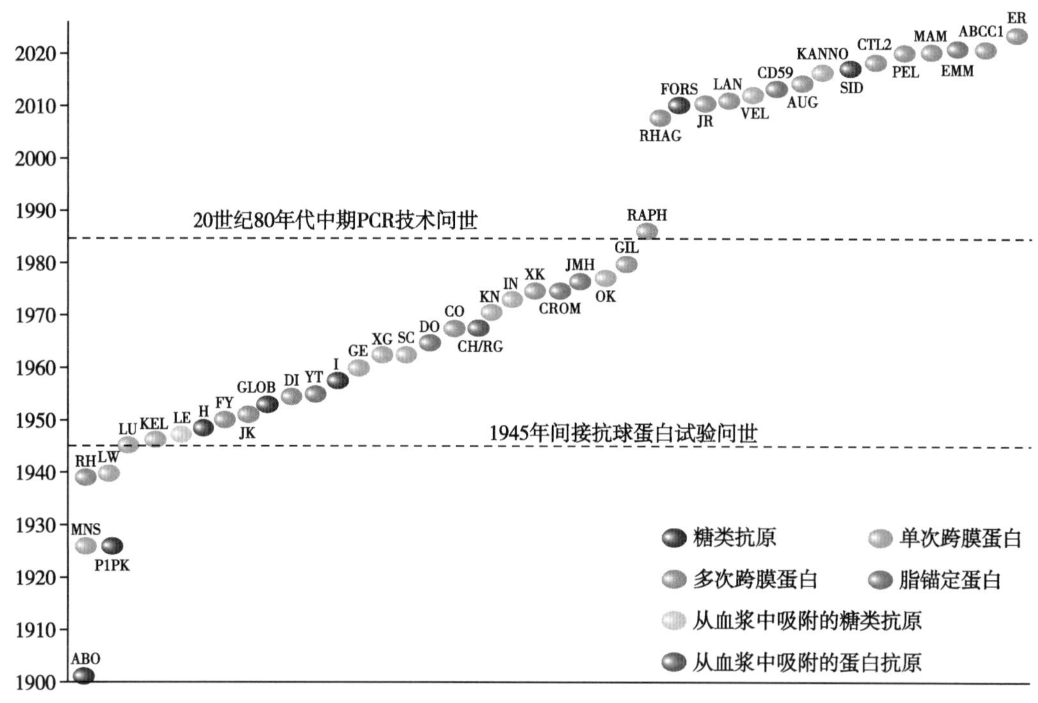

图 1-1　不断发现的红细胞血型系统

1. 正常人血清　1900 年 Landsteiner 使用健康人血液样本，通过红细胞与血清的交叉混合发现了 ABO 血型系统。ABO 血型系统是发现的人类第一个红细胞血型系统，也是唯一一个通过正常人血液样本发现的血型系统。

2. 动物血清　使用人红细胞免疫动物，可以获得研究红细胞抗原的检测工具——异种动物免疫血清。例如，使用人红细胞免疫家兔，获得抗血清后对人红细胞抗原进行检测，发现了 MNS 血型系统，也是继 ABO 血型系统之后发现的第二个红细胞血型系统。

3. 患者血清　胎儿新生儿溶血病(hemolytic disease of fetus and newborn，HDFN)、血友病等患者血清中存在的 IgG 型免疫性抗体是发现红细胞血型抗原的重要线索，多数临床意义显著的红细胞血型系统通过患者血清得以发现。例如，通过 HDFN 患者血清发现了 Kidd、Diego、Kell 等血型系统，通过血友病患者血清发现了 Duffy 血型系统。

(二) 分子生物学途径

20 世纪 80 年代中期，Mullis 发明了聚合酶链反应(polymerase chain reaction，PCR)技术。PCR 的问世给红细胞血型的研究带来了革命性变化，从此步入了分子水平研究时代，对血型的本质，尤其是变异型抗原的产生从分子水平给出了答案。采用 PCR 技术发现了大量控制红细胞抗原表达的等位基因，例如，目前已发现 235 种 ABO 等位基因，598 种 RH 等位基因（http：//www.erythrogene.com）。

（三）蛋白组学途径

1994 年，Marc Wikins 首次提出蛋白组学概念，即某基因组控制表达的所有蛋白质的总和。蛋白组学研究是生命科学进入后基因时代的标志。

近年来，通过蛋白组学发现了一些新的血型系统。例如，CTL2 是由 *SLC44A2* 控制编码的胆碱转运体蛋白，广泛表达于中性粒细胞，相应抗体可引起新生儿同种免疫性中性粒细胞减少症、输血相关急性肺损伤、输血后发热反应等不良后果。2017 年，Bryk 等通过蛋白组学研究发现红细胞表达 CTL2 胆碱转运体蛋白，由此发现了第 39 个红细胞血型系统—CTL2 血型系统。

（四）蛋白功能研究途径

ABCC1 蛋白由位于 16p13.11 的 *ABCC1* 控制编码，是 ATP 结合盒（ATP-binding cassette，ABC）溶质转运蛋白家族中的成员，参与氨基酸、糖、维生素、肽、无机离子等多种底物的转运。ABCC1 蛋白几乎在所有组织细胞中均有表达，与肿瘤药物的耐药性密切相关。Flegel 等利用药物基因组学平台对药物吸收、分布与代谢等进行研究时发现，红细胞表达 ABCC1 蛋白，并由此发现了第 43 个红细胞血型系统——ABCC1 血型系统。

二、红细胞血型定义

红细胞血型定义与检测技术、认识水平密切相关。以血清学为主要研究手段，形成的传统血清学血型概念仅指红细胞血型，即能用抗体来分类的红细胞抗原表现型。

随着检测方法的改进与新技术的出现，如抗球蛋白法、PCR 技术的问世，大大拓展了血型研究的视野，对血型本质有了更加深刻的认识，血型定义也随之发生了根本性变化。对血型的认识已不再局限于红细胞，而是扩展到红细胞之外，形成广义的血型概念，即血型是由遗传物质控制，表达在血细胞、血浆（免疫球蛋白、酶等）及其他组织细胞的遗传标志。广义的血型概念有以下几个显著特点：

1. 血型概念拓展至红细胞以外的其他成分，如白细胞、血小板、血浆蛋白、酶、组织、器官等。
2. 血型具有遗传多态性，如 ABO、Rh 血型多态性。
3. 通过对抗原、抗体的检测可以显现出来的遗传标记。

目前，血型的研究成果已广泛应用于人类学、遗传学、法医学、临床医学等多个学科，血型研究有着重要的理论和实践价值。

三、红细胞血型命名

（一）红细胞血型抗原命名沿革

在 Landsteiner 发现 ABO 血型之初，A、B、O、AB 抗原分别称为 A、B、C、D 抗原。随后不同国家、不同实验室也相继发现了 ABO 血型系统抗原，但命名并不一致，曾一度引起命名混乱。1928 年，国际联盟卫生委员会采纳了血清标准委员会的意见，统一了 ABO 血型抗原命名。

在随后的血型研究历程中，全世界血型工作者在不同实验室先后发现了数百种红细胞血型抗原，并根据各自不同的命名原则对其进行命名。例如，有些红细胞血型抗原用单个大写字母来表示，如 A，B，M，K；有些用上标的方式表示该抗原源于不同等位基因，如 Fy^a，Fy^b；有些用数字表示抗原的特异性，如 Fy3，Jk3；还有些是根据不同遗传学理论对同一种抗原给予不同的命名，如 RhD，Rh_0。

红细胞血型抗原命名标准的不统一，给实验室间相互交流带来障碍。为解决这一问题，1980 年国际输血协会（International Society of Blood Transfusion，ISBT.https：//www.isbtweb.org）成立了红细胞表面抗原命名委员会，并按照遗传法则对红细胞抗原进行统一的数字化命名，以达到命名标准化、规范化，便于不同国家、不同实验室间交流的目的。1990 年，公布了 242 种红细胞血型抗原 ISBT 命名，但由于传统命名已为人熟知并广为流传，目前在实际工作及国际交流中红细胞血型抗原传统命名与 ISBT 命名仍在同时使用。

（二）红细胞血型 ISBT 命名

1. 血型系统、血型集合及血型系列　ISBT 将目前已发现并经证实的 384 种红细胞血型抗原分别归为 44 个血型系统（共 354 个抗原，表 1-1）、4 个血型集合（共 11 种抗原，表 1-2）及 2 个血型系列（低频抗原 700 系列有 16 个抗原，高频抗原 901 系列有 3 个抗原。表 1-3，表 1-4）（数据来自 ISBT，更新日期截止到 2023 年 4 月）。

表 1-1　人类红细胞血型系统抗原

抗原编号	001	002	003	004	005	006	007	008	009	010	011	012
	ABO	MNS	P1PK	RH	LU	KEL	LE	FY	JK	DI	YT	XG
001	A	M	P1	D	Lu^a	K	Le^a	Fy^a	Jk^a	Di^a	Yt^a	Xg^a
002	B	N	…	C	Lu^b	k	Le^b	Fy^b	Jk^b	Di^b	Yt^b	CD99
003	A，B	S	P^k	E	Lu3	Kp^a	Le^{ab}	Fy3	Jk3	Wr^a	YTEG	
004	A1	s	NOR	c	Lu4	Kp^b	Le^{bH}	…		Wr^b	YTLI	
005	…	U		e	Lu5	Ku	ALe^b	Fy5		Wd^a	YTOT	
006		He		f	Lu6	Js^a	BLe^b	Fy6		Rb^a	YTGT	
007		Mi^a		Ce	Lu7	Js^b				WARR		
008		M^c		C^w	Lu8	…				ELO		
009		Vw		C^x	Lu9	…				Wu		
010		Mur		V	…	Ul^a				Bp^a		
011		M^g		E^w	…	K11				Mo^a		
012		Vr		G	Lu12	K12				Hg^a		
013		M^e		…	Lu13	K13				Vg^a		
014		Mt^a		…	Lu14	K14				Sw^a		
015		St^a		…	…	…				BOW		

续表

抗原编号	001	002	003	004	005	006	007	008	009	010	011	012
	ABO	MNS	P1PK	RH	LU	KEL	LE	FY	JK	DI	YT	XG
016		Ri^a		…	Lu16	K16				NFLD		
017		Cl^a		Hr$_0$	Lu17	K17				Jn^a		
018		Ny^a		Hr	Au^a	K18				KREP		
019		Hut		hr^s	Au^b	K19				Tr^a		
020		Hil		VS	Lu20	Km				Fr^a		
021		M^v		C^G	Lu21	Kp^c				SW1		
022		Far		CE	LURC	K22				DISK		
023		s^D		D^w	LUIT	K23				DIST		
024		Mit		…	LUGA	K24						
025		Dantu		…	LUAC	VLAN						
026		Hop		c-like	LUBI	TOU						
027		Nob		cE	LUYA	RAZ						
028		En^a		hr^H	LUNU	VONG						
029		ENKT		Rh29	LURA	KALT						
030		'N'		Go^a		KTIM						
031		Or		hr^B		KYO						
032		DANE		Rh32		KUCI						
033		TSEN		Rh33		KANT						
034		MINY		Hr^B		KASH						
035		MUT		Rh35		KELP						
036		SAT		Be^a		KETI						
037		ERIK		Evans		KHUL						
038		Os^a		…		KYOR						
039		ENEP		Rh39		KEAL						
040		ENEH		Tar		KHIZ						

续表

抗原编号	001 ABO	002 MNS	003 P1PK	004 RH	005 LU	006 KEL	007 LE	008 FY	009 JK	010 DI	011 YT	012 XG
041		HAG		Rh41								
042		ENAV		Rh42								
043		MARS		Crawford								
044		ENDA		Nou								
045		ENEV		Riv								
046		MNTD		Sec								
047		SARA		Dav								
048		KIPP		JAL								
049		JENU		STEM								
050		SUMI		FPTT								
051				MAR								
052				BARC								
053				JAHK								
054				DAK								
055				LOCR								
056				CENR								
057				CEST								
058				CELO								
059				CEAG								
060				PARG								
061				CEVF								
062				CEWA								
063				CETW								
抗原数	4	50	3	56	26	37	6	5	3	23	6	2

续表

抗原编号	013	014	015	016	017	018	019	020	021	022	023	024
	SC	**DO**	**CO**	**LW**	**CH/RG**	**H**	**XK**	**GE**	**CROM**	**KN**	**IN**	**OK**
001	Sc1	Do^a	Co^a	···	Ch1	H	Kx	···	Cr^a	Kn^a	In^a	Ok^a
002	Sc2	Do^b	Co^b	···	Ch2			Ge2	Tc^a	Kn^b	In^b	OKGV
003	Sc3	Gy^a	Co3	···	Ch3			Ge3	Tc^b	McC^a	INFI	OKVM
004	Rd	Hy	Co4	···	Ch4			Ge4	Tc^c	SI1	INJA	
005	STAR	Jo^a		LW^a	Ch5			Wb	Dr^a	Yk^a	INRA	
006	SCER	DOYA		LW^{ab}	Ch6			Ls^a	Es^a	McC^b	INSL	
007	SCAN	DOMR		LW^b	WH			An^a	IFC	SI2		
008	SCAR	DOLG		LWEM				Dh^a	WES^a	SI3		
009	SCAC	DOLC						GEIS	WES^b	KCAM		
010		DODE						GEPL	UMC	KDAS		
011					Rg1			GEAT	GUTI	DACY		
012					Rg2			GETI	SERF	YCAD		
013								GECT	ZENA			
014								GEAR	CROV			
015									CRAM			
016									CROZ			
017									CRUE			
018									CRAG			
019									CROK			
020									CROS			
抗原数	9	10	4	4	9	1	1	13	20	12	6	3

续表

抗原编号	025 RAPH	026 JMH	027 I	028 GLOB	029 GIL	030 RHAG	031 FORS	032 JR	033 LAN	034 VEL	035 CD59	036 AUG
001	MER2	JMH	I	P	GIL	Duclos	FORS1	Jr^a	Lan	Vel	CD59.1	AUG1
002		JMHK				OI^a						At^a
003		JMHL				DSLK						ATML
004		JMHG		PX2		…						ATAM
005		JMHM		ExtB		Kg						
006		JMHQ				SHER						
007		JMHN										
008		JMHA										
抗原数	1	8	1	3	1	5	1	1	1	1	1	4

…：已废弃

抗原编号	037 KANNO	038 SID	039 CTL2	040 PEL	041 MAM	042 EMM	043 ABCC1	044 ER				
001	KANNO1	Sd^a	Rif	PEL	MAM	EMM	WLF	Er^a				
002			Ver					Er^b				
003								Er3				
004								ERSA				
005								ERAMA				
抗原数	1	1	2	1	1	1	1	5				

表 1-2　人类红细胞血型集合抗原

血型集合			血型抗原		
编号	名称	符号	编号	符号	出现频率(%)
205	Cost	COST	205001 205002	Cs^a Cs^b	95 34
207	Ii	I	207002	i	*
210			210001 210002	Le^c Le^d	1 6
213		MN CHO	213001 213002 213003 213004 213005 213006	Hu M_1 Tm Can Sext Sj	

*：血清学检测出现频率低

表 1-3　人类红细胞 700 系列血型抗原

编号	名称	抗原符号
700002	Batty	By
700003	Christiansen	Chr^a
700005	Biles	Bi
700006	Box	Bx^a
700017	Torkildsen	To^a
700018	Peters	Pt^a
700019	Reid	Re^a
700021	Jensen	Je^a
700028	Livesay	Li^a
700039	Milne	
700040	Rasmussen	RASM
700044		JFV
700047	Jones	JONES
700049		HJK
700050		HOFM
700054		REIT

表 1-4　人类红细胞 901 系列血型抗原

编号	名称	符号
901009	Anton	AnWj
901015		ABTI
901017		LKE

(1) 血型系统：血型系统是指已明确了基因座位、碱基序列与遗传方式的一组同种异型血型抗原。目前，已发现 44 个血型系统，控制一个血型系统的基因多位于同一条染色体。例如，编码 A、B 抗原的基因位于第 9 号染色体长臂，编码 H 抗原的基因位于第 19 号染色体长臂，编码 Rh 抗原的基因位于第 1 号染色体短臂（表 1-5，图 1-2）。每个血型系统均可独立遗传，在减数分裂时传递给子代。

表 1-5　红细胞血型系统基因定位

系统序号	系统名称	系统符号	基因名称*	染色体定位	CD 编号
001	ABO	ABO	*ABO*	9q34.2	
002	MNS	MNS	*GYPA* *GYPB* (*GYPE*)	4q31.21	CD235a CD235b
003	P1PK	P1PK	*A4GALT*	22q13.2	CD77

续表

系统序号	系统名称	系统符号	基因名称*	染色体定位	CD 编号
004	Rh	RH	*RHD*,*RHCE*	1p36.11	CD240
005	Lutheran	LU	*BCAM*	19q13.2	CD239
006	Kell	KEL	*KEL*	7q33	CD238
007	Lewis	LE	*FUT3*	19p13.3	
008	Duffy	FY	*ACKR1*	1q21-q22	CD234
009	Kidd	JK	*SLC14A1*	18q11-q12	
010	Diego	DI	*SLC4A1*	17q21.31	CD233
011	Yt	YT	*ACHE*	7q22	
012	Xg	XG	*XG*,*MIC2*	Xp22.32	CD99+
013	Scianna	SC	*ERMAP*	1p34.2	
014	Dombrock	DO	*ART4*	12p13-p12	CD297
015	Colton	CO	*AQP1*	7p14	
016	Landsteiner-Wiener	LW	*ICAM4*	19p13.2	CD242
017	Chido/Rodgers	CH/RG	*C4A*,*C4B*	6p21.3	
018	H	H	*FUT1*	19q13.33	CD173
019	Kx	XK	*XK*	Xp21.1	
020	Gerbich	GE	*GYPC*	2q14-q21	CD236
021	Cromer	CROM	*CD55*	1q32	CD55
022	Knops	KN	*CR1*	1q32.2	CD35
023	Indian	IN	*CD44*	11p13	CD44
024	Ok	OK	*BSG*	19p13.3	CD147
025	Raph	RAPH	*CD151*	11p15.5	CD151
026	John Milton Hagen	JMH	*SEMA7A*	15q22.3-q23	CD108
027	I	I	*GCNT2*	6p24.2	
028	Globoside	GLOB	*B3GALNT1*	3q25	
029	Gill	GIL	*AQP3*	9p13	
030	Rh-associated glycoprotein	RHAG	*RHAG*	6p12.3	CD241
031	FORS	FORS	*GBGT1*	9q34.13-q34.3	
032	JR	JR	*ABCG2*	4q22.1	CD338
033	LAN	LAN	*ABCB6*	2q36	
034	Vel	VEL	*SMIM1*	1p36.32	
035	CD59	CD59	*CD59*	11p13	CD59
036	Augustine	AUG	*SLC29A1*	6p21.1	
037	KANNO	KANNO	*PRNP*	20p13	CD230
038	Sid	SID	*B4GALNT2*	17q21.32	

续表

系统序号	系统名称	系统符号	基因名称*	染色体定位	CD 编号
039	CTL2	CTL2	*SLC44A2*	19p13.2	
040	PEL	PEL	*ABCC4*	13q32.1	
041	MAM	MAM	*EMP3*	19q13.33	
042	EMM	EMM	*PIGG*	4p16.3	
043	ABCC1	ABCC1	*ABCC1*	16p13.11	
044	Er	ER	*PIEZO1*	16q24.3	

注：*：人类基因组组织基因命名委员会认可的基因命名（http：//www.genenames.org）；+：*MIC2* 的基因产物；( )：正常红细胞无该基因产物表达

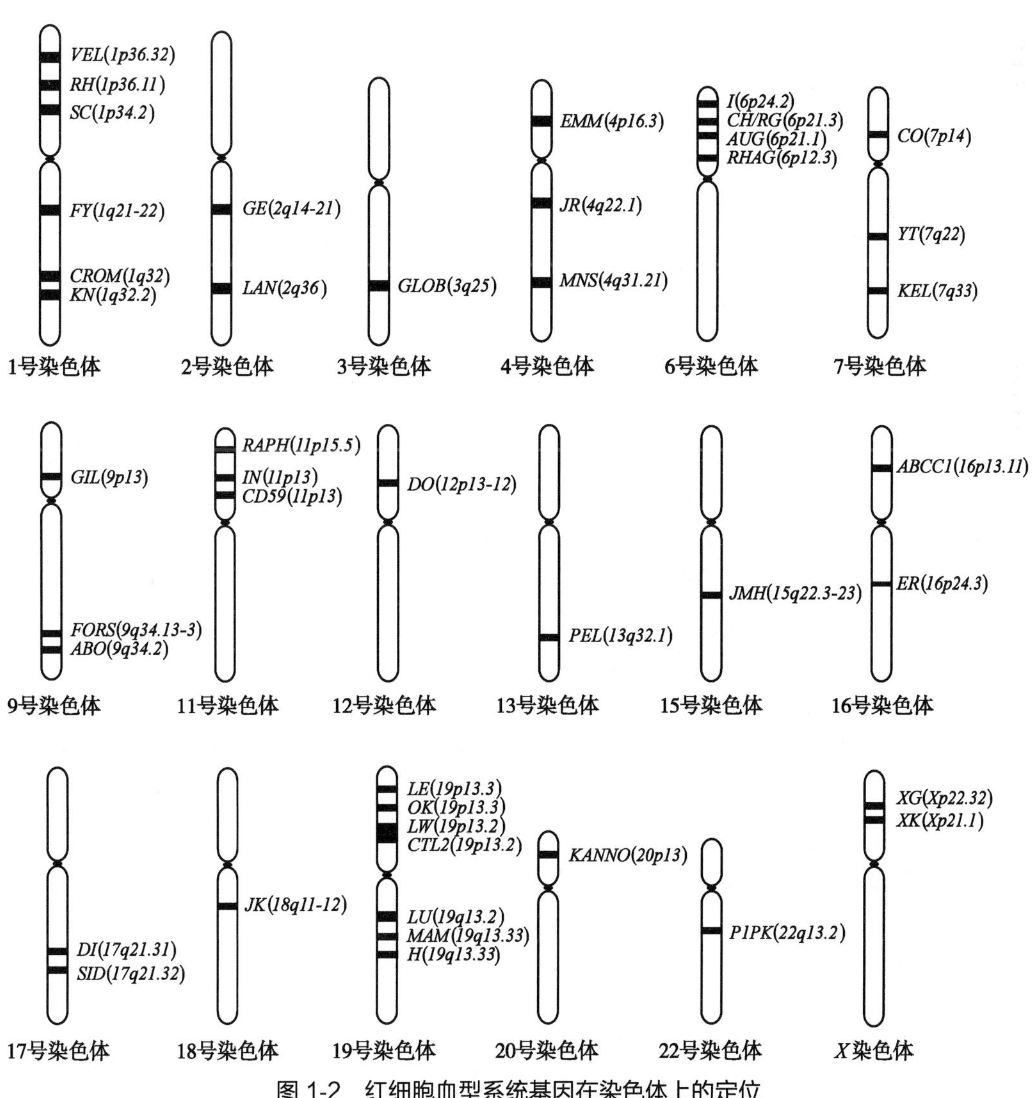

图 1-2　红细胞血型系统基因在染色体上的定位

红细胞自身形成的血型系统抗原分布于红细胞不同膜蛋白与糖链。例如，ABO 血型系统抗原位于红细胞表面糖链，MNS 血型系统抗原位于单次跨膜糖蛋白 A（glycophorin A，GPA）与糖蛋白 B（glycophorin B，GPB），Rh 血型系统抗原位于多次跨膜 Rh 蛋白，而 DO 血型系统抗原位于红细胞脂锚定蛋白（图 1-3）。另外，红细胞可从血浆中非特异性吸附 Lewis-Ⅰ型糖脂、Chido/Rodgers 蛋白而分别形成 Lewis 及 Chido/Rodgers 血型系统。

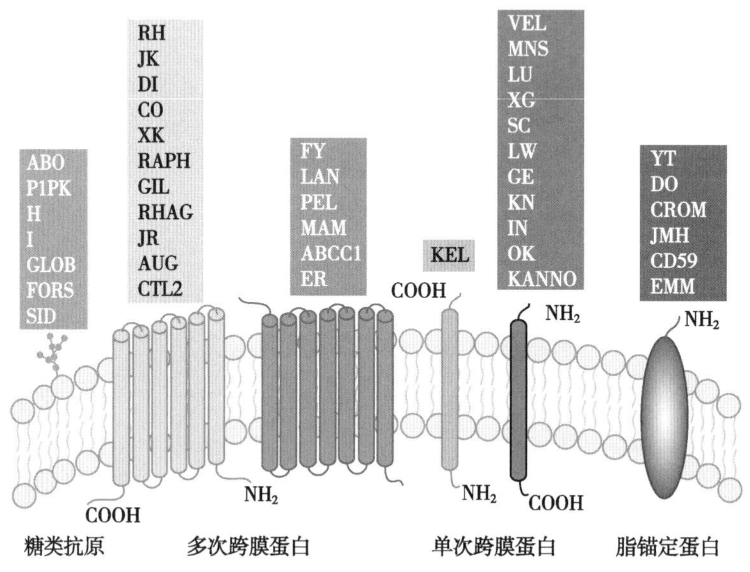

图 1-3　红细胞自身形成的血型系统抗原在红细胞膜上的定位

（2）血型集合：血型集合是指在血清学、生物化学或遗传学上具有相关性，但尚无独立遗传的证据，未达到血型系统定义标准的血型抗原。血型集合是一个过渡性名词，当血型集合中的抗原被证实可独立遗传时便可将其归为相应的血型系统。

自 1988 年提出血型集合这一概念至今，共建立了 13 个血型集合。随着研究的深入，发现了部分血型集合独立遗传的证据，到目前为止已有 9 个血型集合不再使用，而归为相应的血型系统。如 Gerbich、Cromer 和 Indian 血型集合已分别归为相应的血型系统，而 Auberger、Gergory 和 Writhg 血型集合分别归为 Lutheran、Dombrock 和 Diego 血型系统。

目前仍在使用的 4 个血型集合分别为：205 血型集合，包括 Cs^a 和 Cs^b 抗原；207 血型集合只包括 i 抗原；210 血型集合包括 Le^c 和 Le^d 抗原；213 血型集合包括 Hu、M_1、Tm、Can、Sext 和 Sj 抗原（表 1-2）。

（3）血型系列：血型系列是指尚不能归为血型系统及血型集合的血型抗原。根据抗原在人群中表现频率的不同，血型系列可分为低频抗原 700 系列和高频抗原 901 系列。

在绝大多数不同地域的人群中，低频抗原表现频率<1%，而高频抗原表现频率>99%（ISBT 定义为抗原表现频率>90% 即为高频抗原，但大多数高频抗原表现频率>99%）。700 系列包括 16 个低频抗原，分别为 By、Chr^a、Bi、Bx^a、To^a、Pt^a、Re^a、Je^a、Li^a、Milne、RASM、JFV、JONES、HJK、HOFM、REIT。901 系列包括 3 个高频抗原，即 AnWj、ABTI、LKE。

需要注意的是，低频抗原是个相对概念。表现频率<1% 是在多地区、多种族、大数据分析的基础上得出的结论，但具体到某一特定地区、某一人种、某一种族，表现频率可

能会>1%。例如，Di^a 与 Mur 抗原均为低频抗原，但 Di^a 在中国汉族人群中表现频率约为3%~5%，而 Mur 抗原在我国东南沿海地区人群中表现频率约为 7%。

2. ISBT 命名规则　ISBT 对红细胞血型抗原、表现型、基因型等规范化命名的初衷是希望建立一套人与计算机均能读懂的命名体系。该体系最大特点是数字化，且数字不重复，一旦血型集合中的某抗原被赋予新的数字命名，则原有的数字自动放弃。ISBT 命名规则如下：

（1）抗原命名方式：红细胞血型抗原命名方式有两种，即 6 位数字命名法及"字母 + 数字"命名法。

1）6 位数字命名法：前 3 位数字代表血型系统（001~044）、血型集合（205~213）或血型系列（700，901），后 3 位数字代表抗原特异性。例如，001001 表示 ABO 血型系统中的 A 抗原，004003 表示 Rh 血型系统中的 E 抗原（表 1-1）。

2）字母 + 数字命名法：血型系统用 1~4 个大写字母表示，抗原特异性用 3 位数字表示。例如，Lutheran 血型系统的字母表示方式为 LU，Lu^b 抗原可表示为 LU002 或缩写为 LU2（表 1-1）。

（2）表现型命名方式：表现型（简称型）命名方式为"血型系统符号：1，2，3，…，n"（n 为自然数），即在血型系统符号后加一个冒号，然后依次列出表示抗原特异性的数字，每个数字间用逗号隔开，若某抗原缺失则用对应的负数表示。例如，K-k+ 型表示为 KEL：-1，2，RhDCcee 型表示为 RH：1，2，-3，4，5。

（3）基因命名方式：红细胞血型等位基因与基因型用斜体大写字母和数字表示，大写字母表示血型系统，数字表示基因所编码的抗原，字母与数字间留一空格或将空格改为星号，两个等位基因之间用斜杠隔开。例如，Lu^a 基因表示为 *LU 1* 或 *LU*1*，Lu^a/Lu^b 基因型表示为 *LU 1/2* 或 *LU*1/2*。无效等位基因或无效基因用 0 表示。表示血型系统的大写字母后面跟着基因、等位基因、无效等位基因、假基因、融合基因、杂合基因等名称时，则不用斜体，例如，RHD 基因、A 等位基因。

红细胞血型集合的命名方法与红细胞血型系统相同，红细胞血型系列尚未使用大写字母表示。最新血型命名信息可通过 ISBT 网站获得。

第二节　红细胞血型抗原

一、红细胞血型抗原生物化学性质

研究红细胞血型首先要了解红细胞血型抗原是什么、如何产生、有何特点等基本问题。

红细胞血型抗原的产生与细胞膜结构紧密相关。红细胞膜是液态镶嵌膜，液态脂质双层构成红细胞膜基本骨架，不同结构与功能的蛋白质镶嵌其中。镶嵌于双层磷脂骨架中的蛋白质被称为整合蛋白，其分布具有特定的方向性及区域性。膜蛋白疏水部分位于脂质双层内部，亲水部分位于脂质双层外部。由于存在疏水结构域，整合蛋白跨膜区可与双层磷脂紧密结合，起到维持细胞膜结构稳定的作用。有些整合蛋白可多次跨越细胞膜双层磷脂骨架结构(如 RhD 蛋白跨越细胞膜 12 次,Duffy 蛋白跨越 7 次),只有用表面活性剂、有机溶剂破坏细胞膜双分子磷脂层结构后才能将其提取出来。

糖分子可分别修饰位于膜外侧的脂质及蛋白质,在细胞膜表面形成具有抗原性的糖脂及糖蛋白,奠定了形成红细胞血型的物质基础。从生物化学的角度看,构成红细胞膜的脂质和蛋白质均可通过化学键与糖分子结合。例如,通过糖脂键形成糖脂,通过 N- 连接或 O- 连接形成糖蛋白(糖分子与多肽链"Asn-X-Ser/Thr"基序中 Asn 的 NH_2 自由基连接称为 N- 连接,其中 X 为 Pro 以外的任意氨基酸。糖分子与多肽链的 Ser、Thr、Tyr、Lys、Pro 羟基中的氧原子连接称为 O- 连接,图 1-4)。结合到细胞膜上的由多个单糖分子构成的糖链均位于红细胞膜表面,而糖链结构同样具有抗原性,是形成红细胞血型抗原的另一类重要物质。

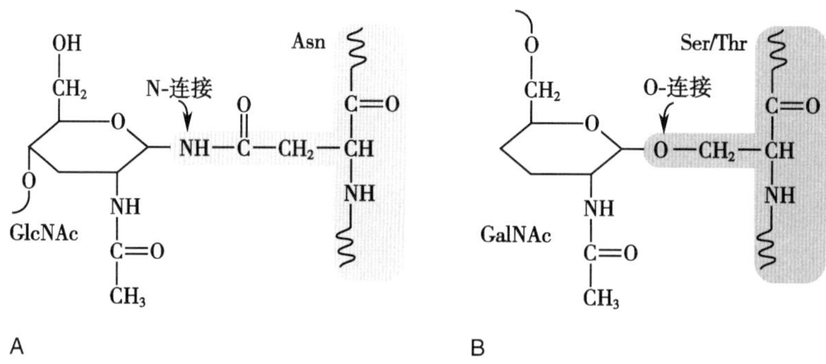

图 1-4 N- 连接与 O- 连接示意图

A. 糖分子与"Asn-X-Ser/Thr"基序中 Asn 的 NH_2 自由基连接形成 N- 连接;
B. 糖分子与 Ser、Thr、Tyr、Lys、Pro 羟基中的氧原子连接形成 O- 连接

糖链作为膜结构的重要组成部分有其独特的生物学功能,在分子间识别、黏附、趋化等过程中起着桥梁作用。糖蛋白的生物学功能主要由蛋白质承担,糖链起着稳定蛋白质立体结构、保持蛋白质生物学活性及抗原性的作用。而糖蛋白的抗原性是由蛋白质决定还是由糖链决定取决于糖分子与蛋白质结合的位点在糖蛋白三维构象中所处的位置。有些糖链与蛋白质结合后只起到维持蛋白质结构稳定的作用,而与红细胞血型抗原无关。例如,Fy 糖蛋白是 Duffy 血型系统抗原的载体,但其抗原性取决于蛋白结构而非糖链结构。

总之,形成红细胞血型抗原的物质基础是红细胞膜上的蛋白质及结合到脂质和蛋白质上的糖分子。根据生化特性的不同,红细胞血型抗原可分为两类,一类是由糖分子结构决定的血型抗原,如 ABO、P1PK、Lewis、H、I 等血型系统抗原。另一类是由蛋白质结构决定的血型抗原,如 MNS、Rh、Kell、Duffy、Kidd、Diego 等血型系统抗原。

二、红细胞血型抗原分布

糖蛋白与糖脂在人体各组织中分布广泛,所以由糖分子决定的红细胞血型抗原也分布极广,可分布于除中枢神经细胞外的各种组织细胞、体液及分泌液中,故称为组织血型。

为区分分布于组织细胞的血型抗原,将分布于体液中的可溶性血型抗原称为血型物质。红细胞血型抗原主要由自身合成,少数由吸附血浆中血型物质而来。例如,Lewis,Chido/Rodgers 血型抗原并非由红细胞自身形成而是从血浆中吸附而来。

相比之下，蛋白质类抗原分布不如糖类抗原广泛。红细胞蛋白质类抗原绝大多数分布于红细胞或骨髓造血干细胞来源的血细胞，故称为器官血型。例如，Rh 血型抗原只表达于红细胞，是其专属抗原。

表 1-6 和图 1-5 所示为分布在人体不同器官的主要血型系统。有观点认为输血是一种细胞移植或细胞治疗，对血型抗原的鉴定水平提出了更高的要求。

表 1-6 几种主要血型系统在人体中的分布

No.	血型系统	血细胞 / 蛋白	组织器官分布
001	ABO	红细胞，白细胞，T 淋巴细胞，血小板，血浆蛋白，分泌蛋白	通常表达于上皮细胞和内皮细胞，有时肿瘤细胞可异常表达
002	MNS	红细胞	无
003	P1PK	红细胞	内皮细胞，成纤维细胞，消化道和泌尿生殖道平滑肌细胞，胎盘间质细胞，肿瘤细胞
004	RH	红细胞	无
005	LU	红细胞，白细胞，T 淋巴细胞	血管上皮组织和内皮组织基底层
006	KEL	红细胞	睾丸，脑，心脏，骨骼肌
008	FY	红细胞	毛细血管内皮细胞，肾收集管上皮细胞，肺泡，小脑浦肯野细胞
009	JK	红细胞，中性粒细胞	肾髓质
010	DI	红细胞	骨组织，内耳

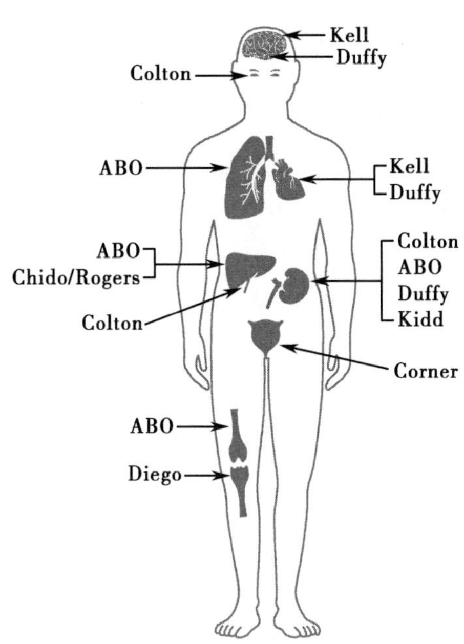

图 1-5 分布于人体器官的部分血型系统

三、红细胞血型基因与抗原表达

红细胞血型抗原的表达受基因调控，基因表达主要产物为蛋白质。血型系统中蛋白质类抗原的表达由基因直接调控，如 Rh 血型抗原的表达。糖类抗原表达由基因间接调控，首先控制糖类抗原表达的基因通过翻译编码出糖基转移酶，然后由糖基转移酶调控糖类抗原表达，如 ABO 血型抗原的表达。

基因调控蛋白质表达非常复杂，主要涉及以下几个方面：基因水平、转录水平及翻译水平的调控。蛋白质表达普遍遵循着这样一条原则：有相应基因就有可能表达出相应蛋白质，无相应基因则不会表达相应蛋白质。蛋白质是否表达不仅取决于基因的存在，同时还受自然环境、社会环境（物质环境与精神环境等）、人体内环境等多种因素影响。

与蛋白质类血型抗原表达相比，糖类抗原表达更加复杂，不仅受基因间接调控而且还受底物的制约。底物是参与生化反应的物质，在酶作用下可形成相应产物，一个生化反应的产物往往又是另一个生化反应的底物。底物的这一特点在红细胞糖类血型抗原合成过程中表现非常明显。

红细胞糖类抗原合成过程是酶促生物化学反应过程，一种新抗原的合成往往是以另一种抗原为底物。例如，以 Ii 血型糖链结构为底物，在 α-1,2-L- 岩藻糖转移酶（α-1,2-L-fucosyltransferase，简称 H 酶）催化下合成 H 抗原。以 H 抗原为底物在 α-1,3-N- 乙酰基半乳糖胺转移酶（α-1,3-N-acetylgalactosaminyltransferase，GTA，简称 A 酶）、α-1,3-D- 半乳糖转移酶（α-1,3-D-galactosyltransferase，GTB，简称 B 酶）催化下可分别合成 A、B 抗原。若作为底物的抗原不存在，即使有相应糖基转移酶也无法合成相应新抗原。例如，孟买型个体即使 ABO 基因可正常表达 A 或 B 酶，却无法合成 A 或 B 抗原，因为作为反应底物的 H 抗原不存在，这也是孟买型个体高水平表达 Ii 抗原的原因。糖链分子生化合成特性赋予了红细胞血型糖类抗原许多蛋白质类抗原所不具备的性质。

四、红细胞糖类血型抗原特点

构成糖蛋白或糖脂的单糖主要有：葡萄糖（glucose，Glu）、半乳糖（galactose，Gal）、甘露糖（mannose，Man）、N- 乙酰基半乳糖胺（N-acetylgalatosamine，GalNAc）、N- 乙酰基葡萄糖胺（N-acetylglucosamine，GlcNAc）、岩藻糖（fucose，Fuc）、N- 乙酰神经氨酸（也称唾液酸，N-acetylneuraminic acid，NeuAc）等。糖分子可通过糖苷键与蛋白质分子糖基化位点以 N- 连接或 O- 连接的方式结合形成糖蛋白，也可与脂质通过糖脂键相连接形成糖脂。糖苷键与糖脂键均为共价键，并以此来保持糖蛋白、糖脂大分子的结构稳定。例如，糖蛋白去除糖链后易被蛋白酶水解。红细胞血型糖类抗原中的糖链结构对维持糖蛋白、糖脂及细胞膜结构的稳定起着重要作用。

糖蛋白与糖脂均具有抗原性，可形成红细胞抗原。具有抗原性的寡糖链通常较短，多由 2~10 个单糖组成，且具有同源骨架结构。以骨架结构为基础，逐步结合其他单糖分子（如 Gal、Fuc、GalNAc、GlcNAc、NeuAc 等），形成红细胞糖类血型抗原。糖链结构的分子生物学基础决定了红细胞糖类血型抗原之间存在着复杂的内在联系及依存关系，形成了糖类血型抗原独具特色的以下几个特点：

(一) 相似性

1. 结构相似 从单糖的哈瓦斯结构式中可以看出,单糖的结构十分相似。不考虑各位碳原子所结合的相同化学基团,仅看其差异:Glu 与 Gal 的差别仅是第 4 位碳原子结合的羟基所处位置不同(图 1-6A)。Gal 第 5 位碳原子结合的羟甲基脱氧后形成 Fuc,两者的差异仅体现在第 5 位碳原子结合的化学基团不同,Gal 相应位置结合的化学基团是羟甲基而 Fuc 却是甲基(图 1-6B)。GlcNAc 与 GalNAc 第 2 位碳原子结合的化学基团均为乙酰基,其差别仅是第 4 位碳原子结合的羟基所处位置不同(图 1-6C)。

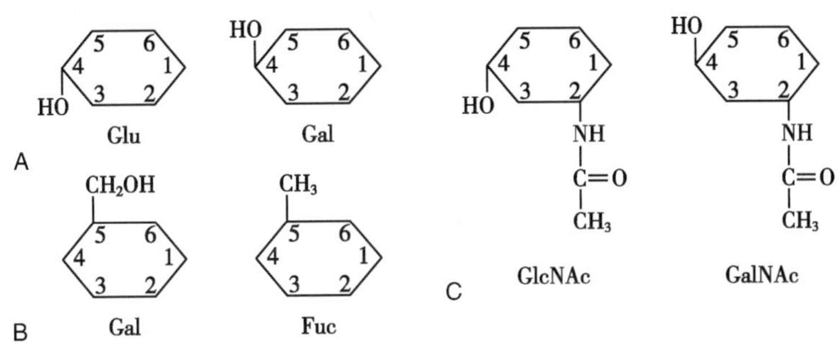

图 1-6 单糖结构相似性示意图

Glu:葡萄糖,Gal:半乳糖,Fuc:岩藻糖,GlcNAc:N- 乙酰基葡糖胺,GalNAc:N- 乙酰基半乳糖胺

可以看出,构成红细胞糖类血型寡糖链的各单糖分子在结构及组成上十分相似。而非常相似的东西在使用时很容易用错,合成糖链的酶促反应也不例外。一般情况下,糖基转移酶在糖链合成的生化反应过程中可表现出绝对特异性,即一种糖基转移酶只作用于一种特定单糖分子底物。例如,B 酶只能将 Gal 连接到 H 抗原糖链结构末端,而不会将 GalNAc 连接上去。但在某些情况下,糖基转移酶的绝对特异性会发生改变,变为不太严格的相对特异性,而将相似单糖分子作为反应底物。例如,B(A)型个体的 B 酶活性比普通 B 酶高 5~6 倍,在糖链合成过程中会"错误地"将与 Gal 结构相似的 GalNAc 连接到 H 糖链结构末端,同时合成 B 和 A 抗原。此现象称为糖基转移酶的迭盖功能。

2. 抗体相似 抗体是机体在抗原刺激下,由 B 淋巴细胞产生的可与相应抗原发生特异性结合的免疫球蛋白。抗体具有特异性识别抗原并与之结合的功能,但当抗原极其相似时,抗体也会"错误地"与相似抗原结合。例如,A 抗原在细菌脱乙酰酶的作用下,糖链末端 GalNAc 脱去乙酰基转变为半乳糖胺,与 B 抗原糖链末端 Gal 相比,两者差异仅表现在第 2 位碳原子结合的化学基团不同(图 1-7),但结构高度相似,均可与 ES-4 克隆株单克隆抗-B 及人源抗-B 发生反应,临床将其称为获得性 B。

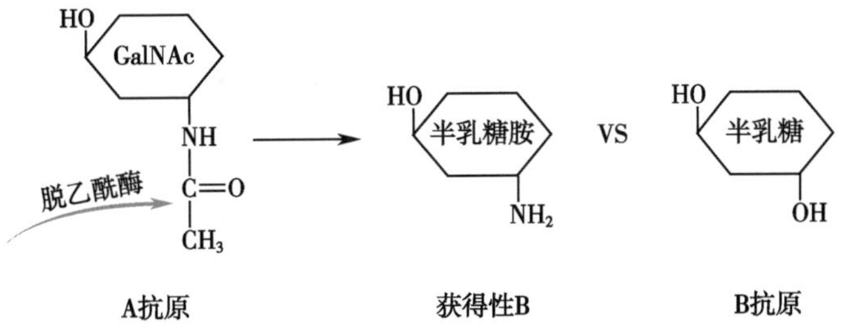

图 1-7 A 抗原、获得性 B 及 B 抗原糖链末端单糖分子结构比较

获得性 B 具有以下血清学特征：样本与抗-A 呈强凝集反应（因其本身就是 A 型）；与某些单克隆抗-B（如 ES-4 克隆株单克隆抗-B）及人源抗-B 呈弱凝集反应；样本血清中含有强抗-B；样本血清不与自身红细胞反应。

鉴定获得性 B 应使用不同克隆株单克隆抗-B，或经酸化（pH 6.0~6.5）的单克隆抗-B、人源抗-B 进行检测，经酸化的抗-B 与获得性 B 抗原不反应。需要注意的是，为避免获得性 B 对 ABO 血型鉴定产生干扰，可检出获得性 B 的单克隆抗体已禁止用于临床常规检测。

3. 相似中的异质

（1）糖链组成不同：不同糖类血型抗原的寡糖链由不同单糖分子组成。例如，ABO 血型系统中 A 抗原和 B 抗原的差别仅在于非还原端糖分子不同。A 抗原在 H 抗原寡糖非还原端加上了一个 GalNAc，B 抗原加上去的却是 Gal。而 GalNAc 和 Gal 的差别仅是第 2 位碳原子连接的化学基因不同，GalNAc 第 2 位碳原子连接的是乙酰基，Gal 连接的是羟基。仅此一个化学基因不同却足以导致抗原性不同，产生不同血型，输注不同抗原性的血液可引起严重的溶血性输血反应。由此可见，糖类化合物结构与抗原的免疫特性、机体反应及输血安全密切相关。

（2）三维空间结构不同：单糖间连接方式有 4 种：1 → 2，1 → 3，1 → 4，1 → 6，每种连接方式又可分为 α- 型与 β- 型（在哈瓦斯单糖透视结构式中，半缩醛羟基与末端羟甲基位于异侧为 α- 型，位于同侧为 β- 型），不同连接方式可产生三维立体构象不同的糖链结构。结构多样性是寡糖起到分子识别作用的基础。

在糖链前体“Gal—GlcNAc—R”中，若 Gal 通过 β1-3 键与 GlcNAc 连接可形成Ⅰ型前体；若 Gal 通过 β1-4 键与 GlcNAc 连接，则形成Ⅱ型前体。Ⅰ型与Ⅱ型均为线型糖链。若通过 β1-6 连接则会形成分支糖链（图 1-8），Ⅰ抗原存在大量分支糖链。连接方式不同决定了糖链空间构象不同，同时决定了糖类分子抗原性的不同。

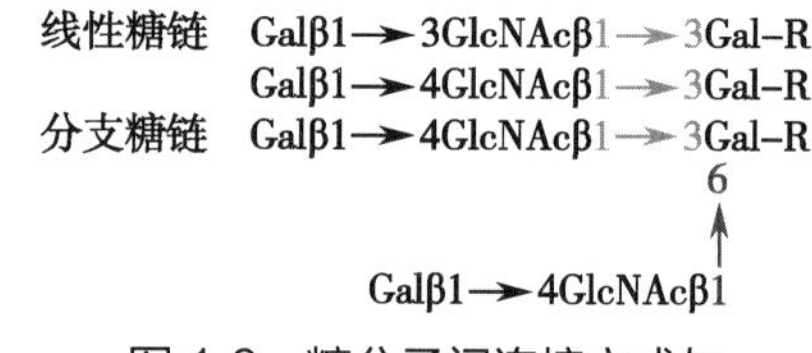

图 1-8　糖分子间连接方式与糖链结构的关系

（二）相互联系

糖链分子的酶促生物化学合成过程赋予了红细胞血型糖类抗原之间密切相关的特性。糖类抗原特异性决定簇虽各不相同，但其前身物质的糖链结构却具有同源性，且一种抗原的合成往往是以另一种抗原为基础，一种抗原的形成是另一种抗原糖链的延伸或重复，从而形成糖类血型抗原相互依存、相互制约、复杂的内在联系。例如，糖分子抗原具有共同骨架结构：Gal—GlcNAc—R，若 Gal 与 GlcNAc 之间通过 β1-4 键连接（Ⅱ型前体），无论其是否存在分支结构均表现出 Ii 抗原特异性（图 1-9）。

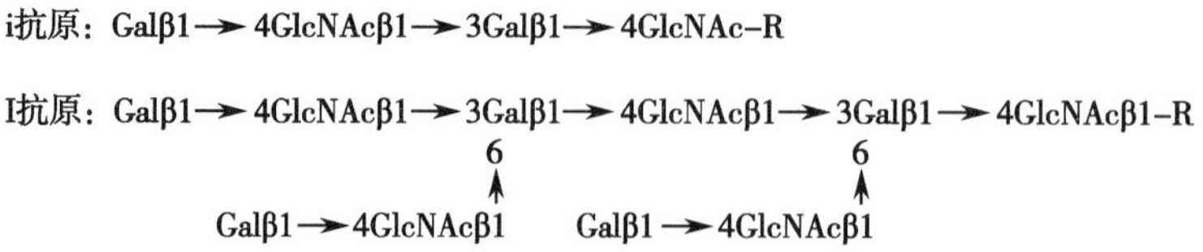

i抗原：Galβ1→4GlcNAcβ1→3Galβ1→4GlcNAc-R

I抗原：Galβ1→4GlcNAcβ1→3Galβ1→4GlcNAcβ1→3Galβ1→4GlcNAcβ1-R
　　　6　　　　　6
　　　↑　　　　　↑
Galβ1→4GlcNAcβ1　Galβ1→4GlcNAcβ1

图 1-9　Ii 血型抗原糖链末端结构

以 Ii 抗原为底物，在 H 酶催化下，将 Fuc 结合于 Gal 分子即可形成 H 抗原。以 H 抗原为底物，在 A 或 B 酶作用下连接相应单糖，即可形成 A 或 B 抗原。以 Ii 抗原为底物，在

α-1,3/4-L-岩藻糖转移酶(α-1,3/4-L-fucosyltransferase,简称Le酶)催化下,将Fuc结合于GlcNAc分子则形成Lewis血型抗原(图1-10)。

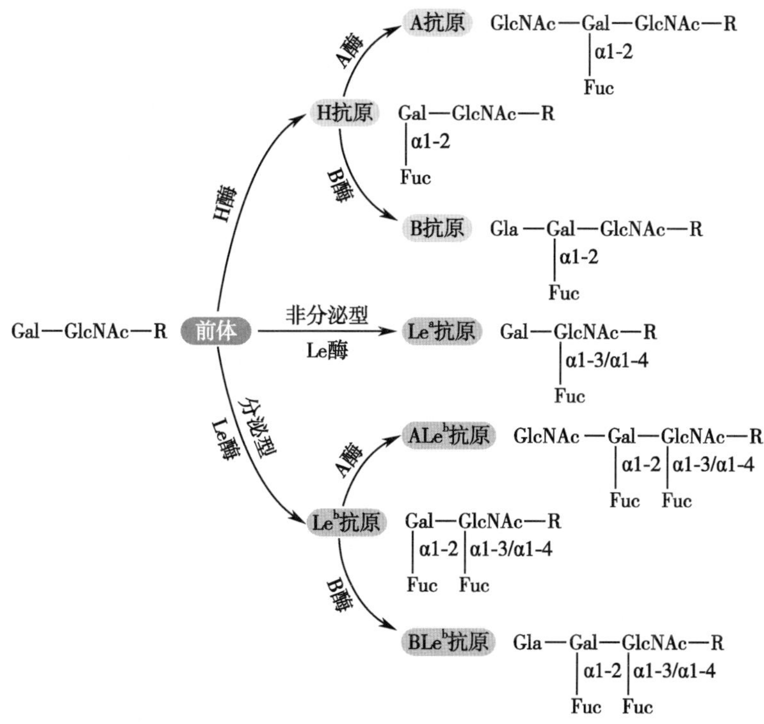

图1-10 几种糖类血型抗原的糖链末端结构

除糖链分子在生物化学合成方面的联系外,某些不同血型基因之间对糖类抗原的合成也存在着紧密联系。例如,P1PK血型系统的P1、P^k抗原,Globoside血型系统的P抗原和901系列的LKE抗原受不同基因控制,但抗原却极其相似,在血清学及生物化学方面关联紧密。

(三)竞争抑制

以酶促生化反应为特征的糖类血型抗原合成的另一个显著特点是竞争抑制、此消彼长。糖链骨架结构结合单糖的位点是有限的,同一位点在不同糖基转移酶催化下可结合不同单糖分子。竞争是生化反应过程中普遍存在的一种效应,不同单糖分子与同一个活性位点结合时便会出现竞争现象。

红细胞血型糖类抗原合成在相互竞争的环境下完成,决定竞争能力的关键在于糖基转移酶活性。糖基转移酶活性越强,相应单糖结合到活性位点的数量就越多,反之亦然。根据这一原则,可以推导出红细胞表面何种抗原占优势。例如,何种血型H抗原数量最多?根据上述竞争原则,可做出如下假设:H抗原应该是在没有竞争的情况下(即无A酶和B酶存在)数量最多,在竞争最激烈时(A酶和B酶同时存在)数量最少,而只存在一种糖基转移酶时,H抗原数量应介于两者之间。相关研究结果显示:不同血型H抗原表达由强到弱的顺序为$O>A_2>B>A_2B>A_1>A_1B$,基本符合依据竞争原则推导出的结论。根据研究结果,同样可以得出A_1酶活性高于A_2酶和B酶的结论。

（四）量变与质变

红细胞血型糖类抗原的量变与质变涉及复杂的红细胞血型亚型划分。总的来讲，亚型中糖类抗原有量变，也有质变，量变中有质变，质变中量也可以不变。只有从纷繁复杂的各种表象中发现亚型的本质，才能把握糖类抗原质与量的变化关系。

了解血型亚型的本质，仅靠血清学结果远远不够。需以血清学结果为线索，借助其他研究手段进行溯因分析，如进行基因测序、基因调控、糖基转移酶等检测。但无论亚型由何种原因引起，最终均以血清学凝集强弱的形式表现出来，同一种血清学现象可能包含着十万个不同的原因。

血型亚型划分源于经典免疫学，划分依据是红细胞凝集强弱的血清学试验结果。例如，A_3 亚型血清学特点是呈混合视野；Am 是凝集极弱或不凝集，但可吸收抗-A，也能放散；Ax 则与多数人源抗-A 不反应，但可与人源抗-AB 发生凝集反应。进入现代免疫学阶段后，由于检测手段的改进，基因检测、转染表达等检测技术的应用，对亚型本质有了更清晰、全面的了解。阐明了基因突变位点、氨基酸顺序变化以及相应糖基转移酶活性的强弱。但这些本质上的变化肉眼观察不到，能看到的仅是其外在表现形式——血清学试验结果。亚型无论是抗原的量变还是质变，其外在形式均相同，仅表现为凝集的强弱。

成人单个红细胞抗原定量研究结果显示，ABO 亚型存在着抗原数量上的差异（图 1-11）。随着对 ABO 亚型研究的不断深入，发现亚型不仅存在量变而且还存在质变。即使经典免疫学判定为同一种亚型，也可由不同原因引起。例如，对 A_3 亚型的一项研究中发现，血清学确定的 4 例 A_3 样本中，2 例发生了碱基置换而引起糖基转移酶催化活性的改变，但另外 2 例却未发现此变化。说明血清学表现相同的同一种亚型同样存在着质的不同。

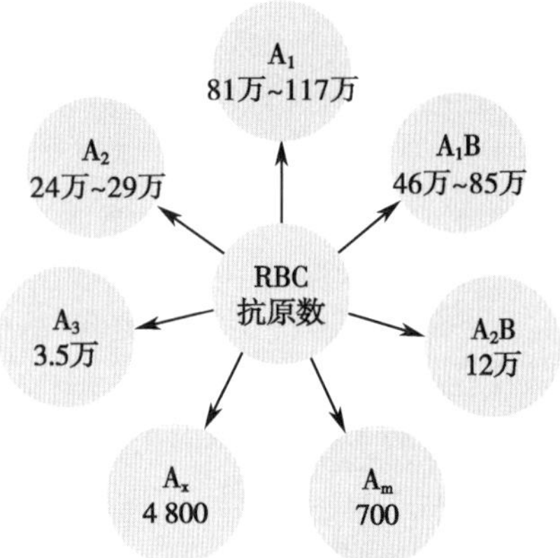

图 1-11　不同亚型单个红细胞 A 抗原数量

五、红细胞血型抗原的临床意义

红细胞血型不合可引起溶血性输血反应、贫血、肾功能衰竭、休克甚至死亡。临床上，将能引起溶血性输血反应的红细胞血型称为具有临床意义的红细胞血型。临床意义是指对疾病诊断的判断依据和价值，可来自回顾性统计分析，也可来自临床观察。根据文献报道，具有临床意义的红细胞血型主要有：ABO、Rh、Duffy、Kidd、MNS、P1PK、Lewis、Kell 等血型系统。

红细胞血型抗原表现频率与人种、地域等因素有关。例如，阿拉伯人约 25% 为 K（+），高加索人约 9% 为 K（+），黑色人种约 2% 为 K（+），而中国汉族人群中 K（+）罕见。红细胞血型的临床意义是个相对概念，有临床意义显著或不显著之分。红细胞血型临床意义是否显著，需从多方面进行评价。例如，特定地域、特定人种、特定红细胞血型抗原的表现频率，产生相应抗体的频率以及由相应抗体引起临床症状的严重程度等。

某些具有临床意义的血型抗原在特定地域总人口中所占比例非常低，例如孟买型，其临床意义远没有常见的 ABO 及 Rh 血型系统重要，但同样会引起严重的溶血性输血反应。有条件的地区应开展稀有血型检测，建立稀有血型血液实体库及稀有血型供者资料库，以保障稀有血型患者的用血需求。

第三节　红细胞血型抗体

一、概述

(一) 抗体概念与分类

抗体(antibody,Ab)是指机体免疫系统在抗原刺激下,由效应 B 淋巴细胞产生的可与相应抗原发生特异性结合的免疫球蛋白。抗体是体液免疫的重要产物,主要分布于血浆及其他体液或分泌液中。需要明确的是,免疫球蛋白是化学结构概念,具相似结构的球蛋白统称为免疫球蛋白。而抗体是生物学功能概念,抗体均为免疫球蛋白,但免疫球蛋白并非均具有抗体活性。

免疫球蛋白由两条重链(heavy chain,H 链)和两条轻链(light chain,L 链)组成,重链分子量约为轻链的 2 倍,重链与轻链之间由二硫键相连。根据结构域不同,重链可分为 μ、δ、γ、ε 和 α 五种,由 450~550 个氨基酸残基组成,分子量约 55~75kDa(dalton,Da;中文名为道尔顿,是衡量原子或分子质量的单位,其质量为 ^{12}C 原子质量的 1/12)。轻链有 κ 和 λ 两种,约由 214 个氨基酸残基组成,分子量约为 25kDa。两条重链与轻链可形成结构对称的免疫球蛋白,根据重链的不同,免疫球蛋白可分为 5 类,即 IgA、IgD、IgE、IgG 和 IgM,其中 IgA 有 2 种亚型,IgG 有 4 种亚型。不同种类和亚型的免疫球蛋白具有不同的抗原结合能力及免疫效应(表 1-7,图 1-12)。

表 1-7　抗体结构与功能

结构			功能			
类型	重链	轻链	构型	补体激活	与细胞 Fc 受体反应	通过胎盘
IgM	μ	κ,λ	五聚体	+++	L	0
IgG1	γ1	κ,λ	单体	+++	M,N,P,L,E	++
IgG2	γ2	κ,λ	单体	+	P,L	+/0
IgG3	γ3	κ,λ	单体	+++	M,N,P,L,E	++
IgG4	γ4	κ,λ	单体	0	N,L,P	+
IgA1	α1	κ,λ	单体	0	M,N,E	0
IgA2	α2	κ,λ	二聚体(分泌液)		M,N,E	0
IgE	δ	κ,λ	单体	0	B,E,L	0
IgD	ε	κ,λ	单体	0	L	0

注:B:嗜碱性粒细胞 / 肥大细胞;E:嗜酸性粒细胞;L:淋巴细胞;M:巨噬细胞;N:中性粒细胞;P:血小板

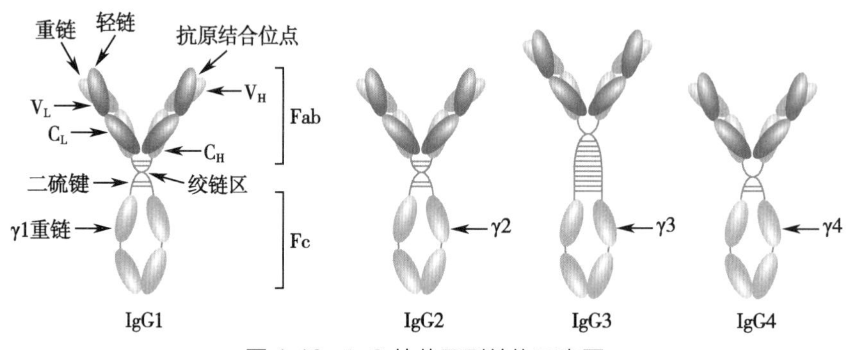

图 1-12　IgG 抗体亚型结构示意图

根据编码γ重链基因的不同可将 IgG 抗体分为 4 个亚型（IgG1、IgG2、IgG3 及 IgG4），其固定补体（IgG3>IgG1>IgG2>IgG4）及结合 Fc 受体的能力不同

初次免疫应答早期产生的抗体以 IgM 型为主，IgM 分子的重链为μ链。再次免疫应答产生的抗体以 IgG 型为主，IgG 分子的重链为γ链。IgG 多以单体形式存在，也有少量 IgG 以多聚体形式存在。健康人血浆中 IgG1 含量最为丰富，占 IgG 总量的 60%~70%，其次为 IgG2，占 20%~30%，IgG3 占 5%~8%，IgG4 含量最少，约占 5%。IgG1、IgG2 与 IgG4 的循环半衰期约为 22d，IgG3 的半衰期为 7d。

（二）免疫球蛋白分子单体的连接与水解

免疫球蛋白分子单体可通过具有连接功能的 J 链连接起来，形成免疫球蛋白二聚体或多聚体。J 链是由浆细胞合成的酸性糖蛋白，分子量约为 15kDa。J 链羧基端具有连接免疫球蛋白分子单体的作用，经 J 链连接后，其直径明显增大。免疫球蛋白分子单体直径约为 15~25nm，而连接成 IgM 五聚体后，直径可达 40~95nm（图 1-13）。抗体的大小在血型检测、不规则抗体筛查、交叉配血等输血前检测中起着重要作用，是设计试验方法的基础。

使用蛋白酶水解免疫球蛋白分子，研究其结构与功能时发现不同蛋白酶可在不同位置水解免疫球蛋白分子，并形成不同的酶切片段（图 1-14）。

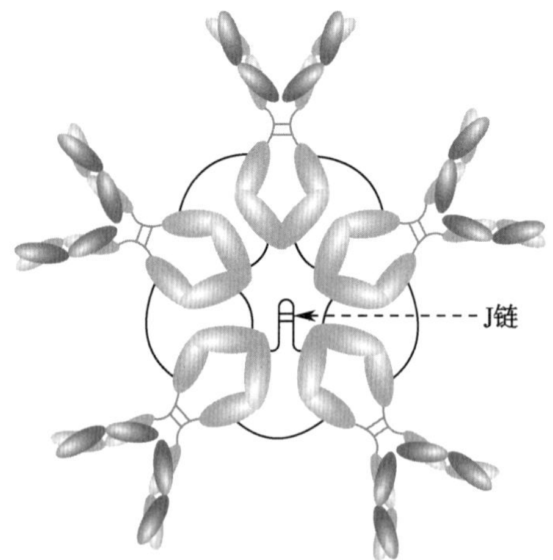

图 1-13　IgM 结构示意图

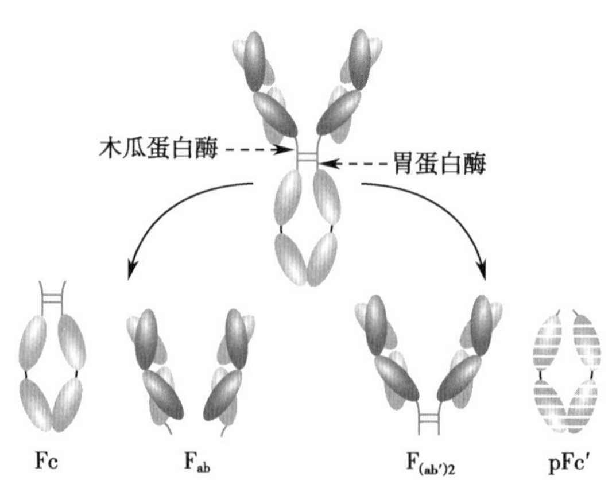

图 1-14　Ig 分子蛋白酶水解片段示意图

Fc：可结晶片段；Fab：单价抗原结合片段；$F(ab')_2$：双价抗原结合片段；pFc'：小分子多肽碎片

木瓜蛋白酶(简称木瓜酶)可使免疫球蛋白分子在重链间二硫键近N端处断开,形成3个水解片段:2个相同的单价抗原结合片段(fragment of antigen-binding,Fab)和一个可结晶片段(crystalizable fragment,Fc)。Fab片段由1条轻链和近N端的1/2重链组成,具有与特异性抗原结合的功能。Fc片段由两条重链近C端的1/2组成,具有抗原性和引起不同免疫效应的功能。

胃蛋白酶可使免疫球蛋白分子在重链间二硫键近C端处断开,得到一个具有抗体活性的双价 $F(ab')_2$ 片段和无活性的小分子多肽碎片(pFc')。

免疫球蛋白分子蛋白酶水解特性具有重要的临床应用价值,例如,经蛋白酶水解去除免疫球蛋白分子Fc片段后,可减少超敏反应。

(三) 抗体的功能

抗体具有特异性识别抗原并引起相应生物学效应的功能,其功能的实现与抗体结构密切相关。Fab段具有识别抗原的功能,Fc段具有引起生物学效应的功能。

Fab段由重链可变区与轻链可变区经链内二硫键连接而成,具有高度多态性。其多态性由可变区氨基酸组成、排列顺序及空间构象决定。可变区位于Fab片段N端外侧,是与抗原结合的部位。免疫球蛋白是柔性分子,其构象可随着与抗原的结合而发生改变,当抗体与抗原特异性结合时,免疫球蛋白分子会发生由“T”型至“Y”型的构象转变(图1-15),以便牢固地与抗原结合,发挥其免疫清除作用。不同抗体结合抗原表位数目不同,例如,免疫球蛋白单体可结合2个抗原表位,为双价;分泌型IgA为4价;IgM理论上为10价,但受空间位阻影响,一般只能结合5个抗原表位。

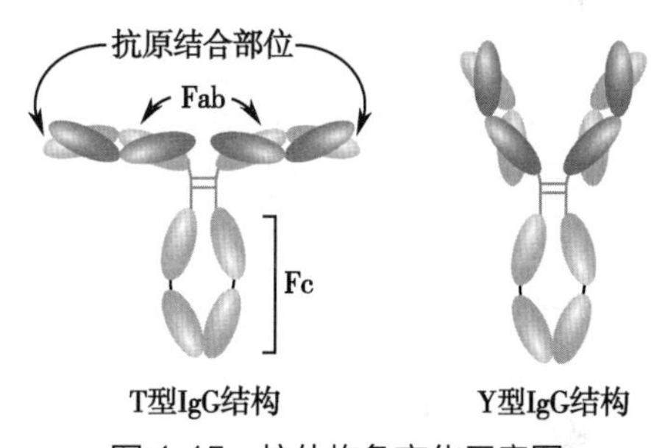

图1-15　抗体构象变化示意图

Fc段是抗体的生物效应区,可与具有相应受体的细胞结合,发挥相应的生物学效应:

1. 激活补体　当抗原与抗体结合时,免疫球蛋白分子呈“Y”型构象,是控制发挥免疫效应的分子开关,可使Fc段CH2区补体结合位点暴露出来,为补体经典激活途径提供条件。IgM、IgG1、IgG2、IgG3的Fc段存在补体结合位点,可通过经典途径激活补体。IgM型抗体激活补体的能力最强,约为IgG型抗体的1 000倍。不同亚型IgG抗体激活补体的能力不同,由高至低依次为IgG3>IgG1>IgG2>IgG4。IgA、IgG4和IgE可通过旁路途径激活补体,发挥免疫杀伤功能。

2. 结合Fc受体　不同抗体的Fc段可与不同细胞表达的Fc受体结合,表现出不同的免疫效应。例如,IgG和IgA的Fc段可与中性粒细胞、巨噬细胞结合,增强吞噬细胞的吞噬能力,起到调理吞噬的作用。同时可起到抗体依赖细胞介导的细胞毒作用(antibody-dependent cell-mediated cytotoxicity,ADCC)。IgE的Fc段可与嗜碱性粒细胞、肥大细胞结合,引起I型超敏反应(即过敏反应)。

3. 通过胎盘屏障　IgG型抗体是目前发现的唯一可以通过胎盘屏障的抗体,通过胎盘屏障的能力与Fc段有关。IgG抗体Fc段与胎盘上皮细胞Fc受体结合,以转运的方式通过胎盘进入胎儿体内,IgG1通过胎盘屏障的能力最强。切除Fc段后,剩余的Fab片段不具备通过胎盘屏障的能力。

二、红细胞血型抗体

(一) 红细胞血型抗体分类

按照不同分类原则,红细胞血型抗体可分为不同类别。

1. 按抗体性质分类　红细胞血型抗体可分为 IgM 型和 IgG 型,偶见 IgA 型。目前已发现 300 多种红细胞血型抗体,每种抗体都可与红细胞相应抗原发生特异性结合。

2. 按免疫途径分类　红细胞血型抗体可分为天然抗体和免疫性抗体。

(1)天然抗体:天然抗体是指人或动物未经明显感染或人工注射抗原而天然存在的各种抗体。

天然抗体本质上也是由免疫刺激产生,只是免疫过程不够明显,多在无觉察的情况下刺激免疫系统而产生。最常见的是 ABO 血型 IgM 型天然抗体,自然界中有许多物质具有与红细胞 ABO 血型抗原相同或相似的 ABH 抗原(如食物、细菌等),若个体红细胞缺乏某种抗原,经免疫刺激后即可产生相应抗体。

(2)免疫性抗体:免疫性抗体是机体在抗原物质刺激下,由 B 淋巴细胞分化成的浆细胞所产生的可与相应抗原发生特异性结合的抗体。

免疫性抗体产生的规律是体内存在某种抗原(或表位)时,则不会产生相应抗体;若缺乏某种抗原(或表位)时,则有可能产生相应抗体。是否产生相应抗体取决于是否受到相应抗原(或表位)的免疫刺激、免疫刺激途径、进入机体内的抗原量、机体免疫状态等多种因素。例如,免疫功能良好的 RhD(-)患者输注 RhD(+)红细胞后产生抗-D 的概率为 20%~30%,而处于失血状态或免疫功能受抑(如恶性肿瘤、艾滋病等)的 RhD(-)患者输注 RhD(+)红细胞后产生抗-D 的概率将显著降低(详见第四章第一节)。

3. 按 Landsteiner 规则分类　红细胞血型抗体可分为规则抗体与不规则抗体。

(1)规则抗体:规则抗体是指符合 Landsteiner 规则的抗体。Landsteiner 规则描述的是抗原与抗体之间的对应关系,即 A 型个体血浆中存在抗-B,但无抗-A;B 型个体血浆中存在抗-A,但无抗-B;O 型个体血浆中存在抗-A 与抗-B,而 AB 型个体血浆中无抗-A 与抗-B(表 1-8)。

表 1-8　Landsteiner 规则

红细胞抗原	血型抗体	
	有	无
A	抗-B	抗-A
B	抗-A	抗-B
O	抗-A,抗-B	/
AB	/	抗-A,抗-B

Landsteiner 规则是 ABO 血型鉴定的理论依据,其描述对象是红细胞抗原型(正定型)与血浆抗体型(反定型)之间的对应关系而与抗体性质无关。无论是 IgM 型还是 IgG 型抗体,只要符合 Landsteiner 规则描述的对应关系则均为规则抗体。Landsteiner 规则仅适用于 ABO 血型系统,符合 Landsteiner 规则的抗体主要是 IgM 型天然抗体。

(2) 不规则抗体：不符合 Landsteiner 规则描述的对应关系的抗体均称为不规则抗体。

一般情况下，某种红细胞血型抗原阴性（或表位阴性）的个体体内没有针对该抗原（或表位）的抗体，但通过输血、妊娠等免疫途径，则有可能刺激机体产生相应抗体。某些通过免疫途径产生的免疫性抗体不符合 Landsteiner 规则，故称为不规则抗体（也称额外抗体、同种抗体、意外抗体）。

(3) 血型系统：规则抗体仅存在于 ABO 血型系统，而不规则抗体可存在于包括 ABO 血型系统在内的任何血型系统。

不规则抗体多见于 ABO 以外的血型系统，但 ABO 血型系统同样存在不规则抗体。ABO 弱表现型个体在接受输血、移植等明确或不明确的免疫刺激后有可能产生不规则抗体。例如，A_2 型个体可产生不符合 Landsteiner 规则的抗-A_1，$B_{弱}$型个体可产生抗-B。

ABO 血型系统不规则抗体是引起正、反定型不符的重要原因，也是发现弱表现型的重要提示线索。临床进行不规则抗体检测时，由于所用红细胞试剂均为 O 型，只能检出 ABO 血型系统以外的不规则抗体，而无法检出 ABO 血型系统不规则抗体。严格而规范的血型鉴定程序及判断标准是发现 ABO 血型系统不规则抗体的重要途径。

（二）红细胞血型抗体产生规律

1. 抗原种类与免疫应答　异体红细胞进入体内后会刺激免疫系统产生相应的免疫反应，根据异体抗原与自身抗原的差异，可表现出免疫耐受或免疫应答等不同免疫效应。

当异体红细胞抗原与自身红细胞抗原相同时，免疫系统会认为这是机体自身成分而不会刺激免疫效应细胞产生特异性抗体，表现出免疫耐受。例如，ABO 同型输血，受血者不会产生相应的 ABO 血型系统免疫性抗体。

当异体红细胞抗原种类（或表位）多于自身红细胞抗原时，免疫活性细胞就会对该抗原（或表位）进行识别，并产生相应的免疫效应。例如，可引起 B 淋巴细胞介导的特异性体液免疫应答。

能够引起体液免疫的抗原多为相对分子质量在 10 000Da 以上的蛋白质或多糖大分子。体液免疫应答过程可分为紧密相关的三个阶段：抗原识别和递呈阶段，即免疫细胞对抗原的摄取、加工、递呈等一系列过程；活化、增殖和分化阶段，即 B 淋巴细胞接受相应抗原刺激后活化、增殖的阶段；效应阶段，即产生特异性抗体阶段（图 1-16）。

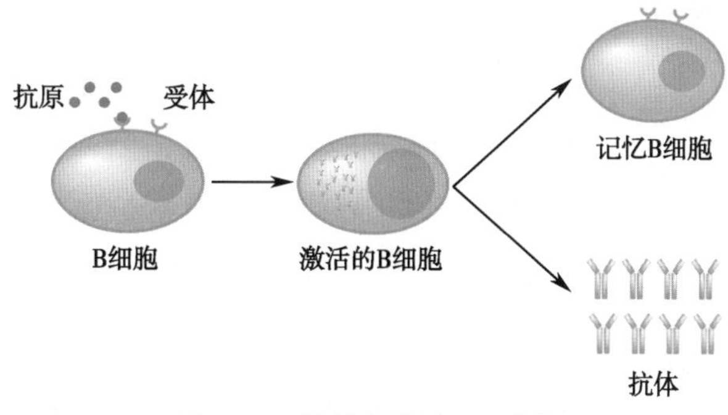

图 1-16　体液免疫过程示意图

2. 抗原性与免疫应答　红细胞血型抗原性与免疫应答密切相关。红细胞抗原可以是单链线性结构或分支结构的糖类抗原，也可以是氨基酸组成或空间构象不同的蛋白质类抗原。红细胞血型抗原性与抗原分子量、膜外结构域、抗原性质和数量等因素有关。一般而言，糖类抗原分子量较大，在红细胞膜外形成的结构域也较大，其抗原性比蛋白类抗原强。

不同红细胞血型抗原性差别较大，抗原性强则更易刺激机体发生较强烈的免疫应答，产生高亲合力、高效价的抗体。若此类血型抗原不合时，可引起溶血性输血反应或 HDFN。

红细胞抗体产生的效价、数量与异体红细胞刺激机体免疫系统的次数有关，通常可分为初次免疫应答与再次免疫应答（图 1-17）。

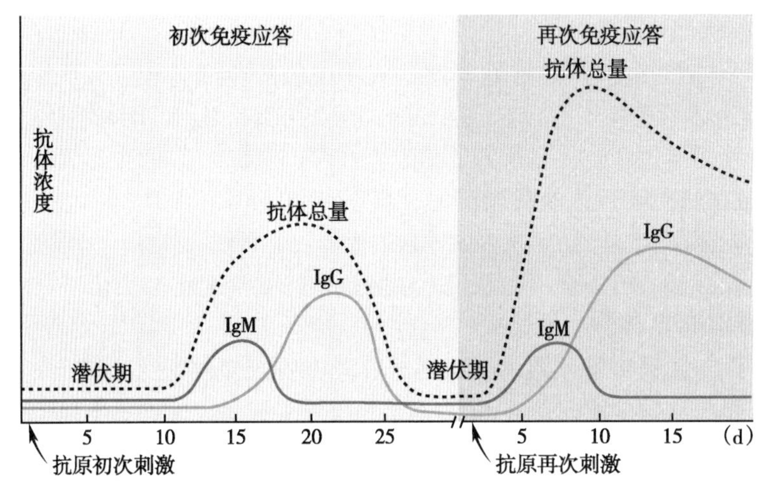

图 1-17　初次免疫应答与再次免疫应答

红细胞抗原首次进入机体可引起初次免疫应答，使 B 淋巴细胞活化，一部分转化为记忆 B 淋巴细胞，一部分转化为产生抗体的效应细胞——浆细胞。初次免疫应答所需时间较长，一般情况下约需 1~2 周，有文献报道产生抗-D 约需 8~9 周。初次免疫应答产生的抗体，其效价与亲合力较低，维持时间也较短。最早出现的抗体是 IgM 型抗体，随后可出现 IgG 型抗体，在一定时间内 IgG 抗体能保持较高水平。研究显示，RhD 抗原引起的初次免疫应答所产生的抗-D 是一种亲和力低的 IgM 型抗体，具有广谱反应性，4℃时可与其他一些血型抗原发生反应。37℃时与 RhD 抗原结合较弱，凝集现象可能观察不到，随着温度降低结合强度不断增强。低亲和力 IgM 型冷反应性抗-D 通常不具有显著的临床意义。

当机体再次接触相同红细胞抗原时，可引起再次免疫应答，记忆 B 淋巴细胞迅速活化，表现出与初次免疫应答完全不同的特点。再次免疫应答可引起“回忆反应”并产生大量抗体，约为初次免疫应答的几倍至几十倍。所需时间短，通常为 1~2d，甚至在数小时内即可产生大量抗体，7d 左右达到高峰。抗体维持时间也较长，以高亲和力 IgG 型抗体为主（图 1-17）。例如，RhD 抗原引起的再次免疫应答可产生亲和力与特异性强的抗-D，交叉反应也会消失。

（三）红细胞血型抗体的免疫效应

红细胞血型抗体以 IgM 和 IgG 为主，其 Fc 段均有激活补体的能力，可引起Ⅱ型超敏反应（也称抗体依赖的细胞毒超敏反应、细胞毒型或细胞溶解型超敏反应）。IgM 或 IgG 型抗体与红细胞相应抗原结合后形成“抗原 - 抗体”复合物，补体可与复合物结合，形成“抗原 - 抗体 - 补体”复合物，并在红细胞膜上穿孔，破坏膜结构完整性使细胞质外流引起红细胞溶解发生溶血反应。IgA 型抗体虽不能直接激活补体，但可通过旁路途径激活补体，破坏红细胞。

不同性质的血型抗体对补体的依赖程度不同。IgM 型抗体对补体依赖程度高，而 IgG 型抗体依赖程度较低。体外实验显示，IgM 型 ABO 血型抗体与相应抗原结合后，若无补体存在则不会引起溶血，而 IgG 型抗体无论有无补体参与却均可引起溶血。

不同性质的血型抗体引起的Ⅱ型超敏反应临床表现不同。IgM 型抗体分子量较大，主要分布在血管内不易透出血管，故 IgM 型抗体主要引起血管内溶血。红细胞破碎后会将原本封闭在红细胞内的内容物释放入血，不同脏器分别对释放入血的内容物进行代谢处理，并表现出相应症状。血管内溶血发病急，输血后几分钟内即可发生，进展迅速并伴有明显的临床症状。

IgG 型抗体常引起血管外溶血，表现为迟发性溶血性输血反应，可分为原发性和继发性两种。原发性迟发性溶血性输血反应较少见，通常由输入不配合的红细胞引起，临床症状较轻。这是由于受血者开始产生抗体需要一段时间，即使产生了抗体，效价也较低，所以临床症状较轻。继发性迟发性溶血性输血反应是再次免疫应答的结果，受血者通常有输血、妊娠等免疫史。受血者再次接触相同抗原后，可引起回忆反应，IgG 型抗体数量在短时间内迅速升高，破坏输入的不配合红细胞并引起溶血反应，多发生在输血后数天内或十余天后。临床常见的迟发性溶血性输血反应常由 Rh 血型系统 IgG 型抗体引起，其他血型系统（如 Duffy、Kidd、Lewis、MNS、Kell 等）IgG 型抗体也可引起。

（四）单克隆抗体

单克隆抗体（简称单抗）是只识别某种抗原决定簇（表位）的高纯度抗体，来自单个 B 淋巴细胞克隆株或一个杂交瘤细胞克隆株。单克隆抗体已广泛应用于医学诊断、蛋白质提纯、肿瘤靶向治疗以及放射免疫显像等领域。

在输血医学领域，单克隆抗体主要用于血型鉴定。常规检测中所用的单克隆抗体可以覆盖绝大多数典型的红细胞血型抗原决定簇（表位），但由于单克隆抗体来自单一克隆株故存在漏检的可能。实际工作中，可通过选用不同克隆株来源的单克隆抗体来避免一种单克隆抗体存在的检测盲点。而人源多克隆抗体也不应放弃，虽然人源抗体纯度、效价、亲和力均不及单克隆抗体，但却可覆盖更为广泛的抗原决定簇（表位），对于弱抗原的鉴定具有重要作用。

第四节　红细胞血型抗原的生物学功能

红细胞膜表面结构成分形成了红细胞独特的表面标志，是红细胞完成其生物学功能以及形成血型抗原的物质基础。传统红细胞血型概念源于临床输血实践，反映出的本质内容是红细胞膜标志物在输血治疗中起着关键作用，决定了红细胞输注的安全性与有效性。血型研究的重点在于红细胞膜标志物是否具有临床意义，是实用性研究。构成红细胞血型抗原的物质基础是位于红细胞膜表面的糖蛋白及糖脂等具有生物活性的有机大分子，这些大分子不仅是红细胞膜标志物而且还具有多种生物学功能，远非仅仅局限于其抗原性的临床意义，这也是传统血型抗原研究的局限性所在。

就红细胞膜标志物而言，表达于红细胞膜表面的糖蛋白、糖脂等有机大分子具有分化群（cluster of differentiation，CD）特性。例如，红细胞可表达 CD239（LU 血型系统抗原）、CD234（FY 血型系统抗原）、CD35（KN 血型系统抗原）、CD44（IN 血型系统抗原）等多种 CD 分子（表 1-5）。CD 是在研究白细胞、淋巴细胞等免疫细胞标志物及其功能时提出的概念。近年来研究发现，CD 分子不仅表达于免疫细胞，而且在红细胞上也有大量表达。CD 分子具有受体、黏附分子等生物学功能，所以红细胞同样具有这些生物学功能，20 世纪 80 年代“红细胞免疫系统”概念的提出就是建立在对红细胞 CD 分子功能认识的基础之上。由此可见，在细胞、分子水平，人体复杂的生理代谢、免疫应答等生命活动过程是由分工不同的多系统、多细胞、多因素共同参与而构成的一个有机整体。

从细胞生理学来讲，红细胞和其他细胞一样，细胞膜上的糖蛋白、糖脂是维持细胞结构正常的重要组成成分，具有维持红细胞膜结构完整及稳定的功能，而结构的完整和稳定与功能的发挥紧密相连，结构异常通常可引起相应的病理改变。另外，有些构成红细胞膜的蛋白质成分具有膜转运蛋白及生物催化剂——酶的功能。

从人类进化过程来讲，红细胞表达的多种多样的血型抗原是人类漫长进化过程的见证。理论上，如果选择压力不存在，那么物种的基因将保持稳定。自然选择压力会打破这种平衡导致基因变异，子代通过遗传的方式积累着这种变异，经过漫长的进化过程表现为今天所见的血型抗原多样性。血型抗原多样性是基因进化的表现，基因与抗原多样性的信息承载了人类进化的全部秘密，是研究人类进化过程的活化石。自然环境的巨大改变意味着某些基因或抗原已经消失，或其功能已失去了原有的存在价值，现在想了解这些基因或抗原的功能已变得非常困难。

对血型抗原功能的研究主要是通过与其他物种相同或相似的基因进行对比、与血型抗原结构类似的功能结构进行对比、或通过基因敲除等分子生物学方法建立相应血型裸型的动物模型等方法推导而来。总之，对红细胞血型抗原功能的认识是从多学科、多角度出发而形成的综合认识。目前对红细胞血型抗原功能的了解仅是冰山一角，尚待进一步深入研究。已知的红细胞血型抗原功能主要有以下几个方面。

一、细胞膜与细胞衣的组成成分

（一）细胞膜的组成成分

红细胞膜由磷脂分子及蛋白质组成，对维持正常的红细胞形态及功能起着重要作用。红细胞膜组成成分异常，可引起红细胞形态、功能发生改变，且易引发溶血性贫血。

1. 磷脂　磷脂是红细胞膜的主要组成成分，根据主链结构的不同可分为甘油脂及鞘磷脂。磷脂为两性分子，一侧是含磷或氮的亲水端，另一侧是长烃基链形成的疏水端。磷脂亲水端位于红细胞膜表面，疏水端位于膜内侧。携有不同电荷的磷脂分子在红细胞膜上呈不对称排列，中性分子位于细胞膜外侧，携有负电荷的分子位于细胞膜内侧。带负电荷的磷脂分子外翻暴露于细胞膜外侧时，可引起红细胞凋亡。

磷脂分子异常可引起红细胞膜结构、形态、稳定性、变形能力等发生改变。例如，阵发性冷性血红蛋白尿症（paroxysmal cold hemoglobinuria，PCH）由红细胞膜脂质双分子层中糖基磷脂酰肌醇（glycosyl-phosphatidyl ionositol，GPI）合成缺陷引起，造成红细胞膜柔韧性降低，变形能力差，红细胞易发生破裂，外周血可见球形红细胞及红细胞碎片。P 抗原是以 GPI 为前体合成而来的糖类抗原，GPI 合成缺陷导致 P 抗原缺失，PCH 患者血浆中可检出针对 P 抗原的冷热双相 IgG 型抗体。

2. 膜蛋白 根据所处位置不同，红细胞膜蛋白可分为三种：骨架蛋白、镶嵌蛋白及外周蛋白。

(1) 骨架蛋白：骨架蛋白位于磷脂双分子层内侧，主要有血影蛋白、带 2.1 蛋白（也称锚定蛋白）、肌动蛋白、带 4.1 蛋白、带 4.2 蛋白等。骨架蛋白可形成间隔均匀的网状结构，从结构力学上为磷脂双分子层提供具有一定刚性及变形性的支架。

骨架蛋白可与镶嵌蛋白、细胞质骨架相连，维持细胞膜的稳定性、正常形态及变形能力。骨架蛋白异常可引起红细胞形态发生改变，并导致相应的病理变化。例如，遗传性球形红细胞增多症患者红细胞膜骨架蛋白异常，引起红细胞膜通透性增强，红细胞呈球形且变形能力减弱，易发生溶血性贫血。

(2) 镶嵌蛋白：镶嵌蛋白位于磷脂双分子层中，可通过两种不同方式与磷脂双分子层紧密连接：直接与脂质结合以脂锚定蛋白的形式固定于磷脂双分子层；与骨架蛋白相连将其固定于细胞膜骨架结构上形成跨膜蛋白。根据穿越细胞膜次数不同，跨膜蛋白可分为单次跨膜蛋白与多次跨膜蛋白。例如，GPA、GPB、Kell 蛋白为单次跨膜蛋白，带 3 蛋白、Rh 蛋白、Kidd 蛋白、Duffy 蛋白为多次跨膜蛋白，跨膜次数分别为 14、12、10、7。

镶嵌蛋白是多种血型抗原的载体，不同蛋白携有不同血型系统抗原。例如，脂锚定蛋白携有 JHM、DO、CROM 等血型系统抗原。GPA、GPB 携有 MNS 血型系统抗原、Kell 糖蛋白携有 Kell 血型系统抗原。带 3 蛋白携有 Diego 血型系统抗原、Rh 蛋白携有 Rh 血型系统抗原。

镶嵌蛋白之间可相互连接形成蛋白复合物，以不对称的方式分布于红细胞膜。例如，Rh 蛋白与 Rh 相关糖蛋白（Rh-associated glycoprotein，RhAG）形成异源三聚体，通过非共价键与 LW 糖蛋白（ICAM-4）、Duffy 糖蛋白、GPA、整合素相关蛋白（integrin-associated protein，IAP，CD47）等蛋白相连，形成由多个亚单位构成的 Rh 膜蛋白巨复合物。Kell 糖蛋白与 XK 蛋白相连，以异源二聚体的形式分布于红细胞膜。

镶嵌蛋白表达异常，可引起其本身所携血型抗原以及与其紧密连接的其他镶嵌蛋白所携抗原表达异常。例如，RhAG 表达异常会影响 Rh 蛋白所携抗原的表达，呈 Rh_{null} 或 Rh_{mod} 型，球形红细胞增多，红细胞膜脆性增强，易发生溶血性贫血。携有 Mur 低频抗原的 Mur 糖蛋白与 GPA 共同表达时，可引起带 3 蛋白高水平表达。

镶嵌蛋白缺失可不同程度地影响红细胞膜结构稳定及其生物学功能，并表现出相应的病理改变。有些镶嵌蛋白的缺失不会对红细胞膜结构稳定性及生物学功能造成明显影响，而有些缺失则会造成显著影响，甚至是致命影响。例如，GPA 缺失对红细胞形态与寿命无明显影响，而 Rh 蛋白缺失则对红细胞膜结构及稳定性造成显著影响，导致球形及椭圆形红细胞增多、脆性明显增强、易发生溶血。带 3 蛋白缺失则会明显降低锚定蛋白、GPA 等在红细胞膜上的表达，引起异形红细胞血症，并导致严重贫血。带 3 蛋白缺失型个体死亡率极高，一般情况下无法生存。

(3) 外周蛋白：外周蛋白位于磷脂双分子层外侧。糖蛋白的寡糖链与磷脂双分子层中的 GPI 相连，将其固定于细胞膜表面。外周蛋白具有膜受体、酶、黏附分子等生物学功能。例如，携有 Yt 血型系统抗原的乙酰胆碱酯酶具有水解乙酰胆碱的作用。

(二) 细胞衣

在糖基转移酶催化下，红细胞膜固有成分（磷脂、蛋白质）完成糖基化过程，结合于固有成分的寡糖链在红细胞膜表面形成一层绒毛状结构，此结构即为细胞衣，也称糖衣。

细胞衣的生物学作用主要有：①细胞衣的形成使红细胞表面膜分子具备了完成生物学功能的完整结构。②抵抗水解，保护红细胞膜结构稳定及良好的变形能力。③赋予红细胞携有负电荷的特性。寡糖链末端单糖经唾液酸化后，使其带负电荷。不仅可提高糖蛋白的亲水性及溶解性，而且可使循环血液中红细胞之间以及红细胞与血管内皮细胞之间保持一定距离，降低由细胞间摩擦而引起的物理损伤。

二、红细胞膜转运蛋白

红细胞膜具有半透膜的物理特性，脂溶性分子、不带电的极性小分子及一些气体分子易于通过细胞膜，而带电分子、离子、极性分子却不能通过。红细胞代谢所需的多种带电分子、无机盐离子以及极性大分子通过细胞膜时，需借助位于红细胞膜的转运蛋白来主动运输。红细胞膜转运蛋白主要有两类：载体蛋白与通道蛋白。两者均具有抗原性，可形成红细胞血型抗原。

(一) 载体蛋白

载体蛋白可与特异性溶质结合，通过改变自身构象将溶质转移到红细胞膜的另一侧。多种红细胞膜蛋白具有载体蛋白的生物学功能，例如，带 3 蛋白、Kidd 糖蛋白、Rh 蛋白等。

携有 Diego 血型系统抗原的带 3 蛋白是阴离子转运体（anion transporter，AE1），可转运 HCO_3^- 和 Cl^-。组织细胞代谢产生的 CO_2 经水合后形成 HCO_3^-，AE1 可将 HCO_3^- 转移至红细胞内并置换出一个 Cl^-，到达肺部后再将 CO_2 释放出来。

Kidd 糖蛋白具有转运尿素的功能，红细胞通过高浓度尿素的肾髓质时，Kidd 糖蛋白可迅速转运尿素使红细胞内外尿素达到平衡，防止红细胞脱水。Kidd 糖蛋白表达异常时，会影响红细胞对尿素的转运。例如，Jk_{null} 型个体尿素转运速度比正常个体低 1 000 倍，但红细胞形态与寿命却未受到明显影响，可能与其他代偿机制有关。

Rh 蛋白可能具有转运铵的功能，但对此争议较大。有研究认为，RhD 蛋白功能与 Rh 蛋白家族中的 RhBG、RhCG 相同，属于氨及铵盐转运蛋白（ammonium transporter，Amt）超家族，起着转移 NH_3、CH_2NH_2 的作用。但也有研究认为，具有铵转运功能的蛋白质是 Rh 同源蛋白，且红细胞通过多种机制实现铵转运，Rh 同源蛋白只是众多铵转运蛋白中的一种。

近年来，随着对 Rh 血型抗原三级结构研究的深入，对 Rh 蛋白的功能有了新的认识。研究结果显示，与同家族蛋白 Amt 相比存在明显差异，RhD 蛋白在胞外区存在多个短环状结构，胞质内 C 末端呈 α 螺旋状结构，具有较强的游动性，游动幅度可达 76$Å^2$。从 C 末端至跨膜螺旋区脯氨酸含量逐渐增加，在跨膜区内存在 6 个脯氨酸结构（Pro-82，Pro-140，Pro-216，Pro-229，Pro-306，Pro-327），而 Amt 仅观察到 2 个脯氨酸结构，该结构具有调节通道开关的作用。另外，RhD 蛋白膜外区缺乏 Amt 所具有的 π 离子结合部位。RhD 蛋白生物学功能可能是 CO_2 的转运通道，该通道可能由 Leu-58、Phe-61、Asp-201、Ser-204、Met-205、Ile-260、Ala-264 和 Asn-265 组成。

(二) 通道蛋白

红细胞膜上的通道蛋白主要是水通道蛋白，是水分子进出红细胞的关键通道。

1987年，Agre等在分离Rh蛋白时，发现了一个分子量为28kDa的疏水性跨膜蛋白。随后的研究证实该蛋白是红细胞膜水通道蛋白，命名为通道形成整合蛋白28（channel-forming integral protein 28，CHIP28）。CHIP28是Colton血型系统抗原的载体。红细胞通过呈高渗环境的肾髓质时，红细胞会脱水变皱，而水通道可使水分子迅速转移至细胞内，起到维持红细胞形态及功能正常的作用。CHIP28分布广泛，除红细胞外，还表达于肾、肺、血管内皮、脑、眼、肝等组织中，若水通道蛋白缺失会引起尿浓缩及肺血管通透性障碍。

三、酶

酶是维持细胞正常新陈代谢不可或缺的物质，没有酶的参与，新陈代谢速度就会变得极为缓慢，生命活动将无法维持。具有酶活性的红细胞膜蛋白主要有Kell糖蛋白、Dombrock糖蛋白及乙酰胆碱酯酶。

Kell糖蛋白是一种金属内切酶，可将无生物活性的肽链裂解为有生物活性的血管收缩素。Dombrock糖蛋白是二磷酸腺苷核糖基转移酶，可催化烟碱腺嘌呤二核苷酸结合到目标蛋白特异氨基酸结构上，起到调节蛋白质功能的作用。携有Yt血型系统抗原的乙酰胆碱酯酶是红细胞膜外周蛋白，具有水解乙酰胆碱，终止神经信号传递的作用。

四、红细胞膜其他标志物

红细胞膜糖蛋白及糖脂构成红细胞膜标志物，主要包括ABO抗原、Lewis抗原、Lutheran抗原（CD239）、Duffy抗原（CD234）、GPA（CD235A）、GPB（CD235B）、Xg抗原（CD99）、Landsteiner-Wiener抗原（CD242）、Gerbich抗原（CD236）、Kell抗原（CD238）、Diego抗原（CD233）、Indian抗原（CD44）及AnWj低频率抗原、Cromer抗原（衰变加速因子，decay accelerating factor，DAF。CD55）、Ok抗原（CD147）、JMH血型抗原（CD108）等。这些标志物不仅分布于红细胞，有些还分布于其他组织细胞，具有多种生物学功能，主要表现为受体及黏附分子的生物学功能。

（一）受体

1. 病原微生物的受体　部分病原微生物可通过糖链的介导作用感染细胞，血型抗原糖链结构是一些病毒、细菌、寄生虫的受体，在病原微生物感染过程中起着重要作用。

病原菌糖蛋白、外凝集素及细菌表面配体可识别含有唾液酸及岩藻糖化的寡糖链结构，并与之结合引起相应病理改变。例如，幽门螺旋杆菌外膜蛋白中的血型结合黏附素（blood group antigen binding adhesin，Baba）是Lewis血型抗原的配体，可与Le^b抗原结合并引起慢性胃炎。GPA是恶性疟原虫红细胞结合抗原（erythrocyte binding antigen，EBA）的受体，糖蛋白C是EBA变异体BAEBL的受体，与红细胞结合后可破坏膜结构引起溶血。GPA表达不足的红细胞对恶性疟原虫具有抵抗作用。富含Galα1-4Gal糖链结构的P血型抗原是细小病毒B19的受体，结合后可引起机体出现贫血及免疫功能障碍等临床症状。近期研究显示，P^k抗原与HIV的感染呈负相关，P^k抗原含量越高，感染HIV的风险越低。

2. 细胞因子的受体　细胞因子具有细胞间信号传递、免疫调节等功能。红细胞膜存在多种细胞因子受体，具有调节细胞因子的功能。例如，Duffy抗原能与CXC（包括IL-8、IP-10、MGSA等）及CC（包括MIP-1α、MIP-1β、MCP-1、RANTES等）趋化性细胞因子结合。IL-8与Duffy抗原结合后即失去了对靶细胞的作用，红细胞可起到调节IL-8浓度使其维持在一个恰当水平的作用，保证中性粒细胞可向 IL-8 浓度高的部位移动。

3. 补体的受体　补体在免疫调节、早期感染的非特异性免疫过程中起着重要作用。红细胞可表达补体受体（complement receptor，CR），血液循环中 90% 以上的 C3b 受体表达于红细胞，是红细胞免疫的重要物质基础，在免疫清除、免疫调理及抗感染过程中起着重要作用。

红细胞表面 CR1（Knops 血型系统抗原，CD35）可与免疫复合物结合，呈递给巨噬细胞起到免疫清除的作用。红细胞携带的 CR1 降低可导致机体免疫防御功能下降，并引起相应病理改变。红细胞膜不仅存在补体受体，还存在补体成分。例如，来自血浆的 Chido/Rodgers 蛋白通过红细胞表面补体第 4 成分（C4）与红细胞相连，形成 Chido/Rodgers 血型抗原。C4 可与抗体分子结合激活 C1 成分，同时裂解为 C4a 和 C4b 并引起一系列复杂的后续免疫应答过程。若个体为 Ch/Rg 缺失型（Ch/Rg_{null} 型）则意味着红细胞膜 C4 成分的缺乏，可导致自身免疫性疾病的发生。另外，红细胞还表达具有补体调节活性的膜标志物，如 Cromer 血型系统抗原（CD55）。缺乏 CD55 的阵发性睡眠性血红蛋白尿症（paroxysmal nocturnal haemoglobinuria，PHN）患者会表现出膜补体调节功能缺陷的亚临床症状。

（二）黏附分子

黏附分子是介导细胞间及细胞与胞外基质间相互结合的重要介质，在凝血、创伤愈合、免疫应答、炎症反应、肿瘤转移等一系列生理及病理过程中起着重要作用。红细胞可表达多种黏附分子，是红细胞完成其生物学功能的重要物质基础。

Lutheran 血型系统抗原（CD239）、Indian 血型系统抗原（CD44）都是细胞外基质层粘连蛋白的受体，可在红细胞表面形成网状结构将其固定在基膜上，在凝血、创伤修复及血栓形成过程中起着重要作用。Landsteiner-Wiener 血型系统抗原（CD242）、Xg 血型系统抗原（CD99）和 Ok 血型系统抗原（CD147）具有细胞间黏附分子的作用。例如，CD99 可与淋巴细胞相互作用。肿瘤细胞可表达大量唾液酸化的 Lewis 抗原——Sialay-Le^x 和 Sialay-Le^a，可与内皮细胞结合，促进肿瘤细胞的扩散和转移。

（三）人类白细胞Ⅰ类分子

红细胞表达人类白细胞Ⅰ类分子（human leucocyte antigen class Ⅰ，HLA-Ⅰ）。Bg（bennet-goodspeed，Bg）抗原是一类与 HLA 相关的抗原，Bg^a、Bg^b、Bg^c 抗原分别与 HLA-B7、HLA-B17、HLA-A28 对应。

HLA-Ⅰ类分子主要表达于有核细胞，成熟红细胞表达较少，高灵敏度检测方法可检测出红细胞 HLA-Ⅰ类分子。红细胞 HLA-Ⅰ类分子的表达强度会随着红细胞寿命的延长而减弱，通常认为抗-Bg 临床意义不显著，但某些情况下抗-Bg 可引起溶血性输血反应。

某些免疫性疾病（如系统性红斑狼疮、类风湿性关节炎等）可引起红细胞 HLA-Ⅰ类分子表达水平显著升高，提示红细胞在免疫过程中起着一定作用。HLA-Ⅰ类分子可从多方面参与机体免疫应答过程，如可约束免疫细胞间相互作用、参与抗原的处理及免疫调节等。但红细胞 HLA-Ⅰ类分子是如何参与这些免疫过程，以及如何完成其生物学功能目前尚不清楚。

总之，红细胞膜标志物的功能非常复杂，同一种标志物往往具有多种不同的生物学功能。例如，Indian 血型系统抗原（CD44）不仅具有细胞黏附作用，还与淋巴细胞归巢、调节免疫应答、胚胎发生及发育分化、肿瘤转移等有关。红细胞膜标志物各种生物学功能的正常发挥受诸多因素影响，当各种制约因素处于非平衡状态时就会导致相应病理改变。例如，纯合子镰状细胞性贫血（β^s/β^s）患者，红细胞黏附分子可引起血管内栓塞。

第五节　红细胞与临床输血

红细胞输注是临床贫血患者最常使用的辅助治疗方法。红细胞不仅具有运输 O_2 和 CO_2 的功能，还具有形成血栓及免疫的功能。输注红细胞可起到改善患者组织氧供的作用，同时也可引起患者凝血功能紊乱及免疫状态改变。

一、运输氧气与二氧化碳

传统意义上红细胞输注的目的是纠正因各种原因造成的贫血，以改善组织缺氧情况，利用的正是红细胞具有运输 O_2 和 CO_2 的生理功能。其功能的实现与红细胞形态、数量、变形能力、摄取及释放 O_2 与 CO_2 的调节信号等密切相关，其功能的发挥主要体现在两个方面：O_2 与 CO_2 的运输方式与途径，以及摄取与释放 O_2 与 CO_2 的调节机制。

（一）运输方式与途径

通过肺循环血液从肺泡中摄取 O_2，经体循环将其送至全身各组织细胞并将代谢产生的 CO_2 回收入血，然后再通过肺将 CO_2 排出体外。O_2 和 CO_2 在血液中通过两种形式进行运输：血浆物理溶解及化学结合，其中化学结合是主要运输方式。

O_2 与 CO_2 可通过自由扩散进入红细胞内，并分别与血红蛋白（hemoglobin，Hb）结合形成氧合血红蛋白（oxyhemoglobin，HbO_2）及氨基甲酰血红蛋白（carbamminohemoglobin，$HbCO_2$）。另外，CO_2 在碳酸酐酶催化下可转化为水溶性碳酸氢根阴离子（HCO_3^-），HCO_3^- 可通过带 3 蛋白转运至细胞外，同时将细胞外 Cl^- 转运至细胞内。血液中 98.5% 的 O_2 通过 HbO_2 进行运输，仅有 1.5% 通过物理溶解的方式由血浆运输。而 CO_2 只有 5% 溶于血浆，95% 以化合物的形式进行运输，其中 HCO_3^- 占 88%，$HbCO_2$ 占 7%（图 1-18）。

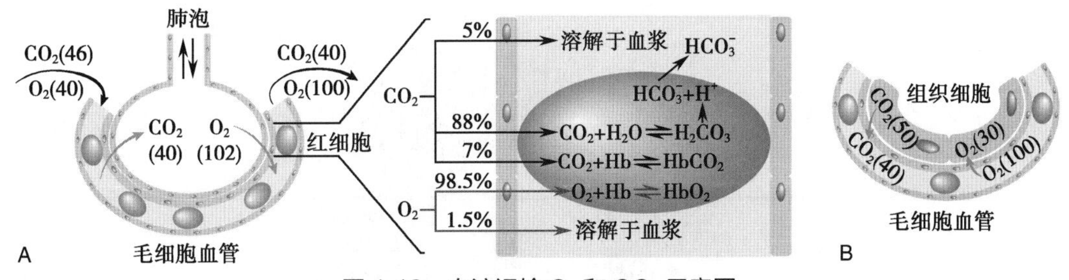

图 1-18　血液运输 O_2 和 CO_2 示意图

括号中数值分别代表 CO_2 与 O_2 分压。1 个大气压下，肺泡中空气 PO_2 与 PCO_2 分别为 102mmHg 和 40mmHg。在肺中完成气体交换后，肺静脉血 PO_2 升至 100mmHg，而 PCO_2 降至 40mmHg。组织中完成气体交换后，PO_2 可降至 30mmHg 以下，而 PCO_2 可升至 50mmHg 以上

血浆中物理溶解的 O_2 和 CO_2 虽然较少，但起着非常重要的媒介作用，只有溶解于血浆中的 O_2 与 CO_2 才能被红细胞利用并进一步形成化合物。O_2 与 CO_2 从血液中释放时，其释放顺序为：溶解在血浆中的 O_2 或 CO_2 先逸出，降低各自的分压后处于化学结合状态的 O_2

或 CO_2 才能解离出来，释放并溶解到血浆中以补充逸出的气体，维持物理溶解与化学结合两者之间的动态平衡。例如，O_2 进入血液后首先溶于血浆，然后进入红细胞与 Hb 发生化合反应形成 HbO_2。当释放 O_2 时，处于物理溶解状态的 O_2 先从血浆中逸出，然后 HbO_2 才会解离，并将 O_2 释放至血浆中。物理溶解于血浆中的 CO_2 进入红细胞后，在碳酸酐酶作用下与水快速化合形成 H_2CO_3，或与 Hb 结合形成 $HbCO_2$。释放 CO_2 时，溶解于血浆中的 CO_2 先逸出，然后 H_2CO_3 在碳脱水酶催化下迅速分解为 CO_2，而 $HbCO_2$ 可解离为 Hb 与 CO_2，并将 CO_2 释放至血浆中（图 1-19）。

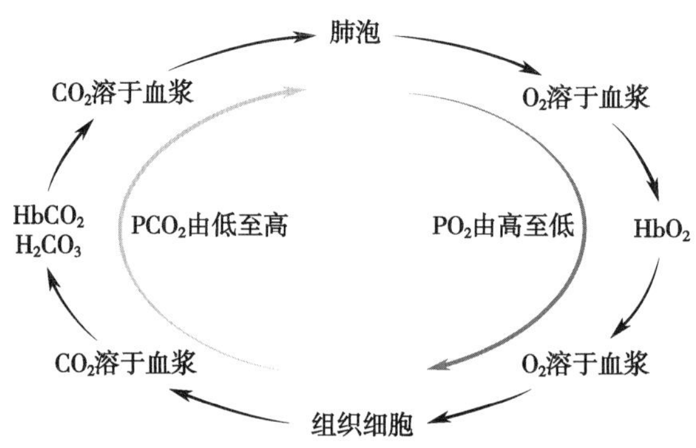

图 1-19　O_2 和 CO_2 摄取与释放过程示意图

红细胞是血液中运输 O_2 与 CO_2 的主要工具。红细胞具有独特的双凹盘状外形（图 1-20），直径约为 7~8μm，边缘最厚处约 2.5μm，中心最薄处约 1μm，体积约 $90μm^3$，表面积约 $140μm^2$，而等体积的球形红细胞表面积仅为 $100μm^2$。红细胞不仅拥有较大的表面积，而且从红细胞中心到大部分面积的距离都很短，双凹盘状外形可使红细胞与溶于血浆中的 O_2、CO_2 充分接触。另外，红细胞是血液中数量最多的血细胞，为全身组织细胞运送并储存 O_2、CO_2 提供了物质基础。

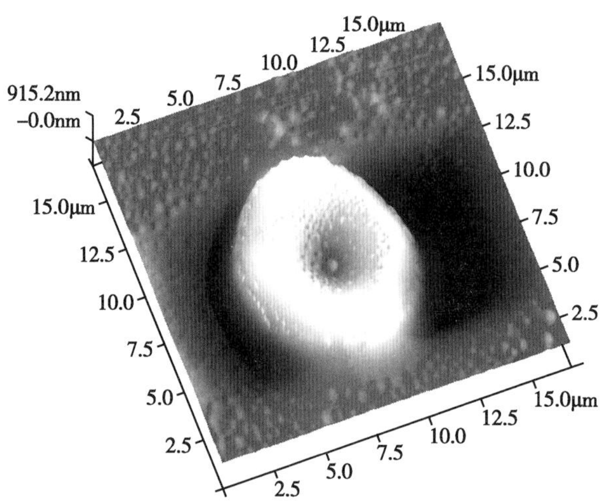

图 1-20　原子力显微镜下呈双凹盘状的红细胞形态

红细胞具有良好的变形能力，可通过狭窄的毛细血管，完成全身各组织细胞的气体交换过程。红细胞变形能力主要受细胞骨架蛋白和细胞内黏度的影响。正常情况下，红细胞膜蛋白通过非共价键互相缠绕以维持细胞膜稳定性、流动性、变形性、韧性及正常形态。若某种蛋白缺失或存在缺陷，则会对红细胞形态、柔韧性造成影响，降低红细胞变形能力，易导致红细胞在通过狭窄的血管时（如脾微循环）发生溶血。例如，遗传性锚定蛋白合成障碍会引起球形红细胞增多、脆性增强、变形能力下降，易导致红细胞破裂而发生溶血并增加血栓形成的风险。Hb 浓度升高或降低均可引起细胞质黏度变化，导致红细胞硬度及变形能力发生改变。

（二）摄取与释放的调节机制

红细胞结合与释放 O_2、CO_2 受多种因素调节，如血氧分压（partial pressure of oxygen，PO_2；O_2 溶解于血液后所产生的压力）、血二氧化碳分压（partial pressure of carbon dioxide，PCO_2；CO_2 溶解于血液后所产生的压力）、体温、2，3- 二磷酸甘油酸（2，3-disphosphoglycerate，2，3-DPG）、pH、一氧化碳（carbon monoxide，CO）等。

1. PO_2 与 PCO_2 调节 Hb 与 O_2 结合可促进 CO_2 的释放，未结合 O_2 的 Hb 易与 CO_2 结合，而 Hb 与 O_2 或 CO_2 结合主要受 PO_2 与 PCO_2 的调节。

在 1 个大气压下，肺泡中空气 PO_2 与 PCO_2 分别为 102mmHg、40mmHg，而流经肺毛细血管的混合静脉血 PO_2 与 PCO_2 分别为 40mmHg、46mmHg。在压差的作用下，可完成气体交换过程，摄取 O_2 并排出 CO_2 使肺静脉血 PO_2 升至 100mmHg，而 PCO_2 降至 40mmHg。经体循环 O_2 被运送到全身各组织，并在液相介质（血液、组织液、细胞内液）中完成组织换气。由于人体细胞代谢为有氧代谢，O_2 被利用后产生 CO_2，组织中 PO_2 可降至 30mmHg 以下，而 PCO_2 可升至 50mmHg 以上。组织与动脉血之间气体压差促使 O_2 从血液中向组织液和细胞中扩散，CO_2 则以相反的途径扩散入血，使 CO_2 的容积百分比在静脉血与动脉血中不断变化（图 1-21）。

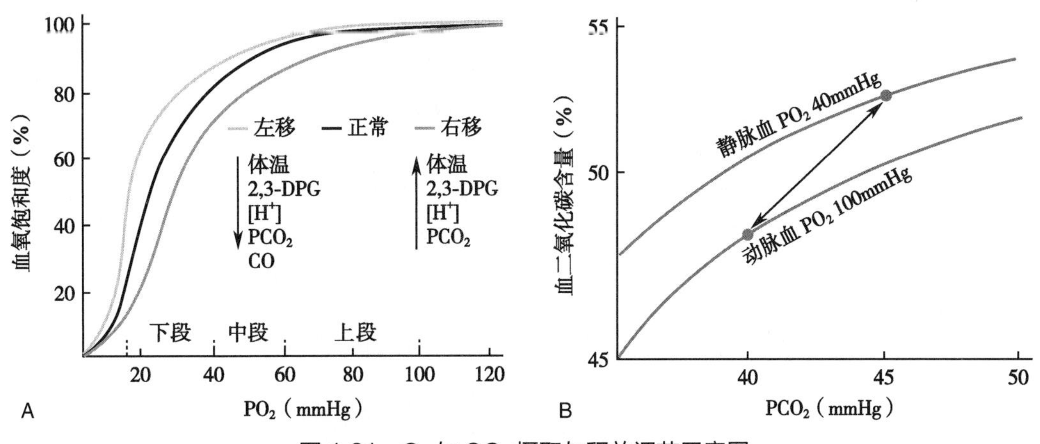

图 1-21 O_2 与 CO_2 摄取与释放调节示意图

A. O_2 解离曲线。上段：Hb 与 O_2 结合，PO_2 变化对血氧饱和度影响不大，仍可维持在 90% 以上，不会引起明显的组织缺氧。中段：氧合血红蛋白平缓释放 O_2。下段：氧合血红蛋白解离，迅速释放 O_2。B. CO_2 解离曲线。血液中 CO_2 含量与 PCO_2 几乎呈线性关系，当 PCO_2 相同时，动脉血中 CO_2 含量低于静脉血，且随着血液循环 CO_2 浓度也在不断变化

2. 体温调节 体温升高，Hb 与 O_2 亲和力降低，可促进 O_2 释放，使氧解离曲线右移。反之，有利于 Hb 与 O_2 结合，不利于 O_2 释放，使氧解离曲线左移（图 1-21A）。

低体温患者因 Hb 与 O_2 的亲和力增强，HbO_2 含量升高使血液因饱含 O_2 而呈鲜红色，释放 O_2 的能力减弱，易导致组织缺氧。低体温患者输注红细胞时宜预先复温至 37℃，以提高 HbO_2 释放氧的能力。

3. 2,3-DPG 调节　2,3-DPG 是红细胞糖酵解过程产生的中间代谢物（图 1-22），具有结合脱氧血红蛋白并稳定其立体构象，降低 Hb 与 O_2 的亲和力，促进 HbO_2 解离的作用，可表示为：$HbO_2 + 2,3\text{-DPG} \rightleftharpoons HbDPG + O_2$。

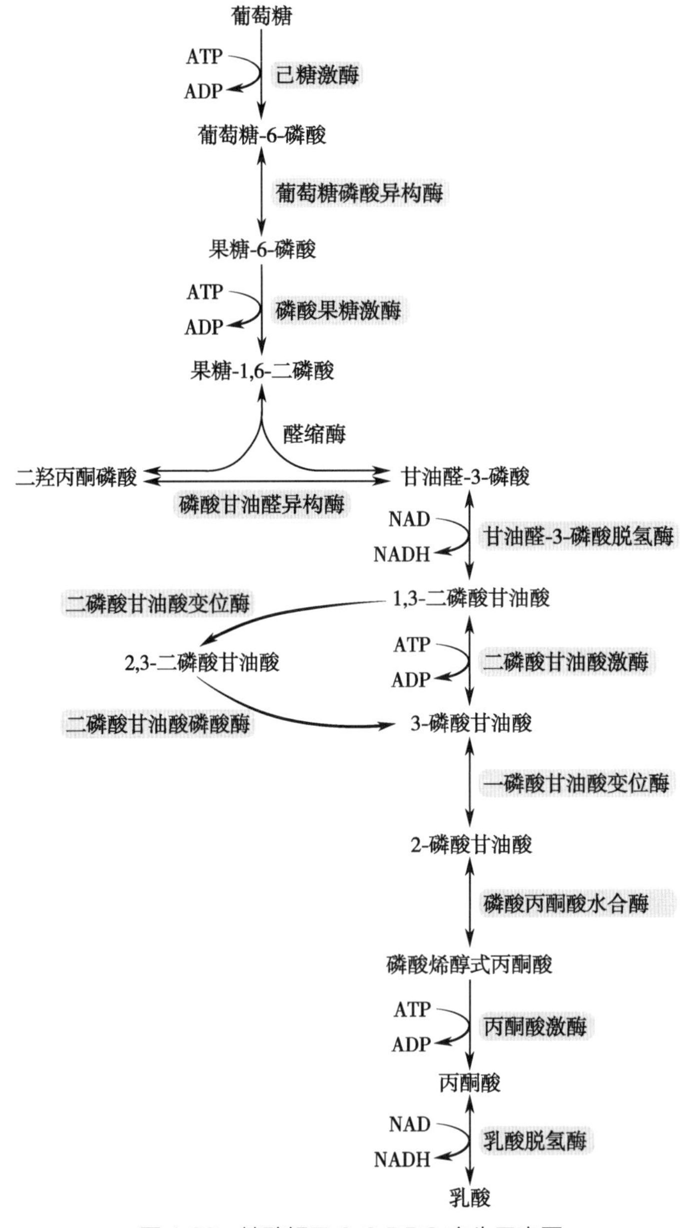

图 1-22　糖酵解及 2,3-DPG 产生示意图

ATP：三磷酸腺苷；ADP：二磷酸腺苷；NAD：氧化态烟酰胺腺嘌呤二核苷酸；NADH：还原态烟酰胺腺嘌呤二核苷酸

在不可逆的酶促反应下，葡萄糖在红细胞中发生酵解产生大量2，3-DPG，使氧解离曲线右移，显著提升O_2的释放以满足组织细胞有氧代谢的需要。贫血、慢性缺氧患者或生活在高原地区的健康人2，3-DPG浓度代偿性升高，有助于HbO_2解离，增强组织对缺氧的耐受性。

4. pH调节　Hb由1个珠蛋白及4个血红素（亚铁原卟啉）组成。珠蛋白由两条α链及两条β链组成，每条链结合一个亚铁血红素。血红素由4个吡咯基围成一个以铁离子为中心的环状结构，铁离子的6个配位键中有4个与吡咯环上的氮原子结合（图1-23A），另外2个与血红素平面呈垂直分布，其中1个与多肽链中的组氨酸咪唑氮结合，另1个与O_2或CO_2等小分子发生可逆结合（图1-23B）。

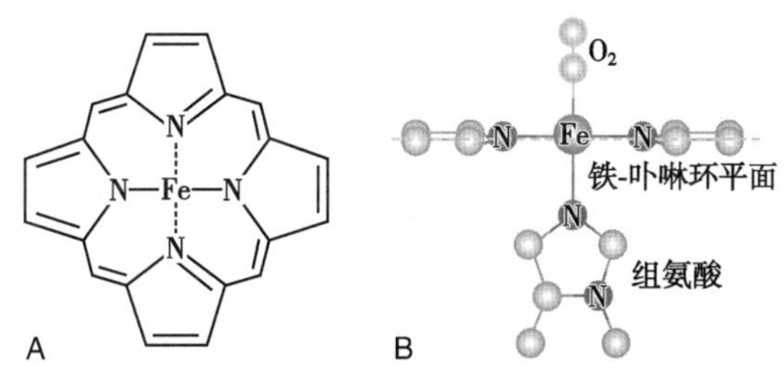

图1-23　组氨酸-铁卟啉-氧分子结构示意图

A. "铁-卟啉"环状结构；B. "组氨酸-铁卟啉-氧分子"立体结构

Hb与O_2结合后形成"组氨酸-铁卟啉-氧分子"结构（图1-23B），H^+可与Hb多肽的氨基酸残基结合，改变Hb空间构象降低组氨酸-铁卟啉的配位能力，导致Hb对O_2的亲和力降低，使HbO_2易于解离而释放O_2。pH越低酸性越强，产生的H^+越多，引起氧解离曲线右移（图1-21A）。CO_2浓度变化可使血液中H^+浓度发生改变，随着PCO_2升高，H^+浓度随之升高（pH降低），可促进HbO_2解离并释放O_2。

二、红细胞与血栓形成

传统凝血研究认为，凝血因子、血小板及受损血管内皮细胞是参与凝血的主要成分，而红细胞仅起到辅助作用，是形成血栓时被牢牢锁定其中的一个细胞成分。

近期研究发现，红细胞可促进血栓形成并增强血栓稳定性。红细胞可通过血液黏度、细胞间黏附、微泡、一氧化氮（nitric oxide，NO）扣押与释放等多种途径影响血栓形成及凝血进程，维持机体凝血与抗凝之间的平衡。红细胞输注会影响甚至打破凝血与抗凝之间的平衡，导致血栓形成等不良反应。

（一）血液流变学特性

血液是非牛顿液体（非均质分散体系），在血压的作用下血液中不同血细胞呈现出分层流动的特征。红细胞具有向轴心集中流动的特性，而具有止血功能的血小板则沿血管壁流动（图1-24）。

相邻平行流动层互相位移时会产生摩擦力而形成阻力，导致不同流层的流速不同。从血管中心至血管壁形成流速梯度，流速逐渐减慢。不同层间的细胞在流动时会产生剪切力（相邻两层细胞间相对滑动时产生的方向相反的作用力），剪切力大小与细胞层所处位置及血管半径有关，其关系如图1-25所示：

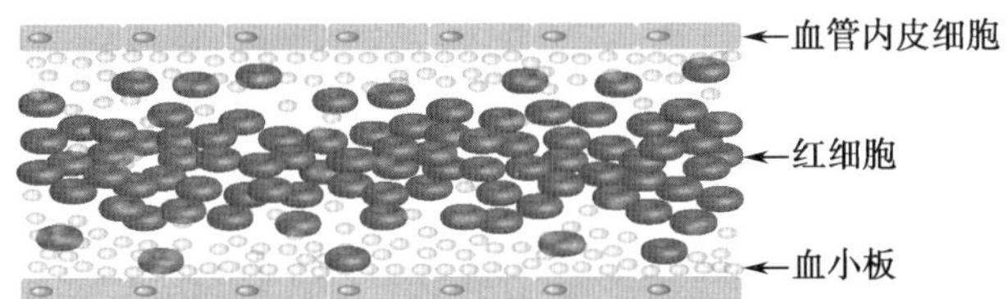

图 1-24 血细胞分层流动示意图

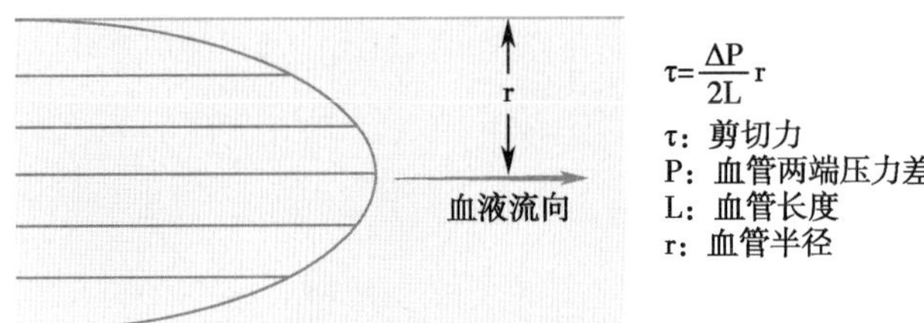

图 1-25 剪切力与血细胞层位置关系示意图

红细胞不仅影响血小板在血管中的物理位置，还影响血小板止血功能的发挥。红细胞可促进血小板边缘化分布，使贴近血管壁的血小板浓度增加 3~5 倍。紧贴血管壁流动的血小板承受的剪切力最大，且流速相对较慢，有利于血小板到达血管受损部位后，通过血管性血友病因子（von Willebrand factor，vWF）的桥梁作用快速形成“血小板膜糖蛋白凝血因子复合物 -vWF- 内皮细胞暴露出的胶原纤维”复合物，使血小板在受损血管处聚集并形成血栓，发挥其止血功能并修复受损血管。另外，血小板还具有吸附功能，可吸附血浆中多种凝血因子，如凝血因子Ⅰ（纤维蛋白原）、因子Ⅲ（组织凝血激酶）、因子Ⅳ（Ca^{2+}）、因子Ⅸ（血浆凝血激酶）、因子ⅩⅢ（纤维蛋白稳定因子）等，凝血因子随血小板的聚集在受损部位的浓度明显提高，可加速血栓形成。

贫血患者输注红细胞有助于改善血小板止血功能，即使血小板水平较低也可通过输注红细胞而得以改善。研究显示：在未补充血小板的情况下，血细胞比容（hematocrit，Hct）从 10% 提升至 40%，血小板黏附能力可提高 5 倍，但 Hct 超过 40% 则血小板黏附能力不会持续提高。非贫血患者 Hct 升高是诱发病理性静脉血栓、肺栓塞的重要原因，是 Virchow 三联征（高凝、静脉内膜完整性受损、静脉血流淤滞）的重要影响因素。

输注红细胞不仅可以纠正贫血，而且有助于恢复正常的血液流变状态。血液流变学特点决定了血管密闭性完好的患者逐一输注多种血液成分的输注顺序，即按红细胞、血浆、血小板的顺序进行输注。对于血管密闭性受损的患者，输注多种血液成分时，宜多通道快速输注。

（二）血液黏度

血液黏度是形成血流阻力的重要原因，黏度升高血流阻力明显增大，形成血栓的风险随之升高。红细胞在血液中数量最多，是决定血液黏度的主要因素，Hct、红细胞变形能力、红细胞间黏附、血流剪切力等与血液黏度及血栓形成密切相关。

1. 红细胞数量与血栓形成　Hct 是反映单位体积内红细胞数量的指标，Hct 升高意味着单位体积内红细胞数量增多，血液黏度增大，反之则黏度降低。

在大血管中，血液黏度随 Hct 升高而呈指数级增长，在仅容单个红细胞通过的小血管中血液黏度随 Hct 升高呈线性增长。临床研究显示，Hct>50% 血液黏度显著升高，高 Hct 患者发生静脉血栓的风险比低 Hct 患者高 1.5 倍，围术期患者输注红细胞易引发静脉血栓栓塞。

2. 红细胞变形能力与血栓形成 红细胞变形能力下降易引发血栓形成。红细胞内 Hb 浓度升高、Hb 溶解度降低、Ca^{2+} 浓度升高等因素可引起红细胞硬度增加、柔韧性降低、变形能力下降，导致血液黏度升高，易引发血栓形成，表现出微循环障碍的临床症状。例如，多种疾病（镰状细胞病、自身免疫性溶血性贫血、地中海贫血、遗传性球形红细胞增多症、遗传性椭圆形红细胞增多症等）可引起红细胞变形能力下降，患者易发生微血管栓塞，表现出血管阻塞性危象。

3. 剪切力与血栓形成 血流速度会影响血液黏度，在剪切力作用下红细胞可通过变形来改变血液黏度。

大动脉中，血液流速快、剪切力大，红细胞可通过变形来降低血液流动时产生的摩擦力以此降低血液黏度。受高流速、高剪切力的影响，动脉血栓通常是在粥样硬化斑块破裂后形成富含血小板的白色血栓，红细胞在血栓形成时并不起直接作用。

在流速较慢的静脉中，剪切力下降，纤维蛋白原、球蛋白可在红细胞之间起到搭桥作用，形成“红细胞 - 蛋白 - 红细胞”的缗钱状结构（此为可逆结构，随剪切力升高可散开），使红细胞聚集以提高血液黏度。红细胞聚集程度与血浆纤维蛋白原、球蛋白浓度成正比。静脉内皮受损时，红细胞粘连蛋白受体（如 Lutheran、Indian 血型系统抗原）可与血管基底细胞黏附分子相连接，并将红细胞固定在基膜上。纤维蛋白原可与红细胞结合，促进红细胞进一步聚集并降低纤维蛋白的溶解速度，使纤维蛋白形成网状结构并将红细胞固定其中，形成富含红细胞、血小板、纤维蛋白的红色血栓。

（三）红细胞微泡

红细胞膜具有不对称性，不对称性发生改变，可引发红细胞微泡的产生，并对凝血功能造成影响，易诱发血栓栓塞。

1. 红细胞膜不对称性 红细胞膜不对称性是指脂质双分子层中各种成分的不对称性，表现为膜蛋白、脂质、糖基化修饰等在红细胞膜上的不对称分布。

（1）膜蛋白：红细胞各种膜蛋白并非均匀分布于细胞膜，而是具有特定的方向性及区域性。

（2）脂质：携有不同电荷的脂质分子在红细胞膜磷脂双分子层中呈非对称排列，中性分子（如鞘磷脂、磷脂酰胆碱）位于细胞膜外侧，内侧多为带负电荷的脂质分子（如磷脂酰丝氨酸，phosphatidylserine，PS）。

脂质双层的排列受磷脂酰翻转酶（翻转酶可将磷脂从膜的一侧翻转至另一侧。不同翻转酶对磷脂具有选择性）和拼接酶（调控非特异性脂类的重新拼接）的调控，以维持细胞膜的不对称性。参与此过程的磷脂酰翻转酶主要有两种：PS 特异性翻转酶和非特异性磷脂酰翻转酶。PS 特异性翻转酶可将带负电荷的 PS 从膜外侧低浓度区转移至膜内侧高浓度区，此过程为耗能反应，转移 1 分子 PS 需消耗 1 个 ATP。

（3）糖基化修饰：糖基化修饰发生在膜外侧的脂质及蛋白质，即糖脂和糖蛋白只分布于红细胞表面。

2. 微泡的产生 红细胞平均寿命约为 120d，其间在高剪切力、炎症、氧化应激、细胞内

Ca^{2+} 浓度升高、血小板活化、凋亡等多种诱因刺激下红细胞膜失去不对称性，带负电荷的 PS 暴露于红细胞表面。例如，红细胞可表达死亡受体 FasR（属于肿瘤坏死因子受体超家族，具有相似的富含半胱氨酸胞外结构域，可诱导红细胞凋亡），而血小板可表达 Fas 配体（Fas ligand，FasL）。在 ADP 作用下，血小板 FasL 表达水平升高，可与红细胞 FasR 相互作用诱导红细胞膜失去不对称性，使 PS 暴露于红细胞表面。

红细胞表面带负电荷的 PS 是红细胞清除信号，与年轻红细胞相比，衰老红细胞 PS 水平较高，巨噬细胞 CD36 受体可识别 PS 信号并将其清除。为防止红细胞被过早清除，受损细胞膜会通过萌芽、脱落的方式形成微泡，并将红细胞受损成分包裹其中一并排出红细胞外。

微泡的产生始终伴随着钾通过钾 - 钙泵的快速外流，而钾 - 钙泵的活化可引起红细胞内 Ca^{2+} 持续升高，并激活磷脂酰翻转酶和拼接酶，磷脂发生重排使细胞膜丧失原有的不对称性，并在微泡表面表达携负电荷的 PS 分子。Ca^{2+} 可激活蛋白水解酶并切割细胞骨架，使受损细胞膜以微泡的形式从红细胞膜上脱落下来（图 1-26）。

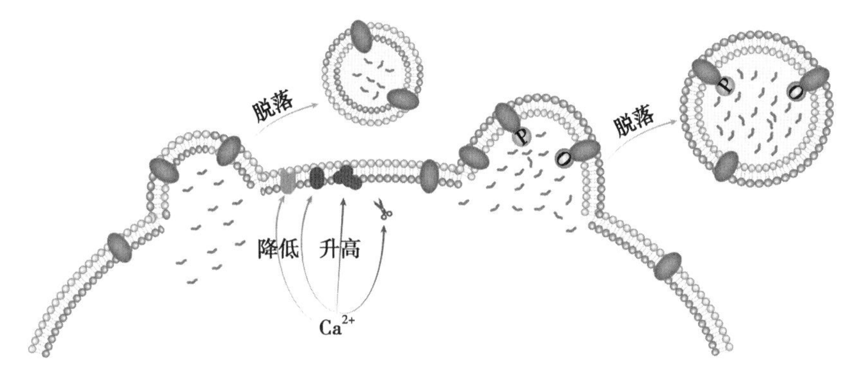

图 1-26 红细胞微泡产生示意图

：中性磷脂；：磷脂酰丝氨酸；：带 3 蛋白；：受损血红蛋白；P：磷酸化；O：氧化；：拼接酶；：蛋白水解酶；：非特异性磷脂酰翻转酶；：磷脂酰丝氨酸特异性翻转酶

红细胞微泡直径约 50~1 000nm，主要由红细胞受损成分组成，包括细胞膜受损成分（PS、磷酸化或氧化的带 3 蛋白、肌动蛋白等）、维持红细胞稳定的氧化还原物质（谷胱甘肽 S- 转移酶、硫氧还原蛋白、过氧化物还原酶、泛素等）、糖化血红蛋白（HbA1c、HbA1e2）等。

正常情况下，从红细胞上脱落的微泡很快被肝脏中的库普弗细胞清除。与年轻红细胞相比，衰老红细胞因不断产生微泡而损失约 20% 的红细胞膜及 Hb，表现为体积减小及细胞密度升高。

3. 微泡与血栓形成　红细胞微泡具有很强的促凝作用，与止血、血栓形成、出血障碍等有关。微泡可通过多种途径诱发血栓形成，是多种血栓性疾病和止血性疾病的致病因素。

带负电荷的红细胞微泡为凝血复合物的形成、聚集并激活凝血级联反应提供了适合的催化表面，具有促进凝血物质聚集的作用。微泡表面带负电荷的 PS 可与多种凝血因子普遍存在的富含 γ- 羧基谷氨酸结构域结合，加速凝血因子复合物的组装，引起凝血级联反应。PS 与带正电荷的 Ca^{2+} 结合可形成凝血激活物，具有很强的凝血活性，可使凝血酶原酶（在 Ca^{2+} 参与下形成的“FⅩa-Ⅴa-PF3-Ca^{2+}”复合物）催化凝血酶原转化为凝血酶的能力提高

300 000 倍。

（四）一氧化氮

NO 是内源性信号分子，具有较强的血管扩张及抑制血小板聚集的作用。血液中 NO 主要来自血管内皮细胞，L- 精氨酸在 NO 合成酶及还原型辅酶Ⅱ(NADPH)、Ca^{2+}、Mg^{2+} 离子的作用下生成 NO 及 L- 瓜氨酸（图 1-27）。

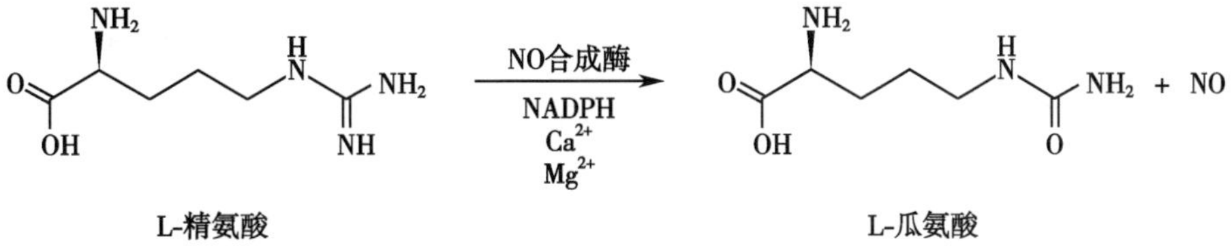

L-精氨酸
NO合成酶
NADPH
Ca^{2+}
Mg^{2+}
L-瓜氨酸 + NO

图 1-27　NO 生成示意图

血红蛋白是含 Fe 的金属蛋白，O_2 与 NO 均可与血红素中 Fe 离子结合，但 NO 与 Fe 的结合能力比 O_2 强。起初的研究认为氧合血红素与 NO 结合后，经过脱氧过程可对 NO 起到清除作用。但最新研究显示，NO 可与氧合血红蛋白 β- 链第 93 位半胱氨酸发生可逆性结合，形成 S- 亚硝基硫醇（S-nitrosothiols，SNOs），不仅不会被氧合血红素清除，还能将 NO 储存在血红蛋白中并保留 NO 的生物活性。SNOs 具有调控血管舒张，维持血液灌注与代谢平衡的生物功能。在缺氧的刺激下，血红蛋白可通过结构变化释放扣押的 NO，使处于低氧环境下的血管舒张，从而增加血液灌注，同时抑制血小板聚集，避免形成血栓。红细胞既能通过氧合血红素清除 NO，促进血小板聚集，又能通过释放 NO 来抑制血小板聚集。

（五）溶血

溶血可通过多种机制使血液呈高凝状态，易引起血栓形成。溶血后释放入血的血红蛋白及 ADP 可刺激血小板活化、聚集。检测结果显示，从溶血患者血液中分离出的血小板，其聚集与释放程度显著升高。另外，血红蛋白具有清除 NO 的作用，可增强血小板的黏附与聚集，活化的血小板可通过多种途径从循环血液中清除。临床常见发生溶血性输血反应或红细胞输注效果不佳的患者，PLT 计数降低。

溶血后，释放入血的游离血红素可产生活性氧，上调血红素氧合酶活性，激活巨噬细胞和内皮细胞，而且免疫性溶血还伴随着补体系统的激活及 TNF-α 的产生，可诱导内皮细胞表达组织因子，降低血栓调节蛋白的表达及下调抗凝血通路。溶血通常伴有红细胞微泡的大量释放，可引起凝血功能障碍（图 1-28）。较严重的溶血是遗传性和获得性溶血性贫血患者易发血栓性并发症的主要致病因素，其严重程度可从实验检测显示出的轻度高凝状态至危及生命的血栓并发症，如静脉血栓栓塞。

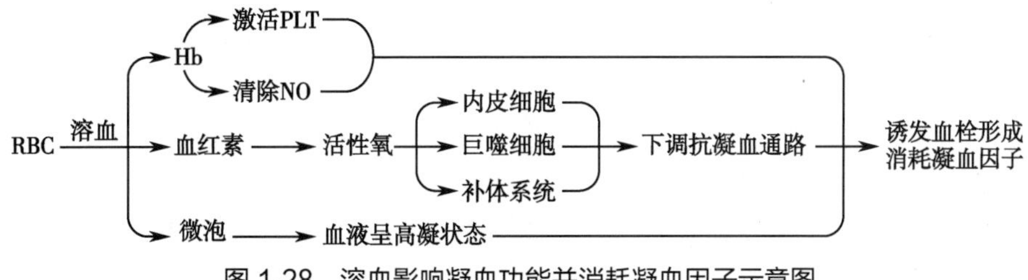

图 1-28　溶血影响凝血功能并消耗凝血因子示意图

（六）红细胞保存与输注

红细胞在储存过程中，受自身代谢废物累积、酶及氧化损伤、程序性凋亡等因素的影响，红细胞结构及代谢会发生多种变化，表现为形态改变、O_2 释放能力下降及诱发血栓形成。

1. **形态变化**　红细胞双凹盘状形态的维持需消耗能量，红细胞无线粒体只能通过糖酵解途径获取能量，红细胞从保养液中摄取葡萄糖通过酵解产生 ATP 以维持细胞形态及细胞内外 Na^+、K^+ 离子的正常分布。随着储存时间延长，保养液中葡萄糖逐渐消耗，红细胞难以获得足够的 ATP 导致 Na^+/K^+ APT 酶泵活性受抑，引起 K^+ 丢失而细胞外 Na^+ 涌入红细胞内，使红细胞体积变大，变形能力下降，寿命缩短。

红细胞代谢的异常，尤其是 NADH 的消耗，导致红细胞出现氧化应激及膜损伤。在储存过程中，红细胞刚性随时间延长而增大，易发生破裂。大量红细胞碎片输入患者体内后可激活凝血系统，使血液处于高凝状态，形成微小血栓，表现出 DIC、呼吸困难、发绀等症状。使用带有滤器的输血器进行输血，可减少红细胞碎片的输入。

2. **运送 O_2 能力下降**　糖酵解会产生乳酸，而乳酸对糖酵解具有抑制作用，导致红细胞不断消耗 ATP 和 2，3-DPG。4℃中保存 3 周以上的红细胞成分由于葡萄糖的大量消耗，糖酵解会逐渐下降甚至停止，红细胞内 2，3-DPG 浓度显著下降，血红蛋白与 O_2 的亲和力上升，HbO_2 不易解离。库存陈旧红细胞成分运输 O_2 的能力较差，对组织供氧较少。

3. **诱发血栓形成**　红细胞在储存过程中，随着能量的消耗，PS 在红细胞膜表面的表达数量逐渐增多，并不断形成微泡从红细胞膜表面脱落，红细胞表面积逐渐缩小且细胞膜逐渐变硬，易发生溶血。

研究显示，红细胞在储存期间，微泡会在血液中逐渐累积，与新鲜红细胞相比，微泡含量可增加 20 倍。另外，血液中的白细胞、血小板同样会发生保存性损伤（如细胞活化、凋亡以及微粒释放等），可引起炎症、促凝血及抗凝血途径的启动。滤白血液成分中残留的白细胞及血小板同样会发生保存性损伤。储存过程中，部分红细胞发生溶血，释放出的血红蛋白与血液中的 NO 结合并使之失去活性，输入患者体内后易引起血小板聚集、黏附而引发血栓形成。因此，输注陈旧红细胞对凝血功能会造成一定影响，使 APTT 时间延长，易诱发血栓形成。TEG 检测结果显示，输注陈旧红细胞后可加速血栓形成，但血栓硬度不高，表现为 R 值降低及 MA 值升高。

三、红细胞与免疫

红细胞免疫是血液免疫的重要组成部分，红细胞表面存在多种免疫相关物质，如 CR、DAF、淋巴细胞功能相关抗原 -3（lymphocyte function associated antigen，LFA-3，也称 CD58，可黏附于表达 CD2 的 T 淋巴细胞，促进抗原识别）、单核细胞趋化蛋白（monocyte chemotactic protein，MCP）、超氧化物歧化酶（superoxide dismutase，SOD）、过氧化物酶（peroxidase，PO）等，表现出红细胞具有免疫黏附、免疫清除、抗原提呈、促进免疫吞噬等多种免疫作用。

（一）红细胞免疫黏附

红细胞表达大量呈簇状分布的补体受体 -1（complement receptor 1，CR1，也称 CD35、C3b/C4b 受体），其配体为 C3b 或 C4b。单个红细胞表面 CR1 数量虽低于 B 淋巴细胞和吞噬细胞，但红细胞是血液中数量最多的血细胞，所携 CR1 数量占绝对优势，人体 80% 以上的 CR1 存在于红细胞。

血液中抗体与相应抗原结合形成免疫复合物(immune complex,IC)后,可激活补体系统并引起一系列免疫效应。补体C3的活化是补体系统活化的关键,可产生多种具有生物活性的片段,与相应特异性受体结合并发挥其生物学作用(图1-29)。

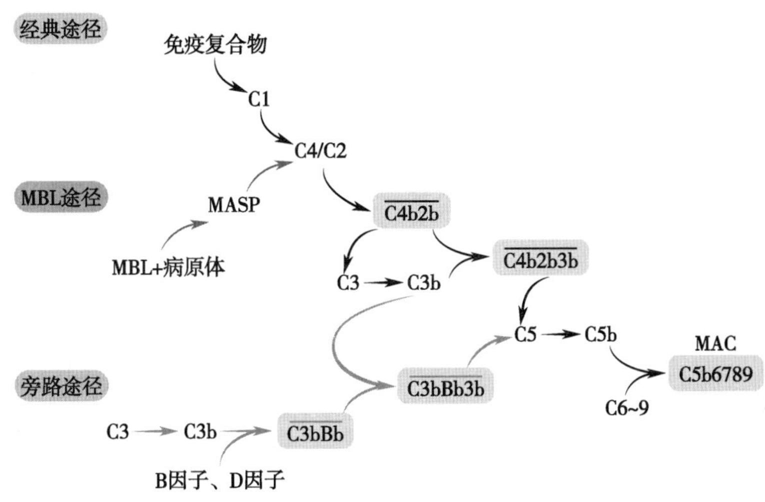

图1-29　补体系统活化示意图

MBL:甘露聚糖结合凝集素;MASP:MBL相关丝氨酸蛋白酶;MAC:膜攻击复合物(membrane attack complex,MAC)是具有溶解红细胞作用的效应复合物,可在红细胞膜穿孔形成亲水性通道,使水、离子、可溶性小分子自由通过,最终引起红细胞破碎、溶血

红细胞在清除结合C3b/C4b的循环免疫复合物(circulation immune complex,CIC)中起着重要作用。CIC激活补体调理素C3b/C4b后,可固定其活化片段形成“CIC-补体”复合物。红细胞可通过CR1捕获CIC复合物,随血液循环运送至肝、脾网状巨噬系统。巨噬细胞吞噬掉红细胞捕获的CIC复合物后,红细胞可重新回到循环血液中,其免疫黏附功能亦得以恢复(图1-30)。此过程为经典的CIC清除过程,红细胞清除CIC的能力远强于白细胞、淋巴细胞等免疫细胞。

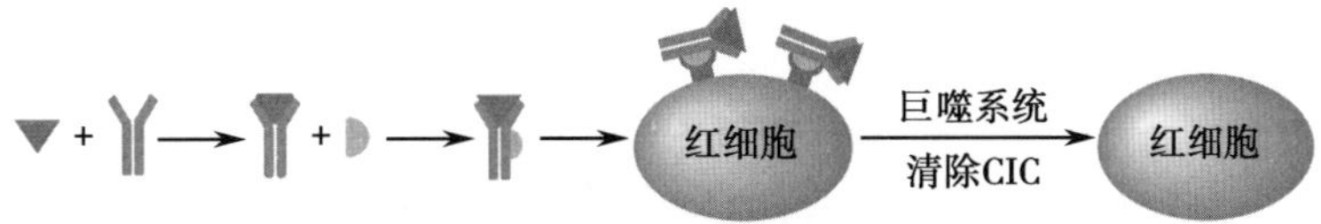

图1-30　红细胞清除CIC过程示意图

▲:抗原;Y:抗体;▼:循环免疫复合物(CIC);▸:C3/C4活化片段;▼:“CIC-补体”复合物;>:CR1

(二) 调节补体激活程度

红细胞表面CR1可抑制补体系统激活,具有抗溶血作用。红细胞免疫黏附主要通过表达于红细胞表面的CR1来完成,CR1与C3b结合可抑制C3b与C3转化酶结合,阻止C5转化酶的形成。CR1与C4b结合可抑制C4b与C2b结合,阻止C3转化酶的形成。

CR1 与 C3b 或 C4b 结合阻断了补体转化酶的组装，并加速其分解，使补体系统的激活与抑制处于平衡状态，避免因补体系统过度激活而对自身组织造成损伤。

（三）促进吞噬

红细胞可黏附自身变异细胞、侵入机体的细菌与病毒等，并促进吞噬细胞对其吞噬清除。红细胞黏附不仅可以增强免疫吞噬作用，而且可以阻止变异细胞、细菌、病毒等通过血液循环而传播。例如，入血癌细胞与抗体、补体结合后，可通过 CR1 与红细胞黏附在一起，易被肝、脾吞噬细胞捕获并吞噬，起到防止癌细胞转移、扩散的作用。另外，红细胞 CR1 与 CIC 黏附的同时，还可黏附自身胸腺细胞及 T 淋巴细胞，使 CIC 中的抗原与 T 淋巴细胞紧密靠拢，将抗原提呈给 T 淋巴细胞，增强其捕获抗原的能力。

（四）效应细胞样作用

红细胞具有黏附并杀伤病原体的功能，在抗感染免疫中发挥着重要作用。红细胞表面不仅表达 CR1，还存在 SOD、PO 等具有杀伤作用的物质。红细胞 CR1 通过 C3b 黏附病原体后，SOD、PO 可对其进行消化并破坏黏着的抗原物质，表现出效应细胞样作用。红细胞黏附病原体后不仅可产生直接杀伤作用，而且可促进吞噬细胞对其进行吞噬，红细胞免疫是抗感染免疫的重要组成部分。

（五）免疫调节

CR1 不仅表达于红细胞，还表达于单核细胞、巨噬细胞、淋巴细胞等免疫细胞。红细胞 CR1 可竞争性地与 CIC 结合并将其扣押在红细胞上，避免因巨噬系统负担过重而导致免疫抑制，间接地提高了吞噬细胞的免疫功能。

CR1 是补体调理素受体，不仅具有促进吞噬、清除 CIC 的作用，还可促进巨噬细胞对抗原信息的传递，刺激其他免疫细胞扩大免疫效应的作用。例如，CR1 可促进 B 淋巴细胞分化，增强 NK 细胞免疫监视功能的活性。

红细胞在清除 CIC 中起着重要作用，红细胞 CR1 异常与多种自身免疫性疾病、感染性疾病有关。红细胞 CR1 数量受遗传、年龄、疾病等生理与病理因素影响。一般地，随年龄增长，红细胞 CR1 数量减少、活性降低，机体免疫功能下降。例如，老年人红细胞黏附癌细胞的能力明显减弱，肿瘤易转移、复发。红细胞 CR1 表达减少可导致 CIC 清除障碍，引起自身免疫性疾病（如系统性红斑狼疮、肾小球肾炎、尿毒症等）的发生。

参考文献

1. Landsteiner K. Zur kenntnis der antifermentativen, lytischen und agglutinierenden wirkungendes des blutserums und der lymphe. Zentralbl Bakteriol, 1900, 27: 357-363.
2. Landsteiner K, Levine P. A new agglutinable factor differentiating individual human bloods. Proc Soc Exp Biol NY, 1927, 24: 600-602.
3. Coombs RR, Mourant AE, Race RR. In-vivo isosensitisation of red cells in babies with haemolytic disease. Lancet, 1946, 1 (6391): 264-266.
4. Bryk AH, Wiśniewski JR. Quantitative analysis of human red blood cell proteome. J Proteome Res, 2017, 16 (8): 2752-2761.
5. Fujta Y, Nagakura T, Uchino H, et al. Functional expression of choline transporters in human neural stem cells and its link to cell proliferation, cell viability, and neurite outgrowth. Cell, 2021, 10 (2): 453.

6. Taylor A, Grapentine S, Ichhpuniani J, et al. Choline transporter-like proteins 1 and 2 are newly identified plasma membrane and mitochondria ethanolamine transporters. J Biol Chem, 2021, 296: 100604.
7. Flegel WA, Srivastava K, Sissung TM, et al. Pharmacogenomics with red cells: a model to study protein variants of drug transporter genes. Vox Sang, 2021, 116 (2): 141-154.
8. Smart E, Armstrong B. Blood group systems. ISBT Sci Ser, 2020, 15: 123-150.
9. Storry JR, Castilho L, Chen Q, et al. International society of blood transfusion working party on red cell immunogentics and terminology: report of the Seoul and London meetings. ISBT Sci Ser, 2016, 11 (2): 118-122.
10. Gröger H. Karl Landsteiner and medical science in Vienna around 1900. The significance of laboratory medicine for clinical medicine. Vox Sang, 2000, 78 (Supple 2): 3-6.
11. Coombs RR, Mourant AE, Race RR. A new test for the detection of weak and incomplete Rh agglutinins. Br J Exp Pathol, 1945, 26: 255-266.
12. Geoff Daniels. Human Blood Groups. 3rd ed. Oxford: Wiley-Blackwell, 2013: 1-5.
13. Mullis KB, Faloona FA. Specific synthesis of DNA in vitro via a polymerase-catalyzed chain reaction. Methods Enzymol, 1987, 155: 335-350.
14. Lewis M, Anstee DJ, Bird GWG, et al. Blood group terminology 1900. From the ISBT Working Party on Terminology for Red Cell Surface Antigens. Vox Sang, 1900, 58 (2): 152-169.
15. Lomas-Francis C. Clinical significance of antibodies to antigens in the International Society of Blood Transfusion collections, 700 series of low-incidence antigens, and 901 series of high-incidence antigens. Immunohematology, 2018, 34 (2): 39-45.
16. Omae Y, Ito S, Takeuchi M, et al. Integrative genome analysis identified the KANNO blood group antigen as prion protein. Transfusion, 2019, 59 (7): 2429-2435.
17. Stenfelt L, Hellberg A, Mller M, et al. Missense mutations in the C-terminal portion of the *B4GALNT2*-encoded glycosyltransferase underlying the Sd (a-) phenotype. Biochem Biophys Rep, 2019, 19: 100659.
18. Pucci M, Gomes FI, Orlandani M, et al. High Expression of the Sd^a Synthase B4GALNT2 Associates with Good Prognosis and Attenuates Stemness in Colon Cancer. Cells, 2020, 9 (4): 948.
19. 王庭槐. 生理学. 8 版. 北京: 人民卫生出版社, 2018: 15-24.
20. Polli A, Ickmans K, Godderis L, et al. When environment meets genetics: A clinical review on the epigenetics pf pain, psychological factors, and physical activity. Arch Phys Med Rehabil, 2019, 100 (6): 1153-1161.
21. Arend P. ABO phenotype-protected reproduction based on human specific α1, 2 L-fucosylation as explained by the Bombay type formation. Immunobiology, 2018, 223 (11): 684-693.
22. Bullock T, Win N, Jackson B, et al. Bombay phenotype (Oh) and high-titer anti-H in pregnancy: two case reports and a review of the literature. Transfusion, 2018, 58 (12): 2766-2772.
23. Yamamoto F, McNeill PD, Yamamoto M, et al. Molecular genetic analysis of the ABO blood group system: 3. A (X) and B (A) alleles. Vox Sang, 1993, 64 (3): 171-174.
24. Kaur A, Jain A, Marwaha N, et al. Acquired-B phenomenon in a neonate presenting with necrotizing enterocolitis. Transfus Apher Sci, 2019, 58 (1): 30-31.
25. Garratty G, Arndt P, Co A, et al. Fatal hemolytic transfusion reaction resulting from ABO mistyping of a patient with acquired B antigen detectable only by some monoclonal anti-B reagents. Transfusion, 1996, 36 (4): 351-357.
26. Branch DR. Anti-A and anti-B: what are they and where do they come from？. Transfusion, 2015, 55 (Suppl 2): S74-79.
27. Gane P, Vellayoudom J, Mollicone R, et al. Heterogeneity of anti-A and anti-B monoclonal reagents. Agglutination of some weak ABH erythrocyte variants and recognition of synthetic oligosaccharide and tissue anti-

gens. Vox Sang, 1987, 53 (2): 117-125.
28. Seifner A, Lieberzeit P, Jungbauer C, et al. Synthetic receptors for selectively detecting erythrocyte ABO subgroups. Anal Chim Acta, 2009, 651 (2): 215-219.
29. Schur PH. IgG subclasses-a review. Ann Allergy, 1987, 58 (2): 89-96.
30. Roopenian DC, Akilesh S. FcRn: the neonatal Fc receptor comes of age. Nat Rev Immunol, 2007, 7 (9): 715-725.
31. Napodano C, Marino M, Stefanile A, et al. Immunological role of IgG subclasses. Immunol Invest, 2021, 50 (4): 427-444.
32. 赵桐茂. 关注 RhD 阴性患者的紧急输血. 中国输血杂志, 2010, 23 (8): 654-655.
33. Miura T, Sonigo P. A mathematical model for experimental gene evolution. J Theor Biol, 2001, 209 (4): 497-502.
34. Apoil PA. Rh gene evolution in primates: study of intron sequences. Mol Biol Evol, 2000, 17 (1): 127-136.
35. de Souza SJ. Introns and gene evolution. Genes Cells, 1996, 1 (6): 493-505.
36. Subbarayan PR, Shichishima T, Yoshida H, et al. Report on a patient with paroxysmal cold hemoglobinuria. Int J Hematol, 1997, 65 (2): 165-167.
37. Kozlova E, Chernysh A, Sergunova V, et al. Conformational distortions of the red blood cell spectrin matrix nanostructure in response to temperature changes in vitro. Scanning, 2019: 8218912.
38. Tanner MJ. The structure and function of band 3 (AE1): recent developments (review). Mol Membr Biol, 1997, 14 (4): 155-165.
39. Bustos SP, Reithmeier RA. Structure and stability of hereditary spherocytosis mutants of the cytosolic domain of the erythrocyte anion exchanger 1 protein. Biochemistry, 2006, 45 (3): 1026-1034.
40. Hsu K, Chi N, Gucek M, et al. Miltenberger blood group antigen type Ⅲ (Mi. Ⅲ) enhances the expression of band 3. Blood, 2009, 114 (9): 1919-1928.
41. Mouro-Chanteloup I, D'Ambrosio AM, Gane P, et al. Cell-surface expression of RhD blood group polypeptide is posttranscriptionally regulated by the RhAG glycoprotein. Blood, 2002, 100 (3): 1038-1047.
42. Southgate CD, Chishti AH, Mitchell B, et al. Targeted disruption of the murine erythroid band 3 gene results in spherocytosis and severe haemolytic anaemia despite a normal membrane skeleton. Nat Genet, 1996, 14 (2): 227-230.
43. Ribeiro ML, Alloisio N, Almeida H, et al. Severe hereditary spherocytosis and distal renal tubular acidosis associated with the total absence of band 3. Blood, 2000, 96 (4): 1602-1604.
44. Mohandas N, Narla A. Blood group antigens in health and disease. Curr Opin Hematol, 2005, 12 (2): 135-140.
45. Marini AM, Matassi G, Raynal V, et al. The human Rhesus-associated RhAG protein and a kidney homologue promote ammonium transport in yeast. Nat Genet, 2000, 26 (3): 341-344.
46. Zidi-Yahiaoui N, Callebaut I, Genetet S, et al. Functional analysis of human RhCG: comparison with E. coli ammonium transporter reveals similarities in the pore and differences in the vestibule. Am J Physiol Cell Physiol, 2009, 297 (3): 537-547.
47. Agre P, Saboori AM, Asimos A, et al. Purification and partial characterization of the Mr 30, 000 integral membrane protein associated with the erythrocyte Rh (D) antigen. J Biol Chem, 1987, 262 (36): 17497-17503.
48. Carbrey JM, Agre P. Discovery of the aquaporins and development of the field. Handb Exp Pharmacol, 2009,(190): 3-28.
49. Arnaud L, Helias V, Menanteau C, et al. A functional AQP1 allele producing a Co (a-b-) phenotype revises

and extends the Colton blood group system. Transfusion, 2010, 50 (10): 2106-2116.

50. Sha Q, Redman CM, Lee S. Endothelin-3-converting enzyme activity of the KEL1 and KEL6 phenotypes of the Kell blood group system. J Biol Chem, 2006, 281 (11): 7180-7182.
51. Lee S, Russo D, Redman C. Functional and structural aspects of the Kell blood group system. Transfus Med Rev, 2000, 14 (2): 93-103.
52. Koch-Nolte F, Haag F. Mono (ADP-ribosyl) transferases and related enzymes in animal tissues. Emerging gene families. Adv Exp Med Biol, 1997, 419: 1-13.
53. Imberty A, Varrot A. Microbial recognition of human cell surface glycoconjugates. Curr Opin Struct Biol, 2008, 18 (5): 567-576.
54. Carper E, Kurtzman GJ. Human parvovirus B19 infection. Curr Opin Hematol, 1996, 3 (2): 111-117.
55. Pugliese A, Beltramo T, Torre D, et al. Parvovirus B19 and immune disorders. Cell Biochem Funct, 2007, 25 (6): 639-641.
56. Vandenbroucke-Grauls CM, Appelmelk BJ. Helicobacter pylori LPS: molecular mimicry with the host and role in autoimmunity. Ital J Gastroenterol Hepatol, 1998, 30 (Suppl 3): 259-260.
57. Jiang L, Duriseti S, Sun P, et al. Molecular basis of binding of the Plasmodium falciparum receptor BAEBL to erythrocyte receptor glycophorin C. Mol Biochem Parasitol, 2009, 168 (1): 49-54.
58. Cartron JP, Colin Y. Structural and functional diversity of blood group antigens. Transfus Clin Biol, 2001, 8 (3): 163-199.
59. Dahr W. Miltenberger subsystem of the MNSs blood group system. Review and outlook. Vox Sang, 1992, 62 (3): 129-135.
60. Hsu K, Lin YC, Lee TY, et al. Miltenberger blood group antigen subtype Ⅲ (Mi. Ⅲ) supports Wr (b) expression. Vox Sang, 2011, 100 (4): 389-394.
61. Braun MH, Steele SL, Ekker M, et al. Nitrogen excretion in developing zebrafish (Danio rerio): a role for Rh proteins and urea transporters. Am J Physiol Renal Physiol, 2009, 296 (5): 994-1005.
62. Biver S, Belge H, Bourgeois S, et al. A role for Rhesus factor Rhcg in renal ammonium excretion and male fertility. Nature, 2008, 456 (7220): 339-343.
63. Mouro-Chanteloup I, Cochet S, Chami M, et al. Functional reconstitution into liposomes of purified human RhCG ammonia channel. PLoS One, 2010, 5 (1): e8921.
64. Planelles G. Ammonium homeostasis and human Rhesus glycoproteins. Nephron Physiol, 2007, 105 (1): 11-17.
65. Bishop JM, Verlander JW, Lee HW, et al. Role of the Rhesus glycoprotein, Rh B glycoprotein, in renal ammonia excretion. Am J Physiol Renal Physiol, 2010, 299 (5): 1065-1077.
66. Gruswitz F, Chaudhary S, Ho JD, et al. Function of human Rh based on structure of RhCG at 2.1 A. Proc Natl Acad Sci U S A. 2010; 107 (21): 9638-9643.
67. Huang CH, Ye M. The Rh protein family: gene evolution, membrane biology, and disease association. Cell Mol Life Sci, 2010, 67 (8): 1203-1218.
68. Wagner CA, Devuyst O, Belge H, et al. The rhesus protein RhCG: a new perspective in ammonium transport and distal urinary acidification. Kidney Int, 2011, 79 (2): 154-161.
69. Mayr FB, Spiel AO, Leitner JM, et al. Duffy antigen modifies the chemokine response in human endotoxemia. Crit Care Med, 2008, 36 (1): 159-165.
70. Ohi H, Tamano M, Okada N. Low CR1 (C3b receptor) level on erythrocytes is associated with poor prognosis in hemodialysis patients. Nephron Clin Pract, 2008, 108 (1): 23-27.
71. Singh V, Mahoney JA, Petri M. Erythrocyte C4d and complement receptor 1 in systemic lupus erythema-

tosus. J Rheumatol, 2008, 35 (10): 1989-1993.
72. Ghiran I, Glodek AM, Weaver G, et al. Ligation of erythrocyte CR1 induces its clustering in complex with scaffolding protein FAP-1. Blood, 2008, 112 (8): 3465-3473.
73. Mougey R. A review of the Chido/Rodgers blood group. Immunohematology, 2010, 26 (1): 30-38.
74. Telen MJ. Red blood cell surface adhesion molecules: their possible roles in normal human physiology and disease. Semin Hematol, 2000, 37 (2): 130-142.
75. Lamy L, Foussat A, Brown EJ, et al. Interactions between CD47 and thrombospondin reduce inflammation. J Immunol, 2007, 178 (9): 5930-5939.
76. Zennadi R, Hines PC, De Castro LM, et al. Epinephrine acts through erythroid signaling pathways to activate sickle cell adhesion to endothelium via LW-alphavbeta 3 interactions. Blood, 2004, 104 (12): 3774-3781.
77. Telen MJ. Glycosyl phosphatidylinositol-linked blood group antigens and paroxysmal nocturnal hemoglobinuria. Transfus Clin Biol, 1995, 2 (4): 277-290.
78. Telen MJ, Rosse WF, Parker CJ, et al. Evidence that several high-frequency human blood group antigens reside on phosphatidylinositol-linked erythrocyte membrane proteins. Blood, 1990, 75 (7): 1404-1407.
79. Chown B, Lewis M, Kaita H. The Bennett-Goodspeed antigen or antigens. Vox Sang, 1963, 8: 281-288.
80. Chablani UA, Contractor NM, Gupte SC. Quantitation of HLA antigens on red cells by immunoradiometric assay. Indian J Med Res, 1991, 94: 457-460.
81. Benson K, Agosti SJ, Latoni-Benedetti GE, et al. Acute and delayed hemolytic transfusion reactions secondary to HLA alloimmunization. Transfusion, 2003, 43 (6): 753-757.
82. Weisel JW, Litvinov RI. Red blood cells: the forgotten player in hemostasis and thrombosis. J Thromb Haemost, 2019, 17 (2): 271-282.
83. 朱大年, 王庭槐. 生理学. 9 版. 北京: 人民卫生出版社, 2018: 62-64.
84. van WijK R, van Solinge WW. The energy-less red blood cell is lost: erythrocyte enzyme abnormalities of glycolysis. Blood, 2005, 106 (13): 4034-4042.
85. Gell DA. Structure and function of haemoglobins. Blood Cells Mol Dis, 2018, 70: 13-42.
86. Turitto VT, Weiss HJ. Red blood cells: their dual role in thrombus formation. Science, 1980, 207 (4430): 541-543.
87. Mackman N. The red blood cell death receptor and thrombosis. J Clin Invest, 2018, 128 (9): 3747-3749.
88. 李著华, 邹平. 人体血液流变学. 北京: 科学出版社, 2018: 23-26.
89. Lee EJ, Lee AI. Thrombocytopenia. Prim Care, 2016, 43 (4): 543-557.
90. Byrnes JR, Wolberg AS. Red blood cells in thrombosis. Blood, 2017, 130 (16): 1795-1799.
91. Dubovoy T, Engoren M. Thrombotic risks in Red Blood Cell Transfusions. Semin Thromb Hemost, 2016, 42 (2): 102-111.
92. Nicolay JP, Thorn V, Daniel C, et al. Cellular stress induces erythrocyte assembly on intravascular von Willebrand factor strings and promotes microangiopathy. Sci Rep, 2018, 8 (1): 10945.
93. Brusson M, De Grandis M, Cochet S, et al. Impact of hydroxycarbamide and interferon-on red cell adhesion and membrane protein expression in polycythemia vera. Haematologica, 2018, 103 (6): 972-981.
94. Guedes AF, Carvalho FA, Domingues MM, et al. Impact of γ'γ'fibrinogen interaction with red blood cells on fibrin clots. Nanomedicine, 2018, 13 (19): 2491-2505.
95. Leal JKF, Adjobo-Hermans MJW, Bosman GJCGM. Red blood cell homeostasis: mechanisms and effects of microvesicle generation in health and disease. Front Physiol, 2018, 9: 703.
96. Klatt C, Krger I, Zey S, et al. Platelet-RBC interaction mediated by FasL/FasR induces procoagulant activity important for thrombosis. J Clin Invest, 2018, 128 (9): 3906-3925.

97. Connor J, Pak CC, Schroit AJ. Exposure of phosphatidylserine in the outer leaflet of human red blood cells. J Biol Chem, 1994, 269 (4): 2399-2404.
98. Brekke OL, Christiansen D, Kisserli A, et al. Key role of the number of complement receptor 1 on erythrocytes for binding of Escherichia coli to erythrocytes and for leukocyte phagocytosis and oxidative burst in human whole blood. Mol Immunol, 2019, 114: 139-148.
99. Lewis SM, Williams A, Eisenbarth SC. Structure and function of the immune system in the spleen. Sci Immunol, 2019, 4 (33): eaau6085.
100. Karamatic Crew V, Tilley LA, Satchwell TJ, et al. Missense mutations in PIEZ01, which encodes the Piezo1 mechanosensor protein, define Er red blood cell antigens. Blood, 2023, 141 (2): 135-146.

第二章

红细胞血型遗传学

1910 年,von Dungern 和 Hirszfeld 首次描述了血型的遗传学特性。随着血型的不断发现,血型在人类遗传学中的应用价值也越来越大。使用特异性抗体通过简单的凝集试验即可鉴定出血型,再通过简单的家系调查就能分析出遗传特性。血型成为遗传学和人类学研究的理想工具,常用于判断相应基因是否存在。

血型具有个体特异性和终身不变的特性,且不受环境影响。因此,血型在人群中的分布差异、同一种血型在不同种族人群间的分布差异以及同一种族人群中各血型抗原表现频率逐渐成为群体遗传学研究的重要内容。

第一节　基因基本概念

研究基因涉及许多专业术语、表示方式等,为便于读者更好地理解本书所述内容,本节对书中涉及的相关基本概念及表示方式进行简单介绍。

一、基因

脱氧核糖核酸(deoxyribonucleic acid,DNA)中的碱基排列顺序是遗传信息的载体,具有遗传效应的 DNA 片段即为基因。基因可通过转录、翻译等过程将遗传信息转化为蛋白质、功能性 RNA 等生命活动必不可少的生物大分子。人类基因组约由 31.6 亿个碱基对组成,分布于 23 对染色体中,约有 2.0 万 ~2.5 万个基因,长度占基因组的 1%~2%。

根据基因产物的分子性质进行分类,基因可分为蛋白质基因和 RNA 基因。根据基因产物的功能进行分类,可将基因分为结构基因和调节基因。结构基因的产物是酶,不直接影响其他基因表达的蛋白质、核糖体 RNA(ribosomal RNA,rRNA)和转运 RNA(transfer RNA,tRNA)。调节基因的产物是激活蛋白(activator protein,AP)或阻遏蛋白(repressor protein,RP)等,对基因的转录分别进行正、负调控。

二、基因结构

基因结构是指功能性 DNA 在染色体上的组织与排列方式。真核生物基因结构常由结构基因以及位于其两侧的侧翼序列组成（图 2-1）。关于结构基因与侧翼序列的定义，不同教科书及参考文献有着不同的解释，本书采用图 2-1 所示模式进行定义。

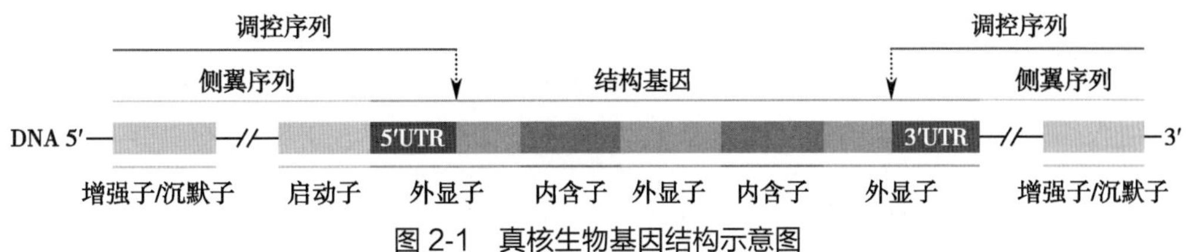

图 2-1　真核生物基因结构示意图

基因结构的研究对象主要是基因结构的形成以及基因表达的调控。基因在基因组上的分布方式非常重要，每个基因的表达均在特定条件下进行，为避免基因表达时对相邻基因产生干扰，彼此间应分隔开且保持一定距离。例如，*RHD* 与 *RHCE* 间隔约为 30kb。

通常情况下，表达频率较高的基因在基因组中的长度往往较短，但侧翼序列及 3′UTR 的终止区会变得较长。较长的启动子区可有效地通过与转录因子结合来调控基因的表达，而较长的 3′UTR 终止区可有效降低基因转录的噪音，减少对相邻基因的影响。例如，ABO 基因组长度约为 25kb，上游侧翼序列中的启动子区位于翻译起始位点至上游 –150bp 区域内，增强子区位于 –3 899~–3 618 微卫星区域。ABO 最后一个外显子（即第 7 外显子）全长为 6 092bp，仅有 691bp 为蛋白质编码序列，其余 5 401bp 为 3′UTR 中的非编码序列，其中包括终止子。

结构基因的内涵包括形式与功能两个方面，形式上可定义为出现在前体 mRNA（precursor messenger RNA，pre-mRNA）中的 DNA 序列即为结构基因。pre-mRNA 中的 DNA 序列需经加工后方可形成具有蛋白质翻译功能的成熟 mRNA，两者碱基序列相比，保留在成熟 mRNA 中的 DNA 序列称为外显子，具有编码蛋白质或 RNA 的功能，而被切除的 DNA 序列则称为内含子。故结构基因由外显子和内含子组成，但并非所有外显子均具有编码蛋白质的功能，由此衍生出另外两个概念：编码区与非编码区（详见下文）。

侧翼序列是指位于结构基因第 1 个外显子和最后 1 个外显子外侧，具有基因表达调控作用但不被转录的碱基序列，包括启动子、增强子、沉默子等作用元件。因外显子非编码区同样具有基因表达调控的作用，在概念上易与侧翼序列混淆，两者的区别在于是否转录至 mRNA，严格地讲外显子非编码区不属于侧翼序列。

三、结构基因

真核生物结构基因由外显子和内含子组成。

（一）内含子

1. 定义　内含子是指以 DNA 为模板，经转录、剪接等加工形成成熟 mRNA 的过程中，从 pre-mRNA 中被剪切去除的碱基序列（图 2-2）。外显子与内含子交替排列形成割裂基因，故内含子也称为间插序列。内含子通常比外显子长，在基因中所占比例较大，且内含子中积累的突变比外显子多。

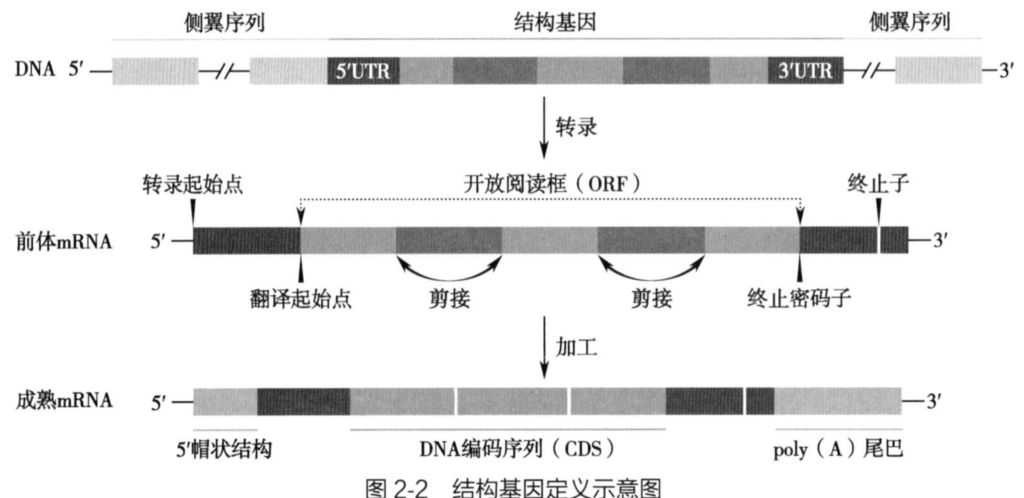

图 2-2 结构基因定义示意图

转录过程可将 DNA 中的碱基序列完整地复制下来，形成 pre-mRNA。经剪切去除的序列即为内含子，成熟 mRNA 中无内含子

2. 分类 内含子与外显子的接头区有一段高度保守序列，根据 5′ 端开头与 3′ 端结尾的 2 个碱基的不同，内含子可分为 GT-AG、GC-AG 及 AT-AC 等。内含子接头区保守序列在 mRNA 剪接中起着重要的信号识别作用。例如，以 5′ 端 GT 开头并以 3′ 端 AG 结尾的内含子与首尾 2 个外显子相连，经过转录以 5′GU---AG3′ 的形式出现在 pre-mRNA 中，剪接酶的识别部位即为内含子首尾的保守序列，通过剪接去除内含子，使 2 个外显子连接在一起(图 2-3)，此即为 GT-AG 规则。

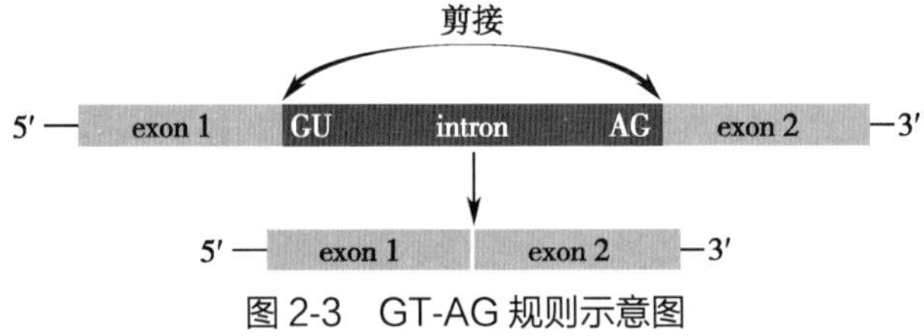

图 2-3 GT-AG 规则示意图

内含子开头与结尾的碱基突变可引起剪接位点改变，导致变异剪接体的产生。例如，*RHD*01EL.05* 存在 IVS1+1G>A 突变，引起剪接位点改变，血清学检测呈 DEL 型。*GYPB* 含有 6 个外显子，其中第 3 外显子是无编码功能的假外显子。其产生的原因是第 3 内含子 5′ 端碱基为 TT，与常见的 GT 不同(GT-AG 规则)，在剪接过程中“第 2 内含子 - 第 3 外显子 - 第 3 内含子”一起被切除，导致第 2 外显子与第 4 外显子相连接。

(二) 外显子

外显子是指经剪接后在成熟 mRNA 中保存下来的碱基序列。外显子包括蛋白编码区与非编区。

1. 编码区 外显子编码区是指在 mRNA 中外显子拼接后所形成的从起始密码子 ATG 开始至终止密码子(termination codon，Ter。包括 TAA、TAG、TGA)结束的具有编码蛋白质能力的一段碱基序列，也称 DNA 编码序列(coding DNA sequence，CDS)。人类 50% 的基因外显子数目在 10 个以上，通常较短，平均长度约为 145~150bp，仅能编码 1 个结构域（约由 50 个氨基酸残基组成的多肽链）。外显子总长度占转录区的 5%~10%。

与 CDS 密切相关的概念包括阅读框（reading frame，RF）与开放阅读框（open reading frame，ORF），三者具有一定的联系，但却是三个完全不同的概念，在使用中易造成混淆。

阅读框是指对一段给定的双链基因组序列的阅读方式，由于每 3 个相邻碱基组成 1 个密码子，分别从一段给定碱基序列第 1、2、3 位碱基开始编码可产生 3 种编码方式（图 2-4），其互补链同样存在 3 种顺序相反的编码方式。所以一段双链基因具有 6 种可能的编码方式，可产生 6 种阅读框。若其中 1 种阅读框具有编码蛋白质的潜能，则此阅读框称为 ORF。而不具备编码蛋白质功能的阅读框称为封闭阅读框（block rading frame，BRF）。

1 ATG GTA TGG AAT GCT TTG GAG TCA GAG GCT TTG CGG GGT AAG TTA GGG TGA

2 A TGG TAT GGA ATG CTT TGG AGT CAG AGG CTT TGC GGG GTA AGT TAG GGT GA

3 AT GGT ATG GAA TGC TTT GGA GTC AGA GGC TTT GCG GGG TAA GTT AGG GTG A

图 2-4　阅读框与开放阅读框差异示意图

1、2、3. 分别从一段给定碱基序列的第 1、2、3 位碱基开始编码所产生的阅读框；
ATG：起始密码子，编码甲硫氨酸；TGA/TAG/TAA：终止密码子

ORF 是以特定密码子为边界具有编码蛋白质潜能的碱基序列。ORF 始于 ATG，止于终止密码子，中间序列由编码氨基酸的密码子组成，且不能被终止密码子打断。每种阅读框可能会产生 1 个 ORF（图 2-4），但不一定都能编码出对应的蛋白质产物。经鉴定有对应蛋白质编码产物的 ORF 等同于 CDS，而未鉴定出蛋白质产物的 ORF 则称为非鉴定阅读框（unidentified reading frame，URF）。ORF 多用于对新基因编码蛋白质能力的预测，可使用在线分析工具（如 ORF Finder. https：//www.ncbi.nlm.nih.gov/orffinder/）对基因序列的 ORF 进行预测。

可以看出，ORF 是指 mRNA 上的碱基序列，而外显子与内含子是指 DNA 上的碱基序列。

2. 非编码区　成熟 mRNA 的碱基序列即为外显子序列，但并非所有外显子序列均为 CDS。外显子中 CDS 以外的序列均称为非编码区（untranslated region，UTR），根据所处位置不同又可分为 5′-UTR 和 3′-UTR（图 2-2）。

（1）5′-UTR　5′-UTR 又称为前导序列，位于 mRNA 起始密码子上游，其序列由转录起始点至翻译起始点（ATG）之间的碱基组成。5′-UTR 起始端经修饰后可形成由甲基化鸟嘌呤组成的帽子结构。

真核生物 5′-UTR 序列长度变化较大，多位于第 1 外显子，也可跨越数个外显子。例如，*ABO mRNA* 5′-UTR 位于第 1 外显子，由 25 个碱基组成，第 26 位碱基为起始密码子的起点。*FUT2 mRNA* 第 1 外显子均为 5′-UTR，起始密码子位于第 2 外显子第 1 位碱基。*JK mRNA* 5′-UTR 由第 1、2、3 外显子及部分第 4 外显子组成，起始密码子位于第 4 外显子。

5′-UTR 在基因调控中起着重要作用，对 mRNA 结构稳定、折叠、核内运输、RNA 加工、剪接以及细胞内的运输和定位起着至关重要的作用。

（2）3′-UTR　3′-UTR 位于 mRNA 终止密码子下游，其序列始于终止密码子后的第 1

位碱基，止于 mRNA 序列中 3′ 端最后 1 位碱基(即最后一个外显子的末端碱基)。理解 3′-UTR 的概念，需首先明确终止密码子与终止子的概念。

终止密码子是 mRNA 翻译蛋白质过程中终止肽链合成的三联体碱基序列，包括 TAA、TAG 及 TGA。

终止子是使 RNA 聚合酶脱离 mRNA，引起转录停止的碱基序列。在 DNA 中，终止子位于编码序列下游。在 mRNA 中，终止子位于 3′-UTR 区域的近 3′ 端。终止子具有一组共同序列，即 AATAAA 和富含 GT 的回文序列，此序列下游有一个反向重复序列，经转录后可形成发卡结构，可起到阻碍 RNA 聚合酶移动的作用。发卡结构末尾的一串 U 与转录模板 DNA 中的一串 A 之间可形成氢键但结合力较弱，所以 mRNA 与 DNA 杂交部分的结合并不稳定，易发生脱落。随着 mRNA 从 DNA 模板上脱落，RNA 聚合酶也从 DNA 上解离下来，转录终止。终止子不仅是转录终止的识别位点，同时还是 poly(A) 修饰的识别位点，对 mRNA 尾部添加多聚 A 起着重要作用。

3′-UTR 区域碱基序列并不能翻译为蛋白质，但存在许多与 mRNA 翻译衰减及 mRNA 降解有关的微小 RNA(microRNA，miRNA。长度约为 20~25bp，序列高度保守且具有组织特异性)结构。3′-UTR 尾端经修饰后可形成多聚 A 结构，对翻译效率具有调控作用。3′-UTR 富含 AT 元件，具有调节 mRNA 稳定性的作用。此外，3′-UTR 还具有 mRNA 定位、调控 mRNA 翻译等多种生物学功能。

四、侧翼序列

侧翼序列是指位于结构基因两侧不被转录，但具有基因调控作用的碱基序列，包括启动子、增强子、沉默子等顺式作用元件。其中顺式(cis)是位置概念，其含义是与目标结构基因位于同一 DNA 分子，并依次串联排列的功能性 DNA 片段的分布方式。反式(trans)是与 cis 相对应的另一个位置概念，可简单地理解为与目标基因不在同一 DNA 分子(包括其编码产物)。例如，反式 *RHCE*C* 对 *RHD* 表达具有抑制作用。

元件与因子是表述基因调控的常用术语，元件是指对基因表达具有调控作用的特异性碱基序列，而因子是指与元件相结合的蛋白质。例如，顺式元件功能的发挥(如调控转录的时机、起始位置及转录效率等)需与转录因子(transcription factor，TF)结合后方可显现，转录因子具有激活或抑制基因转录的作用。大多控制转录因子合成的基因与目标基因不在同一 DNA 分子上，所以转录因子被认为是一种反式作用因子，可与多种基因的顺式作用元件相结合。

许多蛋白家族具有转录因子生物活性，根据其作用时机、对象的不同，可将转录因子分为两类：普通转录因子及组织特异性转录因子。普通转录因子是构成 RNA 聚合酶及其复合物的成分(如 TBP、TF-A、TF-B、TF-E、TF-F、TF-H 等)，可起到装配 RNA 聚合酶并决定转录起始位置的作用。组织特异性转录因子仅与靶启动子中特异性碱基序列结合，较常见的有 Sp1、CTF、AP1、AP2、CREB、CTF/NF1 等。

(一) 启动子

启动子是决定转录起始位置的一组控制元件，多位于转录起始点 5′ 端上游 –100~–200bp 区域内。转录因子与启动子结合后可激活 RNA 聚合酶，然后在特定起始位置启动 RNA 的合成。启动子区主要包含 TATA 盒、CAAT 盒及 GC 盒(表 2-1)。

表 2-1　启动子作用元件及与其结合的转录因子

顺式元件	元件基序	碱基长度	转录因子
TATA 盒	TATAAAA	~10bp	TBP
CAAT 盒	GGCCAATCT	~22bp	CTF/NF1
GC 盒	GGGCGG	~20bp	Sp1

1. TATA 盒　TATA 盒位于转录起始点 5′ 端上游约 –20~–30bp 处，其基序由 7bp 组成（表 2-1），与 TATA 盒结合的转录因子称为 TATA 结合蛋白（TATA binding protein，TBP）。

TATA 盒是 RNA 聚合酶 TF IID 的结合位点，可使 RNA 聚合酶准确识别转录起始位点并启动转录。当 TATA 盒中的碱基序列发生改变时，可导致 mRNA 的转录从异常位置开始。

2. CAAT 盒　CAAT 盒位于转录起始点 5′ 端上游 –70~–80bp 处，其基序由 9bp 组成（表 2-1），CAAT 盒是转录因子 CTF/NF1 的结合位点。

CAAT 盒是 RNA 聚合酶的另一个结合位点，其作用目前尚未得到肯定。一般认为 CAAT 盒控制着转录的起始频率和效率，但不影响转录起始点。当 CAAT 盒中的碱基序列发生改变时，mRNA 合成量明显减少。

3. GC 盒　GC 盒位于转录起始点 5′ 端上游 –30~–110bp 处，其基序由 6bp 组成（表 2-1）。个别基因无 TATA 盒及 CAAT 盒，但存在富含 GC 的序列，该序列能与转录因子 Sp1 结合并参与转录过程。

（二）增强子

增强子是指与特异性蛋白结合后可显著提高基因转录活性的顺式调控元件。增强子碱基序列多为重复序列，其内部常有一个由 8~12bp 组成的核心序列。

不同组织细胞的增强子序列不同，与红细胞抗原表达相关的增强子核心序列为（T/A）GATA（A/G）。与 GATA 核心序列结合的蛋白质归为 GATA 转录因子蛋白家族，目前发现该家族有 6 种蛋白质，分别为 GATA1~6，均含有 2 个可与 GATA 基序结合的锌指结构（C-X_2-C-X_{17}-C-X_2-C，C 为半胱氨酸，X 为任意氨基酸）。其中 GATA1~3 与造血细胞（红细胞、T 细胞、巨核细胞）的基因表达和细胞分化有关。

增强子通常位于启动子区上游，也可位于结构基因的下游，但增强子的功能与其所处位置无关，对基因转录均有较强的促进作用，通常可使转录活性提高 10~200 倍。

当增强子缺失或发生突变时，转录水平会大大降低。例如，*FY* 中呈倒序排列的 GATA 基序发生 -67T>C 突变可引起 Fy（a–b–）表现型。研究显示，增强子通常具有组织特异性，不同细胞核含有不同的与增强子结合的特异性因子，从而起到调控不同组织、器官基因表达的作用。例如，*ABO* 第 1 内含子含有组织特异性增强子，组织特异性转录因子 GATA-1 与该增强子结合后，可起到加强启动子活性的作用，若该增强子序列发生突变或缺失，则 ABO 抗原表达明显减弱。

（三）沉默子

沉默子是位于结构基因附近能够抑制该基因转录的一段 DNA 序列。沉默子是参与基因表达负调控的一种元件，在组织细胞特异性或发育阶段特异性的基因转录调控中起着重要作用。沉默子 DNA 序列与调控蛋白结合后可阻断转录起始复合物的形成或活化，使基因表达活性关闭。

五、基因转录、剪接与转录本

(一) 转录

转录是指以 DNA 为模板,按照碱基配对原则合成前体 RNA 的过程。参与此过程的关键元素包括:DNA、三磷酸核苷(nucleoside triphosphate,NTP)以及 RNA 聚合酶。NTP 是合成 RNA 的原料,共有 4 种:三磷酸腺苷(adenosine triphosphate,ATP)、三磷酸尿苷(uridine triphosphate,UTP)、三磷酸鸟苷(guanosine triphosphate,GTP)及三磷酸胞苷(cytidine triphosphate,CTP)。

1. DNA 与转录区　通过转录合成的前体 RNA 碱基序列仅是 DNA 分子全部序列的一部分,转录至前体 RNA 中的 DNA 序列称为转录区。转录区始于转录起始点,止于终止子。

转录区的第 1 个核苷酸即为转录起始点。人类基因组转录起始点多以腺嘌呤(adenine,A)开头,出现频率约占 mRNA 总数的 47%。以鸟嘌呤(guanine,G)、胞嘧啶(cytosine,C)及胸腺嘧啶(thymine,T)开头的较少,出现频率分别约为 28%、14% 及 12%。

2. RNA 聚合酶与转录因子　真核生物 RNA 聚合酶有三种:RNA 聚合酶Ⅰ~Ⅲ,分别催化合成不同类型的 RNA。RNA 聚合酶Ⅰ负责催化合成除 5S rRNA 以外的所有 rRNA,RNA 聚合酶Ⅱ负责催化合成前体 mRNA,RNA 聚合酶Ⅲ负责催化合成 tRNA 和 snRNA。

真核生物的 RNA 聚合酶无独立转录 RNA 的能力,需在转录因子的协同作用下方可进行转录。例如,前体 mRNA 的合成不仅与 RNA 聚合酶Ⅱ有关,还与影响转录的启动子和增强子有关。

(二) 前体 mRNA 加工与转录本

真核生物的转录发生于细胞核,合成的前体 mRNA 大小不一,称为核不均一 RNA。前体 mRNA 无编码相应蛋白质的能力,需经适当加工形成成熟 mRNA,并转移至细胞质方能完成其将遗传信息翻译为蛋白质的生物过程。前体 mRNA 的加工主要体现在以下几个方面:

1. 5′端甲基化　在多种酶共同作用下,前体 mRNA 完成 5′端甲基化,形成成熟 mRNA 特有的 m7GpppN 甲基化结构,又称甲基鸟苷帽子。有些前体 mRNA 5′端存在多余序列,需先切除后再进行甲基化。

5′端甲基化的作用主要是维持 mRNA 稳定,防止 mRNA 被核酸外切酶水解,同时为 mRNA 与核糖体的结合提供识别信号。

2. 3′端 ploy(A)尾　在多聚 A 聚合酶催化下,前体 mRNA 3′末端可添加 20~200 个腺嘌呤,形成成熟 mRNA 具有的多聚 A [ploy(A)]尾。有些前体 mRNA 3′末端存在多余序列,需先切除后再加上 ploy(A)。

3′端 ploy(A)尾的作用主要是协助成熟 mRNA 从细胞核转移至细胞质,并维持 mRNA 的稳定性。5′端及 3′端的加工均早于剪接过程。

3. 剪接　剪接是指前体 mRNA 去除间隔序列,将蛋白质编码序列连接在一起的拼接过程,其最终产物是成熟 mRNA,也称为转录本。某些前体 mRNA 可通过不同的剪接方式形成不同的 mRNA 剪接异构体,此现象称为可变剪接。

人类 92%~94% 的基因具有可变剪接特性,是调节基因表达及产生蛋白质多样性的重要原因。例如,*RHD* 含有 10 个高度同源的外显子,理论上存在 2^n 种可变剪接体(n 为发生剪接的外显子数),可变剪接是产生 RhD 变异型的重要原因。

已得到证实的转录本及其具体信息可通过 PubMed 网站获得(图 2-5),对可能存在的可变剪接可使用分析软件或在线工具进行预测。例如,使用 CicrSplice(https://github.com/GeneFeng/CircSplice)、Cufflinks(http://cole-trapnell-lab.github.io/cufflinks/)等在线工具对可变剪接进行预测,使用 SpliceGrapher(http://splicegrapher.sourceforge.net/index.html)等软件可绘制出可变剪接基因模式图。

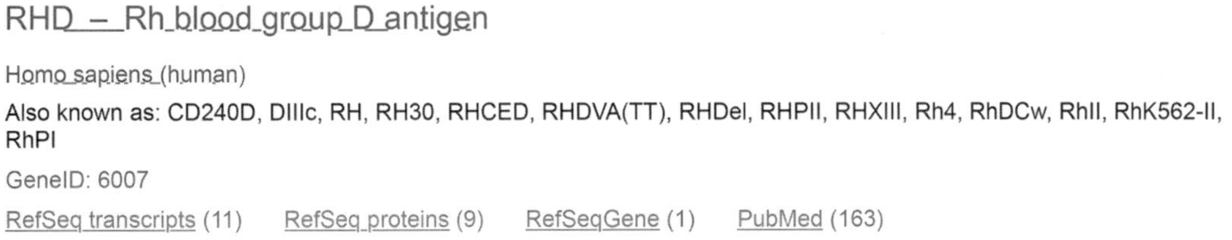

RHD – Rh blood group D antigen

Homo sapiens (human)

Also known as: CD240D, DIIIc, RH, RH30, RHCED, RHDVA(TT), RHDel, RHPII, RHXIII, Rh4, RhDCw, RhII, RhK562-II, RhPI

GeneID: 6007

RefSeq transcripts (11)　RefSeq proteins (9)　RefSeqGene (1)　PubMed (163)

图 2-5　*RHD* 转录本信息查询结果

在 PubMed 网站选择 Gene 数据库,输入希望查询的基因名称即可得到相应结果。RefSeq transcripts 显示出的内容即为该基因目前已发现的转录本数目,点击链接可查询各转录本的详细信息

可变剪接有 5 种基本形式:外显子跳跃、内含子保留、5′ 端可变剪接、3′ 端可变剪接及互斥外显子(图 2-6)。

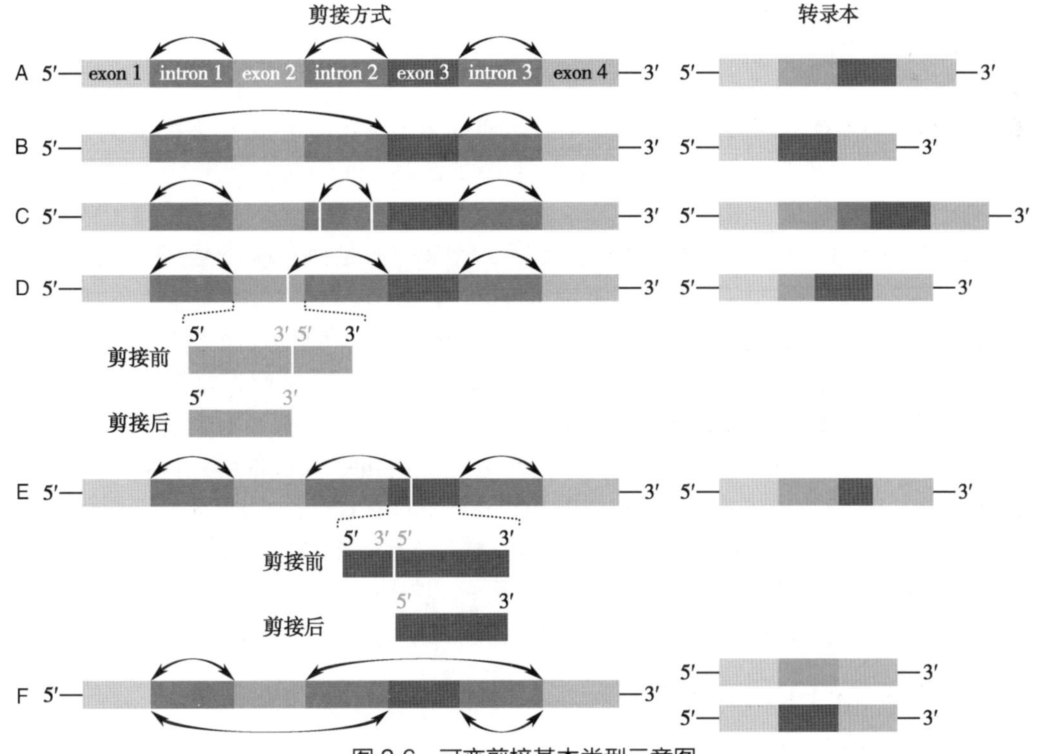

图 2-6　可变剪接基本类型示意图

exon:外显子;intron:内含子;A. 正常转录过程及其转录本;B. 外显子跳跃及其转录本;C. 内含子保留及其转录本;D. 5′ 端可变剪接及其转录本;E. 3′ 端可变剪接及其转录本;F. 互斥外显子及其转录本

(1) 外显子跳跃：外显子跳跃是指外显子从前体 mRNA 中剪除的剪接方式。外显子跳跃是红细胞血型系统中最常见的可变剪接类型(图 2-6B)。

(2) 内含子保留：内含子保留是指前体 mRNA 在加工过程中将内含子保留在成熟转录本中，改变了原有碱基序列及长度的剪接方式(图 2-6C)。

(3) 5′ 端可变剪接：5′ 端可变剪接是指前体 mRNA 中 3′ 端剪接位点未发生变化，但 5′ 端剪接位点不同。剪接时，未发生变化的 3′ 端剪接位点随被剪接的片段一同去除，剪接后产生的新片段 5′ 端无变化，但 3′ 端位置却发生了改变(图 2-6D)。

(4) 3′ 端可变剪接：3′ 端可变剪接是指前体 mRNA 中 5′ 端剪接位点未发生变化，但 3′ 端剪接位点不同。剪接时，未发生变化的 5′ 端剪接位点随被剪接的片段一同去除，剪接后产生的新片段 3′ 端无变化，但 5′ 端位置却发生了改变(图 2-6E)。

(5) 互斥外显子：互斥外显子是指前体 mRNA 中的 2 个外显子相互排斥，在成熟转录本中仅能保留其中 1 个外显子的剪接方式(图 2-6F)。

真核生物前体 mRNA 加工过程中，可变剪接非常复杂，除以上 5 种基本形式外，还能以组合的方式产生新的转录本。可变剪接的发生不仅与基因突变有关，而且还受顺式调控元件以及与其结合的转录因子的调控。

4. 修饰　修饰是指在酶催化作用下，对 mRNA 分子内部的某些碱基进行修饰，常见修饰主要有甲基化、羟甲基化、脱氨基、乙酰化、硫醇化、氧化、甲酰化等。例如，N6- 腺苷酸甲基化(m6A)、N1- 腺苷酸甲基化(m1A)、胞嘧啶羟甲基化(m5C)等。mRNA 分子修饰对维持 mRNA 的稳定性起着重要作用。

六、基因表达调控

真核细胞基因表达调控是由多水平调控组成的多级调控系统，主要发生在 4 个彼此相对独立的水平上，分别为转录水平调控、加工水平调控、翻译水平调控及翻译后调控。

转录水平调控决定某基因是否被转录，何时转录以及转录频率。其调控结果表现为前体 mRNA 的产生，而加工水平调控决定前体 mRNA 如何剪接、加工并形成成熟 mRNA。在基因表达调控中，转录及加工的调控是最为重要的调控环节。

转录水平调控涉及的调控因素包括启动子、增强子、沉默子等，而加工水平调控涉及从前体 mRNA 至成熟 mRNA 的整个加工过程，以及 mRNA 质量监控机制。无义介导的 mRNA 降解(nonsense mediated mRNA decay，NMD)是红细胞血型基因表达调控中最为重要的 mRNA 质量监控机制。多种 NMD 因子可通过识别 mRNA 中的终止密码子来降解因基因突变或可变剪接引起的序列异常 mRNA，以保证基因得以正确表达，防止变异蛋白的产生。此外，骨髓幼红细胞还存在另外一种 mRNA 质量监控机制，即核糖体延伸介导的降解。

翻译水平调控决定成熟 mRNA 是否得以翻译，以及翻译频率和翻译持续时间的长短。翻译后调控是指蛋白质翻译完成后，通过选择性激活或灭活的方式对蛋白质表达进行调控。

七、与基因有关的表示符号

(一) 密码子与氨基酸

DNA 或 mRNA 分子中每相邻的 3 个核苷酸为 1 组的排列方式称为密码子(也称为遗传密码、遗传密码子、三联体密码)。mRNA 中的密码子能够翻译为氨基酸，一组线性排列的密码子决定了多肽的长度及氨基酸的排列顺序。

密码子包括蛋白质翻译起始密码子、终止密码子，以及编码氨基酸的密码子。密码子具有简并性，即 1 种氨基酸由 1 个以上密码子控制编码，每个密码子又称为简并密码子。除甲硫氨酸及色氨酸只有 1 个密码子外，其他氨基酸均有 2 个或 2 个以上密码子（表 2-2）。

表 2-2　简并密码子对照表

碱基位数									
1	2								3
	T		C		A		G		
T	TTT	苯丙氨酸（Phe）	TCT	丝氨酸（Ser）	TAT	酪氨酸（Tyr）	TGT	半胱氨酸（Cys）	T
	TTC		TCC		TAC		TGC		C
	TTA	亮氨酸（Leu）	TCA		TAA	终止密码子（Ter）	TGA	Ter	A
	TTG		TCG		TAG		TGG	色氨酸（Trp）	G
C	CTT		CCT	脯氨酸（Pro）	CAT	组氨酸（His）	CGT	精氨酸（Arg）	T
	CTC		CCC		CAC		CGC		C
	CTA		CCA		CAA	谷氨酰胺（Gln）	CGA		A
	CTG		CCG		CAG		CGG		G
A	ATT	异亮氨酸（Ile）	ACT	苏氨酸（Thr）	AAT	天冬酰胺（Asn）	AGT	丝氨酸（Ser）	T
	ATC		ACC		AAC		AGC		C
	ATA		ACA		AAA	赖氨酸（Lys）	AGA	精氨酸（Arg）	A
	ATG	甲硫氨酸（Met）	ACG		AAG		AGG		G
G	GTT	缬氨酸（Val）	GCT	丙氨酸（Ala）	GAT	天冬氨酸（Asp）	GGT	甘氨酸（Gly）	T
	GTC		GCC		GAC		GGC		C
	GTA		GCA		GAA	谷氨酸（Glu）	GGA		A
	GTG		GCG		GAG		GGG		G

注：ATG：起始密码子，编码甲硫氨酸，也称蛋氨酸。Ter：终止密码子，包括 TAA、TAG、TGA

密码子虽具有简并性，但真核生物 DNA 在编码过程中却存在密码子使用偏性的特点。即偏好使用某个密码子来编码相应氨基酸，被优先使用的密码子称为最优密码子。在红细胞血型系统中，同义突变可引起密码子使用偏性的改变，引起 mRNA 分子折叠方式发生变化，最终影响 mRNA 的稳定性。例如，*RHD* 第 9 外显子 1227G>A 为同义突变，使编码 Lys 的最优密码子 AAG 突变为 AAA，导致 *RHD* mRNA 稳定性降低，在剪接过程中引起第 9 外显子跳跃，产生 RhD 抗原表达减弱的 DEL 型。

基因突变可引起密码子发生改变，使多肽链中相应氨基酸发生替换。生理条件下，不同氨基酸携有不同的电荷（表 2-3），且不同氨基酸具有不同的空间构型，氨基酸替换会导致多肽空间构象发生改变，并引起红细胞血型抗原表达减弱，血清学检测表现出弱凝集或呈阴性反应的现象。

表 2-3　生理条件下氨基酸极性

极性氨基酸(亲水性氨基酸)				非极性氨基酸(疏水性氨基酸)		
电荷	中文名	英文缩写		中文名	英文缩写	
正电荷	精氨酸	Arg	R	丙氨酸	Ala	A
	组氨酸	His	H	甘氨酸	Gly	G
	赖氨酸	Lys	K	异亮氨酸	Ile	I
中性	天冬酰胺	Asn	N	亮氨酸	Leu	L
	半胱氨酸	Cys	C	苯丙氨酸	Phe	F
	谷氨酰胺	Gln	Q	脯氨酸	Pro	P
	苏氨酸	Thr	T	甲硫氨酸	Met	M
	酪氨酸	Tyr	Y	色氨酸	Trp	W
	丝氨酸	Ser	S	缬氨酸	Val	V
负电荷	天冬氨酸	Asp	D			
	谷氨酸	Glu	E			

(二) 基因突变表示规则

本书中关于基因突变的描述采用目前国际公认的人类基因组变异协会(Human Genome Variation Society，HGVS)命名规则，详细内容可通过 Sequence Variant Nomenclature 网站(http://varnomen.hgvs.org)查询。常用描述方式主要有：

1. 核酸信息　核酸信息包括基因 DNA 序列及 mRNA 序列，其序列均来自 NCBI GenBank 参照序列(Reference Sequence，RefSeq)。前缀“NG_”表示基因组碱基序列，“NM_”表示 mRNA 碱基序列，“NP_”表示多肽氨基酸顺序。

2. 碱基位置编号　碱基位置编号与其所处区域有关，位于不同区域的碱基按不同规则进行位置编号(图 2-7)。

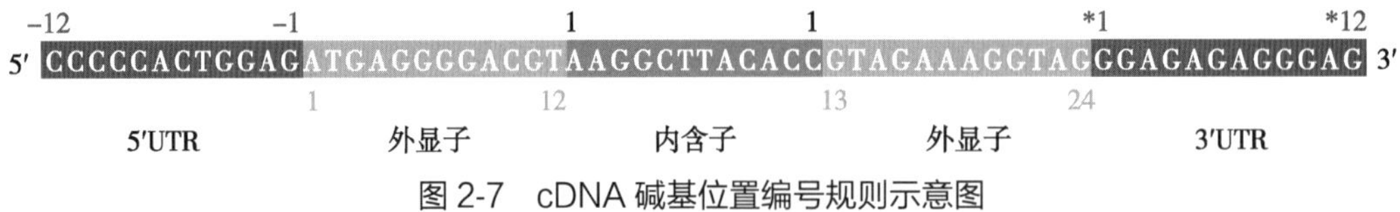

图 2-7　cDNA 碱基位置编号规则示意图

(1)CDS：CDS 区是 DNA 编码序列，从起始密码子开始，直至终止密码子结束。其编号规则为：起始密码子 AGT 的第 1 个碱基为 1 号碱基，终止密码子最后 1 个碱基为 N，1 至 N 之间的碱基以自然数连续编号，如 1、2、3...N。

(2)5′-UTR：起始密码子上游的第 1 个碱基为 -1(无 0 位碱基)，依次向 5′ 端推移，编号为 -1、-2、-3...-N。5′-UTR 区碱基编号均为负数，且绝对值越大距离起始密码子越远。

(3)3′-UTR：终止密码子下游的第 1 个碱基编号为“*1”，并依次向 3′ 端推移，编号为 *1、*2、*3...*N。3′-UTR 区碱基编号均为“* 自然数”，且数值越大距离终止密码子越远。

(4) 内含子：内含子是处于 2 个外显子之间的碱基序列，编号规则与外显子距离有关。

内含子起始端碱基位置表示方式为：上一个外显子最后 1 位碱基在 CDS 中所处位置 + 碱基在内含子中所处位置的自然数。例如，c.12+1A，其中 c 表示 cDNA，12 表示上一个外显子最后 1 位碱基在 CDS 中的位置，+ 表示内含子 5′ 起始端，1A 表示内含子的第 1 个碱基为 A。

内含子末端碱基位置表示方式为：下一个外显子第 1 位碱基在 CDS 中所处位置 - 内含子中碱基距离下一个外显子第 1 位碱基的位置。例如，c.13-2C，其中 c 表示 cDNA，13 表示下一个外显子第 1 位碱基在 CDS 中的位置，- 表示内含子 3′ 末端，2C 表示与下一个外显子起始点相距 2 个碱基且该位置的碱基为 C。

3. **核苷酸替换** 与参照序列相比，某一碱基被另一碱基取代，用 “>” 表示。例如，67C>T 表示与参照序列相比，第 67 位 C 被 T 取代。

4. **核苷酸缺失** 与参照序列相比，存在 1 个或多个碱基缺失，用 “del” 表示。例如，889delA 表示与参照序列相比，第 889 位 A 缺失。

5. **核苷酸插入** 与参照序列相比，存在 1 个或多个碱基添加，用 “ins” 表示。例如，45_46insAGG 表示与参照序列相比，第 45 与 46 位碱基之间插入了 AGG 三个碱基。

6. **核苷酸缺失插入** 与参照序列相比，同时存在 1 个或多个碱基被其他碱基取代，但不包括替换突变、倒置及基因转换，用 “delins” 表示。例如，45delinsAG 表示与参照序列相比，第 45 位缺失了 1 个碱基，并且缺失的碱基被 AG 取代。

7. **核苷酸重复** 与参照序列相比，存在 1 个或多个相同的碱基以插入的形式掺入至目标序列，用 “dup” 表示。例如，45_48dupG 表示与参照序列相比，第 45 至 48 位发生了 G 重复。

（三）氨基酸突变表示规则

1. **氨基酸替换** 与参照蛋白质氨基酸顺序相比，某一氨基酸被另一氨基酸取代。表示方式为：依次列出参照蛋白质氨基酸、所处位置的自然数、替换氨基酸。例如，Lys32Arg 表示与参照蛋白质氨基酸顺序相比，第 32 位 Lys 被 Arg 取代。Lys32Ter 表示第 32 位 Lys 被终止密码子取代。

2. **氨基酸缺失** 与参照蛋白质氨基酸顺序相比，存在 1 个或多个氨基酸缺失。表示方式为：用下划线连接氨基酸缺失起止位置的氨基酸种类及所处位置，并加上后缀 “del” 以示缺失。例如，Lys32_Arg35del 表示与参照蛋白质氨基酸顺序相比，从第 32 位 Lys 至第 35 位 Arg 发生缺失。

3. **氨基酸插入** 与参照蛋白质氨基酸顺序相比，存在 1 个或多个氨基酸添加。表示方式为：用下划线连接插入氨基酸前后的氨基酸种类及所处位置，加上后缀 “ins” 以示插入，并列出插入的氨基酸。例如，Lys32_Arg33insGlnSerHis 表示与参照蛋白质氨基酸顺序相比，在第 32 位 Lys 和第 33 位 Arg 之间插入了 Gln、Ser、His 三个氨基酸。

4. **氨基酸缺失插入** 与参照蛋白质氨基酸顺序相比，存在 1 个或多个氨基酸缺失，同时插入了其他氨基酸。表示方式为：用 “delins” 将发生缺失的氨基酸种类及位置与插入的氨基酸连接起来。例如，Lys32delinsGlnSer 表示与参照蛋白质氨基酸顺序相比，第 32 位 Lys 缺失，同时插入了 Gln 与 Ser 两个氨基酸。

5. **氨基酸重复** 与参照蛋白质氨基酸顺序相比，存在氨基酸重复的现象。表示方式为：发生重复的氨基酸及位置，并加上后缀"[N]"，其中N表示重复次数。例如，Lys32[3]表示与参照蛋白质氨基酸顺序相比，第32位Lys重复了三次。

6. **氨基酸移码突变**　基因突变导致起始密码子与终止密码子之间的阅读框发生改变，引起氨基酸顺序发生变化。表示方式为：用"fs*"（frameshift，fs）将首个发生改变前的氨基酸、位置及改变后氨基酸与发生改变的氨基酸长度连接起来，最后1个编码氨基酸的密码子为终止密码子。例如，Lys32Argfs*17表示与参照蛋白质氨基酸顺序相比，从第32位开始发生移码突变，第32位Lys替换为Arg，发生移码突变的氨基酸共16个。其中17表示终止密码子的位置，无对应的编码氨基酸，故此多肽长度延长了15个氨基酸。

7. **氨基酸延伸**　基因突变导致起始密码子或终止密码子发生改变，使多肽长度较原多肽变长。表示方式为：终止密码子（或起始密码子）/所处位置的自然数/替换终止密码子（或起始密码子）的氨基酸/ext*/延伸长度。例如，Ter32Lysext*17表示与参照蛋白质氨基酸顺序相比，第32位终止密码子突变为编码Lys的密码子，其中17表示移码突变后产生的新终止密码子位置，故此多肽长度延长了16个氨基酸。

第二节　红细胞血型系统遗传变异与抗原表达

一、红细胞血型遗传方式

红细胞血型系统的遗传方式有三种：常染色体显性遗传、常染色体隐性遗传和X连锁显性遗传。

（一）血型常染色体显性遗传

血型常染色体显性遗传的典型特征是某种血型在家系中代代相传且无性别分布比例上的差异，大部分血型遗传方式为常染色体显性遗传。例如，MN血型由M、N等位基因决定，*M*与*N*为共显性基因。*M*决定M型，*N*决定N型。*M/M*纯合子个体为M型，*N/N*纯合子个体为N型，*M/N*杂合子个体为MN型。

（二）血型常染色体隐性遗传

血型常染色体隐性遗传的特点是常染色体所携基因的遗传性状只有在纯合子个体中方能显现。在已发现的血型系统中，H及ABO血型系统具有常染色体显性和隐性遗传的双重特点。

H血型系统中*H*为显性基因，*h*为隐性基因。*H/H*纯合子及*H/h*杂合子均可表达H抗原，而*h/h*纯合子无基因编码产物，表现为隐性遗传的孟买型。ABO血型系统中*A*、*B*为显性基因，*O*为隐性基因。*A*编码A抗原，*B*编码B抗原，*O*无基因编码产物。*A/A*纯合子及*A/O*杂合子均为A型，*B/B*纯合子及*B/O*杂合子均为B型，*A/B*杂合子为AB型。*O/O*纯合子为O型，其遗传方式为隐性遗传。

（三）血型X连锁显性遗传

血型X连锁显性遗传是指控制血型性状的显性基因位于X染色体。在目前已发现的血型系统中，XK及XG血型系统为X连锁显性遗传（图1-2）。例如，Xg（a+）男性的所有女儿均为 Xg(a+),Xg(a+)男性和 Xg(a–)女性婚配,其儿子均为 Xg(a–),Xg^a/Xg^a 纯合子女性的所有孩子都是 Xg(a+),Xg^a/Xg 杂合子女性与 Xg(a–)男性结合,他们的子女中一半为 Xg(a+)。

二、红细胞血型系统基因变异

血型系统基因变异通常发生在 DNA 复制期,即细胞分裂间期,包括有丝分裂间期和减数分裂间期。基因变异与染色体交换、DNA 复制、损伤修复、癌变、衰老等因素有关。

血型系统基因变异是产生变异型抗原的主要原因,对变异型抗原的研究是发现血型生物学功能的重要途径。红细胞血型系统基因变异主要包括基因突变、基因重排、基因重组、基因融合等。

(一) 基因突变

基因突变是指发生于同一 DNA 分子内的永久性可遗传变异。基因突变是产生新等位基因,引起基因多态性的重要原因。基因多态性是指处于随机婚配的群体中,同一基因位点存在两种或两种以上等位基因,其中最常见的一种等位基因在人群中的出现频率不少于 1%。

红细胞血型系统中存在大量不同类型的基因突变,各血型系统均表现出基因多态性的特点,使红细胞血型抗原表现出丰富的抗原多样性。基因突变主要包括点突变、缺失突变、插入突变等。

1. 点突变 点突变是指 DNA 分子中某种碱基被另一种碱基替换的现象。

根据替换碱基性质的不同可分为转换与颠换。转换是指一种嘌呤替换另一种嘌呤,或一种嘧啶替换另一种嘧啶。例如,胞嘧啶与胸腺嘧啶、鸟嘌呤与腺嘌呤之间的替换。颠换是指嘌呤替换为嘧啶,或嘧啶替换为嘌呤。例如,胞嘧啶与腺嘌呤、鸟嘌呤与胸腺嘧啶等之间的替换。

根据点突变产生效果的不同,可分为错义突变、无义突变和同义突变。

(1)错义突变:错义突变是指因碱基替换使编码某氨基酸的密码子转变为编码另外一种氨基酸的密码子。例如,密码子 GAA 突变为 AAA 后,使多肽相应位置的氨基酸由谷氨酸(Glu)变为赖氨酸(Lys)。

(2)无义突变:无义突变是指因碱基替换使编码某氨基酸的密码子转变为终止密码子。无义突变导致蛋白质合成提前终止,编码产物为缩短的多肽,多数情况下无义突变会影响蛋白质功能。例如,正常 *FUT1* 编码产物是由 365 个氨基酸残基组成的 H 酶,826C>T 无义突变导致编码第 276 位 Gln 的密码子由 CAG 突变为终止密码子 TAG,终止密码子的提前出现引起翻译停止,编码产物仅由 275 个氨基酸残基组成,无 H 酶活性,表现为孟买型。

(3)同义突变:同义突变是指碱基替换虽使密码子发生了改变,但因密码子具有简并性,改变前后的密码子仍编码同一种氨基酸。例如,密码子 GCG 突变为 GCA,两者均编码丙氨酸(Ala),突变前后的基因产物完全相同。同义突变也称沉默突变,约占碱基替换突变总数的 25%。

2. 缺失突变 缺失突变是指 DNA 分子中因碱基缺失而引起的突变。缺失突变可以是单个碱基缺失、多个碱基缺失、大片段缺失、单基因缺失或多基因缺失。缺失的范围若包括两个或两个以上基因,则称为多位点突变。

3. 插入突变 插入突变是指 DNA 分子因碱基插入而引起的突变。插入突变可以是单个碱基插入、多个碱基插入或大片段插入。

4. 移码突变与整码突变 移码突变与整码突变是对缺失突变与插入突变所产生效应的描述。

整码突变是指因密码子由 3 个连续的碱基组成，若缺失或插入的碱基数量为 3 的整数倍，则 DNA 分子中缺失或增加 1 个或多个密码子，编码产物会减少或增加 1 个或多个氨基酸，且不影响缺失或插入序列后的氨基酸顺序。

移码突变是指缺失或插入的碱基数量不是 3 的整数倍，从而引起缺失或插入位点后密码子发生改变，并导致氨基酸顺序发生变化。

整码突变与移码突变对多肽链合成可产生不同影响。整码突变造成的影响是突变位点前后氨基酸顺序不受影响，表现为多肽的缩短或延长。移码突变造成的影响是突变位点后的密码子均被错读，产生完全错误的多肽链或使多肽合成提前结束。整码突变与移码突变均对蛋白质的结构与生物学功能产生显著影响。

（二）基因重排

基因重排发生于同一 DNA 分子内，因 DNA 断裂、错接而使原碱基序列发生改变。

（三）基因重组

基因重组发生于 2 个 DNA 分子之间，DNA 分子发生断裂后，与另 1 个 DNA 分子相互连接而形成新的 DNA 分子。

（四）基因融合

基因融合是指位于同一 DNA 分子不同基因的编码区相互连接形成嵌合基因，并在同一侧翼序列的调控下完成基因表达过程，其产物为融合蛋白（也称杂合蛋白）。

三、基因突变与血型抗原表达

基因突变引起血型抗原表达的多样性，与野生型相比，发生于红细胞血型系统的基因突变多引起相应抗原表达减弱或消失，引起抗原表达增强的基因突变罕见。基因突变导致抗原表达下降的机制主要有以下几种：

1. 基因突变引起蛋白质氨基酸顺序发生改变，导致变异蛋白在红细胞膜上定位困难或与相应结合蛋白的相互作用发生改变，使之难以稳定表达，如 DEL 蛋白。

2. 基因外显子或内含子剪接区位点突变导致编码基因剪接效率下降，完整的编码基因生成量减少。虽然有些突变不改变基因编码产物的氨基酸顺序，但所编码的蛋白质总量下降。例如，*KEL13* 不仅导致抗原性消失，而且还降低了 Kell 糖蛋白的表达。

3. 基因缺失、插入或单碱基突变使阅读框发生位移，导致终止密码子提前出现，不能编码完整的蛋白质。例如，K_0 型由于基因突变导致终止密码子提前出现，所编码的蛋白质与野生型相比大大缩短，且无法在红细胞上表达。

4. 基因调控区发生突变（如启动子突变）导致功能基因低水平表达或表达速率降低。

5. 某些基因突变（如基因融合）导致蛋白产物类型发生改变，无法表达与野生型相同的抗原。

6. 基因沉默或基因缺失导致相应蛋白质缺乏，如 McLeod 型。

7. 点突变导致氨基酸极性发生改变，在细胞质中出现转运困难，阻碍了蛋白质的正常表达。

某种血型抗原由于基因突变导致抗原表达下降，其发生机制可能是以上某种机制的作用，也可能是几种机制共同作用的联合效应。

第三节　红细胞血型基因频率的估算

基因频率是指某一等位基因在特定人群中出现的比率。基因型频率是指不同基因型在全部个体中所占的比率，全部基因型频率的总和为 1。一般地，在一个自然群体中，不能根据基因频率计算基因型频率，但当基因型频率与基因频率之间的关系符合哈迪 - 温伯格（Hardy-Weinberg）平衡法则时，则可根据基因频率计算基因型频率。Hardy-Weinberg 遗传平衡定律由 Hardy 和 Weinberg 在 1909 年分别提出，是指一个大的随机交配的群体中，在无迁移、突变和选择的条件下，基因频率和基因型频率世代相传保持恒定，整个群体的基因频率和基因型频率的总和均等于 1。

当群体足够大，群体内个体间随机交配，且无突变发生、新基因加入及自然选择时，若以 p 代表一个等位基因的频率，q 代表另一个等位基因的频率，当 p 和 q 满足 $(p+q)^2=p^2+2pq+q^2=1$ 公式时，则该群体在随机婚配的系统中处于平衡状态，三种基因型的频率在每代中均保持不变，其中 p^2 代表一个等位基因纯合子的频率，q^2 代表另一个纯合子的频率，2pq 代表杂合子的频率。纯合子基因型频率是基因频率的平方，杂合子基因型频率是一对等位基因频率的乘积乘以 2。

群体中某一基因频率可从已知的基因型频率推算出来，在血型研究中常用表现型频率来推算基因和基因型频率。若某血型系统一对等位基因的遗传方式为共显性遗传，其表现型可以反映出基因型，利用基因型频率可直接计算出基因频率。随着分子生物学技术的发展，基因检测技术应用于血型基因及基因型的直接检测，因此对血型基因和基因型频率的计算更加准确。

一、血型基因频率计算的样本例数确定

只有当 Hardy-Weinberg 定律假设条件均存在时，此定律才适用。完全符合假设条件的群体称为理想群体。现实中理想群体并不存在，任何一个群体均不可能具有无穷的个体。

血型基因频率的计算是从数量有限的群体中随机抽样并对血型表现型进行检测，根据表现型分布比例来估算基因或基因型频率。计算值（测量值）受随机抽样的影响，计算值与群体真实值之间存在偏差，即抽样误差。误差可用标准误、方差、标准差、离均差等表示，使用统计学软件可获得各种表示误差的计算值。通过合理设置置信区间，可将抽样误差控制在可接受范围，抽取最小观察值以上的样本例数，即可得出具有统计学意义的结果。

最小观察值的确定对计算结果的统计学意义影响较大，应在设置置信区间的基础上通过公式计算来确定。方差法常用于估算检出最低频率血型基因所需的最小样本数，计算公式为：

$$N > \frac{z^2(2-P_i)}{4P_i}$$

公式中，N 为最小样本数。*Pi* 为某基因的分布频率。z：z 值，置信区间确定后，z 值可通过查询标准正态分布表获得。

例如，双侧置信区间为 95% 时，$\alpha=0.05$，$z=1.96$。双侧置信区间为 99% 时，$\alpha=0.01$，$z=2.58$。若某血型基因频率为 0.01，使用上述公式可分别求出 95% 与 99% 不同置信区间最小观察人数分别为 191、331 人。

二、血型基因频率的计算方法

计算基因频率的方法很多，在血型研究中常用方法有直接计算法及方根法。

（一）直接计算法

1. 常染色体显性遗传　若血型系统显性基因位于常染色体，且各表现型个体数已知，可通过以下公式直接计算基因频率。

（1）根据样本例数计算基因频率：对抽样样本进行基因型或表现型检测，根据检测结果采用以下公式可计算出常染色体显性基因的基因频率。

$$\mathrm{p}=\frac{2mm+mn}{2X}=\frac{2M+MN}{2X}$$

$$\mathrm{q}=\frac{2nn+mn}{2X}=\frac{2N+MN}{2X}$$

公式中，p 为显性基因 *m* 的基因频率，q 为显性基因 *n* 的基因频率。*mm* 为 *m/m* 纯合子，表现型为 M。*mn* 为 *m/n* 杂合子，表现型为 MN。*nn* 为 *n/n* 纯合子，表现型为 N。*X* 为观察样本总数。

例如，MN 血型系统由一对等位基因 *M* 与 *N* 控制，为共显性遗传，可产生三种表现型。*M/M* 纯合子个体表现为 M 型，*M/N* 杂合子个体表现为 MN 型，*N/N* 纯合子个体表现为 N 型。1977 年上海血液中心调查了 1 788 人，发现有 397 人为 M 型，861 人为 MN 型，530 人为 N 型。则 *M* 与 *N* 的基因频率为：

$$M=\frac{2\times 397+861}{2\times 1\,788}=0.462\,8$$

$$N=\frac{2\times 530+861}{2\times 1\,788}=0.537\,2\text{（或 }N=1-M=1-0.462\,8=0.537\,2\text{）}$$

（2）根据表现型比例计算基因频率：根据表现型比例，可采用以下公式计算基因频率：

基因频率 = 纯合子表现型比例 +1/2 杂合子表现型比例。

例如，某群体 MN 血型表现型分布情况为：M 型个体分布比例为 22.20%，N 型为 29.64%。*M* 与 *N* 的基因频率可通过如下计算得出：

MN 表现型个体所占比例 = 1−22.20%−29.64%=48.16%

M 基因频率 = 22.20%+1/2 × 48.16%=46.28%

N 基因频率 = 29.64%+1/2 × 48.16%=53.72%

2. 性染色体遗传

（1）性染色体显性遗传：若位于 X 染色体的一对等位基因为共显性基因，可按如下公式计算其基因频率：

$$p=\frac{a+2c+d}{a+b+2(c+d+e)}$$

$$q=\frac{b+2e+d}{a+b+2(c+d+e)}$$

公式中，p 为显性基因 *S* 的基因频率，q 为显性基因 s 的基因频率。*a* 为男性中带有 *S* 的个体数。*b* 为男性中带有 s 的个体数。*c* 为女性中 *S/S* 纯合子个体数。*d* 为女性中 *S/s* 杂合子个体数。*e* 为女性中 *s/s* 纯合子个体数。

(2) 性染色体隐性遗传：若位于 X 染色体的一对等位基因，其中一个为显性基因，另一个为隐性基因，可采用最大似然法，按 Haldane 公式进行计算：

$$p=\frac{\sqrt{4(2f+m)(b+2d)+a^2-a}}{2(2f+m)}$$

$$q=1-p$$

公式中，p 为隐性基因频率，q 为显性基因频率。*m* 为男性总例数。*a* 为男性中显性表现型个体数。*b* 为男性中隐性表现型个体数。*d* 为女性中隐性表现型个体数。*f* 为女性总例数。

例如，Race 等分析了 6 784 例北欧人群 Xg 血型，Xg^a 对 Xg 为显性，在 3 513 例男性中，Xg(a+) 为 2 304 例（占 65.6%），Xg(a–) 为 1 209 例（占 34.4%）。在 3 271 例女性中，Xg(a+) 为 2 900 例（占 88.7%），Xg(a–) 为 371 例(11.3%)。按 Haldane 公式计算：

$$\text{Xg 基因频率}=\frac{\sqrt{4(2\times3\ 271\times3\ 513)(1\ 209+2\times371)+2\ 304^2-2\ 304}}{2(2\times3\ 271\times3\ 513)}=0.341$$

$$Xg^a\ \text{基因频率}=1-Xg=1-0.341=0.659$$

（二）方根法

方根法适用于常染色体隐性基因频率的计算，例如，计算 ABO 血型系统中的 O 基因频率，Rh 血型系统中的 *cde* 单体型频率，分泌型中的 se 基因频率等。计算法为：对隐性基因表现型个体在群体中分布频率取平方根。

例如，调查某地区人群的 ABO 血型得知：O 型个体占 31.23%。通过方根法可计算出 O 型隐性等位基因频率 $=\sqrt{0.312\ 3}=0.559$。

（三）复等位基因的基因频率计算

假定某个基因座位上有 *A*、*B*、*O* 三个等位基因(其中 *O* 为隐性基因)，基因频率分别为 *p*、*q*、*r*。Hardy-Weinberg 遗传平衡定律可扩展为：

$$(p+q+r)^2=p^2+q^2+r^2+2pq+2pr+2qr=1$$

其中，p^2+2pr 代表 *A* 基因频率，q^2+2qr 代表 *B* 基因频率，$2pq$ 代表 *AB* 基因频率，r^2 代表 *O* 基因频率。

例如，通过抽样调查，发现某地区人群 ABO 血型出现频率为：A 型为 0.45，B 型为 0.13，AB 型为 0.06，O 型为 0.36。即可通过 Hardy-Weinberg 遗传平衡扩展定律计算出 A、B、O 等位基因频率。根据该定律，某地区人群 ABO 血型表现型与基因型的关系可整理为表 2-4 中的内容。

用 *p*、*q*、*r* 分别代表 A、B、O 基因频率，各种血型出现的频率可表示为：$p^2+2pr=0.45$，$q^2+2qr=0.13$，$2pq=0.06$，$r^2=0.36$。经过计算可得：$p=0.3$，$q=0.1$，$r=0.6$。

表 2-4 ABO 血型系统基因型与表现型对应关系

基因型	*A/A*、*A/O*	*B/B*、*B/O*	*A/B*	*O/O*
表现型	A	B	AB	O

（四）单倍型频率的计算

单倍型的计算常用方根法，该法适用于 Rh 血型系统和 HLA 血型系统等由多个基因复合体组成的血型系统。Rh 血型系统基因频率的计算以赵桐茂方法较为简便、有效，该方法计算公式如下：

$$C=CCDE+CCDee+CCde+CCdE+\frac{1}{2}(CcDE+CcDe+Ccdee+CcdE)$$

$$c=1-C$$

$$e=\sqrt{ccdee+ccDee+Ccdee+CcDee+CCdee+CCDee}$$

$$E=1-e$$

$$d=\sqrt{ccdee+CCdee+Ccdee+ccdE+CCdE+CcdE}$$

$$D=1-d$$

$$Cde=\sqrt{CCdee+Ccdee+ccdee}-\sqrt{ccdee}$$

$$cdE=\sqrt{ccdE+ccdee}-\sqrt{ccdee}$$

$$CdE=d-Cde-cdE-\sqrt{ccdee}$$

$$CDE=\sqrt{CCDee+CCdee+CCdE+CCDE}-\sqrt{CCDee+CCdee}-CdE$$

$$CDe=C-CDE-CdE-Cde$$

$$cDE=1-e-cdE-CDE-CdE$$

$$cde=(e-CDe-Cde)\sqrt{\frac{ccdee}{ccdee+ccDee}}$$

$$cDe=e-CDe-Cde-cde$$

由于在大多数群体中，CdE 单体型极为罕见，可将其按 0 处理，赵桐茂方法又可以导出另一套求解公式：

$$cde=\sqrt{ccdee}$$

$$Cde=\sqrt{CCdee+Ccdee+ccdee}-\sqrt{ccdee}$$

$$cdE=\sqrt{ccdee+ccdE}-\sqrt{ccdee}$$

$$CDe=\sqrt{CCDee+CCdee}-Cde$$

$$cDe=e-CDe-Cde-cde$$

$$CDE=\sqrt{CCdee+CCDee+CCDE}-CDe-Cde$$

$$cDE=1-(cde+Cde+cdE+CDe+cDe+CDE)$$

三、Hardy-Weinberg 吻合度检验

在符合 Hardy-Weinberg 定律假设条件的随机婚配群体中，血型系统的各种表现型在群体中分布的观察值应接近 Hardy-Weinberg 定律计算出的预期值（或期望值）。比较观察值和期望值之间的接近程度，称为 Hardy-Weinberg 吻合度检验，可用以评估抽样调查资料的可

靠性。

表现型期望值和观察值吻合程度用 x^2 表示，对每一种表现型求 x^2，相加后得到总的 x^2，查 x^2 分布临界值表得到 p 值。x^2 的计算公式为：

$$x^2=\sum\frac{(\text{期望值}-\text{观察值})^2}{\text{期望值}}$$

$$\text{自由度}(df)=\text{表型数}-\text{基因数}$$

在 Hardy-Weinberg 吻合度检验中，一般以 $P\geqslant 0.05$ 作为期望值与观察值无显著性差异的界限。

参考文献

1. Falk P. What is a gene？ -Revisited. Stud Hist Philos Bio Biomed Sci, 2010, 41 (4): 396-406.
2. Venter JC, Adams MD, Myers EW, et al. The sequence of the human genome. Science, 2001, 291 (5507): 1304-1351.
3. Gerstein MB, Bruce C, Rozowdky JS, et al. What a gene, post-ENCODE？ Histroy and updated definition. Genome Res, 2007, 17 (6): 669-681.
4. 唐炳华, 郑晓珂. 分子生物学. 3 版. 北京: 中国中医药出版社, 2016.
5. Michel CJ. A genetic scale of reading frame coding. J Theor Biol, 2014, 355: 83-94.
6. Claverie JM. Computational methods for the identification of genes in vertebrate genomic sequences. Hum Mol Genet, 1997, 6 (10): 1735-1744.
7. Sieber P, Platzer M, Schuster S. The definition of open reading frame revisited. Trends Genet, 2018, 34 (3): 167-170.
8. Bugaut A, Balasubramanian S. 5′UTR RNA G-quadruplexes: translation regulation and targeting. Nucleic Acids Res, 2012, 40 (11): 4727-4741.
9. Kim B, Kim HM, Kang MK, et al. 5′-UTR and ORF elements, as well as the 3′-UTR regulate the translation of Cyclin. Biochem Biophys Res Commun, 2020, 527 (4): 968-973.
10. Mayr C. What are 3′UTRs doing？ Cold Spring Harb Perspect Biol, 2019, 11 (10): a034728.
11. Kaneko H, Shimizu R, Yamamoto M. GATA factor switching during erythroid differentiation. Curr Opin Hematol, 2010, 17 (3): 163-168.
12. Bresnick EH. Blood disease-causing and-suppressing transcriptional enhancers: general principles and GATA2 mechanisms. Blood Adv, 2019, 3 (13): 2045-2056.
13. Heuston EF. The potential of a single enhancer. Blood, 2016, 127 (24): 2943-2944.
14. Suzuki M, Shimizu R, Yamamoto M. Transcriptional regulation by GATA1 and GATA2 during erythropoiesis. Int J Hematol, 2011, 93 (2): 150-155.
15. Bush SJ, Chen L, Tovar-Corona JM, et al. Alternative splicing and the evolution of phenotypic novelty. Philos Trans R Soc Lond B Biol Sci, 2017, 372 (1713): 20150474.
16. Raud L, Férec C, Fichou Y. From genetic variability to phenotypic expression of blood group systems. Transfus Clin Biol, 2017, 24 (4): 472-475.
17. Park E, Pan Z, Zhang Z, et al. The expanding landscape of alternative splicing variation in human populations. Am J Hum Genet, 2018, 102 (1): 11-26.
18. Sammeth M, Foissac S, Guigó R. A general definition and nomenclature for alternative splicing events. Plos Comput Biol, 2008, 4 (8): e1000147.

19. Zhang SJ, Wang C, Yan S, et al. Isoform evolution in primates through independent combination of alternative RNA processing events. Mol Biol Evol, 2017, 34 (10): 2453-2468.
20. Luo Z, Yang Q, Yang L. RNA structure switches RBP binding. Mol Cell, 2016, 64 (2): 219-220.
21. Hartenian E, Glaunsinger BA. Feedback to the central dogma: cytoplasmic mRNA decay and transcription are interdependent processes. Crit Rev Biochem Mol Biol, 2019, 54 (4): 385-398.
22. Lykke-Andersen S, Jesen TH. Nonsense-mediated mRNA decay: an intricate machinery that shapes transcriptomes. Net Rev Mol Cell Biol, 2015, 16 (11): 665-677.
23. Kurosaki T, Maquat LE. Nonsense-mediated mRNA decay in humans at glance. J Cell Sci, 2016, 129 (3): 461-467.
24. Li X, Rosenfeld MG. Transcription: origins of licensing control. Nature, 2004, 427 (6976): 687-688.
25. Bonetta L. Gene expression: an expressionof interest. Nature, 2006, 440 (7088): 1233-1237.
26. Wang J, Rao S, Chu J, et al. A protein interaction network for pluripotency of embryonic stem cell. Nature, 2006, 444 (7117): 364-368.
27. Dunnen JD, Dalgleish R, Maglott DR, et al. HGVS recommendations of the description of sequence variants: 2016 update. Hum Mutat, 2016, 37 (6): 564-569.
28. 赵桐茂. 人类血型遗传学. 北京: 科学出版社, 1987.
29. 杜若甫. 中国人群体遗传学. 北京: 科学出版社, 2004.
30. 侯一平. 法医物证学. 3 版. 北京: 人民卫生出版社, 2009.

第三章

临床意义显著的红细胞血型系统

从 18 世纪后期开始，输血治疗的神奇效果引起了人们极大的兴趣。当时普遍认为所有动物的血液都一样，所以出现了狗与狗、猫与猫、狗与猫、人与狗、人与羊、人与牛之间的输血。英国产科医生詹姆斯·布伦道尔(James Blundell，1791—1878)在进行了大量实验之后得出了一个结论：异种输血风险极大，输血应在同种之间进行。布伦道尔于 1828 年，通过人与人之间的输血成功救治了一位因产后出血而濒临死亡的产妇，该案例刊登在当年的《柳叶刀》杂志(图 3-1)。当时人们对血型一无所知，即便是人与人之间的输血，也因血型不合而经常引起致死性输血反应，但这并没有阻止人们对输血的探索。

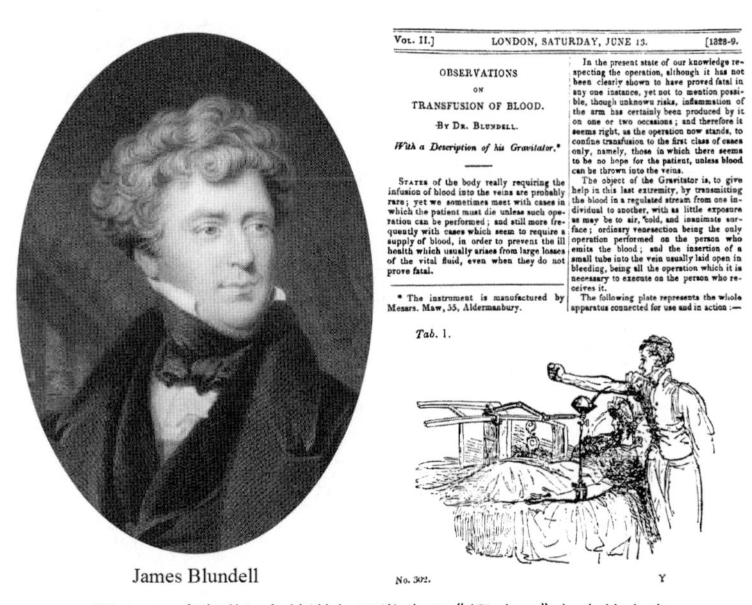

Vol. II.] LONDON, SATURDAY, JUNE 13. [1828-9.

OBSERVATIONS
ON
TRANSFUSION OF BLOOD.

By Dr. Blundell.

*With a Description of his Gravitator.**

States of the body really requiring the infusion of blood into the veins are probably rare; yet we sometimes meet with cases in which the patient must die unless such operation can be performed; and still more frequently with cases which seem to require a supply of blood, in order to prevent the ill health which usually arises from large losses of the vital fluid, even when they do not prove fatal.

In the present state of our knowledge respecting the operation, although it has not been clearly shown to have proved fatal in any one instance, yet not to mention possible, though unknown risks, inflammation of the arm has certainly been produced by it on one or two occasions; and therefore it seems right, as the operation now stands, to confine transfusion to the first class of cases only, namely, those in which there seems to be no hope for the patient, unless blood can be thrown into the veins.

The object of the Gravitator is, to give help in this last extremity, by transmitting the blood in a regulated stream from one individual to another, with as little exposure as may be to air, cold, and inanimate surface; ordinary venesection being the only operation performed on the person who emits the blood; and the insertion of a small tube into the vein usually laid open in bleeding, being all the operation which it is necessary to execute on the person who receives it.

The following plate represents the whole apparatus connected for use and in action:—

* The instrument is manufactured by Messrs. Maw, 55, Aldermanbury.

Tab. 1.

No. 302. Y

图 3-1 詹姆斯·布伦道尔及发表于《柳叶刀》杂志的文章

1900 年，奥地利维也纳大学病理解剖研究室助教卡尔·兰德斯坦纳(Karl Landsteiner，奥地利人，1868—1943)在对因输血而死亡的患者进行尸检时发现，患者死因均由血管内血液凝固引起。他采用“棋盘法”将自己及其他同事的红细胞和血清分别混合，发现有些样本混合后会出现凝集而另外一些却不凝集(图 3-2)，由此意识到不同个体的红细胞并不相同。这些看似简单的试验开创了经典血清免疫学的先河，直至今天我们依然受益于他的创意。

Landsteiner 也因此发现了人类第一个红细胞血型系统——ABO 血型系统。

Landsteiner 因对人类血型研究的卓越贡献，于 1930 年获得诺贝尔医学及生理学奖，被后人誉为“血型之父”。奥地利政府为纪念 Landsteiner 对医学的杰出贡献，使用他的头像作为 1997 年版 1 000 先令的图案（图 3-3）。自 Landsteiner 的发现之后，输血治疗才真正跨入科学、理性的发展道路，并在输血实践中陆续发现了更多的红细胞血型系统。

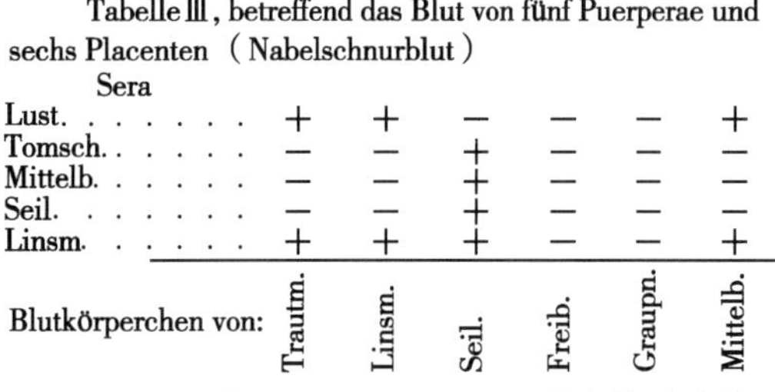

Tabelle III, betreffend das Blut von fünf Puerperae und sechs Placenten （Nabelschnurblut）

Sera	Trautm.	Linsm.	Seil.	Freib.	Graupn.	Mittelb.
Lust.	+	+	−	−	−	+
Tomsch.	−	−	+	−	−	−
Mittelb.	−	−	+	−	−	−
Seil.	−	−	+	−	−	−
Linsm.	+	+	+	−	−	+

Blutkörperchen von: Trautm., Linsm., Seil., Freib., Graupn., Mittelb.

图 3-2　1900 年 Landsteiner 公开发表的试验结果

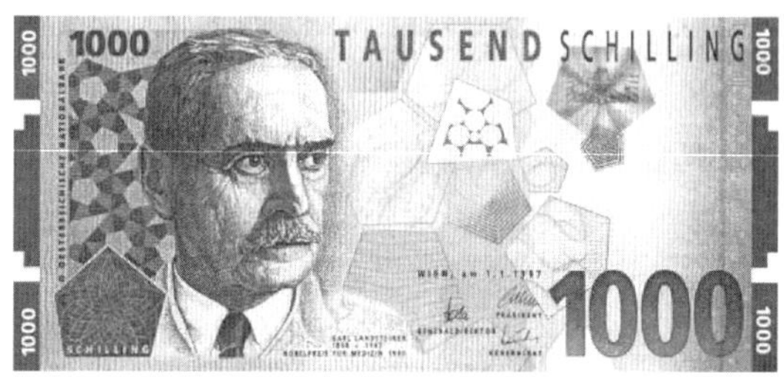

图 3-3　1997 年版奥地利 1 000 先令

第一节　ABO、H 与 Lewis 血型系统

ABO、H 及 Lewis 血型系统是三个独立的血型系统，但在生物合成、抗原表达等方面相互依存、相互影响，存在着紧密的内在联系，本节对其一并讨论以期展示出三者之间内在联系的全貌。

ABO 血型系统共有 4 个抗原，分别为 A、B、A，B 及 A_1 抗原。H 抗原是 H 血型系统唯一的一个抗原。Lewis 血型系统共有 6 个抗原，分别为 Le^{a}、Le^{b}、Le^{ab}（曾称为 Le^{x}，现已弃用）、Le^{bH}、ALe^{b} 及 BLe^{b}，Le^{c} 和 Le^{d} 因未发现其独立遗传的证据而被归入 210 血型集合（表 3-1）。ABO、H 血型系统抗原是由红细胞合成的糖类抗原，Lewis 血型系统抗原并非由红细胞合成而是从血浆中吸附 Lewis-I 型糖脂而来。

表 3-1　ABO、H 及 Lewis 血型系统抗原编号及表述方式

H 血型系统		ABO 血型系统		LE 血型系统		血型集合	
H1	H	ABO1	A	LE1	Le^{a}	210001	Le^{c}
		ABO2	B	LE2	Le^{b}	210002	Le^{d}
		ABO3	A，B	LE3	Le^{ab}		
		ABO4	A1	LE4	Le^{bH}		
				LE5	ALe^{b}		
				LE6	BLe^{b}		

一、ABO、H 及 Lewis 血型系统分子基础

寡糖链是 ABO、H 及 Lewis 血型系统抗原的载体，但寡糖链不能独立存在于红细胞表面，而是通过共价键与红细胞表面的蛋白质、脂质结合，以糖蛋白、糖脂的形式表达于红细胞表面。红细胞携有大量糖蛋白及糖脂，糖蛋白所携糖链结构的复杂程度远胜于糖脂，糖蛋白是红细胞糖类抗原的主要来源。

红细胞膜内嵌有多种理化性质及功能各异的蛋白质，在 SDS- 聚丙烯酰胺凝胶电泳中红细胞膜蛋白因分子量及电荷性质的差异而呈阶梯状分布（图 3-4）。暴露于红细胞表面可被糖基化的膜蛋白主要有带 3 蛋白、带 4.5 蛋白（也称葡萄糖转运蛋白）、GPA、GPB、GPC 及 GPD 等。研究显示，单个红细胞所携 GPA 及带 3 蛋白的拷贝数各约有 1×10^6 个拷贝；带 4.5 蛋白、GPB 及 GPC 在单个红细胞上的拷贝数分别为 5×10^5、2×10^5 及 1.3×10^5 个拷贝；GPD 单个红细胞拷贝数最少，约为 5×10^4 个拷贝。单个红细胞带 3 蛋白携有 100 万 ~ 200 万个 ABH 抗原，占红细胞 ABH 抗原总量的 80%。其次为带 4.5 蛋白，约携有 50 万个 ABH 抗原，另外还有少量 ABH 糖链结构与红细胞膜其他蛋白质结合。

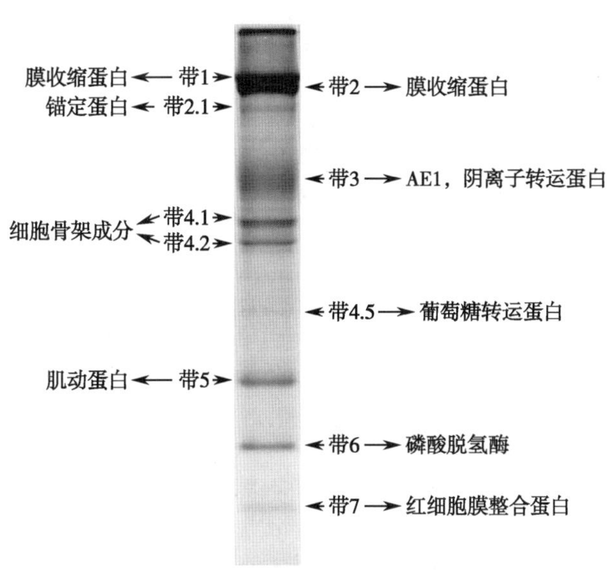

图 3-4　红细胞膜蛋白 SDS- 聚丙烯酰胺凝胶电泳结果

（一）寡糖链

ABO、H 及 Lewis 血型系统抗原均为糖类化合物，其抗原性由糖链末端 1~2 个单糖分子及其所形成的特异空间构象决定。糖类血型抗原合成是以寡糖链（也称低聚糖，由 2~10 个单糖通过糖苷键聚合而成的碳水化合物）及单糖为底物，在特异性糖基转移酶催化下，将相应单糖连接至低聚糖末端，从而形成结构各异的血型抗原分子。

1. 寡糖链类型　ABO、H 及 Lewis 血型系统抗原的形成均以寡糖链为基础。寡糖链由 Gal、GalNAc、GlcNAc、NeuAc、Fuc、Man、Glc 等单糖分子通过共价键形成稳定连接。连接方式主要有 1-2、1-3、1-4、1-6 连接以及 α 和 β 连接，单糖间不同连接方式可产生不同三维立体构象的糖链结构。根据糖链末端双糖分子种类及结构的不同，可分为Ⅰ、Ⅱ、Ⅲ、Ⅳ及Ⅵ型二

糖前体结构(图 3-5)。糖链的延伸是以寡糖链末端二糖前体结构为底物,在不同糖基转移酶催化下,在糖链末端连接上相应单糖分子使糖链逐步延长。

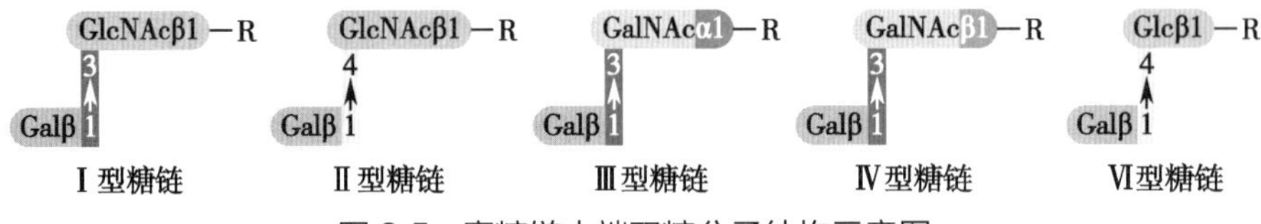

图 3-5 寡糖链末端双糖分子结构示意图

GlcNAc: N- 乙酰基葡糖胺; GalNAc: N- 乙酰基半乳糖胺; Gal: 半乳糖; Glc: 葡萄糖

Ⅰ型糖链分布于分泌物、血浆及由内胚层分化而来的组织器官(图 3-6)。Ⅰ型糖链前体可通过重复Ⅱ型糖链的 Galβ1-4GlcNAc 结构而使Ⅰ型糖链得以延长。Ⅰ型糖链可表达 ABH 及 Lewis 抗原,以Ⅰ型糖链为基础的糖类抗原并非由红细胞合成,但红细胞可从血浆中吸附Ⅰ型糖链而表达相应抗原,如 Lewis 血型系统抗原的表达。

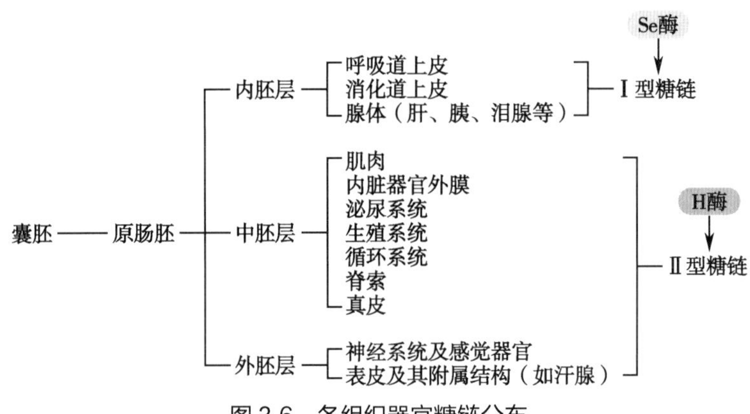

图 3-6 各组织器官糖链分布

Ⅱ型糖链分布于红细胞、分泌物以及由中胚层、外胚层发育而来的组织器官,是红细胞表面主要的糖链形式。Ⅲ型糖链分布于红细胞糖脂及分泌型个体黏蛋白,生物合成特性决定了Ⅲ型糖链只存在于 A 型个体。Ⅱ型 A 抗原末端 GalNAc 通过 β1-3 连接结合 1 个 Gal,经岩藻糖基化形成Ⅲ型 H 抗原,岩藻糖化的 Gal 是 A 酶的底物,可通过 α1-3 连接将 GalNAc 连接至Ⅲ型 H 抗原末端形成Ⅲ型 A 抗原(图 3-7)。

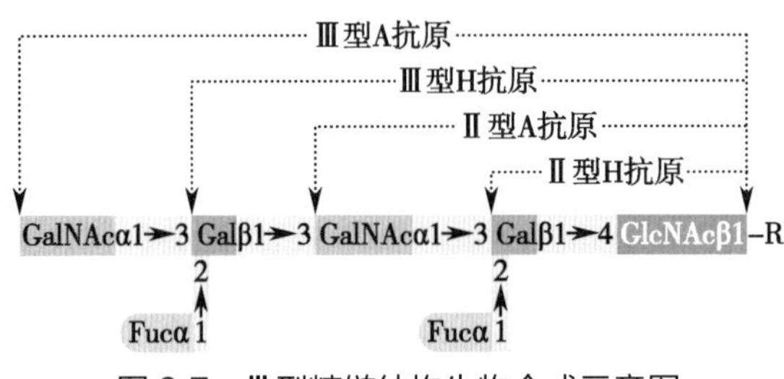

图 3-7 Ⅲ型糖链结构生物合成示意图

Ⅳ型糖链仅分布于糖脂。Ⅴ型糖链是人工合成的糖链结构,在人体中并无表达。Ⅵ型糖链以游离寡糖的形式分布于乳汁与尿液中。

2. 蛋白质糖基化　红细胞膜糖蛋白是ABH抗原的载体，糖蛋白的合成在高尔基体内完成，合成过程中蛋白质可通过N-连接或O-连接使其糖基化形成糖蛋白。

(1)N-连接：N-连接是指寡糖链还原端GlcNAc的乙酰胺基与多肽特征性基序"Asn-X-Ser/Thr"（X为除Pro外的任意氨基酸）中Asn的氮原子(N)通过共价键形成稳定结合的连接方式（图1-4A）。N-连接与多肽特征性基序所形成的空间构象密切相关，且糖链合成与多肽链的延长同步进行，通过N-连接与多肽相结合的寡糖链称为N-聚糖。

根据外层糖链结构差异，N-聚糖可分为高甘露糖型（只含有多个α连接的甘露糖）、复合型（含有唾液酸、半乳糖的分支糖链）和杂合型（同时具有高甘露糖型及复合型特点）（图3-8）。

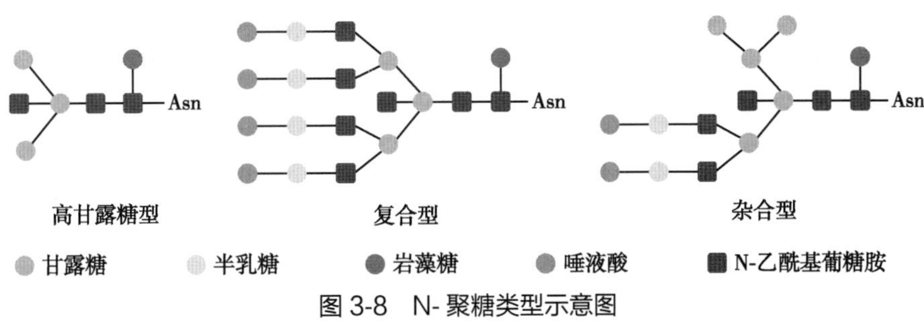

图3-8　N-聚糖类型示意图

在内质网形成的N-聚糖具有相似的糖链结构，进入高尔基体后，糖链中大部分甘露糖被切除，在多种糖基转移酶作用下逐个加上不同单糖分子形成结构各异的寡糖链。

(2)O-连接：O-连接是指GalNAc与氨基酸羟基中的氧原子(O)通过共价键形成稳定结合的连接方式（图1-4B）。多肽中通过O-连接与糖分子相连的氨基酸主要是Ser与Thr，其次为Tyr、Lys及Pro。

在高尔基体内，尿苷二磷酸-N-乙酰基半乳糖胺(UDP-GalNAc)中的GalNAc在N-乙酰基半乳糖胺转移酶催化下与Ser或Thr羟基中的氧原子结合，通过O-连接使多肽链结合上第一个单糖分子。在β-1,3-半乳糖转移酶作用下，使尿苷二磷酸半乳糖(UDP-Gal)中的半乳糖与GalNAc相连，然后在多种不同糖基转移酶作用下，逐个加上不同单糖形成O-聚糖。多肽链O-连接糖基化与N-连接糖基化不同，O-糖基化较为简单且形成的糖链较短。

(3)唾液酸化：N-聚糖与O-聚糖末端还原型单糖分子在唾液酸转移酶催化下，可与唾液酸相连接（如糖链末端Gal可通过α-2,3-连接与唾液酸结合，GalNAc通过α-2,6-连接与唾液酸结合），使糖链唾液酸化，完成糖蛋白在高尔基体内的最后合成。

经唾液酸化的糖蛋白携有负电荷，具有良好的亲水性，可遮蔽疏水性氨基酸而提高糖蛋白的溶解性。寡糖链对糖蛋白的生物学功能、抗原性、生物活性、溶解性、热稳定性及抗蛋白水解酶的能力均有较大影响。

3. 脂质糖基化　糖链（或单糖）与脂质通过糖苷键相连形成糖脂。糖鞘脂是红细胞膜上重要的糖脂，糖链通过糖苷键与神经酰胺第1个碳原子上的羟基结合形成糖鞘脂（也称鞘糖脂）。根据糖链末端双糖分子的不同，糖鞘脂可分为乳糖系列、红细胞系列及神经节系列（图3-9）。

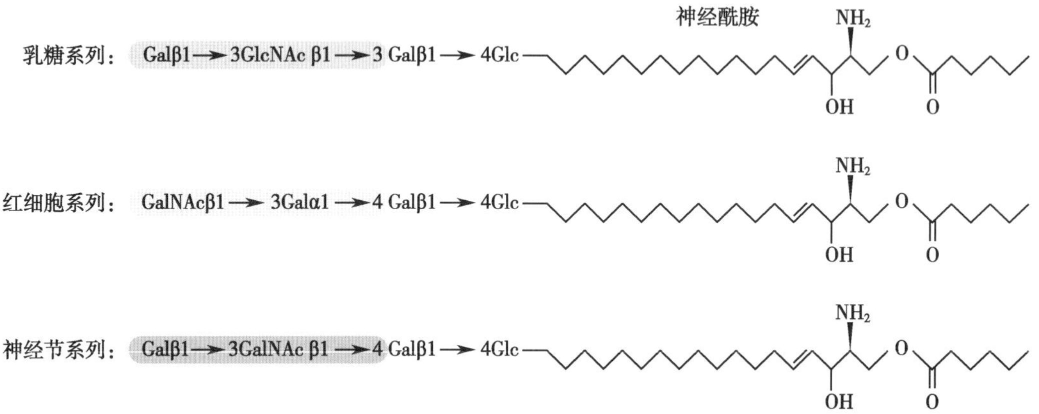

神经酰胺

乳糖系列：Galβ1→3GlcNAc β1→3 Galβ1→4Glc—（神经酰胺：NH_2，OH，O，O）

红细胞系列：GalNAcβ1→3Galα1→4 Galβ1→4Glc—（神经酰胺：NH_2，OH，O，O）

神经节系列：Galβ1→3GalNAc β1→4 Galβ1→4Glc—（神经酰胺：NH_2，OH，O，O）

图 3-9　糖鞘脂结构示意图

糖鞘脂可在唾液酸转移酶作用下使糖链末端还原型单糖分子唾液酸化而呈酸性糖鞘脂。糖鞘脂是红细胞膜标志性物质，不仅可表达 ABH 抗原，还参与多种细胞间信号传递与识别过程，而且还是某些病毒、细菌毒素的受体。

（二）糖基转移酶

寡糖链、糖脂等的合成以及蛋白质糖基化均由糖基转移酶催化完成，人体内至少有 100 多种糖基转移酶承担着不同糖链的合成。糖基转移酶是一类结构相似的Ⅱ型膜蛋白（肽链 N 端位于胞内区，C 端位于胞外区的单次跨膜蛋白），由 1 个短的 N 端胞质区、1 个由 16~20 个氨基酸残基组成的跨膜区及 1 个长的 C 端胞外区组成。胞外区由短茎状结构区及较大的球状催化区组成，茎状结构有利于酶催化区在糖基化过程中的移动（图 3-10）。

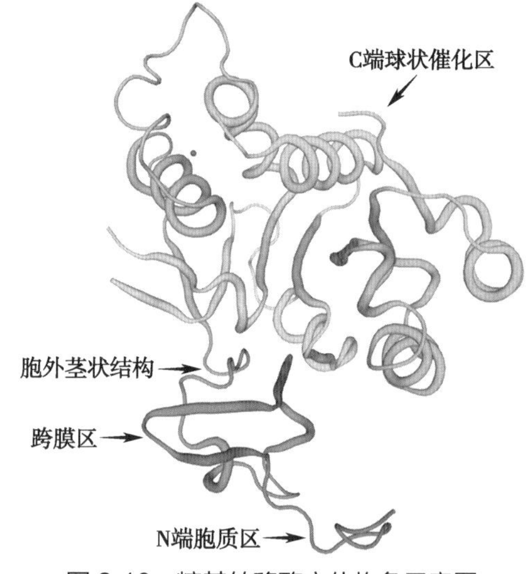

图 3-10　糖基转移酶立体构象示意图

绝大多数糖基转移酶通过跨膜区固定于内质网和高尔基体内质膜上，由于糖基转移酶茎状结构区对某些内源性蛋白水解酶敏感，易被水解而使催化结构域从质膜上脱落下来，形成可溶性糖基转移酶。此外，mRNA 可变剪接可导致糖基转移酶跨膜区发生改变，无法固定于质膜上而成为可溶性糖基转移酶。

糖基转移酶对底物（单糖及寡糖链）具有较高的专一性，不同糖基转移酶将不同的单糖分子结合于相应寡糖链。根据底物的不同，合成 ABO、H 及 Lewis 抗原的糖基转移酶主要有 A 基因控制编码的 α-1,3-N- 乙酰基半乳糖胺转移酶（GTA，简称 A 酶）、B 基因控制编码的 α-1,3-D- 半乳糖转移酶（GTB，简称 B 酶）、FUT1 基因控制编码的 α-1,2-L- 岩藻糖转移酶（α2FucT1，简称 H 酶）、FUT2 基因控制编码的 α-1,2-L- 岩藻糖转移酶（α2FucT2，简称 Se 酶）及 FUT3 基因控制编码的 α-1,3/4-L- 岩藻糖转移酶（α-1,3-L- 岩藻糖转移酶，简称 Le-1,3 酶。α-1,4-L- 岩藻糖转移酶，简称 Le-1,4 酶。Le-1,3 酶与 Le-1,4 酶统称为 Le 酶）（表 3-2）。

表 3-2　ABO、H 及 Lewis 血型系统糖基转移酶

基因座位	等位基因	糖基转移酶	底物	
			单糖分子	糖链
ABO	*A*	α-1,3-N- 乙酰基半乳糖胺转移酶（A 酶,GTA）	N- 乙酰葡糖胺（GalNAc）	岩藻糖化半乳糖
	B	α-1,3-D- 半乳糖转移酶（B 酶,GTB）	半乳糖（Gal）	岩藻糖化半乳糖
	O	无活性		
FUT1（*H*）	*H*	α-1,2-L- 岩藻糖转移酶（H 酶,α2FucT1）	岩藻糖（Fuc）	Ⅱ型糖链
	h	无活性		
FUT2（*SE*）	*Se*	α-1,2-L- 岩藻糖转移酶（Se 酶,α2FucT2）	岩藻糖（Fuc）	Ⅰ,Ⅱ型糖链
	se	无活性		
FUT3（*LE*）	*Le*	α-1,3-L- 岩藻糖转移酶（Le-1,3 酶）	岩藻糖（Fuc）	Ⅱ型糖链
		α-1,4-L- 岩藻糖转移酶（Le-1,4 酶）	岩藻糖（Fuc）	Ⅰ型糖链
	le	无活性		

A 酶与 B 酶的底物单糖分别为 GalNAc 与 Gal,但两者却可与相同的糖链末端结构（岩藻糖化半乳糖）结合。当 A 酶与 B 酶同时存在时,对糖链形成竞争关系（图 3-11）。

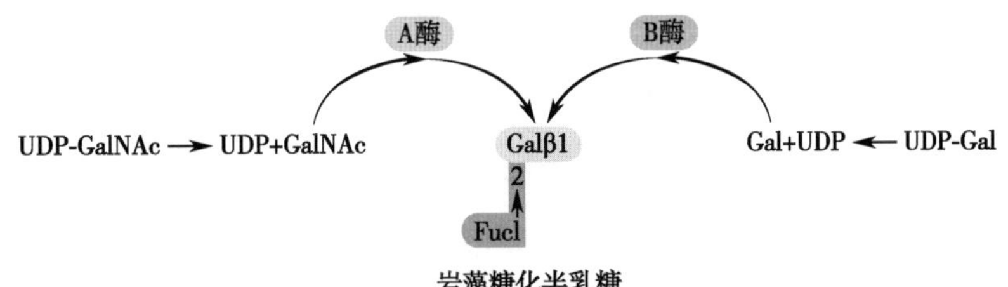

图 3-11　ABO 糖基转移酶底物竞争示意图

UDP-GalNAc：二磷酸尿苷 -N- 乙酰基半乳糖胺；UDP-Gal：二磷酸尿苷 - 半乳糖；UDP：二磷酸尿苷；GalNAc：N- 乙酰基半乳糖胺；Gal：半乳糖

FUT1 与 *FUT2* 控制编码的 H 酶与 Se 酶虽然均为 α-1,2-L- 岩藻糖转移酶,可使糖链末端 Gal 岩藻糖化,但两者理化性质及底物糖链类型均不相同。H 酶与 Se 酶高度同源,H 酶由 321 个氨基酸残基组成,而 Se 酶 N 端比 H 酶多 11 个氨基酸,由 332 个氨基酸残基组成。H 酶与 Se 酶的米氏常数（Km,酶促反应达到最大速度一半时的底物浓度）、耐热性及电泳迁移率均存在差异。此外,H 酶的作用对象是位于红细胞表面的Ⅱ型糖链,而 Se 酶则作用于体液中的Ⅰ、Ⅱ型糖链。

FUT3 编码的 Le 酶包括 Le-1,3 酶及 Le-1,4 酶,两者均可使糖链末端双糖分子中的 GlcNAc 岩藻糖化,但 Le-1,3 酶作用对象是Ⅱ型糖链,而 Le-1,4 酶则作用于Ⅰ型糖链。

（三）ABO、H 及 Lewis 抗原生物合成

ABO、H 及 Lewis 血型系统抗原的合成具有以下几个显著特点：

1. *FUT1* 与 ABO 血型 *FUT1* 的表达是红细胞 ABO 血型抗原形成的先决条件。*FUT1* 编码产物是作用于红细胞表面Ⅱ型糖链的 H 酶，可使糖链末端 Gal 岩藻糖化，形成岩藻糖化半乳糖（即 H 抗原）。H 抗原是 A、B 基因产物 A 酶与 B 酶的底物，若 *FUT1* 发生突变而无具有生物活性的 H 酶得以表达时，Ⅱ型糖链末端 Gal 无法完成岩藻糖化，A 酶与 B 酶因失去作用底物而无法合成 A 或 B 抗原，例如孟买型。

2. *FUT2* 与分泌型 *FUT2* 编码产物是 Se 酶，可催化分泌物与体液中Ⅰ、Ⅱ型糖链末端 Gal 岩藻糖化，形成 H 血型物质。Se 酶具有生物活性的个体被称为分泌型，其分泌物、体液中存在 H 血型物质，否则为非分泌型。

H 血型物质是可溶性 A、B 酶的底物，可进一步合成可溶性 A、B 血型物质。分泌型个体分泌物中可检出 H、A、B 血型物质，而非分泌型个体则无 H、A、B 血型物质。在白色人种中，分泌型个体约占 80%，非分泌型约占 20%。

3. *FUT3* 与 Lewis 血型 *FUT3* 编码产物是 Le 酶，可催化糖链末端 Gal-GlcNAc 双糖分子中的 GlcNAc 发生岩藻糖化。因 Se 酶与 Le 酶作用对象相同（均为分泌物与体液中Ⅰ、Ⅱ型糖链）而使 Lewis 抗原的表达复杂化。

非分泌型个体 Se 酶无生物活性，糖链末端双糖分子中 Gal 无法岩藻糖化仅能形成单 GlcNAc 岩藻糖化结构，表达为 Le^a 及 Le^{ab} 抗原。分泌型个体 Se 酶与 Le 酶均具生物活性，可使糖链末端 Gal-GlcNAc 双糖分子形成双岩藻糖化结构，表达为 Le^b 及 Le^y 抗原（图 3-12）。Le^a/Le^{ab} 与 Le^b/Le^y 为同分异构体（由相同的单糖分子组成但结构不同）。

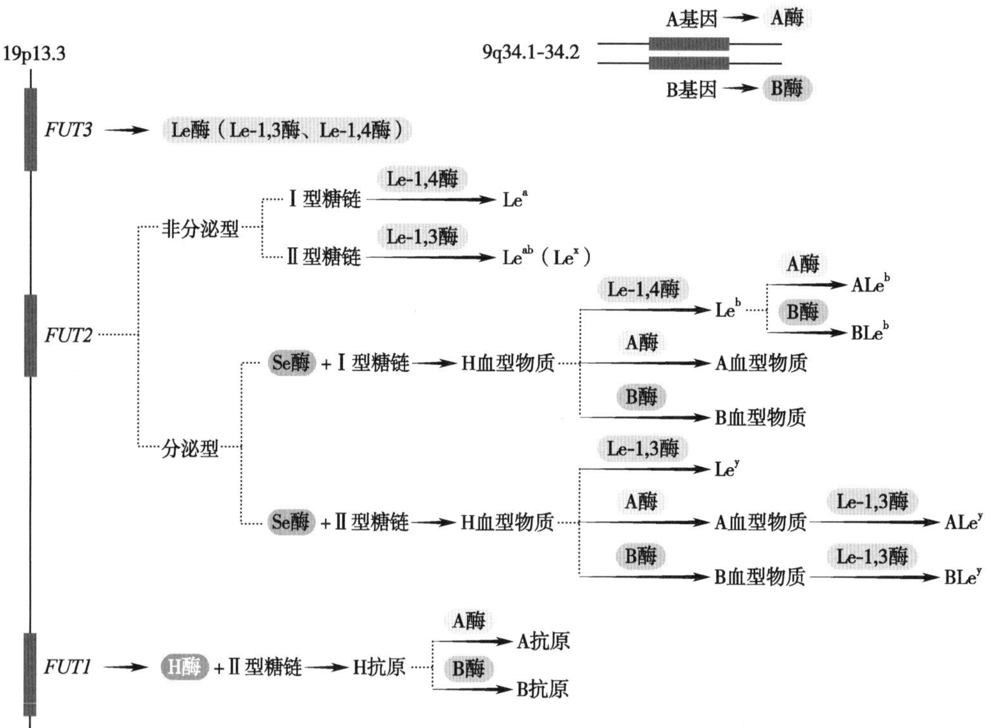

图 3-12 ABO/H/Lewis 血型抗原生物合成内在联系示意图

4. 糖基转移酶活性与抗原合成顺序　糖基转移酶对底物的竞争是 ABO、H 及 Lewis 血型系统抗原生物合成的显著特点，决定了抗原合成的先后顺序、表达数量。

Se 酶活性远高于 Le 酶，所以 H 血型物质最先合成。H 血型物质是 Le 酶、A 酶及 B 酶竞争的共同底物，Le-1，4 酶活性高于 A 酶与 B 酶，先合成 Le^b 抗原，随后可进一步合成 ALe^b 及 BLe^b。而 Le-1，3 酶活性比 A、B 酶弱，虽在对 H 血型物质的竞争中也可形成部分 Le^y，但更主要的是对 A、B 血型物质进一步岩藻糖化合成 ALe^y 及 BLe^y（图 3-12）。

二、ABO 血型系统

1900 年 Landsteiner 发现了 ABO 血型系统中的 A、B、O 抗原，1902 年 Des Casterllo 和 Sturli 发现了 AB 抗原。1910 年，Von Dungern 和 Hirschfeld 通过对 ABO 血型的系统研究，发现 ABO 血型具有遗传性，符合孟德尔遗传规律。1911 年 Von Dungern 和 Hirschfeld 报道了欧洲人群 ABO 血型的分布情况（A 型为 47%，B 型为 11%，AB 型为 6%，O 型为 36%），并首次提出亚型概念，将 A 型分为 A_1 和 A_2 两个亚型。1921 年，世界卫生组织将 ABO 血型系统抗原命名为 A、B、O、AB 四种表现型。1924 年，Felix Bernstein 通过家系研究，认为 ABO 血型遗传与三个复等位基因有关。1926 年之后，Yamakai、Lehres 和 Putkonen 等在不同个体分泌物中发现了可溶性 ABO 血型物质，并据此将人群分为分泌型和非分泌型。1950 年，通过 Morgan、Watkins 和 Kabat 的开拓性研究，发现了 ABO 血型由连接于糖蛋白和糖脂结构上的寡糖链引起，由此认识了 A、B、H 血型抗原的化学结构及生物合成途径。1990 年，Yamamoto 成功克隆了编码 A 酶的 cDNA，从此叩开了 ABO 血型基因学研究的大门。

随着近年来研究的深入，不断发现了多种 *ABO* 新等位基因。另外，ABO 血型抗原生物学功能也成为研究热点，普遍认为 ABO 血型抗原是重要的信息分子，具有多种生物学功能。ABO 血型抗原研究范围已不再局限于输血医学领域，而是拓展到了免疫学、表观遗传学、生物结构信息学等研究领域。

（一）ABO 血型系统分子基础

1. ABO 血型系统基因结构　合成 ABO 抗原的 A 酶与 B 酶由位于 9q34.2 的 *ABO* 控制编码，基因组长约 25kb，由 7 个外显子及 6 个内含子组成（图 3-13）。

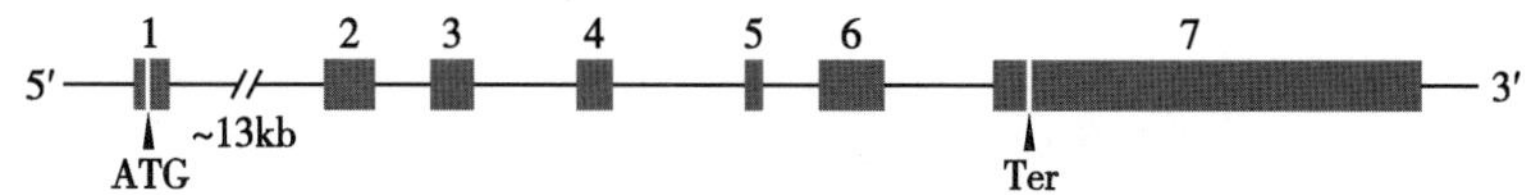

图 3-13　ABO 基因结构示意图

ATG：编码甲硫氨酸的起始密码子；Ter：终止密码子

ABO 第 1~7 外显子长度分别为 40、70、57、48、36、135 及 6 092bp，内含子 1~6 长度分别为 12 993、724、1 451、1 686、554 及 1 052bp（数据来自 NCBI RefSeq NG_006669.2）。CDS 区碱基长度为 1 065bp，翻译起始位点位于第 1 外显子第 13 位碱基。第 1~7 外显子在 CDS 中的长度分别为 28、70、57、48、36、135 及 691bp，分别编码糖基转移酶不同位置的氨基酸（图 3-14）。

第 6、7 外显子控制糖基转移酶催化区的编码，占编码区总长的 77.56%（图 3-15），决定了不同糖基转移酶的催化特性。ABO 基因突变主要集中在第 6、7 外显子。

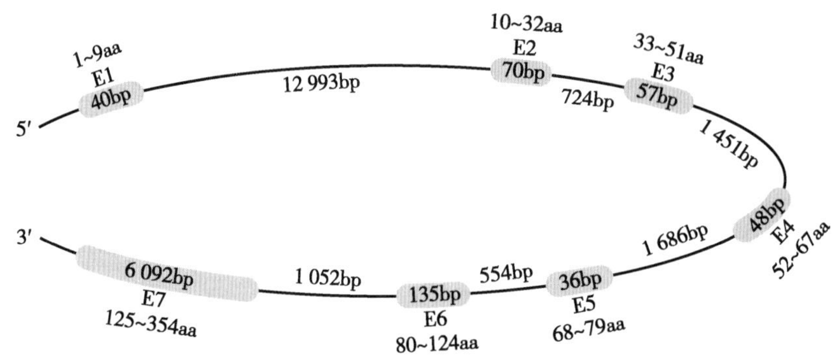

图 3-14　*ABO* 外显子与内含子长度及对应的氨基酸编码长度

aa：氨基酸；E：外显子；外显子之间的碱基长度为内含子长度

```
    1 ATGGCCGAGG TGTTGCGGAC GCTGGCCGGA AAACCAAAAT GCCACGCACT TCGACCTATG
   61 ATCCTTTTCC TAATAATGCT TGTCTTGGTC TTGTTTGGTT ACGGGGTCCT AAGCCCCAGA
  121 AGTCTAATGC CAGGAAGCCT GGAACGGGGG TTCTGCATGG CTGTTAGGGA ACCTGACCAT
  181 CTGCAGCGCG TCTCGTTGCC AAGGATGGTC TACCCCCAGC CAAAGGTGCT GACACCGTGT
  241 AGGAAGGATG TCCTCGTGGT GACCCCTTGG CTGGCTCCCA TTGTCTGGGA GGGCACATTC
  301 AACATCGACA TCCTCAACGA GCAGTTCAGG CTCCAGAACA CCACCATTGG GTTAACTGTG
  361 TTTGCCATCA AGAAATACGT GGCTTTCCTG AAGCTGTTCC TGGAGACGGC GGAGAAGCAC
  421 TTCATGGTGG GCCACCGTGT CCACTACTAT GTCTTCACCG ACCAGCCGGC CGCGGTGCCC
  481 CGCGTGACGC TGGGGACCGG TCGGCAGCTG TCAGTGCTGG AGGTGCGCGC CTACAAGCGC
  541 TGGCAGGACG TGTCCATGCG CCGCATGGAG ATGATCAGTG ACTTCTGCGA GCGGCGCTTC
  601 CTCAGCGAGG TGGATTACCT GGTGTGCGTG GACGTGGACA TGGAGTTCCG CGACCACGTG
  661 GGCGTGGAGA TCCTGACTCC GCTGTTCGGC ACCCTGCACC CCGGCTTCTA CGGAAGCAGC
  721 CGGGAGGCCT TCACCTACGA GCGCCGGCCC CAGTCCCAGG CCTACATCCC CAAGGACGAG
  781 GGCGATTTCT ACTACCTGGG GGGGTTCTTC GGGGGGTCGG TGCAAGAGGT GCAGCGGCTC
  841 ACCAGGGCCT GCCACCAGGC CATGATGGTC GACCAGGCCA ACGGCATCGA GGCCGTGTGG
  901 CACGACGAGA GCCACCTGAA CAAGTACCTG CTGCGCCACA AACCCACCAA GGTGCTCTCC
  961 CCCGAGTACT TGTGGGACCA GCAGCTGCTG GGCTGGCCCG CCGTCCTGAG GAAGCTGAGG
1 021 TTCACTGCGG TGCCCAAGAA CCACCAGGCG GTCCGGAACC CGTGA
```

图 3-15　ABO 基因第 1~7 外显子 CDS 区碱基序列

★：表示不同外显子起始位置。第 6，7 外显子碱基数量占编码区总长的 77.56%。数据来自 NG_006669.2

ABO 基因调控区主要包括启动子区及增强子区。启动子位于翻译起始位点至上游 –150bp 区域内，此区域存在多个转录调控因子结合部位，可与 Sp/KLF 锌指家族转录调控因子 Sp1、CXXC1（C 为半胱氨酸，X 为任意氨基酸）、KLF7，以及核内受体超家族成员过氧化物酶体增殖物激活受体（peroxisome proliferators activated receptor，PPAR）结合 .（图 3-16），对 ABO 基因表达起着正向调节作用。

采用不同试验方法对 ABO 基因启动子进行研究时得出的结论并不相同，研究结果显示 ABO 基因可能存在两个转录起始位点。采用 cDNA 末端快速扩增技术得到的结果显示，启动子区位于翻译起始位点上游 –38 至 –12 的区域，该区域内无 TATA 及 CAAT 基序（图 3-16）。对从外周血获得的原始造血干祖细胞 AC133–CD34+ 进行细胞培养并对 cDNA 进行分析得到的结果显示，2% 培养细胞 ABO 基因在第 1 外显子 -682 位置可能存在另一个可供替代的启动子及外显子 1a（alternative exon 1，exon 1a），也有研究认为 35% 红系基因存在此种可供替代的启动子及外显子 1a，并能翻译出具有生物活性的糖基转移酶。两种 ABO 启动子区域均存在具有启动转录能力的 CpG 岛。

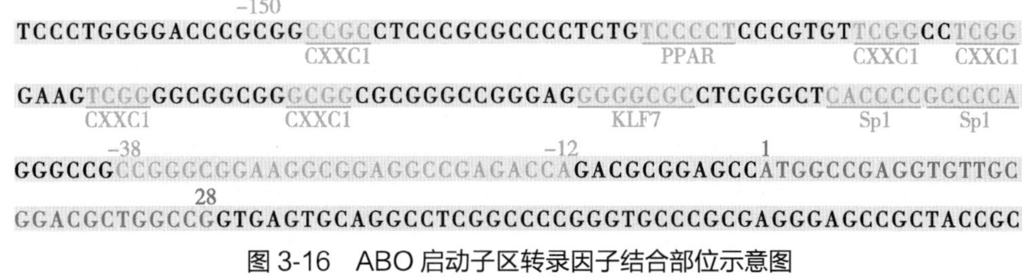

图 3-16　ABO 启动子区转录因子结合部位示意图

1：翻译起始位点；-150~1：ABO 基因启动子分布区域；-12~28：第 1 外显子由 40bp 组成，起始于 -12 转录起始位点，终止于 CDS 区第 28bp；-38~-12：采用 cDNA 末端快速扩增技术得出的启动子区域

ABO 基因增强子区位于第 1 外显子上游 -3 899~-3 618 微卫星区域，该区域存在 1~4 个由 43bp 组成的重复序列，重复序列的数量与等位基因种类有关。例如，*A1.01*、*A1.02* 和 *O.03* 只有 1 个 43bp 序列，*B* 变异体 2（B_{var2}）有 2 个 43bp 重复序列，部分 *A2.01* 有 3 个 43bp 重复序列，而大多数 *A2.01*、*B.01*、*O.01* 和 *O.02* 有 4 个 43bp 重复序列（图 3-17）。

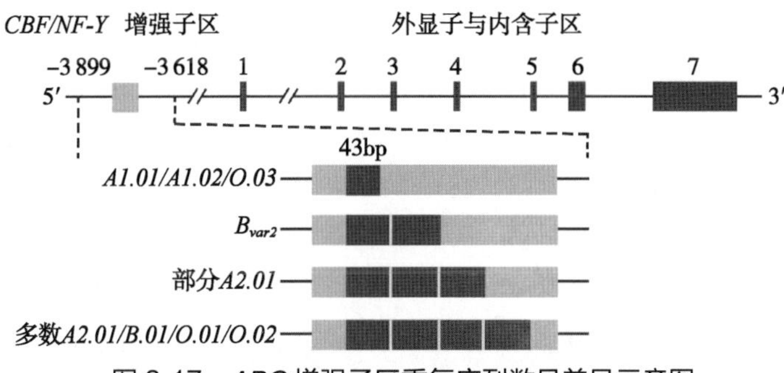

图 3-17　*ABO* 增强子区重复序列数目差异示意图

微卫星区具有多态性，只有 1 个 43bp 重复序列的等位基因第 41 位碱基均存在 G>A 点突变，35% 的 *O.01.01* 与 *O.02.01* 此位置也存在 41G>A 突变。但在有 4 个重复序列的等位基因中，只在第 1 个重复序列出现 41G>A 突变。由 43bp 组成的重复序列中含有多个 CCAAT 基序，转录因子 CBF/NF-Y 可与其特异性结合，对 ABO 基因表达起着正反馈的调节作用。人工诱导微卫星区 CCAAT 基序突变，可阻止转录因子 CBF/NF-Y 与该区结合并明显降低 ABO 基因转录活性。

ABO 基因、启动子区、增强子区基因突变及启动子区 CpG 岛甲基化均可导致 ABO 基因表达减弱，常规检测 ABO 血型时出现弱凝集（凝集强度 ≤ 2+）甚至不凝集的现象。

2. 基因多态性及其相关产物　1924 年德国学者 F. Bernstein 通过家系研究证实了 ABO 血型由位于同一基因座位上的 *A*、*B*、*O* 三个复等位基因控制。*A*、*B* 为显性基因，*O* 为隐性基因。ABO 血型遗传严格遵守孟德尔基因分离律及自由组合律，可产生 6 种基因型及 4 种表现型（表 3-3）。

表 3-3　ABO 血型系统基因型与表现型

基因型	表现型	红细胞抗原	血浆中抗体
A/*A* 或 *A*/*O*	A	A	抗-B
B/*B* 或 *B*/*O*	B	B	抗-A
O/*O*	O	无	抗-A，抗-B
A/*B*	AB	A，B	无

ABO 血型系统具有基因多态性，目前已发现 235 种等位基因（数据来自红细胞基因数据库。http：//www.erythrogene.com）。基因突变是引起基因多态性的根本原因，ABO 血型系统中基因突变类型包括单核苷酸多态性（single nucleotide polymorphisms，SNPs）、基因缺失与插入、易位等，其中 SNPs 是形成 *ABO* 多态性的主要原因。

根据抗原表达强度的不同，可将等位基因分为三类：正常表达 A、B 抗原的野生型等位基因；弱表达 A、B 抗原的变异型等位基因；不表达 A、B 抗原的 O 等位基因。

（1）野生型等位基因及其产物

1）野生型等位基因：控制红细胞充分表达 A、B 抗原并能通过直接凝集法观察到强凝集现象（凝集强度 ≥ 3+）的等位基因为野生型等位基因，是 ABO 血型系统中的优势基因，广泛分布于不同人种。

野生型 A 表现型等位基因有 *A1.01* 及 *A1.02*。*A1.01* 在欧美人中常见，基因频率约为 80%。*A1.02* 在中国人中常见，基因频率约为 93%。*A1.01* 与 *A1.02* 的区别仅是第 7 外显子第 467 位碱基不同，*A1.01* 为 467C，而 *A1.02* 为 467T，并由此引起第 156 位氨基酸替换（*A1.01* Pro156，*A1.02* Leu156）（图 3-18），但不影响 A 酶特异性与活性，合成的 A 抗原性质与表达强度无明显差异。

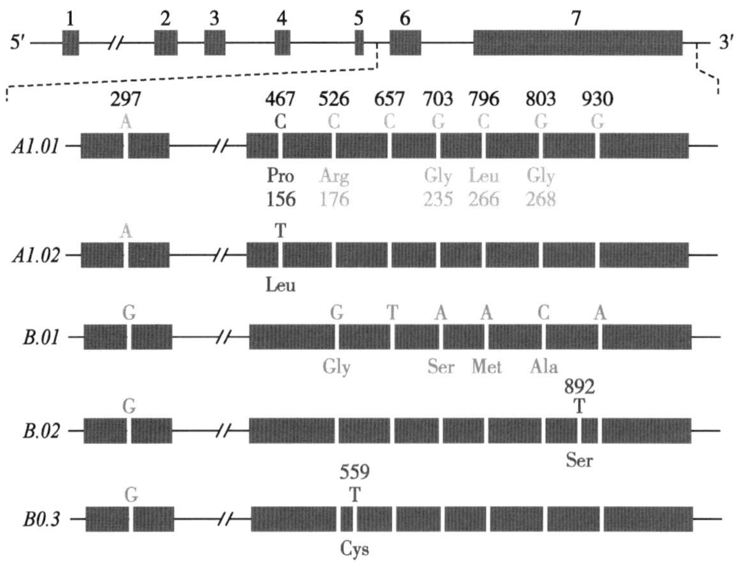

图 3-18　*ABO* 常见等位基因差异示意图

野生型 B 表现型等位基因有 *B.01*、*B.02* 及 *B.03*，*B.01* 分布最为广泛，在东亚人群中基因频率为 18.85%，非洲人为 13.39%，欧洲人为 8.45%。与 A 等位基因相比，B 等位基因有 7 个核苷酸不同，分别位于第 6、7 外显子，其中 297A>G、657C>T、930G>A 为同义突变。引起氨基酸替换的核苷酸突变均位于第 7 外显子，526C>G 突变引起 Arg176Gly 替换，703G>A 引起 Gly235Ser 替换，796C>A 引起 Leu266Met 替换，803G>C 引起 Gly268Ala 替换（图 3-18）。与 *B.01* 相比，*B.02* 存在 892G>T 突变并引起 Ala298Ser 替换，而 *B.03* 存在 559C>T 突变可引起 Arg187Cys 替换，但不影响 B 酶活性，均可合成正常表达的 B 抗原。

2）野生型等位基因编码的糖基转移酶：野生型 A、B 等位基因编码产物分别为 A 酶与 B 酶，两者均由 354 个氨基酸残基组成，具有高度同源性，仅有 4 个氨基酸差异，分别位于多肽链第 176、235、266 和 268 位氨基酸。A 酶相应位置氨基酸为：Arg176、Gly235、Leu266、Gly268，而 B 酶则为 Gly176、Ser235、Met266、Ala268（图 3-19）。

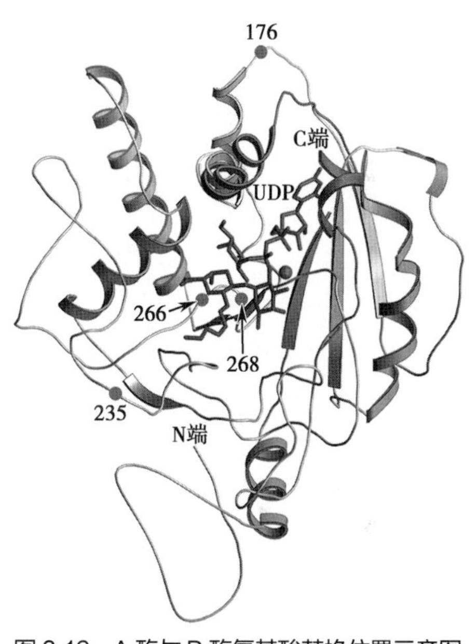

图 3-19 A 酶与 B 酶氨基酸替换位置示意图

糖基转移酶空间构象与结合底物的特异性、抗原合成的催化效率密切相关，酶的空间结构对其生物学功能起着重要的调节作用。糖基转移酶通过催化活性位点及其周围可移动多肽环的显著构象变化来识别底物。A 酶与 B 酶具有各自特征性的可移动多肽环，无底物存在时处于无序排列状态。当与底物接触时，可移动多肽环通过调整其空间结构以优化与单糖的契合程度，并覆盖酶催化活性位点形成有序闭合构象，完成酶催化过程，合成相应抗原。

A 酶与 B 酶虽仅有 4 个氨基酸差异，但却是导致糖基转移酶生物合成、酶动力学及立体构象等显著差异的根本原因。蛋白质结晶研究结果显示，糖基转移酶 C 端催化区的第 266 和 268 位氨基酸残基对决定底物特异性起着至关重要的作用，其中 Leu/Met266 尤为重要。Leu/Met266 与周边氨基酸形成的特异空间结构与乙酰氨基 / 羟基接触来区分 GalNAc 和 Gal，实现对单糖供体的识别。A 酶中的 Leu266 可识别 GalNAc 的乙酰氨基并与其立体结构相契合，而 B 酶中的 Met266 可识别 Gal 的羟基并与之契合，表现出糖基转移酶的专一性，即对底物的严格选择性。

3）野生型等位基因控制的 ABO 抗原生物合成：A（或 B）等位基因编码产物是 A 酶（或 B 酶），以 H 酶催化合成的 H 抗原为底物，在 A 酶（或 B 酶）催化下使 GalNAc（或 Gal）与 H 抗原末端岩藻糖化半乳糖结合形成 A（或 B）抗原。由此可见，A（或 B）抗原是 A（或 B）等位基因的间接产物。O 等位基因编码产物无生物活性，亦无对应的抗原产物，红细胞仅表达 H 抗原。

A、B 抗原的生物合成过程可分两步完成：第 1 步是 H 抗原的合成，第 2 步是以 H 抗原为底物合成 A、B 抗原。H 酶可特异性地将岩藻糖通过 α-1,2- 方式连接至前体糖链末端半乳糖，使其岩藻糖化形成 H 抗原。A 酶可将单糖供体 UDP-GalNAc 中的 GalNAc 通过 α-1,

3- 方式连接至 H 抗原岩藻糖化半乳糖残基 3'-OH 位置形成 A 抗原。B 酶可将供体 UDP-Gal 中的 Gal 过 α-1,3- 方式连接至 H 抗原岩藻糖化半乳糖残基 3'-OH 位置形成 B 抗原(图 3-20)。

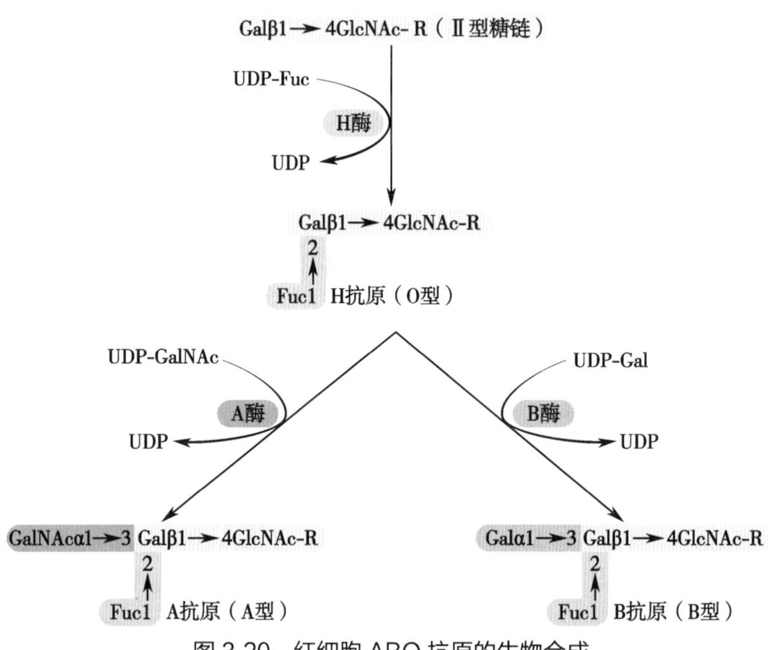

图 3-20 红细胞 ABO 抗原的生物合成

在 A、B 抗原生物合成过程中,若缺乏 H 抗原,即便 A、B 酶功能正常也无法完成 A、B 抗原的生物合成。例如,孟买型个体缺乏 H 酶,无法合成 H 抗原,即使 A、B 酶功能正常也因缺乏反应底物而无法合成 A、B 抗原。

(2) 变异型等位基因及其产物:*A*、*B* 变异型等位基因是指野生型等位基因发生基因突变,导致红细胞相应抗原表达减弱的等位基因,其在 ABO 血型系统中出现频率较低,但在各人种中均有分布。

A、*B* 变异型等位基因主要由发生在第 6、7 外显子的基因突变引起,导致其编码的糖基转移酶氨基酸顺序及空间构象发生改变,对酶识别底物的专一性及催化效率等特性造成影响,最终表现为抗原表达减弱,血清学检测呈弱凝集现象(凝集强度 ≤ 2+)(编者注:使用人源抗体检测弱表达抗原,可出现凝集强度减弱的现象。若使用不同克隆株来源的单克隆抗体进行检测,凝集强度变化较大,可呈 -~4+ 不同程度的凝集。详见第五章第一节)。

根据对糖基转移酶特性造成影响的差异,变异型等位基因可分为两类:导致糖基转移酶催化效率降低的变异型等位基因,以及导致糖基转移酶专一性降低的变异型等位基因。

1) 引起酶催化效率降低的变异型等位基因:SNPs、单核苷酸缺失与插入、内含子突变引起的可变剪接等基因突变可导致糖基转移酶催化效率降低,血清学检测呈弱表现型(表 3-4,表 3-5)。

表 3-4 导致糖基转移酶催化效率降低的 *A* 变异型等位基因

表现型	等位基因	核苷酸变化	氨基酸变化
$A_{弱}$ (A_2)	ABO*A2.01	467C>T,1061delC	Pro156Leu,Pro354Argfs*23
	ABO*A2.02	1054C>T	Arg352Trp
	ABO*A2.03	1054C>G	Arg352Gly
	ABO*A2.04	297A>G**,526C>G,657C>T**,703G>A,771C>T**,829G>A	Arg176Gly,Gly235Ser,Val277Met
	ABO*A2.05	467C>T,1009A>G	Pro156Leu,Arg337Gly
	ABO*A2.06	1061delC	Pro354Argfs*23
	ABO*A2.07	539G>C	Arg180Pro
	ABO*A2.08	467C>T,539G>C	Pro156Leu,Arg180Pro
	ABO*A2.09	467C>T,527G>A,1061delC	Pro156Leu,Arg176His,Pro354Argfs*23
	ABO*A2.10	268T>C,467C>T	Trp90Arg,Pro156Leu
	ABO*A2.11	266C>T,467C>T	Pro89Leu,Pro156Leu
	ABO*A2.12	190G>A,527G>A,1061delC	Val64Ile,Arg176His,Pro354Argfs*23
	ABO*A2.13	467C>T,742C>T	Pro156Leu,Arg248Cys
	ABO*A2.16	106G>T,188G>A,189C>T,467C>T,1061delC	Val36Phe,Arg63His,Pro156Leu,Pro354Argfs*23
	ABO*A2.17	407C>T,467C>T	Thr136Met,Pro156Leu
	ABO*A2.18	467C>T,722G>A	Pro156Leu,Leu241Gln
	ABO*A2.19	467C>T,778G>A	Pro156Leu,Glu260Lys
	ABO*A2.20	467C>T,829G>A	Pro156Leu,Val277Met
$A_{弱}$ (A_3)	ABO*A3.01	871G>A	Asp291Asn
	ABO*A3.02	828G>A,1061delC	Val277Met,Pro354Argfs*23
	ABO*A3.03	838C>T	Leu280Phe
	ABO*A3.04	467C>T,539G>A,1061delC	Arg180His,Pro156Leu,Pro354Argfs*23
	ABO*A3.05	820G>A	Val274Met
	ABO*A3.06	467C>T,820G>A	Pro156Leu,Val274Met
	ABO*A3.07	467C>T,745C>T	Pro156Leu,Arg249Trp
$A_{弱}$ (A_m)	ABO*AM.01	467C>T,761C>T	Pro156Leu,Ala254Val
	ABO*AM.02	664G>A	Val222Met
$A_{弱}$ (A_{el})	ABO*AEL.01	804insG	Phe269Valfs*124
	ABO*AEL.02	467C>T,646T>A,681G>A**	Pro156Leu,Phe216Ile
	ABO*AEL.03	804delG	Phe269Serfs*20
	ABO*AEL.04	IVS6+5G>A	可变剪切

续表

表现型	等位基因	核苷酸变化	氨基酸变化
A弱 (A_{el})	*ABO*AEL.05*	467C>T,767T>C	Pro156Leu,Ile256Thr
	*ABO*AEL.06*	425T>C,467C>T	Met142Thr,Pro156Leu
	*ABO*AEL.07*	467C>T,681G>A**,771C>T** 829G>A	Pro156Leu,Val277Met
	*ABO*AEL.08*	467C>T,804insG	Pro156Leu,Phe269Valfs*124
A弱 (A_w)	*ABO*AW.01*	407C>T,467C>T,1061delC	Thr136Met,Pro156Leu, Pro354Argfs*23
	*ABO*AW.02*	350G>C,467C>T,1061delC	Gly117Ala,Pro156Leu, Pro354Argfs*23
	*ABO*AW.03*	203G>C,467C>T,1061delC	Arg68Thr,Pro156Leu, Pro354Argfs*23
	*ABO*AW.04*	721C>T	Arg241Trp
	*ABO*AW.05*	965A>G	Glu322Gly
	*ABO*AW.06*	502C>G	Arg168Gly
	*ABO*AW.07*	467C>T,592C>T,1061delC	Pro156Leu,Arg198Trp, Pro354Argfs*23
	*ABO*AW.08*	220C>T,297A>G,488C>T,526C>G, 802G>A	Pro74Ser,Thr163Met, Arg176Gly,Gly268Arg
	*ABO*AW.09*	46G>A,106G>T,188G>A,220C>T, 467C>T,1061delC	Ala16Thr,Val36Phe, Arg63His,Pro74Ser, Pro156Leu,Pro354Argfs*23
	*ABO*AW.10*	784G>A	Asp262Asn
	*ABO*AW.11*	523G>A,721C>T	Val175Met,Arg241Trp
	*ABO*AW.12*	467C>T,556A>G	Pro156Leu,Met186Val
	*ABO*AW.13*	2T>C	Ala2_Met20del
	*ABO*AW.14*	467C>T,699C>A	Pro156Leu,His233Gln
	*ABO*AW.15*	IVS6+4A>T	可变剪切
	*ABO*AW.16*	1A>G,467C>T,1061delC	Ala2_Met20del,Pro156Leu, Pro354Argfs*23
	*ABO*AW.17*	236C>T,467C>T,1061delC	Pro79Leu,Pro156Leu, Pro354Argfs*23
	*ABO*AW.18*	347T>C,467C>T,1061delC	Ile116Thr,Pro156Leu, Pro354Argfs*23
	*ABO*AW.19*	434A>G,467C>T,1061delC	His145Arg,Pro156Leu, Pro354Argfs*23
	*ABO*AW.20*	467C>T,607G>A,1061delC	Pro156Leu,Glu203Lys, Pro354Argfs*23

续表

表现型	等位基因	核苷酸变化	氨基酸变化
	*ABO*AW.21*	467C>T,607G>C,1061delC	Pro156Leu,Glu203Gln,Pro354Argfs*23
	*ABO*AW.22*	467C>T,634G>A,1061delC	Pro156Leu,Val212Met,Pro354Argfs*23
	*ABO*AW.23*	467C>T,722G>A,1061delC	Pro156Leu,Arg241Gln,Pro354Argfs*23
	*ABO*AW.24*	467C>T,742C>T,1061delC	Pro156Leu,Arg248Cys,Pro354Argfs*23
	*ABO*AW.25*	467C>T,829G>A,1061delC	Pro156Leu,Val277Met,Pro354Argfs*23
	*ABO*AW.26*	467C>T,527G>A,1061delC	Pro156Leu,Arg176His,Pro354Argfs*23
	*ABO*AW.27*	527G>A,1061delC	Arg176His,Pro354Argfs*23
	*ABO*AW.28*	IVS2+2T>C	可变剪切
	*ABO*AW.29*	311T>A	Ile104Asn
	*ABO*AW.30.01*	646T>A	Phe216Ile
	*ABO*AW.30.02*	646T>A,681G>A**	Phe216Ile
A弱（A_w）	*ABO*AW.31.01*	297A>G**,646T>A,681G>A**,771C>T**,829G>A	Phe216Ile,Val277Met
	*ABO*AW.31.02-05*	646T>A,681G>A**,771C>T**,829G>A	Phe216Ile,Val277Met
	*ABO*AW.32*	996G>A	Trp332Ter
	*ABO*AW.33*	467C>T,543G>T	Pro156Leu,Trp181Cys
	*ABO*AW.34*	467C>T,829G>A,1009A>G	Pro156Leu,Val277Met,Arg337Gly
	*ABO*AW.35*	467C>T,860C>T	Pro156Leu,Ala287Val
	*ABO*AW.36*	607G>A	Glu203Lys
	*ABO*AW.37*	940A>G	Lys314Glu
	*ABO*AW.38*	426G>C	Met142Ile
	*ABO*AW.39*	385T>C	Phe129Leu
	*ABO*AW.40*	499G>T	Gly167Cys
	*ABO*AW.41*	370A>G	Lys124Glu
	*ABO*AW.42*	467C>T,905A>G	Pro156Leu,Asp302Gly
	*ABO*AW.43*	467C>T,721C>T	Pro156Leu,Arg241Trp
	*ABO*AW.44*	IVS6+4A>G	可变剪切
	*ABO*AW.45*	IVS4+1delG,467C>T,1061delC	可变剪切

注：以 *A1.01* 为参照基因；**：同义突变；del：缺失；ins：插入；fs：移码突变；IVS：内含子；Ter：终止密码子

表 3-5　导致糖基转移酶催化效率降低的 *B* 变异型等位基因

表现型	等位基因	核苷酸变化	氨基酸变化
B 弱（B_3）	*ABO*B3.01*	1054C>T	Arg352Trp
	*ABO*B3.02*	646T>A	Phe216Ile
	*ABO*B3.03*	IVS1+5G>A	可变剪接
	*ABO*B3.04*	247G>T	Asp83Tyr
	*ABO*B3.05*	425T>C	Met142Thr
	*ABO*B3.06*	547G>A	Asp183Asn
	*AOB*B3.07*	410C>T	Ala137Val
	*ABO*B3.08*	938A>C	His313Pro
$B_{弱}$（B_w）	*ABO*BW.01*	871G>A	Asp291Asn
	*ABO*BW.02*	873C>G	Asp291Glu
	*ABO*BW.03*	721C>T	Arg241Trp
	*ABO*BW.04*	548A>G	Asp183Gly
	*ABO*BW.05*	539G>A	Arg180His
	*ABO*BW.06*	1036A>G	Lys346Glu
	*ABO*BW.07*	1055G>A	Arg352Gln
	*ABO*BW.08*	863T>G	Met288Arg
	*ABO*BW.09*	1037A>T	Lys346Met
	*ABO*BW.10*	556A>G	Met186Val
	*ABO*BW.11*	695T>C	Leu232Pro
	*ABO*BW.12*	278C>T	Pro93Leu
	*ABO*BW.14*	523G>A	Val175Met
	*ABO*BW.15*	565A>G	Met189Val
	*ABO*BW.16*	575T>C	Ile192Thr
	*ABO*BW.17*	784G>A	Asp262Asn
	*ABO*BW.18*	802G>A	Gly268Thr
	*ABO*BW.19*	646T>A,681G>A**	Phe216Ile
	*ABO*BW.20*	815_816insG	Ser237Valfs* ?
	*ABO*BW.21*	688G>C	Gly230Arg
	*ABO*BW.22*	503G>T	Arg168Leu
	*ABO*BW.23*	743G>C	Arg248Pro
	*ABO*BW.24*	558G>T	Met186Ile
	*ABO*BW.25*	103G>A,619C>G	Gly35Arg,Leu207Val
	*ABO*BW.26*	53G>T	Arg18Leu
	*ABO*BW.27*	905G>A	Asp302Gly
	*ABO*BW.28*	541T>C	Trp181Arg
	*ABO*BW.29*	588C>G	Cys196Trp

续表

表现型	等位基因	核苷酸变化	氨基酸变化
B弱（B_w）	*ABO*BW.30*	976G>T	Asp326Tyr
	*ABO*BW.31*	900G>C	Trp300Cys
	*ABO*BW.32*	808T>A	Phe270Ile
	*ABO*BW.33*	550G>A	Val184Met
	*ABO*BW.34*	889G>A	Glu297Lys
B弱（B_{el}）	*ABO*BEL.01*	641T>G	Met214Arg
	*ABO*BEL.02*	669G>T	Glu223Asp
	*ABO*BEL.03*	502C>T	Arg168Trp
	*ABO*BEL.04*▲	467C>T，646T>A，681G>A**，771C>T**，796C>A**，803G>C，829G>A	Pro156Leu，Phe216Ile，Leu266Met，Gly268Ala，Val277Met
	*ABO*BEL.05*	952G>A	Val318Met

注：以 *B.01* 为参照基因；▲：以 *A1.01* 为参照基因；**：同义突变；ins：插入；fs：移码突变；IVS：内含子

SNPs 是产生 *A*、*B* 变异型等位基因的主要原因。例如，以 *A1.01* 为参照，*A2.02* 由 1054C>T 单核苷酸突变引起，导致第 352 位氨基酸发生替换（Arg352Trp），血清学检测呈 A弱型（A_2 型）。以 *B.01* 为参照，*B3.01* 同样由 1054C>T 单核苷酸突变引起（Arg352Trp），血清学检测呈 B弱型（B_3 型），提示第 352 位氨基酸对 A、B 糖基转移酶活性影响较大。*BW.25* 存在 2 个点突变（103G>A，619C>G）导致第 35 及 207 位氨基酸发生替换（Gly35Arg，Leu207Val），血清学检测呈 B弱型（B_w 型）。

单核苷酸缺失与插入是仅次于 SNPs 产生 *A*、*B* 变异型等位基因的原因。例如，*AEL.01*、*BW.20* 均存在单核苷酸插入（表 3-4，表 3-5）。*AEL.03* 由单核苷酸缺失引起（804delG），导致终止密码子后移（Phe269Serfs*20），血清学检测呈 A弱型（A_{el} 型）图 3-21。

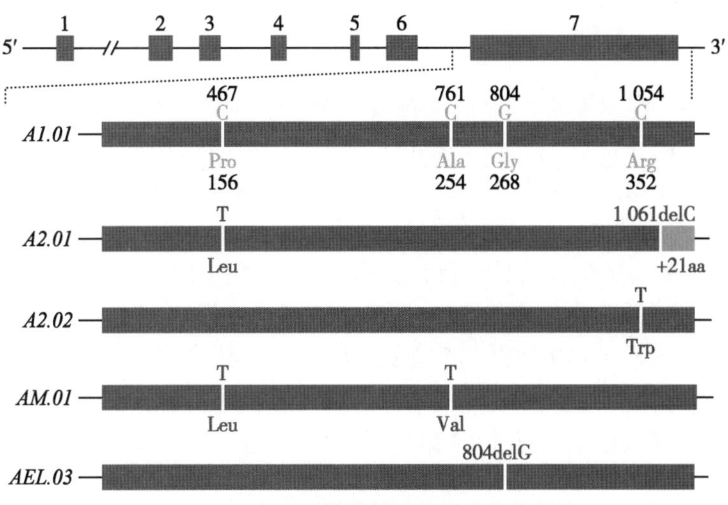

图 3-21　*A* 变异型等位基因及其产物变化情况

某些变异型等位基因存在多种突变形式。例如，中国人常见的 *A2.01* 同时存在点突变及碱基缺失：467C>T，1061delC。467C>T 点突变引起 Pro156Leu 替换，而 1061delC 碱基缺失所处位置是 *A1.01* 终止密码子的位置，引起终止密码子后移，阅读框的改变导致编码产物末端延长了 21 个氨基酸残基（Pro354Argfs*23）（图 3-21）。不仅发生于外显子的基因突变可引起抗原表达减弱，内含子突变引起的可变剪接同样可产生变异型等位基因并引起抗原表达减弱。例如 *AEL.04*、*AW.15*、*AW.28*、*AW.44*、*AW.45*、*B3.03* 等均由可变剪接引起（表 3-4，表 3-5），血清学检测呈弱表现型。

通过对基因突变与糖基转移酶立体结构关系的研究，有学者提出了突变吸收模型（mutation-absorptoin model，MAM），认为酶分子包含一个具有吸收、贮存遗传变异的子系统，可将基因变异信息储存于特异的立体构型中，并通过改变酶功能的方式将储存于立体结构中的遗传变异信息表达出来。根据基因突变引起酶结构变化区域的不同，可分为催化区内突变及催化区外突变，前者通常引起酶专一性降低，而后者常会导致酶活性降低。MAM 从糖基转移酶立体结构与功能关系的角度很好地解释了基因突变导致的酶专一性降低及抗原表达减弱现象（表 3-6）。

表 3-6　*A* 变异型等位基因编码糖基转移酶对抗原表达数量的影响

表现型	血清中糖基转移酶	最适 pH	单个红细胞抗原数（$\times 10^3$/ 个）
A_1	阳性	6.0	810~1170
A_2	阳性	7.0	229~240
A_3	弱阳性	/	≈ 30
A_x	非常弱	/	≈ 4
A_{end}	阴性	/	/
A_m	阳性	6.0，7.0	0.2~1.9
A_y*	弱阳性	/	/
A_{el}*	阴性	/	0.1~1.4

注：*：只能用吸收放散实验检出

野生型 A 酶第 79 位氨基酸为疏水性脯氨酸（Pro），而 Aw17 型相应位置氨基酸却是疏水性亮氨酸（Leu），会干扰酶侧链二聚体的形成。A 酶第 116 位氨基酸位于 β3 链，是形成 β 折叠、Rossmann 卷曲的重要组成部分。野生型 A 酶第 116 位氨基酸是疏水性异亮氨酸（Ile），C 原子距酶活性中心区的距离约为 21Å，而 Aw18 型 116 位氨基酸却是亲水性苏氨酸（Thr），亲水性改变会影响 β 折叠的形成。野生型 A 酶第 145 位氨基酸是组氨酸（His）位于 N 端 β5 折叠链，距酶活性中心约 25Å，紧邻 106 位天冬酰胺（Asn）、222 位缬氨酸（Val）和 116 位异亮氨酸（Ile），而 Aw19 型第 116 位氨基酸却是精氨酸（Arg），会扰乱 145 位组氨酸周围的空间构象（图 3-22）。A 酶与 B 酶对其底物的分辨率为 1.39~1.55 Å，氨基酸替换带来的空间构象改变会影响糖基转移酶对底物的契合度，导致酶识别并结合底物的能力降低，血清学检测呈 $A_{弱}$或 $B_{弱}$型。

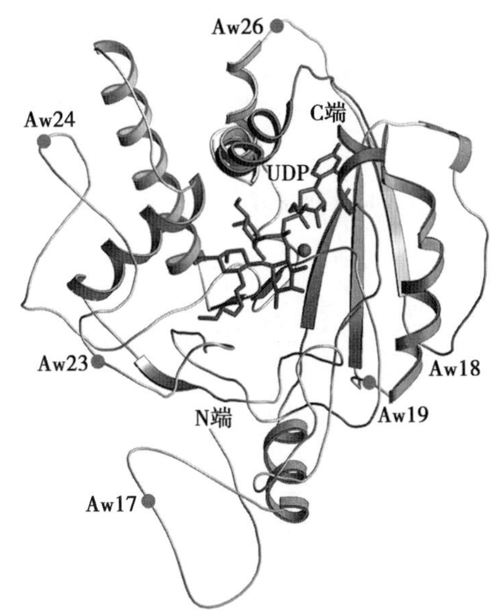

图 3-22 Aw 型糖基转移酶氨基酸变化位置示意图

Aw17：Pro79Leu；Aw18：Ile116Thr；Aw19：His145Arg；
Aw23：Arg241Gln/Trp；Aw24：Arg248Cys；Aw26：Arg176His

2）引起酶专一性降低的变异型等位基因：某些位点发生核苷酸突变可导致变异型等位基因编码的糖基转移酶专一性降低，表现出酶简并性（指同一种糖基转移酶催化不同单糖分子结合于相同底物糖链从而产生不同抗原的现象）增强的特点，即同一种酶可合成两种不同性质的抗原。此类变异型等位基因引起的血清学特点以 $A_{弱}B$ 型为主，少数为 $A_{弱}B_{弱}$ 型，例如 B（A）、cis-AB 型。

在 ABO 血型实际检测中，发现了一种与 B（A）类似的 A_1（B）现象。1992 年，Voak 等使用源于 BS-85 克隆株的单克隆抗-B，在约 1.42% 的 A_1 型样本中检出了弱 B 抗原，称之为 A_1（B）现象。研究证实，A_1（B）个体 A 酶活性正常，但 H 酶活性升高，红细胞 H 抗原及血浆中 H 血型物质明显升高。

① BA 等位基因：BA 等位基因是以 B 基因（*B.01*）为基础，在不同位点发生 1~2 个点突变并引起单个氨基酸替换，导致 B 酶专一性降低的变异型等位基因（表 3-7）。BA 等位基因编码产物称为 BA 糖基转移酶（简称 BA 酶），表现型称为 B（A）型。

表 3-7 *BA* 等位基因

表现型	等位基因	核苷酸变化	氨基酸变化
$A_{弱}B$ （A_2B）	*ABO*BA.01*	657T>C**，703A>G	Ser235Gly
	*ABO*BA.02*	700C>G	Pro234Ala
	*ABO*BA.03*	703A>G	Ser235Gly
	*ABO*BA.04*	640A>G	Met214Val
	*ABO*BA.05*	641T>C	Met214Thr
	*ABO*BA.06*（*ABO*cisAB.05*）	803C>G	Ala268Gly

注：以 *B.01* 为参照基因；**：同义突变

BA 酶可在第 214、234、235、268 位发生单个氨基酸替换，但具有识别 Gal 单糖分子功能的第 266 位 Met 并未改变（表 3-8，图 3-23），仍与 Gal 有较好的契合度，能合成出较强的 B 抗原，血清学检测呈强凝集（凝集强度 ≥ 3+）。而其他位置的氨基酸替换可改变 B 酶空间构象，致使其识别底物的专一性减弱，表现出 BA 酶对单糖供体具有双重识别的特点，可同时催化 Gal 及 GalNAc 与前体糖链结合形成 B 和 A 抗原，但合成的 A 抗原数量较少，血清学检测表现为 $A_{弱}$B 型（A_2B 型）。

表 3-8　BA 酶氨基酸替换情况

表现型	等位基因	氨基酸变化					
		214	234	235	266	268	氨基酸替换特征
A	*ABO*A1.01*	Met	Pro	Gly	Leu	Gly	AAAAA
B	*ABO*B1.01*	Met	Pro	Ser	Met	Ala	BBBBB
$A_{弱}$B（A_2B）	*ABO*BA.01*	Met	Pro	Gly	Met	Ala	BBABB
	*ABO*BA.02*	Met	Ala	Ser	Met	Ala	BXBBB
	*ABO*BA.03*	Met	Pro	Gly	Met	Ala	BBABB
	*ABO*BA.04*	Val	Pro	Ser	Met	Ala	XBBBB
	*ABO*BA.05*	Thr	Pro	Ser	Met	Ala	XBBBB
	*ABO*BA.06*（*ABO*cisAB.05*）	Met	Pro	Ser	Met	Gly	BBBBA

注：以 *B.01* 为参照基因。氨基酸替换特征：A 表示 A 酶相应位置的氨基酸特征，B 表示 B 酶相应位置的氨基酸特征，X 表示与野生型 A 酶、B 酶相应位置均不相同的氨基酸

野生型 A 酶与 B 酶第 235 位氨基酸分别为 Gly 与 Ser。与 *B.01* 相比，*BA.01* 存在 2 个点突变：657T>C，703A>G。其中 657T>C 为同义突变，703A>G 为错义突变可引起 Ser235Gly 替换。*BA.01* 编码的 BA 酶第 214、234、235、266、268 位氨基酸特征由 *B.01* 编码的 BBBBB 变为 BBABB。第 235 位氨基酸处于酶催化区，氨基酸替换引起的立体构象改变使糖基转移酶对单糖分子的识别产生了偏差，可同时催化 Gal、GalNAc 与糖链末端岩藻糖化半乳糖结合，表现出具有 B 酶与 A 酶双活性的特征。野生型 A 酶与 B 酶第 234 位氨基酸均为 Pro，*BA.02* 编码的 BA 酶第 234 位氨基酸却是 Ala，而第 234 位氨基酸位于可移动多肽环，对底物的识别造成影响，导致酶专一性下降，合成出 $A_{弱}$B 抗原。

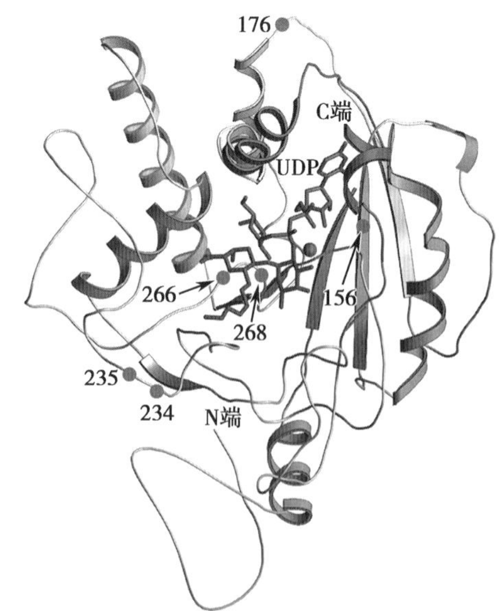

图 3-23　B(A)与 cis-AB 糖基转移酶氨基酸替换位置示意图

BA 酶的特征是点突变引起单个氨基酸替换，致使酶催化活性区或辅助催化区的可移动多肽环发生构象改变，引起酶简并性增强，不仅能催化 Gal

与糖链末端岩藻糖化半乳糖结合形成 B 抗原，而且具有催化 GalNAc 与岩藻糖化半乳糖结合形成 A 抗原的能力，但 A 抗原较弱（图 3-24）。

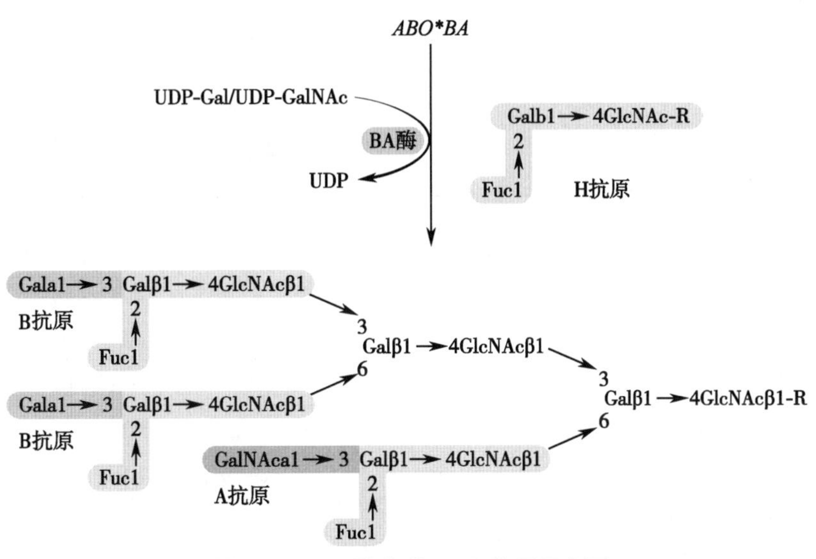

图 3-24　BA 酶合成 $A_{弱}B$ 抗原示意图

② cisAB 等位基因：cisAB 等位基因是以 B 基因（*B.01*）或 A 基因（*A1.01*）为基础，在不同位点发生 1~2 个点突变并引起 1~2 个氨基酸替换，导致 B 酶或 A 酶专一性降低的变异型等位基因（表 3-9）。cisAB 等位基因编码产物称为 cis-AB 糖基转移酶（简称 cis-AB 酶），表现型称为 cis-AB 型。

表 3-9　*cisAB* 等位基因

表现型		等位基因	核苷酸变化	氨基酸变化
$A_{弱}B$ 或 $A_{弱}B_{弱}$	A_2B_3	*ABO*cisAB.01*▲	467C>T，803G>C	Ala156Leu，Gly268Ala
	A_2B_w	*ABO*cisAB.02*△	796A>C，930A>G**	Met266Leu
	A_2B	*ABO*cisAB.03*△	700C>T	Pro234Ser
	A_2B	*ABO*cisAB.04*▲	467C>T，796C>A	Ala156Leu，Leu266Met
	A_2B	*ABO*cisAB.05*△（*ABO*BA.06*）	803C>G	Ala268Gly
	A_2B	*ABO*cisAB.06*△	526G>C	Gly176Arg

注：▲：以 *A1.01* 为参照基因；△：以 *B.01* 为参照基因；**：同义突变。

以 *B* 基因为基础产生的 *cisAB* 等位基因包括 *cisAB.02*、*03*、*05*、*06*，与 *B.01* 相比，仅有 1~2 个碱基差异并引起单个氨基酸替换。以 A 基因为基础产生的 *cisAB* 等位基因包括 *cisAB.01*、*04*，与 *A1.01* 相比有 2 个错义突变并引起 2 个氨基酸替换（表 3-9）。例如，与 *A1.01* 相比，在日本人中发现的 *cisAB.01* 有 2 个因错义突变引起的氨基酸替换，即 467C>T（Ala156Leu）及 803G>C（Gly268Ala）。在越南人中发现的 *cisAB.02* 与 *B.01* 同源，存在 2 个碱基差异：796A>C，930A>G。其中 930A>G 为同义突变，796A>C 错义突变引起第 266 位氨基酸发生替换（Met266Leu）。

cis-AB 酶氨基酸替换可发生于第 156、176、234、266 及 268 位酶催化区（表 3-10，图 3-23），氨基酸替换使 cis-AB 酶具有双重识别 Gal 和 GalNAc 的特性。

表 3-10　cis-AB 酶氨基酸替换情况

表现型	等位基因	氨基酸变化						
		156	176	234	235	266	268	氨基酸替换特征
A	*ABO*A1.01*	Ala	Arg	Pro	Gly	Leu	Gly	AAAAAA
B	*ABO*B1.01*	Pro	Gly	Pro	Ser	Met	Ala	BBBBBB
A_2B_3	*ABO*cisAB.01*	Leu	Arg	Pro	Gly	Leu	Ala	XAAAAB
A_2B_w	*ABO*cisAB.02*	Pro	Gly	Pro	Ser	Leu	Ala	BBBBAB
A_2B	*ABO*cisAB.03*	Pro	Gly	Ser	Ser	Met	Ala	BBXBBB
A_2B	*ABO*cisAB.04*	Leu	Arg	Pro	Gly	Met	Gly	XAAABA
A_2B	*ABO*cisAB.05*（*ABO*BA.06*）	Pro	Gly	Pro	Ser	Met	Gly	BBBBBA
A_2B	*ABO*cisAB.06*	Pro	Arg	Pro	Ser	Met	Ala	BABBBB

与野生型 A 酶相比，*cisAB.01* 编码的 cis-AB 酶存在 2 个氨基酸替换（Ala156Leu，Gly268Ala）。第 268 位氨基酸对决定单糖分子底物特异性起着重要作用，Gly268Ala 替换使 cis-AB 酶的分支侧链下移导致酶立体结构改变，使该酶具备 Gal 与 GalNAc 的双重识别能力，可同时合成 A、B 抗原。

与野生型 B 酶相比，*cisAB.02* 编码的 cis-AB 酶第 266 位氨基酸发生替换（Met266Leu）。Met266 具有识别 Gal 的功能，而 Leu266 是识别 GalNAc 的特征性氨基酸，Met266Leu 替换使 cis-AB 酶具有双重识别 Gal 和 GalNAc 的特性。*cisAB.03* 编码的 cis-AB 酶与野生型 B 酶相比，第 234 位氨基酸发生替换（Pro234Ser），使依赖 Pro234-Met266 位氨基酸定位的分支侧链空间结构发生改变，表现出具有 B 酶与 A 酶双活性的特征。

cis-AB 型的 A、B 抗原表达强度与基因型有关，通常 *cisAB/O* 表现为 $A_{弱}B$ 型，少数表现为 $A_{弱}B_{弱}$型。*cisAB/B* 表现为 $A_{弱}B$ 型，*cisAB/A* 多数表现为 $AB_{弱}$型，少数为 $A_{弱}B$ 型，其产生机制尚不清楚。例如，最早发现的 *cisAB.01/O* 为 $A_{弱}B_{弱}$型（A_2B_3 型），而 *cisAB.01/B* 与 *cisAB.01/A* 分别呈 $A_{弱}B$（A_2B）与 $AB_{弱}$（A_1B_3）型。发现于法国的 *cisAB.03*，母亲的基因型为 *cisAB.03/O.01*，表现为 $A_{弱}B$ 型（A_2B 型），她的三个孩子基因型均为 *cisAB.03/A1*，呈 $AB_{弱}$型（A_1B_3 型）。

③ B（A）与 cis-AB 型血清学与分子生物学：B（A）与 cis-AB 型均通过传统血清学检测方法得以发现，并按其血清学特点进行分类。分类的主要依据是：B（A）型个体表达正常 B 抗原及痕量 A 抗原，血清中无抗-B，使用人源抗体检测呈 $A_{弱}B$（A_2B）型。cis-AB 型个体 A、B 抗原易于检出，A 抗原表达量介于 A_2B 与 A_1B 之间，B 抗原表达量变化较大，通常较弱呈 B_3 型（血清中含有弱抗-B），但也可表达正常 B 抗原而呈 $A_{弱}B$ 型。

发现 B(A)、cis-AB 型时，基因检测技术尚未问世，无法从基因水平进行研究，仅能从血清学结果与家系调查入手进行分析并得出符合逻辑的推论。例如，1964 年 Seyfried 等依据血清学及家系调查结果，给出了 cis-AB 型的成因：*cisAB* 由 *A*、*B* 在减数分裂时期发生不等交换而紧密连锁于同一条染色体所致(图 3-25)。

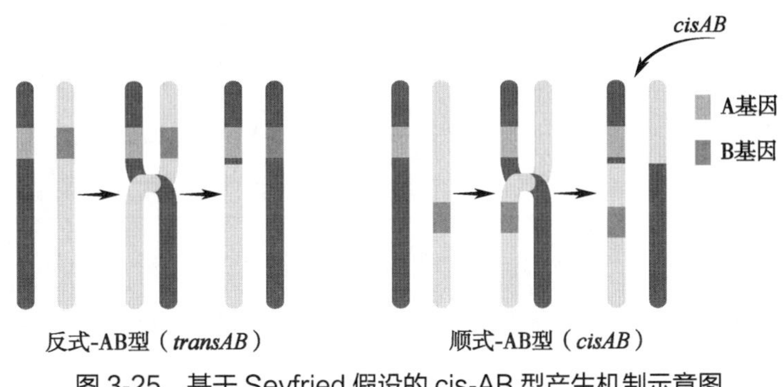

图 3-25　基于 Seyfried 假设的 cis-AB 型产生机制示意图

Seyfried 假设虽能很好地解释亲代为 O 与 AB 型，而子代却为 AB 型这一“不符合”孟德尔遗传规律的现象(图 3-26)，却未能回答造成 cis-AB 型的本质，也不能很好地解释 cis-AB 型个体抗原表达减弱的现象。

综合分析现有研究结果，可以发现 Seyfried 等的假设并不成立，原因在于：基因检测结果及氨基酸顺序分析结果均支持 *cisAB* 并非同时存在 *A* 与 *B* 基因，也不是 *A-B* 杂交基因；*cisAB* 编码的糖基转移酶是一种糖基转移酶，而非 A、B 两种糖基转移酶。cis-AB 型仅是 ABO 血型系统众多变异型等位基因控制的一种表现型，由 1~2 个核苷酸突变导致的 1~2 个氨基酸替换引起(表 3-9，表 3-10)，*cisAB* 的遗传同样严格遵守孟德尔遗传定律。

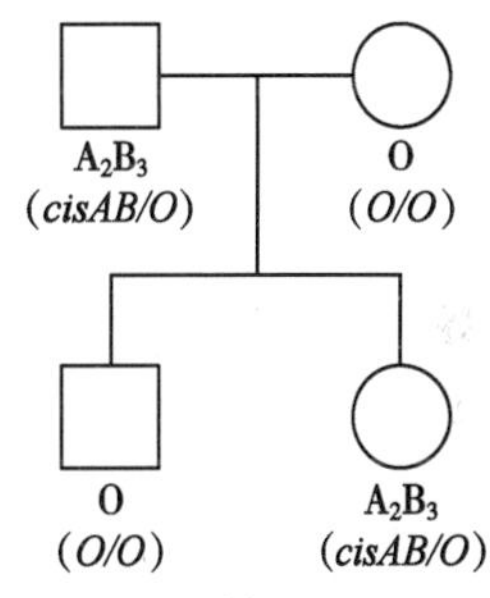

图 3-26　基于 Seyfried 假设的 cis-AB 型家系遗传

本质上，*BA* 与 *cisAB* 的产生机制相同，均由 *A* 或 *B* 点突变引起。*cisAB.05* 也被命名为 *BA.06*，表明 B(A)与 cis-AB 型之间的区别非常模糊。例如，双亲为 cis-AB 型与 O 型而子代为 O 型的案例已有许多文献报道，但双亲为 B(A)型与 O 型而子代为 O 型却鲜有报道。笔者实验室曾遇到如下案例：某产妇多次血清学检测结果为 $A_{弱}$B 型，丈夫为 O 型，但新生儿却为 O 型(图 3-27A)，因新生儿血型“不符合遗传规律”送检。对产妇进行 ABO 血型正定型检测时发现，产妇红细胞与不同克隆株抗-B 试剂均呈强凝集反应(4+)，与不同克隆株抗-A 试剂却呈弱凝集反应(1+)或阴性反应(图 3-27B、C)。使用呈弱阳性的单克隆抗-A 试剂进行吸收放散试验，结果为强凝集。采用基因测序法对样本重新检测，结果显示产妇存在 *ABO*BA.04* 特征性 640A>G 突变(图 3-27D，表 3-7)，最终鉴定为 B(A)型。同时家系分析结果显示，产妇为 *BA.04/O.01*，丈夫为 *O.01/O.02*，新生儿为 *O.01/O.02*(图 3-27A)，符合孟德尔遗传规律。

建议临床常规检测时，无须刻意区分 B(A)、cis-AB 及 AB 亚型之间凝集强度差异，发出 $A_{弱}$B 或 $A_{弱}B_{弱}$的描述性报告即可。仅通过样本的血清学检测结果无法区分 B(A)、cis-AB 与 AB 亚型，只有依据分子生物学及家系调查结果才能得出准确结论。

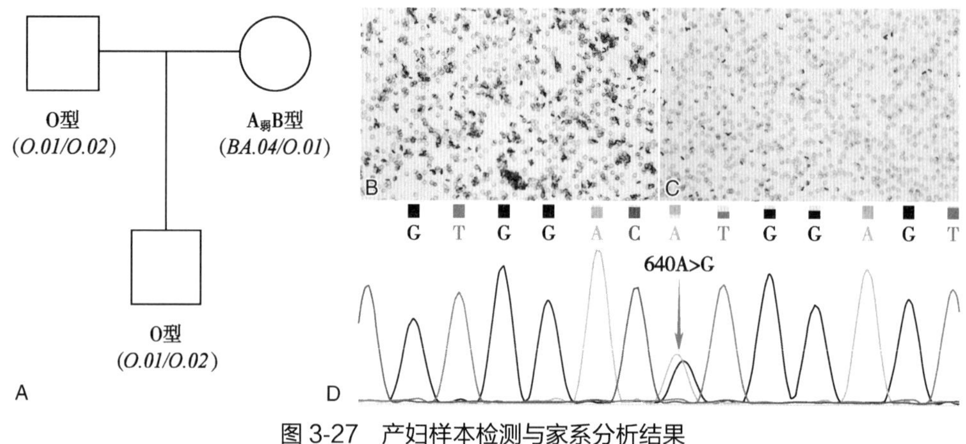

图 3-27　产妇样本检测与家系分析结果

(3) O 等位基因：A、B 等位基因中某些突变可导致糖基转移酶丧失生物活性，失去抗原合成功能，此类基因突变产生的等位基因均为 O 等位基因(表 3-11)。

表 3-11　O 等位基因

表现型	等位基因	核苷酸变化	氨基酸变化
O	*ABO*O.01*	261delG	Thr88Profs*31
	*ABO*O.02*	188G>A, 189C>T**, 220C>T, 261delG, 297A>G**, 646T>A, 681G>A**, 771C>T**, 829G>A	Arg63Phe, Pro74Ser, Thr88Profs* ? Phe216Gly, Val277Met
	*ABO*O.03*	467C>T, 804dupG, 1061delC	Pro156Leu, Phe269Valfs*87
	*ABO*O.04*	87_88insG	Val30Glyfs*27
	*ABO*O.05*	322C>T	Gln108Ter
	*ABO*O.06*	542G>A	Trp181Ter
	*ABO*O.07*	467C>T, 893C>T	Pro156Leu, Ala298Val
	*ABO*O.08*	927C>A	Tyr309Ter
	*ABO*O.09*	646T>A, 681G>A**, 771C>T**, 829G>A	Phe216Ile, Val277Met
	*ABO*O.10*	66_67insG	Phe23Valfs*34
	*ABO*O.11*	297A>G**, 505_507delCAG, 526C>G, 657C>T**, 703G>A, 796C>A, 803G>C, 930G>A**	Gln169del, Arg176Gly, Gly235Ser, Leu266Met, Gly268Ala
	*ABO*O.12*	297A>G**, 526C>G, 563G>A, 657C>T**, 703G>A, 796C>A, 803G>C, 930G>A**	Arg176Gly, Arg188His, Gly235Ser, Leu266Met, Gly268Ala
	*ABO*O.13*	452T>G	Val151Gly
	*ABO*O.14*	635T>A	Val212Glu
	*ABO*O.15*	793T>C	Tyr265His
	*ABO*O.16*	106G>T, 188G>A, (203+1_204-1)_(*490_ ?)del	?

注：以 *A1.01* 为参照基因；**：同义突变；del：缺失；ins：插入；dup：重复；Ter：终止密码子

在 O 等位基因中，*O.01* 与 *O.02* 最为常见。*O.01* 分布广泛，存在于所有种族人群中。*O.02* 在中国人群中最为常见，基因频率约为 40%。*O.01* 与 A、B 等位基因具有高度同源性，但第 6 外显子存在 261delG（图 3-28），引起移码突变使蛋白质翻译提前终止，仅编码出一条由 117 个氨基酸残基组成的无生物活性的短肽。*O.02* 除具有 261delG 外，尚有 4 个同义突变及 4 个错义突变（表 3-11）。

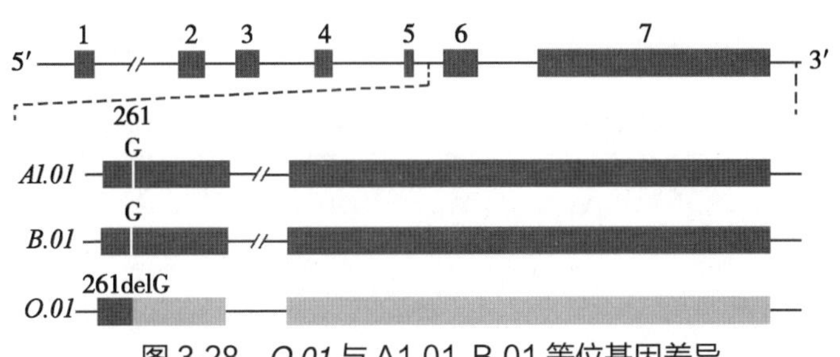

图 3-28　*O.01* 与 A1.01、B.01 等位基因差异

261delG 是分布最为广泛的 O.01、O.02 等位基因特征性突变，但引起 O 表现型的基因突变并非仅局限于 261delG，无义突变、移码突变、错义突变、小片段缺失以及杂交基因等均可引起糖基转移酶失活而成为 O 等位基因。例如，*O.07* 并不存在 261delG，仍可表达结构完整的基因产物，但与 *A1.01* 相比含有 2 个错义突变并引起 2 个氨基酸替换，导致糖基转移酶活性丧失，使用血清学方法无法检出 A、B 抗原。Wagner 等发现 ABO 基因组 24bp 小片段缺失可导致血清学检测为 O 型的基因突变，缺失发生于第 5 外显子 3′ 末端及第 5 内含子 5′ 端（前者缺失 4bp，后者缺失 20bp）（图 3-29），引起 mRNA 剪接异常致使糖基转移酶失活。

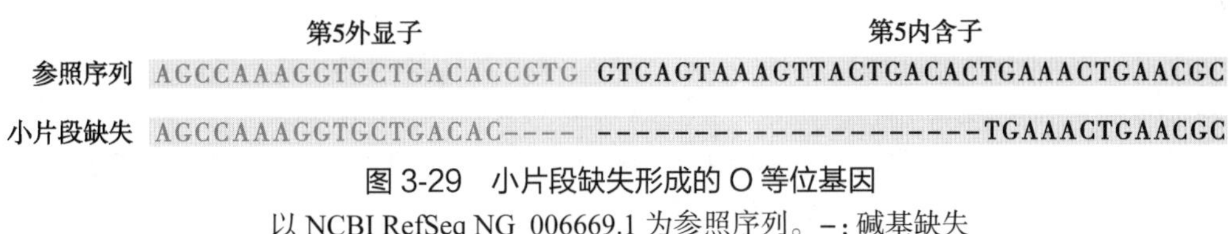

图 3-29　小片段缺失形成的 O 等位基因

以 NCBI RefSeq NG_006669.1 为参照序列。–：碱基缺失

随着检测方法灵敏度的提高，发现某些 O 等位基因可编码具有生物活性的糖基转移酶，可使红细胞表达 $A_{弱}$ 或 $B_{弱}$ 抗原。2005 年，Hosseini-Maaf 和 Seltsam 分别报道了 O/O 基因型红细胞表达 $A_{弱}$ 抗原，提示相同的等位基因可产生不同的 ABO 表现型。对 *O.03* 的深入研究发现，*O.03* 红细胞通过吸收放散可检出 $A_{弱}$ 抗原，将 *O.03* cDNA 转染至 HELA 细胞后，可在 HELA 细胞表面检出 $A_{弱}$ 抗原，提示某些 O 等位基因并不一定只表现为 O 型。

O 等位基因内含子在转录和错位修复中起着重要作用，通过基因重排与交换可使 *O/O* 纯合子表达 $A_{弱}$ 或 $B_{弱}$ 抗原。笔者在对一例 $B_{弱}$ 型样本进行基因鉴定时发现，样本基因型为 *O.01/O.05*，存在 *O.01* IVS6-25A>G 突变。参照红细胞血型抗原基因突变数据库公布的 ABO 等位基因，与 *O.01* IVS6-25A>G 突变相关的等位基因有 4 种（*B.01*，*B.14*，*BW.07*，*BW.09*），*O.01* IVS6-25A>G 突变可能启动了 B 酶的表达。O 基因第 6 内含子含有 Chi 序列（5’-GCTGGCGG-3’）和类 Chi 序列，是基因重排和交换的焦点，虽然基因型为 *O.01/O.05*，但 *O.01* IVS6-25A>G 突变可能是 *O-B-O* 重排，从而导致 B 抗原的弱表达。

(二) ABO 血型系统抗原

1. 抗原种类 按抗原发现的时间顺序，ISBT 红细胞抗原命名专业组将 ABO 血型系统抗原分为 4 种：A、B、AB 及 A_1。合成 A、B 抗原的前体物质是 H 抗原(图 3-20)，但 H 抗原归属于 H 血型系统，临床上习惯性地将两者合二为一，统称为 ABO 血型系统。表达 A、B 抗原的个体分别为 A、B、AB 型，不表达 A、B 抗原而仅表达 H 抗原的个体称为 O 型，且在 ABO 血型系统抗原表述中习惯性地使用 ABH 抗原。ABO 血型遗传呈平衡多态现象，在不同人群中各型表现频率相对稳定(表 3-12)。

表 3-12 ABO 血型系统表现型在不同人种中的表现频率

表现型	亚洲人	高加索人	黑色人种	墨西哥人
A_1	27	33	19	22
A_2	罕见	10	8	6
B	25	9	20	13
O	43	44	49	55
A_1B	5	3	3	4
A_2B	罕见	1	1	罕见

2. 生命周期与抗原表达 ABH 抗原的表达与人体生命周期有关。妊娠 5~6 周即可在胚胎红细胞和心血管上皮细胞检测到 ABH 抗原，但胎儿红细胞 ABH 抗原数量增长较慢，主要表达于成熟器官。

新生儿红细胞 ABH 抗原数量低于成人水平，仅相当于成人的 25%~50%。对新生儿进行 ABO 血型鉴定时，正定型反应结果较弱。例如，某双胞胎新生儿为 AB 型，其父、母分别为 B、A 型。此结果虽符合遗传规律，但血清学检测结果却显示红细胞与抗-A 呈强凝集，而与抗-B 的凝集强度较弱，微柱凝胶法检测结果呈双群，试管法检测镜下观察呈混合视野。对双胞胎新生儿进行基因分型发现均为 *A1.01/B.01*，结合血清学检测结果可分析出双胞胎新生儿 B 抗原表达较弱是基因未充分表达的结果。新生儿 ABO 糖基转移酶不仅数量低于成人，且酶活性也低于成人，更重要的是新生儿 B 酶活性低于 A 酶，所以仅有部分红细胞 B 抗原表达数量达到可被单克隆抗-B 检出的水平，而另一部分红细胞 B 抗原表达数量较少，低于血清学方法检出限，因而出现混合凝集现象。

随着年龄增长，前体糖链逐渐支链化，为 A、B 抗原的合成提供了更多的结合位点(图 1-9)。新生儿出生 18 个月后，ABH 抗原可得到充分表达，青春期后又逐渐下降，少数老年人因红细胞 A、B 抗原表达数量下降较多而引起血型鉴定困难。

3. A、A_1 与 A_2 在 Landsteiner 发现 ABO 血型系统之初，只观察到了呈强凝集反应的野生型 A 型。1911 年，Von Dungern 等发现了呈弱凝集反应的 A 型，并提出亚型概念，将与人源抗-A 呈强凝集反应的 A 型称为 A_1 亚型，呈弱凝集反应的 A 型称为 A_2 亚型，A_1 和 A_2 亚型占全部 A 型的 99.9%(表 3-13)。

随着研究的深入，发现 A_1 糖基转移酶(简称 A_1 酶)与 A_2 糖基转移酶(简称 A_2 酶)是性质完全不同的两种酶，主要体现在两者最佳 pH、Km 值及反应最佳离子浓度等均不相同，A_1 酶活性是 A_2 酶的 5~10 倍。A_2 亚型个体血清中可存在抗-A_1，且不与自身红细胞发生反应。

B 型个体血清中存在抗-A 与抗-A_1,A_1 亚型红细胞可与两者反应,而 A_2 亚型只与抗-A 反应而不与抗-A_1 反应。由此推断出 A_1 亚型红细胞可同时表达 A_1 及 A 抗原,A_2 亚型仅表达 A 抗原,且 A_1 与 A 抗原是两种不同性质的抗原(编者注: A_2 是 A 亚型的归类描述方式,其含义是无 A_1 抗原,并不存在 A_2 抗原)。

表 3-13 A 亚型抗原

表现型	亚型分类	抗原
A	A_1	A_1、A
	A_2	A
	其他亚型	?

糖结构研究结果证实了 A_1 与 A 抗原是两种不同抗原的观点。A 抗原是以Ⅱ型糖链为底物在 A 酶催化下合成的 GalNAcα-1,3- 岩藻糖化半乳糖结构,而 A_1 抗原则是在此基础上又连接了一个 GalNAcα-1,3- 岩藻糖化半乳糖结构,形成Ⅲ型 A 抗原(图 3-7,图 3-30)。

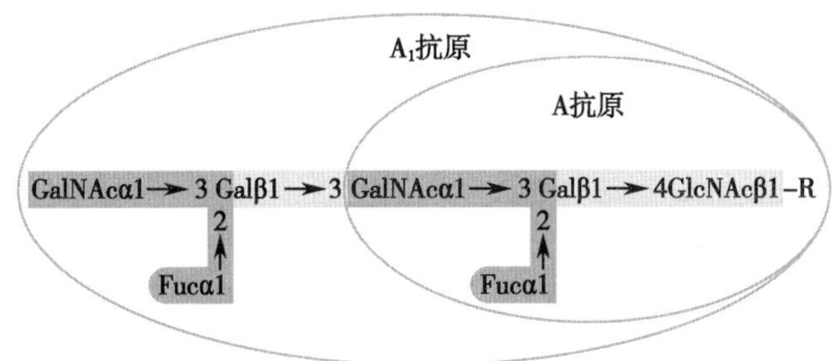

图 3-30 A_1 与 A 抗原结构差异示意图

某些植物血凝素可区分 A_1 与 A_2 亚型。例如,双花扁豆种子提取液经适当稀释后,可使 A_1 和 A_1B 型红细胞发生凝集反应,但不凝集 A_2 和 A_2B 型红细胞。但随着反应时间的延长,植物血凝素与 A_2 和 A_2B 型红细胞也会出现较弱的凝集。

对红细胞糖脂所携 A 抗原的研究同样证明 A 抗原与 A_1 抗原是两种性质不同的抗原。使用薄层层析免疫染色技术检测 A_1 和 A_2 亚型糖脂结构,电泳结果显示: A_1 和 A_2 亚型显示出不同的特异性条带,提示 A_1 和 A_2 亚型糖脂结构存在差异。使用抗-H3(anti-H type 3)、抗-H2(anti-H type 2)检测 A_1、A_2 和 O 型红细胞膜提取物,结果显示: A_1 和 A_2 亚型红细胞膜提取物与抗-H3 可形成较强的反应条带,而 O 型却无相应反应条带,提示 A_1 和 A_2 亚型存在Ⅲ型糖脂结构而 O 型却无此结构。使用抗-H2 检测红细胞膜提取物,O 和 A_2 亚型红细胞均有很强的反应条带,而 A_1 型反应条带却很弱,提示 O 和 A_2 亚型红细胞存在大量由Ⅱ型糖脂结构形成的 H 抗原(图 3-31)。

研究结果提示,ABH 抗原可能并不是单一形式的抗原,而是一组糖链结构不同的抗原,弱表现型往往缺失其中的某些结构。以 A_1 和 A_2 亚型为例,抗原合成的复杂程度可能与酶催化半径有关。距离红细胞膜表面糖基转移酶越近的糖链底物受到的酶催化作用越强,可合成出结构更加复杂的抗原。距离稍远,受到的催化作用就会减弱,合成抗原的复杂程度随之降低。距离更远,则不受催化作用影响,仍保持底物糖链(H 抗原)状态。由此推断,红细胞 H 抗原越少，则糖基转移酶活性越强，合成的相应抗原结构也就越复杂，数量也越多。反之，则 H 抗原就越多。A_1 酶在功能、活力以及数量等方面均高于 A_2 酶，A_1 亚型红细胞表面存在 H、A、A_1 等抗原，而 A_2 亚型只存在 H 和 A 抗原（图 3-32）。由于 H 抗原与 A、B 抗原合成之间存在依存关系，几乎所有 A弱、B弱型都会表现出较高水平的 H 抗原。

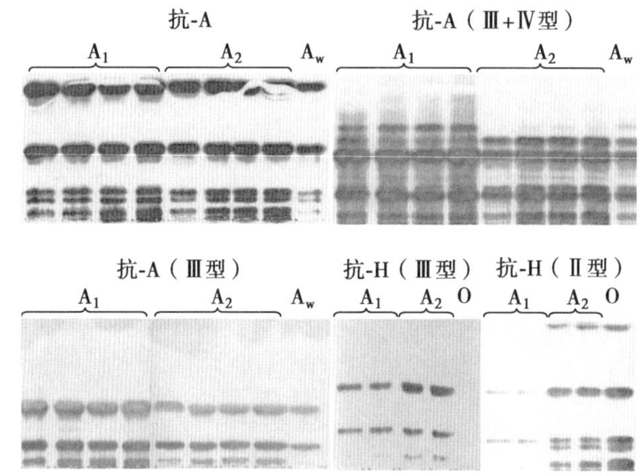

图 3-31　A_1 与 A_2 亚型红细胞膜提取物薄层层析免疫染色检测结果

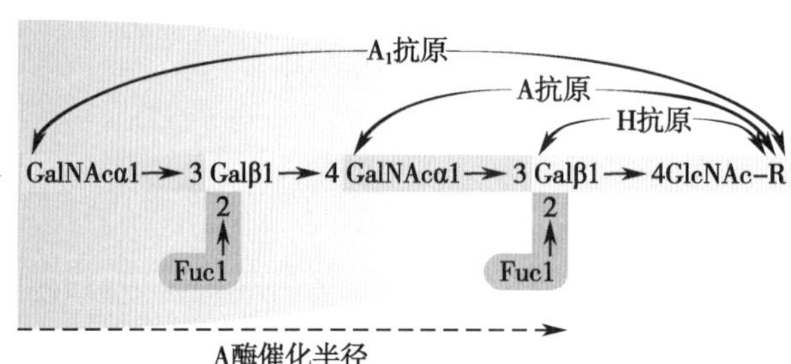

图 3-32　A 酶催化半径与合成抗原种类差异示意图

随着 A 酶催化半径延长，催化能力逐渐减弱

同理，ABO 血型抗体也可能不是单一组分的抗体，而是一组针对自身缺乏的不同 ABO 血型抗原表位的抗体。关于 ABO 各亚型糖链结构还有许多待解之谜，有待于糖生物学理论和检测技术的不断发展。

4. 亚型概念的局限性　传统血清学将与人源抗体呈弱凝集反应的 A、B 抗原分为若干亚型，本书统称为弱抗原，原因在于：

(1) 亚型命名具有时代局限性：亚型概念的提出源于 1911 年 Von Dungern 和 Hirszfield 对 A 型红细胞凝集反应强度的观察。当时的检测手段仅为血清学方法，研究发现有些 A 型样本与人源抗-A 呈弱凝集反应，将其称为 A 亚型，以示与正常 A 型的区别。此后，依据血型正反定型不符、正定型弱凝集、唾液中血型物质、血清中抗体、吸收放散等不同试验结果所形成的反应格局，逐渐形成一套判断各种亚型的标准（表 3-14，表 3-15）。亚型仅是针对弱表现型凝集现象进行归类的划分方法，描述对象是凝集强度而非引起此现象的本质原因。

表 3-14　A 亚型血清学反应特征

表现型	红细胞实验				血清中抗体	唾液中血型物质	血清中糖基转移酶	红细胞抗原数（$\times 10^3$/ 个）
	抗-A	抗-B	抗-AB	抗-H				
A_1	4+	0	4+	0	抗-B	A,H	阳性	810~1 170
A_2	3+	0	3+	3+	抗-B,抗-A_1(15%)	A,H	阳性	229~240
A_3	2+~ 混合凝集视野	0	+~ 混合凝集视野	3+	抗-B,有时有抗-A_1	A,H	弱阳性	≈30
A_x	弱凝集 /0	0	2+	4+	抗-B,常见抗-A_1	H	非常弱	≈4
A_{end}	混合凝集视野 / 弱凝集	0	混合凝集视野 / 弱凝集	4+	抗-B,有时有抗-A_1	H	阴性	/
A_m	0	0	0	4+	抗-B	A,H	阳性	0.2~1.9
A_y^*	0	0	0	4+	抗-B	A,H	弱阳性	/
A_{el}^*	0	0	0	4+	抗-B,通常有抗-A_1	H	阴性	0.1~1.4

注：*：只能用吸收放散实验检出

表 3-15　B 亚型血清学反应特征

表现型	红细胞实验				血清中抗体	唾液中血型物质	血清中糖基转移酶
	抗-A	抗-B	抗-AB	抗-H			
B	0	4+	4+	2+	抗-A	B,H	阳性
B_3	0	2+~ 混合凝集视野	2+~ 混合凝集视野	3+	抗-A	B,H	弱阳性
B_x	0	弱凝集 /0	+	3+	抗-A,弱抗-B	H	阴性
B_m^*	0	0	0	3+	抗-A	B,H	弱阳性
B_{el}^*	0	0	0	3+	抗-A,有时有弱抗-B	H	阴性

注：*：只能用吸收放散实验检出

随着检测技术的进步,尤其是分子生物学检测技术的出现及广泛使用,发现相同的凝集现象包含着多种不同的形成原因及遗传背景(表 3-4,表 3-5)。说明相同的血清学凝集现象隐藏着千差万别的分子遗传背景,分子生物学技术的出现从根本上动摇了亚型分类的价值与意义。

(2) 亚型分类结果不准确:凝集强度与反应格局是判断亚型的分类依据,凝集强度的判断受多种客观与主观因素影响。例如,试剂生产厂家、抗体效价与标化、亲和力、抗体特异性、克隆株、检测方法灵敏度、环境温度、技术人员操作及对结果判断标准的掌握等,同一份样本在不同实验室可能得出不同结果,基于血清学方法的亚型分类本身不够准确。

(3) 亚型命名原则不统一:弱凝集现象与造成弱凝集的原理混杂在一起成为亚型分类原则。例如,A_2、A_3、B_m、B_{el} 等是以凝集强度为标准进行亚型分类;B(A)型是以酶专一性特征进行分类;而 cis-AB 型则以遗传特征进行分类,却忽略了对弱凝集的描述,易引起误解。

(4) 与临床沟通困难:多数临床医生血型知识方面的专业培训较少,对 ABO 血型的了解大多仅限于 A、B、O、AB 型的四大分类,过细的亚型区分不是临床医生的关注点。临床医生关心的是患者需要用血时能及时提供安全的血液,使用亚型分类结果往往会引起沟通混乱。

(5) 对临床输血无帮助:使用亚型发放报告,除了引起与临床沟通的混乱外,对患者安全输血毫无帮助。事实上,无论何种亚型其输血原则均相同:

1) 当患者无 ABO 血型系统不规则抗体时,按 ABO 同型或相容的原则选择红细胞成分进行输注。

需要强调的是,ABO 同型输注仅指一般意义上的野生型 A、B、O、AB 同型,而非所谓的亚型同型。在实际工作中,同型输注的概念切不可滥用和泛化。

2) 当患者存在 ABO 血型系统不规则抗体时,按 ABO 血型相容的原则选择洗涤红细胞进行输注(详见第五章 ABO 亚型输血策略)。

(6) 弱抗原的处理:基于以上原因,笔者推荐根据目的不同,对弱表现型分两个层面进行处理。

以临床输血为目的的 ABO 血型鉴定以血清学试验结果为准。从实用的角度出发,不必进行血清学亚型分类,根据检测结果发放描述性报告即可,如 $A_{弱}$、$B_{弱}$、$A_{弱}B$ 等。不仅易于临床医生掌握与理解,也有助于输血科工作人员与临床医生的沟通。

以研究为目的时,宜以基因测序结果为准,以便阐明导致弱表现型的分子机制。

由于亚型分类已沿用已久,本文仍使用亚型表示方法以便于读者理解。

5. 弱抗原

(1) 弱抗原产生机制:多种因素可引起弱抗原的产生,血清学检测呈弱表现型。常见因素主要有以下几种:

1) 疾病:某些疾病可通过改变 ABO 基因调控区,负向调节糖基转移酶的生成,引起抗原合成数量减少,产生弱表现型。例如,急性髓细胞性白血病患者 ABO 启动子超甲基化,下调 ABO 基因表达水平,导致 *ABO* mRNA 水平低于正常,红细胞 A、B 抗原表达减弱甚至消失,但病情缓解后 A、B 抗原表达可逐渐恢复正常。膀胱癌、口腔癌等癌症患者 A、B 抗原表达减弱同样由 ABO 基因启动子 CpG 岛甲基化程度升高引起,并且甲基化程度与肿瘤侵袭能力相关。

另外,某些感染性疾病,在细菌脱乙酰酶作用下,可使 A 抗原糖链末端 GalNAc 脱乙酰基,导致 A 型患者一过性表达呈弱凝集反应的获得性 B 抗原。

2) 基因突变:*A*、*B* 基因突变、mRNA 拷贝数减少、可变剪接等可导致糖基转移酶数量减少、活性或专一性降低，血清学检测呈弱凝集反应。

3）底物：合成 A、B 抗原的前体物质是 H 抗原，若 H 抗原表达不充分或结构不完整，即使 A、B 酶活性正常，同样可导致 A、B 抗原弱表达。另外，此现象还与糖基转移酶催化的底物糖链类型有关。若形成 H 抗原的某一类型糖链缺失或减少，可导致相应糖链 A、B 抗原缺失或减少，血清学检测呈 $A_{弱}$、$B_{弱}$型。例如，类孟买型 *FUT1* 发生点突变使 H 抗原部分失活，其基因产物便成为少量的“部分”H 抗原，以此为底物在 A、B 酶的催化下合成少量的“部分”A、B 抗原，导致 A、B 抗原结构缺失型弱表现型的产生。

4）嵌合体：嵌合体血型最早由 Anderson 等于 1951 年提出，遗传学上指不同遗传性状嵌合或混杂表现的个体。免疫学上指同一个体同时存在 2 个或 2 个以上不同细胞系的现象。

嵌合体血型根据其细胞起源不同，可分为同源嵌合体和异源嵌合体。同源嵌合体（又称马赛克）来自单个合子细胞，异源嵌合体（又称开米拉）来自 2 个或 2 个以上合子细胞。嵌合体是在特殊情况下形成的生物学性状，目前尚未见嵌合体遗传的报道。人类嵌合体血型罕见，多数是在 ABO 血型鉴定中，因正定型结果在显微镜下呈混合凝集而被发现。

嵌合体可分为先天性嵌合体和获得性嵌合体。先天性嵌合体在胚胎时期形成，又分为双倍体、三倍体及四倍体嵌合体。获得性嵌合体主要见于异体造血干细胞移植患者，具有增殖能力的供者造血干细胞在患者体内持续增殖、分化、成熟，在一定阶段内，供者血细胞与患者血细胞共存，表现出“嵌合体”现象。目前鉴定嵌合体的方法主要有小卫星 DNA、微卫星 DNA、PCR-SSP、PCR- 短串联重复序列、PCR- 直接测序及克隆测序等方法。

笔者实验室偶见正定型存在混合凝集的类嵌合体表现型（图 3-33），但基因分型为正常的 B/O 基因型，测序结果未见编码区突变。家系调查结果提示存在遗传性，家庭成员也有类似表现，且 STR 检测未见三倍体或四倍体存在，证明其不属于嵌合体血型，只能将这种现象称为类嵌合体表现型。此个案提示除多倍体、造血干细胞移植等因素外，还可能存在其他导致嵌合体或类嵌合体表现型的因素，并可得到稳定遗传（研究结果未发表）。

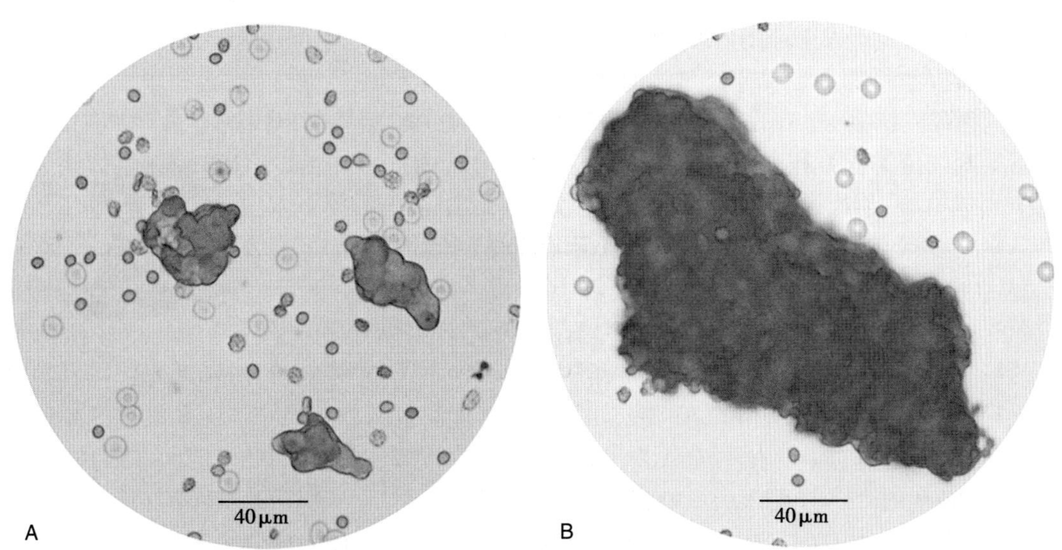

图 3-33　类嵌合体表现型血清学反应结果

A. 红细胞与单克隆抗-A 反应结果；B. 红细胞与单克隆抗-B 反应结果

（2）弱抗原检测：在 ABO 血型鉴定中，困扰人们的问题是如何准确鉴定弱表现型。弱表现型的准确鉴定依赖于规范的指示细胞设置、严格的检测与判断标准。临床常用以下三种方法对弱抗原进行检测：使用不同克隆株的单克隆抗体或人源抗体进行检测、4℃孵育增强法及吸收放散法（详见第五章）。

（三）ABO 血型抗体

1. ABO 血型抗体分类　根据不同分类原则，ABO 血型抗体可分为不同类型。

（1）按特异性分类：根据特异性不同，ABO 血型抗体可分为抗-A 与抗-B。抗-A 可与红细胞 A 抗原特异性结合，而抗-B 则与 B 抗原结合。

（2）按抗体性质分类：根据抗体性质不同，ABO 血型抗体可分为 IgM 与 IgG 型抗体。ABO 血型抗体以 IgM 型天然抗体为主，有免疫史的个体可产生以 IgG1、IgG3 为主的 IgG 型抗体。

（3）按 Landsteiner 规则分类：根据 Landsteiner 规则，ABO 血型抗体可分为规则抗体与不规则抗体（详见第一章第三节）。

规则抗体是指符合 Landsteiner 规则描述的抗原与抗体对应关系的 ABO 血型抗体，可以是 IgM 型抗体，也可以是 IgG 型抗体。例如，A 型个体血浆中存在 IgM 或 IgG 型抗-B，B 型个体血浆中存在 IgM 或 IgG 型抗-A，均符合 Landsteiner 规则描述的抗原与抗体之间的对应关系（表 1-8）。

不规则抗体是指不符合 Landsteiner 规则的 ABO 血型抗体，常见于弱表现型个体产生的免疫性抗体。例如，$A_{弱}$型（A 亚型）个体通过输血、妊娠等免疫途径可产生抗-A，不符合 Landsteiner 规则描述的 A 型个体血浆中无抗-A 的抗原抗体对应关系。$B_{弱}$型（B 亚型）个体同样可产生不符合 Landsteiner 规则的免疫性抗-B。

2. ABO 血型抗体的产生

（1）规则抗体的产生：ABO 血型抗体多为天然抗体，半数以上新生儿体内可检出 IgM 型 ABO 血型抗体，但个体差异较大，缺乏规律性，易引起新生儿血型鉴定正反定型不符，因此新生儿血型鉴定应以正定型为准。5~10 岁时，抗-A、抗-B 的产生可达高峰，并可延续至生命晚期，但成人抗体效价会随年龄增长而逐渐降低。

健康成人抗-A、抗-B 效价变化幅度较大，可在 4~2 048 或更高范围内波动。O 型女性及服用某些细菌类营养补充剂的个体，可存在更高效价的抗-A、抗-B。ABO 血型抗体缺失可见于 A 或 B 亚型、嵌合体、低丙种球蛋白血症、白血病、淋巴瘤等个体，偶见于老年人。

研究发现，工业化国家随着加工食品消费量的增加，ABO 抗体效价普遍降低。在日本，从 1986 年到 2001 年的 15 年间，人群中抗-A、抗-B 效价明显下降，盐水法检测效价高于 100 的已很少见。Schwartz 等的研究显示，美国 O 型献血者中只有 3.3%~3.6% 具有较高的抗-A、抗-B 效价（>100）。在泰国人群中，IgM 型抗-A、抗-B 效价也持续降低，与日本的情况相似。在老挝，IgM 型和 IgG 型抗-A、抗-B 效价都很高，与 1986 年日本报道的效价相近。此外，在对不同年龄女性抗-A、抗-B 效价检测中发现，30 岁以下年轻女性中具有高效价抗-A、抗-B 的个体占 8.8%，而 50 岁以上的女性却占 36.7%。分析认为生活环境与生活方式，尤其是饮食习惯与抗-A、抗-B 效价降低有关，日本人和泰国人多食用加工食品，而老挝人常食用天然食物。

（2）不规则抗体的产生：弱表现型个体通过免疫途径可产生 ABO 血型系统不规则抗体，

根据抗原表位缺乏的范围及重要程度不同，不规则抗体与相应抗原阳性红细胞发生的凝集反应强度差异较大（详见第五章第一节）。

3. ABO 血型抗体与补体　抗-A 与抗-B 以 IgM 型抗体为主，具有较强的激活补体的能力，可引起危及生命的血管内溶血。

有免疫史的个体可产生 IgG 型不规则抗体（如抗-A_1、免疫性抗-B），以 IgG1、IgG3 型为主，具有结合补体的能力，可引起急性或迟发性溶血反应。

ABO 血型系统不规则抗体可引起 HDFN，但多数患儿症状较轻，严重者较少见。

4. 临床意义　ABO 血型抗体临床意义显著，非相容性输血可引起严重的急性或迟发性溶血性输血反应，甚至导致患者死亡。

ABO 血型系统不规则抗体具有冷反应性，随着反应温度升高，凝集反应强度逐渐减弱甚至消失。临床研究显示，具有 37℃热反应性及少数冷反应性的 ABO 血型系统不规则抗体可引起严重的溶血性输血反应，临床意义显著。含有 ABO 血型系统不规则抗体的患者，应选择相应抗原阴性的红细胞成分进行输血治疗。

5. ABO 血型抗体检测

（1）反定型：在 ABO 血型鉴定中，反定型是检测 ABO 血型抗体的试验方法。对于大多数样本，检测 ABO 血型抗体并不困难。由于 ABO 血型抗体以 IgM 型抗体为主，室温下在盐水介质中使用直接凝集法即可得到清晰、准确，肉眼可见的试验结果。

对于某些个体，生理、遗传、疾病等因素可引起 ABO 血型抗体减弱，或产生 ABO 血型系统不规则抗体。当抗体效价较低时，易漏检而导致正反定型不符。可采用 4℃孵育增强法、吸收放散法等灵敏度高的试验方法，重新进行 ABO 血型抗体检测。

存在 ABO 血型系统不规则抗体时，若相应弱抗原未漏检，可引起正反定型不符；若相应弱抗原漏检，则会导致正反定型假相符。应根据正、反定型试验结果中出现的提示线索，分析原因，并通过其他试验方法予以验证（详见第五章第一节）。

（2）不规则抗体筛查：不规则抗体筛查试验所用红细胞试剂均为 O 型红细胞，无法检出 ABO 血型系统不规则抗体。规范的 ABO 血型检测是检出 ABO 血型系统不规则抗体的唯一方法，检测时应正确设置指示细胞，并掌握正确的结果判读方法。需要强调的是，不规则抗体筛查试验不能取代 ABO 血型检测中的 O 型指示红细胞（详见第五章第一节）。

（3）交叉配血：ABO 血型系统不规则抗体可引起严重的溶血性输血反应，交叉配血时应避免漏检。采用间接抗球蛋白法（indirect antiglobulin test，IAT）进行交叉配血时，由于反应在 37℃下进行，易导致 ABO 血型系统不规则抗体漏检，宜联合使用盐水即刻离心法（immediate spin，IS）与 IAT 法进行交叉配血。

三、H 血型系统

1952 年，Bhende 等从印度孟买市的 3 例特殊样本中得到启发而发现了 H 血型系统。此 3 例样本红细胞正定型均为 O 型，血浆中不仅存在抗-A、抗-A_1、抗-B 还存在抗-H，与所有“普通”红细胞均发生凝集。通过对其中 1 例的家系调查发现，先证者父亲为 O 型，母亲为 B 型，两个兄弟均为 B 型，先证者与她 A 型丈夫生有一个 AB 型女儿，因而推断先证者应为 B 型（携带 B 基因，编码正常 B 酶），但先证者却不表达 B 抗原。由于这种特殊表现型发现于孟买市，故称为孟买型，用 O_h 表示。在印度孟买，孟买型表现频率约为 1/10 000。在欧洲人中表现频率约为 1/1 000 000，在东亚人中孟买型表现频率极低，但在某些孤立地区，如留尼汪岛孟买型表现频率可高达 1/1 000。

1961 年，Levine 在捷克人中发了 1 例特殊血型，该个体红细胞不表达 H 抗原，极似孟买型，但红细胞却存在少量 A 抗原，Levine 称之为类孟买型，用 O_{Hm} 表示，以示红细胞携有少量 H 抗原。随后在日本、泰国、新加坡、法国、美国印第安人中均发现有类孟买型存在。1979 年，张工梁等在我国发现了第 1 例类孟买型，随后国内陆续报道了数十例类孟买型，主要为 O_{Hm}^{AB} 型，也有 O_{Hm}^{A} 型和 O_{Hm}^{B} 型的报道。类孟买型在中国人群中相对较多，资料显示我国东南沿海及台湾地区类孟买型表现频率约为 1/10 000，而日本类孟买型比例约为 1/300 000。

通过孟买型和类孟买型的发现以及相关基因的确定，1994 年 ISBT 正式命名了 H 血型系统，该系统仅有 1 个抗原，即 H 抗原。孟买型和类孟买型均为 H 抗原缺乏表现型，红细胞完全缺乏 H 抗原称为孟买型，H 抗原弱表达称为类孟买型。H 抗原缺乏表现型个体血浆中含有抗-A、抗-B 和抗-H 天然抗体。

（一）H 血型系统分子基础

1. H 血型系统基因结构　合成 H 抗原的糖基转移酶由位于 19q13.33 紧密连锁的 *FUT1* 和 *FUT2* 控制编码，*FUT1* 编码产物是 α-1，2- 岩藻糖转移酶（H 酶，α2FucT1），其作用对象是红细胞表面Ⅱ型糖链，控制红细胞 H 抗原合成。*FUT2* 编码产物是分泌型 α-1，2- 岩藻糖转移酶（Se 酶，α2FucT2），其作用对象是分泌物与体液中Ⅰ、Ⅱ型糖链，控制可溶性 H 血型物质的合成。

FUT1 与 *FUT2* 方向相反，相距约为 42kb，*FUT1* 和 *FUT2* 序列同源性约为 70%。1995 年，Kelly 等克隆并分离 *FUT2* 时发现此区还存在第三个基因——SEC1P 基因。*FUT1*、*FUT2* 及 *SEC1P* 在染色体上的排列顺序为：着丝粒→ *SEC1P* → *FUT2* → *FUT1* →端粒（图 3-34），*FUT1* 与 *FUT2* 呈面对面的反向串联排列。

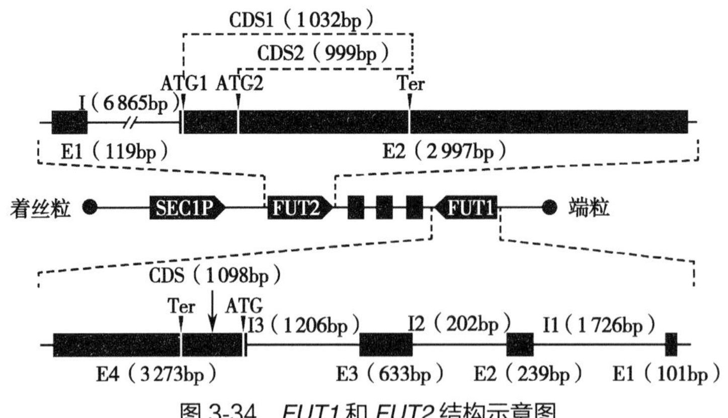

图 3-34　*FUT1* 和 *FUT2* 结构示意图

E：外显子；I：内含子；CDS：编码区；ATG：起始密码子；Ter：终止密码子

SEC1P 与 *FUT2* 序列同源性约为 80%。*SEC1P* 携有翻译终止密码子，但由于编码区缺失和突变使其潜在的阅读框受损而失去蛋白编码能力，普遍认为 *SEC1P* 是 *FUT2* 的假基因。*FUT1*、*FUT2* 及 *SEC1P* 碱基序列高度同源，均含有大量相似的 *Alu* 序列（哺乳动物和人类基因组中的中等重复序列，因序列中含有限制性内切酶 Alu 的酶切识别序列 AGCT，所以

称为 Alu 序列，也称 Alu 重复序列。典型的人类基因 Alu 序列长 282bp)，提示三者可能起源于基因复制，同源性和相似性使该区域基因变异和基因重排概率大大增加。

FUT1 含有 4 个外显子及 3 个内含子，第 1~4 外显子长度分别为 101、239、633 及 3 273bp，第 1~3 内含子长度分别为 1 726、202、1 206bp。CDS 区位于第 4 外显子，由 1 098bp 组成，翻译起始位点位于第 4 外显子第 3 位碱基(数据来自 NCBI RefSeq NG_007510.1)(图 3-34)，编码产物是由 365 个氨基酸残基组成的 H 酶，可特异性地将 α-L- 岩藻糖连接至红细胞和其他细胞膜表面Ⅱ型糖链末端半乳糖，形成 H 抗原，*FUT1* 也称为 Hh 基因。*FUT1* 第 1~3 外显子含有 2 个启动子，在第 1 外显子和第 2 外显子上游各有一个转录起始位点。研究显示，转录因子 c-jun 与第 1 外显子上游启动子区域中的 AP-1 结合，可激活 *FUT1* 的转录，而且还发现在同一个细胞中存在 *FUT1* 可变剪接体。

FUT2 包含 2 个外显子及 1 个内含子，第 1、2 外显子长度分别为 119 及 2 997bp，内含子长度为 6 865bp(数据来自 NCBI RefSeq NG_007511.1)(图 3-34)。*FUT2* 第 2 外显子中含有 2 个距离相近的起始密码子，第 1 个起始密码子始于第 2 外显子第 3 位碱基，第 2 个起始密码子始于第 36 位碱基(图 3-34，图 3-35)，可分别编码长度不同的多肽链。前者 CDS 区由 1 032bp 组成(NG_007511.1)，可编码由 343 个氨基酸残基组成的多肽，后者 CDS 区由 999bp 组成(GenBand：KF906452.1)，可编码由 332 个氨基酸残基组成的多肽。两者 N 末端相差 11 个氨基酸残基(MLVVQMPFSFP)。只有 332 个氨基酸长度的多肽产物具有 Se 酶活性，可认为编码 Se 酶的起始密码子位于第 2 外显子第 36 位碱基。

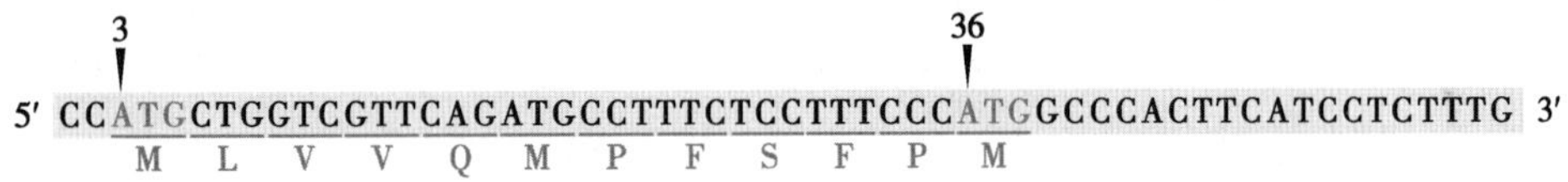

图 3-35　*FUT2* 第 2 外显子 5′ 端起始密码子所处位置示意图

第 1 个起始密码子始于第 2 外显子第 3 位碱基，第 2 个起始密码子始于第 36 位碱基。数据来自 NG_007511.1 与 KF906452.1

FUT2 编码产物是 Se 酶，可将 α-L- 岩藻糖连接至体液与分泌物中Ⅰ、Ⅱ型糖链末端半乳糖，使其岩藻糖化形成 H 血型物质，*FUT2* 又称为分泌基因(Se 基因)(图 3-36)。大约 80% 的个体携有 Se 基因，并可在其分泌物、体液中检出 A、B、H 血型物质，唾液中血型物质含量最为丰富。

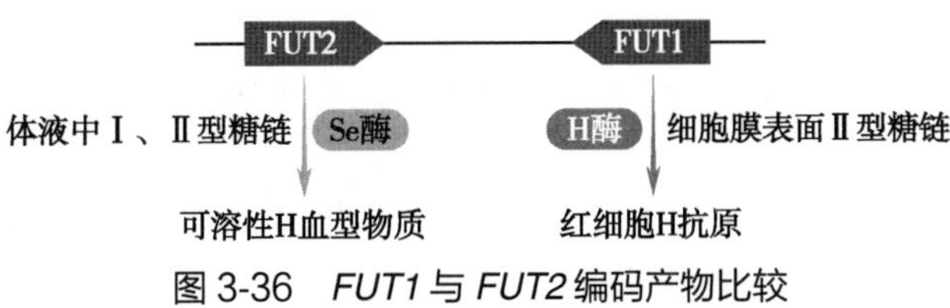

图 3-36　*FUT1* 与 *FUT2* 编码产物比较

2. H 血型系统基因多态性　根据 H 抗原表达情况，可将 H 血型系统等位基因分为两类：正常表达 H 抗原的野生型等位基因及 H 抗原缺乏表现型等位基因。后者又可分为弱表达 H 抗原的变异型等位基因，以及不表达 H 抗原的无效等位基因。

FUT1 控制的引起红细胞 H 抗原弱表达的等位基因用 *FUT1 Weak*、*FUT1*W*，或 *H weak*、H^w 表示，H 抗原不表达的无效等位基因用 *FUT1 Null*、*FUT1*N*，或 *H Null*、*h* 表示。

FUT2 控制的引起体液与分泌物 H 血型物质弱表达的等位基因用 *FUT2 Weak*、*FUT2*W*，或 *Se Weak*、Se^w 表示，H 血型物质不表达的无效等位基因用 *FUT2 Null*、*FUT2*N*，或 *Se Null*、*se* 表示。

(1)野生型等位基因：目前发现可正常表达 H 抗原的野生型 FUT1 等位基因有 2 个：*FUT1*01* 及 *FUT1*02*。以 *FUT1*01* 为参照，*FUT1*02* CDS 区第 35 位核苷酸发生 C>T 突变，引起编码产物第 12 位氨基酸发生替换（Ala12Val）（表 3-16）。研究显示，第 12 位氨基酸位于 H 酶跨膜区，对 H 酶活性无明显影响，仍可催化合成正常的 H 抗原。

表 3-16 控制红细胞正常表达 H 抗原的 FUT1 等位基因

等位基因	基因突变	氨基酸替换	基因频率（%）				
			东亚	南亚	非洲	欧洲	美国
*FUT1*01*			67.66	85.99	99.02	97.32	94.67
*FUT1*02*	35C>T	Ala12Val	31.25	12.68	0.00	2.19	4.47

注：以 *FUT1*01* 为参照基因

控制体液、分泌物正常表达 H 血型物质的 FUT2 等位基因有 10 个，即 *FUT2*01~10*（表 3-17）。*FUT2*01* 在不同种族人群中分布最为广泛，其他等位基因较少见。以 *FUT2*01* 为参照，其他等位基因突变主要为点突变，其次为密码子插入。例如，*FUT2*02~09* 均为点突变，引起多肽不同位置单个氨基酸替换，仅 *FUT2*10* 在第 780 与 781 位核苷酸之间插入了 GTG 密码子，导致 Se 酶第 260 位与 261 位氨基酸之间插入了一个 Val。

表 3-17 控制体液与分泌物正常表达 H 血型物质的 FUT2 等位基因

等位基因	基因突变	氨基酸替换	基因频率（%）				
			东亚	南亚	非洲	欧洲	美国
*FUT2*01*			52.58	45.91	27.46	51.49	58.79
*FUT2*02*	37G>A	Ala13Thr	0.00	0.10	0.00	0.00	0.00
*FUT2*03.01*	73A>G	Ile25Val	0.00	0.00	9.83	0.00	0.72
*FUT2*03.02*	73A>G，146C>T	Ile25Val，Ala49Val					
*FUT2*03.03*	73A>G，514G>A	Ile25Val，Asp172Asn					
*FUT2*04*	412C>T	Arg138Cys	0.00	0.00	0.08	0.89	0.72
*FUT2*05*	433G>A	Val145Ile					
*FUT2*06*	514G>A	Asp172Asn	0.00	0.00	8.85	0.10	0.14
*FUT2*07*	689G>A	Arg233His					
*FUT2*08*	718G>A	Val240Met	0.00	0.51	0.00	0.00	0.00
*FUT2*09*	749G>A	Arg250Gln					
*FUT2*10*	780_781insGTG	260_261insVal					

注：以 *FUT2*01* 为参照基因。ins：插入

(2)H 抗原缺乏表现型等位基因：*FUT1* 与 *FUT2* 变异型等位基因可分别导致红细胞 H 抗原、体液与分泌物 H 血型物质弱表达甚至不表达。目前至少发现 34 种 *FUT1 Weak*、21 种 *FUT1 Null*、3 种 *FUT2 Weak* 及 22 种 *FUT2 Null*(表 3-18～表 3-21)。基因突变类型包括点突变、1~3 个核苷酸缺失与插入、CDS 编码区缺失、基因融合等。

表 3-18　控制红细胞 H 抗原弱表达的 FUT1 等位基因(类孟买型)

等位基因	核苷酸变化	氨基酸变化
*FUT1*01W.01*	293C>T	Thr98Met
*FUT1*01W.02*	328G>A	Ala110Thr
*FUT1*01W.03*	349C>T	His117Tyr
*FUT1*01W.04*	442G>T	Asp148Tyr
*FUT1*01W.05.01*	460T>C	Tyr154His
*FUT1*01W.05.02*	460T>C,1042G>A	Tyr154His,Glu348Lys
*FUT1*01W.07*	491T>A	Leu164His
*FUT1*01W.08*	522C>A	Phe174Leu
*FUT1*01W.09*	658C>T	Arg220Cys
*FUT1*01W.10*	659G>A	Arg220His
*FUT1*01W.11*	661C>T	Arg221Cys
*FUT1*01W.12*	682A>G	Met228Val
*FUT1*01W.13*	689A>C	Gln230Pro
*FUT1*01W.14*	721T>C	Tyr241His
*FUT1*01W.15*	801G>C	Trp267Cys
*FUT1*01W.16*	801G>T	Trp267Cys
*FUT1*01W.17*	832G>A	Asp278Asn
*FUT1*01W.18*	903_904insAAC	Asn301_His302insAsn
*FUT1*01W.19*	917C>T	Thr306Ile
*FUT1*01W.20*	990delG	Pro331Glnfs*6
*FUT1*01W.21*	235G>C	Gly79Arg
*FUT1*01W.22*	991C>A	Pro331Thr
*FUT1*01W.23*	424C>T	Arg142Trp
*FUT1*01W.24*	649G>T	Val217Phe
*FUT1*01W.25*	235G>C	Gly79Arg
*FUT1*01W.26*	545G>A	Arg182His
*FUT1*01W.27*	958G>A	Gly320Arg
*FUT1*01W.28*	896A>C	Gln299Pro
*FUT1*01W.29*	655G>C	Val219Leu

续表

等位基因	核苷酸变化	氨基酸变化
*FUT1*02W.01*	35C>T,269G>T	Ala12Val,Gly90Val
*FUT1*02W.02*	35C>T,371T>G	Ala12Val,Phe124Cys
*FUT1*02W.03*	35C>T,682A>G	Ala12Val,Met228Val
*FUT1*02W.04*	35C>T,980A>C	Ala12Val,Asn327Thr
*FUT1*02W.05*	748C>T; 366-398del33	Arg250Trp; Val123-Pro133del

注：以 *FUT1*01* 为参照基因。ins：插入。del：缺失

表 3-19　控制红细胞不表达 H 抗原的 FUT1 无效等位基因（孟买型）

等位基因	核苷酸变化	氨基酸变化	突变类型
*FUT1*01N.01*	422G>A	Trp141Ter	无义突变
*FUT1*01N.02*	461A>G	Tyr154Cys	错义突变
*FUT1*01N.03*	462C>A	Tyr154Ter	无义突变
*FUT1*01N.04*	513G>C	Trp171Cys	错义突变
*FUT1*01N.05*	538C>T	Gln180Ter	无义突变
*FUT1*01N.06*	547_548delAG	Glu184Valfs*85	移码突变
*FUT1*01N.07*	586C>T	Gln196Ter	无义突变
*FUT1*01N.08*	695G>A	Trp232Ter	无义突变
*FUT1*01N.09*	725T>G	Leu242Arg	错义突变
*FUT1*01N.10*	776T>A	Val259Glu	错义突变
*FUT1*01N.11*	785G>A,786C>A	Ser262Lys	错义突变
*FUT1*01N.12*	826C>T	Gln276Ter	无义突变
*FUT1*01N.13*	881_882delTT	Phe294Cysfs*40	移码突变
*FUT1*01N.14*	944C>T	Ala315Val	错义突变
*FUT1*01N.15*	948C>G	Tyr316Ter	无义突变
*FUT1*01N.16*	980A>C	Asn327Thr	错义突变
*FUT1*01N.17*	1047G>C	Trp349Cys	错义突变
*FUT1*01N.18*	684G>A	Met228Ile	错义突变
*FUT1*01N.19*	694T>C	Trp232Arg	错义突变
*FUT1*01N.20*	768delC	Val257Phefs*23	移码突变
*FUT1*02N.01*	392T>C 423G>A 668_670delACT	Leu131Pro Trp141Ter Try224del	错义突变 无义突变 整码缺失突变

注：以 *FUT1*01* 为参照基因。del：缺失；fs：移码突变；Ter：终止密码子

表 3-20 弱分泌型 FUT2 等位基因

等位基因	核苷酸变化	氨基酸变化
*FUT2*01W.01*	311C>T	Ala104Val
*FUT2*01W.02.01*	418A>T	Ile140Phe
*FUT2*01W.02.02*	418A>T,650T>G	Ile140Phe,Val217Gly
*FUT2*01W.02.03*	418A>T,874G>A	Ile140Phe,Gly292Arg
*FUT2*01W.03*	886G>A	Ala296Thr

注：以 *FUT2*01* 为参照基因

表 3-21 非分泌型 FUT2 无效等位基因

等位基因	核苷酸变化	氨基酸变化	突变类型
*FUT2*01N.01*	277G>A,418A>T	Ala93Thr,Ile140Phe	错义突变
*FUT2*01N.02*	461G>A	Trp154Ter	无义突变
*FUT2*01N.03*	620G>A	Arg201His	错义突变
*FUT2*01N.04*	604C>T	Arg202Ter	无义突变
*FUT2*01N.05*	661C>T	Arg221Ter	无义突变
*FUT2*01N.06*	691C>T	Arg231Ter	无义突变
*FUT2*01N.07*	697C>T	Arg233Cys	错义突变
*FUT2*01N.08*	718_719delGT	Val240Glyfs*4	移码突变
*FUT2*01N.09*	721_723delGTC	Val241del	整码缺失突变
*FUT2*01N.10*	433G>A,793G>A	Val145Ile,Asp265Asn	错义突变
*FUT2*01N.11*	811delC	Pro271Leufs*16	移码突变
*FUT2*01N.12*	882G>A	Trp294Ter	无义突变
*FUT2*01N.13*	901G>A	Gly301Arg	错义突变
*FUT2*01N.14*	983C>T	Pro328Leu	错义突变
*FUT2*01N.15*	335C>T	Pro112Leu	错义突变
*FUT2*01N.17*	445G>A	Gly149Ser	错义突变
*FUT2*01N.18*	851C>A	Thr284Asn	错义突变
*FUT2*0N.01*	*FUT2* 全部缺失		基因缺失
*FUT2*0N.02*	*FUT2* 编码区缺失		基因缺失
*FUT2*0N.03*	*FUT2* 与 *SEC1P* 融合基因		基因融合
*FUT2*0N.04*	*FUT2* 与 *SEC1P* 融合基因		基因融合

注：以 *FUT2*01* 为参照基因。del：缺失；Ter：终止密码子

FUT1 Weak 及 *FUT2 Weak* 纯合子或杂合子可分别引起红细胞 H 抗原、体液与分泌物 H 血型物质弱表达。*FUT1 Null* 及 *FUT2 Null* 纯合子或杂合子可致红细胞不表达 H 抗原、体液与分泌物不表达 H 血型物质。虽然 *FUT1* 与 *FUT2* 分别控制红细胞 H 抗原、体液与分泌物中 H 血型物质的表达，但两者之间存在紧密联系。此种联系在 H 抗原裸型红细胞体现得最为明显，例如，*FUT1 Null* 纯合子或杂合子个体红细胞不表达 H 抗原，但该个体若为分泌型(无论是正常分泌型还是弱分泌型)，红细胞均可从血浆中吸附 H 血型物质，从而弱表达 H 抗原(图 3-37)。

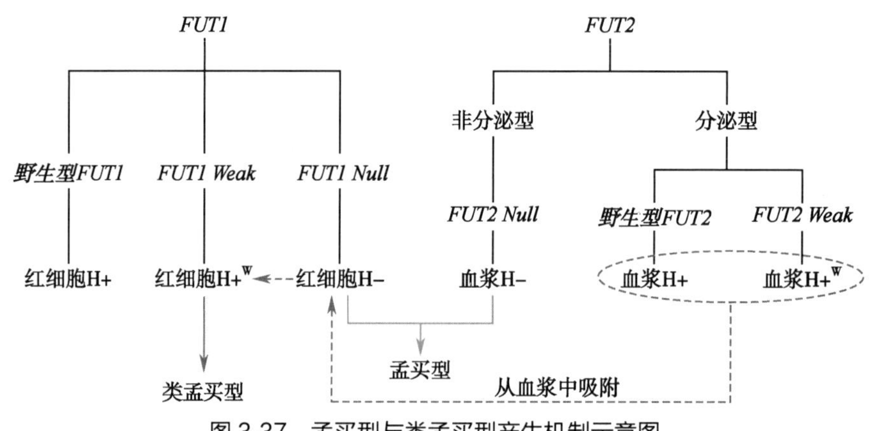

图 3-37　孟买型与类孟买型产生机制示意图

孟买型血清学定义是红细胞不表达 H 抗原，由此可以推知孟买型必定是非分泌型。而类孟买型则是红细胞弱表达 H 抗原，可以分析出其产生原因比孟买型复杂。*FUT1 Weak* 纯合子或杂合子可引起红细胞弱表达 H 抗原，而分泌型 *FUT1 Null* 纯合子或杂合子个体红细胞可从血浆中吸附 H 血型物质，使红细胞弱表达 H 抗原，均可形成类孟买型(图 3-37，表 3-22)。由此可见，红细胞罕见的 H 抗原缺乏表现型是 *FUT1* 与 *FUT2* 共同作用的结果。

表 3-22　FUT1/2 基因突变与 H 抗原缺乏表现型的关系

FUT2 \ *FUT1*	分泌型				非分泌型	
	Se/Se 或 *Se/se*		*Se^{w}/Se^{w}*		*se/se*	
H^{w}/H^{w}	类孟买型	红细胞 H+^{w}	类孟买型	红细胞 H+^{W}	类孟买型	红细胞 H+^{W}
		分泌物 H+		分泌物 H+^{W}		分泌物 H−
h/h	类孟买型	红细胞 H−/H+^{W}	类孟买型	红细胞 H+^{W}	孟买型	红细胞 H−
		分泌物 H+		分泌物 H+^{W}		分泌物 H−

注：*H^{w}*：*H* 基因弱表达。*h*：*H* 基因不表达。*Se^{w}*：*Se* 基因弱表达。*Se*：*Se* 基因不表达。
h/h 分泌型个体红细胞可从血浆中吸附 H 血型物质而弱表达 H 抗原

1) 孟买型相关无效等位基因：对孟买型血清学及基因数据库进行分析可以发现，FUT1 与 FUT2 基因型均由无效等位基因 *h/h* 与 *se/se* 纯合子或杂合子组成，所以 O_h 红细胞无 H、A、B 抗原，体液与分泌物中无 H、A、B 血型物质。

FUT1 与 *FUT2* 均存在多种无效等位基因(表 3-19,表 3-21),不同地域与不同人种产生无效等位基因的机制存在差异。FUT1 无效等位基因产生机制包括由点突变引起的无义突变及错义突变,以及因核苷酸缺失而引起的移码突变,这些突变均可导致 *FUT1* 编码的 H 酶失去生物活性。而 FUT2 无效等位基因不仅包括点突变、移码突变,还存在基因缺失及基因融合。例如,最早在印度孟买市发现的孟买型 *FUT1* 与 *FUT2* 分别为 *FUT1*01N.09* 及 *FUT2*0N.02*。*FUT1* 的 2 条等位基因均存在 725T>G 点突变,引起 Leu242Arg 氨基酸替换,导致 H 酶失活。而 *FUT2*0N.02* 第 2 外显子 CDS 完全缺失导致无 Se 酶产生,使孟买型个体表现出红细胞无 H 抗原,且体液与分泌物中无 H 血型物质的血清学特点。

此后,在不同人群中陆续发现了孟买型,但 FUT1 无效等位基因产生机制却与印度孟买型存在差异。例如,中东地区孟买型个体 *FUT1* 发生 826C>T 无义突变,引起终止密码子提前出现,仅编码一条由 275 个氨基酸残基组成的多肽。高加索人孟买型个体 *FUT1* 普遍存在 461A>G 错义突变,引起 Try154Cys 氨基酸替换。澳洲孟买型个体发生 785G>A、786C>A 错义突变,引起 Ser262Lys 替换。错义突变虽未影响 H 酶氨基酸数目,但该突变却使 H 酶丧失生物学功能。在中国台湾发现的孟买型个体 *FUT1* 则以核苷酸缺失引起的移码突变为主,主要有 547_548delAG 及 881_882delTT,两者均可导致移码突变致使 H 酶丧失生物活性(表 3-19)。

FUT2 无效等位基因产生机制不仅包括点突变引起的错义突变、无义突变、移码突变,还包括基因缺失及基因融合。例如,在远东和南太平洋地区发现的 *FUT2*01N.01* 含有 2 个错义突变,即 277G>A,418A>T,引起第 93、140 位氨基酸替换(Ala93Thr,Ile140Phe),所编码的 Se 酶肽链长度虽未发生改变但却无生物活性。*FUT2*01N.02* 由 461G>A 无义突变引起,导致终止密码子提前出现,仅编码一条由 153 个氨基酸残基组成的无效多肽。在波利尼西亚人群中发现的 *FUT2*01N.04* 604C>T 无义突变同样导致终止密码子提前出现,编码出一条由 201 个氨基酸残基组成的无功能多肽。*FUT2*01N.11* 第 811 位胞嘧啶缺失(811delC),引起移码突变并产生了一个新的终止密码子,编码产物是由 285 个氨基酸残基组成的无活性多肽。在中国台湾阿美族(高山族之一)人中发现的 *FUT2* 突变发生在高度保守序列Ⅱ中,第 721~723 位缺失 GTC 密码子,但并未引起阅读框移位,只引起 241 位缬氨酸缺失(Val241del)导致 Se 酶失去生物学功能。*FUT2* 缺失发现于印度孟买型个体,同时伴有 *FUT1* 725T>G 错义突变,导致红细胞不表达 H 抗原而体液与分泌物中也不表达 H 血型物质。此外,在日本孟买型个体中还发现了 *SEC1P* 与 *FUT2* 的融合基因,由于 *FUT2* 与 *SEC1P* 具有高度同源性,易发生不平衡交换,*FUT2* 与上游紧邻的 *SEC1P* 形成融合基因,其编码产物 N 端由 *SEC1P* 编码,而 C 端则由 *FUT2* 编码,编码产物无 Se 酶活性,转染细胞不表达 H 抗原。*SEC1P* 与 *FUT2* 融合基因还见于韩国人,但在中国人中尚未发现。

2)类孟买型相关弱表达等位基因:自 1952 年发现孟买型之后,在法属留尼汪岛(位于印度洋西部马斯克林群岛,西部非洲岛国马达加斯加以东 800km)法国后裔中发现了一种与孟买型极为相似的表现型,称为留尼汪表现型,后被归为类孟买型。其血清学特征是红细胞弱表达 ABH 抗原,分泌物中无 ABH 物质,血浆中存在弱抗-H。基因分析显示,留尼汪表现型个体 *FUT1* 发生 349C>T 突变,引起 His117Tyr 替换,导致 H 酶活性降低。*FUT2* 则是 428G>A 点突变,导致阅读框提前终止,其产物是一条不具备 Se 酶活性的短肽。

综合分析类孟买型研究成果可以发现，血清学定义的类孟买型其分子机制可分为两类：*FUT1* 突变导致红细胞 H 抗原弱表达，以及 H 抗原缺失型（H–）红细胞吸附血浆中 H 血型物质而弱表达 H 抗原（图 3-37）。

目前至少发现了 34 种可导致红细胞 H 抗原弱表达的等位基因，ISBT 将其命名为 *FUT1*01W* 和 *FUT1*02W*（表 3-18）。基因突变类型以核苷酸替换引起的错义突变为主，其次为密码子缺失或插入引起的整码突变，另外还存在单个核苷酸缺失引起的移码突变。这些突变均导致编码产物氨基酸顺序发生改变，使 H 酶数量减少或活性降低，表现出红细胞 H 抗原表达减弱的现象。

H（–）红细胞不表达 H 抗原，若该个体为分泌型时，红细胞可将血浆中 H 血型物质吸附于红细胞表面，而表现出类孟买型的血清学特征。血浆中 H 血型物质由 *FUT2* 编码的 Se 酶控制合成，若某个体 *FUT2* 为无效等位基因纯合子或杂合子时，该个体则为非分泌型（se 型），体液与分泌物中无 H 血型物质（H–）；若 *FUT2* 为功能正常的等位基因时则为分泌型（Se 型），体液与分泌物中含有 H 血型物质（H+）；若 *FUT2* 为弱表达等位基因纯合子或杂合子时则为弱分泌型（Se^{w} 型），体液与分泌物中 H 血型物质表达减弱（$H+^{w}$）。Se 与 Se^{w} 型个体血浆中 H 血型物质均可吸附至 H（–）红细胞表面，使其表现出类孟买型的血清学特征。

随着研究的持续深入，不断报道出新的 *FUT1* 与 *FUT2* 基因突变，而且还发现 *FUT2* 基因突变与抗感染有关。例如，*FUT2* 428G>A 无义突变个体对诺如病毒、轮状病毒及艾滋病毒等的感染具有抵抗性。

（二）岩藻糖转移酶与 H 抗原生物合成

与血型相关的岩藻糖转移酶有两种：H 酶与 Se 酶。两者均为Ⅱ型跨膜糖蛋白，且均具有使前体糖链末端 Gal 岩藻糖化的功能。

H 酶由 *FUT1* 控制编码，可作用于红细胞及血管内皮细胞表面Ⅱ型前体糖链，催化糖链末端 Gal 与岩藻糖相结合而形成 H 抗原。Se 酶由 *FUT2* 控制编码，主要分布于消化道和呼吸道分泌细胞中，可使Ⅰ、Ⅱ型前体糖链末端 Gal 岩藻糖化形成 H 血型物质，并以溶解状态分布于除脑脊液外的体液及分泌物中，如唾液、胆汁、精液、阴道分泌物、乳汁、汗液、泪液、羊水、血浆等。红细胞表达的 H 抗原与分泌物中的 H 血型物质抗原性相同，但糖链结构的差异导致两者水溶性不同，前者具有良好的脂溶性，而后者则具有良好的水溶性。

A 酶与 B 酶以糖链末端岩藻糖化的 Gal 为底物催化合成 A、B 抗原（图 3-20）。O 型个体中红细胞 H 抗原不能转化为 A 或 B 抗原，故 H 抗原含量最高，而 A、B、AB 型个体较少，类孟买型个体 H 抗原含量最低，不同表现型红细胞 H 抗原表达强度由高至低的顺序为：O>A_2>B>A_2B>A_1>A_1B>$H+^{w}$。体液及分泌物中的 H 血型物质可在 A、B 酶的催化下进一步合成 A、B 血型物质。

（三）H 血型系统抗原

H 抗原是 H 血型系统唯一一个抗原，不同种族 99.9% 以上个体红细胞可正常表达 H 抗原。H 抗原是组织血型抗原，在人体内分布广泛，不仅分布于红细胞、血小板及分泌型个体的淋巴细胞、上皮细胞、内皮细胞等，还以可溶性形式存在于分泌型个体除脑脊液外的其他体液及分泌物中。

H 抗原缺乏表现型个体极为罕见，根据产生机制的不同可分为四类：孟买型、类孟买型、Hm 型及白细胞黏附缺陷Ⅱ型（leucocyte adhesion deficiency type Ⅱ，LAD Ⅱ型）（表 3-23）。

表 3-23　H 抗原缺乏表现型

表现型		H 抗原	H 血型物质	基因型	遗传方式	抗体
孟买型		无	无	h/h; se/se	隐性遗传	抗-H
类孟买型	分泌型	弱	正常或弱	H^w/H^w; Se/Se、Se/se、Se^w/Se^w	隐性遗传	抗-HI
	非分泌型	弱	无	H^w/H^w; se/se	隐性遗传	抗-H
H_m 型		弱	正常	H/H 或 H/h; Se/Se 或 Se/se	显性遗传	无
LAD Ⅱ型		无	无	H/H; Se/Se 或 Se/se		抗-H

注：H：H 基因。H^w：H 基因弱表达。h：H 基因不表达。Se：Se 基因。Se^w：Se 基因弱表达。se：Se 基因不表达。H 抗原分布于红细胞，H 血型物质分布于除脑脊液外的其他体液及分泌物

1. 孟买型与类孟买型　孟买型与类孟买型的遗传方式均为隐性遗传，血清学试验结果是区分两者的主要依据，区分要点为红细胞是否携有 H 抗原。

孟买型定义为红细胞 H(–)且为非分泌型。血清学基本特征为：①红细胞无 H、A、B 抗原，与抗-A、抗-B、抗-AB 及抗-H 均不发生凝集反应。②血浆中存在抗-H、抗-A、抗-B、抗-AB，以 IgM 型天然抗体为主，可伴有 IgG 型免疫性抗体。③ Ii 抗原是合成 H 抗原的前体物质，由于 H(–)所以 I、i 抗原大量表达，红细胞可与抗-I、抗-i 发生强凝集反应。④血浆中缺乏 Se 酶。⑤唾液中无 H、A、B 血型物质。

类孟买型红细胞可弱表达 H 抗原(H+^{w})，可以是分泌型也可以是非分泌型。血清学基本特征为：①类孟买型红细胞与来自荆豆的抗-H 凝集素不发生反应，但与来自孟买型个体血清中的抗-H 呈弱凝集反应。②红细胞携有很弱的 A、B 抗原，与高效价抗-A、抗-B 长时间反应可出现弱凝集，或可通过吸收放散法检出。③ A_h、B_h 分泌型个体唾液中可检出 A、B、H 血型物质。④血清中存在抗-HI，但不能被分泌型个体唾液中 H 血型物质中和。⑤ B_h 个体经适当的酶处理后，可以检出 H 抗原。

H 血型系统与 ABO 血型系统是两个独立遗传的血型系统，由于两者在抗原合成方面存在紧密联系，常规检测 ABO 血型时孟买型与 O 型检测结果类似，而类孟买型与 O、$A_{弱}$、$B_{弱}$型类似，但引起表现型类似的原因却存在本质的不同。为准确表述孟买型与类孟买型，1965 年 Race 等提出了一套分类命名表示方式，结合后续研究成果，孟买型与类孟买型表述方式可归纳为表 3-24。

(1) 孟买型：红细胞无 H 抗原，表现型为 O 型，用 h 作为下标，表示由 h 无效等位基因引起，用上标表示所携 A、B 基因。例如，O_h 表示孟买型且无 A、B 基因，O_h^A 表示孟买型同时携有 A 基因。

(2) 类孟买型：类孟买型非分泌型个体红细胞可表达弱 H 抗原，但唾液中无 H 血型物质。若携有 A、B 基因，则用 h 作为相应表现型的下标。例如，B_h 表示红细胞表达弱 B 抗原，且为非分泌型的类孟买型。

类孟买型分泌型个体红细胞表达弱 H 抗原，唾液中存在 H 血型物质，用 O_{Hm} 表示(下标 Hm 表示红细胞表达少量 H 抗原)，若携有 A、B 基因，则用上标的方式表示。例如，O_{Hm} 表示红细胞存在弱 H 抗原且为分泌型，但无 A 或 B 基因。O_{Hm}^A表示红细胞存在弱 A 抗原且为分泌型的类孟买型。若家系调查认为应携有 A、B 基因，却未在红细胞上检出相应抗原，则用

上标 Ah、Bh 或 ABh 表示。例如，O_{Hm}^{ABh} 表示分泌型类孟买型，携有 A 和 B 基因，红细胞应表达 A 和 B 抗原但未能检出。

表 3-24　孟买型与类孟买型表示方式

表现型		符号	*A*、*B* 基因	A、B、H 抗原	
				红细胞	唾液
孟买型		O_h	无	无	无
		O_h^A	*A*	无	无
		O_h^B	*B*	无	无
		O_h^{AB}	*A*，*B*	无	无
类孟买型	非分泌型	A_h	*A*	$A+^w$，$H+^w$	无
		B_h	*B*	$B+^w$，$H+^w$	无
		AB_h	*A*，*B*	$A+^w$，$B+^w$，$H+^w$	无
	分泌型	O_{Hm}	无	$H+^w$	H
		O_{Hm}^A（A_m^h）	*A*	$A+^w$，$H+^w$	A，H
		O_{Hm}^B（B_m^h）	*B*	$B+^w$，$H+^w$	B，H
		O_{Hm}^{AB}（AB_m^h）	*A*，*B*	$A+^w$，$B+^w$，$H+^w$	A，B，H
		O_{Hm}^{Ah}	*A*	未检出 A 抗原	A，H
		O_{Hm}^{Bh}	*B*	未检出 B 抗原	B，H
		O_{Hm}^{ABh}	*A*，*B*	未检出 A、B 抗原	A，B，H

注：h：*FUT1* 无效等位基因。m：少量。w：弱表达。

同时携有 *A*、*B* 基因的类孟买型个体红细胞 H 抗原会进一步减弱，甚至无法检出。

A_m^h、B_m^h、AB_m^h 曾用于表示类孟买型，但易造成混淆，建议不再使用

2. H_m 型　野生型 *FUT1* 与 *FUT1 Null* 形成的杂合子可能是产生 H_m 型的原因，但尚需进一步研究。

H_m 为显性遗传，表现型与类孟买型相似，散见于个别家系。H_m 型红细胞存在功能正常的 H 酶，H 抗原表达量高于类孟买型，可与抗-H 发生弱凝集反应。分泌型个体血浆中 Se 酶正常，唾液中 H 血型物质含量正常。

3. LAD Ⅱ型　LAD Ⅱ型个体红细胞表现型与孟买型相同，同时缺乏 A、B、Le^a、Le^b 抗原，但并非由 *FUT1 Null* 引起，而是由位于 11p11.2 的 *SLC35C1* 突变引起。*SLC35C1* 突变可导致 GDP- 岩藻糖转运子失活，引起先天性岩藻糖基化障碍，即使岩藻糖转移酶功能正常，也因无岩藻糖可供利用而使糖链无法完成岩藻糖基化，红细胞表现出与孟买型相同的表现型。

LAD Ⅱ型是一种极为罕见的原发性免疫缺陷性疾病，因白细胞缺乏 CD15/sialy-Le^x 而导致黏附障碍，表现为生长、发育迟缓，严重者可伴有反复感染及白细胞计数升高，患儿常于新生儿期夭亡。

（四）H 血型系统抗体

H 血型系统抗体包括抗-H、抗-HI、抗-Le^{bH}，多为 IgM 型冷自身抗体，少数为 IgG 型抗体。

1. 特异性

（1）抗-H：抗-H 可与 H（+）红细胞发生凝集反应，凝集强度与红细胞所携 H 抗原数量成正比。抗-H 与 O 及 A_2 型红细胞的凝集强度大于与 A_1、B、AB 型红细胞的凝集强度，与 O 型脐血红细胞的凝集强度弱于成人 O 型红细胞的凝集强度。抗-H 可被分泌型个体唾液中 H 血型物质中和。

（2）抗-HI、抗-Le^{bH}：抗-HI 与抗-Le^{bH} 为复合抗体。抗-HI 可与 H（+）/I（+）红细胞发生反应，而抗-Le^{bH} 可与 Le（b+）/H（+）红细胞反应。

与抗-H 相比，抗-HI 更为常见。抗-HI 可与成人 O 型红细胞发生强凝集反应，与存在 I 抗原但 H 抗原较少的 A_1、AB 型红细胞反应较弱。由于脐血、新生儿 O 型红细胞只有 H 抗原和 i 抗原，与抗-HI 反应性较弱或呈阴性反应。抗-HI 与 H 抗原缺乏型、I 抗原缺乏型个体红细胞不反应或呈极弱的凝集反应。此外，抗-HI 不能被分泌型个体唾液中的 H 血型物质中和。

2. 临床意义　受患者血型、疾病、免疫状态等因素影响，H 血型系统抗体临床意义差异显著。

（1）临床意义不显著的 H 血型系统抗体：正常人体中存在无显著临床意义的低反应性抗-H、抗-HI、抗-Le^{bH}，主要为 IgM 型冷自身抗体。可在 4℃条件下检出，效价较低，反应性不强，凝集强度较弱。温度升至室温 ~37℃时，通常呈阴性反应。

（2）临床意义显著的 H 血型系统抗体：H 抗原缺乏表现型非分泌型个体（如 O_h、A_h、B_h），以及某些疾病患者体内可含有临床意义显著的 H 血型系统抗体，多为 IgM 型天然抗体，少数为 IgG 型免疫性抗体，可引起溶血性输血反应及 HDFN。

孟买型个体血浆中含有 IgM 及 IgG 型抗-H，效价高且反应性强，可与红细胞 H 抗原及分泌物中 H 血型物质发生反应，可凝集 O 型脐血红细胞。IgG 型抗-H 含量越高，O 型脐血红细胞和成人 O 型红细胞的凝集强度差异越小，H 血型物质对其抑制作用也越小。类孟买型个体血浆中含有抗-H 及抗-HI，以抗-HI 为主。

孟买型与类孟买型个体 H 血型系统抗体临床意义显著，可引起严重的溶血性输血反应。例如，O_h 个体输入 O 型红细胞 24h 后，异体红细胞存活率仅为 2%。A_h 个体输入 A_1 型红细胞，1 小时内输入的红细胞破坏率为 67%。O_h 型孕妇妊娠期间，抗-H 可引起轻度至中度 HDFN，通常不需换血治疗。

罹患某些恶性疾病的患者能产生宽温度反应性抗-H、抗-HI、抗-Le^{bH}，可引起溶血性输血反应，临床意义显著。例如，淋巴瘤患者可因自身宽温度反应性 IgM 型抗-H 而引起 AIHA。

3. 实验室检测　H 血型系统抗体可对血型、不规则抗体检测、交叉配血等试验结果造成影响，需采用适当方法加以排除、验证（详见第五章）。

（五）临床输血

1. 罹患恶性疾病患者的临床输血　某些患有癌症、白血病等恶性疾病的 A_1、A_1B、B 型患者，可产生宽温度反应性 IgM 型抗-H、抗-HI、抗-Le^{bH}。输入 H 或 HI 抗原表达丰富的红细胞会引起严重的溶血性输血反应，应避免输入 H 或 HI 抗原丰富的红细胞。例如，非 O 型患者应避免输入 O 型红细胞，A_1 型患者应避免输入 A_2 型红细胞。

2. 孟买型与类孟买型的临床输血 孟买型个体血浆中存在抗-H,而类孟买型个体血浆中存在抗-HI及抗-H。常规ABO血型检测反定型试验中若不使用O型红细胞试剂,则无法检出孟买型与类孟买型,易误判为O型。若输入O型红细胞则会引起严重的溶血性输血反应。

孟买型与类孟买型患者输血时,只能输注同型血液。在中国汉族人群中,孟买型与类孟买型非常罕见,很难找到适合的供者。择期手术患者可通过预先储存自身血液、术中自体回输等自身输血方式来解决临床用血。

紧急抢救或患者不宜预先储存自身血液时,输血前进行血浆置换可显著降低患者体内抗体含量,有效减轻溶血反应程度。孟买型患者可选择分泌型个体血浆(血浆中含H血型物质)进行血浆置换,以中和患者体内残留的抗-H,可进一步提高输血治疗效果。鉴定分泌型的试验较为烦琐,可通过鉴定Lewis血型来区分分泌型与非分泌型(Le(a–b+)为分泌型,详见Lewis血型系统)。类孟买型患者可选择预温IAT无反应的ABO同型血液进行输注。

四、Lewis血型系统

1946年,Mourant在一位名叫Lewis的患者血清中发现了一种天然抗体,大约与22%的英国人红细胞发生反应,称之为抗-Le^a。同年,Andresen发现了抗-Le^b。

Lewis血型系统与其他红细胞血型系统不同,Lewis血型抗原不是红细胞直接合成的抗原,而是吸附血浆中表达Lewis抗原的糖脂而获得的糖类抗原。胃肠道富含Lewis活性糖脂,是血浆中Lewis糖脂的主要来源。Lewis抗原以不同糖链形式存在于糖蛋白、糖脂,除红细胞外Lewis抗原在淋巴细胞、血小板、内皮细胞、肾脏、泌尿生殖器以及胃肠上皮均有广泛表达。

(一) Lewis血型系统分子基础

目前已发现13个岩藻糖转移酶基因,按发现时间顺序命名为*FUT1~FUT13*。根据酶促反应形成的糖苷键类型不同,*FUT*编码产物可分为α-1,2-、α-1,3-、α-1,4-、α-1,6-和O-岩藻糖转移酶。参与Lewis血型生物合成的基因包括*FUT3~FUT7*和*FUT9*,可编码α-1,3/4-岩藻糖转移酶,使糖链末端Gal-GlcNAc双糖结构中的GlcNAc岩藻糖化合成Lewis抗原。其中*FUT4*为单态性基因,位于11q21,编码产物主要分布于胚胎发育过程中的白细胞、大脑、髓系细胞。*FUT6-FUT3-FUT5*紧密连锁,位于19p13.3。*FUT3*编码产物主要分布于血浆与红细胞,*FUT5*编码产物主要分布于血浆、乳汁、肝脏,*FUT6*编码产物主要分布于血浆、肾脏、肝脏、结肠。*FUT7*位于9q34.3,与ABO基因相邻,控制白细胞膜sialyl-Le^{ab}抗原的合成,是E、P选择素的配体,在介导炎性细胞黏附过程中发挥重要作用。*FUT9*位于6q16.1,其编码产物主要分布于大脑、胃、脾。*FUT3*又称为Lewis基因(*LE*),控制Le^a、Le^b、Le^{ab}、Le^y等抗原的合成。本文重点介绍*FUT3*有关内容。

1. Lewis血型系统基因结构 *FUT3*包括3个外显子及2个内含子,第1~3外显子长度分别为85、541、1 964bp,第1、2内含子长度分别为4 423、1 574bp。CDS区位于第3外显子,由1 086bp组成(数据来自NCBI RefSeq NG_007482.1),翻译起始位点位于第3外显子第13位碱基(图3-38)。*FUT3*编码产物为361个氨基酸残基组成的Le酶。*FUT3*具有基因剂量效应,对Le酶数量、活性及底物均存在一定影响。

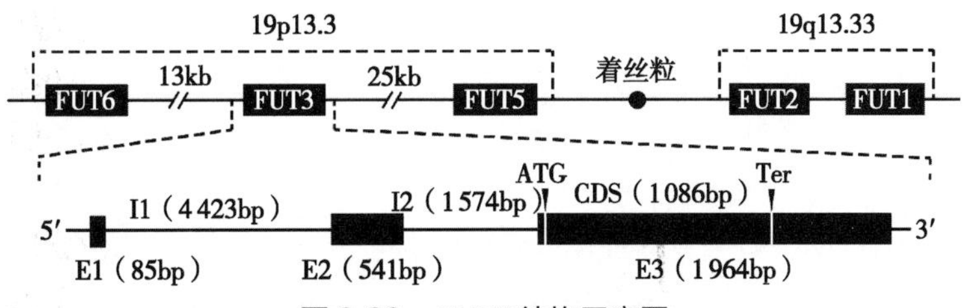

图 3-38 *FUT3* 结构示意图

E：外显子；I：内含子；CDS：编码区；ATG：起始密码子；Ter：终止密码子。*FUT3* 启动子区位于翻译起始位点 −636~−674 区域，启动子区内无 TATA、CAAT 盒子，但 5′ 端含有 GC 盒子，可能是 Sp1 的结合位点。在 −674bp 到 −854bp 和 −854 到 −1220 区域分别为正向及负向顺式调节元件

2. Lewis 血型系统基因多态性 *FUT3* 具有基因多态性以及显著的种族特异性。与野生型 *FUT3* 相比，其他等位基因由单个或多个点突变引起，在 FUT3 等位基因中尚未发现核苷酸缺失、插入等突变。

FUT3 等位基因中的点突变可分为同义突变与错义突变（表 3-25），多数同义突变对 Le 酶生物学功能无显著影响，错义突变则会改变 Le 酶活性或特异性。

表 3-25 FUT3 等位基因

等位基因	核苷酸变化	氨基酸变化	基因频率（%）
FUT3△			56.13
FUT3 975A△△	975G>A*		0.52
FUT3 882T△△	882C>T*		0.28
FUT3 735C△△	735G>C*		0.04
FUT3 59G△△△	59T>G	Leu20Arg	0.56
FUT3 1067A	1067T>A	Ile356Lys	0.18
FUT3 202C	202T>C	Trp68Arg	0.14
FUT3 304A	304C>A	Gln102Lys	0.08
FUT3 478T	478C>T	Arg160Cys	0.04
FUT3 370G	370T>G	Ser124Ala	罕见
FUT3 41A	41G>A	Arg14His	罕见
FUT3 104A	104G>A	Arg35His	罕见
FUT3 1049T	1049A>T	Tyr350Phe	罕见
FUT3 1060G	1060C>G	Arg354Gly	罕见
FUT3 59G，508A	59T>G，508G>A	Leu20Arg，Gly170Ser	11.84
FUT3 202C，314T	202T>C，314C>T	Trp68Arg，Thr105Met	9.74
FUT3 59G，1067A	59T>G，1067T>A	Leu20Arg，Ile356Lys	8.67

续表

等位基因	核苷酸变化	氨基酸变化	基因频率（%）
FUT3 13A,484A,667A	13G>A,484G>A,667G>A	Gly5Ser,Asp162Asn,Gly223Arg	2.42
FUT3 59G,508A,858G	59T>G,508G>A,858A>G*	Leu20Arg,Gly170Ser	1.06
FUT3 59G,61T,508A	59T>G,61C>T*,508G>A	Leu20Arg,Gly170Ser	1.00
FUT3 59G,202C,1067A	59T>C,202T>C,1067T>A	Leu20Arg,Trp68Arg,Ile356Lys	0.50
FUT3 59G,508A,732T	59T>G,508G>A,732C>T*	Leu20Arg,Gly170Ser	0.44
FUT3 59G,61T,508A,980A	59T>G,61C>T*,508G>A,980G>A	Leu20Arg,Gly170Ser,Arg327Gln	0.28
FUT3 59G,258T,1067A	59T>G,258C>T*,1067T>A	Leu20Arg,Ile356Lys	0.08
FUT3 59G,445A	59T>G,445C>A	Leu20Arg,Leu149Met	0.06
FUT3 55A,59G	55G>A,59T>G	Ala19Thr,Leu20Arg	0.02
FUT3 59G,508A,548T	59T>G,508G>A,548C>T	Leu20Arg,Gly170Ser,Pro183Leu	罕见
FUT3 59G,508A,612G	59T>G,508G>A,612A>G*	Leu20Arg,Gly170Ser	罕见
FUT3 59G,548T,612G,1067A	59T>G,548C>T,612A>G*,1067T>A	Leu20Arg,Pro183Leu,Ile356Lys	罕见
FUT3 59G,571A,1067A	59T>G,571G>A,1067T>A	Leu20Arg,Glu191Lys,Ile356Lys	罕见
FUT3 47C,202C,314T	47G>C,202T>C,314C>T	Cys16Ser,Trp68Arg,Thr105Met	0.98
FUT3 202C,314T,451G	202T>C,314C>T,451A>G	Trp68Arg,Thr105Met,Arg151Gly	0.16
FUT3 202C,314T,858G	202T>C,314C>T,858A>G*	Trp68Arg,Thr105Met	0.06
FUT3 202C,1067A	202T>C,1067T>A	Trp68Arg,Ile356Lys	0.02
FUT3 202C,314T,612G	202T>C,314C>T,612A>G*	Trp68Arg,Thr105Met	0.02
FUT3 202C,314T,484A	202T>C,314C>T,484G>A	Trp68Arg,Thr105Met,Asp162Asn	罕见
FUT3 202C,314T,506T	202T>C,314C>T,560C>T	Trp68Arg,Thr105Met,Ser187Leu	罕见
FUT3 47C,202C,314T,655A,1029G	47G>C,202T>C,314C>T,655G>A,1029A>G*	Cys16Ser,Trp68Arg,Thr105Met,Val219Met	罕见
FUT3 47C,508A	47G>C,508G>A	Cys16Ser,Gly170Ser	罕见
FUT3 484A,667A	484G>A,667G>A	Asp162Asn,Gly223Arg	0.02
FUT3 484A,667A,808A	484G>A,667G>A,808G>A	Asp162Asn,Gly223Arg,Val270Met	罕见
FUT3 13A,484A,667A,808A	13G>A,484G>A,667G>A,808G>A	Gly5Ser,Asp162Asn,Gly223Arg,Val270Met	1.06
FUT3 13A,484A,667A,974T	13G>A,484G>A,667G>A,974C>T	Gly5Ser,Asp162Asn,Gly223Arg,Thr325Met	0.56

续表

等位基因	核苷酸变化	氨基酸变化	基因频率（%）
FUT3 13A,484A,808A,968C	13G>A,484G>A,808G>A,968G>C	Gly5Ser,Asp162Asn,Val270Met,Arg323Pro	0.18
FUT3 13A,484A,968C	13G>A,484G>A,968G>C	Gly5Ser,Asp162Asn,Arg323Pro	0.14
FUT3 13A,484A,522A,667A	13G>A,484G>A,522G>A*,667G>A	Gly5Ser,Asp162Asn,Gly223Arg	0.04
FUT3 13A,484A,667A,962A	13G>A,484G>A,667G>A,962G>A	Gly5Ser,Asp162Asn,Gly223Arg,Arg321His	0.02
FUT3 13A,179A,484A,808A	13G>A,179G>A,484G>A,808G>A	Gly5Ser,Arg60His,Asp162Asn,Val270Met	罕见

注：以 NCBI RefSeq NG_007482.1 为参照基因。*：同义突变；△：野生型 *FUT3*；△△：对 Le 酶活性无明显影响的等位基因；△△△：功能性等位基因。其他等位基因均为无效等位基因（*le*）

（1）同义突变：仅由同义突变形成的 FUT3 等位基因对 Le 酶生物学功能无显著影响（表 3-25）。例如，由 *FUT3* 975G>A 同义突变形成的 Le^{975} 等位基因（Le^{975}）引起编码第 325 位氨基酸的密码子由 ACG 突变为 ACA，两者均编码苏氨酸（Thr），Le^{975} 酶与野生型 Le 酶氨基酸顺序相同，酶活性亦无变化。

随着研究对象的不断扩大，陆续发现了一些新的同义突变等位基因。例如，Zhao 等在巴基斯坦人中发现了 4 个新的由同义突变形成的等位基因：Le^{381}（381G>A）、Le^{561}（561G>A）、Le^{645}（645T>C）、Le^{876}（876C>T），均对 Le 酶生物活性无明显影响。

在 FUT3 等位基因中，还存在 61C>T、258C>T、522G>A、612A>G、732C>T、858A>G、1029A>G 等同义突变，但均伴有其他导致 Le 酶失活的错义突变（表 3-25）。

（2）错义突变：错义突变可引起 Le 酶氨基酸替换，发生于不同位置的氨基酸替换可对 Le 酶活性或特异性造成影响。

目前发现，*FUT3* 59T>G（Le^{59}）错义突变可改变 Le 酶对底物识别的特异性，而其他错义突变则导致 Le 酶活性降低或失活。由于 ABH 与 Lewis 抗原的生物合成存在竞争关系（图 3-12），且红细胞只能吸附血浆中 Lewis-Ⅰ型糖脂而形成红细胞 Lewis 抗原。Le 酶特异性的改变，丧失了以Ⅰ型糖脂为底物合成 Lewis 抗原的能力，但仍具有催化黏蛋白所携糖链合成 Lewis 抗原的功能，而 Le 酶失活则会导致血浆、分泌物中均无 Lewis 抗原。Le 酶特异性改变或失活均可引起红细胞不表达 Lewis 抗原而呈 Le（a–b–）型。

依据血浆、分泌物中是否存在 Lewis 抗原，FUT3 等位基因可分为功能性等位基因及无效等位基因。

1）功能性等位基因：Le^{59} 是分布频率较高的由错义突变引起的功能性等位基因，Le^{59}/Le^{59} 纯合子或 Le^{59}/le 杂合子个体均具有相同的血清学特征，即红细胞呈 Le（a–b–）型，但血浆、唾液中存在 Lewis 抗原（编者注：*Le* 为编码正常 Le 酶的等位基因，*le* 为无效等位基因）。

Le^{59} 59T>G 突变引起 Le 酶第 20 位氨基酸发生替换（Leu20Arg），该位氨基酸位于跨膜区，亲水性 Arg 替换疏水性 Leu 破坏了跨膜区正常的 α 螺旋结构，降低了 Le^{59} 酶与高尔基体膜结合的稳定性，但不会导致酶失活。Nishihara 等将 *Le*^{59} *cDNA* 转染至 COS-1 细胞，酶动力学检测结果显示，Le^{59} 酶与野生型 Le 酶具有相同的 Km 及 V_{max} 值，表明 59T>G 突变对酶活性无影响。

Le^{59} 酶跨膜区氨基酸替换虽不影响酶活性，但其立体结构却会发生改变，丧失原有的底物识别能力，表现为无法催化Ⅰ型糖脂合成 Lewis 抗原，但可催化黏蛋白所携Ⅰ型糖链合成 Lewis 抗原。红细胞具有吸附糖脂的能力，但不能吸附黏蛋白，所以造成红细胞不表达 Lewis 抗原，而血浆、唾液中却存在 Lewis 抗原的血清学现象。

2）无效等位基因：在所有人种中，分布频率高于 1% 的无效等位基因有 *le*^{59,508}、*le*^{202,314}、*le*$^{59,1\,067}$、*le*^{13,484,667}、*le*^{59,508,858}、*le*^{13,484,667,808}、*le*^{59,61,508}（表 3-25），其他源于以上基因的无效等位基因，以及由其他错义突变形成的无效等位基因分布频率较低，甚至罕见。

研究显示，错义突变引起的氨基酸替换位于第 68~356 位酶催化区时，会引起 Le 酶失活。例如，202T>C（Trp68Arg），508G>A（Gly170Ser），667G>A（Gly223Arg），808G>A（Val270Met），1067T>A（Ile356Lys）等错义突变导致 Le 酶催化区蛋白折叠方式发生改变，失去原有的生物活性，而且对蛋白水解酶的抵抗性降低，易被降解。血清学检测，红细胞呈 Le（a–b–）型，且血浆、唾液中无 Lewis 抗原。

（3）种族特异性：*Le* 广泛分布于所有人种，基因频率为 56.13%。不同地域、不同种族 Le 基因频率存在差异，具有明显的地域特征。例如，在东亚、南亚、欧洲、美洲、非洲人群中，Le 基因频率分别为 65.28%、60.22%、70.68%、56.63% 及 34.80%。

FUT3 基因突变具有显著的种族特征，不同种族 *FUT3* 突变位点差异显著。高加索人中 *le*$^{59,1\,067}$，*le*^{202,314} 分布频率较高，约占 Le（a–b–）个体的 90%~95%。非洲黑色人种及东亚人中 *le*^{59,508}，*le*^{59,61,508,980} 分布频率较高。*le*^{13}（13G>A）最初发现于非裔美国人及非洲本土人中，*le*^{47}（47G>C）主要分布于南亚人中，*le*^{445}（445C>A）主要见于丹麦人，*Le*^{612}（612A>G 同义突变）是蒙古人特征性突变，*le*$^{1\,007}$（1007A>C）仅见于日本人，泰国与菲律宾人以 *le*$^{1\,067}$ 为主，而我国台湾地区 *le*^{202,314} 分布频率较高。

（二）Le 酶与 Lewis 抗原生物合成

FUT3 编码产物是 Le 酶（包括 Le-1，3 酶与 Le-1，4 酶），控制 Lewis 抗原的合成。Le-1，3 酶控制Ⅱ型糖链 Lewis 抗原的合成，Le-1，4 酶控制Ⅰ型糖链 Lewis 抗原的合成。以Ⅰ型糖链为底物合成的 Lewis 抗原可被红细胞吸附，形成红细胞 Lewis 抗原，而以Ⅱ型糖链为底物合成的 Lewis 抗原（如 Le^{x}、Le^{y}）主要分布于乳汁、唾液等体液中。

Lewis 抗原的产生是 Le 酶作用于血浆中糖脂及糖蛋白Ⅰ、Ⅱ型糖链前体的结果，而血浆中Ⅰ、Ⅱ型糖链生化合成特点又与个体是否为分泌型以及 ABH 抗原密切相关，表现出 Lewis 血型抗原表达受同源基因 *FUT2* 和 *FUT3* 协同调控的特点。

1. Ⅰ型糖链 Lewis 抗原合成

（1）分泌型：当个体为分泌型时，控制 H 抗原合成的 *FUT2* 编码产物 Se 酶与控制Ⅰ型糖链 Lewis 抗原合成的 *FUT3* 编码产物 α-1，4- 岩藻糖转移酶（Le-1，4 酶）可同时表达。Se 酶活性高于 Le-1，4 酶，Ⅰ型糖链前体（Galb1-3GlcNAc）首先在 Se 酶催化下将 Fuc 结合于糖链末端 Gal，合成Ⅰ型 H 血型物质（也称 Le^{d} 抗原）。Le-1，4 酶活性高于 A 酶与 B 酶，Ⅰ型 H 血型物质在 Le-1，4 酶催化下将 Fuc 结合至 GlcNAc 第 4 位碳原子上合成 Le^{b} 抗原。Le^{b} 抗原在 A、B 酶作用下可进一步合成 ALe^{b}、BLe^{b}、ABLe^{b} 抗原（图 3-39）。红细胞从血浆中吸附

Lewis-Ⅰ型糖脂，使分泌型个体呈 Le(a–b+)特征性表现型。

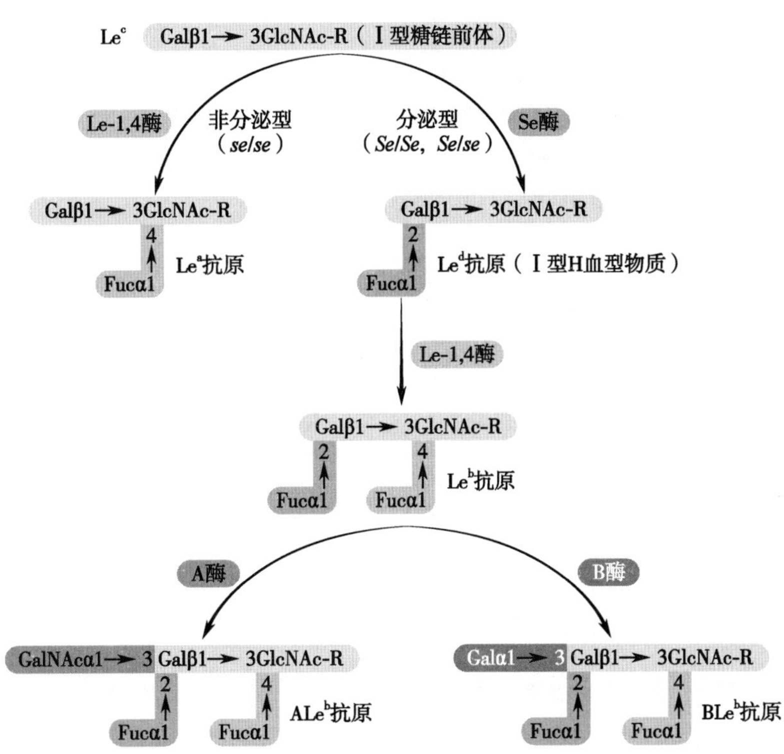

图 3-39　Ⅰ型糖链前体 Lewis 抗原合成示意图

分泌型个体Ⅰ型糖链前体并非全部转化为 H 血型物质，仍有少部分以糖链前体的形式存在，在 Le-1，4 酶催化下可合成 Le^a 抗原但合成数量较少，血浆中仅能检出痕量 Le^a 抗原。

(2) 弱分泌型：分泌型个体 *FUT2* 发生基因突变时，Se 酶活性显著降低，成为弱分泌型。Ⅰ型糖链前体转化为Ⅰ型 H 血型物质总量下降，以此为底物的 Le^b 抗原合成数量减少而 Le^a 抗原的合成相对增强，红细胞从血浆中吸附 Lewis-Ⅰ型糖脂后呈特征性 Le(a+b+)型。

(3) 非分泌型：非分泌型个体无 *FUT2* 编码产物，体内缺乏作用于Ⅰ型糖链的 Se 酶，Ⅰ型糖链前体末端 Gal 无法结合 Fuc 而形成Ⅰ型 H 血型物质。H 血型物质是合成 A、B 血型物质的底物，由于底物的缺失非分泌型个体无法进一步合成 A、B 血型物质。

非分泌型个体 Le-1，4 酶可以Ⅰ型糖链为底物，将 Fuc 结合至糖链末端 GlcNAc 从而形成 Le^a 抗原。Le^a 抗原末端的岩藻糖具有抑制 Le 酶结合的作用，Le^a-Ⅰ型糖链不会进一步合成 Le^b 抗原，所以非分泌型个体红细胞从血浆中吸附 Lewis-Ⅰ型糖脂后呈 Le(a+b–)特征性表现型(图 3-39)。

FUT3 无效等位基因纯合子或杂合子个体，体内无具有生物活性的 Le 酶，而与个体是否为分泌型无关。Le 酶失活导致血浆与分泌物中的前体糖链无法完成 Lewis 抗原合成，其血清学特征为：红细胞呈 Le(a–b–)型，且血浆与分泌物中无 Lewis 抗原。Le^{59}/Le^{59} 纯合子及 Le^{59}/le 杂合子个体，因 Le 酶特异性发生改变，仅能催化黏蛋白所携糖链合成 Lewis 抗原，而无法催化Ⅰ型糖脂合成 Lewis 抗原，所以红细胞呈 Le(a–b–)型，但血浆与分泌物中存在

Lewis 抗原。

2. Ⅱ型糖链 Lewis 抗原合成　*FUT3* 编码的 α-1,3- 岩藻糖转移酶(Le-1,3 酶)可以Ⅱ型糖链前体为底物催化合成 Lewis 抗原。

分泌型个体 Se 酶活性高于 Le-1,3 酶,首先以Ⅱ型糖链前体为底物合成 H 血型物质。H 血型物质是 Le-1,3 酶、A 酶、B 酶竞争的共同底物,Le-1,3 酶活性弱于 A、B 酶。Le-1,3 酶仅能竞争到少量Ⅱ型 H 血型物质并合成 Le^y 抗原,但可以 A、B 血型物质为底物进一步岩藻糖化合成 ALe^y 及 BLe^y(图 3-40)。

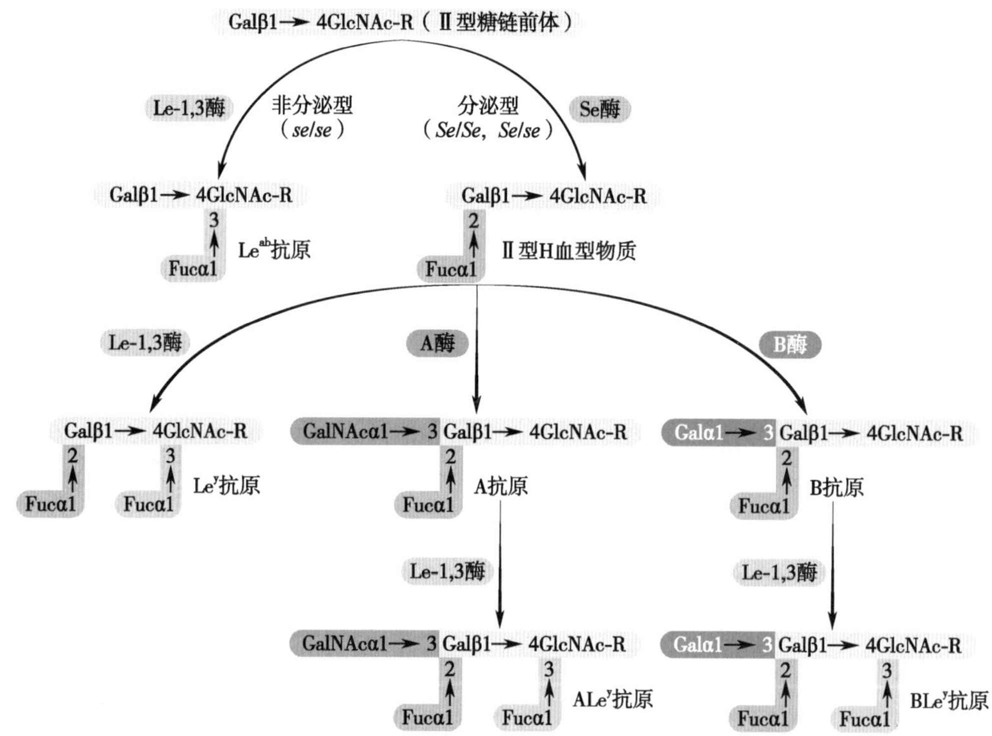

图 3-40　Ⅱ型糖链前体 Lewis 抗原合成示意图

非分泌型个体无Ⅱ型糖链 H 血型物质,Le-1,3 酶以Ⅱ型糖链前体为底物将 Fuc 结合至 GlcNAc 第 3 位碳原子上形成 Le^{ab} 抗原。

Le-1,3 酶以 2,3- 唾液酸化的Ⅱ型糖链为底物合成 Sialyl-Le^{ab} 抗原,它是细胞黏附蛋白的配体,可参与血小板和白细胞抗炎作用。

3. Lewis 抗原表达规律　红细胞 Lewis 抗原表达遵循如下规律:携有 Le 基因的分泌型个体呈 Le(a−b+)型,弱分泌型个体呈 Le(a+b+)型。携有 Le 基因的非分泌型个体呈 Le(a+b−)型。*le/le*、Le^{59}/Le^{59} 及 Le^{59}/le 个体呈 Le(a−b−)型(表 3-26)。

4. Lewis 表现型　Le^a 与 Le^b 是 Lewis 血型系统最主要的两个抗原,两者组合可形成 4 种表现型:Le(a+b−)、Le(a−b+)、Le(a+b+)及 Le(a−b−)型,表现频率受人种与地域影响,差异较大。Le(a−b+)型在不同人种中最为常见,在亚洲人中表现频率约为 61%,而欧洲人约为 75%。Le(a−b−)型在非洲人中较为常见,表现频率约为 19%,而亚洲人与欧洲人表现频率较低,分别为 7% 和 8%。

表 3-26　Le、Se 基因与 Lewis 表现型

基因型		红细胞表现型	血浆、分泌物	
Lewis	分泌型		Le^a	Le^b
Le/*Le*,*Le*/*le*	*Se*/*Se*,*Se*/*se*	Le(a–b+)	痕量	+
Le/*Le*,*Le*/*le*	Se^w/Se^w,Se^w/se	Le(a+b+)	+	+
Le/*Le*,*Le*/*le*	*se*/*se*	Le(a+b–)	+	–
le/*le*	任何情况	Le(a–b–)	–	–
Le^{59}/Le^{59},Le^{59}/le	*Se*/*Se*,*Se*/*se*	Le(a–b–)	–	+
Le^{59}/Le^{59},Le^{59}/le	*se*/*se*	Le(a–b–)	+	–

成人主要有三种表现型，按表现频率由高至低的顺序排列分别为：Le(a–b+)、Le(a+b–)和 Le(a–b–)型，表现频率与地域及人种有关。中国汉族人群中，Le(a–b+)型表现频率为70%~75%，Le(a+b–)为 15%~25%，Le(a–b–)为 5%，Le(a+b+)较少见。欧洲人 Le(a–b+)型表现频率为 68.7%，Le(a+b–)为 17.3%，Le(a–b–)为 14%。

(三) Lewis 血型系统抗原

1. 抗原种类　Lewis 血型系统共有 6 个抗原：Le^a、Le^b、Le^{ab}、Le^{bH}、ALe^b、BLe^b。血型集合 210 中的 Le^c 和 Le^d 是 Lewis 血型系统相关抗原。

(1) Le^a 和 Le^b：Le^a 与 Le^b 抗原具有剂量效应，纯合子红细胞抗原表达强度高于杂合子。不规则抗体检测红细胞试剂中应包含 Le^a/Le^a、Le^b/Le^b 纯合子红细胞，避免弱抗体漏检。

Le^a 抗原在脐血红细胞中不表达，在 Le(a+b–)及 Le(a+b+)型红细胞中抗原表达强度不同，Le(a+b+)型红细胞 Le^a 抗原表达减弱。怀孕及某些疾病也可使 Le^a 抗原表达减弱，甚至呈 Le(a–b–)型并产生抗-Le^a。

Le^b 抗原表达及变化与 Le^a 抗原相似，但 Le(a+b–)个体极少产生抗-Le^b，临床很难遇到由抗-Le^b 引起的溶血性输血反应。抗-Le^b 包括两类抗体：抗-Le^{bH} 及抗-Le^{bL}。抗-Le^{bH} 可与 O Le(b+)及 A_2 Le(b+)型红细胞反应，而抗-Le^{bL} 可与所有 Le(b+)红细胞反应。

(2) Le^{ab}：以Ⅱ型 H 血型物质合成的 Le^{ab} 抗原最初称为 Le^x 或 Le^{abx}，1998 年 ISBT 将其命名为 Le^{ab}，Le^x 及 Le^{abx} 已弃用。Le^{ab} 抗原可在 Le(a+b–)、Le(a–b+)红细胞及 90% 的脐血红细胞上表达。Le(a–b–)型个体可产生抗-Le^{ab}，并伴有抗-Le^a 或抗-Le^b。抗-Le^{ab} 可识别 Le^a 与 Le^b 抗原的共同结构(Fucα1-4GlcNAc-R)，Le^{ab} 抗原类似 ABO 血型系统中可被抗-AB 识别的 A、B 抗原共同结构。

(3) Le^{bH}：Le^{bH} 抗原是 H 血型物质与 Le^b 形成的共有抗原，表达于 H 抗原含量丰富的红细胞，如 O Le(b+)及 A_2 Le(b+)型红细胞。抗-Le^{bH} 与 O 型及 A_2 型 Le(b+)红细胞呈强凝集反应，但与 A_1、B、A_1B 型红细胞反应极弱，甚至不反应。

(4) ALe^b 和 BLe^b：ALe^b 抗原是 A 抗原与 Le^b 抗原形成的共有抗原，表达于 A 型或 AB 型 Le(b+)红细胞，而 O 型及 B 型 Le(b+)红细胞不表达 ALe^b 抗原。

BLe^b 抗原是 B 抗原与 Le^b 抗原形成的共有抗原，表达于 B 或 AB 型 Le(b+)红细胞，O 型及 A 型 Le(b+)红细胞不表达 BLe^b 抗原。

(5) Lewis 血型系统相关抗原：Ⅰ型糖链末端 Galβ1-3GlcNAc-R 结构被称为 Le[c]，在 Se 酶作用下 Le[c] 寡糖链 GlcNAc 通过 α-1，2- 连接与岩藻糖相连形成 Le[d] 抗原。Le[c] 和 Le[d] 抗原是表达于 Le(a–b–) 型红细胞的抗原，非分泌型 Le(a–b–) 成人表达 Le[c] 抗原，而分泌型 Le(a–b–) 成人表达 Le[d] 抗原，Le(a–b–c–d–) 型极罕见。其他与 Lewis 血型系统相关的抗原还包括以Ⅱ型糖链前体合成的 Le[ab] 和 Le[y] 抗原，但红细胞通常不吸附Ⅱ型糖链结构的 Lewis 抗原。

2. Lewis 抗原变化　Lewis 抗原的变化表现在两个方面：个体发育过程中 Lewis 抗原变化及病理生理引起的 Lewis 抗原变化。

(1) 个体发育：个体发育过程中，使用直接凝集法无法检出胎儿或脐血红细胞 Lewis 抗原，使用高灵敏度试验方法（如 IAT、酶处理等）可检出痕量 Le[a] 或 Le[b] 抗原。胎儿出生 1~2 个月后，Le[a] 抗原首先发育成熟，但几个月后，Le[a] 抗原表达强度逐渐降低，2~3 岁时达到成人水平。Le[b] 抗原在出生 1~2 个月后开始缓慢表达，6 岁时达到成人水平。1~2 个月的婴儿 Le(a+b+) 型约占 20%。

(2) 病理生理：病理生理因素可引起红细胞 Lewis 血型发生改变。红细胞 Lewis 抗原是吸附血浆中 Lewis-Ⅰ型糖脂而获得的抗原，引起血浆容量增加或具有结合 Lewis 糖链的循环脂蛋白含量增加的因素，均可使 Lewis 糖脂从红细胞表面脱落，导致红细胞 Lewis 抗原表达减弱，甚至呈阴性表现型。例如，Le(+) 孕妇在怀孕期间由于循环血浆量及脂蛋白含量增加，红细胞 Lewis 抗原表达通常会减弱，甚至在某些时段内呈 Le(a–b–) 型。另外，某些疾病（如感染、白血病、凝血性疾病、肿瘤、岩藻糖苷沉积症等）可引起红细胞 Lewis 抗原表达发生改变。

（四）Lewis 血型系统抗体

在临床输血中，Lewis 血型系统抗体较为常见，以 IgM 型抗体为主，IgG 型抗体较少见，Lewis 血型抗体可结合补体继而引发严重的溶血性输血反应。

抗-Le[a]、抗-Le[b] 可在室温下检出，但低温时可见强凝集反应。37℃时可被灵敏度高的试验方法（如 LISS-IAT 法）检出。

欧洲白色人种 Lewis 血型抗体效价较低，且血浆中含有大量 Lewis 血型物质，异体输血时可起到中和患者体内相应 Lewis 血型抗体的作用，由 Lewis 血型抗体引起的溶血性输血反应在白色人种中少见。文献报道，东南亚人群 Lewis 血型抗体效价远高于白色人种，由 Lewis 血型抗体引起的溶血性输血反应在东南亚人群中较为常见。

在中国人群中，单纯 IgG 型抗-Le[a] 并不少见，输血、妊娠等免疫途径可产生抗-Le[a]，由抗-Le[a] 引起的溶血性输血反应在临床偶有发生。此外，由抗-Le[b] 引起的溶血性输血反应也有个案报道。当患者 Lewis 抗体阳性且需输血时，尤其是 IAT 检测呈阳性反应时，应选用相应 Lewis 抗原阴性的红细胞成分。

由于 Lewis 抗原只存在于胎儿分泌液中，所以 Lewis 抗体一般不会引起严重的 HDFN。文献报道，妊娠期间孕妇红细胞 Lewis 抗原数量下降，甚至呈 Le(a–b–) 型，此时孕妇可产生 Lewis 血型系统抗体。部分孕妇即使红细胞 Lewis 抗原阳性，仍可产生 Lewis 血型系统抗体，但未见由此引起 HDFN 的报道。

第二节 Rh 血型系统

1939 年，Levine 和 Stetson 发现一位因分娩死胎（胎儿死于严重的 HDFN）而大量出血的 O 型产妇，输入 O 型红细胞后发生了严重的溶血性输血反应，据此推测产妇体内存在与 ABO 血型无关的其他抗体。抗体产生的原因是胎儿红细胞进入母体后，遗传自父亲的红细胞抗原刺激母体产生免疫性 IgG 型抗体，通过胎盘进入胎儿体内引起溶血并导致死亡。当时，Levine 和 Stetson 并未对此抗原命名。

其后不久，Landsteiner 和 Wiener 使用恒河猴红细胞免疫豚鼠和家兔，得到的免疫血清可凝集 85% 白色人种红细胞，其余 15% 却不发生凝集。由于这种“抗恒河猴”血清的反应特征与前述产妇血清反应特征极其相似，Landsteiner 和 Wiener 认为那名母亲血清中针对丈夫红细胞的抗体，与动物血清中针对恒河猴红细胞的抗体具有相同的特异性，因此认为其丈夫红细胞所表达的抗原与恒河猴红细胞抗原相同，并以恒河猴（Rhesus monkeys）的前两个字母（Rh）对此抗原进行命名，携有此抗原的个体即为 Rh（+），否则为 Rh（–）。

实际上，动物抗恒河猴血清所检出的抗原是 LW 抗原。1942 年，Fisk 等证实了动物抗恒河猴红细胞抗体与 Rh 阴性个体产生的人源抗体具有不同的特异性。LW 抗原与 RhD 抗原是性质完全不同的两种抗原，但 LW 抗原在 RhD（+）红细胞上的表达数量却远高于 RhD（–）红细胞，所以使用抗恒河猴血清和抗-D 与人红细胞反应，可出现相似的反应结果。1963 年，Levine 提议将动物抗恒河猴血清识别的抗原命名为 LW 抗原，以纪念 Landsteiner 和 Wiener 探索性的工作，而 Rh 血型系统的命名仍然保留。

在临床输血治疗中，Rh 血型系统的重要性仅次于 ABO 血型系统，是人类 44 个红细胞血型系统中最复杂、最富有多态性的一个血型系统，该系统抗原不匹配可引起溶血性输血反应及 HDFN。

一、Rh 血型系统分子基础

（一）Rh 血型系统基因结构

1. RH 基因结构模型　继 RhD 抗原发现之后，又陆续发现了呈多态性分布的 RhC、c、E、e 抗原。在分析大量血清学检测结果的基础上，20 世纪 40 年代初先后提出两种 Rh 血型基因结构模型：Fisher-Race 提出的三基因座位紧密连锁模型和 Wiener 提出的单基因座位模型。40 多年后，Tippett 于 1986 年提出了双基因座位模型。1990 年，Avent 等克隆出了 *RHD* cDNA，随后的分子生物学研究结果证实了 Tippett 提出的 RH 双基因座位模型的正确性。

（1）Fisher-Race 模型：Fisher 于 1941 年命名了 Rh 血型系统的 C、c、D、E 抗原，并于 1943 年提出了三基因座位模型及 CDE 命名法。

Fisher 认为 RH 基因由 3 个紧密相连的基因座位组成，每个座位有一对等位基因（*D*/*d*，*C*/*c*，*E*/*e*）。这 3 个座位上的基因以复合体形式遗传，可产生 8 种基因组合，即 *CDe*、*cDE*、*cDe*、*CDE*、*Cde*、*cdE*、*cde* 和 *CdE*，2 条染色体上的 8 种基因组合可形成 36 种遗传型和 18 种表现型（表 3-27）。按照 CDE 命名法，Rh 血型系统有 6 种抗原：C、c、D、d、E、e，但在实践中却发现 CCDEE 型非常罕见，而 CCdEE 型却从未发现。实际上 d 抗原并不存在，它只是一个相对于 D 抗原的表述方式，代表 RhD（-）。也有人认为应将无意义的“d”去掉，譬如“dce”改写为“ce”、“dCe”改写为“Ce”等。

表 3-27　Rh 抗原表现型 / 基因型 CDE 及 Rh-Hr 表述方式

抗原					表现型		基因型	
D	**C**	**c**	**E**	**e**	**CDE 表述方式**	**Rh-Hr 表述方式**	**CDE 表述方式**	**Rh-Hr 表述方式**
+	+	-	-	+	DCe/DCe	R_1R_1	*DCe/DCe*	R^1R^1
							DCe/dCe	R^1r'
+	-	+	+	-	DcE/DcE	R_2R_2	*DcE/DcE*	R^2R^2
							DcE/dcE	R^2r''
+	-	+	-	+	Dce/dce	R_0r	*Dce/Dce*	R^0R^0
							Dce/dce	R^0r
+	+	-	+	-	DCE/DCE	R_zR_z	*DCE/DCE*	R^zR^z
							DCE/dCE	R^zr^y
+	+	+	-	+	DCe/dce	R_1r	*DCe/Dce*	R^1R^0
							DCe/dce	R^1r
							Dce/dCe	R^0r'
+	-	+	+	+	DcE/dce	R_2r	*DcE/Dce*	R^2R^0
							DcE/dce	R^2r
							Dce/dcE	R^0r''
+	+	-	+	+	DCe/DCE	R_1R_2	*DCe/DCE*	R^1R^z
							DCE/dCe	R^zr'
							DCe/dCE	R^1r^y
+	+	+	+	-	DcE/DCE	R_2R_z	*DcE/DCE*	R^2R^z
							DCE/dcE	R^zr''
							DcE/dCE	R^2r^y
+	+	+	+	+	DCe/DcE	R_1R_2	*DCe/DcE*	R^1R^2
							DCe/dcE	R^1r''
							DcE/dCe	R^2r'
							DCE/dce	R^zr
							Dce/DCE	R^0R^z
							Dce/dCE	R^0r^y

续表

抗原					表现型		基因型	
D	**C**	**c**	**E**	**e**	**CDE 表述方式**	**Rh-Hr 表述方式**	**CDE 表述方式**	**Rh-Hr 表述方式**
−	+	−	−	+	dCe/dCe	r′r′	*dCe/dCe*	*r′r′*
−	−	+	+	−	dcE/dcE	r″r″	*dcE/dcE*	*r″r″*
−	−	+	−	+	dce/dce	rr	*dce/dce*	*rr*
−	+	−	+	−	dCE/dCE	r_yr_y	*dCE/dCE*	r^yr^y
−	+	+	−	+	dCe/dce	r′r	*dCe/dce*	*r′r*
−	−	+	+	+	dcE/dce	r″r	*dcE/dce*	*r″r*
−	+	−	+	+	dCe/dCE	$r'r_y$	*dCe/dCE*	$r'r^y$
−	+	+	+	−	dcE/dCE	$r''r_y$	*dcE/dCE*	$r''r^y$
−	+	+	+	+	dcE/dCe	r″r′	*dcE/dCe*	*r″r′*
							dCE/dce	r^yr

虽然 Fisher 模型并未正确阐述 RH 基因结构，也很难解释随后发现的一些罕见单倍型，但他提出的基因模型与 CDE 命名法比较简单且易于理解，实践中可很好地解释血清学试验结果，在日常工作中得到了广泛使用，ISBT 也推荐使用 CDE 命名法的表述方式。

（2）Wiener 模型：Wiener 认为 RH 基因在染色体上只有一个基因座位，但存在多种等位基因。他将 Rh 抗原想象成一个复合抗原，每个等位基因控制着相应复合抗原的表达，而每个复合抗原又至少有 3 个抗原因子，且每个因子均可用相应特异性抗血清加以识别。他认为 *RH* 有 8 个主要等位基因，分别为 R^1、R^2、r、R^0、r'、r''、R^z 及 r^y，与 CDE 表述方式中的 *DCe*、*DcE*、*dce*、*Dce*、*dCe*、*dcE*、*DCE*、*dCE* 相对应（表 3-27），并使用 Rh-Hr 命名法来描述不同等位基因控制的 Rh 复合抗原的血清学特征。常见抗原因子有 rh′、hr′、Rh_0、rh″、hr″，分别对应 CDE 表述方式的 C、c、D、E、e 抗原。例如，R^1 基因控制 R_1 抗原表达，R_1 抗原又表现出 Rh_0，rh′ 和 hr″3 个血清学特异性。

1962 年，Rosenfield 等提出以数字来命名 Rh 血型抗原，用以排除 CDE 与 Rh-Hr 表述方式中的某些困难。该法根据抗原发现时间先后进行编号，例如，Rh1、Rh2、Rh3、Rh4、Rh5 分别对应 CDE 表述方式中的 D、C、E、c、e 抗原。本法虽有其优点，但实践中却很少使用。

（3）Tippett 模型：Tippett 等在分析了大量 Rh 血清学检测结果，尤其是罕见单倍型及其遗传情况后，提出了 RH 双基因座位模型。认为 RH 基因由 *RHD* 与 *RHCE* 组成，分别编码 RhD 与 RhCE 蛋白。1990 年，*RH* cDNA 成功克隆后证实了 Tippett 模型的正确性，目前对 RH 基因的研究均建立在 Tippett 模型基础之上。

2. RH 基因结构　*RH* 由位于 1p36.11 的 *RHD*（编码 RhD 抗原）和 *RHCE*（编码 RhC/c 和 RhE/e 抗原）组成，呈 3′ 端面对面的反向串联排列，排列顺序为“着丝粒 -*RHD*-*RHCE*- 端粒”。*RHD* 和 *RHCE* 紧密连锁高度同源，同源性高达 96%~97%。*RHD* 和 *RHCE* 全长分别为 57 295bp 和 57 831bp，两者相隔约 30kb，其中包括 *SMP1* 基因。*RHD* 上、下游各有一个 Rhesus 盒子（Rhesus box），长度约 9kb（图 3-41）。

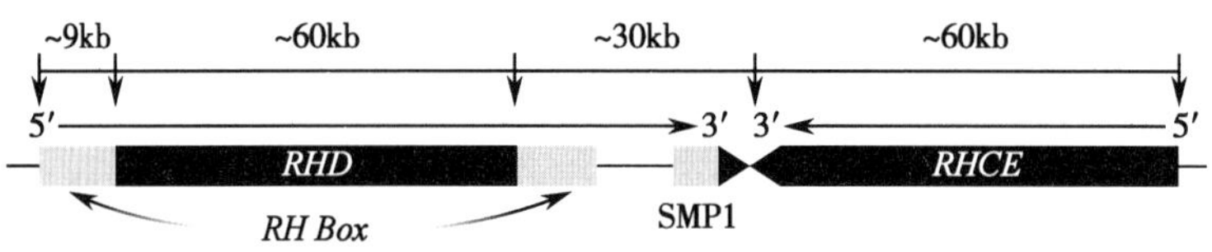

图 3-41　RH 基因结构示意图

RHD 两侧的 Rhesus box 序列同源性高达 98.6%，*RHD* 上下游 Rhesus box 的方向与 *RHD* 相同，*RHD* 5′ 端上游 Rhesus box 长约 9 142bp，终止于 *RHD* 起始密码子 −4 900bp 位置。*RHD* 3′ 端下游 Rhesus box 长约 9 145bp，始于 *RHD* 终止密码子后 104bp 位置。上、下游 Rhesus box 的 5 701~7 163bp 之间均含有一段由 1 463bp 组成的序列相同的等同区，该区差异仅为多聚 T 尾有一个 4bp 的 T 插入。Rhesus box 可能与 *RHD* 和 *RHCE* 的表达调控有关。

RHD 和 *RHCE* 之间存在多个短串联重复序列（如 *Alu*、CpG 岛）及小膜蛋白 1（small membrane protein 1，SMP1）基因。*Alu* 序列在第 2、8、9 内含子中密度较高，而第 4、5 内含子中则相对较低。*Alu* 序列是 *RHD* 和 *RHCE* 之间发生基因交换和重排的热点区域，形成的融合基因可编码 RhD-RhCE 杂合蛋白，引起新抗原产生、抗原表达减弱或使正常表达的抗原发生改变。*SMP1* 的方向与 *RHD* 相同，含有 7 个外显子，*SMP1* 与 21 号染色体的一个开放阅读框序列同源，编码一种 18kDa 的膜蛋白。*SMP1* 具有多态性，但多态性 *SMP1* 与特殊 *RH* 单体型紧密连锁，由此推测 SMP1 基因突变可能与特殊 *RH* 单体型的选择压力有关。

RHD 和 *RHCE* 均含有 10 个外显子和 9 个内含子，由于两者呈 3′ 端反向排列，可使各外显子间呈现出良好的位置对应关系（图 3-42），减数分裂时易发生基因交换、基因融合等突变，产生新的变异型基因并对 Rh 表现型带来显著影响。

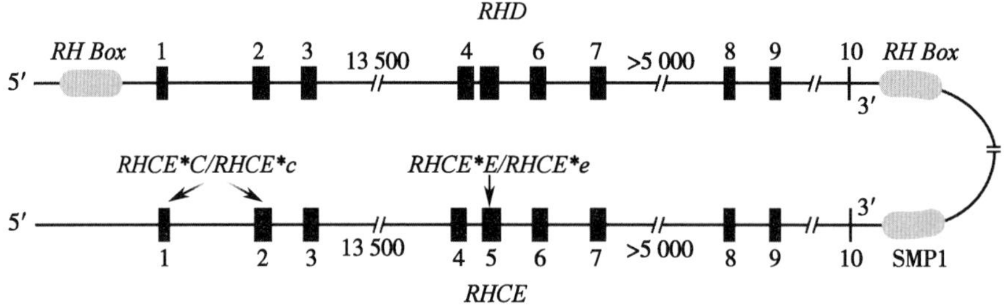

图 3-42　*RHD* 与 *RHCE* 外显子结构示意图

RHD（RefSeq NG_007494.1）与 *RHCE*（RefSeq NG_009208.3）第 1~9 外显子长度相同，分别为 187、187、151、148、167、138、134、80、74bp。*RHD* 与 *RHCE* 第 10 外显子长度存在差异，*RHD* 为 1 548bp，而 *RHCE* 为 305bp。*RHD* 与 *RHCE* 均有 9 个内含子，除第 4 内含子外其他内含子碱基长度相似。*RHD* 第 1~9 内含子长度分别为 11 877、5 881、10 154、426、1 635、3 136、10 270、4 809 及 6 935bp（图 3-43），而 *RHCE* 相应内含子长度为 11 769、5 936、10 454、1 078、1 635、3 131、10 282、4 808 及 7 913bp。其中 *RHD* 第 1 内含子最长，第 4 内含子最短但与 *RHCE* 第 4 内含子对应序列仅有 3 个碱基不同。

RHD 和 *RHCE* 的 10 个外显子核苷酸序列高度同源，例如 *RHD*01* 与 *RHCE*01* 第 1、8、10 外显子序列相同，第 2、3、4、5、6、7、9 外显子仅存在数个核苷酸差异（表 3-28）。

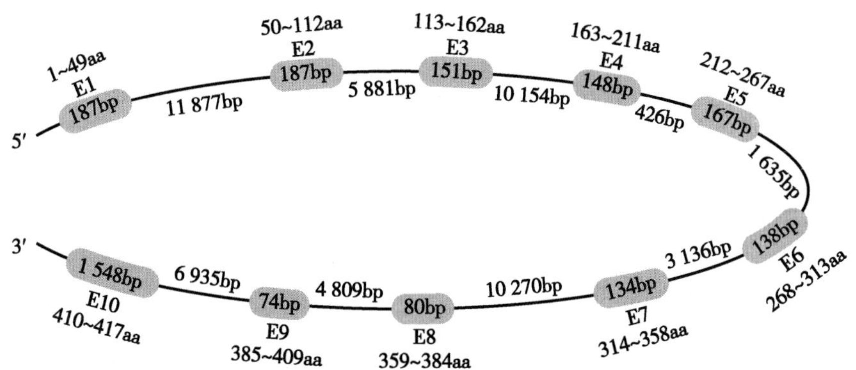

图 3-43　*RHD* 外显子与内含子长度及对应的氨基酸编码长度

aa：氨基酸；E：外显子；外显子之间的碱基长度为内含子长度

表 3-28　*RHD*01* 与 *RHCE*01* 核苷酸及编码蛋白氨基酸差异

外显子	核苷酸	氨基酸	外显子	核苷酸	氨基酸
1	无差别	无差别	6	916G>A	Val306Ile
2	150T>C	同义突变		932A>G	Tyr311Cys
	178A>C	Ile60Leu	7	941G>T	Gly314Val
	201G>A	同义突变		968C>A	Pro323His
	203G>A	Ser68Asn		974G>T	Ser325Ile
	307T>C	Ser103Pro		979A>G	Ile327Val
3	361T>A	Leu121Met		985G>C	Gly329His
	380T>C	Val127Ala		986G>A	Gly329His
	383A>G	Asp128Gly		989A>C	Tyr330Ser
	455A>C	Asn152Thr		992A>T	Asn331Ile
4	505A>C	Met169Leu		1025T>C	Ile342Thr
	509T>G	Met170Arg		1048G>C	Asp350His
	514T>A	Ile172Phe		1053C>T	同义突变
	544T>A	Ser182Thr		1057G>T	Gly353Trp
	577G>A	Glu193Lys		1059A>G	Gly353Trp
	594A>T	Lys198Asn		1060G>A	Ala354Asn
	602C>G	Thr201Arg		1061C>A	Ala354Asn
5	667T>C	Phe223Val		1063G>T	同义突变
	697G>C	Glu233Gln	8	无差别	无差别
	712G>A	Val238Met	9	1170T>C	同义突变
	733G>C	Val245Leu		1193A>T	Glu398Val
	744C>T	同义突变	10	无差别	无差别
	787G>A	Gly263Arg			
	800A>T	Lys267Met			

注：以 *RHD*01* 为参照基因。*RHCE*01.01* 第 1 外显子存在 48G>C（Trp16Cys）

RHD mRNA 与 *RHCE* mRNA CDS 区碱基长度相同，所编码的蛋白均由 417 个氨基酸残基组成。CDS 中第 1~10 外显子长度分别为 148、187、151、148、167、138、134、80、74、27bp，分别编码 Rh 蛋白的第 1~49、50~112、113~162、163~211、212~267、268~313、314~358、359~384、385~409、410~417 位氨基酸（图 3-43，图 3-44）。

```
    1 ATGAGCTCTA AGTACCCGCG GTCTGTCCGG CGCTGCCTGC CCCTCTGGGC CCTAACACTG
   61 GAAGCAGCTC TCATTCTCCT CTTCTATTTT TTTACCCACT ATGACGCTTC CTTAGAGGAT
  121 CAAAAGGGGC TCGTGGCATC CTATCAAGTT GGCCAAGATC TGACCGTGAT GGCGGCCGTT
  181 GGCTTGGGCT TCCTCACCTC GAGTTTCCGG AGACACAGCT GGAGCAGTGT GGCCTTCAAC
  241 CTCTTCATGC TGGCGCTTGG TGTGCAGTGG GCAATCCTGC TGGACGGCTT CCTGAGCCAG
  301 TTCCCTCCTG GGAAGGTGGT CATCACACTG TTCAGTATTC GGCTGGCCAC CATGAGTGCT
  361 TTGTCGGTGC TGATCTCAGT GGATGCTGTC TTGGGGAAGG TCAACTTGGC GCAGTTGGTG
  421 GTGATGGTGC TGGTGGAGGT GACAGCTTTA GGCAACCTGA GGATGGTCAT CAGTAATATC
  481 TCCAACACAG ACTACCACAT GAACATGATG CACATCTACG TGTTCGCAGC CTATTTTGGG
  541 CTGTCTGTGG CCTGGTGCCT GCCAAAGCCT CTACCCGAGG GAACGGAGGA TAAAGATCAG
  601 ACAGCAACGA TACCCAGTTT GTCTGCCATG CTGGCCGCCT TCTTCTTGTG GATGTTCTGG
  661 CCAAGTTTCA ACTCTGCTCT GCTGAGAAGT CCAATCGAAA GGAAGAATGC CGTGTTCAAC
  721 ACCTACTATG CTGTAGCAGT CAGCGTGGTG ACAGCCATCT CAGGGTCATC CTTGGCTCAC
  781 CCCCAAGGGA AGATCAGCAA GACTTATGTG CACAGTGCGG TGTTGGCAGG AGGCGTGGCT
  841 GTGGGTACCT CGTGTCACCT GATCCCTTCT CCGTGGCTTG CCATGGTGCT GGGTCTTGTG
  901 GCTGGGCTGA TCTCCGTCGG GGGAGCCAAG TACCTGCCGG GGTGTTGTAA CCGAGTGCTG
  961 GGGATCCCCC ACAGCTCCAT CATGGGCTAC AACTTCAGCT TGCTGGGTCT GCTTGGAGAG
1 021 ATCATCTACA TTGTGCTGCT GGTGCTTGAT ACCGTCGGAG CCGGCAATGG CATGATTGGC
1 081 TTCCAGGTCC TCCTCAGCAT TGGGGAACTC AGCTTGGCCA TCGTGATAGC TCTCACGTCT
1 141 GGTCTCCTGA CAGGTTTGCT CCTAAATCTT AAAATATGGA AAGCACCTCA TGAGGCTAAA
1 201 TATTTTGATG ACCAAGTTTT CTGGAAGTTT CCTCATTTGG CTGTTGGATT TTAA
```

图 3-44　*RHD* 第 1~10 外显子编码区示意图

序列来自 *RHD* mRNA GenBnak：JQ065733.1。

*：第 1~10 外显子起始位置

RHD 和 *RHCE* 第 1~10 外显子分别编码 Rh 蛋白不同区域氨基酸，除第 9、10 外显子不编码胞外区结构外，其他外显子编码的多肽均含有胞内区、跨膜区及胞外区结构（图 3-45）。

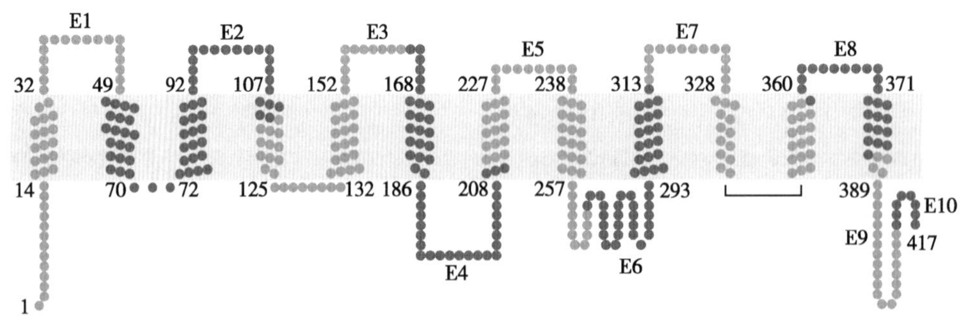

图 3-45　*RH* 外显子编码 Rh 蛋白氨基酸顺序对应关系示意图

E1~E10：*RH* 第 1~10 外显子

RhD 蛋白与不同 *RHCE* 单倍型编码的蛋白仅有 32~35 个氨基酸不同，两者氨基酸差异比例为 7.7%~8.4%（表 3-28，图 3-46）。

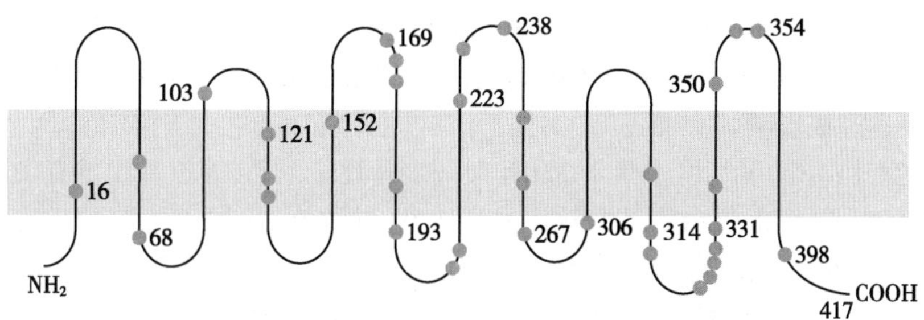

图 3-46 RhD 与 RhCcEe 蛋白氨基酸差异位置示意图

RhC 与 Rhc 抗原特异性由 *RHCE* 第 1、2 外显子控制，而 RhE 与 Rhe 抗原特异性由 *RHCE* 第 5 外显子控制，其他外显子编码序列为两者共有序列。*RHCE**C* 与 *RHCE**c* 仅有 6 个核苷酸差异，其中包括 2 个位于第 2 外显子的同义突变（150T>C、201G>A）及 4 个引起氨基酸替换的错义突变，即第 1 外显子 48C>G（Cys16Trp），第 2 外显子 178A>C（Ile60Leu）、203G>A（Ser68Asn）及 307T>C（Ser103Pro），只有 103 位氨基酸位于胞外区，其他氨基酸替换均发生于跨膜区。*RHCE**E* 与 *RHCE**e* 差异由第 5 外显子 676C>G 引起，并导致 Pro226Ala 替换（图 3-47）。

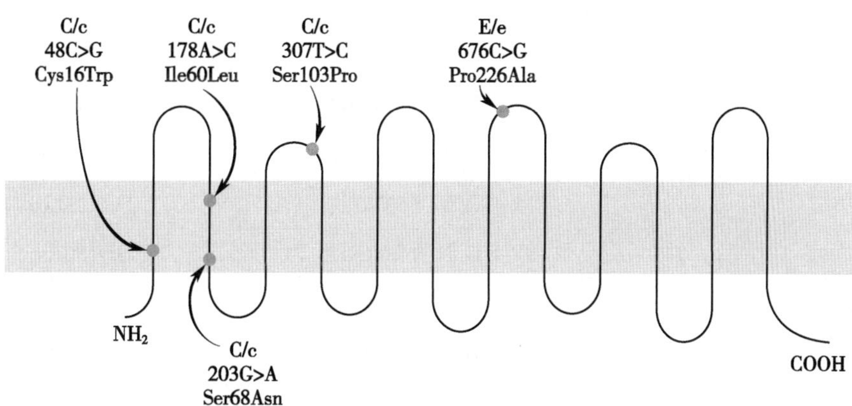

图 3-47 RhC/c 与 RhE/e 蛋白氨基酸替换位置示意图

（二）RH 基因多态性

RH 基因具有丰富的多态性，拥有数量庞大的等位基因，且随着研究深度和广度的不断拓展，新等位基因被不断发现。有关 RH 等位基因的最新信息可通过互联网"人类 Rh 血型基因数据库"（The Human RhesusBase.http：//www.rhesusbase.info），"红细胞基因数据库"（http：//www.erythrogene.com）获得。

综合分析现有血清学及分子生物学研究成果，RH 基因多态性产生机制可归纳为错义突变引起的氨基酸替换、沉默突变及同义突变引起的剪接位点改变、核苷酸缺失与插入引起的 Rh 蛋白氨基酸顺序改变、基因融合引起的 Rh 杂合蛋白、基因缺失及无效基因引起的 Rh 蛋白不表达、单倍型及其位置效应引起的 Rh 抗原表达异常、Rh 膜蛋白巨复合物组成成分基因突变引起的 Rh 蛋白表达异常等。Rh 抗原是构象型抗原，以上各种因素均可引起 Rh 蛋白空间构象发生改变，最终表现为抗原表达异常。

1. 点突变　点突变是RH等位基因中发生频率最高的一种基因突变，外显子与内含子均存在点突变。根据点突变对密码子的影响，可分为错义突变、无义突变与同义突变，均可对Rh抗原表达造成影响。

(1)错义突变：错义突变可发生于*RH*任何一个外显子，不同等位基因可有1至数个错义突变。错义突变可使Rh蛋白氨基酸顺序发生改变，导致Rh抗原表达数量与抗原性发生变化。例如，*RHCE*01.01*第1外显子存在48G>C，引起第16位氨基酸发生替换（Trp16Cys），表现为弱e。而*RHCE*01.03*因1025C>T突变引起Thr342Ile替换，表现为部分e。

在RHD等位基因中，错义突变是引起弱D与部分D的重要原因，目前发现的弱D与部分D绝大多数由错义突变引起。值得注意的是，所谓抗原表达减弱是通过血清学检测观察到的一种现象，抗原表达减弱是一个相对概念，与所用抗体试剂的质量、检测方法等有关。单克隆抗-D出现之前，RhD抗原的检测均使用人源抗体。20世纪80年代后，单克隆抗-D逐渐替代了人源抗-D，许多以往认为弱表达的抗原却可与单克隆抗体发生强凝集，所以从血清学角度也可将其归为正常表达RhD的范畴（后文详述）（表3-29）。

表3-29　与单克隆抗-D呈强凝集反应的弱D和部分D

名称	ISBT命名	簇	核苷酸变化	氨基酸变化
RHD参照序列	*RHD*01*	欧亚D簇	–	–
RHD（165C>T）弱D	–	欧亚D簇	165C>T*	–
RHD（R71S）	–	欧亚D簇	213A>T	Arg71Ser
RHD（H171D）	–	欧亚D簇	511C>G	His171Asp
RHD（F179L）	–	欧亚D簇	537T>G	Phe179Leu
RHD（G180R）	–	欧亚D簇	538G>A	Gly180Arg
RHD（A209V）	–	欧亚D簇	626C>T	Ala209Val
RHD（I392T）	–	欧亚D簇	1175T>C	Ile392Thr
RHD（V238L，V270G）	–	欧亚D簇	712G>C，809T>G	Val238Leu，Val270Gly
RHD（G353W，A354N）**	–	欧亚D簇	1053C>T，1057GGA>TGG，1060GC>AA	Gly353Trp，Ala354Asn
Weak D type 156	–	欧亚D簇	1190A>T	His397Arg
RHD（F223V，G278V）	–	弱D 4型	667T>G，833G>T	Phe223Val，Gly278Val
RHD（T201R，F223V，G307R）	–	弱D 4型	602C>G，667T>G，819G>A，919G>A	Thr201Arg，Phe223Val，Gly307Arg
DAU-0部分	*RHD*10.00* *RHD*DAU0*	DAU簇	1136C>T	Thr379Met
DAU-8	*RHD*10.08* *RHD*DAU8*	DAU簇	1136C>T，340C>T，579G>A	Thr379Met，Arg114Trp
DAU-9	*RHD*10.09* *RHD*DAU9*	DAU簇	1136C>T，535T>C	Thr379Met，Phe179Leu

续表

名称	ISBT 命名	簇	核苷酸变化	氨基酸变化
DAU-10	*RHD*10.00* *RHD*DAU0*	DAU 簇	1136C>T,579G>A, 739G>C	Thr379Met,Val247Leu
DAU-14	*RHD*10.00* *RHD*DAU0*	DAU 簇	1136C>T,201G>A, 203G>A	Thr379Met,Ser68Asn
DUC-1	–	欧亚 D 簇	636C>T	–
DUC-2	*RHD*37* *RHD*DAU2*	欧亚 D 簇	733G>C	Val245Leu
DUC-3	*RHD*01.01*	欧亚 D 簇	48G>C	Trp16Cys

注：*：同义突变

错义突变还可产生无效等位基因，导致编码产物失去原有的 Rh 抗原性。例如，*RHD*01N.15* 第 5 外显子发生 635G>T，导致 Gly212Val 替换，虽然推测该基因编码产物仍由 417 个氨基酸残基组成，但在红细胞上却无法检测到 RhD 抗原，呈 RhD(–)表现型。

以往认为 RhD 和 RhCE 蛋白虽具有高度同源性，但 RhCE 蛋白不表达 RhD 抗原，RhD 蛋白也不表达 RhC、c、E、e 抗原。2001 年，Faas 等发现两个无正常 Rhce 抗原等位基因的白色人种，虽在红细胞表面检出了 Rhc 抗原，但该抗原的表达却由 *RHD* 控制编码。此 *RHD* 存在 2 个错义突变并引起 2 个氨基酸替换，即 307T>C(Ser103Pro) 和 329T>C(Leu110Pro)。RhD 蛋白 103 位脯氨酸可诱导 Rhc 抗原部分表达，将发生 307T>C 点突变的 *RHD cDNA* 转染至 K562 细胞后，可使 K562 细胞表达 Rhc 抗原。此结果否定了 RhD 蛋白不表达 RhC、c、E、e 抗原的观念。

(2) 无义突变：发生于 *RH* 外显子的无义突变可使终止密码子提前出现，导致 Rh 蛋白合成提前终止，编码出一条无生物活性的短肽。例如，*RHD*01N.08* 第 48 位碱基由鸟嘌呤突变为腺嘌呤(48G>A)导致原编码第 16 位色氨酸的密码子 TGG 转变为终止密码子 TGA，使 RhD 蛋白合成提前终止仅编码出一条由 15 个氨基酸残基组成的无活性肽链，红细胞呈 RhD(–)。类似的情况还有 *RHD*01N.09*(121C>T、643T>C、646T>C、988T>C) 终止密码子出现在第 41 位氨基酸位置(Gln41Ter)，编码产物由 40 个氨基酸残基组成。*RHD*01N.10*(Trp90Ter)编码的多肽长度仅有 89 个氨基酸残基。目前已发现十余种由 *RHD* 无义突变而导致的 RhD(–)。

RHCE 等位基因同样存在单核苷酸替换导致的无义突变。*RHCE*02N.02* 第 5 外显子发生 659G>A 无义突变，终止密码子出现在编码第 220 位氨基酸的位置，编码出一条由 219 个氨基酸残基组成的无活性多肽，血清学检测呈 RhC(–)e(–)型。

(3) 同义突变：发生在 *RH* 外显子的同义突变虽不影响密码子的简并性(表 2-2)，不会引起氨基酸替换，但同样对 Rh 抗原表达造成影响，表现出抗原表达减弱的特点。

中国人常见的 *RHD* 第 9 外显子 1227G>A，以及在日本人中发现的 *RHD* 第 6 外显子 906G>A 均为同义突变，但红细胞 RhD 抗原表达显著降低，直接凝集法与间接抗球蛋白法均无法检出，只能通过吸收放散法方可检出(其分子机制详见 DEL 型)。

(4) 沉默突变：发生在 *RH* 内含子的沉默突变可通过改变 mRNA 剪接位点的方式干扰 *RH* 翻译过程，产生 Rh 变异蛋白使 Rh 抗原表达减弱或呈阴性表现型，此机制在 *RHD*DEL* 中较为常见。例如，发生在第 1 内含子的沉默突变多导致红细胞呈 DEL 型，*RHD* 第 1 内含子第 1 位核苷酸由 G 突变为 A（*RHD*01EL.05*，IVS1+1G>A），或突变为 T（*RHD*01EL.31*，IVS1+1G>T）均可引起剪接位点改变，血清学检测呈 DEL 型。类似的情况还有 *RHD*01EL.21*（IVS1+5G>C）、*RHD*01EL.32*（IVS1-29G>C）等。发生在其他内含子的沉默突变同样可引起 DEL 型，例如 *RHD*01EL.33*（IVS2-2A>G）、*RHD*01EL.08*（IVS3+1G>A）、*RHD*01EL.37*（IVS8-31C>T）等。

内含子沉默突变通过可变剪接途径不仅导致编码出的变异蛋白抗原表达减弱，有些还会导致编码产物失去生物活性而使红细胞呈 RhD(–)。例如，*RHD* 第 2 内含子第 1 位核苷酸发生 G>A 突变（*RHD*01N.24*，IVS2+1G>A）导致编码蛋白无 RhD 抗原性而呈 RhD(–)。*RHD*01N.25*（IVS2-1G>A）、*RHD*01N.54*（IVS5+1G>A）、*RHD*01N.69*（IVS4+1G>T）等均因可变剪接而导致 RhD(–)。

RHCE 内含子沉默突变同样可导致 RhCE 蛋白丧失生物活性而呈阴性表现型。例如，*RHCE*01N.03*（634+1G>T）、*RHCE*01N.05*（335+3A>T）通过可变剪接使红细胞呈 Rhc(–)e(–) 表现型。

2. 核苷酸缺失与插入　许多 RH 等位基因的外显子或内含子中存在核苷酸缺失、插入，或缺失与插入同时并存，引起阅读框移码突变使终止密码子提前或延后出现，编码出一条多肽长度与抗原性均异常的 Rh 变异蛋白。

研究发现，在发生移码突变或整码突变的 RH 等位基因外显子中，含有 1 至数十个核苷酸缺失或插入，改变了 Rh 蛋白一级结构导致 Rh 抗原性减弱或消失。例如，*RHD* 第 10 外显子 1 251 与 1 252 位核苷酸之间插入 T（*RHD*01EL.11*，1251_1252insT）引起阅读框移码突变，编码出一条由 488 个氨基酸残基组成的长肽，血清学检测结果显示其 RhD 抗原性减弱，仅能通过吸收放散法检出。*RHD*01W.60* 第 9 外显子连续缺失编码苯丙氨酸及色氨酸的密码子（1219_1224delTTCTGG）引起整码突变，编码出的蛋白由 415 个氨基酸残基组成，缺乏 407 位苯丙氨酸及 408 位色氨酸，其血清学特点是 RhD 表达减弱，使用 IAT 法方能检出。*RHD*01N.11* 第 2 外显子第 325 位缺失腺嘌呤（325delA），可引起终止密码子提前出现，仅编码出一条由 117 个氨基酸残基组成的无 RhD 抗原性的短肽。*RHD*01N.37* 第 2 外显子存在 23 个核苷酸缺失（297_319del23），并引起移码突变使 Rh 蛋白从第 100 位开始氨基酸顺序发生改变，由于终止密码子的提前出现仅编码出一条由 150 个氨基酸残基组成的无 RhD 抗原性的短肽。*RHCE* 同样存在类似情况，例如，*RHCE*01N.01* 第 1 外显子第 80~84 位核苷酸缺失（80_84del），编码出的无义多肽仅由 32 个氨基酸残基组成。

发生在内含子中的核苷酸缺失与插入通过可变剪接机制对 Rh 蛋白合成与表达造成影响。例如，*RHD*01EL.22* 第 2 内含子碱基缺失（336-2delA）导致 RhD 抗原表达减弱，血清学检测呈 DEL 型。*RHD*08N.01* 第 3 内含子中插入了 37 个核苷酸，改变了正常的剪接位点，所编码的蛋白仅有 268 个氨基酸残基，血清学检测呈 RhD(–)。另外，核苷酸缺失与插入可同时出现在同一等位基因中。例如，引起 RhD(–) 表现型的 *RHD*01N.27*（909insTGGCT，IVS6+2del TAAG）同时存在多个核苷酸插入与缺失。

3. 基因融合　*RHD* 与 *RHCE* 通过基因融合可形成 *RHD-CE*、*RHD-CE-D*、*RHCE-D*、

RHCE-D-CE 等多种融合基因，所编码的 Rh 蛋白既具有 RhD 抗原特性又具有 RhCE 抗原特性，是形成 Rh 血型系统中罕见表现型的主要机制。

基因融合发生于细胞减数分裂期，由于 *RHD* 和 *RHCE* 紧密连锁且呈面对面排列，因此基因融合是一种顺式配对过程，并由此产生新的 DNA 分子（图 3-48），目前已发现近 40 种 *RHD* 与 *RHCE* 形成的融合基因（表 3-30）。

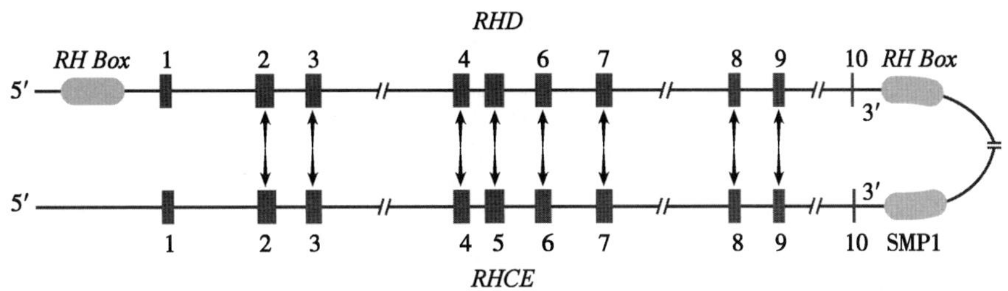

图 3-48　*RHD* 与 *RHCE* 基因融合示意图

表 3-30　*RHD* 与 *RHCE* 形成的融合基因

基因融合范围	等位基因	基因融合范围	等位基因
RHD(*1*)*-CE*	*RHD*(*1*)*-CE*(*2-10*)	*RHD-CE*(*5*：*F223V-V238M*)*-D*	*DBS-0*
RHD-CE(*2*)*-D*	*D*Ⅲ*b*	*RHD-CE*(*5*：*F223V-V245L*)*-D*	*D*Ⅴ *type 8*
RHD-CE(*2-9*)*-D*	*RHD-CE*(*2-9*)*-D*	*RHD-CE*(*5*：*F223V-G263R*)*-D*	*D*Ⅴ *type 7*
RHD-CE(*3-9*)*-D*	*RHD-CE*(*3-9*)*-D*	*RHD-CE*(*5*)*-D*	*D*Ⅴ *type 2*
RHD-CE(*3*)*-D*	*D*Ⅲ*c*	*RHD-CE*(*5*：*E233Q-V238M*)*-D*	*D*Ⅴ *type 9*
RHD-CE(*3-5*(*partial*))*-D*	*DHMii*	*RHD-CE*(*5*)*-D*	*DBS-1*
RHD-CE(*3-5*)*-D*	*D*Ⅵ *type 4*	*RHD-CE*(*5-7*)*-D*	*DBT-1*
RHD-CE(*3-6*)*-D*	*D*Ⅵ *type 3*	*RHD-CE*(*5-9*)*-D*	*DBT-2*
RHD-CE(*3-7*)*-D*	*RHD-CE*(*3-7*)*-D*	*RHD-CE*(*6-9*)*-D*	*D*Ⅳ *type 3*
RHD-CE(*4*：*M169L-M170R*)*-D*	*DFR-4*	*RHD-CE*(*7-9*)*-D*	*D*Ⅳ *type 5*
RHD-CE(*4*：*M169L-I172F*)*-D*	*DFR*	*RHD-CE*(*7*：*D350H-9*)*-D*	*D*Ⅳ *b*
RHD-CE(*4*：*M169L-I172F*；*G180A*)*-D*	*DFR-3*	*RHD-CE*(*7*：*D350H-7*：*A354N*)*-D*	*D*Ⅳ *type 4*
RHD-CE(*4*：*K198N-T201R*)*-D*	*weak D type 51*	*RHD-CE*(*8-9*)*-D*	*RHD-CE*(*8-9*)*-D*
RHD-CE(*4*)*-D*	*DFR-2*	*RHCE-D*(*5*)*-CE*	*DHAR*
RHD-CE(*4-5*)*-D*	*D*Ⅵ *type 1*	*RHCE-D*(*6*)*-CE*	*RHCE-D*(*6*)*-CE*
RHD-CE(*4-6*)*-D*	*D*Ⅵ *type 2*	*RHCE-D*(*10*)	*RHCE*(*1-9*)*-D*(*10*)
RHD-CE(*4-7*)*-D*	*Ccde*^{s}	*RHD-CE*(*5*：*F223V-E233Q*)*-D*	*DBS-2*
RHD-CE(*5*：*F223V-A226P*)*-D*	*DCS*	*RHD-CE*(*5*：*F223V-V238M*)*-D*	*D*Ⅴ *type 6*
RHD-CE(*5*：*F223V-E233Q*)*-D*	*D*Ⅴ *type 1*		

基因融合的发生与融合位点密切相关，*Alu* 序列是 *RHD* 与 *RHCE* 融合的重要位点。*Alu* 序列因可被限制性内切酶 Alu I 酶切（AG↓CT）故而得名。*Alu* 结构可分为左右两个单体，右侧单体比左侧长 31bp，每个单体含有一个 RNA 聚合酶Ⅱ启动子，但只有右侧单体中的启动子具有生物活性。*Alu* 序列两侧存在长为 7~20bp 的正向重复序列，在 *Alu* 序列 3′ 端还存在一个长约几十个 bp 的 poly A，在两个单体之间有一个富含 A 的区域，*Alu* 序列中还存在多个 CpG 岛（图 3-49）。*Alu* 序列可形成不稳定的 Z-DNA 结构，可提高基因间融合的发生率，高密度 *Alu* 重复序列可促进包括部分基因缺失在内的基因融合。

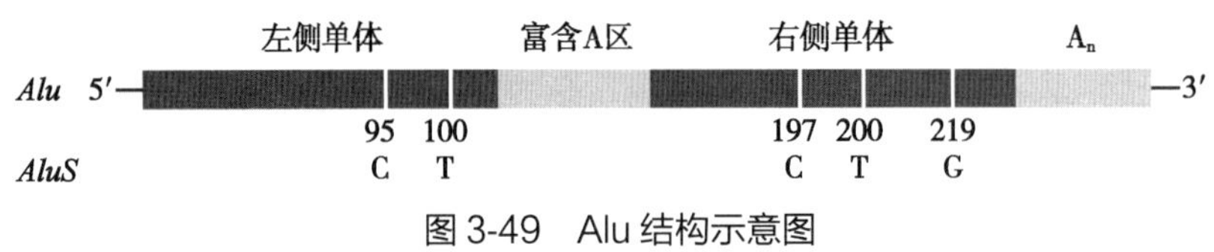

图 3-49　Alu 结构示意图

RH 内含子中含有较多的 *Alu* 序列，基因融合多发生在各内含子之间，表现出除第 1 外显子外，其他各外显子均出现较高频率的融合。可以是 *RHD* 一个外显子的部分碱基被 *RHCE* 相应外显子替代，也可以是 *RHD* 多个外显子被 *RHCE* 替代，而形成 *RHD-CE* 及 *RHD-CE-D* 融合基因。*RHCE* 外显子也可被 *RHD* 相应外显子替代，形成 *RHCE-D* 及 *RHCE-D-CE* 融合基因。

多种 Rh 变异型抗原、低频抗原（如 Dc-、D--、R_0^{Har}、R^N、r^G、Evans、D^w、DFR、DAR 等）由 *RHD* 与 *RHCE* 形成的融合基因引起。例如，部分 D 多由 RHD-CE-D 融合基因引起，*RHD* 原有外显子被 *RHCE* 相应外显子取代，并表达替换后基因编码的氨基酸顺序。DIV-3 等位基因 *RHD* 第 6~9 外显子被 *RHCE* 相应外显子取代形成 *RHD-CE*（*6-9*）*-D*，基因产物是一个杂合蛋白，虽可在红细胞膜上稳定表达，但与正常 RhD 抗原存在较大差异，缺乏许多 RhD 抗原表位。

4. 基因缺失　RH 基因缺失包括单个或多个外显子缺失，导致编码蛋白异常而引起抗原表达减弱或呈阴性表现型。

由 *RHD* 第 1~10 外显子全部缺失引起的 RhD（-）最为常见，白色人种 RhD（-）个体几乎均由此产生。此外，目前还发现了几种 *RHD* 大片段缺失而引起的抗原表达异常。例如，*RHD*01EL.30* 控制表达的 RhD 抗原呈 DEL 型，该等位基因存在第 8 外显子缺失（c.1074_649 del ex 8），缺失片段长度为 995bp，包括第 7 内含子 649bp、第 8 外显子 80bp 及第 8 内含子 266bp。引起 DEL 型的 RHD ex10 del 等位基因缺失片段长度为 5 405bp（c.1228-4061_1254+1317del5405），包括第 9 内含子的 4 061bp、第 10 外显子 27bp 及 3′-UTR 区的 1 317bp。*RHCE* 大片段缺失较罕见，目前有两例报道，1 例是缺失 85% 的 *RHCE*，另 1 例是 *RHCE* 第 2~8 外显子缺失，均引起罕见的 D-- 型。

RH 可通过微同源序列末端连接机制引起大片段缺失。*Alu* 序列家族中的 *Alu S* 和 *Alu Sx* 分别出现在缺失基因两端断点附近，由于 *Alu* 重复序列具有 80% 的互补性，易在 DNA 复制过程中形成茎环结构，将原本相隔较远的微同源序列彼此拉近，使 DNA 复制跳过茎环结构沿着另一个微同源序列后的基因继续复制（图 3-50）。此外，非同源序列末端连接、复制滑移等机制也是导致 *RH* 缺失的重要原因。

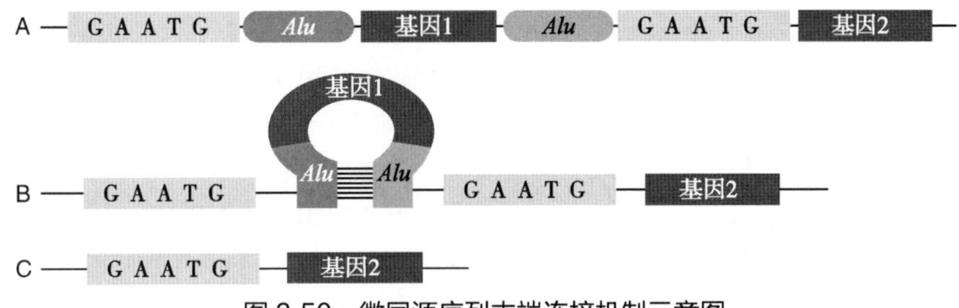

图 3-50　微同源序列末端连接机制示意图

5. 单倍型　Rh 蛋白抗原性并非单纯地取决 RH 等位基因，Rh 抗原不是简单的线性抗原，其抗原性不仅取决于 Rh 蛋白一级结构，更重要的是取决于 RhD 蛋白与 RhCE 蛋白相互作用所形成的独特的立体构象，即 Rh 抗原性取决于 *RH* 单倍型，单倍型的改变会造成 Rh 抗原表达数量与质量的改变。

(1) 单倍型的位置效应：按照孟德尔遗传定律，弱 D 型个体的子代从双亲中各获得 1 条染色单体，当表达弱 D 的单倍型与另一条即不表达 RhD 也不表达 RhC 的单倍型（*dcE* 或 *dce*）配对时，子代表现型应为弱 D。但实际却并非如此，子代可正常表达 RhD 抗原。1955 年，Ceppellini 等提出弱 D 抗原的表达与 *RHCE*C* 基因有关。反式单倍型为 *RHCE*C* 时，对 RhD 抗原的表达具有抑制作用，而 *RHCE*c* 却无此作用（图 3-51）。研究还发现，一些 DEL 型可能也是反式 *dCe* 单倍型作用于弱 D 基因而产生的效果。

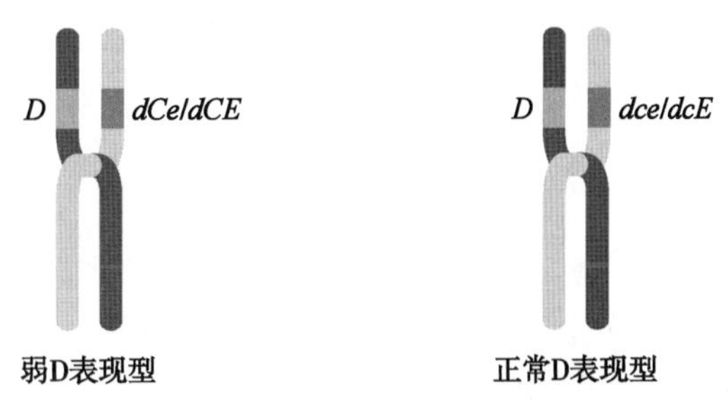

图 3-51　*RHCE*C* 位置效应示意图

顺式（*cis*）与反式（*trans*）来自拉丁语，原指化学反应中官能团位于碳链的同一侧时为顺式，而位于相反一侧时为反式。此处反式表示 *RHCE*C* 与 *RHD* 不在同一条染色单体

使用流式细胞术对 RhD 抗原表达强度进行研究时发现，不仅反式 *RHCE*C* 对 RhD 抗原表达具有抑制作用，处于顺式位置时同样会对 RhD 抗原表达产生抑制作用使其表达强度降低，但具体机制尚不清楚。RhD 抗原表达强度由高至低的单倍型组合依次为：*DcE*/*DcE*、*DCe*/*DcE*、*DCe*/*DCe*、*DcE*/*dce*、*DCe*/*dce*。

(2) 单倍型与低频抗原：某些罕见的低频抗原与 *RH* 单倍型紧密相关，其抗原性不仅与 Rh 蛋白一级结构有关还与 *RHD*、*RHCE* 配对形成的单倍型有关。例如，LOCR 低频抗原形成的分子基础是 *RHCE* 第 2 外显子发生 286G>A 错义突变并引起 Gly96Ser 氨基酸替换，但该变异型基因常与 *RHD* 配对，形成 *RHD-RHCE*ceLOCR* 单倍型。R^N 是在非洲血统个体中发现的一种单倍型，编码弱 RhC、弱 Rhe、RhD、RhG 抗原以及低频抗原 Rh32 和 DAK，其单倍型为 *RHD-(RHCE-D-CE)*（包括 *RHCE*CeRN.01*：*RHD-(RHCE-D(4)-CE)* 及 *RHCE*CeRN.02*：*RHD-(RHCE-D*$(3_{partial},4)$*-CE)* 等）。

6. Rh 复合物组成成分基因突变　Rh 抗原是空间构象依赖性抗原，抗原正常表达不仅依赖于完整的 Rh 蛋白，还依赖于 Rh 蛋白与 RhAG 蛋白相互作用而形成的“RhAG-Rh 蛋白复合物”的立体构象，*RHAG* 发生突变导致 RhAG 蛋白表达异常并对 Rh 蛋白的表达造成不同程度的影响。例如，*RHAG*01M.10* 第 572 位核苷酸突变（572G>A）引起 Arg191Gln 替换，影响 Rh 与 RhAG 蛋白的组装而致 RhD 抗原弱表达呈 Rh_{mod} 表现型，但不影响 RhCE 蛋白的表达。*RHAG*01M.03* 存在 236G>A，引起 Ser79Asn 替换，不仅导致红细胞膜 RhAG 蛋白表达量明显下降，而且还引起 RhD 与 RhCE 蛋白表达减弱。*RHAG*01N.04* 第 6 内含子恒定基序 GT 发生突变（945+1G>A），引起剪接位点发生改变而导致第 6 外显子缺失，所编码的 RhAG 蛋白因缺少第 6 外显子控制编码的 46 个氨基酸而丧失生物功能，虽然 *RH* 正常但红细胞却不表达 Rh 蛋白而呈罕见的 Rh_{null} 型。

7. Rh 蛋白缺失型等位基因　严格地讲，引起 Rh 蛋白缺失的基因突变并不是一类新的基因突变类型，而是前文所述的综合体现。为便于读者全面了解 RH 基因突变与 Rh 抗原缺失表现型之间的关系，在此对其产生的原因加以整理介绍。

点突变、核苷酸缺失与插入、基因融合等突变可产生 RH 无效等位基因，所编码的蛋白是无 Rh 生物活性的多肽。而基因缺失可分为部分外显子缺失与全基因缺失，前者可产生无效等位基因，其编码产物为无生物活性的 Rh 多肽，而后者却无相应的 RH 基因亦无相应的 Rh 蛋白产物。以上各种原因均可导致 RhD 蛋白缺失而呈 RhD（–），或 RhCE 蛋白缺失而呈 D-- 或 D••型，或 RhD 与 RhCE 蛋白同时缺失而呈罕见的所有 Rh 抗原均为阴性的 Rh_{null} 型。

（1）RhD（–）产生机制：RhD（–）产生机制具有显著的种族特征，不同地域、不同种族人群产生 RhD（–）的机制存在很大差异，总体上可分为两类：*RHD* 全基因缺失及 RHD 无效等位基因。

绝大多数白色人种 RhD（–）由 *RHD* 全基因缺失引起，其他机制引起的 RhD（–）极为罕见。非洲黑色人种 RhD（–）主要由 RHD*Ψ 无效等位基因（也称 RHD 假基因。RHD pseudogene，用 *RHD*Ψ* 表示）引起，约占 RhD（–）总数的 66%。其次为 *RHD* 全基因缺失，约占 18%。由 *RHD-CE-D* 融合基因引起 RhD（–）较少，约占 15%。中国人 RhD（–）个体约 82% 为 *RHD* 全基因缺失，其他多由 *RHD-CE-D* 融合基因引起。

1）*RHD* 全基因缺失：*RHD* 位于上下游 Rhesus box 之间（图 3-52A），*RHD* 全基因缺失发生在上下游 Rhesus box 中的 1 463bp 等同区之间，*RHD* 与序列高度同源的上下游 Rhesus box 发生不等交换，100% 序列同源的 903bp 的断裂点区域位于上下游等同区内，可产生一个新的杂交 Rhesus 盒子（Rh box-hybrid）。*Rh box-hybrid* 由 *RHD* 上游 *Rhesus box* 5′ 端和下游 *Rhesus box* 3′ 端碱基序列组成，上下游间的 *RHD* 完全缺失（图 3-52B）。*RHD* 全缺失引起的 RhD（–）个体多为 Rhce 型，单倍型为 *dce*，基因型为 *dce*/*dce*。

2）*RHD* 部分缺失：*RHD* 碱基序列缺失可产生无效等位基因。例如，*RHD*01N.36* 第 8 外显子从第 1 080 位开始连续缺失 10 个碱基（1080_1089delCTTCCAGGTC）引起阅读框改变，导致第 8 外显子编码的第 372 位氨基酸密码子被终止密码子取代，致使 RhD 蛋白合成提前终止（图 3-52C），产生一条由 371 个氨基酸残基组成的无效多肽。

3）*RHD*Ψ*：由多个核苷酸插入产生的 *RHD*Ψ*（*RHD*08N.01*）是非洲黑色人种 RhD（–）个体中出现频率最高的 RH 无效等位基因，该基因第 3 内含子与第 4 外显子交界处存在 37bp 的重复序列（由第 3 内含子 3′ 端最后 19 个碱基和第 4 外显子 5′ 端前 18 个碱基组成），导致阅读框移码突变，终止密码子在第 6 外显子提前出现，编码第 269 位 Tyr 的密码子被终止密码子取代（Tyr269Ter）（图 3-52D），推测其编码的多肽仅由 268 个氨基酸残基组成，但未发现其转录本，可能通过无义介导的 mRNA 降解机制去除了异常 mRNA，以避免产生异常蛋白。

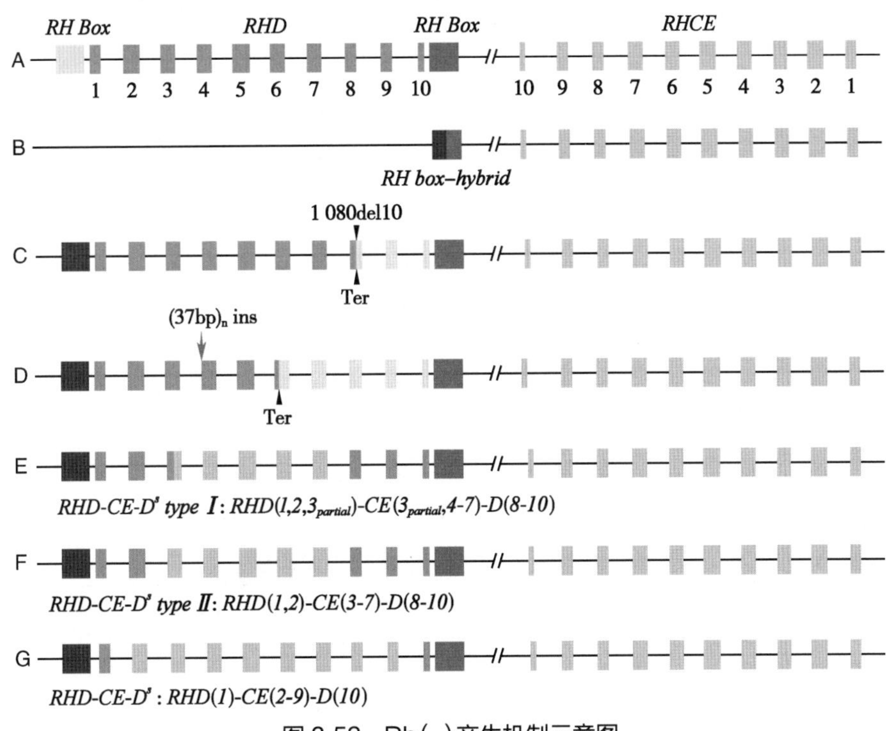

图 3-52 Rh（–）产生机制示意图

RH box-hybrid：杂交 Rhesus 盒子；ins：插入；del：缺失；Ter：终止密码子

4）融合基因：*RHD-CE-D* 融合基因（$RHD\text{-}CE\text{-}D^S$）是引起 RhD（–）的另一个重要原因，不同种族人群 *RHD-CE-D* 融合方式存在差异。非洲黑色人种形成的 $RHD\text{-}CE\text{-}D^S$ 主要有两型，I 型第 1、2 外显子，第 3 外显子 3′ 末端及第 8~10 外显子来自 *RHD*，而第 3 外显子 5′ 末端及第 4~7 外显子来自 *RHCE*（$RHD\text{-}CE\text{-}D^s$ type 1：$RHD(1,2,3_{partial})\text{-}CE(3_{partial},4\text{-}7)\text{-}D(8\text{-}10)$）（图 3-52E）。Ⅱ 型第 3~7 外显子均来自 *RHCE*，其他外显子则来自 *RHD*（$RHD\text{-}CE\text{-}D^s$ type 2：*RHD*（*1*，*2*）*-CE*（*3-7*）*-D*（*8-10*）（图 3-52F）（编者注：由于 *RHD* 与 *RHCE* 第 8 外显子序列相同，有些研究资料认为第 8 外显子也来自 *RHCE*，即 $RHD\text{-}CE\text{-}D^s$ type 2：*RHD*（*1*，*2*）*-CE*（*3-8*）*-D*（*9-10*））。

$RHD\text{-}CE\text{-}D^S$ 融合基因无 RhD 蛋白产物，但可编码异常 RhC 蛋白，与 VS（+）V（–）型相关，其单倍型为 dce^s。中国人与韩国人少部分 RhD（–）个体由 $RHD\text{-}CE\text{-}D^S$ 引起，但 90% 为 *RHD*（*1*）*-CE*（*2-9*）*-D*（*10*）（图 3-52G）。

由无义突变、沉默突变引起的无效等位基因同样可导致 RhD 蛋白失去抗原性而呈 RhD（–）（详见前文）。

（2）RhCE 蛋白缺失产生机制：*RHCE* 缺失或无效等位基因纯合子与杂合子个体不表达 RhCE 蛋白。若该个体 *RHD* 正常时，其基因型为 *RHD*/---，表现为缺失 RhC/c/E/e 抗原的 D--

或 D··型。若该个体同时存在 *RHD* 全基因缺失时,基因型为 ---/---,呈罕见的 Rh_{null} 型。

RHCE 缺失以及无效等位基因的产生机制与 *RHD* 相同(表 3-31),但 *RHCE* 缺失较少见。Blunt 等于 1994 年在冰岛一家庭中发现 85% 的 D-- 型由 *RHCE* 缺失引起。但其他同类研究均未发现 *RHCE* 缺失,认为 D-- 型的产生与 *RHCE* 缺失无关,而是由 *RHCE-D-CE* 融合基因引起。因开放阅读框并未改变,仍可编码一条与正常 Rh 蛋白氨基酸数目相同的杂合蛋白,该蛋白可表达 RhD 抗原且表达水平异常升高而呈 D-- 型。

表 3-31　RHCE 无效等位基因

等位基因	核苷酸变化情况	氨基酸	多肽长度(aa)
*RHCE*01N.01*	80_84del	Tyr29Phefs*5	32
*RHCE*01N.02*	963delG	Ile322Phefs*37	357
*RHCE*01N.03*	634+1G>T	可变剪接	0
*RHCE*01N.04*	676delG	Ala226Leufs*2	227
*RHCE*01N.05*	335+3A>T	可变剪接	0
*RHCE*02N.01*	48G>C,178C>A,203A>G,307C>T,966_968delinsC	Trp16Cys,Leu60Ile,Asn68Ser,Pro103Ser,His323Thrfs*77	398
*RHCE*02N.02*	48G>C,178C>A,203A>G,307C>T,659G>A	Trp16Cys,Leu60Ile,Asn68Ser,Pro103Ser,Trp220Ter	219
*RHCE*02N.03*	48G>C,178C>A,203A>G,307C>T,486+1G>A	Trp16Cys,Leu60Ile,Asn68Ser,Pro103Ser,可变剪接	417
*RHCE*02N.04*	48G>C,93_94insT,178C>A,203A>G,307C>T,	Trp16Cys,Thr32Tyrfs*3	34
*RHCE*02N.05*	48G>C,178C>A,203A>G,307C>T,377C>G	Trp16Cys,Leu60Ile,Asn68Ser,Pro103Ser,Ser126Ter	125
*RHCE*03N.01*	350_358del,676G>C	Ala120_Ser122del,Ala226Pro	414
*RHCE*03N.02*	676G>C,907delC	Ala226Pro,Leu303Ter	302

注:以 *RHCE*01* 为参照基因。del:缺失;ins:插入;Ter:终止密码子

二、Rh 蛋白

Rh 蛋白携带的 Rh 抗原具有较强的免疫原性,临床意义显著,对 Rh 蛋白的研究成果主要应用于临床输血实践。全面认识 Rh 蛋白对 Rh 抗原表达的影响是 Rh 抗原检测、临床输血规则制定等保障患者输血安全的基础。

分析以往关于 Rh 蛋白的研究成果可以发现,对 Rh 蛋白的认识充分体现出“否定之否定”螺旋式上升的认知规律。自然科学研究成果的持续更新是不断接近事物本源真相的过程,新的研究结果可能会否定以往的结论,但以往的成果是今天开展新研究的基础。由此引出了另外一个问题,若不了解当时的研究背景,尤其是当时得出某一结论时的科技发展水平能为血型研究提供何种技术支撑,往往会使读者因前后研究结果不一致,或某一定义因技术发展其内涵已发生本质变化而陷入困惑之中。此点在 Rh 蛋白及抗原分类与表述方式等方

面体现得尤为突出。

笔者认为，对 Rh 蛋白的认识应从 Rh 蛋白单体、Rh 蛋白复合物核心结构以及 Rh 膜蛋白巨复合物三个层面来了解（图 3-53）。最为关键的是要建立 Rh 抗原是构象型抗原的概念，蛋白质氨基酸顺序改变会引起立体构象的变化，而 RhD 蛋白与其他相关蛋白相互作用形成 Rh 蛋白复合物时，无论 Rh 蛋白本身发生改变还是相关蛋白发生改变，其相互作用所形成复合物的立体构象也会发生一定程度的改变，这些细微变化均会导致 Rh 抗原表达数量与质量的改变。体现在血清学检测上则表现为常规检测凝集强度减弱、与部分单克隆抗体不反应、IAT 阳性或吸收放散阳性等千差万别的检测结果。

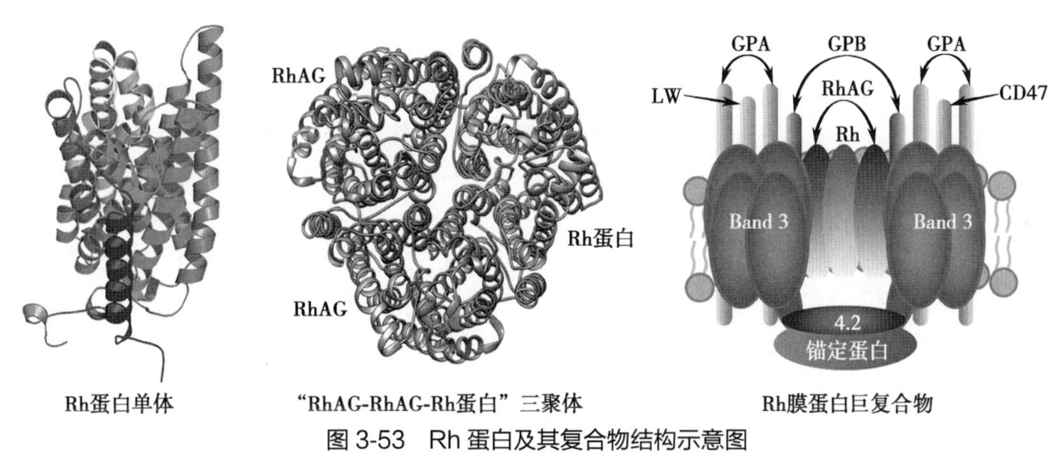

图 3-53　Rh 蛋白及其复合物结构示意图

（一）Rh 蛋白组成与结构

Rh 蛋白由 *RH* 控制编码，*RHD* 编码 RhD 蛋白，*RHCE* 编码 RhCE 蛋白。Rh 蛋白是疏水性棕榈酰化蛋白而非糖基化蛋白。棕榈酰化是 Rh 蛋白重要的脂质修饰形式，棕榈酰化位点可能是在 Rh 蛋白进入红细胞膜时以半胱氨酸为核心形成的 Cys-Leu-Pro 基序。Rh 蛋白脂质化有助于其在红细胞膜脂质双层中形成稳定构型并固定于红细胞膜，是 Rh 蛋白定位与功能发挥的重要机制。

RhD 蛋白与 RhCE 蛋白结构相似，均由 417 个氨基酸残基组成，两者只有 32~35 个氨基酸的差异（图 3-46）。Rh 蛋白分子量约为 30kDa，也称 Rh30 蛋白。Rh 蛋白是Ⅳ型跨膜蛋白，以细胞膜为界可分为三个区域：胞内区、跨膜区及胞外区。胞内区包括分布在细胞质中的 N 端和 C 端肽链，分别由 11 及 31 个氨基酸残基组成。C 端呈 α 螺旋状结构，具有较强的游动性，游动幅度可达 76Å^2。Rh 蛋白可贯穿红细胞膜 12 次，形成 12 个跨膜区，每个跨膜区均由 23 个氨基酸残基组成。从 C 端至跨膜螺旋区脯氨酸残基含量逐渐增加，在跨膜区内形成 6 个脯氨酸结构（Pro-82，Pro-140，Pro-216，Pro-229，Pro-306，Pro-327），该结构具有调节通道开关的作用。经过 12 次跨膜，Rh 蛋白可在红细胞膜外形成 6 个短环状结构的胞外区，环状结构的长度差异较大，分别由 3~41 个氨基酸残基组成，胞外环状结构相互作用组成的立体构象形成 Rh 抗原决定簇。

Rh 抗原性不仅取决于 Rh 蛋白氨基酸排列顺序，更重要的是取决于其空间构象，不仅与表达在红细胞膜表面的胞外结构域之间相互作用形成的独特立体构象有关，而且还与跨膜区构象以及胞质内构象有关。Rh 多肽链在氢键的作用下可形成有规则的卷曲、折叠等二级结构，并在此基础上通过疏水作用进一步盘绕、折叠形成三级结构。Rh 蛋白三级结构可与其他辅助蛋白分子结合，形成独特的四级空间结构，并起着决定 Rh 蛋白抗原性的作用（图 3-53），任何细微的构象变化都会影响 Rh 抗原的表达。

Rh 抗原性与其空间构象密切相关，空间结构一旦发生改变，则可引起抗原性改变或消失。例如，通过裂解红细胞膜提取 Rh 蛋白，会导致 Rh 抗原性消失。通常情况下，由 *RH* 多态性引起的氨基酸替换位于胞外区时，可引起 Rh 抗原性的改变。位于跨膜区或胞内区的氨基酸发生改变时，同样可引起 Rh 抗原表达数量及性质的改变。例如，弱 D 型多由位于胞内区或跨膜区的单个氨基酸替换引起，发生替换的氨基酸与其周围邻近的氨基酸分子间相互作用力发生改变并导致空间构象发生变化，即使胞外区氨基酸顺序没有任何改变，同样也会导致 Rh 抗原表达数量与质量发生变化，表现为血清学反应结果呈弱凝集现象。

RhD 蛋白的生物学功能与 Rh 蛋白家族中的 RhBG、RhCG 相同，属于氨及铵盐转运蛋白超家族，起着转运 NH_3、CH_2NH_2 的作用。RhD 蛋白可能还是 CO_2 的转运通道，该通道可能由 Leu-58，Phe-61，Asp-201，Ser-204，Met-205，Ile-260，Ala-264 和 Asn-265 组成。

（二）Rh 复合物核心结构

1. $RhAG_2$-Rh 蛋白异源三聚体　最初 Rh 复合物核心结构是根据 SDS-PAGE 凝胶电泳试验结果推测而来，认为红细胞膜中 Rh 复合物核心结构由 2 个 RhAG、1 个 RhD 蛋白和 1 个 RhCE 蛋白组成的异源四聚体（$RhAG_2$-RhD-RhCE）。

Rh 及 RhAG 蛋白均具有氨转运功能，与氨转运蛋白 / 甲基铵转运蛋白（ammonium transporter/methylammonium permease，Amt/Mep）具有高度序列相似性。利用 *x* 射线衍射技术对 AmtB 蛋白晶体进行分析时发现，AmtB 蛋白由三聚体组成，随后又获得了 RhCG 蛋白的晶体结构。目前对 Rh 及 RhAG 蛋白立体结构的分析均以 AtmB 及 RhCG 蛋白结构为参照，通过同源模建的方式推测而来。研究发现，Rh 和 RhAG 蛋白在红细胞膜中形成三聚体的观点似乎更接近实际情况。最有可能的三聚体形式包括 3 个 RhAG 蛋白形成的同源三聚体（$RhAG_3$）、2 个 RhAG 与 1 个 RhD 蛋白（$RhAG_2$-RhD）或 2 个 RhAG 与 1 个 RhCE 蛋白（$RhAG_2$-RhCE）形成的异源三聚体，但最不可能形成 RhAG-RhD-RhCE 异源三聚体。

在许多文献报道中，各种组成的异源三聚体均有使用，并都能从某个侧面证明其正确性。准确的 Rh 蛋白及其复合物的立体结构，有待检测方法实质性突破方有可能回答。蛋白结构模拟分析虽存在一定程度的不准确性，但宏观上却可肯定以下两点：支持 Rh 蛋白具有 12 个跨膜结构域及 6 个胞外结构域的模型；支持 Rh 蛋白复合物核心结构由 $RhAG_2$ 与 Rh 蛋白形成异源三聚体结构。

2. RHAG

（1）RHAG 血型系统：RhAG 蛋白由位于第 6 号染色体短臂（6p12.3）的 *RHAG* 编码。*RHAG* 与 *RH* 相似，含有 10 个外显子，第 2~9 外显子碱基序列与 *RHD*、*RHCE* 基本相同。提示 *RHAG* 与 *RHD*、*RHCE* 可能起源于共同祖先，在遗传过程中发生突变转化为两个相互独立的基因座位。

RHAG 控制编码的 RhAG 蛋白是由 409 个氨基酸残基组成的糖基化蛋白，RhAG 与 RhD、RhCE 蛋白的同源性分别为 38.5%、39.2%。RhAG 蛋白分子量约为 50kDa，因而又称为 Rh50 蛋白。RhAG 蛋白与 Rh 蛋白结构非常相似，具有 12 个跨膜结构域（50% 为 α 单环），RhAG 有两个膜外糖基化位点，无酰基化位点。研究结果显示，RhAG 蛋白糖基化只发

生于胞外区第 1 环状结构中第 37 位氨基酸(Asn),该位点携有 ABH 抗原。

RhAG 蛋白是人类第 30 个血型系统——RHAG 血型系统的载体。虽然 RHAG 与 RH 分属于不同血型系统,但两者密切相关,具有高度同源性。与 Rh 蛋白相比,RhAG 没有以蛋白质为基础的血型多态性。ISBT 目前已发布该系统有 5 个抗原:Duclos、OI^a、DSLK、Kg 及 SHER 抗原。OI^a、Kg 及 SHER 为低频抗原,Duclos 与 DSLK(也称 Duclos 样抗原)为高频抗原。Duclos 抗原由 *RHAG* 第 2 外显子 316C>G 错义突变导致 RhAG 蛋白第 106 位氨基酸发生替换(Gln106Glu)引起,OI^a 抗原由 *RHAG* 第 5 外显子 680C>T 错义突变引起(Ser227Leu)(图 3-54)。文献报道,DSLK 与 Kg 抗原均与 *RHAG* 第 3 外显子 490A>C 错义突变引起的 Lys164Gln 氨基酸替换有关。DSLK(+)个体 *RHAG* 第 3 外显子 490 位碱基为 A,所编码的第 164 位氨基酸为 Lys,且不表达 Kg 抗原。而 DSLK(–)个体第 490 位核苷酸为 C,第 164 位氨基酸为 Gln,使用单克隆抗-Kg 可检出 Kg 抗原,提示 DSLK(–)与 Kg(+)抗原相对应。SHER 抗原由 *RHAG* 第 7 外显子 1063A>C 错义突变导致 RhAG 蛋白第 355 位氨基酸发生替换(Asn355His)引起。

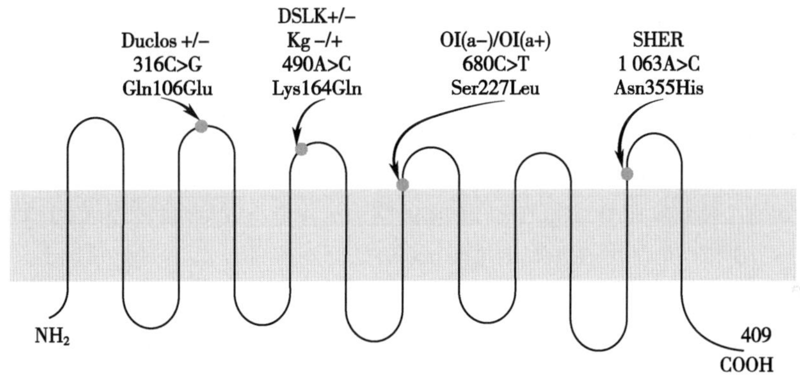

图 3-54　RHAG 血型系统抗原位置示意图

(2)RhAG 蛋白表达:在个体发生过程中,祖红细胞系出现 RhAG 抗原比 RhD、RhC/c、RhE/e 抗原早。对脐血 CD34 祖细胞进行培养,3~5d 后可检出 RhAG 抗原,5~7d 后可检出 RhC、c、E、e 抗原,9~11d 后可检出 RhD 抗原。祖红细胞中 RhAG 抗原是不完全的糖基化抗原,相对分子量为 32kDa。Rh 蛋白与 RhAG 蛋白的组装在细胞膜内完成,并以三聚体形式形成稳定的蛋白复合物,对维持红细胞膜稳定及正常生理功能起着重要作用。

RhAG 蛋白虽不表达 Rh 抗原,但却与 Rh 抗原表达密切相关。RhAG 蛋白与 Rh 蛋白相互结合,形成共分子后 Rh 抗原方能得以表达,否则会对 Rh 抗原的表达产生明显影响。例如,当 *RHAG* 突变引起 RhAG 蛋白不表达时,即使 Rh 蛋白及其辅助蛋白并未发生改变,红细胞也因缺乏所有 Rh 抗原而呈 Rh_{null} 型,并引起球形红细胞增多、红细胞渗透脆性增强及溶血性贫血。

(3)RhAG 蛋白功能:RhAG 蛋白是氨及胺盐转运通道,近年来研究提示 RhAG 蛋白是 CO_2 的转运通道,大约 50% 的 CO_2 经此通道通过红细胞膜,其余经水通道蛋白 1 转运。也有学者推测 RhAG 蛋白可能是 O_2 和 NO 的转运通道。

目前发现 Rh 蛋白家族有 5 种蛋白分子,即 RhD、RhCE、RhAG、RhBG 和 RhCG,分别由相应基因编码。RhBG 和 RhCG 不表达于红细胞,但可表达于肾脏、肝脏、脑以及皮肤等器官。RhBG 和 RhCG 与 RhAG 同源，其生物学功能与 NH^{4+}/NH_3 的细胞转运及代谢有关。

（三）Rh 膜蛋白巨复合物

1. Rh 膜蛋白巨复合物的组成　Rh 膜蛋白巨复合物是由 Rh 复合物核心结构通过非共价键与带 3 蛋白、LW 糖蛋白、GPA、GPB、CD47、Duffy 糖蛋白等相连而形成的由多个亚单位组成的复合物（图 3-53）。

Rh 膜蛋白巨复合物通过带 3 蛋白与锚定蛋白和带 4.2 蛋白连接，以共分子的形式固定于红细胞膜骨架，可起到促进 Rh 蛋白复合物在红细胞膜上定位及抗原表达的作用。研究结果显示，单个红细胞约有 $(1\text{~}2) \times 10^5$ 个 Rh 膜蛋白巨复合物。

（1）带 3 蛋白：带 3 蛋白是由 2 个相同亚基组成的二聚体，每个亚基由 929 个氨基酸残基组成，可 14 次跨膜，是维持红细胞膜结构稳定的重要蛋白。例如，带 3 蛋白及 Rh 蛋白表达量减少会导致椭圆形红细胞形成。近期研究发现，转染带 3 蛋白的 K562 细胞 Rh 抗原表达增强，表明红细胞带 3 蛋白与 Rh 蛋白的表达正相关，但 Rh_{null} 型个体带 3 蛋白表达正常。

（2）LW 糖蛋白：LW 糖蛋白是单次跨膜蛋白，由 241 个氨基酸残基组成，N 端位于胞质区，是整合素 LFA-1 的配体。

LW 糖蛋白由位于 19 号染色体的 *LW* 控制编码，可独立遗传，与 Rh 蛋白的遗传无关联性。LW 糖蛋白在胎儿红细胞及新生儿红细胞均有表达，且表达量高于成人。

LW 糖蛋白的表达受 RhD 蛋白的影响，成人 RhD（+）红细胞 LW 糖蛋白表达水平较高，RhD（–）次之而 Rh_{null} 型红细胞则完全缺失。1986 年，Mallinson 等对红细胞 LW 糖蛋白位点数进行了测定，结果显示单个 RhD（+）红细胞约有 4 400 个 LW 糖蛋白位点，而 RhD（–）红细胞约有 2 835~3 620 个。但在 LW 糖蛋白缺失型个体中，Rh 蛋白可正常表达。

（3）GPB：GPB 是红细胞膜上重要的糖蛋白，是 MNS 血型系统中 S/s、U 等抗原的载体。GPB 对维持 Rh 复合物的空间结构及在红细胞膜中的插入起着辅助作用，但并非必不可少。缺乏 GPB 的个体，红细胞 Rh 蛋白可正常表达，但 RhAG 糖基化程度会增强。

研究认为，GPB 可与 GPA 形成异源二聚体，在 Rh 蛋白复合物和带 3 蛋白 /GPA 复合物之间起到桥梁作用。Rh_{null} 型个体 GPB 表达水平较正常红细胞减少 60%~70%，并引起 S/s、U 抗原表达水平降低。GPB 可能有助于 RhAG 蛋白转移至红细胞膜表面。例如，*GYP*Mur* 纯合子编码产物为 GP（B-A-B）杂合蛋白而非正常的 GPB，导致红细胞 RhAG 和 Rh 抗原表达显著降低。

（4）CD47：CD47（整合素相关蛋白）是由 305 个氨基酸残基组成的跨膜蛋白，可 5 次跨膜。编码 CD47 蛋白的基因位于 3 号染色体（3q13.1-3q13.2）。CD47 蛋白可被糖基化而携带 ABH 抗原，但尚未发现以 CD47 为基础的血型抗原。

CD47 蛋白属于分布广泛的免疫球蛋白超家族（IgSF），具有抑制巨噬细胞信号调整蛋白 α 的作用，可起到防止红细胞被巨噬细胞清除，延长红细胞寿命的作用。例如，鼠类红细胞 CD47 蛋白具有自身识别标志的作用，基因敲除而不表达 CD47 蛋白的鼠红细胞会很快被巨噬系统清除。CD47 具有辅助调节 Rh 蛋白表达的作用，CD47 缺失或结构异常会对 Rh 抗原表达产生影响。

（5）Fy 糖蛋白：Fy 糖蛋白是 Duffy 血型系统抗原的载体，Fy 糖蛋白与 Rh 蛋白复合物之间可能存在相关性。例如，Rh_{null} 型个体红细胞缺乏 Fy 糖蛋白，提示 Rh 蛋白与 Fy 糖蛋白是以复合物的形式表达于红细胞表面。

2. Rh 膜蛋白巨复合物的功能　Rh 膜蛋白巨复合物具有维持红细胞膜完整及维持红细胞正常生理功能的重要作用。当 Rh 膜蛋白巨复合物存在缺陷时，会导致红细胞形态异常，易引起不同程度的溶血性贫血。

另外，红细胞膜其他结构蛋白缺陷也会导致 Rh 膜蛋白巨复合物表达异常并引起相关疾病。例如，Rh 蛋白和 RhAG 蛋白胞质区内的 C 端结构可与锚定蛋白的 D2 区相互连接，使 Rh 蛋白和 RhAG 蛋白在红细胞膜上得以固定、表达。锚定蛋白存在缺陷或表达不足时会影响 Rh 膜蛋白巨复合物的稳定性，使其在红细胞膜上的表达明显减少，引起红细胞增多症、球形红细胞增多症等病理改变。

三、Rh 血型系统抗原

Rh 血型系统目前共发现 56 种抗原，包括 14 种多态性抗原、14 种高频抗原及 28 种低频抗原（表 3-32）。Rh 血型系统抗原的分布具有显著的地域、种族等特征。

表 3-32　Rh 血型系统抗原

表现频率	抗原种类
多态性抗原	D，C，E，c，e，f，Ce，G，hr^S，C^G，c-like，cE，hr^B，Rh41
高频抗原	Hr_0，Hr，Rh29，Hr^B，Rh39，Nou，Sec，Dav，MAR，CEST，CELO，CEAG，CEVF，CEWA
低频抗原	C^W，C^X，V^*，E^W，VS^*，CE，D^W，hr^H，Go^a，Rh32，Rh33，Rh35，Be^a，Evans，Tar，Rh42，Crawford，Riv，JAL，STEM，FPTT，BARC，JAHK，DAK^*，LOCR，CENR，PARG，CETW

注：*：在非洲血统人群中呈多态性分布

Rh 血型系统中临床意义最为显著的是 RhD、C、c、E、e 抗原，不同 Rh 抗原免疫原性不同，通过妊娠、输血等免疫途径产生的 Rh 血型系统不规则抗体在人群中亦呈偏态分布。在中国汉族 RhD（+）人群中，Rh 血型系统不规则抗体出现频率由高至低依次为抗-E（约 85%）、抗-C（约 7.5%）、抗-c（约 4.3%）、抗-e（约 3.2%）。RhD（–）人群产生的不规则抗体以抗-D 为主，其次为抗-E 与抗-C。Rh 血型抗原的临床意义不仅体现在某一抗原是否相合，更重要的是不同抗原组合，即单倍型是否相合。单倍型的表现频率是产生 Rh 血型系统不规则抗体及寻找相合血液的基础。

Rh 抗原单倍型呈偏态分布。在中国汉族 RhD（+）人群中，不同单倍型表现频率由高至低依次为 RhDCCee（约为 51.82%）、RhDCcEe（约为 32.45%）、RhDCcee（约为 7.71%）、RhDccEE（约为 3.98%）、RhDccEe（约为 2.18%）、RhDCCEe（约为 1.24%）、RhDccee（约为 0.39%）、RhCcEE（约为 0.21%）、RhDCCEE（约为 0.01%）。在中国汉族 RhD（–）人群中，不同单倍型表现频率由高至低依次为 dccee（75%~80%）、dCcee（15%）及 dccEe（5%~7%）（图 3-55）。

导致 Rh 抗原单倍型呈偏态分布的机制可能与自然选择有关。按照孟德尔遗传规律，*RHCE*CE/RHCE*CE* 纯合子对应的表现型应为 RhCCEE，但无论是在 RhD（+）人群中还是在 RhD（–）人群中，RhCCEE 型均非常罕见。在笔者发现的 1 例 RhDCCEE 型样本中，红细胞呈畸形，球形红细胞增多、棘形红细胞易见、且红细胞大小不一（图 3-56）。同类研究结果显示，Rh 蛋白具有维持红细胞膜完整及正常生理功能的重要作用，且不同 Rh 蛋白（如 RhCe、RhcE 蛋白等）生物学功能存在差异，其中某些 Rh 蛋白可能存在功能缺陷并导致红细胞形态异常。*RHCE*CE/RHCE*CE* 纯合子编码的 RhCCEE 蛋白可能不足以维持红细胞正常形态，因而出现形态异常，导致 RhCCEE 型在自然选择中被逐渐淘汰而变得非常罕见。

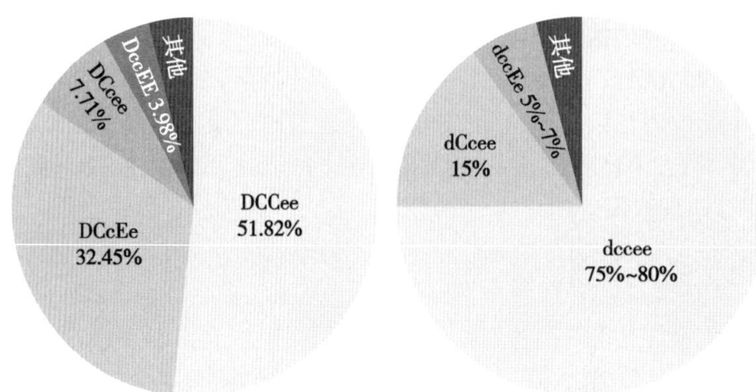

图 3-55 中国汉族人群 Rh 单倍型表现频率

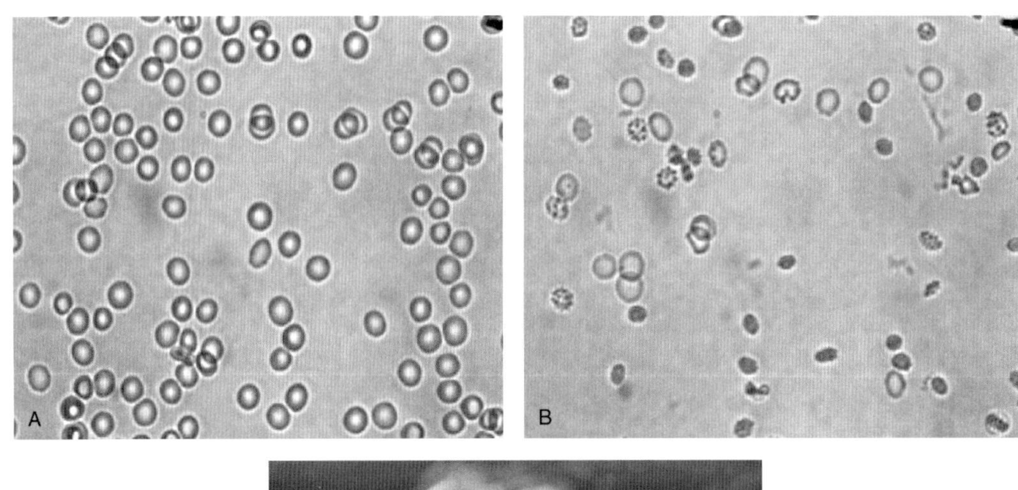

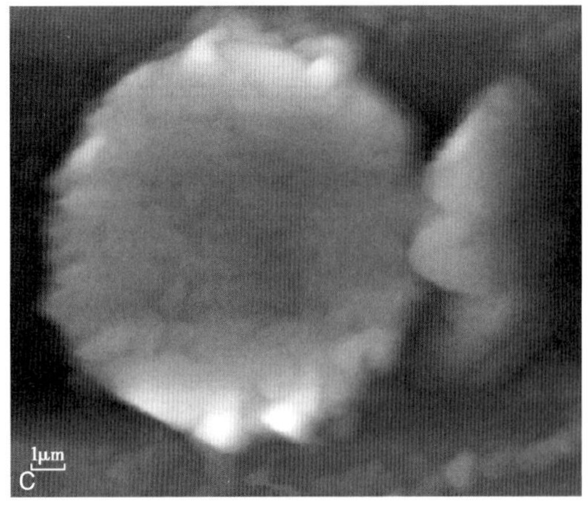

图 3-56 RhDCCEE 型红细胞形态

A. 常见 RhDCCee 型红细胞形态；B. RhDCCEE 型红细胞形态；
C. RhDCCEE 型红细胞原子力显微镜下形态

罕见表现型个体产生的免疫性不规则抗体是发现 Rh 血型系统高频抗原与低频抗原的重要线索，采用血清学、分子生物学、蛋白组学等试验方法可获得其分子遗传背景信息及 Rh 蛋白一级结构的变异情况。例如，对一名 Rh_{null} 型南非老年患者血浆中抗体进行研究时发现，患者红细胞高频抗原 MAR（-），但其血清学反应特征与 MAR（-）型不符，基因分析显示 *RHCE* 发生了 114A>C 突变，导致 RhCE 蛋白氨基酸替换（Leu38Phe），从而确认了一种新的 Rh 高频抗原——CEWA，其中 CE 表示 RhCE 蛋白，WA 为先证者的名字（编者注：在 Rh 血型系统中，血清学及基因型常采用类似的联合使用特异性与先证者名字的命名方式以示其来源，例如 CEST、CELO、Evans（JD）、Evans（AT），*RHCE*CeJAL*、*RHCE*ceMO*、*D--（AT）*等）。

需要说明的是，低频抗原是个相对概念（详见第一章第一节），具体到某地区、某种族，Rh 血型系统中某些低频抗原的表现频率却不一定低于 1%。例如，C^w 抗原在拉脱维亚人、芬兰人、白色人种及黑色人种中表现频率分别为 9%、4%、2% 及 1%，但在中国汉族及世界其他种族人群中表现频率极低，总体上其表现频率仍低于 1%，故 ISBT 血型术语工作组将其归为低频抗原。实验室技术人员应明白其中缘由，方能理解为什么从欧美进口的谱红细胞中有 C^w（+）红细胞，而国产谱红细胞却不设置此细胞（类似的情况还有 Di^a、Mur 等抗原。Di^a 与 Mur 抗原均为低频抗原，但 Di^a 抗原在中国汉族人群中表现频率为 3%~5%，而在我国东南沿海地区人群中，Mur 抗原表现频率约为 7%）。Rh 血型系统低频抗原的产生多与 RHCE 基因突变有关，主要分布于非洲黑色人种、欧美白色人种中，中国汉族人鲜有报道。

（一）RhD 抗原

RhD 抗原是 Rh 血型系统中免疫原性最强的抗原，按照红细胞是否携有 RhD 抗原，可将人群分为 RhD（+）与 RhD（-）。RhD 抗原在不同种族人群中表现频率差异显著，RhD（+）在各种族人群中均为优势表现型。白色人种中 RhD（+）约占 83%~85%，RhD（-）个体约为 15%~17%。南部非洲黑色人种中 RhD（-）个体约为 3%~7%，亚洲人中约为 1‰~4‰。中国汉族人群中，绝大多数为 RhD（+），RhD（-）仅为 3‰~5‰。

不同 RhD（+）个体红细胞表达 RhD 抗原强度差异显著，单个红细胞所携 RhD 抗原数量可在 20~200 000 个范围内波动（图 3-57）。绝大多数 RhD（+）个体单个红细胞 RhD 抗原数量为 1 万 ~3 万个，数量差异与不同单倍型有关。

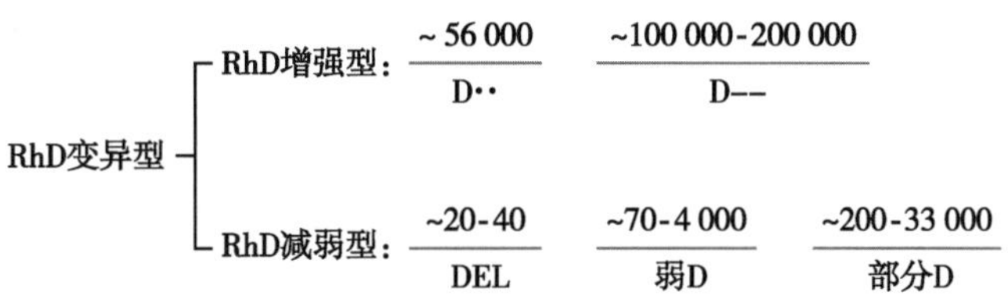

图 3-57　RhD（+）个体单个红细胞 RhD 抗原数量

使用直接凝集法进行 RhD 抗原检测时，凝集强度波动较大，可从强凝集到极弱凝集，甚至不发生凝集。正常 RhD（+）红细胞通常为强凝集（微柱凝胶法凝集强度为 4+，试管法为 3+~4+），呈其他凝集强度的 RhD 抗原统称为 RhD 变异型抗原，根据其凝集强度可分为弱反应型与 DEL 型。在强凝集样本中，存在一种较为罕见的情况：仅 RhD（+），而 RhC/c 与 RhE/e 均为阴性，称之为 RhD 增强型。

1. 弱反应型 弱反应型血清学特点是直接凝集法呈弱凝集反应(微柱凝胶法凝集强度<4+,试管法<3+)。根据患者输入正常 RhD(+)红细胞后是否产生抗-D,弱反应型可分为两类:弱 D 及部分 D。弱反应型是 Rh 血型系统抗原的一个研究重点,其关注的焦点是临床输血安全,主要涉及两方面问题:弱抗原的检出及输血后免疫性抗-D 的产生。

弱反应型 RhD 抗原易漏检而引起血型误判。若患者漏检,误判为 RhD(–),需输注 RhD(–)红细胞,虽不会带来输血风险,但造成 RhD(–)血液资源的浪费。若供者漏检,则 RhD(+)血液会误输给 RhD(–)患者,刺激患者免疫系统产生抗-D 引起溶血性输血反应(图 3-58)。

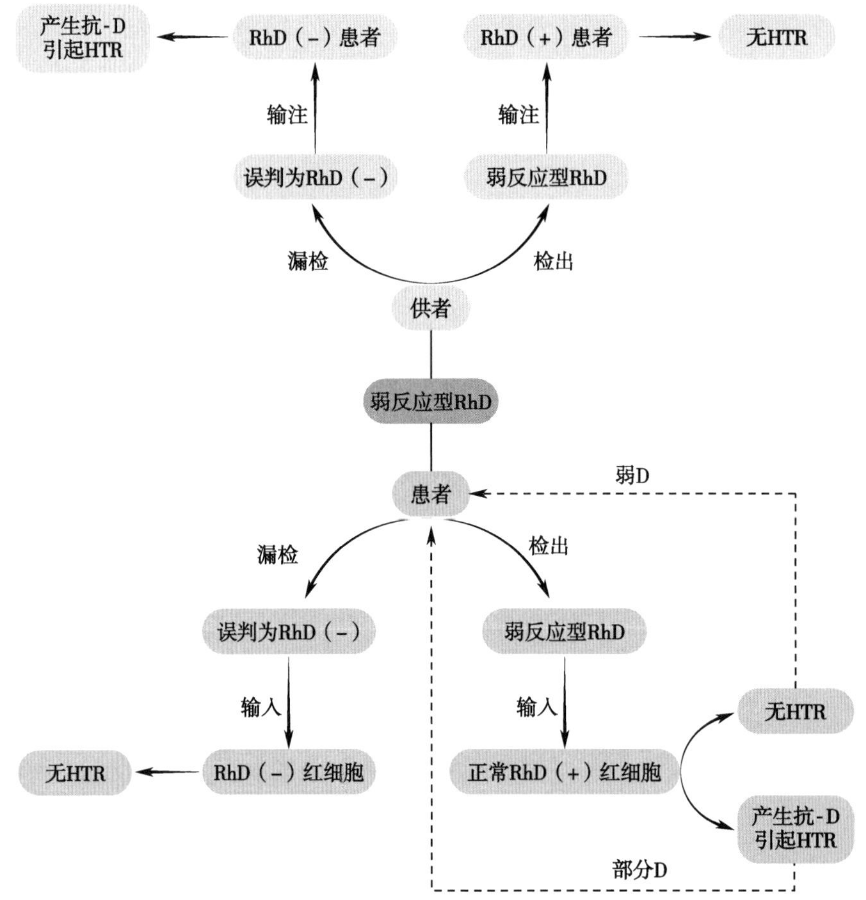

图 3-58 弱反应型 RhD 抗原对临床输血安全的影响

HTR:溶血性输血反应

在已检出的弱反应型患者中,一部分患者输注正常 RhD(+)红细胞后会产生抗-D 并引起溶血性输血反应,而另一些患者却不会产生抗-D(图 3-58)。由此产生了一个疑问,患者与供者均为 RhD(+),为何会导致患者产生抗-D。

研究发现,弱反应型 RhD 抗原存在量变或质变。若仅是单纯的 RhD 抗原数量减少,则输注正常 RhD(+)红细胞后不会产生抗-D,并将此类抗原称为弱 D。若抗原存在质变,缺乏某些 RhD 抗原表位,则输入正常 RhD(+)红细胞后会产生针对缺乏表位的抗-D,并将此类抗原称为部分 D。简言之，弱 D 不存在抗原表位缺失，仅是单纯的抗原位点数量减少，而部分 D 则由抗原表位缺失引起，所以输注正常 RhD（+）红细胞后，弱 D 患者不会产生抗-D，而部分 D 患者却可产生抗-D。

理解弱 D 与部分 D 的划分，读者需建立动态变化的观念。变化的产生主要取决于两个因素：检测工具（抗体试剂）的变化，以及弱反应型输血患者的观察例数。最初检测 RhD 抗原使用的定型抗体是多克隆、低效价的人源抗-D 试剂，单克隆抗-D 出现后，许多使用人源抗体试剂判定为弱 D 的样本与单克隆抗-D 试剂却呈强凝集反应，故在血清学分类上将其视为正常 RhD 抗原。另一方面，随着观察例数的增加，以前许多被定义为弱 D 的患者输入正常 RhD（+）红细胞后产生了抗-D，所以又将其重新划分归入部分 D，但以前的命名仍被保留下来，所以在部分 D 的划分中时常可以看到弱 D 的存在，例如弱 D 4.0、弱 D 11、弱 D 15、弱 D 21 等（详细内容可在 The Human RhesusBase 数据库中获得。http：//www.rhesusbase.info）。

（1）弱 D

1）弱 D 概念的产生与演变：1946 年，Stratton 发现了一位 RhD（+）供者红细胞与抗-c、抗-E、抗-e 均呈阳性反应，而与人源抗-D 的反应结果变化较大，有些可使红细胞呈强凝集，有些则是弱凝集，有些只有少数红细胞凝集，而有些则完全不凝集（编者注：当时单克隆抗-D 制备技术尚未出现，所用抗-D 定型试剂均来自 RhD（–）志愿者。志愿者经 RhD（+）红细胞免疫后获得抗-D 血清，多人份混合后作为检测 RhD 抗原的商用试剂）。Stratton 认为这是符合 Fisher 遗传理论的一种新抗原，将其命名为 D^u 型，其基因型为 cD^uE/cde。

随着检测例数的增加，逐渐形成了判断 D^u 型的血清学标准：采用直接凝集法 D^u 型红细胞与人源抗-D 试剂呈弱凝集或不凝集，但使用 IAT 法可检出，其凝集特点是多数 D^u 型红细胞可呈清晰的、肉眼可见的凝集结果，少数呈极弱的凝集，镜下为混合视野。可见判断一份样本是否为 D^u 型依赖于检测工具（即抗-D 试剂）与检测方法。

随着抗-D 试剂质量的提高，尤其是 1983 年后单克隆抗-D 的广泛使用，以前多数被归为 D^u 型的红细胞多可使用高灵敏度的 IgM 型单克隆抗-D 试剂通过直接凝集法检出，而不再认为是异常的 RhD 表现型。随着分子生物学和免疫学等学科的发展，发现并不存在单一的 D^u 型，也不存在单一的抗-D^u。

20 世纪 90 年代中后期，废弃了 D^u 型是一种特定型别的观念，认为 D^u 型仅是红细胞正常 RhD 抗原数量减少的变异型。ISBT 红细胞表面抗原术语专家工作组对 RhD 抗原弱表达的命名进行了规范，现统称为弱 D。根据分子生物学显示的遗传背景将不同弱 D 进行编号，例如，弱 D 1 型（weak D type 1），亚类使用阿拉伯数字进行标识，如弱 D 1.1 型（weak D type 1.1）。目前已发现 170 种弱 D 型，详细内容见 The Human RhesusBase 数据库。

2）弱 D 产生的原因：弱 D 的显著特征是红细胞 RhD 抗原位点数量显著减少，血清学检测凝集强度减弱或无凝集，但导致 RhD 抗原减少的原因却是多方面的。

研究显示，弱 D 主要由 *RHD* 错义突变导致 1~2 个氨基酸替换引起（表 3-33），氨基酸替换可发生在胞内区、跨膜区及胞外区（图 3-59）。胞内区氨基酸替换会使 RhD 蛋白与锚定蛋白、带 4.1 蛋白的结合效率下降，导致红细胞 RhD 蛋白表达数量减少。跨膜区氨基酸替换会干扰膜蛋白之间的结合，降低 RhD 蛋白的表达效率。胞外区氨基酸替换会显著影响 RhD 蛋白立体构象，干扰 RhD 抗原与抗-D 的契合度。RhD 抗原是构象型抗原，RhD 蛋白表达数量减少及蛋白立体构象改变均可对 RhD 抗原表达产生影响，血清学检测表现为凝集强度减弱。

表 3-33　弱 D 型基因突变及氨基酸变化

名称	氨基酸替换	基因突变
weak D type 1	V270G	809T>G
weak D type 1.1	L18V,V270G	52C>G,809G>A
weak D type 2	G385A	1154G>C
weak D type 3	S3C	8C>G
weak D type 4.0	T201R,F223V	602C>G,667T>G,819G>A
weak D type 4.1	W16C,T201R,F223V	48G>C,602C>G,667T>G,819G>A
weak D type 4.2	T201R,F223V,I342T	602C>G,667T>G,957G>A,1025T>C
weak D type 4.3	T201R,F223V,P291R	602C>G,667T>G,819G>A,872C>G
weak D type 5	A149D	446C>A
weak D type 6	R10Q	29G>A
weak D type 7	G339E	1016G>A
weak D type 8	G307R	919G>A
weak D type 9	A294P	880G>C
weak D type 10	W393R	1177T>C
weak D type 11	M295I	885G>T
weak D type 12	G277E	830G>A
weak D type 13	A276P	826G>C
weak D type 14	S182T,K198N,T201R	544T>A,594A>T,602C>G
weak D type 15	G282D	845G>A
weak D type 16	W220R	658T>C
weak D type 17	R114W	340C>T
weak D type 18	R7W	19C>T
weak D type 19	I204T	611T>C
weak D type 20	F417S	1250T>C
weak D type 21	P313L	938C>T
weak D type 22	W408C	1224G>C
weak D type 23	G212C	634G>T
weak D type 24	L338P	1013T>C
weak D type 25	R114Q	341G>A
weak D type 26	V9D	26T>A
weak D type 27	P221S	661C>T
weak D type 28	T384T	1152A>C
weak D type 29	I60L,S68N,K198N,F223V,I342T	178A>C,201G>A,203G>A,594A>T,667T>G,744C>T,957G>A,1025T>C
weak D type 30	E340M	1018G>A,1019A>T
weak D type 31	L6P	17C>T
weak D type 32	I374N	1121A>T
weak D type 33	V174M	520G>A
weak D type 34	V270E	809T>A
weak D type 35	G87D	260G>A
weak D type 36	V281G	842T>G
weak D type 37	K133N	399G>T
weak D type 38	G278D	833G>A
weak D type 39	G339R	1015G>A
weak D type 40	T201R	602C>G
weak D type 41	E398V	1193A>T
weak D type 42	K409M	1226A>T
weak D type 43	A202V	605T>C
weak D type 44	Y243C	728A>G
weak D type 45	A399T	1195G>A
weak D type 46	F407L	1221C>A
weak D type 47	R114G	340C>G
weak D type 48	G61V	182G>T
weak D type 49	S257F	770C>T
weak D type 50	Y243N	727T>A
weak D type 51	K198N,T201R	594A>T,602C>G
weak D type 52	F31S	92T>C
weak D type 53	V247G	740T>G

续表

名称	氨基酸替换	基因突变	名称	氨基酸替换	基因突变
weak D type 54	S122L	365C>T	weak D type 64	A294V	881C>T
weak D type 55	L299V	895C>G	weak D type 65	A23D	68C>A
weak D type 56	A22E	65C>A	weak D type 66	V306I	916G>A
weak D type 57	L214F	640C>T	weak D type 67	T241I	722C>T
weak D type 58	G336R	1006G>C	weak D type 68	Q405E	165T>C, 1213G>C
weak D type 59	L383P	1148T>C	weak D type 69	R318Q	953G>A
weak D type 60	del407FW	1219-1224delTTCTGG	weak D type 70	L338V	1012C>G
weak D type 61	R10W	28C>T	weak D type 71	R10P	29G>C
weak D type 62	P221T	661C>A	weak D type 72	D404E	1212C>A
weak D type 63	I253N	758T>A	weak D type 73	A414V	1241C>T

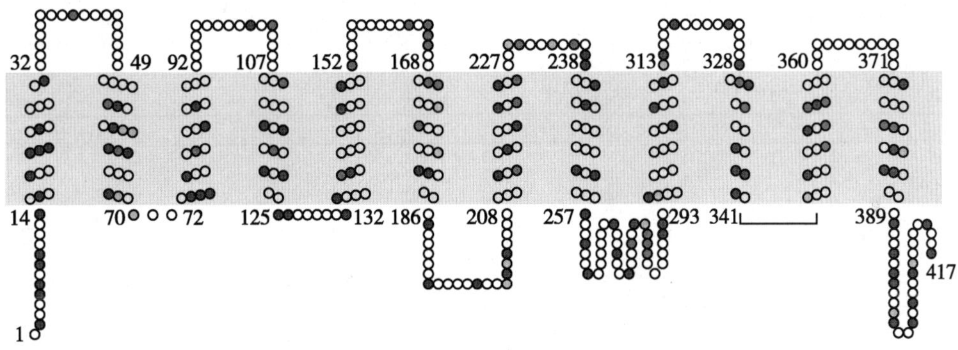

图 3-59　弱 D 与部分 D 氨基酸替换位置示意图

●：弱 D 氨基酸替换位置；●：部分 D 氨基酸替换位置；●：弱 D 与部分 D 共同具有的氨基酸替换位置

另外，基因缺失及融合基因也可产生弱 D 型。例如，弱 D 51 型由 RHD-CE-D 融合基因引起，而弱 D 60 型由 1 219 位碱基连续缺失两个密码子（1219delTTCTGG）导致编码蛋白 407 位缺失 2 个氨基酸引起（407delFW）。

3）弱 D 患者的临床输血：抗原免疫原性不仅与抗原性质有关，还与抗原数量有关。弱 D 型患者进行输血治疗时，红细胞成分的选择与 RhD 抗原数量密切相关。

Wagner FF 等曾提出一个 RhD 抗原密度"400 个 / 红细胞"的临界值标准，认为在白色人种中 RhD 抗原数量大于此临界值的弱 D 型患者输注 RhD（+）红细胞即可达到安全输血的要求。应用此标准，97% 弱 D 型白色人种可输注 RhD（+）红细胞。近年来，在临床输血实践中已有弱 D 1 型和 2 型患者输入正常 RhD（+）红细胞后产生抗-D 的报道，提示对于弱 D 型患者的输血从安全角度出发，在条件允许的情况下应给予 RhD（-）红细胞，而不应按照某些规则刻意输注 RhD（+）红细胞。

(2)部分 D：1953 年，Argall 等在临床输血患者中发现了一种罕见现象：在一位有输血史的 RhD(+)患者血清中检出了抗-D。这一奇怪而又矛盾的现象显然“违背”了安全输血的基本理论：供者红细胞抗原种类少于或等于患者自身红细胞抗原种类时即为安全输血，否则会导致患者产生免疫性抗体引起溶血性输血反应。运用逻辑推理可以得出如下假设：患者与供者虽均为 RhD(+)，但供者 RhD 抗原组分却多于患者自身 RhD 抗原，这样就可以解释抗-D 的产生，并由此衍生出表位的概念。

1)表位：可以将 RhD 抗原想象成由一块一块马赛克拼在一起的小狗头像(图 3-60A)，每一块马赛克就是一个表位。其中一块或几块马赛克缺失，虽然拼图并不完整，但看上去依然是小狗(图 3-60B)。拥有全部表位的 RhD 抗原称为完整 D 抗原，而缺乏其中某个或某几个表位的 RhD 抗原则称为部分 D。部分 D 患者输入完整 D 抗原红细胞后，会针对所缺乏的表位而产生免疫性抗体，表现出 RhD(+)个体伴抗-D 的血清学特征。

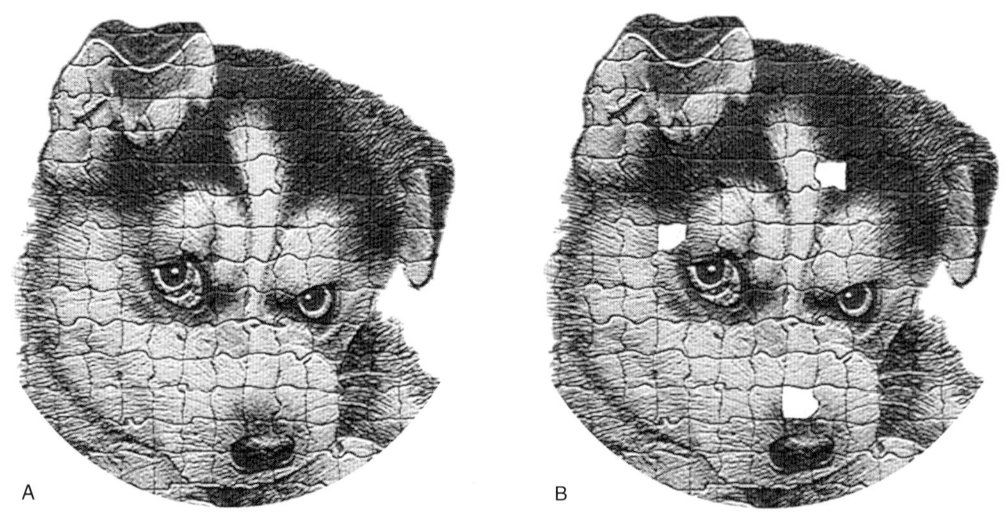

图 3-60　表位概念示意图

2)表位的划分

①人源抗体与表位划分：1959 年，Unger 和 Wiener 提出 RhD 抗原由 A、B、C、D 四个部分组成，正常 RhD(+)个体很少出现缺失的情况，但约 50% 的 D^u 型个体缺失其中一个或几个组成部分。

20 世纪 60~70 年代，Tippett 和 Sanger 对部分 D 进行了较为深入的研究，其设计思路为：部分 D 个体可针对缺失的表位产生抗-D，此抗-D 具有明显的特异性，即与缺乏相同表位的 RhD(+)红细胞不发生反应，而与表达此表位的 RhD(+)红细胞则可呈凝集反应。依此思路，Tippett 等使用从多个部分 D 个体中获得的抗-D 与不同类型的红细胞反应，将反应格局归纳为 6 类(D category Ⅰ~Ⅵ，DⅠ~DⅥ)，其中第Ⅰ类是与所有抗-D 均发生凝集反应的白色人种 RhD(+)对照红细胞，故在部分 D 中第Ⅰ类不计入其中。此后随着检测样本的增多，出现了另外一种新的反应格局，由此又增加了第 7 类部分 D(DⅦ)。目前对部分 D 抗原表位的划分均是在 Tippett 和 Sanger 的研究基础上发展而来。

②单克隆抗体与表位划分：20 世纪 80 年代，随着人源单克隆抗-D 的广泛使用，部分 D 的研究工具由人源抗-D 变为单克隆抗-D，并对表位的划分产生了重大影响。

1994 年，Lomas 等使用人源单克隆抗-D 发现了一种新的部分 D，未再沿用 Tippett 命名方式将其称为第 8 类，而是将其命名为 DFR。使用单克隆抗-D 与部分 D 红细胞反应，可以对 D 抗原表位进行更为细致的识别与划分，分别出现了 7、9、25、30、37 表位划分体系，目前使用较多的是 9 表位模式（epD1-epD9）与 30 表位模式（epD1-epD30）（表 3-34，表 3-35）。例如，临床常见的 DⅥ型缺乏大多数 RhD 抗原表位，用 9 表位模式表示，DⅥ型缺乏 6 个表位，而用 30 表位模式表示，则缺乏 25 个表位。

表 3-34　部分 D 抗原 9 表位模式

表位	DⅡ	DⅢa	DⅢb	DⅢc	DⅣa	DⅣb	DⅤa	DⅥ	DⅦ	DFR	DBT	R_0^{Har}
1	+	+	+	+	0	0	0	0	+	+/0	0	0
2	+/0	+	+	+	0	0	+	0	+	+/0	0	0
3	+	+	+	+	0	0	+	+	+	+	0	0
4	0	+	+	+	+	0	+	+	+	+	0	0
5	+	+	+	+	+	+	0	0	+	+/0	0	+/0
6/7	+	+	+	+	+	+	+	0	+	+/0	+/0	+/0
8	+	+	+	+	+	+	+	0	0	0	+	0
9	0	+	+	+	0	0	+	+	+	+	0	0

注：+：阳性；+/0：与部分单克隆抗-D 呈阳性反应，而与另一些单抗则呈阴性反应；0：阴性

值得注意的是，使用抗体对 RhD 抗原表位进行划分的依据是抗体与部分 D 红细胞的反应格局。格局的形成受抗体特异性、亲和力、效价、反应温度、pH、试验方法等因素影响，即使同一抗体的不同批次都可能引起反应格局发生变化。研究 RhD 抗原表位时，必须对各影响因素进行标准化处理，所得结果才具有可比性，体现出血清学方法可比性较差的局限性。分子生物学研究方法可避免血清学方法学上的不足，得出准确结论。

③部分 D 的 ISBT 命名规则：随着部分 D 的不断发现，ISBT 对其命名做出如下规范：

A：最初的部分 D 分类（DⅡ~DⅦ）编号仍然保留，但为方便写书并与以后发现的部分 D 命名方式保持一致，表示类别的罗马数字不再用上标的方式，例如，$D^{Ⅱ}$改为 DⅡ。亚类则使用阿拉伯数字表示，例如，DⅥ1 型（DⅥtype 1）。

B：使用单克隆抗-D 发现的新部分 D 用大写字母组合方式进行命名，例如，DBT、DFR 等。

3）部分 D 抗原分子特征：根据基因突变及氨基酸替换特征，可将部分 D 分为 DⅡ~DⅦ型。

①DⅡ型：DⅡ型由 *RHD* 第 7 外显子 1061C>A 错义突变导致的单个氨基酸替换（Ala354Asp）引起，在 9 表位模式中缺乏第 4、9 表位。*DⅡ* 常与 *RHCE*ce* 连锁形成 *RHD*DII-RHCE*ce* 单倍型。

表 3-35　部分 D 抗原 30 表位模式

表位	DⅡ	DⅢ	DⅣa	DⅣb	DVa1	DVa2	DVa3	DVa4	DVa5	DⅥ	DⅦ	DFR	DBT	DHAR	DHMI	DNB	DAR	DNU	DOL
1.1	+	+	0	0	0	0	0	0	0	0	+	+	0	0	+	+	V	V	V
1.2	+	+	0	0	0					0	+	0	0	0	+				
2.1	+	+	0	0	+	+	+	+	0	0	+	+	0	0	+	+	+	+	+
2.2	+	+	0	0	+	+	+	+	0	0	+	0	0	0	0	+	0	+	+
3.1	+	+	0	0	+	+	+	+	+	+	+	+	0	0	+	V	+	+	+
4.1	0	+	+	0	+	+	+	+	+	+	+	+	0	0	+	+	+	+	+
5.1	+	+	+	+	0	0	0	0	0	0	+	+	0	+	+	+	+	+	+
5.2	+	+	+	+	+	+	0	0	0	0	+	+	0	0	+	+	+	0	+
5.3	+	+	+	+	0	0	0	0	0	0	+	0	0	+	+	+	0	+	0
5.4	+	+	+	+	+	0	0	0	0	0	+	0	0	0	+	+	+	+	V
5.5	+	+	+	+	0					0	+	0	0	0	0				
6.1	+	+	+	+	+	+	+	+	+	0	+	+	+	+	+	+	+	+	+
6.2	+	+	+	+	+	+	+	+	+	0	+	+	+	0	+	+	+	+	+
6.3	+	+	+	+	+	+	+	+	+	0	+	+	0	0	+	+	+	+	+
6.4	+	+	+	+	+	+	+	+	+	0	+	0	+	+	+	+	+	+	+
6.5	+	+	+	+	+	+	+	+	+	0	+	0	+	0	+	+	+	+	+
6.6	+	+	+	+	+	+	+	+	+	0	+	0	0	+	+	+	+	+	V
6.7	+	+	+	+	+	+	0	0	0	0	+	0	0	0	V	+	+	+	+

续表

表位	DⅡ	DⅢ	DⅣa	DⅣb	DⅤa1	DⅤa2	DⅤa3	DⅤa4	DⅤa5	DⅥ	DⅦ	DFR	DBT	DHAR	DHMI	DNB	DAR	DNU	DOL
6.8	+	+	+	+	+	+	+	+	+	0	+	0	0	0		+	+	+	+
8.1	+	+	+	+	+	+	+	+	+	0	0	0	0	0	V	+	0	0	+
8.2	+	+	+	+	+	+	+	+	+	0	0	0	+	0	V	+	+	+	+
8.3	+	+	+	+	+	+	0	0	0	0	0	0	+	0		0			
9.1	0	+	0	0	+	+	+	+	+	+	+	+	0	0	+	+	+	0	+
10.1	+	+	0	0	0					0	0	0	0	0	0				
11.1	+	+	+	+	0					0	0	0	0	0	0				
12.1	+	+	+	+	+					0	+	0	+	0	0				
13.1	+	+	+	0	+	+	+	+	+	0	+	+	0	0	0	+	+	+	+
14.1	+	+	+	0	+					0	+	+	0	0	+				
15.1	+	+	+	0	+	+	+	+	+	+	+	+	0	0	+	+	+	+	+
16.1	+	+	+	+	+					+	+	+	+	0	+				

注：+：阳性；0：阴性；V：阳性反应凝集强度不等，与部分抗体呈阴性反应

与 354 位氨基酸相邻的 353 与 355 位氨基酸发生 Gly353Arg 及 Gly355Ser 替换同样可引起部分 D，前者称为 DNU 抗原，后者称为 DNB 抗原。DNU 与 DNB 的反应格局与 DⅡ型相似（表 3-35）。

②DⅢ型：因 DⅢ型个体可产生免疫性抗-D，虽在 9 表位及 30 表位模式中与所有单克隆抗-D 均发生反应，但它至少缺乏一个 RhD 抗原表位。DⅢ型可分为 8 个亚型，其共同点是 RhD 蛋白均存在 Asn152Thr 替换，不同亚型还包括其他氨基酸替换（图 3-61）。

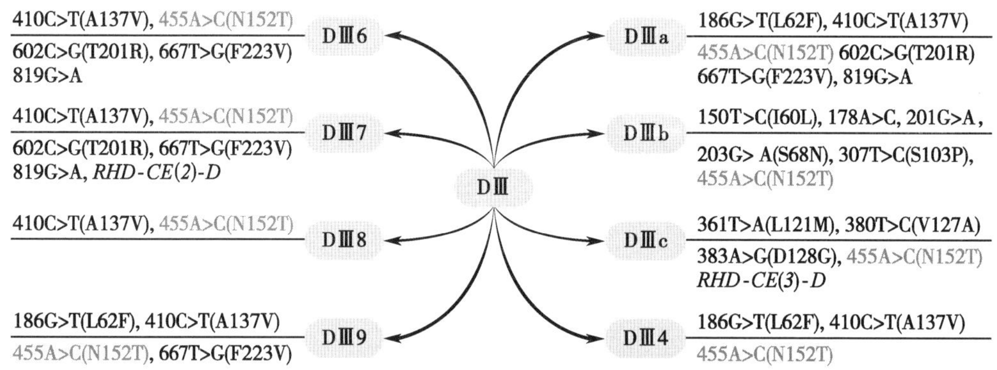

图 3-61　DⅢ亚型核苷酸突变与氨基酸替换情况

455A>C（N152T）为 DⅢ型标志性核苷酸突变及氨基酸替换

DⅢa 型（也称 DⅢ5）主要分布于非洲裔人群中，存在 6 个核苷酸突变并引起 5 个氨基酸替换（Leu62Phe，Ala137Val，Asn152Thr，Thr201Arg，Phe223Val），被替换的氨基酸主要位于胞内区与跨膜区。*DⅢa* 常与 *RHCE*ce* 变异型等位基因 *RHCE*ce*^{s} 连锁，形成 *RHD*DⅢa-RHCE*ce*^{s} 单倍型。DⅢa 型红细胞表达低频抗原 DAK，Val223 是 DAK（+）的共同特征。

DⅢb 型由 307T>C（Ser103Pro）引起，而 Ser103 是 G 抗原标志性氨基酸，DⅢb（+）红细胞不表达 G 抗原。研究显示，DⅢb Pro103 是 *RHD* 第 2 外显子被 *RHCE* 相应外显子取代的结果。

DⅢc 型由 RHD-CE（3）-D 融合基因引起，*RHD* 第 3 外显子被 *RHCE* 相应外显子取代。类似的还有 DⅢ7，由 RHD-CE（2）-D 融合基因引起。DⅢ4、6、8、9 均由多个错义突变导致多个氨基酸替换引起（图 3-61）。

③DⅣ型：DⅣ型包括 DⅣa 和 DⅣb 两个亚型，前者由多个错义突变引起，后者由 *RHD-CE-D* 融合基因引起，但两者均具有由 *RHD* 第 7 外显子 1048G>A 错义突变引起的特征性 Asp350His 氨基酸替换。

DⅣa 与 DⅣb 型的区分最早来源于是否与抗-Go^{a} 发生反应。DⅣa 型红细胞同时表达 Go^{a} 低频抗原，与抗-Go^{a} 呈阳性反应，而 DⅣb 型红细胞却不与抗-Go^{a} 发生反应。在 9 表位模式中，两者均缺乏 1、2、3、9 表位，而 DⅣb 型还缺乏第 4 表位。

DⅣa 型最初称为 D^{cor}，可分为 2 个亚类：DⅣa-1 与 DⅣa-2，两者均具有 4 个相同的氨基酸替换，即 Leu62Phe、Ala137Val、Asn152Thr 及 Asp350His，而 DⅣa-2 型还存在 Phe223Val 替换。

DⅣb 型仅见于白色人种，由 *RHD-CE（7：1048-9）-D* 融合基因引起。DⅣ-3、DⅣ-4、DⅣ-5 与 DⅣb 型相似，均由融合基因引起，分别为 *RHD-CE（6-9）-D*、*RHD-CE（7：1048-*

1061)-D、*RHD-CE(7-9)-D*。DⅣb 与 DⅣ-3/4/5 型均存在 Asp350His,Gly353Trp,Ala354Asn 氨基酸替换。

DⅣ型红细胞 RhD 抗原表达强度差异较大,一些 DⅣb 型红细胞可表达 Evans 低频抗原。

④DⅤ型:DⅤ型包括 10 个亚型(DⅣ-1~10),其共同点为均含有 *RHD* 第 5 外显子 697 位核苷酸错义突变。除 DⅣ-5 型为 697G>A 突变引起 Glu233Lys 替换外,其他各亚型均为 697G>C 突变引起 Glu233Gln 替换。DⅣ-5 型第 233 位氨基酸为 Lys,不表达低频抗原 D^w,其他 DⅣ型抗原 233 位氨基酸均为 Gln 且表达 D^w,由此推测 Gln233 是 D^w 标志性氨基酸。

DⅣ型红细胞 RhD 抗原表达强度差异较大,与其遗传背景有关。DⅣ型分子背景具有明显的异质性,DⅣ-4 型由 697G>C 单碱基突变引起,其他各亚型均与 *RHCE* 第 5 外显子取代 *RHD* 相应外显子有关。例如,DⅣ-1/6/7/8/9 型 *RHD* 第 5 外显子被 *RHCE* 第 5 外显子不同长度的核苷酸取代,分别形成 *RHD-CE(5:667-697)-D*、*RHD-CE(5:667-712)-D*、*RHD-CE(5:667-787)-D*、*RHD-CE(5:667-744)-D*、*RHD-CE(5:697-712)-D* 融合基因。DⅤ-2 型由完整的 *RHCE* 第 5 外显子取代形成 *RHD-CE(5)-D* 融合基因,而 DⅤ-10 型则由 *RHD-CE(5,6)-D* 引起。

⑤DⅥ型:DⅥ型包括 4 个亚型,均由 *RHD-CE-D* 融合基因引起。

DⅥ-RHCE 的连锁方式与低频抗原 BARC 的表达有关。*DⅥ* 与 *RHCE*cE* 连锁,红细胞不表达 BARC 抗原,而与 *RHCE*Ce* 连锁时却可表达 BARC 抗原。例如,DⅥ-1 型 *RHD* 第 4、5 外显子被 *RHCE*E* 相应外显子取代形成 *RHD-CE(4,5)-D*,与 *RHCE*cE* 连锁组成 *RHD*DVI-RHCE*cE* 单倍型时,红细胞不表达 BARC 抗原。DⅥ-2/3/4 *RHD* 相应外显子分别被 *RHCE*e* 的第 4~6、3~6 及 3~5 外显子取代,可分别形成 *RHD-CE(4-6)-D*、*RHD-CE(3-6)-D*、*RHD-CE(3-5)-D*,当与 *RHCE*Ce* 连锁形成 *RHD*DVI-RHCE*Ce* 单倍型时,红细胞则表达 BARC 抗原。不表达 BARC 抗原的 DVI 蛋白第 226 位氨基酸为 Pro,而表达 BARC 抗原的 DⅥ蛋白相应位置氨基酸却是 Ala。因而推测,低频抗原 BARC 的表达与 Ala226 密切相关。除 Ala226 外,DⅥ-2/3/4 尚有 4 个相同的氨基酸替换:Met169Leu、Met170Arg、Ile172Phe 及 Glu233Gln。

DⅥ型缺乏大多数 RhD 抗原表位,多数单克隆抗-D 与 DⅥ型红细胞呈阴性反应,部分 RhD(–)个体产生的免疫性抗-D 可与 DⅥ型红细胞反应。

DⅥ各亚型单个红细胞 RhD 抗原数量差异较大,DⅥ-1 型红细胞 RhD 抗原位点数约为 300~500 个,DⅥ-2 型约为 2 000 个,DⅥ-4 型约为 8 000 个,而 DⅥ-3 型与正常 RhDCCee 型相同,约为 12 000~14 000 个。

DⅥ型主要分布于白色人种中,是临床常见的部分 D。使用单克隆抗-D 对 DⅥ型进行检测,欧美及澳大利亚人群中的检出率在 0.15‰~0.40‰ 之间,而在弱 D 样本中约 5%~16% 为 DⅥ型。DⅥ-3 型在中国人中较多见。

⑥DⅦ型:DⅦ型包含 2 个亚型:DⅦ及 DⅦ-2,均由错义突变引起,其共同特征为 *RHD* 第 2 外显子第 329 位胸腺嘧啶突变为胞嘧啶(329T>C),导致 RhD 蛋白第 110 位氨基酸由亮氨酸替换为脯氨酸(Leu110Pro)。此外,DⅦ-2 型还含有 307T>C 错义突变,引起第 103 位氨基酸替换(Ser103Pro)。DⅦ型红细胞表达低频抗原 Tar,与抗-Tar 呈阳性反应。

4)部分 D 遗传演变特征:利用系统发育的研究方法,可将部分 D 分为 4 种具有显著种族特征的基因簇：欧亚 D 簇、DAU 簇、弱 D 4 簇及 DⅣa 簇(图 3-62)。每组基因簇均源于一个共同祖先等位基因(也称原始等位基因)，组内各等位基因均由原始等位基因发生基因突变演化而来。欧亚 D 簇分布于生活在欧亚大陆的各种族人群中，而 DAU 簇、弱 D 4 簇及 DⅣa 簇主要分布于非洲人中。

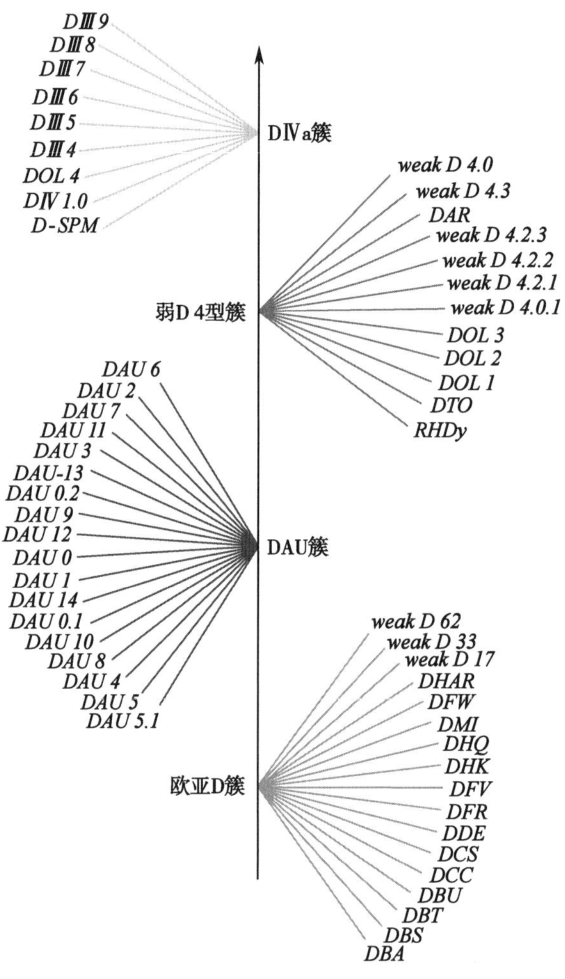

图 3-62　部分 D 簇分类示意图

①欧亚 D 簇：欧亚 D 簇原始等位基因为正常 *RHD*，变异型等位基因包括 *DBA*、*DBS*、*DBT*、*DBU*、*DCC*、*DCS*、*DDE*、*DFR*、*DFV*、*DHK*、*DHQ*、*DMI*、*DFW*、*DHAR*、弱 *D17/33/62* 等。

②DAU 簇：DAU 簇原始等位基因为 *DAU-0*，其特征是 *RHD* 第 8 外显子发生 1136C>T 突变，引起第 379 位氨基酸替换(Thr379Met)，但对 RhD 抗原无显著影响，而其他变异型均在此基础上增加了 1~2 个氨基酸替换，并导致 RhD 抗原表达异常，输注正常 RhD(+)红细胞后可产生抗-D。DAU 簇等位基因可能是非洲人后裔表达部分 D 并产生抗-D 的主要原因。例如，南非开普敦地区 11%RhD(+)孕妇体内伴有抗-D。

③弱 D 4 簇：弱 D 4 簇存在 667T>G，Phe223Val 是其特征性氨基酸替换，包括 *DAR*、*DOL 1~3*、*DTO*、*DFV*、弱 *D 4.0/4.0.1/4.2.1/4.2.2/4.2.3/4.3* 及 *RHD*Ψ*。

④DⅣa 簇：DⅣa 簇存在由 455A>C 引起的 Asn152Thr 特征性氨基酸替换，包括 *D-SPM*、*DOL-4*、*DⅢ 4~9* 以及 *DⅣ 1.0* 等。

(3) 弱 D 与部分 D 的生物信息学：使用血清学方法对弱 D 与部分 D 进行检测时易造成漏检，而部分 D 个体又可通过免疫途径产生抗-D，许多学者试图使用生物信息学蛋白结构域分析的方法来解开 RhD 抗原表位的谜团。

以往的研究认为，发生在 RhD 蛋白胞内区与跨膜区的氨基酸替换表现为弱 D，而发生在胞外区的氨基酸替换则表现为部分 D。随着观察例数的增加，当把目前已知的弱 D 与部分 D 氨基酸替换位置在预测模型上一一标出时，却发现了一个矛盾的现象：弱 D 与部分 D 氨基酸替换可以出现在胞内区、跨膜区与胞外区的任何一个区域（图 3-59）。虽然使用不同的预测模型氨基酸位置存在一定差异，但均可观察到此现象。

对抗原抗体结合的研究显示，抗-D 与 RhD 抗原之间相互结合通常由 2~4 个氨基酸残基决定。抗原表位可位于同一个胞外区，也可分散在 2 个或 2 个以上的胞外区，而胞外区在 Rh 蛋白三级结构中紧密相连，相互作用形成特定的立体构象（图 3-63）。若决定抗原与抗体结合的氨基酸均为关键氨基酸，则单克隆抗体所能识别的表位可能取决于抗体与抗原结合的跨度，以及 RhD 蛋白胞外区相互作用所形成的独特立体构象。只要改变抗原的一个氨基酸，或仅改变胞外区所形成的立体构象，即可改变抗体与抗原相互结合的契合度。

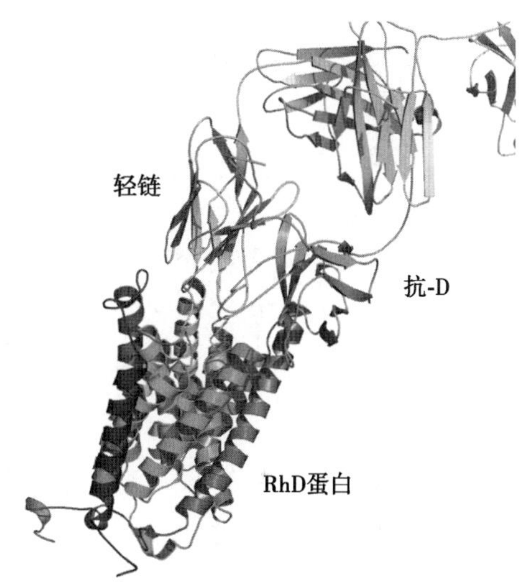

图 3-63　单克隆抗-D 与 RhD 蛋白分子对接示意图

Hex Protein Docking 蛋白对接软件显示出的抗-D 与 RhD 抗原能量值最小的结合方式

综合分析以上研究成果，笔者认为 RhD 抗原与抗-D 的结合是基于立体结构互补的一种结构识别。弱 D 由单个氨基酸替换引起，而部分 D 常由多个氨基酸替换引起。每个氨基酸替换都会对红细胞 RhD 蛋白胞外区所形成的立体构象产生一定影响，多个氨基酸替换可形成叠加效应，并对胞外区结构产生显著影响，是导致出现弱 D 与部分 D 的根本原因。

2. DEL 型　1984 年 Okubo 等发现，有些使用直接凝集法确定为 RhD(–) 的样本，使用吸收放散法却可检出 RhD 抗原，将其称为 D 放散型（D-elution，表示为 DEL，曾表示为 Del，D_{el} 或 D^{el}）。DEL 型的分布与地域、人种有关，在欧洲极罕见，但在东亚地区（中国、日本、韩国、朝鲜、蒙古）常规检测为 RhD(–) 的样本中 DEL 型约占 30%。

(1) 分子机制：研究显示，形成 DEL 型的分子机制并非单一模式，同义突变、错义突变、单核苷酸缺失与插入、可变剪接、融合基因以及 mRNA 调控均可引起 DEL 型（表 3-36）。*RHD*DEL* 几乎只与 *RHCE*Ce* 连锁，形成 *RHD*DEL-RHCE*Ce* 单倍型。利用此特点，可选择直接凝集法 RhD(–)、RhC(+) 样本作为研究 DEL 型的初筛样本。RhC 抗原对 RhD 抗原的表达具有负向调节作用，但调节机制尚待进一步研究。

表 3-36　形成 DEL 型的分子机制

突变类型	等位基因	核苷酸变化	氨基酸变化	多肽长度(aa)
同义突变	*RHD*01EL.01*	1227G>A	Lys409Lys	417
		906G>A	Gly302Gly	417
错义突变	*RHD*01EL.02*	3G>A	Met1Ile	417
	*RHD*01EL.25*	1252T>A	Ter418Lysext*27	443
	*RHD*01EL.39*	113T>A	Leu38Ter	37
	*RHD*01EL.46*	884T>C	Met295Thr	417
	*RHD*11* *RHD*weak partial 11*	885G>T	Met295Ile	417
单核苷酸缺失	*RHD*01EL.04*	147delA	Val50Leufs*5	53
	*RHD*01EL.13*	785delA	Lys264Argfs*24	286
	*RHD*01EL.28*	993delC	Phe332Serfs*27	357
单核苷酸插入	*RHD*01EL.11*	1251_1252insT	Ter418Leuext*72	488
	*RHD*01EL.18*	93_94insT	Thr32Tyrfs*4	34
	*RHD*01EL.26*	1248_1249insG	Phe417Valfs*73	488
可变剪接	*RHD*01EL.05*	148+1G>A		
	*RHD*01EL.08*	486+1G>A		
	*RHD*01EL.20*	1154-8T>A		
	*RHD*01EL.22*	336-2delA		
融合基因	*RHD-CE-D*	*RHD-CE*(*2-5*)*-D*		
	*RHD*01N.07*	*RHD-CE*(*4-7*)*-D*		
	*RHD*01EL.44*	*RHD-CE*(*4-9*)*-D*		
	RHD-CE	*RHD-CE*(*10*)		

注：del：缺失；ins：插入；ext：延伸；fs：移码突变；Ter：终止密码子

1）同义突变：同义突变可引起密码子使用偏性发生改变，对 mRNA 折叠的稳定性造成影响，易通过可变剪接而引起外显子跳跃，产生变异转录本并导致 RhD 蛋白一级结构发生改变，表现为 RhD 抗原表达减弱而呈 DEL 型。

在中国汉族人中发现的 *RHD* 第 9 外显子 1227G>A 突变，以及在日本人中发现的第 6 外显子 906G>A 突变均为同义突变。1227G>A 引起编码 RhD 蛋白第 409 位氨基酸的密码子由 AAG 转换为 AAA，两者均编码 Lys。而 906G>A 则引起编码第 302 位 Gly 的密码子由 GGG 转换为 GGA。AAG 与 GGG 是 RhD 蛋白合成过程中优先使用的最优密码子，同义突变导致密码子 3′ 端第 3 位核苷酸均突变为 A，改变了 mRNA 分子的折叠过程，降低了该区域基因 3′ 端 mRNA 折叠的稳定性，从而引起可变剪接并产生变异转录本，对 RhD 抗原表达造成影响。例如，1227G>A 同义突变使 *RHD* mRNA 剪接发生改变，引起第 9 外显子跳跃而产生变异转录本（图 3-64）。第 9 外显子跳跃导致移码突变，使氨基酸顺序发生改变并在

C 端形成一段由 79 个氨基酸残基组成的新序列，降低了 RhD 蛋白与 RhAG 蛋白的结合效率及复合物的稳定性，导致红细胞 RhD 抗原表达水平下降。也有学者认为同义突变可通过 microRNA 途径下调 RhD 抗原的表达。

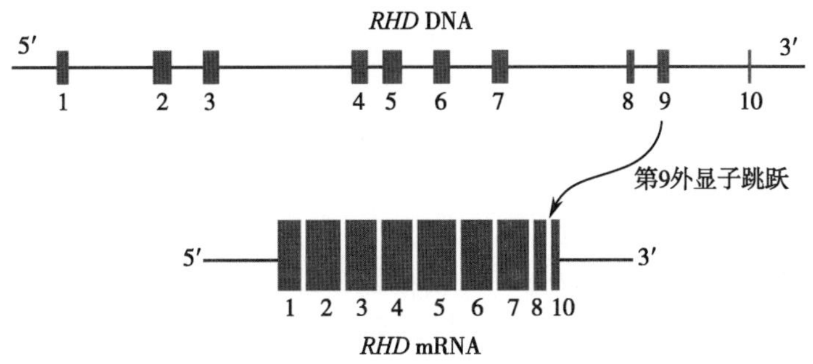

图 3-64　*RHD* mRNA 第 9 外显子跳跃示意图

2）其他基因突变：错义突变、单核苷酸缺失或插入、可变剪接以及 RHD-CE-D 融合基因均可引起 RhD 蛋白氨基酸顺序发生改变（表 3-36），所产生的变异蛋白不仅对 RhD 抗原表达数量造成显著影响，而且还导致 RhD 抗原性质发生改变，最终表现出 DEL 型血清学特征。

欧洲多中心研究显示，白色人种中由 *RHD*11*（也称 *RHD*weak partial 11*，存在 Met295Ile 氨基酸替换）而引起的 DEL 型最为常见，表现频率约为 1/3 700。其次为 *RHD IVS1+1A*，表现频率约为 1/18 000。中国汉族人群中 *RHD* 1227A 同义突变（Lys409Lys）引起的第 9 外显子缺失最为常见，其他因素导致的 DEL 型在中国人中也有发现，例如 *RHD* 第 1 外显子 3G>A 错义突变、*RHD-CE*（*2-5*）*-D*、*RHD-CE*（*4-9*）*-D* 等。

3）基因调控：DEL 型的形成不仅与基因突变有关，还与基因表达调控有关。Sun 等对中国台湾地区 230 名常规检测为 RhD（–）献血者进行 *RHD* 第 4、5、7、10 外显子分析，结果显示所有 DEL 型个体均携有完整的 *RHD*，但 RhD 抗原表达水平显著下降。日本大阪血液中心对 DEL 型个体进行 *RHD* 检测得出了相同的结果，因此推断 *RHD* 表达调控的差异可能是 DEL 型产生的原因。

（2）红细胞 RhD 抗原数量：文献报道，DEL 型单个红细胞 RhD 抗原表达数量约为 30 个。也有文献报道，使用 IAT 法可检出部分基因型为 *Del/–* 的样本，说明样本红细胞携有较多的 RhD 抗原，提示 DEL 型 RhD 抗原表达数量同样存在较大差异（图 3-57）。

另外，不同遗传背景引起的 DEL 型，红细胞所表达的 RhD 抗原存在质的差异，一部分 DEL 型可表达完整的 RhD 抗原表位，而另一部分仅表达部分 RhD 抗原表位。例如，RhD 蛋白长度发生改变或由 RHD-CE-D 融合基因等因素引起的 DEL 型，所表达的 RhD 抗原表位与正常 RhD 抗原相比存在显著差异。

3. RhD 增强型　RhD 增强型是指红细胞 RhD 抗原表达明显增强，同时伴 RhC、c、E、e 等抗原缺失。其产生机制是正常 *RHCE* 被大量表达 RhD 蛋白的 RHCE-D-CE 融合基因取代，并与正常 *RHD* 配对形成 *RHD-*（*RHCE-D-CE*）单倍型，使 RhD 抗原表达数量显著增加。根据 *RHCE* 变异情况的不同，可将 D 增强型分为 D--、D··、Dc-、DC^{w}- 等表现型。

（1）D-- 型　首例 D-- 型由 Race 等人发现，先证者红细胞缺失 RhC/c、RhE/e 抗原而只表达强反应性 RhD 抗原。D-- 型极为罕见，但在不同种族人群中均有发现。资料显示，日本献血者 D-- 型表现频率为 0.001%，基因频率为 0.003 26。

D-- 型红细胞可表达 RhD、G 及 Rh29 抗原，且 RhD 抗原表达水平显著升高，单个红细胞 RhD 抗原数量约为正常 RhD(+)红细胞的 10 倍（图 3-57），盐水介质中一些 IgG 型抗-D 可与 D-- 型红细胞呈凝集反应。

D-- 型分子遗传背景具有异质性。在冰岛、英国、意大利等国发现的 D-- 型由 RHCE(1)-D(2-9)-CE(10)融合基因引起，意大利 LM 家族中发现的 D--(LM)型由 *RHCE-D(2-8)-CE-D(10)* 及 *RHD-CE(10)* 引起。在日本人中发现的 D--(JD)型由 *RHCE-D(2-7)-CE* 引起，而中国人多由 *RHD-CE(10)* 与 *RHCE-D(4-10)* 引起。

RhCE 蛋白异常表达对 Rh 蛋白复合物具有一定影响，D-- 型红细胞 CD47 表达量明显下降，但对 RhAG 蛋白的表达影响不大，仅表现为轻微降低。

（2）D··型：D··与 D-- 型相似，但两者并不相同，区别在于 D··型红细胞表达 Evans 低频抗原，而 D-- 型则不表达。

D··型红细胞 RhD 抗原数量升高水平低于 D-- 型，D-- 型单个红细胞 RhD 抗原位点数约为 110 000~202 000 个，而 D··型约为 56 000 个。D··型主要见于英国白人家庭，来自苏格兰 AT 家庭 D··(AT)型分子遗传背景研究显示，*RHCE* 均为 *RHCE-D(2-6)-CE* 融合基因。

（3）Dc- 型：Dc- 型可表达 RhD、G、c、Rh29 抗原，少部分 Dc- 型个体还可表达 Rhce 复合抗原。Dc- 型在美国、法国、日本、阿根廷、中国等均有发现，所有 Dc- 型先证者均因体内存在抗-Hr_0 而被发现。

Dc- 型由 *RHCE-D(4-9)-CE*、*RHCE-D(4-10)*、*RHCE-D(5-7/8)-CE* 等融合基因引起。正常 *RHCE*c* 第 2 外显子编码 Pro103（图 3-47），Dc- 型 *RHCE-D-CE* 均含有完整的 *RHCE*c* 第 2 外显子，可表达 Rhc 抗原。有些 Dc- 型黑色人种个体红细胞通过吸收放散法可检出 Rhe 抗原，同时可表达正常的 Rhc 抗原，且 RhD 抗原升高水平仅略高于正常 RhD(+)红细胞。

（4）DC^w- 型：DC^w- 型可表达 RhD、G、C^w、Rh29 抗原，其中 RhD 抗原表达增强而 RhC^w 抗原表达减弱，DC^w- 型不表达 RhC/c 抗原。

DC^w- 型的首例报道来自加拿大的一个家庭，由 *RHCE*Cw-D(2-9)-CE* 引起。随后又发现了由 *RHCE*Cw(1)-D* 与 *RHD-CE(10)* 形成的杂合子而引起的 DC^w- 型。*RHCE**C^w 第 1 外显子编码 Arg41，此为 C^w 抗原标志性氨基酸。

（5）D 增强型的临床意义：D 增强型表达的 RhCE 蛋白是由 *RHCE-D-CE* 编码的杂合蛋白，缺乏正常 RhCE 蛋白携有的某些高频抗原，通过输血、妊娠等途径接触表达正常 RhCE 蛋白的红细胞后，可产生针对高频抗原的同种抗体。例如，D-- 型可产生抗-Hr_0、抗-Rh17 等，表现出与正常红细胞均发生凝集反应而仅与 RhD--、Rh_{null} 和 Rh_{mod} 型红细胞不反应的血清学特点。

D 增强型个体产生的高频抗体可引起严重的溶血性输血反应及 HDFN，当需进行输血治疗时很难找到相合血液，可通过以下三种方式为已产生高频抗体的 D 增强型患者寻找相合血液：自体备血或亲属献血；建立并完善稀有血型库；紧急情况下，通过以上两种途径无法获得相合血液时，可选择最小不相容的血液进行输注。文献报道，D-- 型母亲娩出的新生儿因体内存在抗-Hr_0 而引起重度 HDFN，使用最小不相容血液进行换血治疗后得以抢救成功。

4. RhD 变异型患者的临床输血　临床输血的关注焦点在于 RhD 变异型患者输入正

常 RhD(+)红细胞后是否产生抗-D 而引起溶血反应,这也是区分弱 D 与部分 D 的重要依据。理论上,能表达完整 RhD 抗原表位的变异型(如弱 D、一部分 DEL 型个体)可输注正常 RhD(+)红细胞,而缺乏某些表位的 RhD 变异型(如部分 D、某些 DEL 型个体)则需输注 RhD(-)红细胞。

临床输血实践中,解决实际的输血问题主要依赖于血清学检测,而血清学方法仅能观察到凝集情况。采用试管法、微柱凝胶法等不同常规血清学检测方法对 RhD 变异型样本进行检测时,弱 D 与部分 D 凝集强度常会出现不同程度的减弱,有些甚至呈阴性反应,而 DEL 型则需使用吸收放散法进行检测,均无法对 RhD 抗原表位完整性做出判断。

目前检测 RhD 抗原表位的方法主要有两种:血清学方法及基因检测法。使用血清学方法检测 RhD 抗原表位,需使用一套针对不同 RhD 抗原表位的单克隆抗-D 试剂盒进行鉴定,试剂盒价格昂贵,在临床难以普及推广。基因检测方法可起到辅助判断 RhD 抗原表位是否完整的作用,但在实践中,基因检测受到很大限制。首先,基因检测耗时长,无法快速得出结论易延误患者的输血救治。其次,基因检测需配备相应的检测设备及场所。基于以上原因,RhD 抗原表位的检测主要用于 RhD 变异型的研究。由此引出一个实际问题:如何保障 RhD 变异型患者输血安全。

实际上,使用常规直接凝集法对患者进行检测即可完全满足安全输血的需要,而无需区分弱 D、部分 D 或 DEL 型。原因在于,即使鉴定出弱 D、部分 D、DEL 等变异型,其输血原则均相同,即患者按 Rh(-)对待并输注 RhD(-)红细胞。

保障 RhD 变异型患者输血安全的问题,从技术层面可简化成如何根据直接凝集法检测结果的凝集强度判断样本是否为 RhD 变异型。高质量单克隆抗-D 定型试剂的普遍使用,使 RhD 变异型判断的准确性大大提高。由于 RhD 变异型通常会引起凝集强度减弱,所以当微柱凝胶法凝集强度<4+ 或试管法<3+,则可判定为 RhD 变异型,输血时则输注 RhD(-)红细胞,即可达到安全输血的目的。需要注意的是,某些 D 变异型(如 DⅢ型)RhD 抗原表达较强,通常会判为 RhD(+),但输注 RhD(+)红细胞后可能会产生抗-D。

DEL 型患者的临床输血是争议较多的话题,分歧源于临床观察的不同结果。一部分 DEL 型患者输入正常 RhD(+)红细胞后并未产生抗-D,因此主张 DEL 型患者应按 RhD(+)对待。而另一部分 DEL 型患者输入正常 RhD(+)红细胞后却可产生抗-D,因而主张 DEL 型患者应按 RhD(-)对待输注 RhD(-)红细胞。DEL 型患者输入 RhD(+)红细胞后能否产生抗-D 涉及的因素非常复杂,不仅取决于患者的遗传背景,还取决于患者的免疫状态、输血次数与输入量。

分析世界各国对患者 RhD 抗原的检测标准与流程,笔者认为临床并不存在 DEL 型患者红细胞成分选择的问题,只存在 DEL 型供者漏检而引起的输血风险。我国临床对患者 RhD 抗原检测执行国家卫健委《临床输血技术规范》中的要求,仅需采用常规检测方法(直接凝集法)对患者 RhD 抗原进行检测。《全国临床检验操作规程》(第 4 版)规定,献血者初筛为 RhD(-)时,需进一步进行 RhD(-)确认,但患者则可不必进行确认。而《中国输血技术操作规程·血站部分》规定,对献血者初筛呈 RhD(-)的样本,使用抗球蛋白法进行确认。英国与美国等国家对临床患者 RhD 检测也有类似规定,对直接凝集法检测为阴性的样本不推荐使用抗球蛋白法进行确认,而且英国还要求对临床患者进行检测时,抗-D 定型试剂必须与 DⅥ型红细胞呈阴性反应(DⅥ型在白色人种中较为常见),以避免 RhD 变异型被误判为 RhD(+)而输注 RhD(+)红细胞引起溶血反应。各国规定在细节上虽有差异，但均掌握着相同的原则：RhD 变异型患者均按 RhD(–)处理，输注 Rh(–)红细胞以保证患者的输血安全。

由此可见，临床常规检测不可能发现 DEL 型患者，均被当作 RhD(–)对待，临床输血实践中不存在 DEL 型患者红细胞成分选择的问题。作为供者，DEL 型也不会被发现，因为 RhD(–)供者的确认方法为抗球蛋白法，无法检出 DEL 型(虽然 IAT 法可检出部分 DEL 型，但多数需使用灵敏度更高的吸收放散法方可检出)。DEL 型供者漏检，会给 RhD(–)患者的输血带来一定风险，有可能使患者产生抗-D 或使抗-D 效价升高。

综上所述，为保障患者输血安全，临床对患者进行 RhD 抗原检测时不应使用可检出 RhD 变异型的抗体试剂，以免误判为正常 RhD(+)。RhD 变异型患者(弱 D、部分 D 及 DEL 型)均应按 RhD(–)处理，输注 RhD(–)红细胞。因 RhD 变异型个体非常少见，不会对 RhD(–)供血带来过多压力。

(二) RhC/c 与 RhE/e 抗原

在 Rh 血型系统中，临床意义显著的抗原除免疫原性最强的 RhD 外，尚有 RhC、c、E、e 抗原，这些 Rh 抗原均具有明显的剂量效应，即纯合子比杂合子反应性强。在世界各地报道的输血免疫案例中，抗-E 的检出频率远高于抗-e。但 RhE 与 Rhe 抗原在红细胞上的表达数量相差并不大(表 3-37)，免疫原性却差异显著，这些现象尚需深入研究。

表 3-37　不同表现型单个红细胞 RhC/c/E/e 抗原数量

表现型	基因型	抗原数量(个 / 红细胞)
c	*DcE/DcE*	24 000
	dce/dce	31 500
E	*DcE/DcE*	27 500
	DcE/dce	17 900
e	e/e	18 200~24 000
Cc	*C/c*	37 000~53 000
Ee	*E/e*	13 400~14 500

1. RhC/c 抗原　RhC/c 抗原是 Rh 血型系统中呈多态性分布的对偶抗原，不同人种 RhC/c 抗原表现频率存在差异。例如，英国人 RhC 与 Rhc 表现频率分别为 68% 及 81%，而非洲黑色人种 Rhc 表现频率非常高，RhC 却极低。

RhC 与 Rhc 抗原仅有 4 个氨基酸不同，分别为 Cys16Trp、Ile60Leu、Ser68Asn、Ser103Pro，其中前 3 个氨基酸均位于跨膜区，只有 103 位氨基酸位于胞外区(图 3-47)。RhC 第 2 胞外区 103 位氨基酸为 Ser，而 Rhc 为 Pro，但 RhC 抗原特异性并非仅由胞外区 Ser103 决定，*RHD* 第 2 外显子同样编码 Ser103，而 RhD 蛋白却不表达 RhC 抗原。Ser103 是 RhG 抗原的关键氨基酸，抗-G 可识别 Ser103 并分别与 *RHD* 和 *RHCE* 编码的蛋白产物发生反应。可见 RhC 抗原是一种构象型抗原，Ser103 仅是形成 RhC 抗原特异性不可或缺的必要条件，其特异性更多地取决于 RhCE 蛋白特有的多个氨基酸共同作用所形成的独特立体构象。

RhC^{w}/C^{x} 低频抗原与 RhC/c 多态性无关，但会影响 RhC/c 抗原的表达。*RHCE* 第 1 外

显子第 106 位碱基发生 106G>A 错义突变引起 Ala36Thr 替换，可形成 RhC^{x} 低频抗原，而 122 位碱基发生错义突变（122A>G，Gln41Arg）则形成 RhC^{w} 低频抗原（图 3-65）。氨基酸替换引起蛋白质立体构象的改变，导致 RhC/c 抗原表达数量及质量发生改变。RhC^{w}（+）红细胞 RhC 抗原通常为阳性，但表达较弱。RhC（+）C^{w}（+）个体可产生抗-C。与 RhC、RhC^{w} 顺式排列的 e 抗原（$RhDCC^{w}e$ 和 $RhCC^{w}e$）为部分 e。

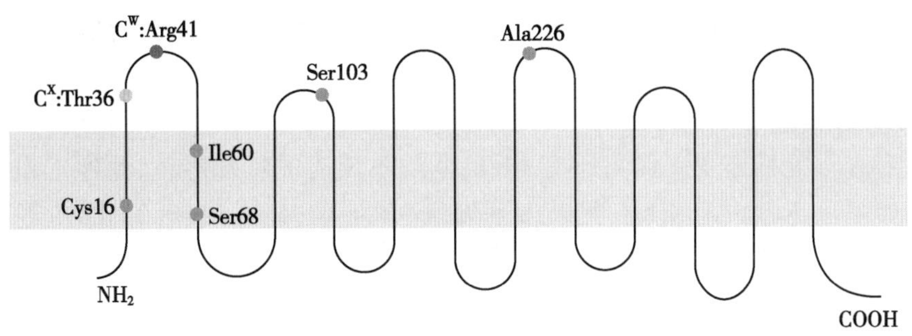

图 3-65　RhC^{w} 与 RhC^{x} 低频抗原氨基酸变化情况示意图

●：RhCe 特征性氨基酸；●：RhC^{x} 特征性氨基酸；●：RhC^{w} 特征性氨基酸

RhC^{w}、RhC^{x} 低频抗原主要分布于白色人种中，RhC^{w} 表现频率为 2%~9%，而 RhC^{x} 约为 0.12%~1.8%，其他种族则极为罕见。抗-C^{w} 可引起溶血性输血反应及 HDFN，对白色人种进行不规则抗体筛查及特异性鉴定时，红细胞试剂应包含 RhC^{w}（+）红细胞。

2. RhE/e 抗原　RhE/e 抗原是 Rh 血型系统中的另一对偶抗原，在所有种族人群中，Rhe 表现频率均高于 RhE。RhE 与 Rhe 抗原的差异由 *RHCE* 第 5 外显子第 676 位核苷酸决定（图 3-47），676C>G 错义突变使编码第 226 位氨基酸的密码子由 CCT（Pro226）变为 GCT（Ala226），前者决定 RhE 特异性，后者决定 Rhe 特异性。与 RhC 抗原相似，Ala226 并非 Rhe 抗原特有的氨基酸，*RHD* 第 5 外显子同样编码 Ala226，但 RhD 蛋白并不表达 Rhe 抗原。此现象同样提示 Rh 抗原为构象型抗原，其特异性与 RhCE 蛋白氨基酸一级结构所形成的立体构象密切相关，并决定抗原的表达强度。例如，*RHCE*e* 发生基因突变引起 Leu254Val 氨基酸替换则表达 VS 低频抗原，Val254 会改变 Rh 蛋白形成的立体构象，使 Rhe 的表达减弱。

RhE/e 变异型可由点突变、RHCE-D-CE 融合基因引起，导致 RhE/e 抗原表达减弱，表现为仅与部分单克隆抗体发生反应。使用单克隆抗-E，可将 E 变异型分为四类（E1~E4），但第 226 位氨基酸均为特征性脯氨酸（Pro226）。E1 由 *RHCE* 第 4 外显子 500T>A 错义突变引起位于第 3 胞外区的 167 位氨基酸发生替换（Met167Lys）；E2 由 *RHCE-D*（*1-3*）*-CE* 引起；E3 由 *RHCE* 第 5 外显子被部分 *RHD* 第 5 外显子取代所致［*RHCE-D*（*5*：*697-712*）*-CE*］；E4 与 E1 相同，均由错义突变引起，突变发生于 *RHCE* 第 4 外显子第 602 位核苷酸（602G>C），引起 201 位氨基酸替换（Arg201Thr）。RhE 变异型血清学特征是与一些单克隆抗-E 不发生反应，但可产生同种抗-E。

Rhe 变异型常见于非洲血统个体，其他种族罕见。在黑色人种中发现的 Rhe 变异型有 hr^{S}、hr^{B}、Hr、Hr^{B} 等，多由融合基因引起。Rhe 变异型可产生抗-e 及高频抗体。

3. 复合抗原　当 RhC/c 与 RhE/e 由同一 *RHCE* 控制编码时，可表达 RhcE、RhCe、Rhce（也称 f 抗原）、RhCE 复合抗原。Rh 抗原是构象型抗原，与 RhC/c 和 RhE/e 多态性相关的氨基酸替换引起 RhCE 蛋白立体构象发生改变，识别这种结构差异的抗体即为复合抗原抗体，简称复合抗体。

复合抗体的特异性可通过适当的吸收放散试验加以鉴别。例如，*DcE*/*DcE* 个体经免疫后产生抗体，该抗体可与 RhC、Rhe 及 RhCe 型红细胞均呈凝集反应，但并不能断定该抗体就是抗-Ce，因为抗-C 与抗-e 共存时同样可出现以上现象。需使用 Dce/dce 或 dce/dce 红细胞进行吸收放散，并使用 CCEE 型红细胞加以验证方可判断是否为抗-Ce 复合抗体。DCCee 型个体可产生抗-cE，DCCEE 型个体可产生抗-ce，dccee 型个体可产生抗-CE 但极为罕见。

（三）Rh 缺失型

1961 年，Vos 等描述了 1 例与所有 Rh 抗体均不反应的特殊样本，此样本血型随后被 Ceppellini 命名为 Rh_{null} 型。Rh_{null} 型极为罕见，仅在日本、德国、西班牙、巴西等国有个案报道。

Rh_{null} 型的特征是红细胞缺乏所有 Rh 抗原，并引起 Rh_{null} 综合征，表现为口形及球形红细胞增多、红细胞渗透脆性增高、阳离子转运改变和磷脂结构异常等，并由此引发慢性进行性溶血性贫血。Rh_{null} 型个体通过输血、怀孕等途径接触表达 Rh 抗原的红细胞后易产生针对高频抗原及多态性抗原的同种抗体。例如，产生抗-Rh29、抗-Hr_0、抗-e 等，可引起溶血性输血反应及 HDFN。根据其产生机制不同，Rh 缺失型可分为无效等位基因型及调节型。

1. 无效等位基因型　*RHD* 缺失且 *RHCE* 为无效等位基因纯合子或杂合子时，无相应的编码产物，所以红细胞不表达 Rh 抗原。此种 Rh 缺失型用符号 Rh_{null} 表示，基因型用“---/---”表示。

在巴西白色人种女孩发现的 Rh_{null} 型 *RHCE*ce* 第 7 外显子 960~963 位碱基发生单碱基缺失（960_963GGGG>GGG），引起移码突变导致 Gly321 后的氨基酸顺序发生改变，形成一个新的 C 末端氨基酸顺序，且终止密码子提前出现，合成一条由 357 个氨基酸残基组成的短肽。在日本人中发现的 Rh_{null} 型 *RHCE* 存在连续 5 个核苷酸缺失（80_84delTCTTC），并在 102~104 位提前形成终止密码子，编码一条由 32 个氨基酸残基组成的多肽（Tyr29Phefs*5）。*RHCE* 无效等位基因编码的 RhCE 蛋白 C 末端氨基酸顺序发生改变，引起蛋白折叠异常而无法插入红细胞膜。

2. 调节型　红细胞 Rh 蛋白表达依赖 RhAG 蛋白的存在，RhAG 蛋白异常可影响 Rh 蛋白的表达，导致 Rh 抗原消失而呈 Rh_{null} 型，或 Rh 抗原表达减弱而呈 Rh_{mod} 型。

与 Rh_{null} 型相比，Rh_{mod} 型红细胞表达微量 Rh 抗原。与正常红细胞相比，Rh_{mod} 型红细胞寿命缩短，血清中常伴有弱抗-U、抗-S 及抗-s。RhAG 蛋白表达异常引起的 Rh 缺失型由 *RHAG* 突变引起，而与 *RH* 无关。RhAG 蛋白表达异常不仅引起 Rh 抗原缺乏，还伴有 RhAG、CD47、LW 糖蛋白、GPB 等其他膜蛋白成分的缺失或明显减少。1987 年，Dahr 等发现由 RhAG 缺失引起的 Rh_{null} 型红细胞 GPB 表达水平只相当于正常水平的 30%。

RhAG 蛋白虽不直接表达 Rh 抗原，但会影响 RhD 和 RhCE 蛋白的表达。当 RhAG 蛋白不能正常表达时，Rh 蛋白无法与 RhAG 蛋白形成稳定的具有生物功能的复合物，Rh 蛋白不能被转运至红细胞膜从而表现为 Rh 缺失型。例如，在日本人中发现的由 RHAG 无效等位基因（*RHAG*01N.08*）引起的 Rh_{null}（HT）型，*RHAG* 第 6 外显子有 2 个 G>A 错义突变（808G>A，838G>A），引起编码 270 及 280 位氨基酸的密码子发生改变（GTT>ATT，

GGA>AGA）分别引起 Val270Ile 及 Gly280Arg 替换。而 Rh_{null}（WO）型 *RHAG* 第 9 外显子发生 1139G>T 错义突变，引起位于第 12 跨膜区的 Gly380Val 替换，而且 1139G>T 位于第 9 外显子第 1 位碱基，使 mRNA 剪接位点发生改变引起外显子跳跃。Rh_{null}（HT）与 Rh_{null}（WO）型均可引起 RhAG 蛋白跨膜区结构缺陷而无法正常表达，虽然 Rh 蛋白正常，但血清学及免疫印迹检测结果均显示红细胞无 Rh 蛋白的表达。

笔者实验室发现 1 例 Rh_{mod} 型与一个新的 *RHAG* 突变相关。先证者为 RhD（-）C（$+^{w}$）c（-）E（-）e（$+^{w}$）型，与正常 RhC/e 阳性对照相比，先证者 RhC/e 抗原凝集强度明显减弱。家系调查发现先证者的哥哥也有相同表现型。对先证者及其亲属进行 *RHAG*、*RHD*、*RHCE* 测序分析，结果显示 *RHD* 与 *RHCE* 未发现突变，但先证者与其哥哥的一条 RHAG 等位基因均发现 236G>A 突变（图 3-66）。

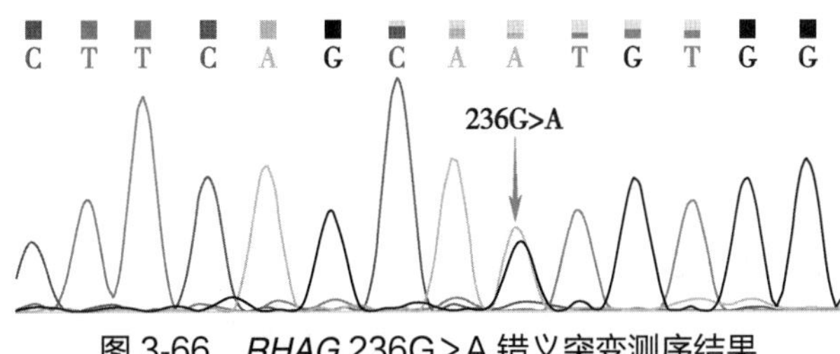

图 3-66　*RHAG* 236G>A 错义突变测序结果

流式细胞术检测结果显示，先证者红细胞未检出 RhD 抗原。与正常红细胞相比，先证者 RhAG 抗原表达量明显下降。提示 *RHAG* 突变导致 RhAG 蛋白表达减弱，进而导致 RhD 抗原阴性及 RhC/e 抗原弱表达。原子力显微镜检测结果显示红细胞大小无改变，红细胞膜完整未见缺陷，但与正常红细胞相比，中央凹陷明显变浅，提示 RhAG 与 RhD 蛋白表达异常可导致红细胞形态发生改变（图 3-67）。

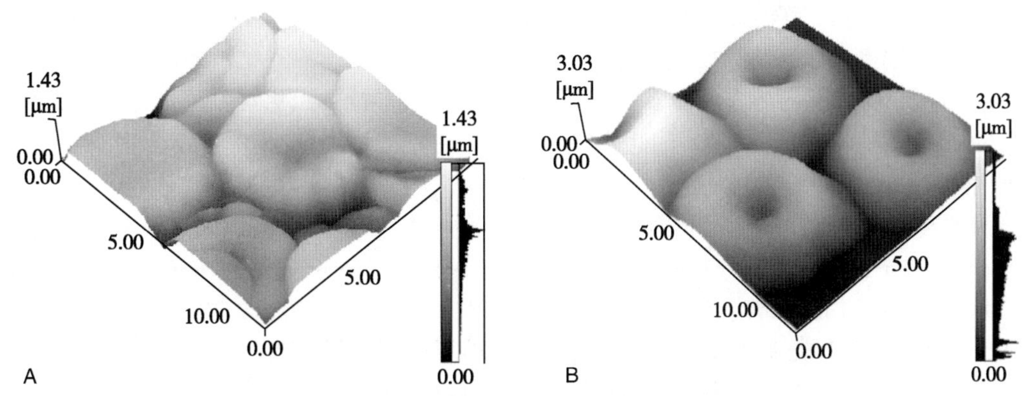

图 3-67　原子力显微镜下先证者红细胞形态

A. Rh_{mod} 型红细胞形态；B. 正常对照红细胞形态

RHAG 236G>A 突变导致编码的第 79 位丝氨酸改变为天冬酰胺（Ser79Asn），提示此变化会引起 RhAG 蛋白表达水平、抗原性质及膜定位能力的改变。先证者 236G>A 突变仅出现在一条 RHAG 等位基因而另一条未见突变，却能引起 RhAG 蛋白表达量明显下降，提示 RhAG 蛋白具有明显的剂量效应。虽然先证者携有完整的 *RHD*，但由于 RhAG 蛋白表达水

平下降，未能检出红细胞 RhD 抗原，但却可检出弱表达的 RhC/e 抗原，此现象提示 RhCe 蛋白与 RhAG 蛋白的结合能力可能强于 RhD 蛋白与 RhAG 蛋白的结合能力。

Rh-RhAG 蛋白复合物具有维持红细胞膜结构稳定的作用，蛋白成分缺失可引起红细胞形态异常，如呈口形、球形红细胞。先证者红细胞形态与正常红细胞相比，双凹结构差异较大，中央凹陷区明显变浅，提示 Rh 蛋白具有维持红细胞正常形态的作用。红细胞形态发生改变可引起红细胞聚集、血沉加快且易发溶血，本例中先证者血沉及 Hb 检测结果均支持此结论。

(四) 获得性 Rh 表现型改变

某些疾病，例如，髓系白血病、红细胞增多症、骨髓增生性疾病等，可偶使患者出现 Rh 抗原表达异常，表现出红细胞群嵌合现象。例如，无免疫史的 RhD(+)髓系白血病患者，在进行 RhD 检测时呈双群现象，提示患者体内同时存在 RhD(+)及 RhD(-)红细胞，且在一定时间内凝集强度及两种细胞的比例可以发生变化。

基因分析显示，1 号染色体存在 26.7 或 42.4Mb 的核苷酸缺失，其中包括 *RHD* 与 *RHCE*。这种缺失不具有遗传性，随着病情好转，患者 Rh 表现型可逐渐恢复正常。

四、Rh 血型系统抗体与补体

Rh 血型系统抗体(简称 Rh 抗体)主要为 IgG 型免疫性抗体，可经输血或怀孕等免疫途径产生。IgM 型天然抗体较少见。Rh 抗体可引起急性或慢性溶血性输血反应及 HDFN。Rh 抗体最适反应温度为 37℃，大多数 Rh 抗体在盐水介质中无反应性，需使用 IAT 法方能检出。

(一) 抗-D

临床常见抗-D 多为 IgG 型抗体，包括 IgG1 及 IgG3 亚型。血清中含有 IgM 型抗-D 的个体较少见，但 IgM 型抗-D 可在盐水介质中凝集 RhD(+)红细胞。IgG 型抗-D 在盐水介质中凝集 RhD(+)红细胞较为罕见，多与 IgG 效价异常升高有关，此类样本在进行 ABO 血型鉴定时会对反定型结果造成干扰。

IgG 型抗-D 引起的溶血反应多为血管外溶血，结合抗-D 的致敏红细胞可经巨噬系统加以清除。绝大多数 IgG 型抗-D 不能完全激活补体系统，无法形成膜攻击复合物，不易引起血管内溶血。

研究显示，激活补体途径需满足两个条件：免疫复合物的存在以及每个 C1q 补体分子必须同时与 2 个以上 IgG 抗体 Fc 段结合。C1q 具有由 6 个相同亚单位组成的头状结构，完全拉伸后的最大跨度约为 40nm。意味着致敏红细胞上相邻抗-D 之间的距离必须在 40nm 之内，而且 Fc 段与 C1q 头状结构的朝向必须正确才能使 C1q 同时结合 2 个以上 IgG 抗体分子(图 3-68)。实际上 RhD 抗原在红细胞表面呈区域性簇状分布，且与抗-D 随机结合，难以满足激活补体的前提条件，所以由 IgG 型抗-D 引起的溶血以血管外溶血为主。因 IgG 型抗-D 激活补体而造成红细胞血管内溶血的情况临床也有个案报道，但较为罕见。

RhD(-)个体可通过输血、妊娠等途径产生免疫性抗-D。回顾性研究显示，约 20%~30% RhD(-)患者大量输入 RhD(+)红细胞后可产生抗-D，而免疫功能受抑的 RhD(-)患者输入 RhD(+)红细胞后产生抗-D 的概率接近于零。

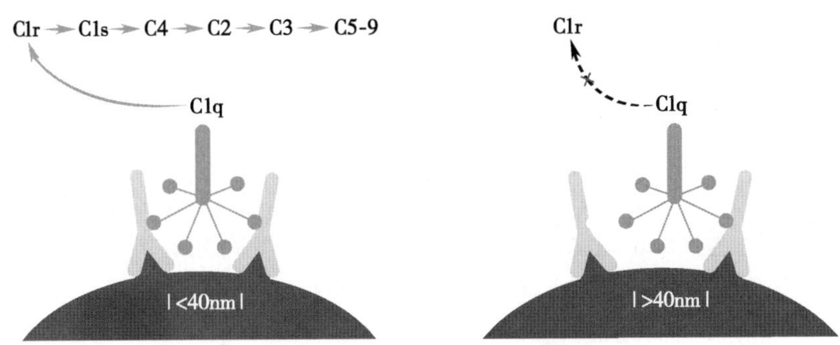

图 3-68　补体激活示意图

抗-D 可引起溶血性输血反应及 HDFN。抗-D 免疫球蛋白[用 RhD(+)红细胞对 RhD(-)志愿者进行免疫后获得的血清，经纯化后即为抗-D 免疫球蛋白]的使用可预防或减轻患者抗-D 的产生，但机制尚不清楚。

（二）抗-C、-c、-E、-e

与抗-D 相似，抗-C、-c、-E、-e 多为 IgG 型免疫性抗体，IgG1、2、3、4 亚型在临床均有发现，均可引起溶血性输血反应及 HDFN。抗-c 可引起严重的 HDFN，其临床意义仅次于抗-D。抗-C、-E、-e 也可引起 HDFN，但较为罕见且临床症状较轻。

（三）Rh 自身免疫性抗体

有些 AIHA 患者自身抗体具有 Rh 特异性，抗-e 特异性最为常见，其次为抗-c、-E、-C，通过吸收试验可对其特异性进行鉴定。而有些自身抗体表现出的 Rh 特异性是类 Rh 抗体，此类抗体具有交叉反应性，即便使用相应抗原阴性的红细胞进行吸收，特异性也会消失。

（四）唯酶抗体

有些 Rh 抗体只能使用经酶处理的红细胞方可检出，而未经酶处理的红细胞使用 IAT 法无法检出唯酶抗体。通常认为唯酶抗体的临床意义不显著，但也有因唯酶抗体而引起溶血反应的报道。

第三节　MNS 血型系统

发现 ABO 血型系统后，Landsteiner 和 Levine 曾撰文指出在健康人中还存在其他“血液变异体”。MNS 血型系统是继 ABO 血型系统之后发现的第二个血型系统。

1927 年 Landsteiner 和 Levine 用人血免疫家兔，使用获得的抗血清对人红细胞进行检测，发现了 M 和 N 抗原。1947 年 Walsh 和 Montgomery 使用澳大利亚悉尼的一名患者血清检测正常人红细胞发现了 S 抗原，Sanger 等证实此抗原与 M、N 抗原具有相关性。1951 年，Levine 等发现了 S 抗原的对偶抗原——s 抗原。1953 年又发现一种与 M、N 抗原密切相关的抗原，由于该抗原在人体分布广泛，被称为 U 抗原(the almost universal distribution of the antigen)。在随后的研究中，不断发现了多种 MNS 血型系统抗原，目前已发现 50 种抗原。

一、MNS 血型系统分子基础

（一）NMS 血型系统基因结构

糖蛋白 A（GPA）及糖蛋白 B（GPB）是 MNS 血型系统抗原的载体蛋白，由位于 4q31.21 的三个关系紧密的同源基因 *GYPA*、*GYPB* 及 *GYPE* 控制编码。*GYPA*、*GYPB* 及 *GYPE* 源于同一个祖先基因，通过 *Alu* 同源重组逐渐演化为三个高度同源的基因。三者排列顺序为 5′-*GYPA*-*GYPB*-*GYPE*-3′，约由 350kb 碱基组成（图 3-69）。

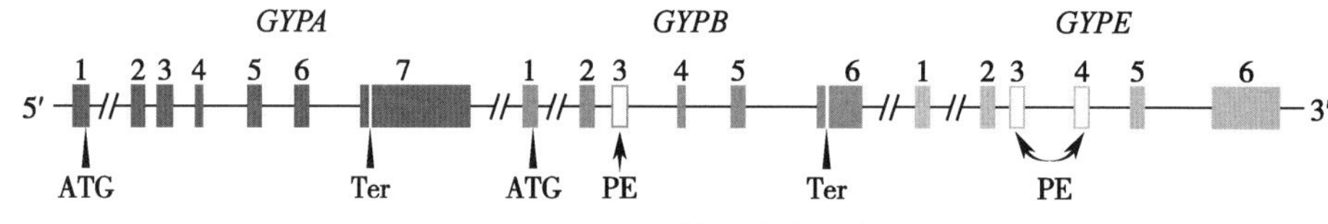

图 3-69 MNS 基因结构示意图

ATG：起始密码子；Ter：终止密码子；PE：假外显子（pseudo-exon，PE）

每个基因 5′ 侧翼区到编码跨膜区的第 5 外显子下游约 1kb 的区域内（包括 *Alu* 之间的序列）碱基序列同源性大于 95%。在高度同源的序列之后，*GYPA* 与 *GYPB* 的基因组序列出现显著差异，3′ 末端序列无同源性。*Alu* 重复序列是从同源序列到非同源序列的转折点。*Alu* 及其侧翼序列分析结果提示，*GYPA* 保持了祖先基因的结构特征，而 *GYPB* 则是 *GYPA* 通过 *Alu* 重复序列的同源重组而形成的 3′ 端序列不同的复制基因。

GYPA 含有 7 个外显子及 6 个内含子，第 1~7 外显子长度分别为 153、99、96、39、86、79、2 097bp，第 1~6 内含子长度分别为 20 010、708、933、1 774、2 086 及 3 278bp（数据来自 NCBI RefSeq NG_007470.3）。CDS 区碱基长度为 453bp，翻译起始位点位于第 1 外显子第 117 位碱基。第 1~7 外显子在 CDS 中的长度分别为 37、99、96、39、86、79 及 17bp，分别编码 GPA 不同位置的氨基酸（图 3-70）。

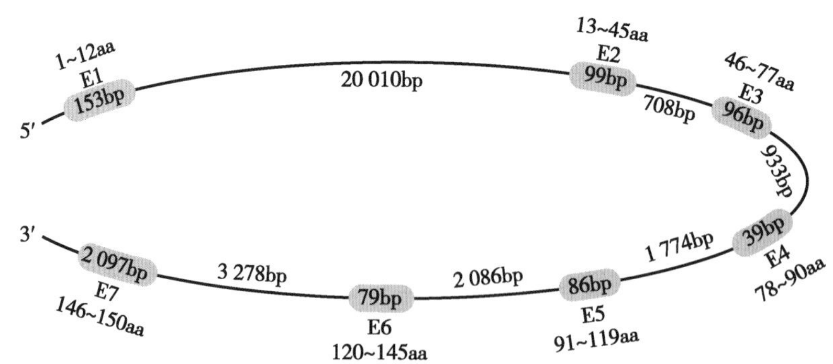

图 3-70 *GYPA* 外显子与内含子长度及对应的氨基酸编码长度

aa：氨基酸；E：外显子；外显子之间的碱基长度为内含子长度

GYPA 控制 GPA 的合成。GPA 在内质网中形成由 150 个氨基酸残基组成的 GPA 前体蛋白，N 端第 1~19 位氨基酸残基为先导多肽，具有引导 GPA 前体蛋白穿过细胞膜的作用，随后先导多肽被蛋白酶切除，形成由 131 个氨基酸残基组成的成熟 GPA（编者注：成熟 GPA

氨基酸位置从 N 端开始用连续自然数表示，如 1，2，…，131。被切除的先导多肽氨基酸位置用相应负数表示，N 端第 1 位氨基酸标记为 –19，依次类推，如 –19，–18，…，–1。GPB 氨基酸位置的编号方式与 GPA 相同）。

GYPA 第 1 外显子编码 GPA 前体蛋白先导多肽第 –19~–8 位氨基酸，第 2 外显子 5′ 端编码先导多肽 –7~–1 位氨基酸，第 2 外显子 3′ 端大部分序列编码成熟 GPA 胞外区第 1~26 位氨基酸。第 3 外显子编码胞外区第 27~58 位氨基酸，第 4 外显子编码胞外区第 59~71 位氨基酸，第 5 外显子编码胞外区第 72 位氨基酸、73~95 位跨膜区氨基酸及 96~100 位胞内区氨基酸，第 6、7 外显子编码胞内区第 101~131 位氨基酸。成熟 GPA 胞外区、跨膜区、胞内区的氨基酸残基数量分别为 72、23、36（图 3-71）。

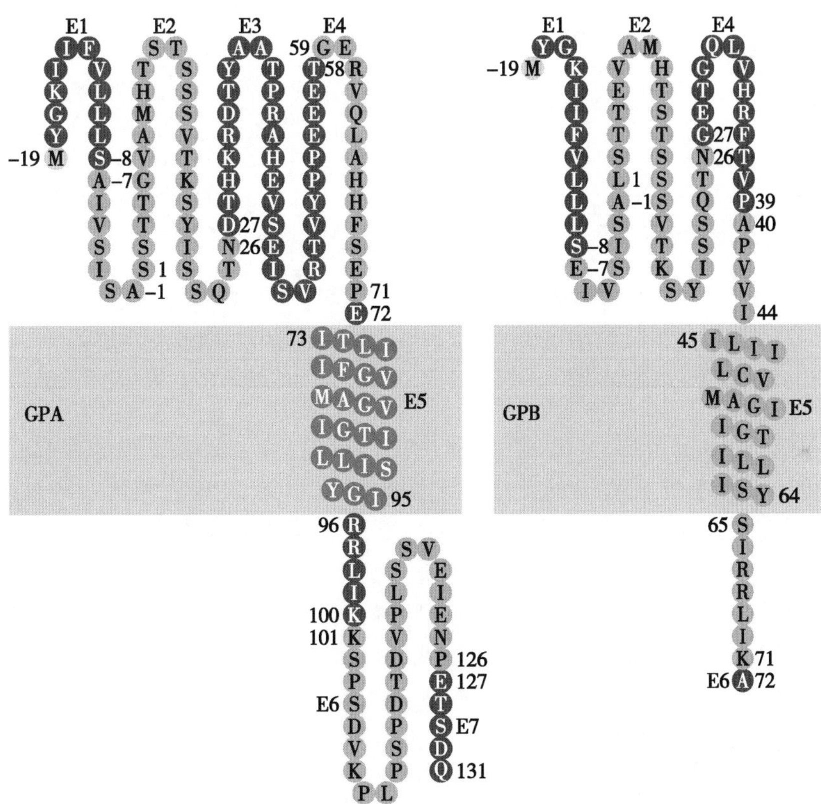

图 3-71　*GYPA*、*GYPB* 外显子编码氨基酸位置示意图

E：外显子，颜色深浅交替表示不同外显子。

GYPA：E1 编码 GPA 前体蛋白先导多肽第 –19~–8 位氨基酸。E2 编码先导多肽第 –7~–1 位氨基酸，以及成熟 GPA 第 1~26 位氨基酸。E3 编码第 27~58 位氨基酸。E4 编码第 59~71 位氨基酸。E5 编码第 72~100 位氨基酸，其中 73~95 位为跨膜区。E6 编码第 101~126 位氨基酸。E7 编码第 127~131 位氨基酸。

GYPB：E1 编码 GPB 前体蛋白先导多肽第 –19~–8 位氨基酸。E2 编码先导多肽第 –7~–1 位氨基酸，以及成熟 GPB 第 1~26 位氨基酸。E4 编码第 27~39 位氨基酸。E5 编码第 40~71 位氨基酸，其中 45~64 位为跨膜区。E6 编码最后 1 位氨基酸（A72）

GYPB 含有 6 个外显子，其中第 3 外显子为无编码功能的假外显子。由于第 2 内含子与第 3 外显子中的一段序列与 *GYPA* 第 3 外显子同源，所以被视为 *GYPB* 的第 3 外显子，但与其相邻的第 3 内含子 5′ 端碱基为 TT，与常见的 GT 不同（GT-AG 规则），在转录剪接过程中第 2 内含子、第 3 假外显子及第 3 内含子一起被切除，第 2 外显子与第 4 外显子相连接。第 1、2、4、5、6 外显子长度分别为 130、99、39、95、201bp，第 1、2、3、4 内含子长度分别为 17 967、1 735、1 776 及 1 235bp，其中第 2 内含子包括第 3 假外显子（数据来自 NCBI RefSeq NG_007483.3）。CDS 区碱基长度为 276bp，翻译起始位点位于第 1 外显子第 94 位碱基。各外显子在 CDS 中的长度分别为 37、99、39、95 及 6bp，分别编码 GPB 不同位置的氨基酸（图 3-72）。

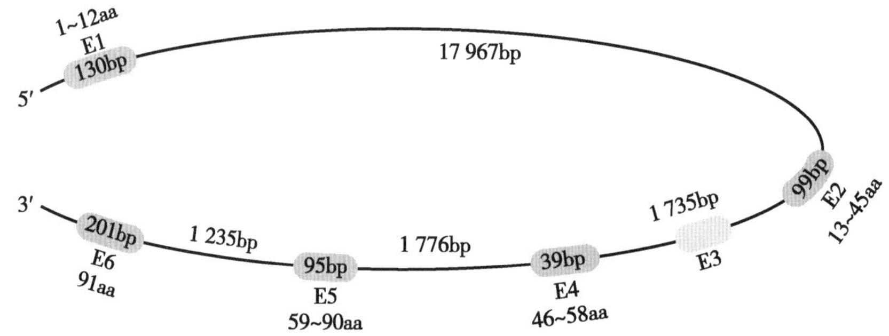

图 3-72　*GYPB* 外显子与内含子长度及对应的氨基酸编码长度

aa：氨基酸；E：外显子；E3：假外显子；外显子之间的碱基长度为内含子长度

GYPB 控制 GPB 的合成。GPB 在内质网内形成由 91 个氨基酸残基组成的 GPB 前体蛋白。N 端第 –19~–1 位氨基酸残基为先导多肽，具有引导 GPB 前体蛋白穿过细胞膜的作用，随后先导多肽被蛋白酶切除，形成由 72 个氨基酸残基组成的成熟 GPB。*GYPB* 第 1、2 外显子编码区域与 *GPYA* 相应外显子相同，第 4 外显子编码成熟 GPB 第 27~39 位氨基酸，少部分第 5 外显子 5′ 端编码其余的胞外区氨基酸，大部分第 5 外显子编码跨膜区氨基酸，少部分第 5 外显子 3′ 端及第 6 外显子编码胞内区氨基酸（图 3-71）。

GYPE 含有 6 个外显子，基因结构与 *GYPB* 相似。*GYPE* 第 1、2、5、6 外显子具有编码能力，第 3、4 外显子为假外显子（图 3-69），其产生机制与 *GYPB* 第 3 假外显子相同。*GYPE* 与 *GYPA*、*GYPB* 密切相关，*GYPE* 从 5′ 端侧翼直至第 3 外显子的序列与 *GYPA* 和 *GYPB* 高度同源。第 3 假外显子下游序列与 *GYPB* 相同，且含有相同的 *Alu* 重复序列。*GYPE* 是否有编码产物尚有争论，可能并不编码红细胞膜组分蛋白，而是更多地参与基因重组过程，形成编码杂合蛋白的杂合基因。

（二）MNS 血型系统基因多态性

MNS 血型系统复杂程度仅次于 Rh 血型系统，MNS 血型系统抗原多样性与复杂性是 *GYP* 变异的结果。*GYP* 变异包括点突变、基因转换、不等交换、基因缺失、剪接位点变异等。不等交换与基因转换是产生杂合蛋白的重要原因，因其发生率较低，以杂合蛋白为载体的抗原多为低频抗原。杂合蛋白的形成可以是某一机制单独作用的结果，也可以是多种机制联合作用的结果。

1. 点突变　MNS 血型系统多态性抗原（M、N、S 及 s 抗原）由点突变引起。GPA 是 M

与 N 抗原的载体蛋白，两者差异由 3 个点突变引起，*GYPA*M*（*GYPA*01*）第 2 外显子编码 M 抗原第 1 和第 5 位氨基酸的密码子为 TCA 和 GGT，分别编码丝氨酸（Ser）和甘氨酸（Gly）。编码 N 抗原的 *GYPA*N*（*GYPA*02*）第 2 外显子存在 59C>T、71G>A 及 72T>G 点突变，使编码第 1 和第 5 位氨基酸的密码子变为 TTA（编码亮氨酸，Leu）和 GAG（编码谷氨酸，Glu）（图 3-73）。

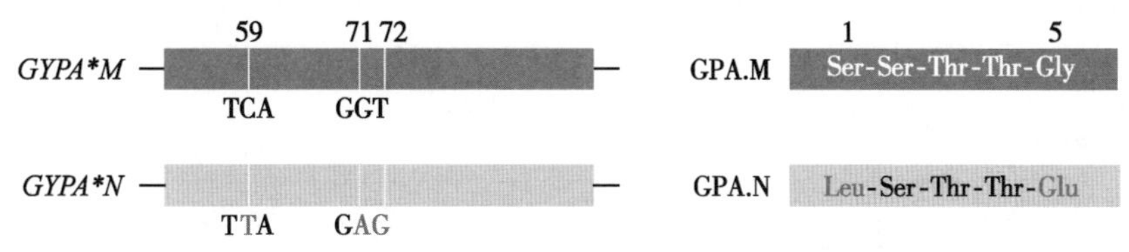

图 3-73　M 与 N 抗原基因突变与氨基酸替换示意图

GPB 携有 S 与 s 抗原，其特异性由 *GYPB* 第 4 外显子控制编码的第 29 位氨基酸决定。第 143 位碱基发生 T>C 点突变可引起第 29 位氨基酸替换，由 Met 变为 Thr，抗原性由 S 抗原转变为 s 抗原（图 3-74）。

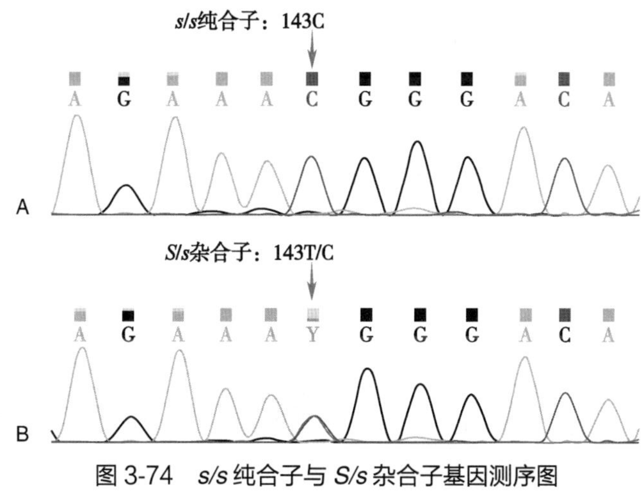

图 3-74　*s/s* 纯合子与 *S/s* 杂合子基因测序图

点突变也是造成多种低频抗原得以表达的重要原因。例如，Vr 低频抗原由 *GYPA*（*GYPA*12*）第 3 外显子 197C>A 点突变引起 Ser47Tyr 替换所致，Mt^a 抗原由 *GYPA*14* 第 3 外显子 230C>T（Thr58Ile）引起，HAG 抗原由 *GYPA*41* 第 4 外显子 250G>C（Ala65Pro）引起。其他因 *GYPA* 点突变而引起的低频抗原还有 MARS、Ri^a、Cl^a、Ny^a、M^g、M^c、Or、Os^a、MNTD 等。由 *GYPB* 点突变而引起的低频抗原较少，主要有 M^v、s^D、Mit 等（表 3-38，表 3-39）。

发生于先导多肽的单个氨基酸替换会影响 MNS 抗原的表达。Cote 等发现，控制 S 抗原表达的 *GYPB* 第 2 外显子发生 56C>T 突变，可引起 Ala-1Val 替换。先导多肽第 -1 位氨基酸处于蛋白酶识别并切除先导多肽的关键位置，Val-1 替换会影响 GPB 前体蛋白转变为成熟蛋白的形成过程，从而降低 GPB 在红细胞膜中的插入与转运，导致 S 抗原表达减弱。*GYPA* 同样存在类似变异，*GYPA* 第 2 外显子发生 56C>A 突变，引起 GPA 先导多肽第 -1 位氨基酸由 Ala 替换为 Glu（Ala-1Glu）。使用 Meta-SNP 分析方法对 56C>A 突变引起的后果进行预测，结果显示此突变可能会扰乱 GPA 立体构象并对其功能产生影响。

表 3-38　*GYPA* 点突变与 MNS 表现型

等位基因	外显子	核苷酸变化	氨基酸变化	表现型
*GYPA*02*（*GYPA*N*）	2	59C>T，71G>A，72T>G	Ser20Leu，Gly24Glu	N+
*GYPA*08*（*GYPA*Mc*）	2	71G>A，72T>G	Gly24Glu	M^c+
*GYPA*09*（*GYPA*Vw*）	3	140C>T	Thr47Met	Vw+
*GYPA*11*（*GYPA*Mg*）	2	68C>A	Thr23Asn	M^g+
*GYPA*12*（*GYPA*Vr*）	3	197C>A	Ser66Tyr	Vr+
*GYPA*14*（*GYPA*Mta*）	3	230C>T	Thr77Ile	Mt（a+）
*GYPA*16*（*GYPA*Ria*）	3	226G>A	Glu76Lys	Ri（a+）
*GYPA*18*（*GYPA*Nya*）	3	138T>A	Asp46Glu	Ny（a+）
*GYPA*19*（*GYPA*Hut*）	3	140C>A	Thr47Lys	Hut+
*GYPA*31*（*GYPA*Or*）	3	148C>T	Arg50Trp	Or+
*GYPA*37*（*GYPA*ERIK*）	4	232G>A	Gly78Arg	ERIK+
*GYPA*38*（*GYPA*Osa*）	3	217C>T	Pro73Ser	Os（a+）
*GYPA*41*（*GYPA*AHG*）	4	250G>C	Ala84Pro	HAG+
*GYPA*43*（*GYPA*MARS*）	4	244C>A	Gln82Lys	MARS+
GYPA-45*	4	242T>G	Val81Gly	ENEV−
*GYPA*46*（*GYPA*MNTD*）	3	107C>G	Thr36Arg	MNTD+

注：以 *GYPA*01*（*GYPA*M*）为参照基因

表 3-39　*GYPB* 点突变与 MNS 表现型

等位基因	外显子	核苷酸变化	氨基酸变化	表现型
*GYPB*03*（*GYPB*S*）	4	143C>T	Thr48Met	S+
*GYPB*06.01*	2	59T>G，60A>G，67A>T，71A>G，72G>T	Leu20Trp，Thr23Ser，Glu24Gly	s+He+
*GYPB*06.02*	2	59T>G，60A>G，67A>T，71A>G，72G>T	Leu20Trp，Thr23Ser，Glu24Gly	S+He+
	4	143C>T	Thr48Met	
*GYPB*21*（*GYPB*Mv*）	2	65C>G	Thr22Ser	M^v+
*GYPB*23*（*GYPB*sD*）	4	173C>G	Pro58Arg	s^D+
*GYPB*24*（*GYPB*Mit*）	4	161G>A	Arg54His	Mit+
*GYPB*03N.01*（*GYPB*NY*）	4	143C>T	Thr48Met	S−U^{+w}
	5	208G>T[**]，230C>T[**]，251C>G	Ser84Thr	
	intron 5	+5 G > T		

续表

等位基因	外显子	核苷酸变化	氨基酸变化	表现型
*GYPB*03N.02*［*GYP*He*(*NY*)］	2	59T>G,60A>G,67A>T,71A>G,72G>T	Leu20Trp,Thr23Ser,Glu24GLy	S–U+^{w}
	4	143C>T	Thr48Met	
	5	208G>T**,230C>T**,251C>G	Ser84Thr	
	intron 5	+5G >T		
*GYPB*03N.03*(*GYPB*P2*)	4	143C>T	Thr48Met	S–U+^{w}
	intron 5	+5G >T		
*GYPB*03N.04*［*GYP*He*(*P2*)］	2	59T>G,60A>G,67A>T,71A>G,72G>T	Leu20Trp,Thr23Ser,Glu24GLy	S–U+^{w}
	4	143C>T	Thr48Met	
	intron 5	+5G >T		

注：以 *GYPB*04*(*GYPB*s*)为参照基因。**：沉默突变；intron：内含子

2. 不等交换　基因不等交换在 MNS 血型系统中出现频率较高，是产生 MNS 血型系统低频抗原的重要原因。染色体基因交换通常发生在两条同源染色体相对应的位置，若同源染色体配位不准确则会在不对应的位置上发生不等交换，使其中一条染色体增加了一个杂合基因而另一条则出现部分基因缺失。

GYPA 与 *GYPB* 高度同源，基因交换、重组的概率显著升高，在减数分裂期易发生不等交换，并产生两种新的单倍型。一种单倍型由部分 *GYPA* 和部分 *GYPB* 组成的 GYP(A-B)杂合基因，而无单独的 *GYPA* 和 *GYPB*。该杂合基因只表达 GP(A-B)杂合蛋白，由 GPA 的 N 端和 GPB 的 C 端组成，分子结构与变异血红蛋白 Lepore 型相似(减数分裂时，不同珠蛋白基因之间发生不等交换，形成 δβ 融合的 Lepore 型杂合珠蛋白及 βδ 融合的反 -Lepore 型杂合珠蛋白，导致血红蛋白结构与功能异常，表现为地中海贫血)，因而被称为 Lepore 型杂合蛋白。另一种单倍型称为反 -Lepore 型，不仅有 GYP(B-A)杂合基因(蛋白 N 端由 *GYPB* 编码，而 C 端则由 *GYPA* 控制编码)，而且在其两侧还有正常的 *GYPA* 和 *GYPB*(图 3-75)。

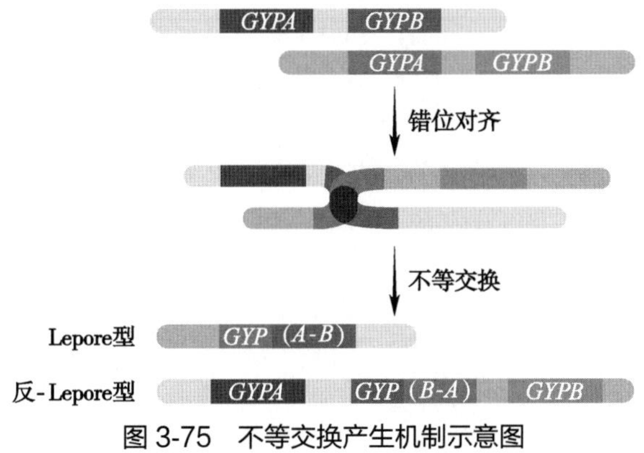

图 3-75　不等交换产生机制示意图

通过不等交换产生的 MNS 血型系统 Lepore 型杂合蛋白主要有 GP.Hil、GP.MEP、GP.TK、GP.JL 等，反 -Lepore 型杂合蛋白主要包括 GP.Dantu、GP.Sch 等（表 3-40）。

表 3-40　不等交换产生的杂合基因及编码的杂合蛋白

糖蛋白	Lepore 型等位基因及编码的杂合蛋白
GP.Hil（Hil MINY）	*GYPA*（1/2/3）-*GYPB*（4/5/6）
	GPA（1-58）-GPB^{s}（59-104）.Hil
GP.JL（TSEN MINY）	*GYPA*（1/2/3）-*GYPB*（4/5/6）
	GPA（1-58）-GPB^{s}（59-104）.JL
GP.TK（SAT）	*GYPA*（1/2/3）-*GYPB*（4/5/6）
	GPA（1-70）-GPB^{s}（71-104）.TK
GP.MEP（En（a–）UK）	*GYPA*（1/A2B2）-*GYPB*（ψ/4/5/6）
	GP（A-B）
糖蛋白	**反 -Lepore 型等位基因及编码的杂合蛋白**
GP.Dantu（Dantu）	*NE*：*GYPA*（1/2/3/4/5/6/7）-*GYPB*（1/2/ψ/4）-*GYPA*（5/6/7）-*GYPB*（1/2/ψ/4）-*GYPA*（5/6/7） *Ph*：*GYPA*（1/2/3/4/5/6/7）-*GYPB*（1/2/ψ/4）-*GYPA*（5/6/7） *MD*：*GYPA*（1/2/3/4/5/6/7）-*GYPB*（1/2/ψ/4）-*GYPA*（5/6/7）-*GYPB*（1/2/ψ/4/5/6） *JO*：*GYP*（*B-A*）-*GYPB*（1/2/ψ/4/5/6）
	GPB^{s}（1-39）-GPA（40-99）
GP.Sch（St^{a}）	*GYPA*（1/2/3/4/5/6/7）-*GYPB*（1/2/ψ/4）-*GYPA*（5/6/7）-*GYPB*（1/2/ψ/4）-*GYPA*（5/6/7）
	GPB（1-26）-GPA（27-99）.Sch

不等交换可产生新的杂合基因并编码杂合蛋白，例如，GP.Hil 通过不等交换可形成由 *GYPA* 第 1~3 外显子与 *GYPB* 第 4~6 外显子组成的 *GYPA*（*1-3*）-*GYPB*（*4-6*）杂合基因，基因交换位点位于 *GYPA* 和 *GYPB* 的第 3 内含子，并编码一条由 104 个氨基酸残基组成的杂合蛋白。该蛋白第 1~58 位氨基酸残基由 *GYPA* 第 1~3 外显子编码，第 59~104 位氨基酸残基由 *GYPB* 第 4~6 外显子控制编码。GP.EMP 经过不等交换后可形成 *GPYA*（*1/A2B2*）-*GYPB*（*ψ/4/5/6*）杂合基因，其中包含一个由 *GPYA* 第 2 外显子与 *GYPB* 第 2 外显子组成的杂合外显子。提示 GP.EMP 不仅存在不等交换而且还存在基因转换，形成 MNS 血型抗原多态性的机制不是单一机制，而是多种机制共同作用的结果。

Dantu 抗原由 *GYP*（*B-A*）杂合基因控制编码，所编码的杂合蛋白有 4 种表现型：NE 型携有正常 *GYPA* 及 2 次重复的 *GYP*（*B-A*）杂合基因，但无正常的 *GYPB*。Ph 型携有正常 *GYPA* 及 1 个 *GYP*（*B-A*），但无正常的 *GYPB*。MD 型携有正常 *GYPA* 与 *GYPB*，但两者之间插入了一个由不等交换产生的 *GYP*（*B-A*）。JO 型无正常的 *GYPA*，而是由 *GYP*（*B-A*）-*GYPB*（*1/2/ψ/4/5/6*）组成（表 3-40）。

3. **基因转换**　由基因转换形成的杂合基因是引起 MNS 血型系统低频抗原的另一个重要原因。基因转换发生在减数分裂期，由于错配及 DNA 修复等因素可生成非交互性重组链，将一个等位基因转换成另一个新的杂合等位基因（图 3-76）。

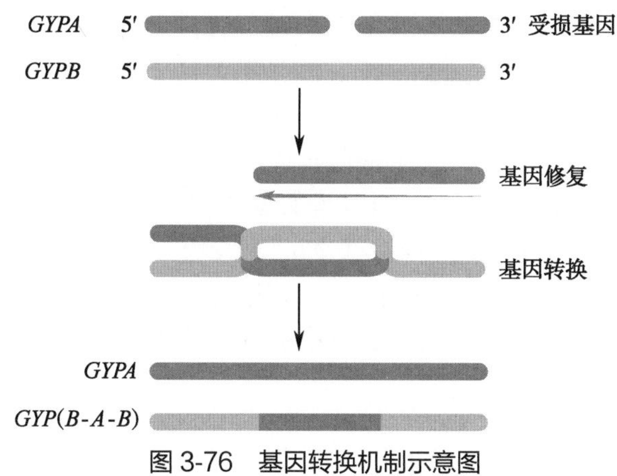

图 3-76　基因转换机制示意图

在基因转换过程中 *GYPB* 可插入 *GYPA* 的核苷酸序列从而形成新的杂合基因，该基因中可含有正常的 *GYPA* 及 *GYP*(*B-A-B*)。同样地，在 *GYPA* 中也可插入 *GYPB* 核苷酸序列，形成 *GYP*(*A-B-A*)。*GYPB* 中也可插入 *GYPE* 核苷酸序列，形成 *GYP*(*B-E-B*)。通过基因转换可形成一系列杂合基因，编码出的杂合蛋白表达 MNS 血型系统低频抗原。例如，在 *GYP*(*B-A-B*)编码的低频抗原中，*GYP*Mur*、*GYP*Hop*、*GYP*Bun*、*GYP*HF* 的基因转换发生于 *GYPB* 与 *GYPA* 第 3 外显子之间，*GYPA* 第 3 外显子 3′ 端及第 3 内含子 5′ 端序列替换了 *GYPB* 第 3 假外显子相应序列及无功能的剪接位点，核苷酸替换长度分别为 55bp、131bp、131bp、98bp，形成新的具有编码蛋白能力的 B3A3 杂合外显子，使 *GYPB* 第 3 假外显子得以表达。其编码的 GP(B-A-B)杂合蛋白比正常 GPB 多 31 个氨基酸，形成一条由 103 个氨基酸残基组成的 GP(B^{1-26}-$Bψ^{27-50}$-A^{51-57}-B^{58-103})杂合蛋白。

GP.Mur、GP.Hop、GP.Bun 与 GP.HF 杂合蛋白之间的差异较小，GP.Mur 与 GP.Bun 仅在第 48 位氨基酸存在差异，前者是 Arg48，而后者是 Thr48。GP.Hop 与 GP.Bun 具有相同的核苷酸插入，仅在第 4 外显子存在 1 个决定 S/s 抗原特异性的点突变(236T>C，Met60Thr)(图 3-77)，GP.Hop 表达 S 抗原而 GP.Bun 表达 s 抗原。GP.Mur 和 GP.HF 有 5 个氨基酸不同。GP.Mur、GP.Hop、GP.Bun 均表达 Mur 抗原。

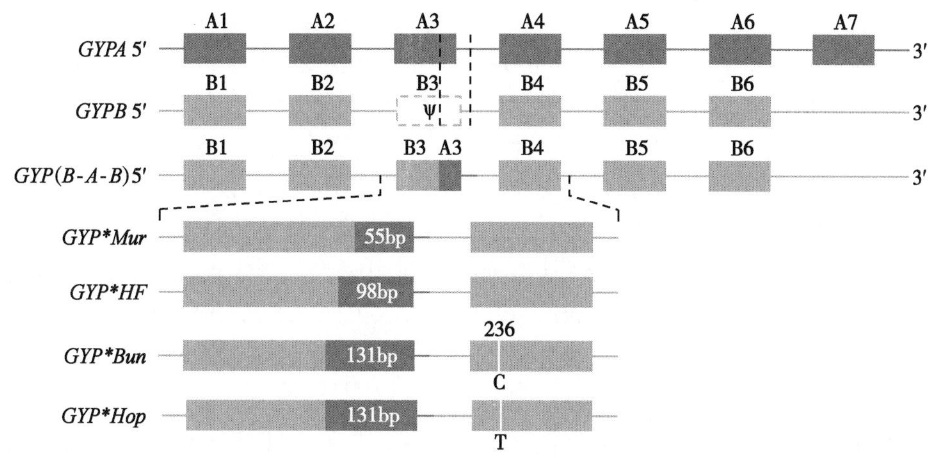

图 3-77　基因转换机制产生低频抗原示意图

基因转换不仅可形成 *GYP*（*B-A-B*）杂合基因，而且可形成 *GYP*（*A-B-A*）杂合基因。在 *GYP*（*A-B-A*）杂合基因中，*GYPA* 第 3 外显子部分序列被 *GYPB* 第 3 假外显子的相应序列取代，从而产生变异等位基因，例如 *GYP.Vw*、*GYP.Hut*、*GYP.Nob*、*GYP.Joh* 和 *GYP.Dane*。GP.TK 与 GP.SAT 杂合蛋白均表达 SAT 低频抗原。GP.SAT 由基因转换引起，*GYPA* 第 4 外显子与 *GYPB* 第 4 外显子连接形成 A4B4 杂合外显子，*GYPA.SAT* 编码一条由 134 个氨基酸残基组成的杂合蛋白。GP.TK 由基因不等交换而形成的 *GPYA*（*1/2/3*）-*GYPB*（*4/5/6*）控制编码，编码产物是由 104 个氨基酸残基组成的杂合蛋白。SAT 抗原由位于杂合蛋白第 69~74 位的 6 个氨基酸残基（Ser-Glu-Pro-Ala-Pro-Val）组成。MNS 血型系统其他杂合基因及相应编码蛋白见表 3-41。

表 3-41 基因交换产生的杂合基因及编码的杂合蛋白

GP.Mur	*GYPA*（*1/2/3/4/5/6/7*）-*GYPB*（*1/2/BψA3/4/5/6*）
	GPB（1-26）-GPBψ（27-48）-GPA（49-57）-GPB^{s}（58-103）.Mur
GP.Hop	*GYPA*（*1/2/3/4/5/6/7*）-*GYPB*（*1/2/BψA3/4/5/6*）
	GPB（1-26）-GPBψ（27-50）-GPA（51-57）-GPB^{s}（58-103）.Hop
GP.Bun	*GYPA*（*1/2/3/4/5/6/7*）-*GYPB*（*1/2/BψA3/4/5/6*）
	GPB（1-26）-GPBψ（27-50）-GPA（51-57）-GPB^{s}（58-103）.Bun
GP.He（He）	*GYPA*（*1/2/3/4/5/6/7*）-*GYPB*（*1/B2A2/ψ/4/5/6*）
	GPA^{He}（1-26）-GPB（27-72）.He
GP.Dane	*GYPA*（*1/2/A3BψA3/4/5/6/7*）-*GYPB*（*1/2/ψ/4/5/6*）
	GPA（1-34）-GPB（35-40）-GPA（41-131）.Dane
GP.KI（Hil）	*GYPA*（*1/2/3/A4B4A4/5/6/7*）-*GYPB*（*1/2/ψ/4/5/6*）
	GPA（1-60）-GPB（61-62）-GPA（63-131）.KI
GP.Sat（SAT）	*GYPA*（*1/2/3/A4B4/5/6/7*）-*GYPB*（*1/2/ψ/4/5/6*）
	GPA（1-71）-GPB（72-74）-GPA（75-134）.Sat

注：*Bψ*：*GYPB* 第 3 假外显子。

4. 选择性剪接　基因突变引起的 mRNA 剪接位点改变可导致外显子部分缺失或全缺失，引起蛋白合成异常，形成罕见表现型。例如，发生在 *GYPB* 第 5 外显子的选择性剪接可引起 S–s–$U+^{var}$ 型。目前已发现 4 种基因型与 S–s–$U+^{var}$ 型有关。

GYPB（*NY*）（*GYPB*03N.01*）等位基因第 5 外显子发生了 2 个点突变：208G>T 和 230C>T，激活了 nt251 处隐藏的 3′ 剪接位点，引起部分第 5 外显子核苷酸序列发生跳跃，导致 208~230 位核苷酸缺失而引起移码突变，使第 6 外显子大部分序列得以表达，编码出一条氨基酸顺序异常的 GPB。*GYPBHe*（*NY*）（*GYPB*03N.02*）与 *GYPB*（*NY*）产生机制相同，区别在于 *GYPBHe*（*NY*）还存在 *GYPB* 第 2 外显子 3′ 端插入部分 *GYPA* 第 2 外显子序列，形成编码 He 抗原的杂合第 2 外显子（图 3-78）。

GYPB（*P2*）（*GYPB*03N.03*）基因突变发生在第 5 内含子（IVS5+5G>T），并引起第 5 外显子跳跃，编码产物丢失了 GPB 跨膜区原有的氨基酸。第 5 外显子跳跃引起移码突变，

原本位于第6外显子5′端的终止密码子移向3′末端，使第6外显子大部分序列得以表达，形成一个新的由41个氨基酸残基组成的肽链末端，引起C端异常延长。*GYPBHe*(*P2*)(*GYPB*03N.04*)等位基因不仅包含IVS5+5G>T突变，还含有编码He抗原的第2杂合外显子(图3-78)。

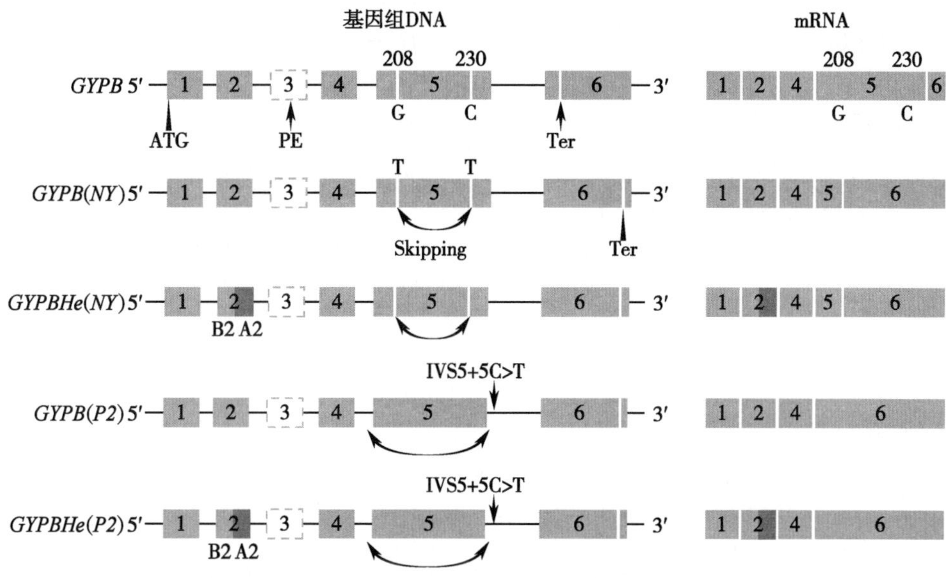

图3-78　选择性剪接引起的基因突变

ATG：起始密码子；Ter：终止密码子；PE：假外显子(pseudo-exon)；Skipping：跳跃；IVS5：第5内含子

*GYPB*03N*第4外显子与正常*GYPB*相同，控制GPB第27~39位氨基酸的编码，S/s抗原决定簇位于第29位氨基酸(Met29Thr)，而U抗原决定簇由33~39位氨基酸组成，理论上*GYPB*03N*编码产物可表达S/s及U抗原。但血清学检测结果显示并不表达S/s抗原，U抗原虽可检出但却是变异型抗原(U^{var})，可能由变异基因转录后抗原表达下调所致，也可能是因氨基酸顺序改变引起GPB立体构象发生变化所致，其机制尚需深入研究。

5. 基因缺失　*GYP*缺失可分为三种情况：*GYPA*缺失(*GYPA*Null*)、*GYPB*缺失(*GYPB*Null*)及两者同时缺失(*GYPAB*Null*)(图3-79)。*GYP*缺失极为罕见，可引起罕见表现型，是发现MNS血型系统高频抗原的重要途径。

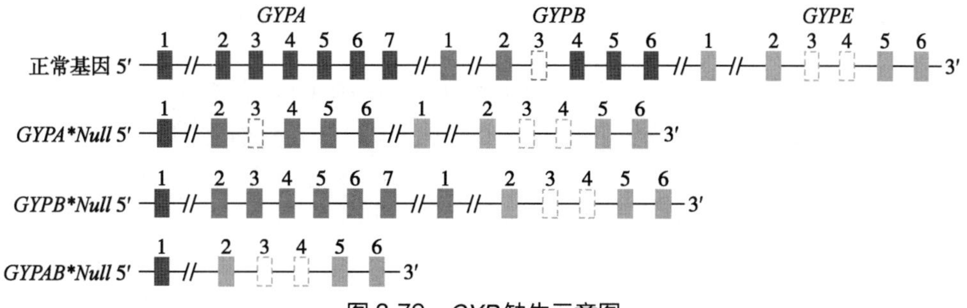

图3-79　*GYP*缺失示意图

*GYPA*Null*：*GYPA*第2~7外显子及*GYPB*第1外显子缺失；*GYPB*Null*：*GYPB*第2~6外显子及*GYPE*第1外显子缺失；*GYPAB*Null*：*GYPA*第2~7，*GYPB*第1~6及*GYPE*第1外显子缺失

（1）*GYPA*Null*：*GYPA*Null* 并非所有外显子全部缺失，而是 *GYPA* 第 2~7 外显子及 *GYPB* 第 1 外显子缺失（图 3-79）。虽然 *GYPA* 第 1 外显子仍然存在，但其编码 GPA 前体蛋白先导多肽氨基酸顺序，成熟 GPA 无相应编码产物，血清学检测呈罕见的 En（a–）型。

在芬兰、法国及日本等人群中发现的 En（a–）型多由 *GYPA*Null* 纯合子引起，称之为 En（Fin）型（Fin 为 Finland 的缩写）。*GYPA*Null* 不影响 *GYPB* 的表达，*GYPB* 由 *GYPA* 第 1 外显子及 *GYPB* 第 2~6 外显子组成，由于第 1 外显子编码产物为先导多肽，成熟 GPB 无 *GYPA* 第 1 外显子编码产物，与正常 GPB 无差别但它由 *GYPA1-GYPB（2-6）* 控制编码，可正常表达以 GPB 为载体的血型抗原，如 S、s、U 等抗原。

血清学为 En（a–）型的个体并非仅由 *GYPA*Null* 引起，导致无正常 GPA 产物的变异基因均可引起。En（a–）型最早发现于一位名为 EMP 的英国年轻孕妇，现称之为 En（UK）型（UK 为 United Kingdom 的缩写）。*En（UK）* 由发生于 *GYPA* 与 *GYPB* 之间的不等交换而产生 *GPYA（1/A2B2）-GYPB（ψ-6）* Lepore 型杂合基因引起（图 3-80），编码的 GP（A-B）.MEP 杂合蛋白仅表达成熟 GPA 前几位氨基酸。使用具有识别 Ser1 能力的抗-M，可发现该杂合蛋白弱表达 M 抗原，但使用仅识别 Gly5 的抗-M 则呈阴性反应。除此之外与正常 GPB 氨基酸顺序相同，可表达 S 或 s 抗原但不表达 ‘N’ 抗原。

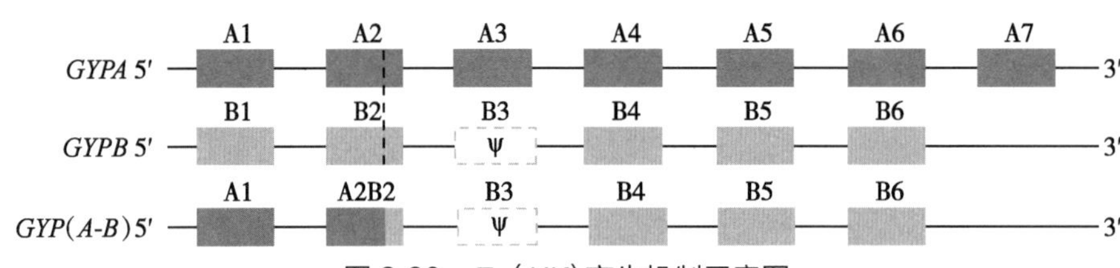

图 3-80　*En（UK）* 产生机制示意图

（2）*GYPB*Null*：*GYPB*Null* 与 *GYPA*Null* 相同，也并非所有外显子全部缺失，而是 *GYPB* 第 2~6 外显子以及 *GYPE* 第 1 外显子缺失（图 3-79）。*GYPB*Null* 无 GPB 编码产物，所有以 GPB 为载体的血型抗原完全缺失，血清学检测呈 S–s–U– 型。

（3）*GYPAB*Null*：*GYPAB*Null* 为 *GYPA* 与 *GYPB* 联合缺失，用 M^k 表示。M^k 由 *GYPA* 第 2~7 外显子、*GYPB* 第 1~6 外显子和 *GYPE* 第 1 外显子缺失而形成的 *GYP（A-E）* 引起（图 3-79）。M^k/M^k 纯合子个体红细胞既无 GPA 又无 GPB，不表达 MNS 血型系统抗原，呈罕见的 M–N–S–s–En（a–）Wr（a–b–）型。M^k/*GYP* 杂合子红细胞 GPA 与 GPB 含量约为正常红细胞的 50%。

二、血型糖蛋白

血型糖蛋白（glycophorin，GP）可分为 4 种：GPA、GPB、GPC 和 GPD，在红细胞膜均有表达。GPA 是红细胞膜含量最为丰富的唾液酸糖蛋白，单个红细胞约有 1×10^6 个 GPA。GPB 含量少于 GPA，单个红细胞约有 2×10^5 个。GPC 含量与 GPB 相当，GPD 含量最少。

GPA 与 GPB 不仅是 MNS 血型系统抗原的载体，还具有多种生物学功能。例如，GPA 具有调节补体因子活性的作用，可通过抑制补体 C5b~C7 分子的形成来防止红细胞膜破裂。GPA 与病原体侵袭的易感性有关，是多种病毒的受体，某些感染有核细胞的病毒可通过与红细胞糖蛋白糖链的结合使其失去攻击靶细胞的能力。GPA 是疟原虫入侵红细胞的重要因素，在恶性疟原虫流行地区，GPA 缺乏表现型具有很强的选择性优势，GPA 表达不足的红细胞对恶性疟原虫具有较强的抵抗能力。

(一) 血型糖蛋白结构

GPA 与 GPB 为单次跨膜蛋白,可分为 3 个区域(图 3-71): N 端胞外区、跨膜区及 C 端胞内区。GPA 与 GPB 在细胞内完成合成后形成含有先导多肽的前体蛋白,GPA 与 GPB 的先导多肽由 19 个氨基酸残基组成,氨基酸顺序基本相同,仅有 2 个氨基酸不同(图 3-81)。–9 位氨基酸由第 1 外显子编码,–7 位氨基酸由第 2 外显子编码。先导多肽引导血型糖蛋白穿过细胞膜后随即被蛋白酶切除,形成成熟血型糖蛋白。

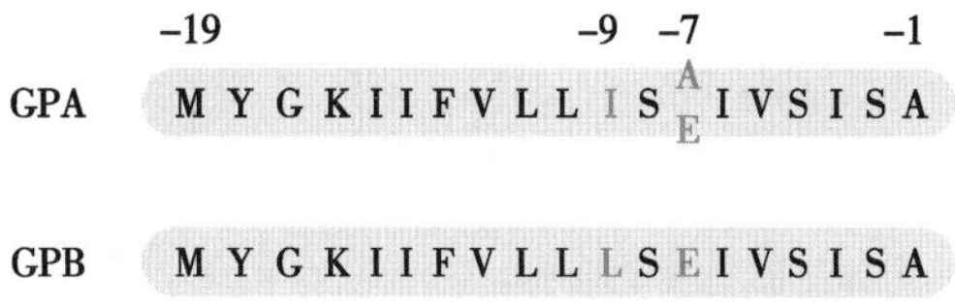

图 3-81　GPA 与 GPB 先导多肽氨基酸顺序差异示意图

成熟 GPA 由 131 个氨基酸残基组成,N 端胞外区包括 72 个氨基酸,跨膜螺旋区由 23 个氨基酸组成,C 端胞内区含有 36 个氨基酸(图 3-71)。成熟 GPB 由 72 个氨基酸残基组成,胞外区、跨膜区与胞内区的氨基酸数目分别为: 44、20 及 8(图 3-71)。

GPA 与 GPB 以同源二聚体(GPA-GPA,GPB-GPB)或异源二聚体(GPA-GPB)的形式镶嵌于红细胞膜脂质双层中,并与带 3 蛋白、RhAG、Rh 蛋白等相互结合构成红细胞膜巨复合物(图 3-53)。GPA 或 GPB 异常会引起与其相互结合的相关蛋白表达异常,表现出相关蛋白表达数量变化及所携带的血型抗原表达水平发生改变等现象。

GPA 具有辅助带 3 蛋白从胞质内转移至红细胞膜表面的作用,若 GPA 缺失则带 3 蛋白会滞留在高尔基体内使 N- 聚糖异常延长,导致带 3 蛋白分子量增大。带 3 蛋白是 Diego 血型系统抗原的载体蛋白,Wr^a/Wr^b 抗原多态性虽由第 658 位氨基酸替换引起(Glu658Lys),但只有当 GPA 表达时 Wr^b 才能检出。若 GPA 缺失,或与带 3 蛋白相互结合的 GPA 跨膜结构域和胞外结构域缺失或异常时,会影响带 3 蛋白之间的结合方式,从而改变带 3 蛋白在红细胞膜表面的立体构象,表现为 Wr(b–)。

GPB 异常同样会引起与其结合的相关蛋白表达异常。例如,Mur(+)红细胞可表达正常 GPA,但 GP.Mur 是 GP(B-A-B)杂合蛋白,表达一部分 GPA 氨基酸顺序,而 GPA 有辅助转运带 3 蛋白的功能,GP.Mur 可将更多的带 3 蛋白转运至红细胞表面,同时会抑制 RhAG 和 Rh 蛋白的表达,表现出 Mur(+)红细胞带 3 蛋白表达数量升高而 RhAG 与 Rh 蛋白表达数量降低的现象。

(二) 血型糖蛋白糖基化

GPA 与 GPB 是高度糖基化的糖蛋白,近 N 端的胞外区氨基酸是糖基化的主要位点。GPA 与 GPB 胞外区 Ser 或 Thr 可通过 O- 连接与 GalNAc 分子相连,并以此为基础逐步合成 O- 聚糖,其中 1%~6% 的 O- 聚糖表达 ABH 抗原。GPA 胞外区的 NXT(N 为 Asn,T 为 Thr,X 为任意氨基酸)基序可通过 Asn 与 GlcNAc 连接而逐步合成 N- 聚糖,并表达 ABH 抗原。

GPA 胞外区有 19 个潜在 O- 连接位点和 1 个 N- 连接位点,可形成 15 个 O- 聚糖与 1 个 N- 聚糖。GPB 有 14 个潜在 O- 连接位点但无 N- 连接位点,可形成 11 个 O- 聚糖(图 3-82)。GPA.N 与 GPB 第 1~26 位氨基酸完全相同,唯一的区别在于 GPA.N 第 26~28 位氨基酸可形成 NXT 基序,GPA Asn26 可形成 N- 聚糖,而 GPB 相应位置却无此基序,GPB Asn26 无法形成 N- 聚糖。

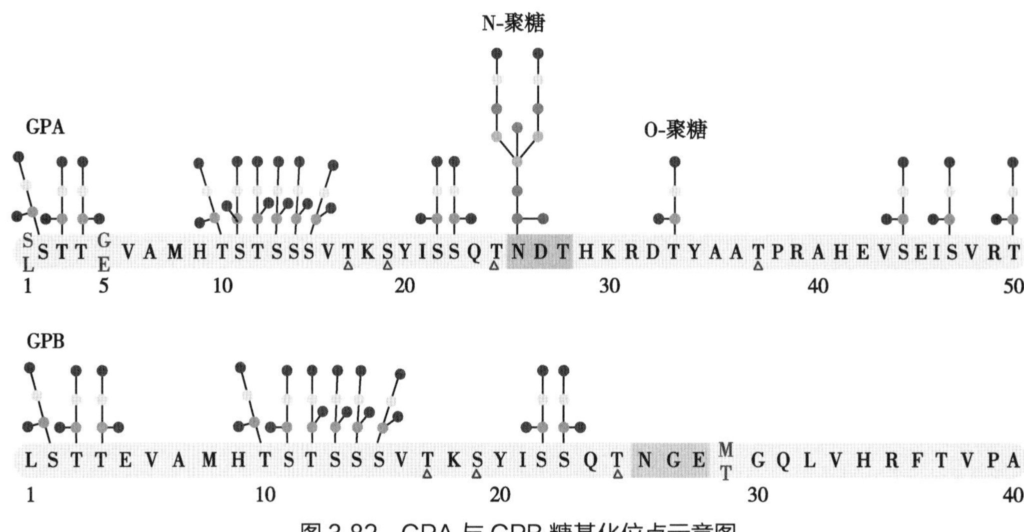

图 3-82 GPA 与 GPB 糖基化位点示意图

GPA：M 抗原第 1、5 位氨基酸分别为丝氨酸（S）、甘氨酸（G）。N 抗原相应位置为亮氨酸（L）、谷氨酸（E）。GPB：S 抗原第 29 位氨基酸为甲硫氨酸（M），s 抗原相应位置为苏氨酸（T）。NDT：N- 糖基化基序。△：形成 O- 连接的潜在位置。▬：形成 N- 聚糖的氨基酸基序。●：甘露糖（Man）。●：半乳糖（Gal）。●：岩藻糖（Fuc）。●：唾液酸（NeuAc）。■：N- 乙酰葡糖胺（GlcNAc）。■：N- 乙酰基半乳糖胺（GalNAc）

N- 聚糖与 O- 聚糖糖链末端 Gal 在唾液酸转移酶催化下与 NeuAc 相连使糖链唾液酸化，GPA 与 GPB 是红细胞唾液酸的主要来源，携有大量 NeuAc-Gal 结构，该结构可与抗-Pr 及抗-Sa 冷抗体发生反应。感染及恶性肿瘤患者产生的 IgM 型冷抗体，以及冷凝集素病患者体内的冷自身抗体具有抗-Pr 及抗-Sa 特异性。抗-Sa 及多数抗-Pr 可识别通过 α-2,3 与 Gal 相连的 NeuAc，少数抗-Pr 可识别通过 α-2,6 与 Gal 相连的 NeuAc（图 3-83），引起致死性冷抗体型 AIHA，可采用免疫抑制治疗及血浆置换进行辅助治疗。

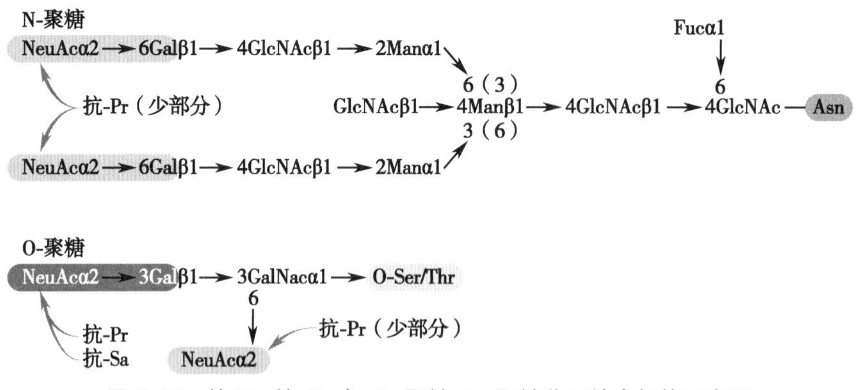

图 3-83 抗-Pr、抗-Sa 与 O- 聚糖、N- 聚糖分子结合部位示意图

GPA 与 GPB 糖链末端的唾液酸可使红细胞携有大量负电荷，起到防止红细胞之间以及红细胞与血管上皮细胞之间发生粘连的作用。GPA 与 GPB 异常不仅引起氨基酸顺序发生改变，而且还引起糖蛋白唾液酸含量降低。例如，*GYPA*Null/GYPA*Null* 纯合子引起的 En（a–）型红细胞唾液酸含量仅为正常红细胞的 40%，*GYPA*Null/GYPA* 杂合子红细胞唾液酸含量约

为正常红细胞的 70%。表达 MNS 血型系统低频抗原(如 Hil、Mg 等)的杂合蛋白多可引起红细胞唾液酸含量降低,导致红细胞表面负电荷数量减少,易引起红细胞自发性聚集。

缺乏 GPA、GPB、GPC 和 GPD 的个体可通过代偿机制弥补红细胞唾液酸含量的降低,而不会引起疾病的发生。在 GPA 缺乏型表现型中,GPA 所缺乏的唾液酸可被带 3 蛋白唾液酸表达量增加来弥补。例如,理论上,M^k 型红细胞唾液酸含量应减少 60%,实际上只减少 20%。而且临床并未发现 GPA、GPB 缺失或两者同时缺失[如 En(a–)、S–s–、M^k 等]的个体红细胞存在明显的形态学及生理功能的改变。

三、MNS 血型系统抗原

根据表现频率,MNS 血型系统抗原可分为三类:多态性抗原、高频抗原及低频抗原(表 3-42)。

表 3-42　MNS 血型系统抗原

表现频率	抗原种类
多态性抗原	M,N,S,s
高频抗原	U,En^a,ENKT,'N',ENEP,ENEH,ENAV,ENDA,ENEV,JENU
低频抗原	He,Mi^a,M^c,Vw,Mur,M^g,Vr,M^e,Mt^a,St^a,Ri^a,Cl^a,Ny^a,Hut,Hil,M^v,Far,s^D,Mit,Dantu,Hop,Nob,Or,DANE,TSEN,MINY,MUT,SAT,ERIK,Os^a,HAG,MARS,MNTD,SARA,KIPP,SUMI

(一) 多态性抗原

M、N、S、s 抗原是 MNS 血型系统中临床意义显著的常见抗原,出生时即已发育成熟并在不同种族间呈多态性分布。

1. M 与 N 抗原　中国北方汉族人群 M 抗原表现频率低于南方人群,西安地区 M+N–、M+N+、M–N+ 型表现频率分别为 27.0%、39.5% 及 33.5%,粤闽地区相应抗原表现频率为 31.6%、53.4% 及 15.0%。白色人种中 M+N– 型表现频率为 28.0%,M+N+ 为 50.0%,M–N+ 为 22.0%。

M、N 抗原位于 GPA,其特异性由第 1 和第 5 位氨基酸决定。M 抗原第 1、5 位氨基酸分别为 Ser 和 Gly,而 N 抗原相应位置氨基酸为 Leu 和 Glu(图 3-73)。表达 N 抗原的 GPA(GPA.N)与 GPB 第 1~26 位氨基酸顺序相同,GPB 同样具有 N 抗原活性,为与 GPA 表达的 N 抗原加以区别,用 'N' 表示 GPB 表达的 N 抗原。'N' 与 N 的区别在于 GPB 的 N 端氨基酸不能被胰蛋白酶酶切,'N' 抗原具有胰蛋白酶抵抗性,而 N 抗原却对胰蛋白酶敏感。

M 与 N 抗原是唾液酸依赖性抗原,特异性是蛋白质与糖链共同作用的结果。例如,GPA 第 1~5 位氨基酸残基构成 M、N 抗原,唾液酸是 M、N 抗原决定簇的组成成分,用唾液酸苷酶切除 M 抗原的一个唾液酸后即可转化为 N 抗原,若再切去一个唾液酸则抗原性完全消失。使用唾液酸酶去除红细胞表面的唾液酸后,许多抗-M 与抗-N 失去了原有的反应性。临床检测 M 与 N 抗原所用的单克隆抗体定型试剂大多数不与去除唾液酸的红细胞发生反应,或反应极弱。提示 M 与 N 的抗原性不仅取决于特定的氨基酸排列顺序,还取决于氨基酸糖基化后形成的立体构象。

2. S 与 s 抗原　GPB 是 S/s 抗原的载体,S/s 抗原特异性由第 29 位氨基酸决定。S 抗原为 Met29，而 s 抗原为 Thr29。

S 抗原在中国汉族人群中表现频率较低，约为 10%，但在白色人种中表现频率可高达 55%。不同种族人群绝大多数个体为 s(+)型，S–s– 个体极为罕见。西安地区 200 名献血者中 S–s+、S+s+ 型表现频率分别为 98.5% 及 10.5%，而 S+s– 型未检出。白色人种中 S+s– 型表现频率为 11%，S+s+ 为 44%，S–s+ 为 45%。

S 或 s 抗原的表达与 U 高频抗原的表达有关，通常情况下 S–s– 个体 U 抗原呈阴性或表达变异型 U 抗原(U^{var})。

（二）高频抗原

高频抗原在绝大多数个体中均有表达，携有低频抗原的个体通过输血、怀孕等免疫途径可产生针对高频抗原的同种抗体，是发现高频抗原的主要途径。

MNS 血型系统中，许多高频抗原与低频抗原呈对应关系。例如，在一位有输血史的男性患者体内发现了针对 ENEP 高频抗原的抗体，即抗-ENEP。研究发现，该患者 *GYPA* 第 4 外显子发生 250G>C 突变(*GYPA*41*)，引起 Ala65Pro 氨基酸替换，导致 ENEP 高频抗原消失，但却表达 HAG 低频抗原。此外，高频抗原 ENAV 与低频抗原 MARS、ERIK 与 St^a、ENDA 与 DANE 等均存在类似的对应关系，形成对偶抗原。

1. En^a 抗原　En^a 抗原是 GPA 携带的一类高频抗原的总称，绝大多数个体红细胞均表达 En^a 抗原。GPA 缺乏可引起 En(a–)型，罕见的血型糖蛋白缺失型(GP.Null)个体产生的同种抗体是发现高频抗原的重要途径。

(1) En^a 抗原的发现：1969 年，Darnborough 等在一位英国孕妇体内发现了一种红细胞高频抗体，几乎可与所有人的红细胞发生反应，认为该抗体的产生是因红细胞膜结构变化所致(the red cell structure possibly by modifying the cell envelope，其中 envelope 意为细胞膜，缩写为 En)，将此罕见的红细胞表现型命名为 En(a–)，此抗体则命名为抗-En^a。

(2) En^a 抗原分类：抗-En^a 并非单特异性抗体，而是针对 GPA 所携带的多种非多态性高频抗原的多种抗体的统称。联合使用吸收放散及蛋白酶切技术，可对高频抗原在 GPA 所处位置以及抗-En^a 的特异性做出大致判断。Issitt 等据此将 En^a 抗原分为三类：胰蛋白酶敏感型(trypsin sensitive，TS)、无花果蛋白酶(简称无花果酶)敏感型(ficin sensitive，FS)及无花果酶耐受型(ficin resistant，FR)(图 3-84)。

胰蛋白酶可水解赖氨酸和精氨酸之间的肽键，GPA 存在多个胰蛋白酶酶切位点，分别位于第 30、31、39、61、97、101 和 102 位氨基酸残基。使用胰蛋白酶处理完整的红细胞时，可在 N 端第 39 位氨基酸处将 GPA 切断。使用抗-En^a 分别与胰蛋白酶处理前后的红细胞进行反应，若处理前呈阳性反应而处理后变为阴性结果时，则抗-En^a 所对应的高频抗原被称为胰蛋白酶敏感型 En^a 抗原(En^aTS)，En^aTS 抗原决定簇位于第 31~39 位氨基酸残基。

同理，可将 En^a 抗原分为无花果酶敏感型 En^a 抗原(En^aFS)和无花果酶耐受型 En^a 抗原(En^aFR)。En^aFS 抗原决定簇位于第 45~56 位氨基酸残基，而 En^aFR 抗原决定簇位于靠近红细胞膜的第 62~72 位氨基酸残基。

通过蛋白酶切法得出的结论较为粗略，并不代表相应区域内的抗原均为高频抗原，随后的研究显示在相应区域内可存在多种低频抗原(图 3-84)。

(3) En(a–)型产生的原因：En(a–)型由 GPA 缺失引起，1985 年将其归入 MNS 血型系统。在英国人中发现的 En(a–)型个体多由 *GYP(A-B)/M^k* 杂合子引起(用 En(UK)表示)，而在芬兰人、日本人、加拿大人、巴基斯坦人中发现的 En(a–) 型多由 *GYPA*Null* 引起(用 En(Fin) 表示)。

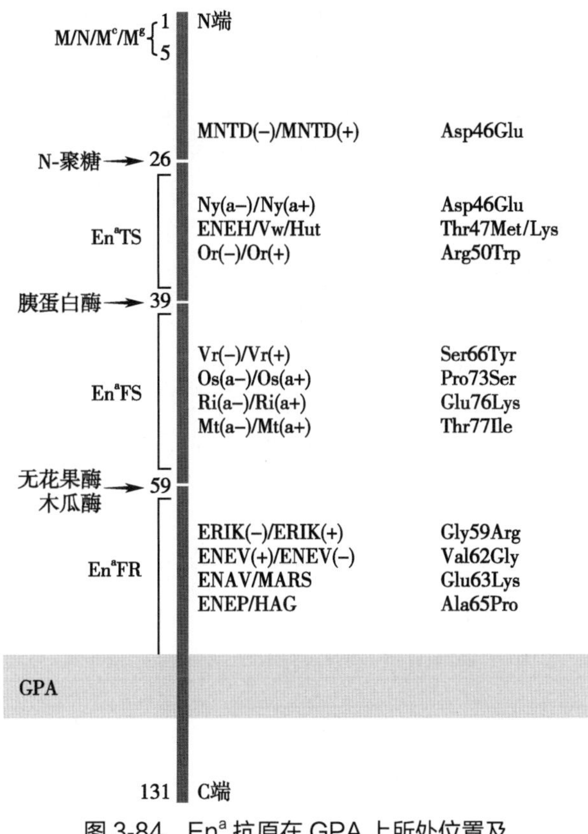

图 3-84　En^a 抗原在 GPA 上所处位置及相应区域内抗原定位示意图

(4) En(a–) 型对红细胞表面电荷的影响：GPA 是红细胞膜主要的糖蛋白，携有大量唾液酸，GPA 缺乏首先表现出唾液酸缺乏的特点。

纯合子引起的 En(a–) 红细胞唾液酸含量约为正常红细胞的 40%，电泳迁移率约为正常红细胞的 60%。正常红细胞用胰蛋白酶处理去除 M、N 抗原后，电荷密度仍高于 En(a–) 红细胞，而用神经氨酸酶处理去除唾液酸后电荷密度与 En(a–) 红细胞相同。由此推测，唾液酸可能是 En(a–) 红细胞缺少的唯一带电基团。

En(a–) 红细胞 Zeta 电位约为 –7.9~–8.2mV，仅略高于临界电位(–7.0mV，Zeta 电位低于临界值时红细胞可出现自凝现象)。由于 En(a–) 红细胞表面电荷降低，血清学反应中常表现出凝集性增强的现象。研究显示，En(a–) 红细胞的可凝集性与酶处理后的正常红细胞相当，正常红细胞经木瓜酶、胰蛋白酶或链霉蛋白酶处理后所携电荷与 En(a–) 红细胞相近。故可观察到在 En(a–) 红细胞与不规则抗体、凝集素、动物血清等的血清学反应中，凝集强度与酶处理正常红细胞的凝集强度基本一致，甚至更强的现象。

杂合型(*GYPA*Null*/*GYPA*、*GYP*(*A-B*)/*GYPA* 或 *M^k*/*GYPA*) En(a+) 红细胞表面电荷密度比正常红细胞约低 10%，可明显降低红细胞之间的静电斥力，在盐水介质中 RhD(+) 红细胞可与 IgG 型抗-D 发生弱凝集反应。杂合型 En(a+) 红细胞与荆豆、莲藕、槐树等凝集素的反应性也比正常红细胞强。

(5) En(a–)型红细胞抗原表达特征：由 *GYPA*Null* 引起的 En(a–)Fin 型红细胞缺乏 M 及 N 抗原，但表达于 GPB 的 ‘N’ 抗原不受影响。使用单克隆抗-N 定型试剂并不能区分具有 N 特异性的抗原究竟来自 GPA 还是来自 GPB，可使用胰蛋白酶加以区分。表达于 GPA 的 N 抗原对胰蛋白酶敏感，而表达于 GPB 的 ‘N’ 抗原对胰蛋白酶具有抵抗性。由杂合基因引起的 En(a–)UK 型红细胞因 M、N 抗原糖链末端唾液酸缺失，可导致与抗-M、抗-N 的反应性大大降低。

En(a–)红细胞 S、s 抗原表达不受影响，甚至表达强度会有所增强。GPA 缺失会对带 3 蛋白携带的 Diego 血型抗原的表达造成影响，En(a–)红细胞呈 Wr(a–b–)型。M^k 红细胞呈 En(a–)型，但红细胞同时缺失 GPA 与 GPB，GPB 携带的抗原同样无法表达而呈 En^a-S–s–U– 型。

(6) En(a–)型与临床：En(a–)型个体极为罕见，在日本人中表现频率约为 25 万分之一。En(a–)个体可通过免疫途径产生 IgM 或 IgG 型抗-En^a，引起严重的溶血性输血反应及 HDFN。某些 AIHA 患者体内含有抗-En^a 自身抗体，包括抗-En^aTS、抗-En^aFS 和抗-En^aFR，可引起严重的甚至致命的 AIHA。

2. U 抗原　1953 年，Wierner 等在一位因溶血性输血反应而死亡的黑色人种妇女体内发现了一种几乎与所有人红细胞均发生反应的抗体。对该抗体进行检测时，为避免与表示其他血型的字母重复，使用了字母 U 来标识该抗体，后将此抗体命名为抗-U，而相应的抗原则命名为 U 抗原。

U 抗原是 GPB 携带的高频抗原，其抗原决定簇由第 33~39 位的 7 个氨基酸残基组成。U 抗原在所有人种中普遍存在，分布广泛。U 抗原对大多数蛋白酶(唾液酸蛋白酶、胰蛋白酶、木瓜酶、糜蛋白酶、无花果酶等)具有抵抗性(图 3-85)。

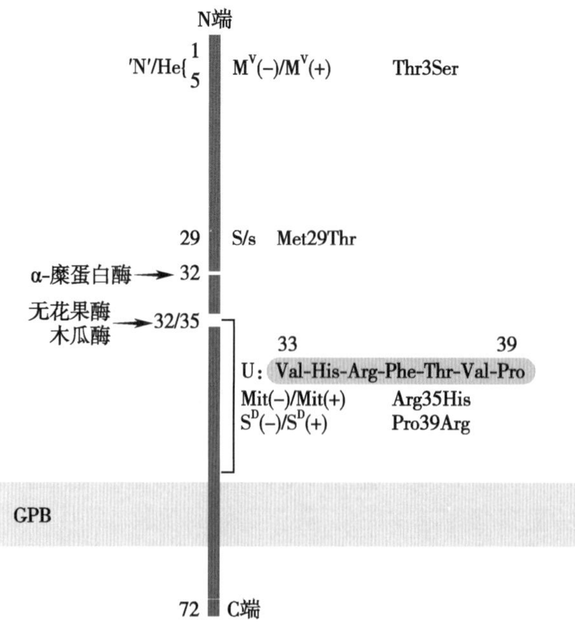

图 3-85　GPB 蛋白酶切位点及部分抗原定位示意图

U 抗原缺失常见于黑色人种，中非地区黑色人种中表现频率可达 35%，在我国极为罕见。因 GPB 缺失引起的 U(–) 型红细胞不表达 GPB 携带的抗原，呈 S–s–U– 型。由 GPB 杂合蛋白引起的 S–s–U+ 型所表达的 U 抗原通常为变异型 U 抗原($U+^{var}$)，与 GPB 核心区域氨基酸替换有关。S–s–$U+^{var}$ 多伴有 He 低频抗原的表达，$U+^{var}$ 与 He 抗原的表达具有较强的相关性。在 S–s– 型个体中，约 16% 由 GYP 杂合基因引起。U 抗原的表达可能与其他红细胞膜蛋白有关，S–s–U– 型常伴 Rh 缺失表现型。

S–s–U– 及 S–s–$U+^{var}$ 型个体均可产生免疫性 IgG 型抗-U，可引起严重的溶血性输血反应及 HDFN。抗-U 也可以自身抗体的形成出现，引起 AIHA。

(三) 低频抗原

错义突变与杂合基因是产生 MNS 血型系统低频抗原的主要原因。例如，Ri^a、Ny^a、Or、s^D、Mit 等低频抗原由错义突变导致的单个氨基酸替换引起，而 Hil、Mur、Hop 等低频抗原则由杂合基因编码的杂合蛋白引起。中国汉族人群中临床意义显著的低频抗原主要是 Mur 抗原，其他低频抗原罕见。

杂合基因由 *GYPA* 与 *GYPB* 外显子彼此相连而成，两者交界处形成新的核苷酸序列，编码出与 GPA、GPB 完全不同的氨基酸顺序，形成低频抗原的抗原决定簇。例如，*GYP*(*A-B*)**Hil* 是由 *GYPA* 第 1~3 外显子与 *GYPB* 第 4~6 外显子形成的 *GYPA*(*1-3*)-*GYPB*(*4-6*) 杂合基因，GP.Hil 杂合蛋白第 1~58 位氨基酸顺序与 GPA 相同，可表达 M、N、En^aTs、En^aFS 抗原。第 59~104 位与 GPB 第 27~72 位氨基酸顺序相同，可表达 s 与 U 抗原。GP.Hil 杂合蛋白仍可表达 M、N、En^aTs、En^aFS、s 及 U 抗原，但在交界处却形成了 GPA 与 GPB 均不具备的氨基酸顺序：Glu-Glu-Thr-Gly-Glu-Thr，前 3 个氨基酸是由 *GYPA* 第 3 外显子编码的最后 3 个氨基酸，而后 3 个则是 *GYPB* 第 4 外显子编码的前 3 个氨基酸，此变异氨基酸顺序形成了 Hil 低频抗原决定簇(图 3-86)。

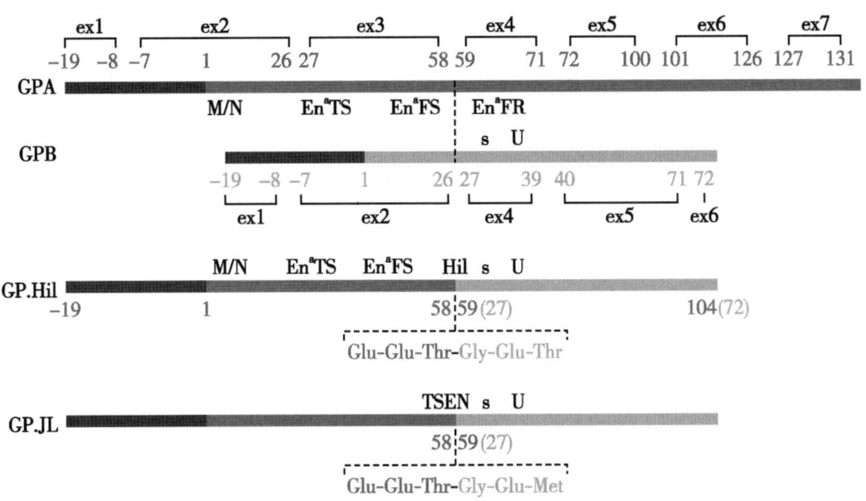

图 3-86 杂合蛋白形成低频抗原机制示意图

GP.Hil 与 GP.JL 第 1~58 位氨基酸由 *GYPA* 编码。59~104 位氨基酸由 *GYPB* 编码，其对应的正常 GPB 氨基酸位置为 27~72

GP.JL 杂合蛋白产生机制与 GP.Hil 相同，区别在于 GP.JL 表达 S 抗原。受 S 抗原影响，具有相同变异氨基酸顺序的 GP.JL 不表达 Hil 抗原，而表达 TSEN 低频抗原（图 3-86）。提示 MNS 抗原与 Rh 抗原相同，均为构象型抗原。其抗原性不仅取决于氨基酸顺序，同时还取决于与邻近氨基酸相互作用所形成的特定立体构象。

1. 与多态性抗原相关的低频抗原　M 与 N 抗原由 GPA 第 1~5 位氨基酸决定，'N' 抗原由 GPB 相应位置的氨基酸决定。血型糖蛋白第 1~5 位氨基酸发生替换可导致低频抗原的产生，目前已发现 3 种：位于 GPA 的 M^g、M^c 和位于 GPB 的 He 低频抗原（图 3-87）。

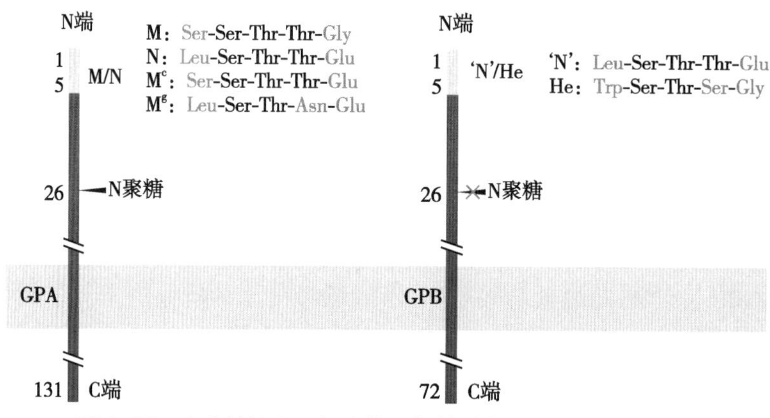

图 3-87　多态性抗原及相应位置氨基酸变化引起的低频抗原

M^g 与 M^c 抗原均由点突变引起，与 M 抗原相比，M^c 抗原仅是第 5 位氨基酸不同（Gly5Glu）。严格地讲，M^c 抗原并不是一个血型抗原，而是 M 与 N 抗原的中间产物，其第 1 位氨基酸为 M 抗原特征性氨基酸 Ser，第 5 位为 N 抗原特征性氨基酸 Glu，第 2，3，4 位氨基酸与正常 M、N 抗原无差别，且可正常糖基化。M^c 抗原可与大多数抗-M 及少部分抗-N 发生反应，到目前为止尚未发现抗-M^c。

M^g 抗原由 *GYPA*N* 68C>T（*GYPA*11*）突变引起，与 N 抗原相比，仅有一个氨基酸不同（Thr4Asn）（图 3-87）。Asn4 替换未能形成新的 N- 糖基化位点，却阻碍了 Ser2 及 Thr3 的 O- 糖基化，导致 M^g 抗原糖基化程度降低。与 N 抗原相比，少了 3 个 O- 聚链，导致 GPA 唾液酸缺乏，M^g/M^g 纯合子红细胞唾液酸含量比正常红细胞约低 12%。M^g 抗原可与部分抗-M 反应。

1953 年 Chalmers 等发现了 He 低频抗原，并以实验室技术人员 Henshaw 的名字命名。Henshaw 用自己的红细胞免疫兔子，得到了一种具有抗-M 特征的抗体，使用 M(+) 红细胞吸收抗-M 后，获得了具有抗-He 特异性的抗体。He 抗原是基因转换的结果，*GYPB* 第 2 外显子被部分 *GYPA* 第 2 外显子取代形成杂合第 2 外显子（*GYPB*06*，*GYPB*He*）（表 3-41）。GP（B-A-B）杂合蛋白第 1~5 位氨基酸由第 2 杂合外显子编码，形成新的氨基酸顺序：Trp-Ser-Thr-Ser-Gly，构成 He 抗原决定簇（图 3-87）。其他可编码该氨基酸顺序的 *GYP*（*B-A-B*）杂合基因也可表达 He 抗原，例如，*GYP*He*（*P2*）、*GYP*He*（*NY*）、*GYP*He*（*GL*）、*GYP*Cal* 等。抗-He 与 He(+) 红细胞反应时，凝集强度差异较大，S+s+U+ 型红细胞 He 抗原表达强，S–s–$U+^{var}$ 型却表达较弱。

2. 米尔顿伯格系列　以往的研究发现，人体产生的针对 MNS 血型系统低频抗原的抗体具有多特异性，与表达不同低频抗原的红细胞具有交叉反应性，所以将血清学上存在内在联系的一组低频抗原归为同一系列，称为米尔顿伯格系列（Miltenberger series，Mi）。

随着研究的持续，新的低频抗原不断被发现，出现了许多与该分类原则存在矛盾的现象，现已弃用 Miltenberger 系列的表述方式。但该表述方式已沿用多年，广为人知且许多文献、书籍仍在使用，本文对其进行简单介绍，以便读者了解其产生的来龙去脉，更好地理解下文重点讲述的在我国东南沿海地区人群中临床意义显著的 Mur 抗原。

研究人员在一位名为 Miltenberger 的血液中发现了针对 MNS 血型系统低频抗原的抗体，并称之为抗-Mi^a。1966 年，Cleghorn 等使用 Miltenberger 阳性红细胞免疫先证者孕妇，获得的抗血清与其他先证者红细胞存在交叉反应（表 3-43），而 Miltenberger 所产生的抗体与所有先证者红细胞均呈阳性反应，故将其归为同一系列——Miltenberger 系列。根据反应格局的不同，可将先证者红细胞表现型分为 4 类：Mi. Ⅰ、Mi. Ⅱ、Mi. Ⅲ及Mi. Ⅳ。

表 3-43　Cleghorn 等发现的 Miltenberger 系列反应格局

亚类	先证者抗血清				先证者红细胞
	Verweyst	Miltenberger	Murrell	Hill	
Mi. Ⅰ	+	+	−	−	Graydon，Mitenberger，Verweyst
Mi. Ⅱ	−	+	−	−	Hutchinson，Musson
Mi. Ⅲ	−	+	+	+	Murrell，Wagstaffe
Mi. Ⅳ	−	+	+	−	Hopper

随后的研究认为抗-Mi^a 是多特异性混合抗体，经过适当红细胞的吸收可表现出单特异性。例如，抗-Mi^a 经吸收后可获得抗-Vw 单特异性抗体。有学者认为 Miltenberger 系列的红细胞并不存在与抗-Mi^a 相结合的 Mi^a 抗原，只是多个变异型抗原的共有抗原。原因是这些变异型抗原具有相同的杂交序列，产生了相同的抗原表位。另一方面，含有抗-Mi^a 的血清或单克隆抗-Mi^a（如 PC29 和 PC181 以及 64D6 抗体），可以凝集携有 GP.Vw、GP.Hut、GP.Mur、GP.Hop、GP.Bun 和 GP.HF 蛋白的红细胞。对多份 Mi（a+）样本进行基因检测，结果发现 87.8% 携有 *GYP*Mur*，其次为 *GYP*Bun*（12%），并有个例为 *GYP*Vw* 和 *GYP*Hut*。但也有学者认为 Mi^a 抗原确实存在，并采用单克隆抗体技术证明 Mi^a 抗原表位由杂合蛋白第 25~32 位氨基酸残基组成，其氨基酸顺序为：TNDKHKRD。或由第 24~31 位氨基酸残基组成，其顺序为：QTND$^{M}_{K}$HKR。也有学者认为 Mi^a 抗原是由 24~34 位的 11 个氨基酸残基组成：QTND$^{M}_{K}$HKRDTY。

随着观察例数的增加，Miltenberger 系列的血清学反应格局由最初的 4 个亚类逐渐增加至 14 个（表 3-44），但许多新增加的亚类因不与抗-Mi^a 反应而不符合 Miltenberger 系列的原始定义，所以通过拓展 Miltenberger 系列亚类的方式来解释新发现的表现型不再可行。

随着分子生物学技术的出现与发展，Miltenberger 系列中的抗原被证实为 MNS 血型系统的低频抗原，并将 Miltenberger 系列归为 MNS 血型系统，弃用了 Miltenberger 系列的表述方式。

表 3-44　Miltenberger 系列中各杂合蛋白携带的低频抗原呈现的反应格局

糖蛋白	Mi^a^	Vw	Hut	Mur	MUT	Hil	TSEN	MINY	Hop	Nob	DANE	St^a^	Dantu	Kipp
GP.Vw	+	+	-	-	-	-	-	-	-	-	-	-	-	-
GP.Hut	+	-	+	-	+	-	-	-	-	-	-	-	-	-
GP.Mur	+	-	-	+	+	+	-	+	-	-	-	-	-	-
GP.Hop	+	-	-	+	+	-	+	+	+	-	-	-	-	-
GP.Hil	-	-	-	-	-	+	-	+	-	-	-	-	-	-
GP.Bun	+	-	-	+	+	+	-	+	+	-	-	-	-	-
GP.Nob	-	-	-	-	-	-	-	-	-	+	-	-	-	-
GP.Joh	-	-	-	-	-	-	-	-	+	+	-	-	-	-
GP.Dane	-	-	-	+	-	-	-	-	-	-	+	-	-	-
GP.HF	+	-	-	-	+	+	-	+	-	-	-	-	-	-
GP.JL	-	-	-	-	-	-	+	+	-	-	-	-	-	-
GP.Sch	-	-	-	-	-	-	-	-	-	-	-	+	-	-
GP.Dantu	-	-	-	-	-	-	-	-	-	-	-	-	+	-
GP.Kip	-	-	-	+	+	+	-	+	+	+	-	-	-	+

3. Mur 抗原　Mur 抗原最初被定义为 Miltenberger 系列第Ⅲ亚类抗原（Mi.Ⅲ），但除 GP.Mur（Mi.Ⅲ）杂合蛋白外，GP.Hop（Mi.Ⅳ）、GP.Bun（Mi.Ⅵ）及 GP.Dane（Mi.Ⅸ）杂合蛋白均可表达 Mur 抗原。

GP.Mur、GP.Hop 及 GP.Bun 是 GP（B-A-B）杂合蛋白，均由 *GYPA* 第 3 外显子 3′ 端取代 *GYPB* 第 3 假外显子末端序列，形成 BψA3 杂合外显子而使假基因得以表达引起。*Bψ* 编码的 Pro-Ala-His-Thr-Ala-Asn 氨基酸顺序以及与其相邻的氨基酸残基构成了 Mur 抗原决定簇（图 3-88）。GP.Mur 与 GP.Bun、GP.Hop 略有不同，*GYP*Mur* 第 3 假外显子编码 GP.Mur 第 27~48 位氨基酸，而 GP.Bun、GP.Hop 第 27~50 位氨基酸均由第 3 假外显子编码（表 3-41）。

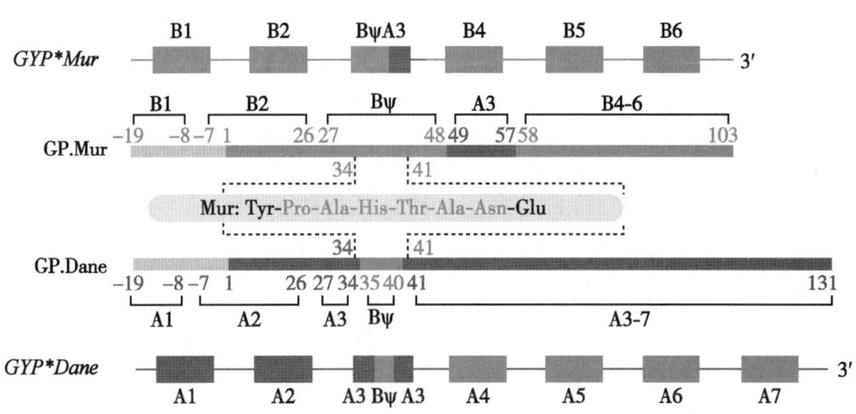

图 3-88　Mur 抗原决定簇氨基酸顺序及在杂合蛋白上的位置

A：*GYPA* 外显子；B：*GYPB* 外显子；Bψ：*GYPB* 第 3 假外显子；Mur 抗原决定簇由 Bψ 编码

GP.Dane 是 GP（A-B-A）杂合蛋白，由部分 *GYPB* 第 3 假外显子序列插入至 *GYPA* 第 3 外显子引起，在 A3 外显子内产生 2 个杂交连接，形成 A3BψA3 杂合第 3 外显子，导致 GPA 第 35~41 位氨基酸顺序 Ala-Ala-Thr-Pro-Arg-Ala-His 被 *GYPB* 第 3 假外显子编码的 Pro-Ala-His-Thr-Ala-Asn 所取代，从而形成 Mur 抗原决定簇（图 3-88）。GP.Mur、GP.Hop、GP.Bun 与 GP.Dane 虽然产生机制并不相同，但杂合蛋白均含有 *GYPB* 第 3 假外显子编码的 Mur 抗原决定簇，血清学表现为与抗-Mur 呈阳性反应。

Mur 低频抗原临床意义显著，与 Rh 血型系统中的 C^{w} 抗原一样，在特定地区与种族中 Mur 抗原具有较高的表现频率。Mur 抗原在白色人种中较少见，但在亚洲人群中尤其是在东南亚地区却有较高的表现频率。例如，在泰国约 10%~15% 的献血者为 Mur（+）。Mur 抗原在我国不同地区人群中表现频率差异较大，内陆地区人群表现频率较低，而东南沿海和台湾地区较为多见。文献显示，安徽省汉族人群中 Mur（+）表现频率约为 0.9%，西安为 1.4%，上海为 1.79%，云南为 3.48%，广州为 6.59%，而中国台湾地区阿美族（高山族之一）人高达 88%。

四、MNS 血型系统抗体

（一）抗-M 和抗-N

抗-M 与抗-N 具有冷反应性，在 37℃条件下通常不与红细胞发生凝集反应，故认为抗-M、抗-N 是冷抗体，其临床意义不显著。但有文献报道显示，抗-M、抗-N 可引起急性溶血性输血反应及 HDFN，存在抗-M、抗-N 的患者进行输血治疗时，应为其提供相应抗原阴性的红细胞成分。

1. 抗-M　抗-M 是 MNS 血型系统中最为常见的抗体，多为 IgM 型天然抗体，但其中约 78% 含有 IgG 型抗-M。含有抗-M 的个体多数无输血、妊娠等免疫史，资料显示，抗-M 的产生可能与细菌感染有关，也有人认为与饲养宠物有关。

抗-M 具有冷反应性。4℃～室温条件下，IgM 与 IgG 型抗-M 在盐水介质中可与 M(+) 红细胞发生反应，最佳反应温度为 4℃。37℃时，检出率显著降低。抗-M 与 M+N– 型红细胞反应的凝集强度强于 M+N+ 型，提示 M 抗原具有剂量效应，应选择 *M/M* 纯合子红细胞作为抗体检测红细胞试剂。

血清酸化可增强某些抗-M 的反应性。M 与 N 抗原携有多种带电基团，pH 变化会对基团上的电荷造成影响，导致抗-M 的亲合力发生变化，表现出 pH 依赖性的特征。IgM 型抗-M 最佳反应 pH 为 6.5~7.0。pH>7.5 或<6.5 时，多数抗-M 反应性下降，甚至失去反应性。

临床意义显著的抗-M 为 IgG 型抗体，可引起严重的 HDFN。IgG 型抗-M 攻击的靶细胞是红细胞系造血祖细胞，血常规检测网织红细胞比例降低甚至检测不到，造成胎儿严重贫血，易引起早期流产。妊娠后期 IgG 型抗-M 效价下降较快，易漏检。需要注意的是，由于 IgG 型抗-M 对新生儿造血功能具有破坏作用，造血功能恢复较慢，表现为再生不足性贫血。严重贫血的新生儿在输血后数月内可能会再次出现贫血，应密切观察，可能需多次输血。

2. 抗-N　与抗-M 相比，抗-N 较少见。抗-N 的产生与抗-M 类似，大多无明显免疫史，多为天然抗体，多次输血可产生 IgG 型抗-N。

抗-N 与抗-M 相同，亦具有冷反应性。IgM 与 IgG 型抗-N 可在 4℃～室温条件下，使用盐水法检出，最佳反应温度为 4℃。37℃时，检出率显著降低。抗-N 与 M–N+ 型红细胞的凝集强度强于 M+N+ 型，提示 N 抗原同样具有剂量效应。

(二) 抗-S 和抗-s

抗-S 和抗-s 通常为 IgG 型免疫性抗体。含有抗-S 的血清常伴有其他 MNS 血型系统低频抗原的抗体。

抗-S 最适反应温度为 15~37℃，盐水法检出率低，使用 IAT 法可提高抗-S 检出率。抗-s 最适反应温度为 37℃，盐水法无法检出抗-s，需使用 IAT 法方能检出。pH 6.0 的反应体系可增强抗-s 的反应性。

部分抗-S 可激活补体系统并引起血管内溶血，但抗-s 激活补体系统的情况罕见。抗-S 和抗-s 均能引起溶血性输血反应及严重的 HDFN。若患者体内存在抗-S 或抗-s 时，应为其提供相应抗原阴性的红细胞成分。

(三) 抗-U

抗-U 多为 IgG 型免疫性抗体，最适反应温度为 37℃，使用 IAT 法可检出。抗-U 可引起严重的溶血反应及 HDFN，有些胎儿需宫内输血。

(四) 抗-Mur

抗-Mur 以 IgG 型(IgG1 和 IgG3) 抗体为主，也可含有 IgM 型抗体。抗-Mur 常伴有抗-Mi^a、抗-Vw 等抗体。抗-Mur 最适反应温度为室温及 37℃，IAT 法可检出 IgG 型抗-Mur。

抗-Mur 可引起急性或迟发性溶血性输血反应及 HDFN。针对 GP.Mur 和 GP.Vw 蛋白的抗-Mur、抗-Mi^a 和抗-Vw 均可引起 HDFN，病情严重的患儿可发生再生不足性贫血。例如，Van den Bos 和 Steiner 报告了一例严重的 HDFN，母体血清中存在抗-Mur、抗-Hut 和抗-Vw，患儿红细胞表达 GP.Hut 蛋白，临床症状表现为重度黄疸和严重贫血。Molthan 报告了一例发生血管内溶血的病例：患者含有抗-Vw 和抗-Mi^a 天然抗体，输血前、后的血液样本 DAT 均为阴性。输注 1 单位 GP.Vw 阳性红细胞后，出现发热、发冷、呕吐、黄疸、腿部和关节严重疼痛等症状，第 2 日出现严重的呼吸困难、少尿等症状，并于 2d 后死亡。

抗-Mur 在我国东南沿海地区人群中较为常见，进行不规则抗体筛查及特异性鉴定时，所用红细胞试剂应包含 Mur（+）红细胞，以免抗-Mur 漏检。

第四节 Kidd 血型系统

1951 年，产妇 Kidd 分娩的第 6 个孩子发生了严重的 HDFN，Allen 等在她的血清中检出了一种新抗体（血清中同时含有抗-K），并将其命名为抗-Jk^a，相对应的抗原命名为 Jk^a 抗原，以纪念 Kidd 女士失去的孩子（名字缩写为 JK），而这种血型系统则命名为 Kidd 血型系统。

研究发现，抗-Jk^a 与 76%~77% 来自波士顿和伦敦的欧洲裔个体红细胞发生反应。1953 年，Plaut 等在英格兰的一位发生溶血反应的女性患者体内发现了抗-Jk^b（血清中同时含有抗-Fy^a）。1959 年，一位 Jk（a–b–）型女性患者输血后发生黄疸，该女士是华裔和西班牙裔混血，无输血史但生育有两个孩子，其丈夫为 Jk（a–b+）型。该女性患者血清中的抗体除了不与自身红细胞发生反应外，与其他人红细胞均发生凝集反应。血清经 Jk（a+b–）红细胞吸收后，放散液与 Jk（a–b+）型红细胞也发生反应，由此发现了 Kidd 血型系统的第三个抗原——Jk3 高频抗原以及抗-Jk3 同种抗体。

Kidd 血型抗体可引起严重的溶血性输血反应。研究显示，Kidd 抗原可诱导免疫细胞产生迅速、剧烈的免疫回忆反应，引起严重的迟发性溶血性输血反应。Kidd 血型系统的临床意义不容忽视，在实际工作中应给予足够重视。

一、Kidd 血型系统分子基础

（一）Kidd 血型系统基因结构

尿素转运蛋白 B（urea transporter B，UT-B）是 Kidd 血型系统抗原的载体蛋白，由溶质转运基因家族中的 *SLC14A1*（solute carrier family 14，urea transporter，member 1，SLC14A1）控制编码。在红细胞血型系统中，*SLC14A1* 习惯上称为 JK 基因，而 UT-B 则称为 JK 蛋白或 Kidd 糖蛋白。

通过原位杂交，*JK* 定位于 18q11-q12，长度约为 30kb，由 11 个外显子及 10 个内含子组成（数据来自 NCBI RefSeq NG_011775.3）（图 3-89A）。自 2018 年 7 月 6 日以后，*JK* 参照序列 NG_011775.4 取代了 NG_011775.3（图 3-89B），目前认为 *JK* 由 10 个外显子及 9 个内含子组成。两者的区别在于非编码区外显子与内含子的划分不同，从编码 JK 蛋白的外显子开始，各外显子、内含子长度及核苷酸序列并无差异。由于众多参考文献均以 NG_011775.3 为参照，本文对 *JK* 的描述仍沿用 NG_011775.3 中数据。

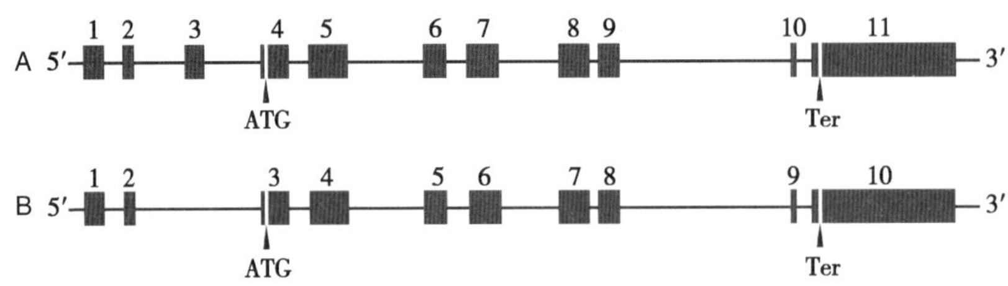

图 3-89 JK 基因结构示意图

A. NG_011775.3 序列显示的外显子数；B. NG_011775.4 序列显示的外显子数

JK 第 1~11 外显子长度分别为 147、64、87、172、190、129、193、148、135、50 及 2 743bp，第 1~10 内含子长度分别为 676、2 318、2 881、543、3 069、2 053、2 514、217、8 713 及 1 352bp。CDS 区碱基长度为 1 170bp，翻译起始位点位于第 4 外显子第 22 位碱基，第 4~11 外显子在 CDS 中的长度分别为 151、190、129、193、148、135、50 及 174bp，分别编码 JK 蛋白不同位置的氨基酸（图 3-90）。

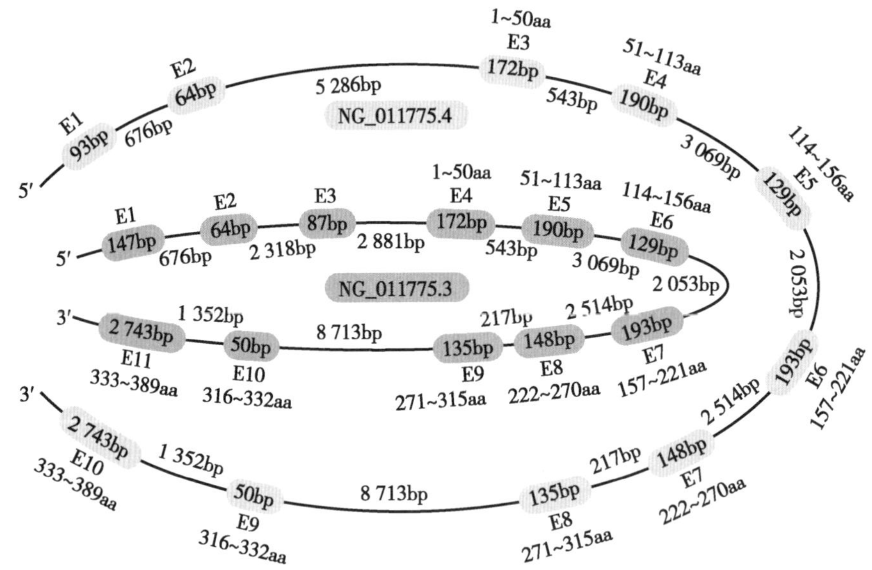

图 3-90 *JK* 外显子与内含子长度及对应的氨基酸编码长度

aa：氨基酸；E：外显子；外显子之间的碱基长度为内含子长度；中间为 NG_011775.3 序列各外显子与内含子长度；外部为 NG_011775.4 序列各外显子与内含子长度

JK 基因调控区位于翻译起始位点上游 -837~-336 区域，含有 GATA-1、SP1 转录因子结合位点及呈倒序排列的 TATA 及 CAAT 盒子等红细胞系特异性顺式调控元件。

（二）Kidd 血型系统基因多态性

Kidd 血型系统存在多种等位基因，*JK*A*（*JK*01*）与 *JK*B*（*JK*02*）是 Kidd 血型系统最重要的两个等位基因，分别编码 Jk^a 与 Jk^b 蛋白。两者差异在于第 7 外显子第 588 位、第 9 外显子第 838 位及第 9 内含子 -46 位碱基不同。其中 588 与 -46 位点突变为沉默突变，838 位为错义突变。*JK*A* 为 588A、838G 及 IVS9-46A，而 *JK*B* 却是 588G、838A、IVS9-46G（图 3-91）。838G>A 引起编码产物第 280 位氨基酸由天冬氨酸替换为天冬酰胺（Asp280Asn），导致 Jk^a 与

Jk^b 的抗原性差异。*JK*A* 和 *JK*B* 在高加索人群中分布频率相近，在非洲人中 *JK*A* 分布频率高于 *JK*B*，而亚洲人 *JK*A* 分布频率却低于 *JK*B*。

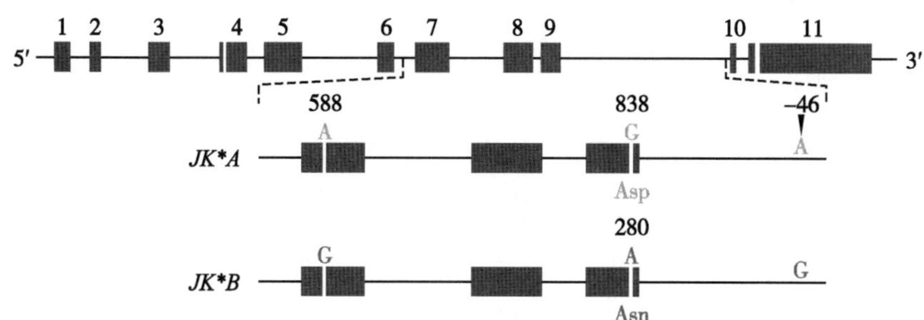

图 3-91　*JK*A* 与 *JK*B* 碱基序列差异示意图

Kidd 血型系统其他等位基因均为变异型等位基因，可引起 Jk^a 与 Jk^b 抗原表达减弱（称为 Jk_{mod} 型，用 Jk（$a+^w$）、Jk（$b+^w$）表示），或 Jk^a 与 Jk^b 抗原不表达（称为 Jk_{null} 型，用 Jk（a–b–）表示）。

1. Jk_{mod} 型分子基础　Jk_{mod} 型均由错义突变导致的氨基酸替换引起，ISBT 将引起 Jk（$a+^w$）、Jk（$b+^w$）型的等位基因命名为 *JK*01W* 与 *JK*02W*。目前已发现 5 种 *JK*01W* 及 2 种 *JK*02W*（表 3-45）。例如，引起非裔美国人呈 Jk（$a+^w$）及 Jk（$b+^w$）型的等位基因 *JK*01W.02* 与 *JK*02W.01* 第 7 外显子均存在错义突变，前者为 511T>C（Trp171Arg），后者为 548C>T（Ala183Val），氨基酸替换位置均位于第 3 胞外环，使抗原构象发生改变，表现出抗原弱表达的血清学特征。

表 3-45　Jk_{mod} 型基因突变位点及氨基酸替换

表现型	等位基因	外显子	突变位置	氨基酸变化
Jk（$a+^w$）	*JK*01W.01*	4	130G>A	Glu44Lys
Jk（$a+^w$）	*JK*01W.02*	7	511T>C	Trp171Arg
Jk（$a+^w$）	*JK*01W.03*	4	28G>A	Val10Met
Jk（$a+^w$）	*JK*01W.04*	5	226G>A	Val76Ile
Jk（$a+^w$）	*JK*01W.05*	8	742G>A	Ala248Thr
Jk（$b+^w$）	*JK*02W.01*	7	548C>T	Ala183Val
Jk（$b+^w$）	*JK*02W.02*	8	718T>A	Trp240Arg

注：*JK*01W* 以 *JK*01* 为参照基因，*JK*02W* 以 *JK*02* 为参照基因

2. Jk_{null} 型分子基础　目前已知两种机制可导致 Jk_{null} 型的出现：基因突变型及阻碍遗传子型，也称 In（JK）型。

（1）基因突变型：基因突变导致的无效等位基因是引起 Jk_{null} 型的重要原因。ISBT 将不表达 Jk^a、Jk^b 抗原的无效等位基因命名为 *JK*01N* 与 *JK*02N*，目前已发现 10 个 *JK*01N* 和 14 个 *JK*02N*（表 3-46）。无效等位基因的产生机制可分为 5 类：错义突变、无义突变、核苷酸缺失、外显子缺失以及剪接位点突变引起的外显子跳跃。

表 3-46　Kidd 血型系统无效等位基因

等位基因	突变位置	外显子 / 内含子	突变位置
*JK*01N.01*	外显子 4 和 5 缺失	外显子 4 和 5	起始密码子缺失，无产物
*JK*01N.02*	202C>T	外显子 5	Gln68Ter
*JK*01N.03*	582C>G	外显子 7	Tyr194Ter
*JK*01N.04*	956C>T	外显子 10	Thr319Met
*JK*01N.05*	561C>A	外显子 7	Tyr187Ter
*JK*01N.06*	342-1G>A	内含子 5	第 6 外显子跳跃
*JK*01N.07*	723delA	外显子 8	Ile262fs
*JK*01N.08*	866A>G	外显子 9	Asn269Ser
*JK*01N.09*	27_50del	外显子 4	Val10_Arg17del
*JK*01N.10*	811+5G>A	内含子 8	Ala270fs
*JK*02N.01*	342-1G>A	内含子 5	第 6 外显子跳跃
*JK*02N.02*	342-1G>C	内含子 5	第 6 外显子跳跃
*JK*02N.03*	222C>A	外显子 5	Asn74Lys
*JK*02N.04*	663G>T	内含子 7	Leu223fs
*JK*02N.05*	723delA	外显子 8	Ile262fs
*JK*02N.06*	871T>C	外显子 9	Ser291Pro
*JK*02N.07*	896G>A	外显子 9	Gly299Glu
*JK*02N.08*	956C>T	外显子 10	Thr319Met
*JK*02N.09*	191G>A	外显子 4	Arg64Gln
*JK*02N.10*	194G>A	外显子 4	Gly65Asp
*JK*02N.11*	499A>G，512G>A	外显子 7	Met167Val，Trp171Ter
*JK*02N.12*	437T>C，499A>G	外显子 6，7	Leu146Pro，Met167Val
*JK*02N.13*	499A>G，536C>G	外显子 7	Met167Val，Pro179Arg
*JK*02N.14*	896G>A	外显子 9	Gly299Glu

注：*JK*01N* 以 *JK*01* 为参照基因，*JK*02N* 以 *JK*02* 为参照基因。del：缺失；Ter：终止密码子

1）错义突变：在 JK_{null} 无效等位基因中，错义突变引起的氨基酸替换所占比例最高，氨基酸替换可发生于跨膜区及第 3 胞外区。例如，在芬兰人中发现的 *JK*02N.06* 第 9 外显子发生 871T>C 突变，引起跨膜区第 291 位氨基酸发生替换，亲水性丝氨酸被替换为疏水性脯氨酸（Ser291Pro），极性的变化引起 Pro 与其相邻氨基酸之间作用力发生改变，导致 JK 蛋白立体构象发生变化，血清学检测呈 Jk（a–b–）型。*JK*01N.04* 引起的氨基酸替换也发生于跨膜区，而 *JK*02N.11*、*JK*02N.13* 引起的氨基酸替换位于第 3 胞外区（表 3-46，图 3-92）。

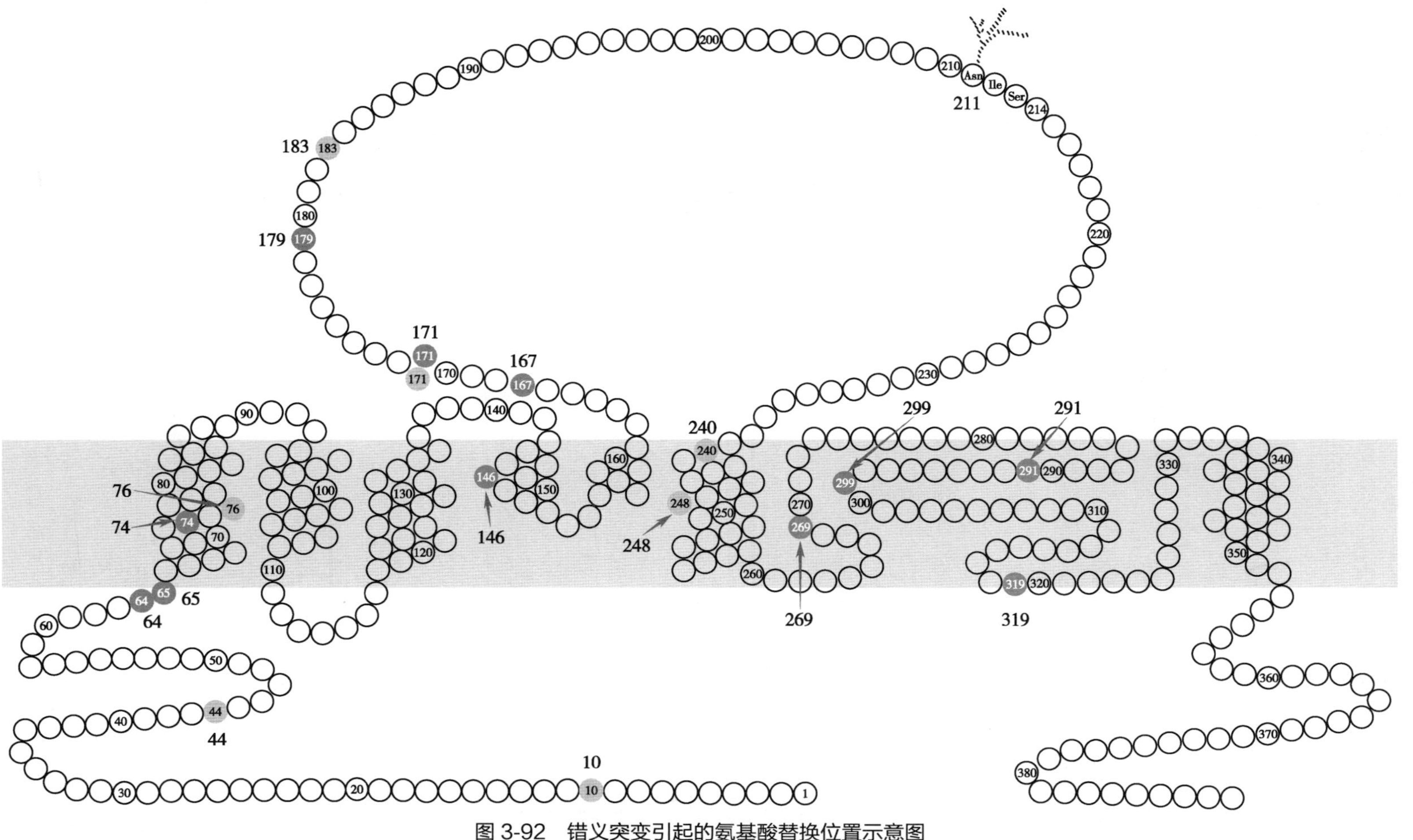

图 3-92　错义突变引起的氨基酸替换位置示意图

●：引起 Jk（a+^{w}）及 Jk（b+^{w}）的氨基酸替换；●：引起 Jk（a−b−）的氨基酸替换；211：N- 连接糖基化位点

分析错义突变引起的氨基酸替换位置可以发现，替换可发生在胞内区、跨膜区及胞外区，且以跨膜区为主（图 3-92）。结果提示，Jk 抗原是立体构象依赖型抗原，氨基酸替换引起 JK 蛋白立体构象改变，从而导致抗原性质发生改变，血清学检测呈弱表现型（Jk（a+^{w}）、Jk（b+^{w}）型）或缺失型（Jk（a–b–）型）。

2）无义突变：单核苷酸替换可引起 *JK* 发生无义突变，导致终止密码子提前出现，编码产物为截短的无义多肽。例如，在一个瑞士家庭中发现的 *JK*01N.03* 第 7 外显子发生 582C>G 突变，引起终止密码子在 194 位氨基酸提前出现，编码产物为 193 个氨基酸残基组成的无生物活性的短肽，血清学检测呈 Jk（a–b–）型。类似的等位基因还有 *JK*01N.02*、*JK*01N.05* 等，前者终止密码子位于编码第 68 位氨基酸的位置，后者位于第 187 位氨基酸位置，分别编码由 67 及 186 个氨基酸残基组成的无效多肽（表 3-46）。

3）核苷酸缺失：在 JK_{null} 等位基因中存在两种核苷酸缺失类型：单核苷酸缺失与整码缺失。

单核苷酸缺失可引起移码突变并导致缺失位置后编码氨基酸顺序发生改变，而整码缺失则可引起氨基酸丢失但其前后位置的氨基酸顺序并不发生改变。例如，*JK*01N.07* 第 8 外显子第 723 位腺嘌呤缺失（723delA），引起移码突变，使第 241 位后的氨基酸顺序发生改变，编码出一条由 261 个氨基酸残基组成的无效多肽。*JK*01N.09* 由整码缺失引起，第 4 外显子第 27~50 位的 24 个核苷酸缺失（27_50delAGTGGACAGCCCCACTATGGTTAG），导致编码蛋白第 10~17 位的 8 个氨基酸缺失（Val10_Arg17del），编码产物失去原有的生物活性，血清学检测呈 Jk（a–b–）型。

4）外显子缺失：2002 年，Lucien 等在法国马赛发现了一位因外显子缺失而引起 Jk（a–b–）型的患者。该患者第 4、5 外显子被第 3 内含子的一段核苷酸序列取代（*JK*01N.01*，315_179bp，136bp），此序列两侧是典型的供体 - 受体隐性剪接位点。第 4、5 外显子缺失的产生机制尚不清楚，可能与序列发生错配或基因重排有关。

5）剪接位点突变：在玻利尼西亚人中，Jk（a–b–）型个体 *JK* 第 5 内含子存在 c.342-1G>A 剪接位点突变（*JK*02N.01*），此突变被称为波利尼西亚突变，可导致第 6 外显子在转录过程中随第 5 内含子一起被剪切去除，引起第 6 外显子跳跃，导致 JK 蛋白第 114~156 位氨基酸缺失（Arg114_Thr156del），编码产物无法转运至红细胞膜而呈 Jk（a–b–）型。波利尼西亚人中特定岛民（如汤加人、纽埃人、萨摩亚人等）*JK*02N.01* 基因频率为 8.7%，与 Jk（a–b–）型在玻利尼西亚人中表现频率较高密切相关。

亚洲种族人群中也发现有波利尼西亚突变。文献报道，中国福建人群 *JK*02N.01* 基因频率为 2.5%，菲律宾人为 9%，印度尼西亚人为 1%。除波利尼西亚突变外，由剪接位点突变引起的 JK_{null} 无效等位基因还有 *JK*01N.06*、*JK*02N.02*（表 3-46）。

（2）In（JK）型：In（JK）型主要见于日本人，在对 14 份 Jk（a–b–）型血液样本进行研究时发现，有 2 例样本尿素溶解时间介于正常 Kidd 表现型与 Jk（a–b–）型红细胞之间。吸收放散试验发现，这 2 例 Jk（a–b–）型红细胞可结合抗-Jk^{a}、抗-Jk^{b} 和抗-Jk3。家系研究显示，母亲为 Jk（a+b+）型，但 2 个女儿均为 Jk（a–b–）型，而这 2 个女儿的下一代也是 Jk（a–b–）型。

随后的研究证实，*In*（*JK*）引起的 Jk（a–b–）型，*JK* 并未发生基因突变，而是受抑制基因（阻碍遗传子）的影响以致 *JK* 显性基因无法表达。抑制基因虽尚未定位，但可确定的是该基因并不位于 JK 基因座，且仅少数个体携有阻碍遗传子。

二、Kidd 糖蛋白

1987 年，研究人员使用 IgG 型抗-Jk^a、抗-Jk^b 和抗-Jk3，通过斑点印迹法成功分离出 Kidd 糖蛋白。1994 年，使用抗-Jk3，从除 Jk(a–b–) 型外的所有红细胞中均分离出分子量为 45~60kDa 的 Kidd 糖蛋白，去除 N- 聚糖后，分子量降至 36kDa。

Kidd 糖蛋白由 389 个氨基酸残基组成，为Ⅳ型跨膜蛋白，可 10 次跨膜，在胞外区可形成 5 个环状结构(图 3-92，图 3-93)。其中第 3 胞外环状结构最大，第 211 位为天冬酰胺(Asn)与第 213 位丝氨酸(Ser)构成 NXS 结构，可使 Asn 通过与 GlcNAc 连接而逐步合成携有 ABH 抗原的 N- 聚糖。由 60 个氨基酸残基组成的 N 端及由 35 个氨基酸残基组成的 C 端均位于胞内区，N 端和 C 端的部分氨基酸具有同源性，均含有尿素转运通道特征的 LP 盒子(LP box，LPXXTXPF。其中 X 为任意氨基酸)。Jk^a/Jk^b 抗原位于胞外第 4 环状结构，其多态性由第 280 位氨基酸决定。

Kidd 糖蛋白是尿素转运蛋白，表达 Kidd 糖蛋白的红细胞可主动将细胞外尿素转运至细胞内。在尿素浓度高的溶液中，可迅速吸收溶液中的尿素使细胞内液呈高渗状态，随后水分大量渗入引起细胞膨胀并溶解。Kidd 糖蛋白缺乏的 Jk(a–b–) 型红细胞转运尿素十分缓慢。1982 年，Heaton 等发现 Jk(a–b–) 型红细胞具有抵抗 2M 尿素溶液的能力。正常 Kidd 表现型红细胞在 2M 尿素溶液中 1~2min 内即可完全溶解，而 Jk(a–b–) 型红细胞转运尿素的速度比正常红细胞慢 1 000 倍，可耐受 30min 以上(图 3-94)，*JK*Null/JK* 杂合子红细胞溶解速度介于两者之间。因此，尿素溶解试验是筛选 Jk(a–b–) 型简单、经济而有效的方法。

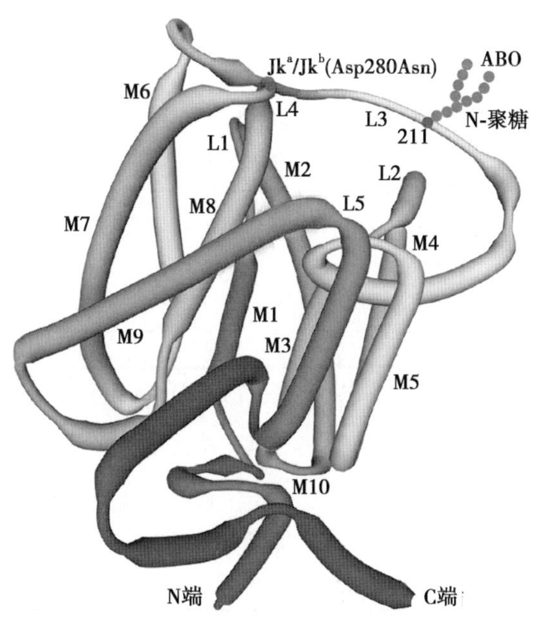

图 3-93　Kidd 糖蛋白立体结构模拟图

M：跨膜区；L：胞外环状区；Jk^a/Jk^b 抗原位于第 4 胞外环；N- 聚糖位于第 3 胞外环第 211 位氨基酸，可表达 ABH 抗原

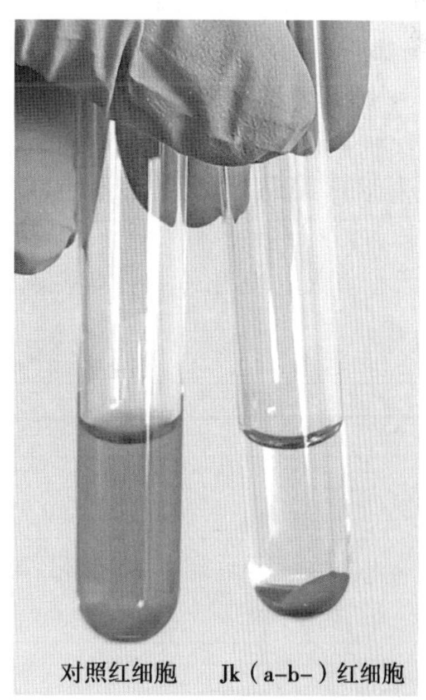

图 3-94　Jk(a–b–)型红细胞在 2M 尿素中 1h 抵抗结果

除红细胞外，Kidd 糖蛋白还分布于肾脏、脑、心脏、胰腺，前列腺、膀胱、睾丸和结肠组织。在人体肾脏内已发现两种尿素转运蛋白（urea transporter，UT）：UT-A 及 UT-B，两者高度同源，UT-A 表达于肾脏细胞，UT-B 表达于内髓直小血管降支上皮细胞。肾尿素转运蛋白的功能是维持该区域内尿素浓度及总渗透梯度。红细胞尿素转运蛋白的主要功能是促进尿素快速通过红细胞膜，以防止红细胞进入和离开肾髓质时发生收缩和肿胀，维持肾髓质中尿素浓度，维持肾的尿浓缩能力。结肠上皮细胞表达 UT-B，其尿素转运功能可以起到维持正常结肠微生物群的作用。此外有研究发现，*JK*A*/*JK*A* 纯合子总胆固醇水平高于 *JK*B*/*JK*B* 纯合子及 *JK*A*/*JK*B* 杂合子，但高密度脂蛋白、甘油三酯未见差异，机制尚不明确，可能是由于紧密连锁基因的作用，而不是直接与 *JK* 基因有关。

虽然 Jk（a–b–）型红细胞转移尿素的能力有所下降，但尚未发现与此相关的临床症状。可能其他尿素转运蛋白的代偿作用使 Jk（a–b–）型个体未表现出相关症状，也可能是正常情况下尿液不需要最大限度地浓缩。Kidd 糖蛋白除与尿素转运有关外，可能还与新生儿先天畸形、1 型糖尿病、弱视等有关。

三、Kidd 血型系统抗原

Kidd 血型系统有 3 个抗原：Jk^a、Jk^b 和 Jk3。Jk^a 和 Jk^b 是对偶抗原。Jk3 为高频抗原，广泛表达于 Jk 抗原阳性红细胞，即 Jk3 抗原的表达依赖于 Jk^a 或 Jk^b 抗原的存在，与 Jk^a 或 Jk^b 抗原共同表达。

（一）Jk^a 与 Jk^b

1. Jk^a 与 Jk^b　Jk^a 与 Jk^b 的抗原性差异由 Kidd 糖蛋白第 280 位氨基酸决定，Jk^a 为 Asp280，而 Jk^b 为 Asn280（图 3-91）。

Jk^a 和 Jk^b 为共显性抗原，其抗原组合形成临床上重要的 4 种表现型：Jk（a+b+）、Jk（a+b–）、Jk（a–b+）及 Jk（a–b–）。各种表现型在不同种族人群中表现频率差异较大，而 Jk（a–b–）型表现频率极低，在各人种中均十分罕见（表 3-47）。文献报道，上海地区与河北地区献血者具有相似的 Kidd 抗原表现频率，Jk（a+b–）型表现频率为 22%，Jk（a+b+）为 53%，Jk（a–b+）为 25%，而 Jk（a–b–）未检出。Jk（a–b–）型在亚洲人表现频率高于高加索人及非洲人，中国汉族献血者人群中 Jk（a–b–）型表现频率为 0.004%~0.02%。

表 3-47　Kidd 表现型在不同种族人群中的表现频率

表现型	表现频率（%）		
	亚洲人	高加索人	非洲人
Jk（a+b–）	22.9	26.3	51.1
Jk（a–b+）	27.6	23.4	8.1
Jk（a+b+）	49.5	50.3	40.8
Jk（a–b–）	稀有	稀有	稀有

孕龄 7 周的胎儿红细胞可检出 Jk^a 抗原，11 周可检出 Jk^b 抗原，而 Jk3 抗原最早可见于晚幼红细胞。使用铁蛋白标记 IgG 型抗-Jk^a，在免疫电子显微镜下检测红细胞 Jk^a 抗原位点数量发现，成人单个红细胞约有 14 000 个 Jk^a 抗原位点。

2. Jk_{mod} Jk_{mod} 型红细胞抗原位点数量显著降低，即使是携有正常 JK 基因的杂合子(*JK*W/JK*)，Jk 抗原的表达量也明显降低。免疫印迹试验结果显示，*JK*01W* 编码产物具有阻碍正常 *JK*01* 编码蛋白表达的作用。

文献报道，Jk_{mod} 型在中国汉族人群中表现频率高达 45.7%。使用常规血清学方法检测 Jk_{mod} 型时易造成漏检，且使用不同市售抗体及不同试验方法所得结果也存在差异。试管法与微柱凝胶法均存在漏检现象，且凝集强度存在差异。试管法凝集强度为镜下可见的混合凝集至肉眼可见的凝集(凝集强度可达 2+)，微柱凝胶试验结果可表现为双群或弱凝集，但微柱凝胶法试验结果凝集强度强于试管法，易于结果观察。

Jk^a、Jk^b、Jk3 抗原对无花果酶、木瓜酶、胰蛋白酶、糜蛋白酶等蛋白酶具有抵抗性，酶处理红细胞后，可增强 Kidd 抗原与抗体的反应，酶法可提高 Jk_{mod} 型的检出率。

3. 疾病对 Jk 抗原表达的影响 某些疾病会抑制 Jk 抗原的表达，使患者出现 Jk 表现型发生改变的现象。

1990 年，Issitt 等报道了一位患有骨髓纤维化、继发结肠癌出血的 85 岁女性患者，在患病的 2 年内，Kidd 血型 2 次由 Jk(a+b–)型转变为 Jk(a–b–)型，并产生了抗-Jk3。虽然该抗体很弱，但可破坏 Jk(a+b–)及 Jk(a–b+)型红细胞，因此只能输注 Jk(a–b–)型红细胞。吸收放散试验结果显示，患者红细胞不与抗-Jk^a、抗-Jk^b 结合。2 年后患者血型恢复为 Jk(a+b–)型，血清中再未检出抗-Jk3 与抗-Jk^b，其后又输注了 11 个单位 Jk(a+b–)型红细胞且未发生溶血反应。Issitt 认为疾病引起的抗原丢失或抗原表达受抑是引起 Kidd 血型改变的原因。

(二) Jk3

1959 年，Pinkerton 等发现一位输血后出现黄疸的 Jk(a–b–)型女性患者，血清除不与自身红细胞反应外，几乎可与所有人的红细胞发生反应。使用 Jk(a+b–)型红细胞吸收患者血清，所得血清可与 Jk(a–b+)型红细胞发生反应。再使用 Jk(a–b+)型红细胞进一步吸收，放散液却与 Jk(a+b–)、Jk(a–b+)均呈阳性反应。由此发现了 Jk3 抗原及抗-Jk3。

Jk3 抗原为高频抗原，表达于 Jk 抗原阳性红细胞，即 Jk(a+b–)、Jk(a–b+)及 Jk(a+b+)型红细胞均表达 Jk3 抗原。Jk 抗原缺失型红细胞(Jk_{null} 型)不表达 Jk3 抗原。Jk3 抗原表位目前尚不清楚。Toyoda 等从一位 Jk(a–b–)型的妇女外周血淋巴细胞中构建出单克隆抗-Jk3(HIRO-294)，被单克隆抗-Jk3 致敏的红细胞却不与抗-Jk^a 或抗-Jk^b 反应，由此推测 Jk3 抗原表位可能邻近位于第 4 胞外环 Jk^a/Jk^b 的多态性位点。

四、Kidd 血型系统抗体与检测

Kidd 血型系统抗体可引起急性或迟发性溶血性输血反应，以迟发性溶血性输血反应为主。在一项对 8 535 名输血患者的回顾性研究中发现，34 名患者发生了迟发性溶血性输血反应，其中 9 例(26%)由 Kidd 血型系统抗体引起。当患者出现溶血反应时，可通过支持性护理和输入相应 Jk 抗原阴性的红细胞予以治疗。溶血严重时，为避免血液中游离血红蛋白引起的急性肾衰竭，可通过血浆置换去除游离血红蛋白，并同时降低血液中抗体含量。Kidd 血型系统抗体很少引起 HDFN，即便发病临床症状也较轻。

Kidd 血型系统抗原不仅是血型抗原，而且还是次要组织相容性抗原。Kidd 血型不合，可引起移植物免疫排斥反应。抗-Jk^a 和抗-Jk^b 均可引起肾移植急性免疫排斥。一项对 370 例肾脏移植患者回顾性研究显示，Kidd 血型不合的肾移植易伴发间质性炎症。同类研究提示，在未输血的情况下，移植器官 Kidd 抗原是主要免疫刺激原。为减少同种免疫发生，在器官移植前应尽可能地避免输血。出现急性免疫排斥反应的移植患者查找病因时，应注意 Kidd 血型抗体的检测。

（一）Kidd 血型系统抗体

1. 抗-Jk^a 和抗-Jk^b　抗-Jk^a 和抗-Jk^b 以 IgG 型抗体为主，约 40%~50% 为 IgG 与 IgM 混合型抗体，仅为 IgM 型罕见。抗-Jk^a 与抗-Jk^b 最适反应温度为 37℃，使用 IAT 法、PEG 法及酶法可检出。

抗-Jk^a 和抗-Jk^b 是临床常见抗体，抗-Jk^a 比抗-Jk^b 更为常见，抗-Jk^b 远少于抗-Jk^a。抗-Jk^a 和抗-Jk^b 常伴其他血型系统不规则抗体一同出现。抗-Jk^a 的产生与 HLA-DRB1 具有较高的相关性。

IgM 型抗-Jk^a 与抗-Jk^b 可结合补体并引起溶血。抗-Jk^a 和抗-Jk^b 不易检出，可表现为与多特异性抗球蛋白呈阳性反应，或 DAT 仅为抗-C3d 阳性，或仅表现出溶血现象。抗-Jk^a 和抗-Jk^b 可引起急性或迟发性溶血性输血反应及中等程度的 HDFN，严重者较罕见。

2. 抗-Jk3　Jk（a–b–）型个体经免疫途径可产生抗-Jk3，常伴有抗-Jk^a 或抗-Jk^b。抗-Jk3 多为 IgG 型抗体，IgM 型少见，可与补体结合，有时可伴有溶血。

抗-Jk3 可引起急性或迟发性溶血性输血反应，溶血程度差异较大，可从无症状的溶血至威胁生命的溶血反应。

抗-Jk3 可引起 HDFN，临床表现一般为轻、中度溶血，严重者较少见。抗-Jk3 效价与 HDFN 无直接关系，但可作为 HDFN 的检测指标。Lawicki 等推荐，以抗-Jk3 效价 16~32（LISS-IAT 试管法）作为检测 HDFN 的临界值，以便更好地评估抗-Jk3 引起 HDFN 的风险。

In（JK）型个体不产生抗-Jk3，通过吸收放散法可检出红细胞 Jk 抗原。

3. 自身抗体　药物可诱导患者产生具有 Kidd 血型特异性的自身抗体，并引起 AIHA。降压药物（如甲基多巴）、降血糖药物（如氯磺丙脲）可使患者产生抗-Jk^a，诱发 AIHA 引起急性溶血反应。停药后，自身抗体逐渐消失。

（二）Kidd 血型系统抗体检测

即便使用高灵敏度检测方法，Kidd 血型系统抗体也较难检出，易造成漏检而引起迟发性溶血性输血反应。大数据回顾性研究结果显示，大约 1/3 的迟发性溶血性输血反应由抗-Jk^a 引起。Kidd 血型系统抗体不易检出的原因主要有：

1. 抗体快速衰减　研究显示，抗-Jk^a 和抗-Jk^b 可在输血后 1 个月内检出，随后抗体含量迅速降低，3 个月后较难检出。在检出的 Kidd 血型系统抗体中，37.5% 的抗-Jk^a 在一周后消失，3 个月后 75% 的抗-Jk^a 无法检出。

2. 剂量效应　Jk^a 与 Jk^b 抗原具有剂量效应，纯合子 Jk 抗原数量高于杂合子，应选用纯合子红细胞作为 Kidd 血型系统抗体检测红细胞试剂。例如，抗-Jk^a 与 Jk（a+b–）型红细胞的反应性比 Jk（a+b+）强，有些抗-Jk^a 只能被 Jk（a+b–）红细胞试剂检出。

3. 抗体消耗　Kidd 血型系统抗体致敏红细胞后，可使血浆中抗体浓度下降，抗体随着致敏红细胞的不断破坏也被一并清除。由此导致两种后果：IAT 及 DAT 均呈阴性反应结果。前者因血浆中抗体消耗引起，后者因致敏红细胞大量破坏引起。

4. 多种不规则抗体同时存在　Kidd 血型系统抗体常与其他血型系统抗体同时存在，增加了 Kidd 血型系统抗体检出难度，易造成漏检。

5. 检测方法灵敏度　不敏感的检测方法(如聚凝胺法)易导致 Kidd 血型系统抗体漏检。

为提高 Kidd 血型系统抗体检出率,在进行不规则抗体筛查或特异性鉴定时,应使用 Jk(a+b–)和 Jk(a–b+)型红细胞试剂,并采用灵敏度高的试验方法(如 LISS-IAT-Gel、PEG-IAT)进行检测。Kidd 糖蛋白对多种蛋白酶(如木瓜酶、无花果酶、胰蛋白酶、糜蛋白酶、唾液酸酶等)具有抵抗性,可使用酶处理红细胞进行 Kidd 血型系统抗体检测以提高弱抗体的检出率。

抗-Jk3 的鉴定较为困难,当遇到 Jk(a–b–)型患者时,一定要考虑到产生抗-Jk3 的可能性,并进行针对性检测。无近期输血的患者,抗-Jk3 血清学反应特点为:DAT 与自身对照均为阴性,但与谱红细胞均呈阳性反应。近期输血患者抗-Jk3 鉴定更为复杂,因其 DAT 与自身对照均可呈阳性反应,结合谱红细胞反应格局极易误判为温自身抗体,在显微镜下观察有助于发现异常结果。鉴定抗-Jk3 需进行吸收放散试验,并使用 Jk(a–b–)型红细胞进行验证。

(三) 临床输血

患者体内存在抗-Jk^a 或抗-Jk^b 时,应选择相应抗原阴性的红细胞进行输注。Jk(a–b+)和 Jk(a+b–)型在人群中表现频率较高,Jk(a–)或 Jk(b–)型红细胞成分通常均能得到及时供应。

当患者存在抗-Jk3 时,Jk(a–b–)型红细胞不易获得,在患者临床状态允许的情况下可进行自体输血,或在患者亲属中寻找相合血液,或通过稀有血型库寻找相合血液。

第五节　Diego 血型系统

1955 年,产妇 Diego 娩出一婴儿,该婴儿血清中存在一种新抗体(现称为抗-Di^a),此抗体可通过胎盘屏障攻击胎儿红细胞并引起严重的 HDFN。1967 年,在临床患者中发现了 Di^a 的对偶抗原——Di^b,随后相继发现了 Diego 血型系统的其他抗原。

目前已发现 23 个 Diego 血型系统抗原。Diego 血型系统比较简单,所有抗原均由点突变导致的氨基酸替换引起,且绝大多数为低频抗原,临床意义显著的抗原主要是 Di^a/Di^b 及 Wr^a/Wr^b。

一、Diego 血型系统分子基础

(一) Diego 血型系统基因结构

带 3 蛋白是 Diego 血型系统抗原的载体蛋白,由溶质转运基因家族中的 *SLC4A1*(solute carrier family 4, anion exchanger, member 1, SLC4A1)控制编码,在红细胞血型系统中,*SLC4A1* 称为 DI 基因。*DI* 位于 17q21.31,长度约为 18kb,由 20 个外显子及 19 个内含子组成(图 3-95)。

DI 第 1~20 外显子长度分别为 82、83、91、62、181、136、124、85、182、211、195、149、195、174、90、167、254、170、174 及 2 149bp,第 1~19 内含子长度分别为 5 119、125、999、759、95、471、227、152、539、232、178、114、1 503、376、544、1 124、1 529、86 及 620bp(数据来自 NCBI RefSeq NG_007498.1)。CDS 区碱基长度为 2 736bp,翻译起始位点位于第 2 外显子第 69 位

碱基，第 2~20 外显子在 CDS 中的长度分别为 15、91、62、181、136、124、85、182、211、195、149、195、174、90、167、254、170、174 及 81bp。第 1 外显子及第 2 外显子 5′ 端大部分碱基序列不参与蛋白质翻译，第 2 外显子 3′ 端编码带 3 蛋白 N 端第 1~5 位氨基酸，第 20 外显子编码 C 端最后 26 个氨基酸，其他外显子分别编码不同位置的氨基酸（图 3-96）。

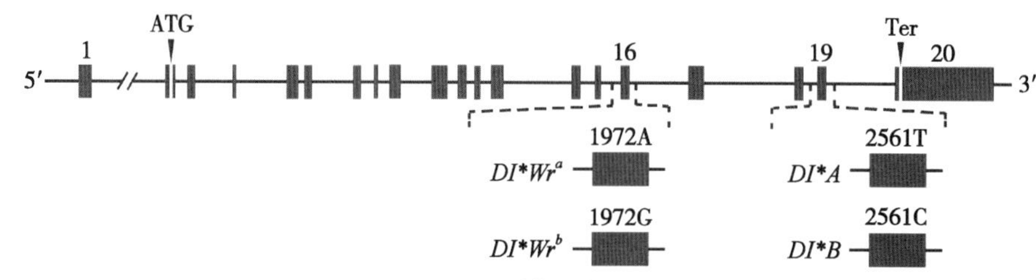

图 3-95 DI 基因结构示意图

ATG：起始密码子；Ter：终止密码子

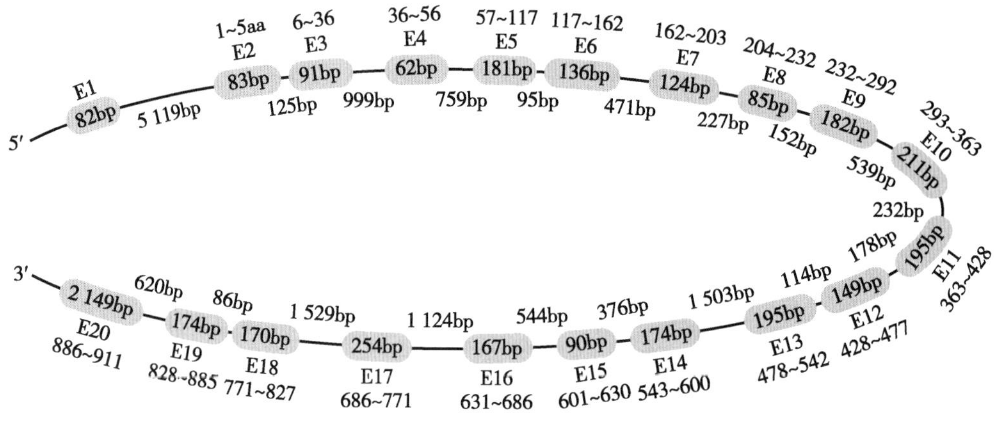

图 3-96 *DI* 外显子与内含子长度及对应的氨基酸编码长度

aa：氨基酸；E：外显子。外显子之间的碱基长度为内含子长度

（二）Diego 血型系统基因多态性

Diego 血型系统中两对重要的对偶抗原 Wr^a/Wr^b、Di^a/Di^b 分别由第 16、19 外显子点突变引起（Wr^a 与 Di^a 为低频抗原，Wr^b 与 Di^b 为高频抗原。在 Diego 血型系统中，描述基因突变时以 *DI*B*（*DI*02*）为参照基因）。Wr^a/Wr^b 由第 16 外显子 1972G>A 引起，*DI*Wr^a* 第 1 972 位碱基为 A，编码第 658 位赖氨酸（Lys658），而 *DI*Wr^b* 第 1 972 位碱基为 G，编码 Glu658。Di^a/Di^b 抗原由第 19 外显子 2561C>T 引起，*DI*A* 第 2 561 位碱基为 T，编码 Leu854，而 *DI*B* 相应位置碱基为 C 并编码 Pro854（图 3-95）。

Diego 血型系统其他抗原均由错义突变引起带 3 蛋白发生 1~2 个氨基酸替换所致。我国对 Diego 血型系统基因突变研究资料较少，相关数据主要来自其他国家（表 3-48）。

DI 点突变不仅引起低频抗原的产生，而且对 Di^b 抗原表达造成一定影响，表现出 Di^b 抗原表达减弱甚至消失而呈 Di（a–b–）型的现象。例如，*DI*02N.01* 是在葡萄牙人中发现的一种罕见的沉默基因，可引起 Di^b 抗原不表达。该基因第 13 外显子存在 1462G>A 点突变，可引起 Val488Met 替换。Di^b 抗原特异性由带 3 蛋白第 854 位 Pro 决定，*DI*02N.01* 虽未改变第 854 位氨基酸，但 Met488 替换可对 Di^b 抗原的立体构象产生影响，从而表现为 Di（b–）型。

表 3-48　Diego 血型系统低频抗原分子基础与分布

表现型	等位基因	外显子	核苷酸	氨基酸	人种
Di(a+b–)	*DI*01*	19	2561C>T	Pro854Leu	南美土著,中国人,日本人,波兰人(多见)
Wr(a+b–)	*DI*02.03*	16	1972G>A	Glu658Lys	美洲人(多见)
Wd(a+)	*DI*02.05*	14	1669G>A	Val557Met	纳米比亚人(罕见)
Rb(a+)	*DI*02.06*	14	1643C>T	Pro548Leu	白色人种(罕见)
WARR	*DI*02.07*	14	1654C>T	Thr552Ile	美洲土著人(罕见)
ELO+	*DI*02.08*	12	1294C>T	Arg432Trp	白色人种(罕见)
Wu+	*DI*02.09*	14	1694G>C	Gly565Ala	纳维亚人,荷兰人,黑色人种,爱尔兰人(罕见)
Bp(a+)	*DI*02.10*	14	1707C>A	Asn569Lys	英国人(罕见)
Mo(a+)	*DI*02.11*	16	1967G>A	Arg656His	比利时人,挪威人(罕见)
Hg(a+)	*DI*02.12*	16	1966C>T	Arg656Cys	威尔士人,澳大利亚人(罕见)
Vg(a+)	*DI*02.13*	14	1663T>C	Tyr555His	澳大利亚人(罕见)
Sw(a+)	*DI*02.14.01*	16	1937G>A	Arg646Gln	白色人种(罕见)
	*DI*02.14.02*		1936C>T	Arg646Trp	
BOW+	*DI*02.15*	14	1681C>T	Pro561Ser	白色人种(罕见)
NFLD+	*DI*02.16*	12 14	1287A>T 1681C>G	Glu429Asp Pro561Ala	法国人,加拿大人,日本人(罕见)
Jn(a+)	*DI*02.17*	14	1696C>T	Pro566Ser	波兰人,斯洛伐克人(罕见)
KREP+	*DI*02.18*	14	1696C>G	Pro566Ala	波兰人(罕见)
Tr(a+)	*DI*02.19*	14	1653C>G	Lys551Asn	英国人(罕见)
Fr(a+)	*DI*02.20*	13	1438G>A	Glu480Lys	
SW1+	*DI*02.21*	16	1936C>T	Arg646Trp	白色人种(罕见)

注：Di^a 为低频抗原，Di^b 为高频抗原。在 Diego 血型系统中，以 *DI*B*(*DI*02*)为参照基因

Di^b 抗原表达减弱主要见于东南亚卵形红细胞增多症(South-East Asian ovalocytosis, SAO。SAO 个体主要分布在南太平洋地区，对儿童脑型疟疾具有一定的抵抗作用)个体，*DI* 存在 27bp 缺失，导致带 3 蛋白第 400~408 位 9 个氨基酸缺失，并引起 Di^b 抗原表达减弱，易误判为 Di(b–)型。

二、带 3 蛋白

带 3 蛋白由 911 个氨基酸残基组成，为Ⅳ型跨膜蛋白，含有 14 个 α- 螺旋跨膜结构，可 14 次跨膜并在胞外区形成 7 个环状结构域。其中第 4 胞外环结构最大，Asn642 位于第 4 胞外环是带 3 蛋白 N- 连接糖基化位点，可形成携有 H、A、B、I 和 i 抗原活性的 N 聚糖。

对偶抗原 Wr^a/Wr^b、Di^a/Di^b 分别位于第 4、7 胞外环状结构域。N 端与 C 端均位于胞质内，N 端由 403 个氨基酸残基组成，C 端由 29 个氨基酸残基组成（图 3-97）。带 3 蛋白是红细胞膜含量很高的糖蛋白，约占红细胞膜蛋白总量的 25%~30%，单个红细胞约有 10^6 个拷贝，是 Diego 血型系统抗原表达的基础。

带 3 蛋白是红细胞膜重要的膜蛋白，参与多种物质和信息的跨膜传递。例如，带 3 蛋白可转运 HCO_3^- 和 Cl^- 离子，在红细胞运输 CO_2 及 O_2 过程中起着重要作用。带 3 蛋白存在缺陷时，会明显降低 GPA 在红细胞膜上的表达，影响膜结构完整性及变形能力，并引起严重贫血。例如，SAO 个体因带 3 蛋白存在缺陷，红细胞呈卵形，且离子通道减少引起胞内单价阳离子渗出，引发红细胞破裂，出现输血依赖性贫血及肾小管酸中毒等症状。

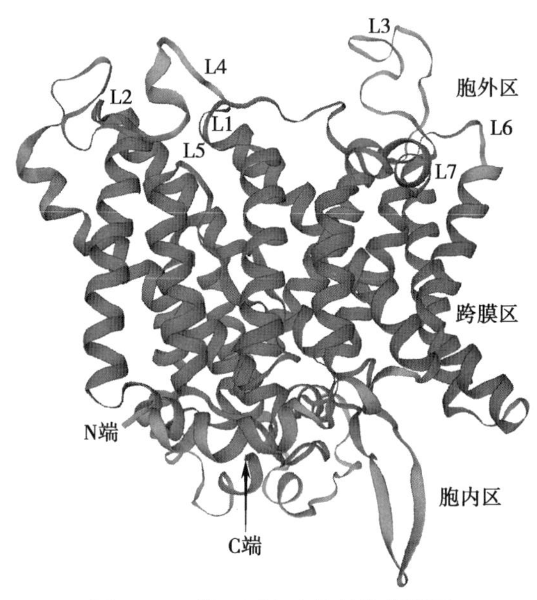

图 3-97　带 3 蛋白立体结构模拟图

M：跨膜区；L：胞外环状区

带 3 蛋白缺失型个体死亡率极高，一般情况下无法生存。2000 年，Ribeiro 等报道了一例因 *SLC4A1* 突变所致带 3 蛋白缺失型患者，红细胞多呈球形且外周血中存在大量异形红细胞，并伴有慢性溶血性贫血，生存依赖于输血并需长期口服大剂量碳酸氢盐以抵消肾脏中缺乏带 3 蛋白而引起的酸中毒。

带 3 蛋白是红细胞膜主要的整合蛋白，是膜蛋白巨复合物的关键组成成分。带 3 蛋白四聚体是形成巨复合物“带 3 蛋白 -RhAG-RhD-RhCE- 锚定蛋白”的核心。带 3 蛋白的表达与 GPA 密切相关，GPA 胞内区 C 端尾部结构具有促进带 3 蛋白转移至细胞膜的作用，而胞外区第 68~70 位氨基酸具有促进带 3 蛋白穿过红细胞膜并增强其表达的作用，若 GPA 存在缺陷则带 3 蛋白跨膜能力减弱。GPB 胞质区缺乏 GPA C 端尾部结构，对带 3 蛋白的表达无影响。但 GP（B-A-B）杂合蛋白（如 GP.Mur）由于在胞外区多出一段氨基酸残基，可与 GPA 相互作用形成异源二聚体，并导致带 3 蛋白表达增强，与正常红细胞相比带 3 蛋白含量增加 25%~67%，由此产生的效应是红细胞对 HCO_3^- 的转运能力显著提升。

带 3 蛋白和 GPA 是红细胞膜两个重要的膜蛋白，带 3 蛋白与 GPA 分别是 Diego、MNS 血型系统抗原的载体，两种蛋白的胞外结构域均非常复杂且相互影响、相互关联。GPA 存在缺陷或缺失会影响 Diego 血型系统抗原的正常表达。例如，Wr^b 抗原的表达依赖 GPA 的存在，Wr^b 抗原表位可能是带 3 蛋白与 GPA 共同作用的结果，若 GPA 缺失则红细胞呈 En（a–）、Wr（a–b–）型，且抗-Wr^b 只与“带 3 蛋白 -GPA”正常表达的红细胞反应，而与 GPA 缺失但带 3 蛋白正常的个体红细胞无反应性。

三、Diego 血型系统抗原

Diego 血型系统有 23 个血型抗原，Di^a/Di^b，Wr^a/Wr^b 和 Wu/DISK 为对偶抗原。Diego 血型系统中 Di^b，Wr^b 和 DISK 为高频抗原，其他抗原均为低频抗原（表 3-49）。

表 3-49 Diego 血型系统抗原表现频率

表现频率	抗原种类
高频抗原	Di^b, Wr^b, DISK
低频抗原	Di^a, Wr^a, Wd^a, Rb^a, WARR, ELO, Wu, Bp^a, Mo^a, Hg^a, Vg^a, Sw^a, BOW, NFLD, Jn^a, KREP, Tr^a, Fr^a, SW1, DIST

(一) Di^a 与 Di^b

Di^a/Di^b 是 Diego 血型系统最主要的抗原，位于带 3 蛋白第 7 胞外区。Di^a/Di^b 由单个氨基酸替换引起，Di^a 第 854 位氨基酸为 Leu，而 Di^b 为 Pro(图 3-98)。Di^a/Di^b 抗原除表达于红细胞外，还可表达于肾脏。虽然单个红细胞带 3 蛋白约有 10^6 个拷贝，但 Di^b 高频抗原表位数仅有约 15 000 个。

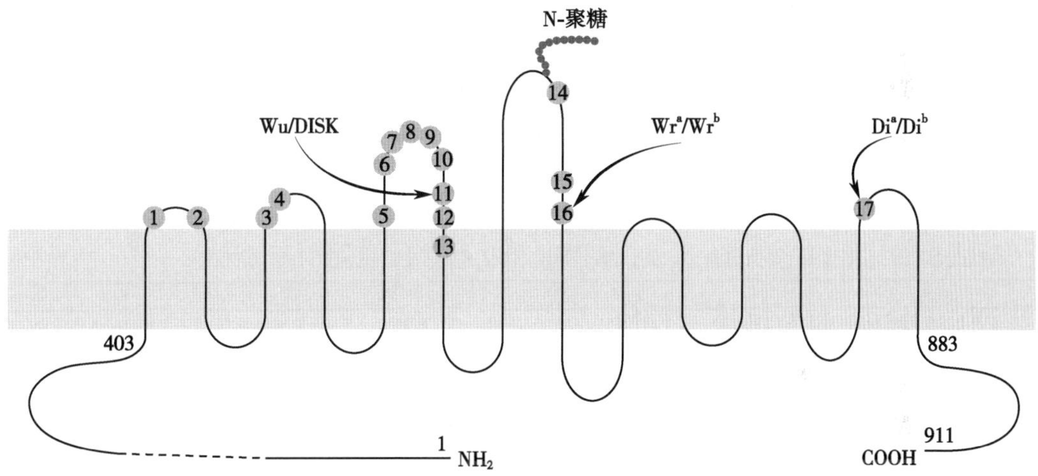

图 3-98 Diego 抗原在带 3 蛋白上的分布位置示意图

1: NFLD Asp429; 2: ELO Trp432; 3: Fr^a Lys480; 4: DIST Ser483; 5: Rb^a Leu548; 6: Tr^a Asn551; 7: WARR Ile552; 8: Vg^a His555; 9: Wd^a Met557; 10: BOW Ser561, NFLD Ala561; 11: Wu/DISK Ala565Gly; 12: Jn^a Ser566, KREP Ala566。13: Bp^a Lys569; 14: Sw^a Gln/Trp646, SW1 Trp646; 15: Hg^a Cys656, Mo^a His656; 16: Wr^a/Wr^b Lys658Glu; 17: Di^a/Di^b Leu854Pro

Di^a 为低频抗原，在欧洲及非洲血统人群中非常罕见，但亚洲人表现频率却较高。日本人 Di(a+)表现频率约为 10%，中国大陆约为 3%~5%。Di^a 抗原曾作为东北亚移民跨越白令海峡向南通过美洲大陆进行种族迁移的标志之一，在北美和南美洲土著人群中 Di(a+)表现频率可高达 40%~54%。

Di^b 抗原为高频抗原，但各地均有 Di(b–)的报道，可能与 Di^b 抗原弱表达有关。带 3 蛋白异常会影响 Di^b 抗原的表达，多见于 SAO 个体。

在我国 Di^a 与 Di^b 临床意义显著，常见的抗原组合有三种：Di(a–b+)、Di(a+b+)及 Di(a+b–)。在西安地区 1 068 名献血者中，Di(a–b+)表现频率为 95.04%，Di(a+b+)为 4.87%，Di(a+b–)为 0.09%。绝大多数个体为 Di(a–)，输入 Di(a+)红细胞可产生抗-Di^a。Di(b–)表现频率极低，所以抗-Di^a 在临床常见而抗-Di^b 罕见。相应地，为 Di(b–)个体提供相合血液变得十分困难。Di(a–b–)型极为罕见，可见于因 *DI*02N.01* 而引起 Di(b–)型的墨西哥人以及 SAO 个体。

(二) Wr^a 与 Wr^b

1953 年,Holman 等首次报道了 Wr^a 抗原,1971 年 Adams 等人报道了 Wr^b 抗原,直到 1995 年 Wr^a/Wr^b 才被归入 Diego 血型系统。

Wr^a/Wr^b 由带 3 蛋白第 4 胞外区单个氨基酸替换引起,Wr^a 第 658 位氨基酸为 Lys,而 Wr^b 为 Glu(图 3-98)。Wr^a 为低频抗原,白色人种表现频率约为 1‰。Wr^b 为高频抗原,在几乎所有种族人群中均为高表达。外周血中除红细胞外,淋巴细胞、粒细胞以及单核细胞未检测到 Wr^a/Wr^b 抗原。

(三) 其他低频抗原

带 3 蛋白 1~2 个氨基酸替换可产生一系列低频抗原,例如,ELO、Fr^a、Vg^a 等抗原由单个氨基酸替换引起,NFLD 抗原由不同位置氨基酸替换引起,而 Sw^a 抗原在同一位置却存在 2 种不同氨基酸替换。除 Bp^a 抗原外,其他低频抗原氨基酸替换均发生于胞外区。例如,NFLD 及 ELO 氨基酸替换发生在第 1 胞外区,Fr^a 及 Di^a/Di^b 分别发生在第 2、7 胞外区,而其他低频抗原主要发生在第 3、4 胞外区(图 3-98)。

(四) 蛋白酶与 Diego 血型系统抗原

多数 Diego 血型系统抗原对胰蛋白酶、胰凝乳蛋白酶、链霉蛋白酶、无花果酶、木瓜酶、唾液酸酶及 2- 氨基乙基异硫脲(2-aminoethylisothiouronium bromide,AET)具有抵抗性,但带 3 蛋白第 3 胞外区有 2 个 α- 糜蛋白酶酶切位点,位于该胞外区的抗原(Rb^a,Tr^a,WARR,Vg^a,Wd^a,BOW,NFLD,Wu,DISK,Jn^a,KREP 和 Bp^a)对 α- 糜蛋白酶敏感。

四、Diego 血型抗体与补体

(一) 抗-Di^a 与抗-Di^b

抗-Di^a 和抗-Di^b 通常为 IgG 型抗体,多为 IgG1 和 IgG3 型,可激活补体并破坏致敏红细胞引起急性或迟发性溶血性输血反应和严重的 HDFN。

抗-Di^a 和抗-Di^b 最适反应温度为 37℃,可使用 IAT 法检出,但有个案报道 IgG 型抗-Di^a 与抗-Di^b 可在盐水介质中与相应抗原阳性的红细胞发生凝集应。临床上抗-Di^a 较常见,抗-Di^b 罕见。

抗-Di^a 可单独出现,偶伴其他低频抗体共同出现。Di^a 与 Di^b 抗原具有剂量效应,抗-Di^a 与 Di(a+b–)型红细胞的反应性强于 Di(a+b+)型,纯合子 Di^a 抗原数量高于杂合子,应选用纯合子红细胞作为 Diego 血型系统抗体检测红细胞试剂。

抗-Di^a 多由妊娠、输血引起,具有显著的临床意义。在巴西,多次输血患者产生的不规则抗体中抗-Di^a 占 3.6%。在我国由于对 Diego 血型抗原认识不足,目前临床广泛使用的抗体筛查红细胞试剂缺少 Di(a+)红细胞,导致抗-Di^a 漏检。笔者曾使用含有 Di(a+)的抗体筛查及谱红细胞试剂对 410 例不规则抗体阳性样本进行检测,发现其中 24 例为抗-Di^a,约占总样本数的 6%,远高于文献报道比例,临床应对抗-Di^a 的检出引起重视。

Thompson 等在 1967 年首先报道了由抗-Di^b 引起轻度 HDFN 的病例,随后陆续报道了由抗-Di^b 引起的溶血性输血反应病例。血清中含有抗-Di^b 的患者需输血治疗时,血液不易获得,可采用自体输血、亲属献血,或从当地稀有血型库中解决临床供血问题。

(二) 抗-Wr^a 与抗-Wr^b

抗-Wr^a 临床意义显著,可引起溶血性输血反应及严重的 HDFN。抗-Wr^a 可以是 IgM

型、IgG 型或混合型抗体。笔者曾对献血者中抗-Wr^a 性质进行研究，发现在 6 名抗-Wr^a 阳性献血者中，2 名可同时检出 IgM 和 IgG 型抗体，其余 4 名只检出 IgG 型抗-Wr^a。6 名献血者均无输血史、妊娠史等明显的免疫刺激史，推测天然抗原与 Wr^a 抗原具有相似的空间构象，可诱导机体产生抗-Wr^a 特异性抗体，但具体机制有待进一步研究。

可使用盐水法、IAT 法对抗-Wr^a 进行检测。据报道，约 1/3 AIHA 患者伴有抗-Wr^a。例如，荷兰健康献血者中抗-Wr^a 检出率为 4.3%，而有既往输血史的患者检出率可高达 12.3%。国内对于抗-Wr^a 的报道较少且多为个案报道，缺乏 Wr^a 抗原及抗-Wr^a 分布频率的研究资料。原因在于，目前临床使用的抗体筛查红细胞或谱红细胞试剂大多不包含 Wr(a+) 红细胞，造成抗-Wr^a 漏检。另外，抗-Wr^a 多与其他不规则抗体同时存在，会对抗-Wr^a 鉴定造成干扰。

抗-Wr^b 较罕见，其临床意义尚待研究。

第六节　Duffy 血型系统

Duffy 血型系统是人类 44 个红细胞血型系统中发现较早的血型系统。1950 年，Cutbush 等在多次输血的血友病患者 Duffy 的血清中检测到一种抗体，称为抗-Fy^a，而将相应的血型称为 Duffy 血型。1951 年，Ikin 等发现了 Fy^a 的对偶抗原 Fy^b。1955 年，Sanger 等使用人源抗-Fy^a、抗-Fy^b 对黑色人种进行检测时发现了 Fy(a–b–) 型，并提出 Duffy 血型系统存在三个等位基因的假设。随后 Chown 等在白色人种中检出了另一个等位基因 Fy^x，由于该基因只产生少量的 Fy^b 抗原（即 Fy^b 抗原弱表达），与某些抗-Fy^b 血清呈弱凝集反应。

研究表明，Duffy 血型系统抗原不仅在输血治疗中临床意义显著，而且还具有多种生物学功能，例如，Duffy 血型系统抗原是重要的趋化因子，与疟疾、炎症、肿瘤、移植排斥、自身免疫性疾病等密切相关。

一、Duffy 血型系统分子基础

（一）Duffy 血型系统基因结构

趋化因子 Duffy 抗原受体（Duffy antigen receptor for chemokines，DARC）是 Duffy 血型系统抗原的载体蛋白，由非典型趋化因子受体 1（atypical chemokine receptor 1，ACKR1）基因编码。在红细胞血型系统中，*ACKR1* 称为 FY 基因，其编码产物称为 FY 蛋白。

1993 年，Chaudhuri 等首次克隆了 *FY* cDNA，随后证实 *FY* 位于 1q21-22，基因组长度为 1 626bp，由 2 个外显子和 1 个内含子组成。第 1 外显子长度为 106bp，第 2 外显子为 1 040bp，内含子长度为 480bp（数据来自 NCBI RefSeq：NG_011626.3）（图 3-99）。CDS 区长度为 1 011bp，翻译起始位点位于第 1 外显子第 86 位碱基，第 1、2 外显子在 CDS 中的长度分别为 21、990bp，分别编码 FY 蛋白不同位置氨基酸。

FY 可转录为两种不同的 mRNA，根据其产物含量不同可分为含量丰富的主要转录本及含量较少的次要转录本。主要转录本控制红系细胞 FY 蛋白的表达，次要转录本控制非红系细胞 FY 蛋白的表达。

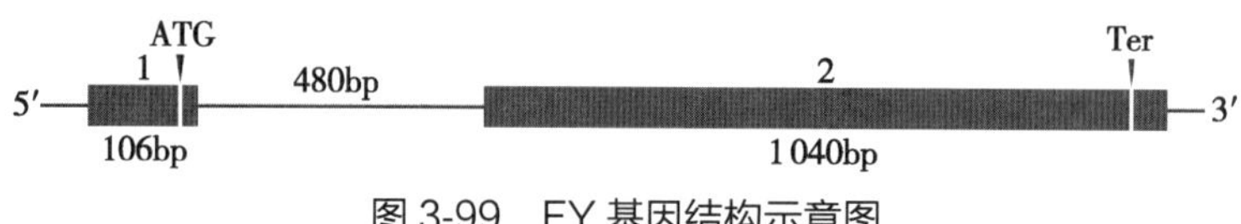

图 3-99 FY 基因结构示意图

ATG：起始密码子；Ter：终止密码子

主要转录本翻译起始位点位于第 1 外显子第 86 位碱基，终止于第 2 外显子第 990 位碱基(988~990 位碱基为终止密码子)。第 1 外显子编码 FY 蛋白第 1~7 位氨基酸，第 2 外显子编码第 8~336 位氨基酸，编码蛋白总长度为 336 个氨基酸(GP.Fy336)。基因调控区位于第 1 外显子 5′ 端上游区域，无 TATA、CAAT 盒子等顺式调控元件，但含有 Sp1 及 GATA 盒子等调控元件(图 3-100)。

GCAGTGGGCG TGGGGTAAGG CTTCCTGATG CCCCCTGTCC CTGCCCAGAA CCTGATGGCC
Sp-1 　 −67 −69 　 Sp-1
CTCATTAGTC CTTGGCTCTT A$^{T}_{C}$C$^{T}_{C}$TGGAAG CACAGGCGCT GACAGCCGTC CCAGCCCTTC
GATA-1 　 1 ▼ 　 Sp-1
TGTCTGCGGG CCTGAACCAA ACGGTGCCAT GGGGAACTGT CTGCACAGGG TGAGTATGGG
M G N C L H R
GCCAGGCCCC AGAGTCCCTT ATCCCTATGC CCCTCATTTC CCCTGCTGTT TGCCCCTCAG
CTTTATATC TCTTCCTTTT CCTCCTCATC TTTTCTCCCT TCCTGCTTTT TTCCTCTTCC
TTCAAAGTCT TTTTCCTTCT CTCCTTCCTA TGCTAGCCTC CTAGCTCCCT CTTGTGTCCC
TCCCTTTGCC TTTGAGTCAG TTCCATCCTG GTCTCTTGGT GCCTTTCCTT CTGACCTTGC
ACTGCTCCTC CAGCCCCAGC TGCCCTGGCT TCCCCAGGAC TGTTCCTGCT CCGGCTCTTC
(−82)*
AGGCTCCCTG CTTTGTCCTT TTCCACTGTC CGCACTGCAT CTGACTCCTG CAGAGACCTT
GTTCTCCCAC CCGACCTTCC TCTCTGTCCT CCCCTCCCAC CTCCCCCTCA ATTCCCACCA
1(474) ▼ 　 501 ▼▼
GACTCTTCCG GTGTAACTCT GATGGCCTCC TCTGGGTATG TCCTCCAGGC GGAGCTCTCC
M A S S G Y V L Q A E L S

图 3-100 主要转录本与次要转录本 CDS 区起始位置差异示意图

数据来自 RefSeq NG_011626.3。▼：主要转录本第 1 外显子 CDS 区翻译起始位置；▼▼：主要转录本第 2 外显子 CDS 区起始位置；*：次要转录本转录起始位置；▼：次要转录本翻译起始位置；Sp-1：Sp-1 转录因子结合位点；GATA-1：呈倒序排列的 GATA 盒子。-67T>C 与 -69T>C 突变可破坏 GATA-1 转录因子结合位点，失去启动子活性，血清学检测呈 Fy(a−b−)型

次要转录本翻译起始位点位于主要转录本第 1 外显子下游 474 位碱基，与主要转录本第 2 外显子相互连接形成 1 个由 1 017bp 组成的新外显子，编码由 338 个氨基酸残基组成的 FY 蛋白(GP.Fy338)(图 3-100，图 3-101)，控制肺、肾等组织器官 FY 蛋白的表达。次要转录本的转录起始点位于翻译起始点上游 −82bp，基因调控区位于主要转录本第 1 外显子下游与次要转录本转录起始位点之间的区域。

主要转录本与次要转录本高度同源，差别在于主要转录本 CDS 区由 2 个外显子组成，而次要转录本仅包含 1 个外显子。两者所编码的蛋白长度相差 2 个氨基酸，GP.Fy336 第 8~336 位氨基酸顺序与 GP.Fy338 第 10~338 位氨基酸顺序完全相同，差别仅在于 N 端氨基酸数目与顺序不同，GP.Fy336 第 1~7 位氨基酸顺序为 MGNCLHR，而 GPFy.338 第 1~9 位则是 MASSGYVLQ(图 3-100)。

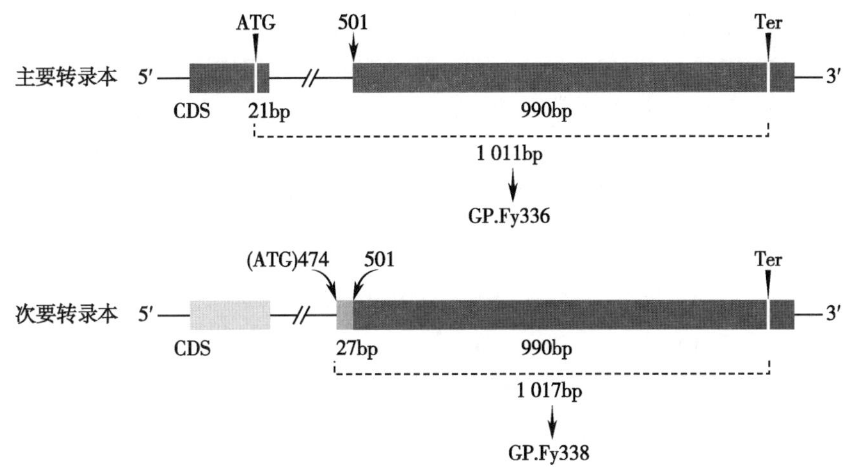

图 3-101 编码 GP. Fy336 与 GP. Fy338 的基因差异示意图

GP. Fy336 由第 1、2 外显子分别编码，GP. Fy338 由唯一 1 个外显子编码；GP. Fy336 与 GP. Fy338 N 端前 9 位氨基酸不同

（二）Duffy 血型系统基因多态性

*FY*A*（*FY*01*）和 *FY*B*（*FY*02*）是 Duffy 血型系统最重要的两个等位基因。*FY*01* 编码 Fy^a 抗原，*FY*02* 编码 Fy^b、Fy3、Fy5 和 Fy6 抗原。

1. *FY*A* 与 *FY*B* *FY*A* 和 *FY*B* 分别编码 Fy^a 和 Fy^b 抗原，两者的差别在于第 2 外显子第 125 位核苷酸发生点突变，*FY*A* 第 125 位碱基是 G 而 *FY*B* 却是 A，导致第 42 位氨基酸由 Gly 转换成 Asp（Gly42Asp）（图 3-102）。

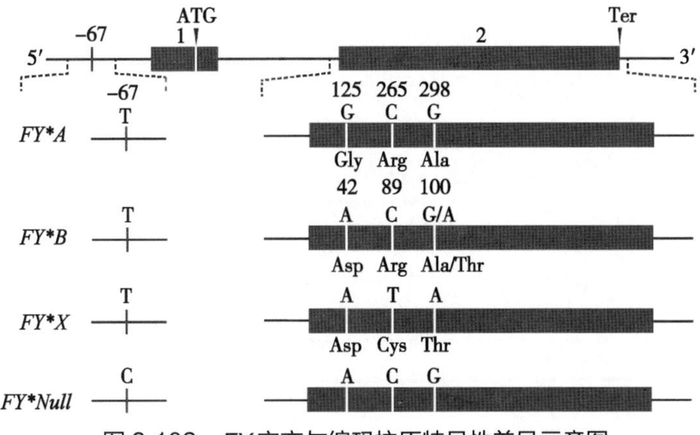

图 3-102 *FY* 突变与编码抗原特异性差异示意图

2. *FY*A* 与 *FY*B* 变异型等位基因 1965 年，Chown 等在白色人种中发现了一种弱表达 Fy^b 抗原的等位基因，并将该基因命名为 *FY*X*，相对应的抗原则表示为 Fy^x。研究证明，*FY*X* 由 *FY*B* 点突变引起，ISBT 将其命名为 *FY*02W*，而相应抗原则表示为 $Fy(b+^w)$。

目前发现的 *FY*02W* 均由第 2 外显子点突变引起，不同等位基因存在 1~3 个点突变，并引起 1~3 个氨基酸替换（表 3-50）。例如，*FY*02W.03* 存在 1 个点突变（266G>A）并引起 Arg89His 替换；*FY*02W.01* 存在 2 个点突变，即 265 C>T 及 298G>A，并引起 2 个氨基酸替换：Arg89Cys，Ala100Thr；而 *FY*02W.02* 存在 3 个点突变，即 145G>T、265C>T 及

298G>A，引起 3 个氨基酸替换：Ala49Ser、Arg89Cys，Ala100Thr。其中第 89 位为关键氨基酸，该位氨基酸替换对 FY 蛋白穿过红细胞膜的能力造成影响。例如，*FY*02W.01* 存在 Arg89Cys 替换，生理条件下 Arg 带正电荷而 Cys 则为中性氨基酸，氨基酸替换引起电荷改变导致 GP.Fy^b 穿过红细胞膜的能力明显减弱，红细胞膜上 GP.Fy^b 含量减少，Fy^b 抗原的表达随之减弱。*FY*02W* 纯合子血清学检测易误判为 Fy（a–b–）型，且 Fy3、Fy5 和 Fy6 抗原表达水平也显著下降。

表 3-50　Duffy 弱表现型基因突变位点及氨基酸变化

表现型	等位基因	突变位置	氨基酸变化
Fy（$a+^w$）	*FY*01W.01*	125A>G，265C>T	Asp42Gly，Arg89Cys
Fy（$a+^w$）	*FY*01W.02*	125A>G，265C>T，298G>A	Asp42Gly，Arg89Cys，Ala100Thr
Fy（$a+^w$）	*FY*01W.03*	125A>G，680G>A	Asp42Gly，Gly227Glu
Fy（$b+^w$）	*FY*02W.01*	265C>T，298G>A	Arg89Cys，Ala100Thr
Fy（$b+^w$）	*FY*02W.02*	145G>T，265C>T，298G>A	Ala49Ser，Arg89Cys，Ala100Thr
Fy（$b+^w$）	*FY*02W.03*	266G>A	Arg89His
Fy（$b+^w$）	*FY*02W.04*	901C>T	Pro301Ser

注：以 *FY*02* 为参照基因

研究发现，*FY*A* 同样存在因点突变引起的 Fy^a 抗原表达减弱，与抗-Fy^a 反应性降低的情况。ISBT 将其命名为 *FY*01W*，相应抗原用 Fy（$a+^w$）表示（表 3-50）。

3. *FY* 缺失型　*FY* 缺失型表示为 *FY*Null*，相应表现型表示为 Fy_{null} 或 Fy（a–b–）。*FY*Null* 纯合子个体不表达 Fy^a、Fy^b 抗原，红细胞表现型为 Fy（a–b–）。红细胞系 *FY*Null* 只影响红细胞 Fy 抗原表达，其他细胞的 Fy 抗原表达不受影响。

*FY*Null* 具有基因异质性，其产生机制包括启动子碱基突变、点突变、核苷酸缺失与插入等（表 3-51）。*FY*Null* 产生机制与人种有关，在非洲黑色人种中 *FY*Null* 较为常见，主要由启动子区核苷酸突变引起，而白色人种及其他人种 *FY*Null* 罕见，主要由点突变、核苷酸缺失与插入引起。

表 3-51　Fy（a–b–）表现型基因突变类型

等位基因	核苷酸替换	突变位置	氨基酸变化
*FY*01N.01*	-67T>C，125A>G	启动子	无产物
*FY*01N.02*	125A>G，281_295del	E2	Asp42Gly，Pro94_Val98del
*FY*01N.03*	125A>G，408G>A	E2	Asp42Gly，Trp136Ter
*FY*01N.04*	125A>G，287G>A	E2	Asp42Gly，Trp96Ter
*FY*01N.05*	125A>G，327delC	E2	Asp42Gly，Phe109Leufs*12
*FY*01N.06*	125A>G，395 G>A	E2	Asp42Gly，Gly132Asp
*FY*01N.07*	125A>G，719delG	E2	Asp42Gly，Gly240Alafs*4
*FY*01N.08*	-69T>C，125A>G	启动子	无产物

续表

等位基因	核苷酸替换	突变位置	氨基酸变化
*FY*01N.09*	125A>G,296_496 delins AGGCCACTG	E2	Asp42Gly, Leu99_Leu165delinsGlnAlaThrAla
*FY*02N.01*	-67T>C	启动子	无产物
*FY*02N.02*	407G>A	E2	Trp136Ter
*FY*02N.03*	781G>A	E2	Gly261Arg
*FY*02N.04*	179_180delCT	E2	Ser60Cysfs*16
*FY*02N.05*	895G>A	E2	Ala299Thr
*FY*02N.06*	151delT	E2	Cys51Alafs*24

注：以 *FY*02* 为参照基因。-：5′UTR 区域位置；E2：第 2 外显子；delins：del 意为缺失，ins 意为插入，delins 意为缺失与插入同时存在；fs：移码突变；Ter：终止密码子

（1）启动子区核苷酸突变：非洲黑色人种 Fy（a–b–）型个体约 95.76% 由 *FY*02N.01* 引起，该等位基因启动子区 GATA 盒子序列存在 T>C 点突变，突变位置位于红系转录本翻译起始密码子上游 -67bp，使呈倒序排列的 GATA 盒子碱基序列由 TTATCT 转变为 TTACCT（图 3-100）。碱基序列的变化产生了一个新的 EcoT141 内切酶限制性酶切位点（酶切位点为 T/A↓CC 或 T/A↓GG），经酶切后基因断裂，阻碍红系特异性转录调节蛋白与之结合，导致红系细胞 FY 蛋白无法翻译，血清学检测呈 Fy（a–b–）型。

*FY*02N.01* 启动子区 -67T>C 点突变破坏了红系 mRAN 转录本的产生，但非红系 mRNA 转录本无此突变，除红细胞外其他组织器官（如内皮细胞、肺、脾、结肠等）仍可正常表达 Fy^b、Fy3 等抗原。由此导致了一种实验室检测现象：黑色人种 Fy（a–b–）型个体血清中抗-Fy3 罕见且抗-Fy^b 缺失，但可检出抗-Fy^a。在黑色人种中，其他基因突变引起的 Fy（a–b–）型个体可产生抗-Fy3，且多为混合抗体，常伴有抗-Fy^a 的检出。有输血史的黑色人种患者中，抗-Fy^a 比抗-Fy3 更为常见。

黑色人种中 *FY*01N* 同样存在启动子区点突变而引起启动子失活的现象。例如，*FY*01N.01* 存在 -67T>C 点突变，*FY*01N.08* 存在 -69T>C 点突变（图 3-100，表 3-51），均可导致启动子失活，无 FY 蛋白编码产物，但基因频率较低（如 *FY*01N.01* 基因频率为 0.022）。*FY*01N.01* 或 *FY*01N.08* 与正常 *FY*A* 形成的杂合子红细胞 Fy6 抗原表达水平低于正常 *FY*A* 纯合子红细胞。

（2）错义突变：在白色人种及其他种族人群中发现错义突变可引起 Fy^a 与 Fy^b 抗原不表达，血清学检测呈 Fy（a–b–）型。例如，*FY*01N.06* 第 2 外显子发生 125A>G 与 395G>A 错义突变，引起 FY 蛋白第 42 与 132 位氨基酸发生替换（Asp42Gly、Gly132Asp），红细胞呈 Fy（a–b–）型。类似的情况还有 *FY*02N.03* 与 *FY*02N.05*，前者引起 Gly261Arg 替换，后者引起 Ala299Thr 替换（表 3-51）。

使用生物信息学技术分析 FY 蛋白结构发现，引起 Fy（a–b–）型的氨基酸替换均位于跨膜结构域而并非位于胞外区（图 3-103），结果提示 Fy 抗原与其他蛋白质类抗原相同，均为构象型抗原。

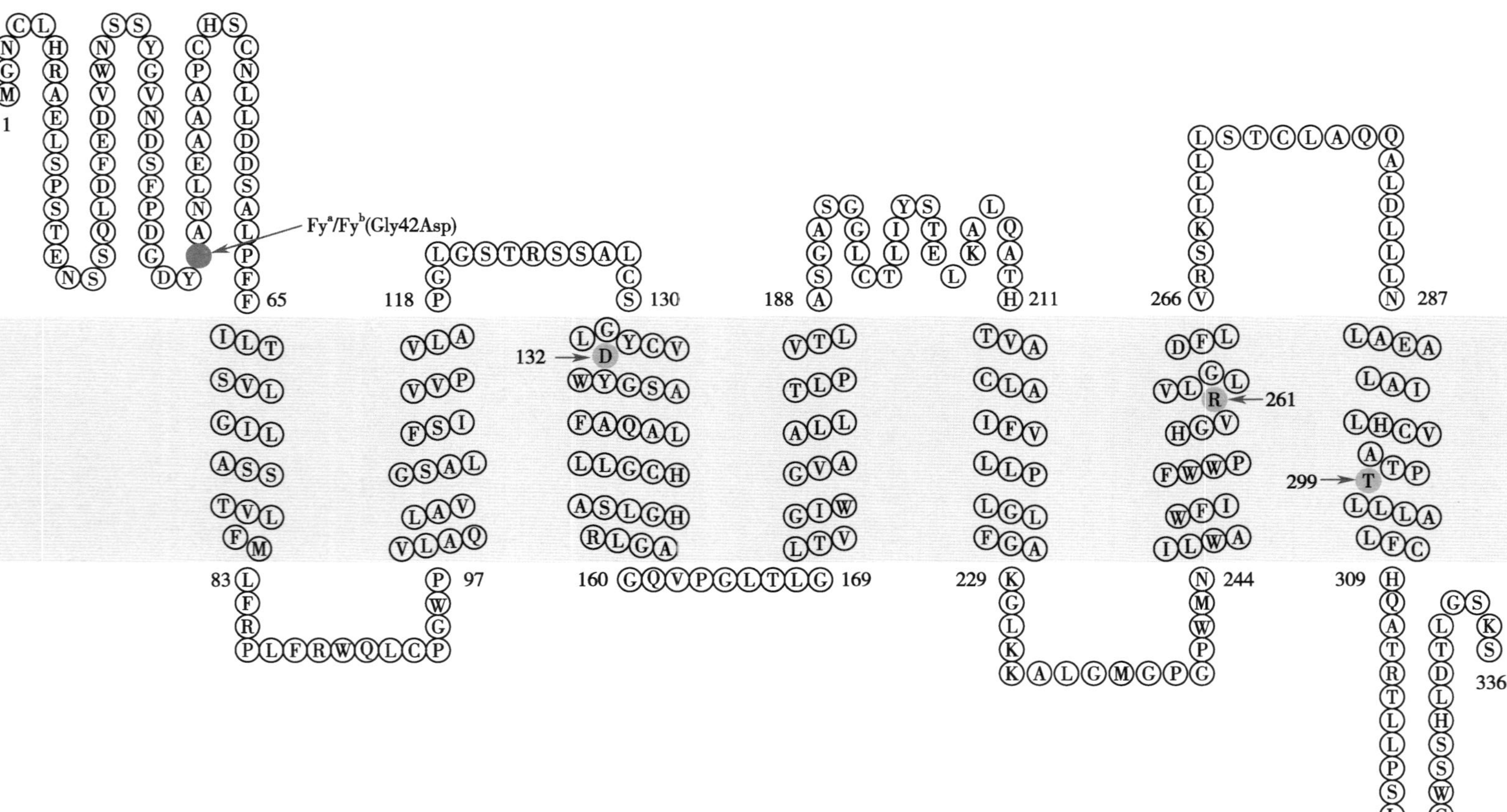

图 3-103　错义突变引起 Jk(a-b-)型的氨基酸替换位置示意图

GP.Fy336 第 42 位氨基酸为 Fy^a/Fy^b 多态性位点；箭头所示是引起 Jk(a-b-)型的氨基酸替换位置

(3) 无义突变：无义突变引起的 Fy(a-b-)型在许多种族人群中均有发现。在英国白色人种中发现的 *FY*01N.03* 存在 408G>A，使编码第 136 位色氨酸(Trp)的密码子 TGG 变为终止密码子 TGA，FY 蛋白合成提前结束，编码产物仅为 135 个氨基酸残基组成的短肽。在加拿大克里族人中发现的 *FY*01N.04*，第 2 外显子存在 287G>A(Trp96Ter)，编码蛋白仅由 95 个氨基酸残基组成。从一位 Fy(a-b-)型的黎巴嫩犹太女子体内发现了另一种无义突变，*FY* 第 2 外显子存在 407G>A(Trp136Ter)，ISBT 将其命名为 *FY*02N.02*。

(4) 核苷酸缺失与插入：核苷酸缺失与插入是引起 Fy(a-b-)型的重要原因，包括单核苷酸缺失、双核苷酸缺失、多核苷酸缺失与插入。

*FY*01N.05*、*FY*01N.07*、*FY*02N.06* 均存在单核苷酸缺失(表 3-51)，导致移码突变，编码产物分别由 119、242、73 个氨基酸残基组成，且均呈 Fy(a-b-)型。*FY*02N.04* 由双核苷酸缺失引起，第 2 外显子第 179 及 180 位的 2 个核苷酸缺失，引起移码突变致使第 60 位后的氨基酸顺序发生改变，所编码的蛋白仅有 74 个氨基酸残基。*FY*01N.02* 由多核苷酸缺失引起，第 2 外显子第 281~295 位 15 个核苷酸缺失(281_295del)，编码产物由 331 个氨基酸残基组成。

*FY*Null* 等位基因中存在核苷酸缺失与插入同时存在的情况。例如，*FY*01N.09* 第 2 外显子第 296 至 496 位连续缺失 201 个核苷酸，同时插入了 AGGCCACTG(296_496 delins AGGCCACTG)，导致编码蛋白氨基酸顺序与长度同时发生改变，编码出一条由 272 个氨基酸残基组成的多肽(表 3-51)。

二、Duffy 糖蛋白

(一) Duffy 糖蛋白结构

表达于红系细胞的 Duffy 糖蛋白(Duffy glycoprotein，GP.Fy。也称 FY 蛋白、DARC、ACKR1、CD234 等)是 Duffy 血型系统抗原的载体，分子量约为 35~50kDa，分子量的变化取决于糖链的分子量。

成熟 GP.Fy 有 7 个 α 螺旋跨膜结构域，N 端 1~65 位氨基酸位于红细胞膜外，第 16、27 和 33 位氨基酸均为 Asn，可与其相邻的后 2 位氨基酸形成 NXS 结构，通过 N- 连接形成 N- 聚糖，但 GP.Fy 无 O- 聚糖或形成极少的 O- 聚糖。C 端位于胞质区，可与 4.1R 和 p55 蛋白相连，并将 GP.Fy 固定于红细胞膜。GP.Fy 可在红细胞膜外形成 1 个链状 N 端结构及 3 个环状结构，Fy^a/Fy^b 及 Fy6 均位于 N 端结构，而 Fy3 位于第 3 胞外环状结构(图 3-104)。

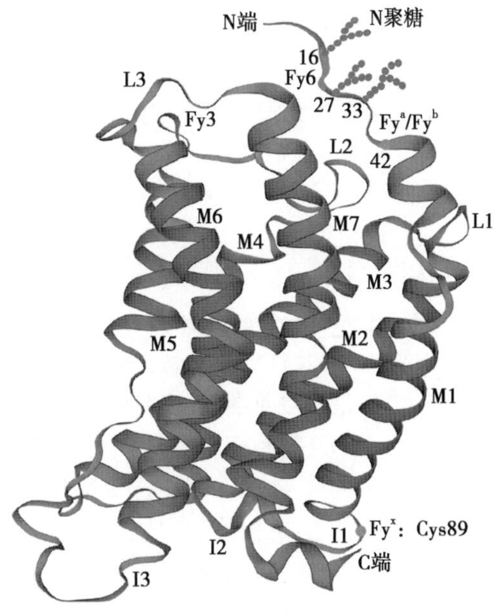

图 3-104　Duffy 蛋白立体结构模拟图
L：胞外区环状结构；I：胞内区环状结构；
M：跨膜区 α 螺旋结构

GP.Fy 在红细胞膜上的表达与其他膜蛋白密切相关，可与带 3 蛋白、GPC、Rh、Kell 及 XK 等蛋白通过 4.1R 和 p55 蛋白与血影蛋白、肌动蛋白相结合形成膜蛋白复合物(图 3-105)。其他蛋白的表达存在缺陷或缺失会影响 Duffy 抗原表达。例如，D-- 型仅弱表达 Fy5 高频抗原，Rh_{null} 型仅表达 Fy3 而不表达 Fy5。

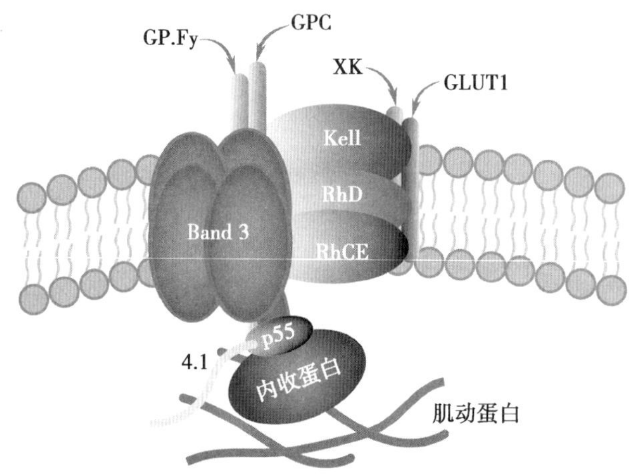

图 3-105　GP.Fy 蛋白复合物组成成分示意图

（二）Duffy 糖蛋白分布

Duffy 糖蛋白不仅表达于红细胞，还表达于毛细血管微静脉内皮细胞、脑浦肯野细胞、肺、脾、肾、结肠等组织细胞，但淋巴细胞、粒细胞、单核细胞、血小板等血细胞不表达 Duffy 糖蛋白。

不同组织细胞 Duffy 糖蛋白的表达受控于不同基因，某一细胞系不表达 Duffy 抗原并不影响其他组织细胞 Duffy 抗原的表达。例如，红系 *FY* 上游启动子 GATA 发生突变，可干扰红系特异性 GATA-1 转录因子与其结合，阻碍红细胞表达 Duffy 抗原，但其他组织细胞却不受影响仍可正常表达。

（三）Duffy 糖蛋白生物学功能

1. 趋化因子受体　Duffy 糖蛋白属于 G 蛋白耦联受体（G protein-coupled receptors，GPCRs）家族糖蛋白，GPCRs 的共同点是均为膜蛋白受体，C 端及第 3 胞外环均含有 G 蛋白（能与鸟嘌呤结合并具有 GTP 水解酶活性的一类信号传导蛋白）结合位点。Duffy 糖蛋白可与多种炎性趋化因子结合，也被称为 Duffy 抗原趋化因子受体（DARC）。DARC 是混杂型趋化因子受体，可与约 60% N 端标志性氨基酸结构为 CC 或 CXC（C 为半胱氨酸，X 为任意氨基酸）家族的趋化因子结合，与其他 G 蛋白耦联受体不同的是 DARC 不与 GPT 结合蛋白耦联，无信号传递功能，所以 DARC 被认为是静默受体，也有学者认为 DARC 是一种细胞内受体。

DARC 是免疫细胞分泌的多种趋化因子（促炎细胞因子）的异位受体，可与多种趋化因子相结合，如 CC 和 CXC 类趋化因子、黑色素瘤生长刺激因子（msgA-α/cxcl1）、白细胞介素 8、正常 T 细胞分泌的调节因子（RANTES/ccl5）、单核细胞趋化蛋白 -1（ccl-2）、中性粒细胞激活蛋白 2 和 3、生长相关基因蛋白 α、上皮细胞来源的中性粒细胞激活肽 -78 等。DARC 被认为是一种清道夫，具有减少病理条件下产生过量有害趋化因子的作用。

DARC 与趋化因子结合可起到调节血浆中趋化因子水平的缓冲作用。研究显示，在严重的全身性炎症期间，与红细胞结合的趋化因子占血浆趋化因子总量的 30%。在内毒素作用下红细胞破裂后，血浆中趋化因子水平明显升高。与 Duffy 阴性个体相比，Duffy 阳性个体血浆中与败血症严重程度相关的 CCL2、CXCL8 水平较高，因此推测 Duffy 阴性个体可能会影响败血症的预后。文献报道，Fy^a 和 Fy^b 个体血浆中趋化因子水平存在差异，但机制尚不清楚。与 Fy(a+b–) 型红细胞相比，Fy(a–b+) 型红细胞 DARC 表达有所降低，但 DARC 与趋化因子结合的亲和力无明显差异。

2. Duffy 糖蛋白与疾病　研究发现，DARC 参与感染、炎症、肿瘤及排斥反应的定向清除。例如，小鼠敲除 DARC 基因后，肺及肝脏炎症性浸润显著增加。研究表明，DARC 可能会从细胞外环境中物理去除趋化因子，可抑制血管外促炎性趋化因子诱导的血管生成。DARC 缺失型小鼠前列腺癌转基因模型的研究结果显示，肿瘤内血管生成趋化因子水平升高，可促进血管生长，表现出肿瘤内血管密度升高。由此推测，DARC 可能具有去除血管生成趋化因子，抑制肿瘤转移扩散的作用，而 DARC 缺失型则有助于癌症的发展。因此，许多学者认为 Fy(a–b–) 型是引起非洲裔男性前列腺癌高发的原因。

DARC 可与寄生虫配体 Duffy 结合蛋白（Duffy binding protein，DBP）相结合，是介导间日疟原虫、诺氏疟原虫进入人网织红细胞及成熟红细胞的重要受体。疟疾是世界范围内的公共卫生问题，非洲是疟疾高发区。世界卫生组织公布的数据显示，非洲疟疾发病率占全球的 86%，2015 年估计有 1 380 万临床病例，约 1 400~14 900 人死于间日疟。疟原虫对红细胞的入侵由疟原虫（裂殖子）与宿主红细胞之间特定的配体 - 受体相互作用介导，间日疟原虫裂殖子的 Duffy 结合蛋白（PvDBP）和诺氏疟原虫 Duffy 结合蛋白 α 与红细胞 DARC 相互作用，其中 Fy6 是间日疟原虫的结合位点。DARC 表达量与疟原虫进入红细胞密切相关，携有 FY*Null 等位基因的杂合子个体，DBP 配体结构域（DBPII）与红细胞的黏附性显著降低。在自然选择压力下，非洲尤其是西非大多数个体为 Fy(a–b–) 型，对疟疾具有抵抗力。Fy(a–b–) 型的演变是保护个体免受疟原虫侵害的自然选择结果，在其他人种中 Fy(a–b–) 型却极为罕见。此外，有研究表明，DARC 可介导 HIV 与红细胞的结合，将 HIV 传递至外周血单核细胞从而影响 HIV 的易感性。

三、Duffy 血型抗原

Duffy 血型系统共有 5 个抗原，Fy^a、Fy^b 为对偶抗原且呈多态性分布，Fy3、Fy5 与 Fy6 为高频抗原，但在西非人群中呈多态性分布。Fy^4 为低频抗原，但该抗原是否存在尚缺乏有力证据，目前 Fy^4 已弃用。

（一）Fy^a 与 Fy^b

Fy^a/Fy^b 抗原临床意义显著，其多态性由胞外 N 端第 42 位氨基酸替换引起。Fy^a 第 42 位氨基酸为甘氨酸（Gly42），而 Fy^b 为天冬氨酸（Asp42）（图 3-106）。

Fy^a 与 Fy^b 抗原为共显性遗传，遵循孟德尔遗传规律。6 周龄胎儿红细胞即可检出 Fy^a/Fy^b 抗原，出生后 12 周左右达到成人水平，单个红细胞 Fy^a/Fy^b 抗原数量为 2 200~2 400 个。

Fy^a/Fy^b 抗原多态性分布与人种密切相关。中国汉族人群 Fy^a 抗原表现频率为 99%，Fy^b 为 9.2%。北欧人中 Fy^b 表现频率高于 Fy^a，而东亚人 Fy^a 表现频率远高于 Fy^b（表 3-52）。

Fy^a 与 Fy^b 抗原组合可产生 4 种表现型：Fy(a+b–)、Fy(a+b+)、Fy(a–b+) 及 Fy(a–b–)，其表现频率受人种与地域影响差异较大（表 3-53）。例如，Fy(a+b–) 型在中国汉族人群中表现频率约为 90.8%，而在欧洲人中仅为 20%。中国人中 Fy(a–b–) 型极为罕见，南非人却有较高的表现频率（约为 63%），而在撒哈拉以南非洲人群中 Fy(a–b–) 型表现频率大于 99%。

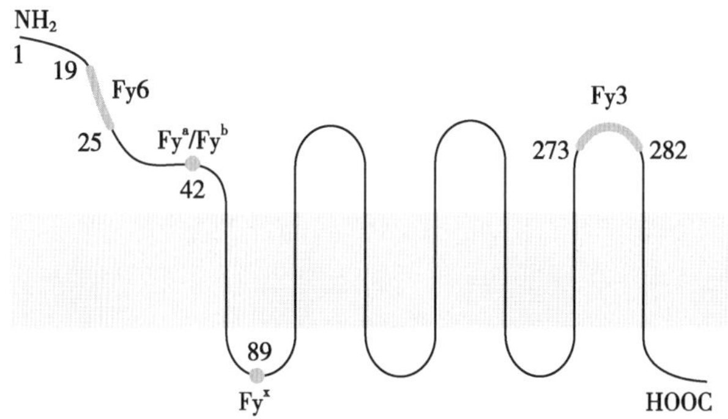

图 3-106 Duffy 抗原位置分布示意图

Fy6：抗原决定簇由 19Gln-Leu-Asp-Phe-Glu-Asp-Val25 组成。Fy[a]/Fy[b]：Gly42Asp。Fy[x]：Cys89。Fy3：抗原决定簇由 273Leu-Ser-Thr-Cys-Leu-Ala-Gln-Gln-Ala-Leu282 组成

表 3-52 Fy 抗原在不同人群中的表现频率（%）

抗原	中国人	日本人	泰国人	高加索人	黑色人种
Fy[a]	99	99	97	66	10
Fy[b]	9.2	18.5	31	83	23
Fy3	99.9	99.9	99.9	100	32
Fy5	99.9	99.9	99.9	99.9	32
Fy6	100	100	100	100	32

表 3-53 Duffy 表现型在不同种族人群中的表现频率（%）

表现型	基因型	中国人	日本人	欧洲人	非洲人
Fy（a+b−）	*Fy[a]/Fy[a]*，*Fy[a]/Fy*	90.8	81	20	10
Fy（a+b+）	*Fy[a]/Fy[b]*	8.9	15	48	3
Fy（a−b+）	*Fy[b]/Fy[b]*，*Fy[b]/Fy*	0.3	4	32	20
Fy（a−b−）	*Fy/Fy*	0	0	0	67

Fy[a]/Fy[b] 抗原对绝大多数蛋白水解酶敏感。例如，红细胞经木瓜酶、无花果酶、菠萝酶、链蛋白酶、α- 糜蛋白酶等处理后，可破坏 Fy[a]、Fy[b] 抗原，但对胰蛋白酶、唾液酸酶和 DTT 不敏感。有研究报道，使用含有其他蛋白酶的粗制胰蛋白酶处理红细胞是得出 Fy[a]/Fy[b] 抗原对胰蛋白酶敏感错误结果的主要原因。

红细胞在低 pH、低离子强度介质中储存后，Fy[a]/Fy[b] 抗原可从红细胞膜脱落下来，易导致漏检。

（二）Fy3

Fy3 抗原是亚洲人和欧洲人共有的高频抗原。使用单克隆抗体与合成多肽技术对 Fy3 抗原表位进行鉴定，发现 Fy3 抗原为位于第 3 胞外环的线性抗原，其抗原决定簇可能由位于第 273~282 位的 10 个氨基酸残基组成（273Leu-Ser-Thr-Cys-Leu-Ala-Gln-Gln-Ala-Leu282）

（图 3-106）。

Fy3 抗原表达于所有 Fy^a 或 Fy^b 抗原阳性的红细胞，$Fy(b+^w)$ 型红细胞 Fy3 抗原表达减弱，Fy（a–b–）型红细胞不表达 Fy3 抗原。Fy3 抗原对所有蛋白酶均不敏感，不受蛋白酶处理的影响。

（三）Fy5

Fy5 为高频抗原，与 Fy3 抗原类似，均可表达于 Fy^a/Fy^b 抗原阳性红细胞，但其抗原结构目前尚不清楚。

Fy3 抗原阳性的 Rh_{null} 型红细胞不表达 Fy5 抗原，D-- 型红细胞可弱表达 Fy5 抗原，而非裔人群中 Fy（a–b–）型红细胞不表达 Fy5 抗原，但其他种族人群中 Fy（a–b–）型个体却可表达 Fy5 抗原，推测 Fy5 抗原可能是 Rh 蛋白与 Duffy 糖蛋白相互作用的结果。Fy5 抗原对无花果酶、木瓜酶和 DTT 具有抵抗性。

（四）Fy6

研究人员将多人份混合红细胞注射到小白鼠体内，获得了一种与抗-Fy^3 十分相似的单克隆抗体，使用该抗体对人红细胞进行检测时发现了一种与 Fy3 抗原非常相似的抗原，但与 Fy3 抗原不同，可被木瓜酶、无花果酶破坏，故将其命名为 Fy6 抗原。

Fy6 为高频抗原，大多数人群均表达 Fy6 抗原。Fy6 为线性抗原，使用单克隆抗体对其表位进行研究，根据实验结果推测其抗原决定簇由 N 端第 19~26 位氨基酸残基组成（19Gln-Leu-Asp-Phe-Glu-Asp-Val-Trp26）（图 3-106）。Fy6 抗原对无花果酶、木瓜酶、链霉蛋白酶、α- 糜蛋白酶敏感，但对胰蛋白酶、唾液酸酶、DTT 和酸均具有抵抗性。

（五）Fy^x

Fy^x 抗原在白色人种中常见，但从未发现与其相对应的抗体，Fy^x 抗原目前尚未得到 ISBT 确认。普遍认为 Fy^x 抗原是 $Fy(b+^w)$ 抗原，单个 Fy^x 型红细胞 Fy^b 抗原数量仅有 150 个，相应地 Fy3、Fy5 及 Fy6 抗原数量也随之减少。

四、Duffy 血型抗体与补体

Duffy 血型系统不规则抗体以 IgG 型免疫性抗体为主，IgM 型抗体罕见。Duffy 血型系统不规则抗体具有补体激活能力，可引起中度至重度的急性或迟发性溶血性输血反应及 HDFN。Duffy 血型抗原可表达于多种组织器官，Duffy 血型系统不规则抗体可引起组织器官移植排斥反应。

（一）抗-Fy^a 与抗-Fy^b

临床上，中国人抗-Fy^b 常见，其次为抗-Fy^a。而在欧美人中抗-Fy^a 最为常见，抗-Fy^b 相对少见，产生概率仅为抗-Fy^a 的 1/20。

抗-Fy^a 和抗-Fy^b 多为 IgG 型免疫性抗体，IgM 型抗体罕见。抗-Fy^a 与抗-Fy^b 最适反应温度为 37℃，使用 IAT 法可检出。在黑色人种 Fy（a–b–）型个体中，抗-Fy^a 常伴有抗-Fy3，但抗-Fy^a 的产生早于抗-Fy3。偶见具有抗-Fy^a、抗-Fy^b 特异性的自身抗体，可引起 AIHA。

抗-Fy^a 可单独存在，也可与其他不规则抗体同时存在。约 50% 的抗-Fy^a 可激活补体，一般可引起临床症状较轻的迟发性溶血反应，但也有引起严重的急性溶血反应的报道。由抗-Fy^a 引起的重症 HDFN 需进行宫内输血，必要时可进行换血治疗。

RhD(-)患者输入抗-D免疫球蛋白后,抗-Fy^a效价会随之降低,可能与免疫抑制有关。Duffy抗原是次要组织相容性抗原,抗-Fy^a的产生与HLA-DRB1和HLA-DQB1有关,Duffy抗原不匹配可引起移植器官慢性损伤。

抗-Fy^b可单独存在,与其他不规则抗体同时存在较少见。部分抗-Fy^b可结合补体,引起中度至重度迟发性溶血性输血反应及HDFN。

(二)抗-Fy3

Fy(a-b-)型个体通过免疫途径可产生IgG型抗-Fy3,且多伴有抗-Fy^a。抗-Fy3较为罕见,可与Fy(a+)或Fy(b+)红细胞反应。抗-Fy3不与Fy(a-b-)红细胞反应,但可与Rh_{null} Fy(a-b-)红细胞反应。

抗-Fy3可引起中等程度至严重的急性或迟发性溶血性输血反应及HDFN。红细胞经蛋白酶处理后,可破坏Fy^a和Fy^b抗原而不再与相应的抗-Fy^a和抗-Fy^b发生反应,但仍可与抗-Fy3反应。

(三)抗-Fy5

抗-Fy5罕见,多见于黑色人种镰状细胞贫血患者,可引起迟发性溶血性输血反应。

抗-Fy5存在于混合抗体中,吸收放散无法分离抗-Fy5。Rhe变异型抗原可伴有Fy5弱表达,与抗-Fy5呈阳性反应。与抗-Fy3相似,两者均不与Rh_{null}型红细胞反应。不同的是,抗-Fy5不仅不与Rh_{null} Fy3(+)红细胞反应,而且不与黑色人种Fy(a-b-)型红细胞反应。

(四)抗-Fy6

目前尚未见人源抗-Fy6。Fy阳性红细胞免疫小鼠后可获得鼠源单克隆抗-Fy6,该抗体可识别Fy^a和Fy^b抗原共有的抗原位点,可与Fy(a+)或Fy(b+)红细胞反应,但不与Fy(a-b-)型红细胞反应。

第七节 Kell和Kx血型系统

1946年,产妇Kelleher娩出的婴儿发生了较为严重的HDFN,检测发现产妇血清中存在一种新的抗体。Coombs等使用抗球蛋白法鉴定出一种新抗原——K抗原,并以患者姓氏将此抗原命名为Kell抗原。几年后,又鉴定出K抗原的对偶抗原,一起被称为Kell/Cellano抗原,现称为K/k抗原,其所在的血型系统则称为Kell血型系统。

Kell血型系统与Kx血型系统是两个完全独立的血型系统,但两者在抗原表达上存在一定联系,本章对其一并介绍。

一、Kell血型系统

(一)Kell血型系统分子基础

1. Kell血型系统基因结构 Kell糖蛋白是Kell血型系统抗原的载体蛋白,由位于7q33的*KEL*控制编码。基因组DNA长约21.5kb,包含19个外显子及18个内含子(图3-107)。

KEL 19个外显子中,第7外显子最短,仅有63bp,第19外显子最长,由300bp组成。在18个内含子中,第10内含子最长,长度为6 191bp,第7内含子最短,仅为92bp(数据来自

NCBI RefSeq：NG_007492.2）（图 3-108）。CDS 区碱基长度为 2 199bp，翻译起始位点位于第 1 外显子第 158 位碱基，第 1~19 外显子在 CDS 中的长度分别为 3、78、142、177、125、147、63、189、149、130、111、99、78、101、111、68、170、96 及 162bp，分别编码 Kell 蛋白不同位置的氨基酸。

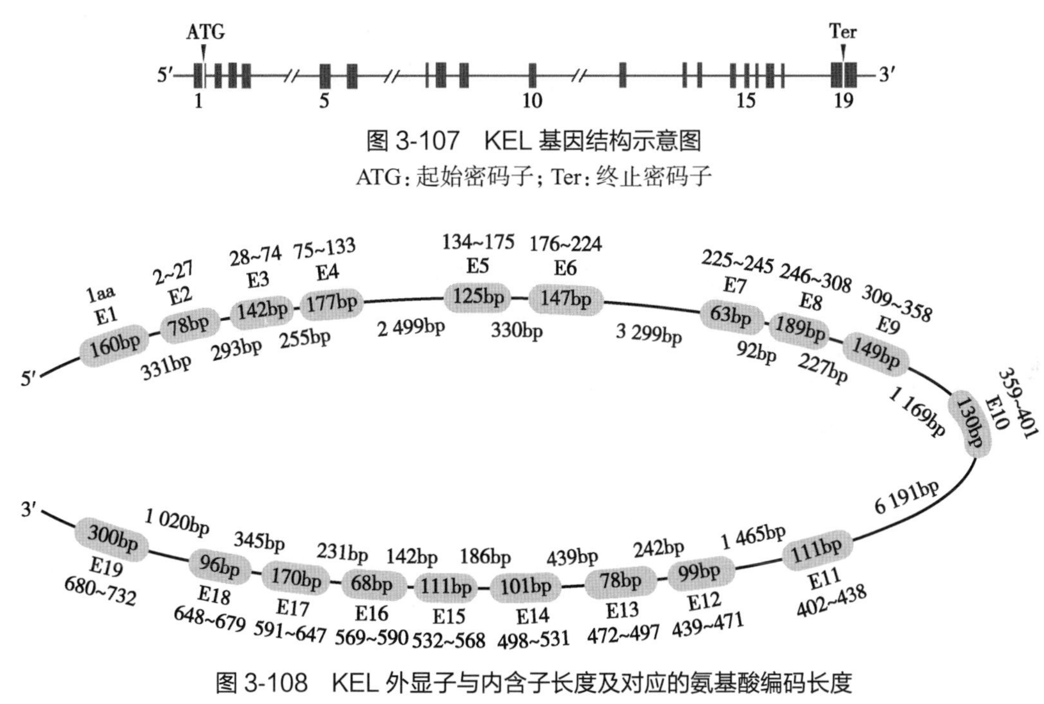

图 3-107　KEL 基因结构示意图

ATG：起始密码子；Ter：终止密码子

图 3-108　KEL 外显子与内含子长度及对应的氨基酸编码长度

aa：氨基酸；E：外显子；外显子之间的碱基长度为内含子长度

1991 年，Lee 等通过 cDNA 文库筛选的方法克隆出 Kell 蛋白，但 Kell 蛋白 N 末端为封闭结构，氨基酸测序无法确定 N 端确切的氨基酸顺序，推测 *KEL* 可能存在 2 个翻译起始位点。第 1 个假定翻译起始位点位于第 1 外显子第 158 位碱基，第 1 外显子 −1~−157 非编码区含有 1 个 Sp-1 和 1 个 GATA-1 转录因子结合位点。−220 至 −157 区域含有 2 个 GATA-1 盒子和 1 个 CACCC 盒子，均具有启动子活性。第 2 个假定翻译起始位点位于第 2 外显子第 55 位碱基，相当于第 1 个假定翻译起始位点所编码多肽的第 20 个氨基酸位置，导致不同翻译起始位点编码的多肽长度相差 19 个氨基酸（图 3-109）。

由于尚无 Kell 蛋白氨基酸测序的准确结果，Lee 等推测 Kell 蛋白胞质区 N 端可能由 47 或 28 个氨基酸残基组成，前者由第 1 个假定起始密码子启动翻译，后者由第 2 个假定起始密码子启动翻译，这 2 个假定起始密码子均无标准的 Kozak 序列（真核生物基因中起始密码子上下游的最佳序列为：−3 位为嘌呤碱基，+4 位为 G，起始密码子 AUG 中的 A 处于 +1 位。A/GCCAUGG 被称为 Kozak 序列或扫描序列）。后续研究证实，小鼠红细胞 Kell 蛋白胞质区 N 端由 28 个氨基酸残基组成，而人红细胞 Kell 蛋白胞质区 N 端由 47 个氨基酸残基组成。本文采用第 1 个假定起始密码子启动翻译的模式对 *KEL* 及 Kell 蛋白进行介绍。

2. Kell 血型系统基因多态性　*KEL*k*（*KEL*02*）广泛分布于不同人种中，具有极高的基因频率，约为 0.953 8~1.000 0，而 *KEL*K* 基因频率极低，因人种不同存在差异，约为

0.000 1~0.046 2。对 Kell 血型系统中等位基因突变情况进行分析时，均以 *KEL*02* 为参照基因。

```
           *-220
CTGAGAAGCT GAGATAAAGG GGGAGGAGAA GCCTGGGTGC CCCCCACTGA TAAGCAGGCT
            GATA-1                                  GATA-1
              **-157
CCACCCAGAG GCCAGTCCTG TGTGTCTGGG GACAAGGCGA AAGAGCAGCA GAAGTGCCCC
 CACCC
TTCTCCAGGA TCAAGGAACT GGGGCGGGGG GTGTTTCCTG GACCCCAGTC CTCCGAATCA
                       Sp-1
                                                          1
                                                          ▼
GCTCCTAGAG TGGAACCAGG AAGGATTCTG GAGCCACAGA AGATAGACAG ATGGTAAGTC
                                            GATA-1     M1
CCCTTTTGGA GTCAGAGGCT TAGCGGGGAG GGGTGAGGGT GGCTGTGTGC AAAAGTCCTG
CCCCCACTGG AGGGGAGGGA ATGTAAGGCT TACAGAGTAG AAAGGTGGGG AGAGAGGGAG
GTAATGGGAG AGGGATCGAG AAATGGCACA TTCAGGGGAC AGGTTCGTTC TGAAGCCCAT
CTGGGAACAC TGCTCCGAGA TAAAAATATG TGTGTGGGGG CAGGGCAGGC AGCGAGGGTA
TCAAAATGGC CTGATAAAAC TCTCTTCAAT GCACCATTTC CTGAACCAGC TTCTCTCTCC
                           ▼▼
TCCTTCTCCC TCCACTCACT TCAGGAAGGT GGGGACCAAA GTGAGGAAGA GCCGAGGGAAC
                  ▽
GCAGCCAGG CAGGTGGAATG GGAACTCTC TGGAGCCAAG AGGTAAGTGG CCTCCTCTCC
                 M20(M1?)
```

图 3-109 KEL 基因外显子与调控区转录因子定位

数据来自 RefSeq NG_007492.2; *: 第 1 外显子上游 -220 位置; **: -157 为第 1 外显子起始位置; ▼: 第 1 个假定翻译起始位点，位于第 1 外显子第 158 位碱基; ▼▼: 第 2 外显子起始位置; ▽: 第 2 个假定翻译起始位点，位于第 2 外显子第 55 位碱基; 灰色字母: 转录因子结合位点。加粗斜体字母: 始于第 1 外显子的 CDS 区碱基序列

Kell 血型系统中的其他等位基因主要由 *KEL*k* 点突变引起，绝大多数等位基因只有 1 个点突变并导致单个氨基酸替换，同时发生 2 个点突变并引起 2 个氨基酸替换的等位基因罕见。其次由单个核苷酸缺失与插入引起，但极罕见。*KEL*k* 发生基因突变可产生高频抗原、低频抗原、Kell 抗原弱表现型及缺失型。

(1) *KEL*K* 与 *KEL*k*: *KEL*K*(*KEL*01*) 与 *KEL*k*(*KEL*02*) 是 Kell 血型系统中最重要的 2 个等位基因，分别编码 K 和 k 抗原。*KEL*K* 与 *KEL*k* 的差异由第 6 外显子 578C>T 突变引起，*KEL*K* 第 578 位碱基为 T，编码第 193 位甲硫氨酸 (Met193)，而 *KEL*k* 第 578 位碱基为 C，193 位氨基酸为苏氨酸 (Thr193) (图 3-110)。

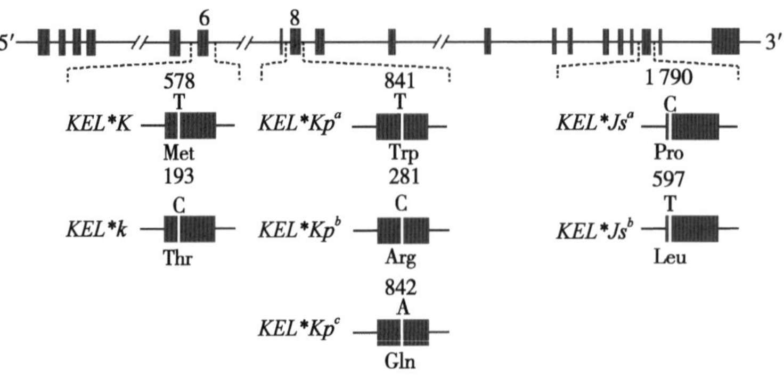

图 3-110 KEL 血型系统中对偶抗原产生的分子基础

(2)点突变与*KEL*多态性：Kell血型系统其他抗原的产生均以*KEL*02*为基础，通过1~2个核苷酸突变而形成(表3-54)。例如，Kell血型系统中对偶抗原Kp^a/Kp^b/Kp^c、Js^a/Js^b均由点突变引起。

表3-54　Kell血型系统抗原分子基础

等位基因	抗原	外显子	突变位置	氨基酸改变
*KEL*02*	k+	6		
*KEL*01.01*	K+k−	6	578C>T	Thr193Met
*KEL*01.02*	$K+^w$	6	577A>T	Thr193Ser
*KEL*01.03*	$K+^w$,Kp(a+)	6,8	578C>T,841C>T	Thr193Met,Arg281Trp
*KEL*02.03*	Kp(a+b−c−)	8	841C>T	Arg281Trp
*KEL*02.06*	Js(a+b−)	17	1790T>C	Leu597Pro
*KEL*02.10*	UI(a+)	13	1481A>T	Glu494Val
*KEL*02.-12*	K12−	15	1643A>G	His548Arg
*KEL*02.-14.1*	K14−	6	538C>T	Arg180Cys
*KEL*02.-14.2*	K14−	6	539G>A	Arg180His
*KEL*02.17*	Wk(a+)	8	905T>C	Val302Ala
*KEL*02.-18.1*	K18−	4	388C>T	Arg130Trp
*KEL*02.-18.2*	K18−	4	389G>A	Arg130Gln
*KEL*02.-19*	K19−	13	1475G>A	Arg492Gln
*KEL*02.21*	Kp(c+)	8	842G>A	Arg281Gln
*KEL*02.-22*	K22−	9	965C>T	Ala322Val
*KEL*02.23*	K23+	10	1145A>G	Gln382Arg
*KEL*02.24*	K24+	6	539G>C	Arg180Pro
*KEL*02.25*	VLAN+/VONG−	8	743G>A	Arg248Gln
*KEL*02.-26*	TOU−	11	1217G>A	Arg406Gln
*KEL*02.-27*	RAZ−	8	745G>A	Glu249Lys
*KEL*02.28*	VLAN−/VONG+	8	742C>T	Arg248Trp
*KEL*02.-29*	KALT−	17	1868G>A	ARg623Lys
*KEL*02.-30*	KTIM−	8	913G>A	Asp305Asn
*KEL*02.31*	KYO+	8	875G>A	Arg292Gln
*KEL*02.-32*	KUCI−	11	1271C>T	Ala424Val
*KEL*02.-33*	KANT−	11	1283G>T	Arg428Leu
*KEL*02.-34*	KASH−	8	758A>G	Tyr253Cys
*KEL*02.-35*	KELP−	8,18	780G>T,2024G>A	Leu260Phe,Arg675Gln
*KEL*02.-36*	KETI−	12	1391C>T	Thr464Ile
*KEL*02.-37*	KHUL−	8	877C>T	Arg293Trp

注：以*KEL*k*(*KEL*02*)为参照基因

*KEL*01* 及 *KEL*02* 编码蛋白第 281 位均为 Arg，表达 Arg281 的抗原被称为 Kp^b 公共抗原，相应等位基因用 *KEL*Kp^b* 表示（图 3-110）。

编码 Arg281 的密码子为位于第 8 外显子第 841~843 位碱基组成的 CGG，841C>T 点突变使密码子转变为编码 Trp281 的 TGG，血清学检测呈 Kp^a 型，该基因被 ISBT 命名为 *KEL*02.03*。疏水性色氨酸替代了亲水性精氨酸（Arg281Trp），阻碍了突变型 Kp^a 蛋白从胞质向细胞膜的转运，导致红细胞 Kp^a 抗原低表达。若发生 842G>A 点突变，则编码 Arg281 的密码子 CGG 将转变为编码 Gln281 的 CAG（*KEL*02.21*），血清学检测呈 Kp^c 型。

Kp^a 和 *Kp^c* 点突变使 Kell 蛋白第 281 位氨基酸发生替换，并由此分别形成 NlaIII 和 PvuII 限制性酶切位点。

Js^a/Js^b 抗原同样由点突变引起，*KEL*02* 第 17 外显子发生 1790T>C 突变（图 3-110），导致编码产物第 597 位氨基酸发生替换，Js^a 抗原 597 位氨基酸为 Pro，而 Js^b 为 Leu。Kell 血型系统其他抗原均由点突变导致的氨基酸替换引起（表 3-54）。

（3）Kell 抗原弱表现型遗传背景：根据遗传背景不同，Kell 抗原表达减弱可分为两类：KEL 基因突变引起的抗原表达减弱，以及 Kell 血型系统以外的基因突变（如 *XK*、*GYPC*）而引起的抗原表达减弱。根据 Kell 血型抗原表达减弱的范围不同，又可分为单纯 K 抗原表达减弱（表示为 $K+^w$），以及 Kell 血型系统所有抗原均表达减弱（表示为 K_{mod}）。

1）$K+^w$ 型遗传背景：引起 $K+^w$ 型的分子机制主要有两种：错义突变及 *KEL*Kp^a* 顺式调节效应。白色人种中存在 2 个罕见等位基因：*KEL*01.02* 及 *KEL*01.03*（表 3-54），前者由错义突变而引起 $K+^w$ 型，后者由 *KEL*Kp^a* 顺式调节效应而导致 $K+^w$ 型的出现。

*KEL*01.02* 发现于瑞士的德裔献血者，*KEL*K* 第 6 外显子存在 577A>T 突变，引起编码 193 位氨基酸的密码子由 ACG 转变为 TCG，前者编码 Thr，后者编码 Ser。K 抗原第 193 位氨基酸为 Met，191~193 位形成的氨基酸基序为 NRL，第 191 位 Asn 无法形成 N- 聚糖。Ser193 替换可使 191~193 位氨基酸基序变为 NRS，与 k 抗原形成的 NRT 基序相同，均具有使 Asn191 糖基化形成 N- 聚糖的能力（图 3-111）。聚糖 -NXS 结构与聚糖 -NXT 结构极为相似，导致 *KEL*01.02* 编码蛋白成为同时具有 K/k 双重抗原性的变异型抗原。其血清学特点为可与部分抗-K 发生弱凝集反应。流式细胞术对 *KEL*01.02/KEL*02* 杂合子红细胞的检测显示，k 抗原具有 *k/k* 纯合子的剂量效应，提示 $K+^w$ 抗原也可与抗-k 发生反应。

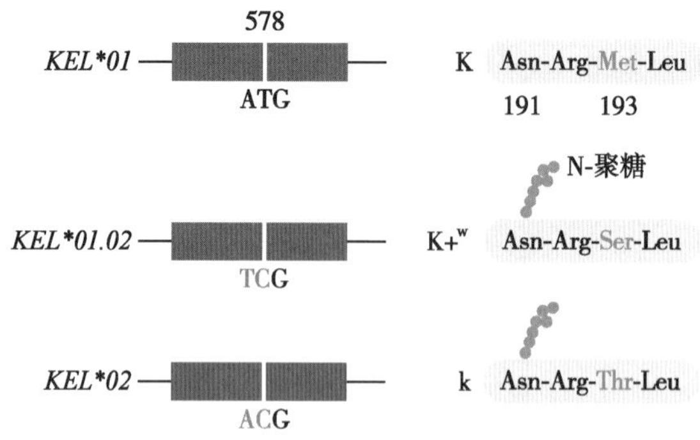

图 3-111　$K+^w$ 抗原形成机制示意图

*KEL*01.03* 第 6、8 外显子各有 1 个点突变（578C>T，841C>T），并引起第 193 和 281 位氨基酸替换（Thr193Met，Arg281Trp）（表 3-54）。Met193 及 Trp281 替换使 *KEL*01.03* 编码

蛋白同时具有 K 及 Kp^a 抗原特异性。Kp^a 与 K 抗原存在于同一蛋白分子时，Kp^a 会对 K 抗原表达产生抑制作用，此即为 *KEL*Kp^a^* 顺式调节效应。

*KEL*Kp^a^* 还具有反式调节效应。在 *KEL*k/KEL*Kp^a^* 基因型个体中，不仅可使 k 抗原表达减弱难以检出，而且对所有高频抗原的表达均有一定影响。

Yazdanbakhsh 等的研究显示，*KEL*Kp^a^* 的存在与 Kell 血型系统其他抗原表达减弱有关，*KEL*Kp^a^* 第 8 外显子 841C>T 突变（Arg281Trp）可引起 Kell 蛋白在高尔基体中处理异常，并滞留于高尔基体内，导致转运至红细胞膜的 Kell 蛋白数量减少，表现出 Kell 血型系统所有抗原均表达减弱的血清学特征。

2）K_{mod} 型遗传背景：K_{mod} 型可由 *KEL* 突变形成的 *KEL*Mod*（缩写为 *KEL*M*）弱表达基因引起，也可由 XK、GYPC 基因突变引起。

*KEL*Mod* 多由错义突变引起（表 3-55）。错义突变可引起氨基酸替换，导致 Kell 构象型抗原蛋白折叠异常，并滞留于内质网（内质网是蛋白发生折叠的主要场所）。内质网中含有多种具有识别蛋白折叠功能的蛋白复合物，可将发生错误折叠的蛋白传递至具有蛋白水解酶活性的 26S 蛋白酶体降解异常蛋白。在内质网相关蛋白降解（endoplasmic reticulum associated degradation，ERAD）机制的作用下，转移至红细胞膜表面的 Kell 蛋白数量显著减少，表现为 Kell 血型系统所有抗原均表达减弱而呈 K_{mod} 型。

表 3-55 KEL*Mod 等位基因

等位基因	外显子	突变位置	氨基酸改变	人种及分布情况
*KEL*01M.01*	6	578C>G	Thr193Arg	中国台湾，罕见
*KEL*02M.01*	10	1088G>A	Ser363Asn	白色人种，罕见
*KEL*02M.02*	18	2030A>G	Tyr677Cys	白色人种
*KEL*02M.03*	9	986T>C	Leu329Pro	白色人种，罕见
*KEL*02M.04*	19	2107G>A	Gly703Arg	白色人种，罕见
*KEL*02M.05*	16	1719C>T	Gly573Gly	罕见
*KEL*02M.06*	4，11	306C>A，1298C>T	Asp102Glu，Pro433Leu	罕见
*KEL*02M.07*	16	1763A>G	Tyr588Cys	罕见
*KEL*02M.08*	13	1490A>T	Asp497Val	罕见
*KEL*02M.09*	16	1757T>G	Ile586Ser	罕见
*KEL*02M.10*	8	787G>A	Gly263Arg	罕见
*KEL*02M.11*	11	1268C>T	Ala423Val	白色人种，罕见

注：以 *KEL*k*（*KEL*02*）为参照基因

ERAD 机制是产生 K_{mod} 型的主要原因。在白色人种中发现的 *KEL*02M.01*（Ser363Asn）、*KEL*02M.02*（Tyr677Cys），以及在日本人中发现的 *KEL*01M.01*（Thr193Arg）编码蛋白均可在内质网中观察到蛋白滞留现象。*KEL*02M.03*（Leu329Pro）、*KEL*02M.04*（Gly703Arg）编码蛋白的细胞内降解程度均高于正常 Kell 蛋白。异常蛋白在内质网中滞留与降解导致转移至红细胞表面的 Kell 蛋白数量减少，引起 K_{mod} 型。

Karamatic 等在一名巴基斯坦女性患者及其兄弟姐妹中发现了含有第 8 外显子 758A>G 突变的 *KEL*02.-34*，引起 Tyr253Cys 氨基酸替换，使 Kell 蛋白增加了一个可形成二硫键的半胱氨酸，扰乱了 Kell 蛋白原有的二硫键数目及结合方式，导致 Kell 蛋白折叠错误并引起蛋白立体构象发生改变。血清学检测表现为 Kell 血型系统所有抗原均表达减弱。Karamatic 将其称为 KASH，ISBT 编号为 KEL34。

缺乏 KEL34 表位可阻碍 Kell 抗原的正常表达。KEL13 存在类似情况，1974 年 Marsh 等发现了一种与 Kell 血型系统相关的 KEL13（–）。研究显示，KEL13 由 Leu329Pro 氨基酸替换引起，并导致其他高频抗原（如 k、Kp^b、Ku、Js^b、KEL12 等）均表达减弱，呈 K_{mod} 型，ISBT 将该等位基因命名为 *KEL*02M.03*。Leu329Pro 替换可能改变了 Kell 蛋白立体构象，通过 ERAD 机制降解异常蛋白，抑制突变的 Kell 蛋白转移到红细胞表面，导致 K_{mod} 型的产生。KASH（–）及 KEL13（–）均可视为 K_{mod} 型。

同义突变引起的可变剪接位点改变是产生 K_{mod} 型的另一个重要原因。Karamatic 等发现，*KEL*02M.05* 第 16 外显子存在 1719C>T 点突变，该突变使编码第 573 位氨基酸的密码子由 GGC 变为 GGT，两者均编码甘氨酸（Gly），理论上对 Kell 蛋白氨基酸顺序并无影响。但此突变位点位于第 16 外显子起始端第 16 位碱基，可形成一个新的剪接位点，在转录过程中可引起第 16 外显子跳跃，导致编码蛋白异常。

随着研究的深入与拓展，近年来发现了多种新的基因突变引起的 K_{mod} 型。例如，Pro326Leu、Arg447Trp、Gly641Arg 及 Ala645Val 氨基酸替换由多种新的 *KEL*01M* 等位基因引起。氨基酸替换位置多位于催化区螺旋结构，对 Kell 蛋白的构象产生明显影响。发生于 *KEL*02* 的 575G>C 错义突变可引起 Arg192Pro 氨基酸替换，同样可表现为 K_{mod} 型。

Kell 蛋白与 XK 蛋白（携有 Kx 血型系统抗原）、GPC（携有 Gerbich 血型系统抗原，由 *GE* 控制编码）相互作用，并以复合物的形式表达于红细胞表面。*XK* 发生基因突变可引起 XK 蛋白缺失，*GE* 发生基因突变可导致 Gerbich 血型系统 Ge2、Ge3 抗原呈阴性表现型。以上基因突变均会影响 Kell 蛋白的表达，表现为 Kell 血型系统抗原表达减弱而呈 K_{mod} 型。

（4）KEL 沉默基因：许多错义突变、无义突变、单核苷酸缺失与插入以及剪接位点突变可产生 KEL 沉默基因（表示为 *KEL*Null*，缩写为 *KEL*N*）（表 3-56）。沉默基因纯合子或杂合子无具有生物活性的编码产物，从而表现为 Kell 抗原缺失型（表示为 K_{null} 或 K_0）。*KEL* 沉默基因发生率极低，K_{null} 型极为罕见。

目前 ISBT 确认的 KEL*01N 沉默基因有 2 个，均由错义突变引起。错义突变引起氨基酸替换，导致编码蛋白出现结构异常，在 ERAD 机制作用下 Kell 蛋白发生降解，红细胞不表达 Kell 蛋白而呈 K_{null} 型。

KEL*02N 沉默基因有 29 个，多由无义突变引起，其次由核苷酸缺失、插入及可变剪接引起。例如，在南斯拉夫人中发现的 *KEL*02N.03* 第 4 外显子发生 246T>A 无义突变，引起终止密码子提前出现（Cys82Ter），对应的编码产物由 81 个氨基酸残基组成。单核苷酸缺失（如 *KEL*02N.25*、*KEL*02N.27*）与插入（如 *KEL*02N.23*）可引起移码突变，而发生于内含子的点突变（如 *KEL*02N.01*、*KEL*02N.06*、*KEL*02N.08*、*KEL*02N.12*、*KEL*02N.13*）可引起剪接位点发生改变，产生变异型可变剪接体（表 3-56）。

表 3-56　KEL 沉默基因分子基础

等位基因	外显子 / 内含子	突变位置	氨基酸改变	人种及分布情况
*KEL*01N.01*	6,15	578C>T,1678C>G	Thr193Met,Pro560Ala	罕见
*KEL*01N.02*	4,6	244T>C,578C>T	Cys82Arg,Thr193Met	罕见
*KEL*02N.01*	内含子 3	IVS3+1G>C	可变剪接	中国台湾,罕见
*KEL*02N.02*	4	382C>T	Arg128Ter	黑色人种,罕见
*KEL*02N.03*	4	246T>A	Cys82Ter	南斯拉夫人,罕见
*KEL*02N.04*	9	1042C>T	Gln348Ter	白色人种,罕见
*KEL*02N.05*	18	2027G>A	Ser676Asn	以色列人,罕见
*KEL*02N.06*	内含子 3	IVS3+1G>A	可变剪接	留尼汪岛人,罕见
*KEL*02N.07*	6	574C>T	Arg192Ter	罕见
*KEL*02N.08*	内含子 5	IVS5-2A>G	可变剪接	日本人,罕见
*KEL*02N.09*	12	1377G>A	Trp459Ter	日本人,罕见
*KEL*02N.10*	13	1420C>T	Gln474Ter	瑞典人,罕见
*KEL*02N.11*	8	903delG	Val302Serfs*28	瑞典人,罕见
*KEL*02N.12*	内含子 8	IVS8+1G>A	可变剪接	罕见
*KEL*02N.13*	内含子 8	IVS8+1G>T	可变剪接	罕见
*KEL*02N.14*	9	948G>A	Trp316Ter	罕见
*KEL*02N.15*	11	1216C>T	Arg406Ter	罕见
*KEL*02N.16*	13	1477C>T	Gln493Ter	罕见
*KEL*02N.17*	14	1546C>T	Arg516Ter	罕见
*KEL*02N.19*	18	2023C>T	Arg675Ter	罕见
*KEL*02N.20*	15	1596G>A	Trp532Ter	罕见
*KEL*02N.21*	18	1947C>G	Tyr649Ter	罕见
*KEL*02N.22*	内含子 7	IVS7-1G>C	可变剪接	罕见
*KEL*02N.23*	3	184_185insT	Ser62Phefs*17	中国人,罕见
*KEL*02N.24*	7	715G>T	Glu239Ter	
*KEL*02N.25*	18	1975delG	Glu659Argfs*22	
*KEL*02N.26*	4	382C>T	Arg128Ter	
*KEL*02N.27*	7	730delG	Ala244Profs*8	
*KEL*02N.28*	4	230G>T	Cys77Phe	
*KEL*02N.29*	15	1664G>A	Gly555Glu	

注：以 *KEL*k*(*KEL*02*)为参照基因

*KEL*02N* 对应的 mRNA 产物均存在碱基序列异常，在 RNA 监控系统——无义介导的 mRNA 降解机制用下，含有提前终止密码子、移码突变、可变剪接体等异常 mRNA 可被迅速

降解，避免异常蛋白的产生。所以 *KEL*02N* 无对应的蛋白产物，红细胞不表达 Kell 蛋白而呈 K_{null} 型。

（二）Kell 糖蛋白

1. Kell 蛋白的组成　Kell 蛋白（CD238）是 Kell 血型系统抗原的载体，由 732 个氨基酸残基组成，分子量约为 93kDa。Kell 蛋白是Ⅱ型跨膜蛋白，可单次跨膜形成一个由 47 个氨基酸残基组成的亲水性 N 端胞内区，一个由 20 个氨基酸残基组成的跨膜区及一个由 665 个氨基酸残基组成的 C 端胞外区（图 3-112）。

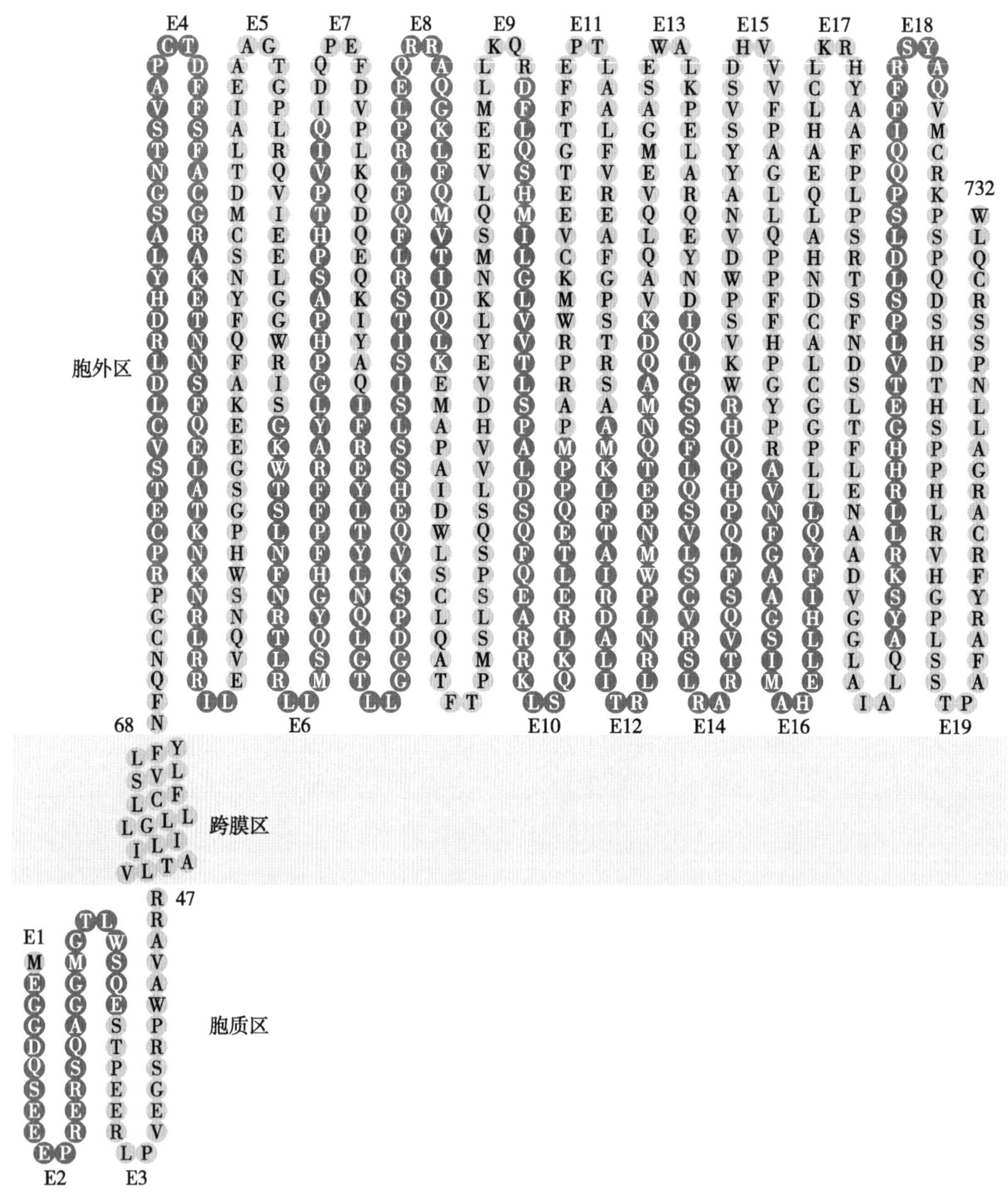

图 3-112　Kell 蛋白氨基酸顺序与分布位置示意图

E：外显子；颜色深浅交替表示第 1~19 外显子编码氨基酸；

Kell 糖蛋白氨基酸顺序来自 *KEL*k* 编码的 k 抗原

Kell 蛋白胞质区多肽由 *KEL* 第 1、2 外显子及部分第 3 外显子控制编码。第 1 外显子仅编码 Kell 蛋白起始氨基酸 Met，N 端第 2~27 位氨基酸由第 2 外显子编码，第 3 外显子编码第 28~74 位氨基酸，其中第 28~47 位氨基酸与第 1、2 外显子编码氨基酸共同组成胞质区内 N 端结构域，第 48~67 位氨基酸位于 α 螺旋跨膜结构区，第 68~74 位氨基酸位于胞外区。其他胞外区氨基酸顺序由第 4~19 外显子编码，与第 3 外显子编码的胞外区共同形成由 665 个氨基酸残基组成的 C 端胞外结构域（图 3-112）。

2. Kell 蛋白糖基化与抗原性　Kell 蛋白不能被棕榈酰化（蛋白质脂质修饰的一种重要形式，具有调节蛋白质脂膜定位、蛋白活性与稳定性、蛋白间相互作用等功能），但在磷酸激酶（具有催化 ATP 分子的磷酸基团转移至其他化合物的功能）作用下可使 Kell 蛋白磷酸化，对 Kell 蛋白发挥生物学功能具有调控作用。Kell 蛋白可形成 N- 聚糖，在由 665 个氨基酸残基组成的胞外区中，有 6 个 NXS/T 结构，其中 Asn 残基分别位于第 94、115、191、345、627 及 724 位氨基酸位置，从而形成 6 个潜在的 N- 聚糖连接位点。第 725 位氨基酸残基为脯氨酸（Pro），对 Asn724 形成 N 聚糖具有抑制作用，所以 Kell 蛋白可形成 5 个 N- 聚糖。

*KEL*K* 编码蛋白第 191~193 位氨基酸残基为 Asn-Arg-Met，不具备 NXS/T 结构，无形成 N- 聚糖的能力。而 *KEL*k* 编码蛋白相应位置氨基酸为 Asn-Arg-Thr，可形成 NXT 结构，Asn191 可通过 N- 连接形成 N- 聚糖，导致 k 抗原分子量增大。免疫印迹分析结果显示，K 蛋白比 k 蛋白迁移快，提示 K 蛋白分子量低于 k 蛋白。低糖基化易使蛋白抗原充分暴露，可增强抗原的免疫原性。K 抗原的强免疫原性可能与其低糖基化有关。

3. Kell 糖蛋白结构　Kell 糖蛋白共有 16 个含硫元素的半胱氨酸残基，其中 1 个位于胞内区，其他 15 个位于胞外区。理论上胞外区可形成 7 个二硫键，使 Kell 糖蛋白形成多个折叠结构。Kell 糖蛋白与 M13 家族锌结合内肽酶序列同源，以中性内肽酶及内皮素转换酶 1 胞外结构域晶体结构为模板进行同源模建，发现 Kell 糖蛋白胞外结构域可形成 2 个球状结构，每个球状结构均含有多个 α 螺旋结构。锌依赖的酶催化区位于 2 个球状结构的交界部位，Kell 血型系统抗原几乎全部位于 2 个球状结构的外侧（图 3-113）。

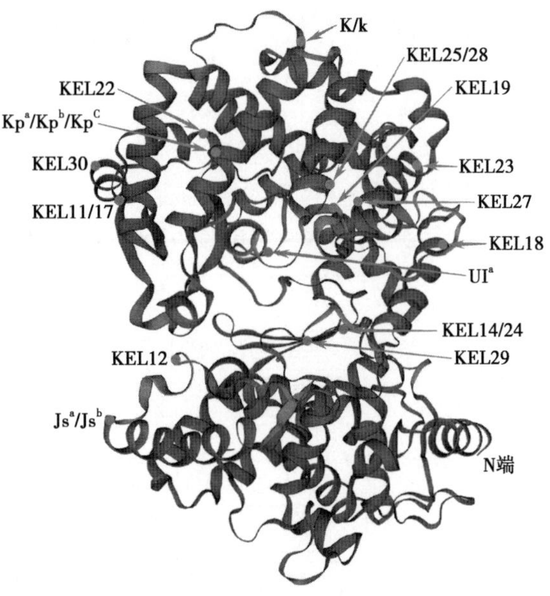

图 3-113　Kell 蛋白立体结构及抗原分布示意图

4. Kell 糖蛋白与 XK 蛋白　Kell 糖蛋白与 XK 蛋白密切相关，Kell Cys72 与 XK Cys347 通过二硫键形成稳定连接，以 Kell-XK 异源二聚体的形式分布于红细胞膜（图 3-114）。该异源二聚体是红细胞膜蛋白巨复合物的组成成分（图 3-105），对维持红细胞膜结构稳定具有重要作用。由于 Kell 糖蛋白胞外区存在大量半胱氨酸残基，含有丰富的二硫键，对菠萝酶、木瓜酶、无花果酶、胰蛋白酶等蛋白水解酶具有抵抗性，但对降解巯基的化合物敏感，例如对二硫苏糖醇（DTT）、2- 氨基乙基异硫脲（AET）及二巯基乙醇（2-ME）等敏感。巯基化合物可破坏胞外区肽链二硫键，改变其原有的立体结构，破坏 Kell 血型抗原性。使用巯基试剂处理红细胞，可人工获得 K_{null} 型红细胞，并可用于不同目的的血清学检测。

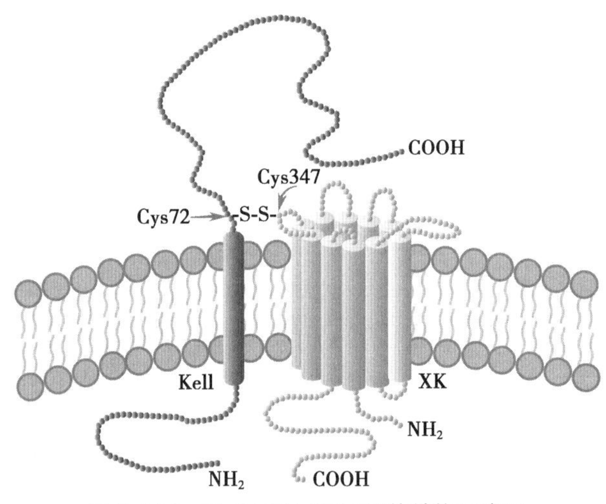

图 3-114　Kell-XK 异源二聚体结构示意图

5. Kell 糖蛋白生物功能　Kell 糖蛋白与 M13 家族锌依赖性中性肽链内切酶存在同源序列，具有内皮素转化酶 -1 活性。表达 Kell 糖蛋白的红细胞具有内皮缩血管肽 -3 转换酶的作用，可裂解无活性的内皮缩血管肽 -3，使其转化为有生物活性的内皮缩血管肽 -3，起到收缩血管的作用。

（三）Kell 血型系统抗原

Kell 血型系统有 37 个抗原，其中 K 抗原是第一个使用抗球蛋白法发现的红细胞血型抗原。K 抗原为多态性抗原，其他抗原均为不具有多态性的高频或低频抗原，其中呈对偶关系的有 7 组，由 15 个抗原组成，分别为 K/k、$Kp^a/Kp^b/Kp^c$、Js^a/Js^b、K11/K17、KEL14/KEL24、KEL25/KEL28 及 KEL31/KEL38（表 3-57）。

表 3-57　Kell 血型系统抗原

表现频率	抗原种类
多态性抗原	K
高频抗原	k，Kp^b，Ku，Js^b，K11（Côté），K12（Boc），K13，K14（San），K16（k-like），K18，K19（Sub），Km，K22，TOU，RAZ，KALT，KTIM，KUCI，KANT，KASH，KELP，KETI，KHUL，KYOR，KHIZ
低频抗原	Kp^a，Kp^c，Js^a，Ul^a，K17（Wk^a），K23，K24（Cls），VLAN，VONG，KYO，KEAL

1. K/k 抗原　K/k 抗原为对偶抗原，抗原特异性由第 6 外显子 578C>T（Thr193Met）引起，K 抗原第 193 位氨基酸为 Met，而 k 抗原为 Thr。

K 抗原在人群中的表现频率与人种、地域密切相关。阿拉伯人及西奈半岛岛民 K 抗原表现频率约为 25%，白色人种中 K 抗原表现频率约为 4%~9%，非洲黑色人种少见，约为 1.5%，而东亚人罕见（如日本人约为 0.02%）。我国汉族人群 K 抗原罕见，上海地区调查结果显示，K（+）个体仅占当地人群的 0.07%。

k 抗原为高频抗原，在任何人种中均具有较高的表现频率，中国汉族人几乎均携有 k 抗原，呈 K–k+ 型。某些细菌（如大肠埃希菌、粪肠球菌、摩根氏菌、分枝杆菌等）的活性物质可使 k 抗原转变为 K 抗原。例如，败血症患者 K（–）红细胞可转变为 K（+）。

K 抗原具有较强的免疫原性，刺激机体产生免疫性抗体的能力仅次于 ABO 血型抗原及 RhD 抗原，是 Rhc 抗原的 2 倍、Fy^a 抗原的 20 倍，S 抗原的 100 倍以上。Goldman 等对 390 193 名患者不规则抗体分布情况进行调查时发现，抗-K 出现频率为 0.102%，是仅低于抗-E 的第二个出现频率较高的不规则抗体。抗-K 可引起严重的溶血性输血反应及 HDFN，所以在 K 抗原表现频率较高的人种中，Kell 血型系统与 ABO、Rh 血型系统并列为三大临床意义显著的血型系统。在中国汉族人群中 K 抗原罕见，临床实践中 Kell 血型系统的重要程度远不及 Kidd、Duffy、Diego 等血型系统。

2. $Kp^a/Kp^b/Kp^c$　Kell 血型系统中唯一一组由三个抗原组成的对偶抗原，其抗原特异性由 Kell 糖蛋白第 281 位氨基酸决定。Kp^a 为 Trp281，Kp^b 为 Arg281 而 Kp^c 为 Gln281。

Kp^b 为公共抗原，K 及 k 蛋白均携有 Kp^b 抗原。错义突变可引起 Kell 蛋白第 281 位氨基酸发生替换，产生 Kp^a 及 Kp^c 低频抗原。但 Kp^a 在欧洲与北美人群中表现频率较高，约为 2.3%，而在其他人种中极为罕见。Kp^c 抗原在所有人种中均非常少见，多见于日本人但表现频率低于 0.01%。

3. Js^a/Js^b　Js^a/Js^b 对偶抗原特异性由 Kell 蛋白第 597 位氨基酸决定，Js^a 为 Pro597，而 Js^b 为 Leu597。

Js^a 为低频抗原，但在非洲人中却有较高的表现频率且为多态性抗原，绝大多数非洲人均携有 Js^a 抗原，非裔美国人 Js^a 抗原表现频率约为 16%，但在其他人种中极为罕见，Js^a 抗原是非洲血统人的标志性抗原。

Js^b 为高频抗原，广泛分布于所有人种中。绝大多数非洲人为 Js（b+），Js（b–）少见（表现频率约为 0.3%），其他人种中尚未见 Js（b–）个体。

4. $K+^w$、K_{mod} 及 K_{null}　在 Kell 血型系统中，使用直接凝集法或 IAT 法检测 $K+^w$、K_{mod} 型易造成漏检，误判为 K_{null} 型。

$K+^w$ 血清学特点是与部分单克隆抗-K 呈弱凝集，但与大多数多克隆抗-K 呈正常凝集反应。K_{mod} 血清学特点是使用直接凝集法或 IAT 法对 Kell 血型系统抗原进行检测时易漏检，有些需使用吸收放散法方能检出，从实验室技术角度可将其称为吸收放散型，用 KEL_{el} 表示。

血清学方法区分 K_{mod} 与 K_{null} 较为困难，但 K_{mod} 与 K_{null} 不匹配的输血会产生不同的免疫性抗体。K_{null} 可产生抗-Ku，而 K_{mod} 可产生类抗-Ku。为提高临床检测准确性，应配合基因检测。

5. 其他抗原　Kell 血型系统其他抗原均由氨基酸替换引起（图 3-115）。在临床输血中,Kell 血型系统其他抗原临床意义不显著,或极罕见,且具有明显的种族特征,本文不做重点介绍。

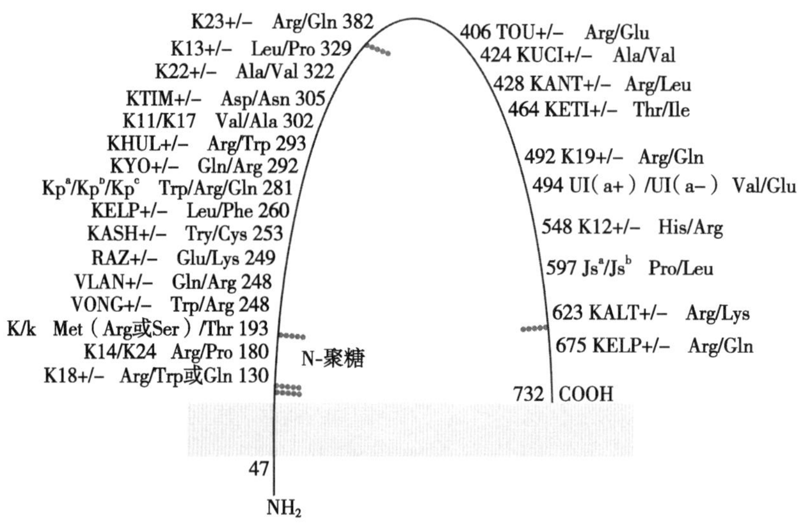

图 3-115　Kell 血型系统抗原氨基酸替换及所处位置示意图

（四）Kell 血型系统抗体

Kell 血型系统抗体通常为免疫性 IgG 型抗体(以 IgG1 为主),IgM 型较少见。最适反应温度为 37℃,使用 IAT 法可检出。绝大多数抗体无激活补体的能力,能够激活补体的抗体极罕见,Kell 血型系统抗体引起的溶血反应以迟发性溶血反应为主。

根据抗体特异性不同,输血反应严重程度差异较大,大多引起轻度至中度的临床症状,症状严重甚至威胁生命的溶血性输血反应罕见。Kell 血型系统抗体可引起 HDFN,大多症状较轻,严重者罕见。在众多 Kell 血型系统不规则抗体中,仅少部分抗体临床意义显著,如抗-K、抗-k、抗-Kp^a、抗-Ku、抗-Js^a、抗-Js^b 等,其他多数抗体临床意义不显著。

1. 抗-K 与抗-k　抗-K 是 Kell 血型系统最主要的抗体,白色人种中抗-K 是 ABO 和 Rh 血型系统以外最常见的同种抗体,约占 Rh 血型系统以外不规则抗体的 2/3。抗-K 的产生可能与 HLA-II 抗原提呈能力有关,有研究显示,HLA-DRB1 分子与 K 抗原具有较高的亲和力,抗-K 的产生与 HLA-DRB1*11 和 HLA-DRB1*13 具有相关性。中国汉族人中 K 抗原表现频率极低,抗-K 罕见。

抗-K 多为免疫性 IgG 型抗体,IgM 型抗体少见。偶见 IgG 型抗-K 在盐水介质中直接凝集 K(+)红细胞,但通常使用 IAT 法对抗-K 进行检测。LISS-IAT 法检测抗-K 不敏感,在低离子介质中抗-K 致敏红细胞效率低于盐水介质,可使用盐水 -IAT 法、白蛋白 -IAT 法,或通过提高抗体与红细胞比例的方法来提高抗-K 的检出率。某些细菌可诱导机体产生 IgM 型抗-K,导致检测出现假阳性结果。

高效价抗-K 可引起抗原阻断现象,即抗-K 结合于红细胞后阻断了其他特异性抗体与红细胞抗原的结合,导致血型鉴定出现假阴性结果。在对胎儿或新生儿进行血型鉴定时此现象尤为明显,可使用酸洗脱、热洗脱或二磷酸氯喹放散法去除高效价抗-K 的干扰。

抗-K 临床意义显著,可引起轻度至重度迟发性溶血性输血反应及 HDFN。与其他血型系统不规则抗体引起的 HDFN 不同，抗-K 引起的 HDFN 常伴胎儿或新生儿严重贫血。

研究显示，抗-K 效价与 HDFN 严重程度无关，抗-K 不仅可破坏成熟红细胞，还可抑制胎儿红细胞生成，从而导致严重贫血。原因在于早期红系祖细胞即可表达 K 抗原，早于 Rh 血型系统抗原的表达，进入胎儿循环中的母体抗-K 可与表达 K 抗原的胎儿祖红细胞结合，单核吞噬系统清除抗-K 致敏的红细胞而引起贫血。Daniels 等的研究表明，在促红细胞生成素存在的条件下，来自脐血（CD34+ 和早期造血祖细胞）的单核细胞培养 7d 后，能够结合抗-K 而不与抗-D 发生反应，并具有高调理作用指数（即抗-K 致敏的红细胞更易被吞噬）。

抗-K 以抗体剂量依赖性方式抑制红细胞生成，与 IgG 型抗-M 类似，抗-K 抑制红细胞生成的作用不仅出现在妊娠期，新生儿体内残留的同种抗体可持续抑制红细胞生成，在患儿外周血中网织红细胞很少或无法检出。需要注意的是，经输血治疗的新生儿几天内可能表现良好，但残余抗体会持续引起红细胞破坏并抑制红细胞生成。由于患儿骨髓尚不能产生足够的红细胞，所以存在迟发性贫血的风险。另外，抗-K 不仅可抑制红细胞生成，而且对单核细胞和巨核细胞祖细胞同样具有抑制作用，抗-K 引起的 HDFN 常伴有血小板、白细胞及中性粒细胞减少。

临床上抗-k 较少见，在白色人种中出现频率低于 2‰，中国人罕见。抗-k 多为 IgG 型免疫性抗体，偶见 IgM 型抗体。IAT 法是检出抗-k 最有效的实验方法。

抗-k 可引起迟发性溶血性输血反应及 HDFN，通常症状较轻，严重者罕见。抗-k 引起的 HDFN 与抗-K 具有相同的特征，提示抗-k 具有抑制红细胞生成的作用。

2. 抗-Kp^a、抗-Kp^b 与抗-Kp^c　抗-Kp^a、抗-Kp^b 与抗-Kp^c 均为免疫性 IgG 型抗体，均无激活补体的能力，IAT 法可有效检出以上抗体。

Kp^a 为低频抗原，抗-Kp^a 较罕见。抗-Kp^a 引起的溶血性输血反应症状较轻，所以在不规则抗体筛查时，不要求红细胞试剂必须包含 Kp^a 抗原。

抗-Kp^b 的反应性较弱，通常不会引起严重的溶血反应。文献报道，Kp(b+) 红细胞输给含有抗-Kp^b 的患者后，未出现溶血反应症状，且红细胞寿命也未受影响。抗-Kp^b 也可引起严重的 HDFN，但极为罕见。

抗-Kp^c 目前仅见于日本人，输血后可产生该抗体。

3. 抗-Js^a 与抗-Js^b　抗-Js^a 与抗-Js^b 多为免疫性 IgG 型抗体，IAT 法可有效检出。抗-Js^a 较少见，而抗-Js^b 目前仅在黑色人种中偶有检出，但可引起严重的 HDFN 及迟发性溶血性输血反应。

4. 抗-Ku 与类抗-Ku　K_{null} 型个体通过输血或妊娠等免疫途径可产生抗-Ku，而类抗-Ku 由 K_{mod} 型个体产生。

抗-Ku 可与 K_{null} 型以外的所有红细胞发生反应，抗-Ku 可识别 Kell 糖蛋白携带的多种抗原表位，无法通过吸收放散法鉴别其特异性。

类抗-Ku 与抗-Ku 具有相似的反应性，但两者并不相同。主要原因在于两者产生的分子背景不同。K_{null} 型红细胞无 Kell 血型系统抗原，产生的抗-Ku 可与所有表达 Kell 血型抗原的红细胞发生反应。而 K_{mod} 型个体可弱表达 Kell 血型系统抗原，其产生的类抗-Ku 可视为具有特异性的同种抗体。表现为血清学的两个特征性反应：类抗-Ku 不与自身红细胞反应，但与其他同为 K_{mod} 型个体红细胞发生反应。

抗-Ku 与类抗-Ku 可引起严重的溶血性输血反应及 HDFN。K_{mod} 与 K_{null} 型个体临床输血较为困难，难以找到相合血液。

5. 抗-Km　抗-Km 仅见于罕见的 McLeod 型个体，可与 K_{null} 及 Kx 阴性表现型以外的所有红细胞发生反应，临床输血极为困难（下文详述）。

6. 类自身抗体　AIHA、自身免疫性特发性血小板减少性紫癜等疾病产生的自身抗体可具有 Kell 血型系统抗原特异性，多与 Kell 血型系统抗原表达减弱有关。

研究显示，白色人种 AIHA 患者中，自身抗体具有 Kell 血型系统抗原特异性的比例为 1/250，可表现为 K、Kp^a、Kp^b、Js^b 等抗原特异性。血清学特点为 DAT 阳性，k，Kp^b，Js^b 和 Ku 等高频抗原均呈弱表达，自身抗体具有 Kell 血型系统抗原多特异性，吸收放散无法获得单特异性抗体。具有 K 或 Kp^b 抗原特异性的自身抗体较为多见，且具有 K 抗原特异性的自身抗体与 Kell 血型系统高频抗原的弱表达无关。

自身抗体可引起溶血性贫血，但随着病情好转，DAT 转阴，Kell 血型系统抗原表达逐渐恢复正常强度，且具有 Kell 血型系统抗原特异性的自身抗体消失，不再与自身红细胞发生反应。

二、Kx 血型系统

（一）Kx 血型系统分子基础

1. Kx 血型系统基因结构　XK 蛋白是 Kx 血型系统抗原的载体蛋白，由位于 X 染色体短臂（Xp21.1）的 *XK* 控制编码。XK 基因组 DNA 总长度约 46.2kb，含有 3 个外显子及 2 个内含子（图 3-116）。

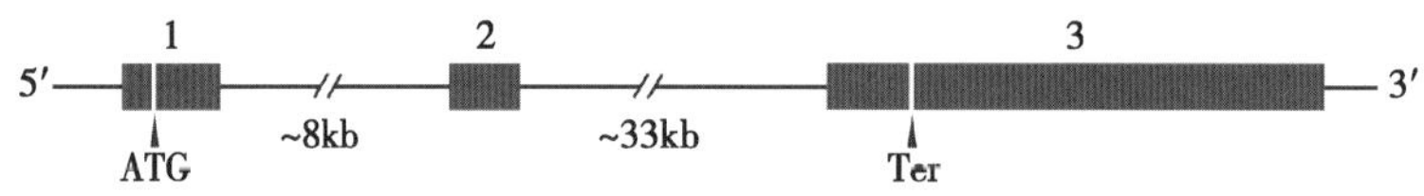

图 3-116　XK 基因结构示意图

第 1~3 外显子长度分别为 416、263 及 4 495bp，第 1、2 内含子长度分别为 8 079 及 33 087bp。CDS 区碱基长度为 1 335bp，翻译起始位点位于第 1 外显子第 172 位碱基，第 1~3 外显子在 CDS 中的长度分别为 245、263 及 827bp（数据来自 NCBI RefSeq：NG_007473.3）。第 1 外显子编码 XK 蛋白第 1~82 位氨基酸，第 2 外显子编码 83~169 位氨基酸，第 3 外显子编码第 170~444 位氨基酸（图 3-117）。

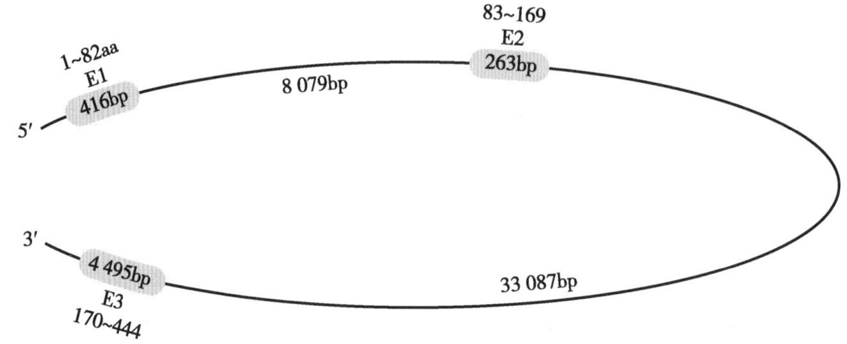

图 3-117　*XK* 外显子与内含子长度及对应的氨基酸编码长度

aa：氨基酸；E：外显子；外显子之间的碱基长度为内含子长度

目前发现由性染色体控制编码的血型系统共有两个，即 Kx 与 Xg 血型系统。Xg 血型系统由两个抗原组成：Xg^a 和 CD99。Xg^a 由 *XG* 控制编码，而 CD99 由 *MIC2* 控制编码，XG 与 CD99 蛋白具有大量相同的氨基酸序列，具有高度同源性，被归为同一血型系统。*XG* 含有 10 个外显子，第 1~3 外显子位于 *X* 染色体短臂末端和 *Y* 染色体假常染色体区域，而第 4~10 外显子位于 X 染色体。Xg^a 抗原仅表达于红细胞，其遗传模式为 X 连锁遗传。临床上抗-Xg^a 少见，普遍认为其临床意义不显著。CD99 由 *MIC2* 控制编码，*MIC2* 含有 10 个外显子，位于 *X* 和 *Y* 染色体假常染色体区域（图 3-118）。CD99 具有黏附分子活性，广泛分布于红细胞、纤维细胞、胎肝、淋巴结、脾 / 胸腺、胰岛细胞、卵巢颗粒细胞、胎肾上腺及成人骨髓等组织细胞。尚未成熟的 B 细胞、T 细胞、粒细胞系表达丰富的 CD99。研究显示，CD99 高水平表达与某些类型的癌症有关。

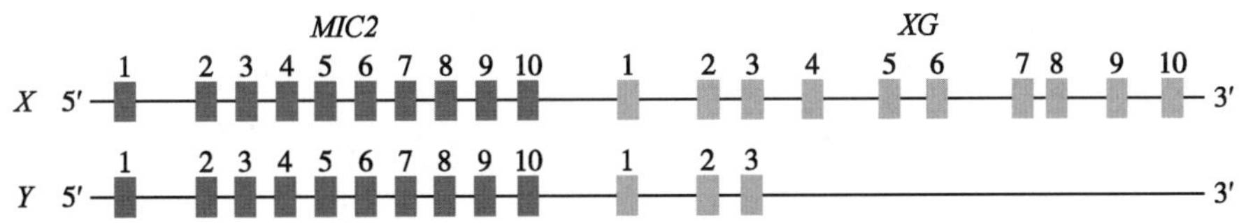

图 3-118　XG 血型系统基因结构示意图

2. XK 基因突变与缺失　XK 蛋白由 *XK*01* 控制编码，广泛分布于各人种中，基因频率几乎为 100%。目前尚未发现 *XK* 具有多态性，XK 基因突变均导致 XK 沉默基因（表示为 *XK*Null*，缩写为 *XK*N*）的产生。*XK*Null* 产生的原因主要有全基因缺失、外显子缺失、无义突变、核苷酸缺失与插入、剪接位点突变等。

（1）*XK* 全基因缺失：在长度约为 5.56Mb 的 Xp21.1 区域内依次排列着 *DMD*（duchenne muscular dystrophy，DMD）、*XK* 及 *CYBB*（也称 *CGD91-Phox*）等 20 个不同的基因。

X 染色体可发生大片段连续缺失，引起 *DMD* 与 *XK* 基因同时缺失，或 *XK* 与 *CYBB* 同时缺失（图 3-119）。*DMD* 缺失可引起进行性肌营养不良症，而 *CYBB* 负责编码烟酰胺腺嘌呤二核苷磷酸氧化酶（NADPH）亚基单位，*CYBB* 缺失可导致反复感染，引起过度炎症反应，在感染部位出现慢性肉芽肿（chronic granulomatous disease，CGD）。由于两者均伴有 *XK* 缺失，均表现出 Kell 血型系统抗原缺失引起的 McLeod 综合征。临床上将 *CYBB* 与 *XK* 缺失引起的 McLeod 综合征称为 CGD-McLeod 综合征，而仅由 XK 基因突变或缺失引起的 McLeod 综合征称为非 CGD-McLeod 综合征。

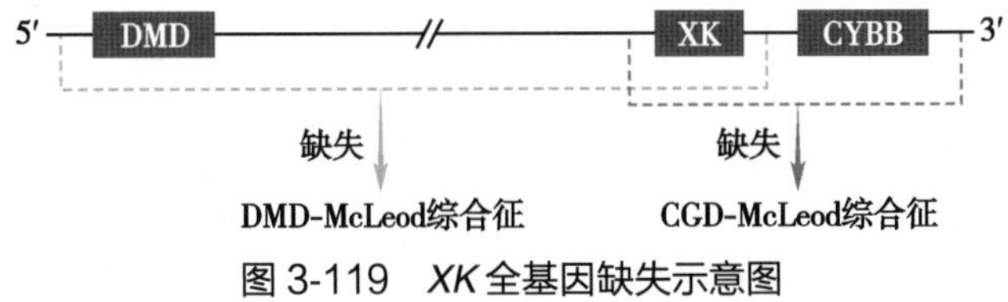

图 3-119　*XK* 全基因缺失示意图

（2）*XK* 外显子缺失：目前共发现 5 种不同类型的外显子缺失导致的 XK 沉默基因，ISBT 将其命名为 *XK*N.01~05*（表 3-58）。*XK*N.01* 由包含第 1~3 外显子在内的基因组 -82_3668 位碱基缺失引起。*XK*N.02* 由 -82_245 位碱基缺失引起，导致第 1 外显子全部缺失。*XK*N.04* 仅缺失第 2 外显子，*XK*N.03* 由启动子与第 1 外显子缺失引起，而 *XK*N.05* 因第 2

内含子与第 3 外显子同时缺失引起。外显子缺失引起的 XK 沉默基因无基因编码产物，导致红细胞不表达 XK 蛋白。

表 3-58　XK 无效等位基因

等位基因	核苷酸变化	外显子	预测氨基酸改变及长度（aa）
*XK*01*			444
*XK*N.01*	del exon 1-3	1,2,3	0
*XK*N.02*	del exon 1	1	0
*XK*N.03*	del promoter +exon 1	1	0
*XK*N.04*	del exon 2	2	0
*XK*N.05*	del intron 2+exon 3	3	0
*XK*N.06*	-272_119del	1	del 1-40fs,179
*XK*N.07*	172delG	1	Val58Tyrfs*72,128
*XK*N.08*	269delA	2	Tyr90Serfs*40,128
*XK*N.09*	268delT	2	Tyr90Thrfs*40,128
*XK*N.10*	450_451insC	2	Gln151Profs*48,197
*XK*N.11*	686_687delTT	3	Phe229Tyrfs*36,263
*XK*N.12*	771delG	3	Trp257Cysfs*11,266
*XK*N.13*	856_860delCTCTA	3	Leu286Tyrfs*16,300
*XK*N.14*	938_951del	3	Asn313Thrfs*24,335
*XK*N.15*	1013delT	3	Phe338Serfs*71,407
*XK*N.16*	107G>A	1	Trp36Ter,35
*XK*N.17*	397C>T	2	Arg133Ter,132
*XK*N.18*	463C>T	2	Gln155Ter,154
*XK*N.19*	707G>A	3	Trp236Ter,235
*XK*N.20*	895C>T	3	Gln299Ter,298
*XK*N.21*	941G>A	3	Trp314Ter,313
*XK*N.22*	245+1G>C	intron 1	可变剪接
*XK*N.23*	246–1G>A	intron 1	可变剪接
*XK*N.24*	508+1G>A	intron 2	可变剪接
*XK*N.25*	508+5G>A	intron 2	可变剪接
*XK*N.26*	509-1G>A	intron 2	可变剪接
*XK*N.27*	664C>G	3	Arg222Gly,444
*XK*N.28*	880T>C	3	Cys294Arg,444
*XK*N.29*	979G>A	3	Glu327Lys,444

注：以 *XK*01* 为参照基因。promoter：启动子；exon：外显子；intron：内含子；del：缺失；ins：插入；Ter：终止密码子

(3) 无义突变：发生于 *XK* 的无义突变引起终止密码子提前出现，使编码产物成为截短的无义多肽，从而导致 XK 缺失型(XK_{null} 型)的产生。例如，*XK*N.16* 第 1 外显子发生 107G>A 无义突变，使原编码 Trp36 的密码子由 TGG 变为 TAG，导致终止密码子出现在编码第 36 位氨基酸的位置，引起 XK 蛋白翻译提前终止，仅形成一条由 35 个氨基酸残基组成的无义多肽(表 3-58)。

(4) 错义突变：*XK*N.27~29* 由错义突变引起，分别引起第 222、294 及 327 位氨基酸替换(表 3-58)。氨基酸替换位置均位于跨膜区，且氨基酸残基预测长度与正常 XK 蛋白相同，但血清学方法却无法检测到 Kx 血型系统抗原的存在。

XK 蛋白是一种高度保守的膜蛋白，错义突变引起的氨基酸替换导致 XK 蛋白结构异常，可能通过 ERAD 机制使异常蛋白完全降解，以致红细胞膜中无 XK 蛋白组分，呈 XK_{null} 型。

(5) 核苷酸缺失与插入：核苷酸缺失与插入可引起 *XK* 发生移码突变，编码产物为无生物活性的异常肽链。例如，*XK*N.08* 第 2 外显子 269delA 引起移码突变，从第 90 位开始氨基酸顺序发生改变，直至编码第 129 位氨基酸出现终止密码子为止，编码产物是一条由 128 个氨基酸残基组成的异常多肽(表 3-58)。

(6) 剪接位点突变：*XK*N.22~26* 由可变剪接引起，发生于第 1、2 内含子的点突变可引起剪接位点发生改变，通过转录产生可变剪接体。在无义介导的 mRNA 降解作用下，异常 mRNA 被降解，避免异常 XK 蛋白产生，所以红细胞不表达 XK 蛋白。

(二) XK 蛋白

1. XK 蛋白结构　XK 蛋白由 444 个氨基酸残基组成，分子量约为 50kDa。XK 蛋白不是糖基化蛋白，而是磷酸化和棕榈醇化蛋白。XK 蛋白具有疏水性，为Ⅳ型跨膜蛋白，可 10 次跨膜，在胞外区可形成 5 个环状结构，其中第二个环状结构最大。XK 蛋白 N 端和 C 端均位于胞内区(图 3-120)。XK 蛋白是膜转运蛋白，具有转运 Na^+、Cl^- 离子的生物学功能。

2. XK 蛋白与 Kell 蛋白　共免疫沉淀分析结果显示，Kell 蛋白与 XK 蛋白通过二硫键相连。定向诱变分析结果显示，Kell 蛋白接近跨膜区的非保守半胱氨酸残基 Cys72 与 XK 蛋白第 5 胞外环上的 Cys347 以单个二硫键相连接(图 3-114)。虽然这两种蛋白以共价键方式相连，但并不存在共同表达的关系。将 *KEL* 转染至表达细胞后，细胞表面同样可表达 Kell 抗原。Kell 蛋白和 XK 蛋白在内质网可连接形成 XK-Kell 蛋白异源二聚体，并转移至红细胞膜。从某种程度上讲，可将其视为一个完整的复合体，而不是两个独立的蛋白质。

Kell 血型系统抗原的正常表达依赖于 XK 蛋白表达，通过罕见的 McLeod 型和 K_{null} 型可清晰地展示出 Kell 蛋白和 XK 蛋白表达之间的依存关系。

XK 缺失、*XK*N* 均可导致 XK 蛋白缺失，红细胞表面缺乏 Kx 抗原。对其 Kell 血型系统抗原进行检测发现，*KEL* 正常但 Kell 抗原表达却明显减弱。以上血清学特点形成 XK 蛋白缺失引起的 McLeod 型典型特征，即 Kx 抗原缺失伴 Kell 血型系统抗原减弱。可以看出，Kell 血型系统抗原表达依赖于 XK 蛋白的表达，XK 蛋白缺失对 Kell 抗原表达具有抑制作用。

*KEL*N* 导致红细胞不表达 Kell 血型系统抗原，对其 Kx 抗原进行检测发现 Kx 抗原表达强度明显增强。采用 Western-blot 技术对 K_{null} 型个体 XK 蛋白进行检测，结果显示 K_{null} 型红细胞虽存在 Kx 抗原表达增强的现象，但 XK 蛋白含量却较正常红细胞有所下降。提示 K_{null} 型红细胞 Kx 抗原增强是因 XK 蛋白与 Kell 抗原结合位点暴露所致，揭示了 Kell 抗原和 Kx 抗原之间存在相互作用的关系。

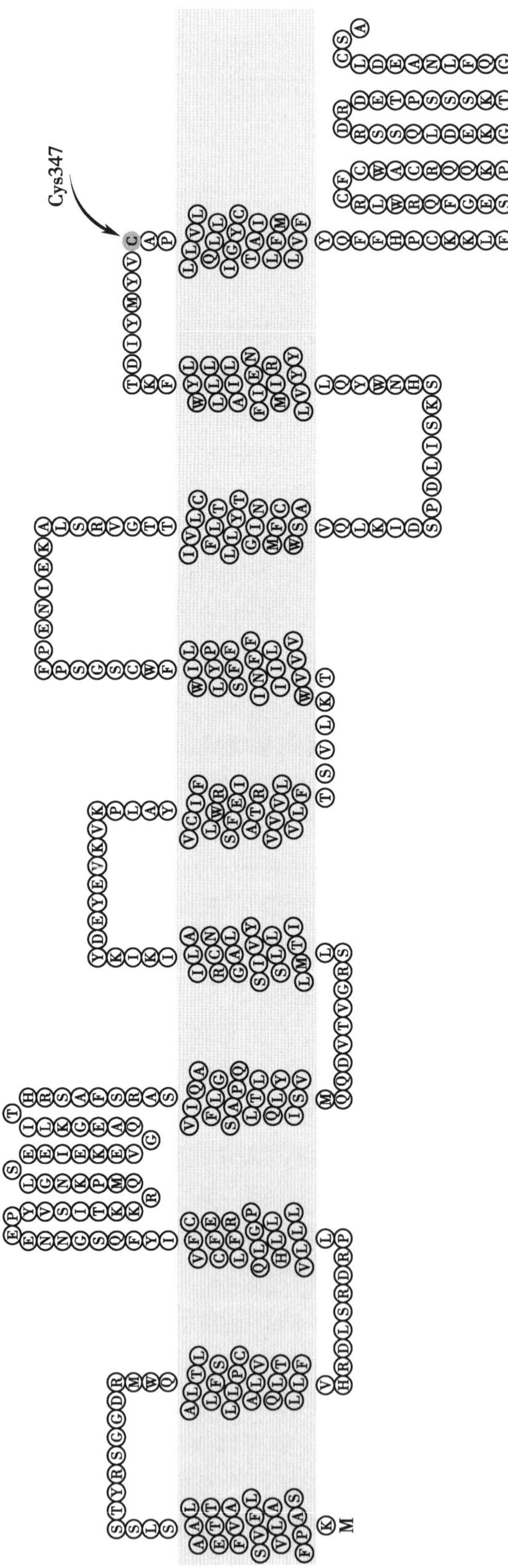

图 3-120　XK 蛋白跨膜结构域模拟图

位于第 5 胞外环状结构的 Cys347 通过二硫键与 Kell Cys72 相连，形成 XK-Kell 蛋白异源二聚体

3. XK 蛋白缺失与 McLeod 综合征　1961 年，Allen 等在一位名为 Hugh McLeod 的医学学生血样中发现了一种新的 Kell 表现型，Kell 抗原明显减弱，Allen 将其称为 McLeod 型。研究证实，McLeod 型因 XK 蛋白缺失引起，并可引起一系列临床症状，称为 McLeod 综合征（McLeod syndrome，MLS）。

MLS 是一种罕见的 X 连锁遗传性疾病，估计全球患者约 250 例。症状和体征出现在 18~61 岁之间，通常在中年发病。MLS 是一种多系统疾病，主要累及中枢和外周神经系统、心脏及血液系统。神经症状类似亨廷顿病，伴有舞蹈动作障碍、认知能力下降和精神症状。在连续性 X 染色体缺失的情况下，相关症状可包括杜氏肌营养不良（DMD）、慢性肉芽肿性疾病（CGD）、视网膜色素变性和鸟氨酸转氨酶缺乏症等。

XK 蛋白缺失会导致红细胞形态变化，引起棘形红细胞增多症及代偿性溶血。实验室检测显示低水平溶血和肌酸磷酸激酶升高。

（三）Kx 血型系统抗原

Kx 血型系统仅有 1 个抗原：Kx 抗原。Kx 抗原为公共抗原，广泛分布于各人种中，表现频率几乎接近 100%。

Kx 抗原对木瓜酶、无花果酶、菠萝酶、α 胰蛋白酶、链霉蛋白酶、唾液酸酶等均具有较强的抵抗性，与 Kell 血型系统抗原不同的是 Kx 抗原对二硫键还原剂具有抵抗性。使用 DTT 或 AET 处理红细胞，可破坏 Kell 血型系统抗原，同时可增强 Kx 抗原表达。

（四）Kx 血型系统抗体

抗-Kx 是 Kx 血型系统中唯一的一个不规则抗体，为免疫性 IgG 型抗体，可通过 IAT 法检出。

抗-Kx 无结合补体能力，可引起轻度至中度迟发性溶血性输血反应，未见引起 HDFN 的报道。

McLeod 型患者输入同种异体红细胞可产生抗-Km，但不产生抗-Kx。可输注 McLeod 及 K_{null} 型红细胞成分。而 CGD-McLeod 患者却可同时产生抗-Kx 及抗-Km，仅能输注表现型相合的 McLeod 型红细胞成分。

参考文献

1. Blundell J. Observations on transfusion of blood. Lancet, 1828, 2 (302): 321-324.
2. Landsteiner K. Zur kenntnis der antifermentativen, lytischen und agglutinierenden wirkungendes des blutserums und der lymphe. Zentralbl Bakteriol, 1900, 27: 357-363.
3. Li H, Lykotrafitis G. Erythrocyte membrane model with explicit description of the lipid bilayer and the spectrin network. Biophys J, 2014, 107 (3): 642-653.
4. Davis JT, Hirani S, Bartlett C, et al. 1H NMR studies on an Asn-linked glycopeptide. GlcNAc-1 C_2-N_2 bond is rigid in H_2O. J Biol Chem, 1994, 269 (5): 3331-3338.
5. Jaskiewicz E, Jodlowska M, Kaczmarek R, et al. Erythrocyte glycophorins as receptors for Plasmodium merozoites. Parasit Vectors, 2019, 12 (1): 317.
6. Aoki T. A Comprehensive review of our current understanding of red blood cell (RBC) glycoproteins. Membranes, 2017, 7 (4): 56.
7. Anstee DJ. Blood group-active surface molecules of the human red blood cell. Vox Sang, 1990, 58 (1): 1-20.

8. Colombini M. Ceramide channels. Adv Exp Med Biol, 2019, 1159: 33-48.
9. Amado M, Almeida R, Schwientek T, et al. Identification and characterization of large galactosyltransferase gene families: galactosyltransferases for all functions. Biochim Biophys Acta, 1999, 1473 (1): 35-53.
10. Isa K, Yamamuro Y, Ogasawara K, et al. Presence of nucleotide substitutions in the ABO promoter in individuals with phenotypes A3 and B3. Vox Sang, 2016, 110 (3): 285-287.
11. Infantino V, Convertini P, Iacobazzi F, et al. Identification of a novel Sp1 splice variant as a strong transcriptional activator. Biochem Biophys Res Commun, 2011, 412 (1): 86-91.
12. Kominato Y, Hata Y, Takizawa H, et al. Alternative promoter identified between a hypermethylated upstream region of repetitive elements and a CpG idland in human ABO histo-blood group genes. J Biol Chem, 2002, 777: 37936-37948.
13. Maity SN. NF-Y (CBF) regulation in specific cell types and mouse models. Biochim Biophys Acat Gene Regul Mech, 2017, 1860 (5): 598-603.
14. Thuresson B, Chester MA, Storry JR, et al. ABO transcript levels in peripheral blood and erythropoietic culture show different allele-related pattens independent of the CBF/NF-Y enhancer motif and multiple novel allele-specific variations in the 5′-and 3′-noncoding regions. Transfusion, 2008, 48 (3): 493-504.
15. Lamber SA, Jolma A, Campitelli LF, et al. The human transcription factors. Cell, 2018, 172 (4): 650-665.
16. Seltsam A, Wangner FF, Grüger D, et al. Weak blood group B phenotypes may be caused by variations in the CCAAT-binding factor/NF-Y enhancer region of the ABO gene. Transfusion, 2007, 47 (12): 2330-2335.
17. Bernstein F. Ergebnisse einer biostatistischen zusammenfassenden betrachtung, ber die erblichen blutstrukturen des menschen. Klin Wochenschr, 1924, 3: 1495-1497.
18. Möller M, Jöud M, Story JR, et al. Erythrogene: a database for in-depth analysis of the extensive variation in 36 blood group systemsin the 1000 Genomes Project. Blood Adv, 2016, 1 (3): 240-249.
19. Johal AR, Schuman B, Alfaro JA, et al. Sequence-dependent effects of cryoprotectants on the active sites of the human ABO (H) blood group A and B glycosyltransferases. Acta Crystallogr D Biol Crystallogr, 2012, 68 (Pt 3): 268-276.
20. Gagnon SM, Meloncelli PJ, Zheng RB, et al. High resolution structures of the human ABO (H) blood group enzymes in complex with donor analogs reveal that the enzymes utilize multiple donor conformations to bind substrates in a stepwise manner. J Biol Chem, 2015, 290 (45): 27040-27052.
21. Conrad M. Mutation-absorptoin model of the enzyme. Bull Math Biol, 1979, 41 (3): 387-405.
22. Seltsam A, Hallensleben M, Kollmann A, et al. The nature of diversity and diversification at the ABO locus. Blood, 2003, 102 (8): 3035-3042.
23. Yamamoto F. Evolutionary divergence of the ABO and GBGT1 genes specifying the ABO and FORS blood group systems through chromosomal rearrangements. Sci Rep, 2017, 7 (1): 9375.
24. Voak D, Sonneborn H, Yates A. The A1 (B) phenomenon: a monoclonal anti-B (BS-85) demonstrates low levels of B determinants on A1 red cells. Transfus Med, 1992, 2 (2): 119-127.
25. Watkins WM, Greenwell P, Yates AD. The genetic and enzymic regulation of the synthesis of the A and B determinants in the ABO blood group system. Immunol Commun, 1981, 10 (2): 83-100.
26. Yates AD, Feeney J, Donald AS, et al. Characterisation of a blood-group A-active tetrasaccharide synthesised by a blood-group B gene-specified glycosyltransferase. Carbohydr Res, 1984, 130: 251-260.
27. Cho D, Kim SH, Jeon MJ, et al. The serological and genetic basis of the cis-AB blood group in Korea. Vox Sang, 2004, 87 (1): 41-43.
28. Chun S, Choi S, Yu H, et al. *Cis*-AB, the blood group of many faces, is a conundrum to the novice eye. Ann Lab Med, 2019, 39 (2): 115-120.

29. Matzhold EM, Drexler C, Wagner A, et al. A 24-base Pair deletion in the ABO gene causes a hereditary splice site defect: a novel mechanism underlying ABO blood group O. Transfusion, 2020, 60 (7): 1564-1572.
30. Hosseini-Maaf B, Smart E, Chester M, et al. The abantu phenotype in the ABO blood group system is due to a splice-site mutation in a hybrid between a new O_1-like allelic lineage and the A_2 allele. Vox Sang, 2005, 88 (4): 256-264.
31. Seltsam A, Das Gupta C, Wagner FF, et al. Nondeletional ABO*O alleles express weak blood group A phenotypes. Transfusion, 2005, 45 (3): 359-365.
32. 王天菊, 左琴琴, 齐珺, 等. O 新等位基因与 B 抗原弱表达的研究. 中国输血杂志, 2017, 30 (10): 1149-1152.
33. von Dungern E, Hirszfeld L. Über gruppenspezifische strukturen des blutes. III. Z ImmunForsch, 1911, 8: 526-562.
34. Landsteiner K, Levine P. On the inheritance and racial distribution of agglutinable properties of human blood. J Immunol, 1930, 18 (2): 87-94.
35. Takahashi Y, Isa K, Sano R, et al. Presence of nucleotide substitutions in transcriptional regulatory elements such as the erythroid cell-specific enhancer-like element and the ABO promoter in individuals with phenotypes A3 and B3, respectively. Vox Sang, 2014, 107 (2): 171-180.
36. Sun CF, Yu LC, Chen IP, et al. Molecular genetic analysis for the Ael and A3 alleles. Transfusion, 2003, 43 (8): 1138-1144.
37. Yamamoto F, McNeill PD, Yamamoto M, et al. Molecular genetic analysis of the ABO blood group system: 1. Weak subgroups: A3 and B3 alleles. Vox Sang, 1993, 64 (2): 116-119.
38. Barjas-Castro ML, Carvalho MH, Locatelli MF, et al. Molecular heterogeneity of the A3 subgroup. Clin Lab Haematol, 2000, 22 (2): 73-78.
39. Cai X, Jin S, Liu X, et al. Molecular genetic analysis of ABO blood group variations reveals 29 novel ABO subgroup alleles. Transfusion, 2013, 53 (11 Suppl 2): 2910-2916.
40. Svensson L, Bindila L, Angström J, et al. The structural basis of blood group A-related glycolipids in an A3 red cell phenotype and a potential explanation to a serological phenomenon. Glycobiology, 2011, 21 (2): 162-174.
41. Olsson ML, Michalewska B, Hellberg A, et al. A clue to the basis of allelic enhancement: occurrence of the Ax subgroup in the offspring of blood group O parents. Transfus Med, 2005, 15 (5): 435-442.
42. Khatun A, Biswas J, Habibullah M, et al. B Subgroup: Bx blood Group in a Patient: A Case Report. Bsmmu J, 2012, 5 (1): 81-82.
43. Chihare Y, Sugano K, Kobayashi A, et al. Loss of blood group A antigen expression in bladder cancer caused by allelic loss and/or methylation of the ABO gene. Lab Invest, 2005, 85 (7): 895-907.
44. León-Atance P, Moreno-Mata N, González-Aragoneses F, et al. Prognostic influence of loss group A antigen expression in pathologic stage I non-small-cell lung cancer. Arch Bronconeumol, 2012, 48 (2): 49-54.
45. Marcos MP, Lopes AG, Silva AP, et al. Hematopoietic chimera in a male blood donor and his dizygotic twin sister. Transfus Med Hemother, 2019, 46 (4): 276-281.
46. Tippett P. Blood Group Chimeras. A review. Vox Sang, 1983, 44 (6): 333-359.
47. Sharpe C, Lane D, Cote J, et al. Mixed field reactions in ABO and Rh typing chimerism likely resulting from twin haematopoiesis. Blood Transfus, 2014, 12 (4): 608-610.
48. Madan K. Natural human chimeras: A review. Eur J Med Genet, 2020, 63 (9): 103971.
49. Petersen J, Jhala D. A cold scare: Formation of cold reactive anti-A1 coinciding with gross hemolysis. Pract Lab Med, 2018, 12: e00100.

50. Domen RE, Ana C, Keehn WH, et al. Acute hemolytic transfusion reaction due to anti-A_1. Transfus Med, 1988, 19 (11): 738-740.
51. Preece J, Magrin G, Webb A, et al. Transfusion medicine illustrated. A bloody mistake: unrecognized warm reactive anti-A1 resulting in acute hemolytic transfusion reaction. Transfusion, 2011, 51 (5): 914-915.
52. Levine P, UhliR M, White J. Ah, an incomplete suppression of A resembling Oh. Vox Sang, 1961, 6: 561-567.
53. Bhende YM, Deshpande CK, Bhatia HM, et al. A "new" blood group character related to the ABO system. Lancet, 1952, 1 (6714): 903-904.
54. Seifinejad A, Taei A, Totonchi M, et al. Generation of human induced pluripotent stem cells from a Bombay individual: moving towards "universal-donor" red blood cells. Biochem Biophys Res Commun, 2010, 391 (1): 329-334.
55. Fernandez-Mateos P, Cailleau A, Henry S, et al. Point mutations and deletion responsible for the Bombay H null and the Reunion H weak blood groups. Vox Sang, 1998, 75 (1): 37-46.
56. Er TK, Yang TC, Liu YH. Heterozygous FUT1 mutations causing a para-Bombay phenotype. Clin Lab, 2018, 64 (10): 1787-1789.
57. Soejima M, Koda Y. TaqMan real-time polymerase chain reaction for detection of SEC1-FUT2 hybrid alleles: identification of novel hybrid allele. Clin Chim Acta, 2013, 415: 59-62.
58. Liu YH, Koda Y, Soejima M, et al. The fusion gene at the ABO-secretor locus (FUT2): absence in Chinese populations. J Hum Genet, 1999, 44 (3): 181-184.
59. Matzhold EM, Helmberg W, Wagner T, et al. Identification of 14 new alleles at the fucosyltransferase 1, 2, and 3 loci in Styrian blood donors, Austria. Transfusion, 2009, 49 (10): 2097-2108.
60. Piedade J, Nordgren J, Esteves F, et al. Molecular epidemiology and host genetics of norovirus and rotavirus infections in Portuguese elderly living in aged care homes. J Med Virol, 2019, 91 (6): 1014-1021.
61. Kindberg E, Hejdeman B, Bratt G, et al. A nonsense mutation (428G-->A) in the fucosyltransferase FUT2 gene affects the progression of HIV-1 infection. AIDS, 2006, 20 (5): 685-689.
62. Marion E Reid, Christine Lomas-Francis, Martin L Olsson. The blood group antigen factsbook, third edition. USA: Academic Press, 2012,
63. Scharberg EA, Olsen C, Bugert P. An update on the H blood group system. Immunohematology, 2019, 35 (2): 67-68.
64. Dipta TF, Hossain AZ. The Bombay blood group: are we out of risk？ Mymensingh Med J, 2011, 20 (3): 536-540.
65. Race RR, Sanger Ruth. Blood groups in man. 6th ed. Oxford: Blackwell Scientific Publications, 1975: 22-27.
66. 陈忠, 张莉尼. 孟买型与类孟买型. 中国输血杂志, 1991, 4 (3): 154-157.
67. Hrubisko M. Deficient H phenotypes. Rev Fr Transfus Immunohematol, 1976, 19 (1): 157-174.
68. Dauber A, Ercan A, Lee J, et al. Congenital disorder of fucosylation type 2c (LADII) presenting with short stature and developmental delay with minimal adhesion defect. Hum Mol Genet, 2014, 23 (11): 2880-2887.
69. Kuipers EJ, van Imhoff GW, Hazenberg CA, et al. Anti-H IgM (kappa) autoantibody mediated severe intravascular haemolysis associated with malignant lymphoma. Br J Haematol, 1991, 78 (2): 283-285.
70. Bullock T, Win N, Jackson B, et al. Bombay phenotype (O_h) and high-titer anti-H in pregnancy: two case reports and a review of the literature. Transfusion, 2018, 58 (12): 2766-2772.
71. Tu Z, Lin YN, Lin CH. Development of fucosyltransferase and fucosidase inhibiotrs. Chem Soc Rev, 2013, 42 (10): 4459-4475.
72. Miyoshi E, Moriwaki K, Nakagawa T. Biological function of fucosylation in cancer biology. J Biochem, 2008, 143 (6): 725-729.

73. Pinho SS, Reis CA. Glycosylation in cancer: mechanisms and clinical implications. Nat Rev Cancer, 2015, 15 (9): 540-555.
74. Mollicone R, Moore SE, Bovin N, et al. Activity, splice variants, conserved peptide motifs, and phylogeny of two new alpha1, 3-fucosyltransferase families (FUT10 and FUT11). J Biol Chem, 2009, 284 (7): 4723-4738.
75. Zhao M, Adnan A, Rakha A, et al. Systematic sequence analysis of the FUT3 gene identifies 11 novel alleles in the Sindhi and Punjabi populations from Pakistan. Sci Rep, 2020, 10 (1): 5543.
76. Orntoft TF, Vestergaard EM, Holmes E, et al. Influence of Lewis alpha1-3/4-L-fucosyltransferase (FUT3) gene mutations on enzyme activity, erythrocyte phenotyping, and circulating tumor marker sialyl-Lewis a levels. J Biol Chem, 1996, 271 (50): 32260-32268.
77. Yazawa S, Nishihara S, Iwasaki H, et al. Genetic and enzymatic evidence for Lewis enzyme expression in Lewis-negative cancer patients. Cancer Res, 1995, 55 (7): 1473-1478.
78. Soejima M, Koda Y. Molecular mechanisms of Lewis antigen expression. Leg Med, 2005, 7 (4): 266-269.
79. Nishihara S, Hiraga T, Ikehara Y, et al. Molecular behavior of mutant Lewis enzymes in vivo. Glycobiology, 1999, 9 (4): 373-382.
80. de Vries T, Srnka CA, Palcic MM, et al. Acceptor specificity of different length constructs of human recombinant alpha 1, 3/4-fucosyltransferases. Replacement of the stem region and the transmembrane domain of fucosyltransferase V by protein A results in an enzyme with GDP-fucose hydrolyzing activity. J Biol Chem, 1995, 270 (15): 8712-8722.
81. Pang H, Liu Y, Koda Y, et al. Five novel missense mutations of the Lewis gene (FUT3) in African (Xhosa) and Caucasian populations in South Africa. Hum Genet, 1998, 102 (6): 675-680.
82. Liu TC, Chang JG, Lin SF, et al. Lewis (FUT3) genotypes in Taiwanese, Thai, and Filipino populations. Ann Hematol, 2000, 79 (11): 599-603.
83. Soejima M, Munkhtulga L, Lwamoto S, et al. Genetic variation of FUT3 in Ghanaians, Caucasians, and Mongolians. Transfusion, 2009, 49 (5): 959-966.
84. Soejima M, Kimura H, Koda Y. Two novel FUT3 alleles responsible for Lewis-null phenotypes in Sri Lanka. Transfusion, 2004, 44 (10): 1534-1535.
85. Cooling L, Gu Y. Identification of two new single-nucleotide polymorphisms in FUT3 associated with the Lewis-null phenotype. Transfusion, 2003, 43 (12): 1760-1761.
86. Corvelo TC, de Loiola Rdo, Aguiar DE, et al. The Lewis histo-blood group system: molecular analysis of the 59T>G, 508G>A, and 1067T>A polymorphisms in an Amazonian population. PLoS one, 2013, 8 (7): e69908.
87. Nishihara S, Narimatsu H, Iwasaki H, et al. Molecular genetic analysis of the human Lewis histo-blood group system. J Biol Chem, 1994, 269 (46): 29271-29278.
88. Jiang G, Han R, Chen M, et al. Associations between fucosyltransferase 3 gene polymorphisms and ankylosing spondylitis: A case-control study of an east Chinese population. PLoS One, 2020, 15 (8): e0237219.
89. Koda Y, Kimura H, Mekada E. Analysis of Lewis fucosyltransferase from the human gastric mucosa of Lewis-positive and-negative individuals. Blood, 1993, 82 (9): 2915-2919.
90. Dupuy F, Petit JM, Mollicone R, et al. A single amino acid in the hypervariable stem domain of vertebrate alpha1, 3/1, 4-fucosyltransferases determines the type 1/type 2 transfer. Characterization of acceptor substrate specificity of the lewis enzyme by site-directed mutagenesis. J Biol Chem, 1999, 274 (18): 12257-12262.
91. Liu Y, Koda Y, Soejima M, et al. PCR analysis of Lewis-negative gene mutations and the distribution of Lewis alleles in a Japanese population. J Forensic Sci, 1996, 41 (6): 1018-1021.
92. Cakir B, Pankow JS, Salomaa V, et al. Distribution of Lewis (FUT3) genotype and allele: frequencies in a

biethnic United States population. Ann Hematol, 2002, 81 (10): 558-565.
93. Henry SM, Simpson LA, Woodfield DG. The Le (a+b+) phenotype in Polynesians. Hum Hered, 1988, 38 (2): 111-116.
94. Hammar L, Mänsson S, Rohr T, et al. Lewis phenotype of erythrocytes and Leb-active glycolipid in serum of pregnant women. Vox Sang, 1981, 40 (1): 27-33.
95. Yuriev E, Farrugia W, Scott AM, et al. Three-dimensional structures of carbohydrate determinants of Lewis system antigens: implications for effective antibody targeting of cancer. Immunol Cell Biol, 2005, 83 (6): 709-717.
96. Combs MR. An update on the Lewis blood group system. Immunohematology, 2019, 35 (2): 65-66.
97. do Nascimento JCF, Beltrão EIC, Rocha CRC. High FUT3 expression is a marker of lower overall survival of breast cancer patients. Glycoconj J, 2020, 37 (2): 263-275.
98. Fisher RA. Cited by Race RR. An 'incomplete' antibody in human serum. Nature, 1944, 153: 771-772.
99. Wiener AS. Theory and nomenclature of the hr blood factors. Science, 1945, 102 (2654): 479-482.
100. Rosenfield RE, Allen FH, Swisher SN, et al. A review of Rh serology and presentabion of a new terminology. Transfusion, 1962, 2: 287-312.
101. Tippett P. A speculative model for the Rh blood groups. Ann Hum Genet, 1986, 50 (3): 241-247.
102. Avent ND, Ridgwell K, Tanner MJ, et al. cDNA cloning of a 30kDa erythrocyte membrane protein associated with Rh (Rhesus)-blood-group-antigen expression. Biochem J, 1990, 271 (3): 821-825.
103. Mouro I, Colin Y, Chérif-Zahar B, et al. Molecular genetic basis of the human Rhesus blood group system. Nat Genet, 1993, 5 (1): 62-65.
104. Innan H. A two-locus gene conversion model with selection and its application to the human RHCE and RHD genes. Proc Natl Acad Sci USA, 2003, 100 (15): 8793-8798.
105. Chérif-Zahar B, Mattéi MG, Le Van Kim C, et al. Localization of the human Rh blood group gene structure to chromosome region 1p34. 3-1p36. 1 by in situ hybridization. Hum Genet, 1991, 86 (4): 398-400.
106. Wagner FF, Flegel WA. RHD gene deletion occurred in the Rhesus box. Blood, 2000, 95 (12): 3663-3668.
107. Okuda H, Suganuma H, Tsudo N, et al. Sequence analysis of the spacer region between the RHD and RHCE genes. Biochem Biophys Res Commun, 1999, 263 (2): 378-383.
108. 兰炯采, 周华友, 庞桂芝, 等. RHCE 基因结构研究. 中国输血杂志, 2005, 18 (5): 8-11.
109. Fass BH, Beuling EA, Ligthart PC, et al. Partial expression of RHc on the RHD polypeptide. Transfusion, 2001, 41 (49): 1136-1142.
110. Fichou Y, Le Maréchal C, Jamet D, et al. Establishment of a mediu-throughput approach for the genotyping of RHD variants and report of nine nove rare alleles. Transfusion, 2013, 53 (8): 182-188.
111. Wagner FF, Flegel WA. The Rhesus site. Transfus Med Hemother, 2014, 41: 357-363.
112. Patnaik SK, Helmberg W, Blumenfeld OO. BGMUT database of allelic variants of genes encoding human blood group antigens. Transfus Med Hemother, 2014, 41: 346-351.
113. Kryatova MS, Steranka JP, Burns KH, et al. Insertion and deletion polymorphisms of the ancient *AluS* family in the human genome. Mob DNA, 2017, 8: 6.
114. Martinez-Gomez L, Abascal F, Jungreis I, et al. Few SINEs of life: Alu elements have little evidence for biological relevance despite elevated translation. Nar Genom Bioinform, 2020, 2 (1): lqz023.
115. Chérif-Zahar B, Raynal V, D'Ambrosio AM, et al. Molecular analysis of the structure and expression of the RH locus in individuals with D--, Dc-, and DCw- gene complexes. Blood, 1994, 84 (12): 4354-4360.
116. Granier T, Chiaroni J, Bailly P, et al. First description of a D-CE-D hybrid gene on a weak D Type 2 molecular background. Transfusion, 2017, 57 (5): 1248-1253.

117. Srivastava K, Stiles DA, Wagner FF, et al. Two large deletions extending beyond either end of the RHD gene and their red cell phenotypes. J Hum Genet, 2018, 63 (1): 27-35.
118. Blunt T, Steers F, Daniels G, et al. Lack of RH C/E expression in the Rhesus D-- phenotype is the result of a gene deletion. Ann Hum Genet, 1994, 58 (1): 19-24.
119. Huang CH, Reid ME, Chen Y. Identification of a partial internal deletion in the RH locus causing the human erythrocyte D-- phenotype. Blood, 1995, 86 (2): 784-790.
120. Ata H, Ekstrom TL, Martínez-Gálvez G, et al. Robust activation of microhomology-mediated end joining for precision gene editing applications. PLoS Genet, 2018, 14 (9): e1007652.
121. Magnani C, Cremonesi L, Giunta A, et al. Short direct repeats at the breakpoints of a novel large deletion in the CFTR gene suggest a likely slipped mispairing mechanism. Hum Genet, 1996, 98: 102-108.
122. Chen JM, Chuzhanova N, Stenson PD, et al. Meta-analysis of gross insertions causing human genetic disease: novel mutational mechanisms and the role of replication slippage. Hum Mutat, 2005, 25: 207-221.
123. Ceppellini R, DunnLC, Turri M. An interaction between alleles at the RH locus in man which eakens the reactivity of the RH (0) factor (D). Proc Natl Acad Sci USA, 1995, 41 (5): 283-288.
124. Hasekura H, Ota M, Ito S, et al. Flow cytometric studies of the D antigen of various Rh phenotype with particular reference to Du and Del. Transfusion, 1990, 30 (3): 236-238.
125. Hughes-Jones NC, Bloy C, Gorick B, et al. Evidence that the c, D and E epitopes of the human Rh blood group system are on separatepolypeptide molecules. Mol Immunol, 1988, 25 (9): 931-936.
126. Nicholson G, Lawrence A, Ala FA, et al. Semi-quantitative assay of D antigen site density by flow cytometric analysis. Transfus Med, 1991, 1 (2): 87-90.
127. Ven J, Verhagen OJHM, Jia S, et al. A variant RhAG protein encoded by the RHAG*572A allele causes serological weak D expression while maintaining normal RhCE phenotypes. Transfusion, 2019, 59 (1): 405-411.
128. Ushiki T, Tsuneyama H, Masuko M, et al. Rhnull phenotype caused by a novel RHAG mutation, c. 945+1G>A, in the Japanese population. Transfusion, 2019, 59 (8): 2519-2522.
129. Singleton BK, Green CA, Avent ND, et al. The presence of an RHD pseudogene containing a 37 base pair duplication and a nonsense mutation in africans with the Rh D-negative blood group phenotype. Blood, 2000, 95 (1): 12-18.
130. Colin Y, Chérif-Zahar B, Le Van Kim C, et al. Genetic basis of the RhD-positive and RhD-negative blood group polymorphism as determined by Southern analysis. Blood, 1991, 78 (10): 2747-2752.
131. Daniels GL, Faas BH, Green CA, et al. The VS and V blood group polymorphisms in Africans: a serologic and molecular analysis. Transfusion, 1998, 38 (10): 951-958.
132. Peng CT, Shih MC, Liu TC, et al. Molecular basis for the RhD negative phenotype in Chinese. Int Mol Med, 2003, 11 (4): 515-521.
133. Xu Q, Grootkert-Tax MG, Maaskant-van Wijk PA, et al. Systemic analysis and zygosity determination of the RHD gene in a D-negative population reveals a novel D-negative RHD gene. Vox Sang, 2005, 88 (1): 35-40.
134. Kim JY, Kim SY, Kim CA, et al. Molecular characterization of D- Korean persons: development of diagnostic strategy. Transfusion, 2005, 45 (3): 345-352.
135. Huang CH, Chen Y, Reid M, et al. Genetic recombination at the human RH locus: a family study of the red-cell Evans phenotype reveals a transfer of exons 2-6 from the RHD to the RHCE gene. Am J Hum Genet, 1996, 59 (4): 825-833.
136. Hartel-Schenk S, Agre P. Mammalian red cell membrane Rh polypeptides are selectively palmitoylated

subunits of a macromolecular complex. J Biol Chem, 1992, 267 (8): 5569-5574.

137. Eyers SA, Ridgwell K, Mawby WJ, et al. Topology and organization of human Rh (rhesus) blood group-related polypeptides. J Biol Chem, 1994, 269 (9): 6417-6423.

138. Callebaut I, Dulin F, Bertrand O, et al. Hydrophobic cluster analysis and modeling of the human Rh protein three-dimensional structures. Transfus Clin Biol, 2006, 13 (1-2): 70-84.

139. Lupo D, Li XD, Durand A, et al. The 1. 3-A resolution structure of Nitrosomonas europaea Rh50 and mechanistic implications for NH3 transport by Rhesus family proteins. Proc Natl Acad Sci USA, 2007, 104 (49): 19303-19308.

140. Burton NM, Daniels G. Structural modelling of red cell surface proteins. Vox Sang, 2011, 100 (1): 129-139.

141. Tanaka M, Abe T, Minamitani T, et al. The Kg-antigen, RhAG with a Lys164Gln mutation, gives rise to haemolytic disease of the newborn. Br J Haematol, 2020, 191 (5): 920-926.

142. Barros MM, Yamamoto M, Figueiredo MS, et al. Expression levels of CD47, CD35, CD55, and CD59 on red blood cells and signal-regulatory protein-alpha, beta on monocytes from patients with warm autoimmune hemolytic anemia. Transfusion, 2009, 49 (1): 154-160.

143. Barclay AN, Van den Berg TK. The interaction between signal regulatory protein alpha (SIRPα) and CD47: structure, function, and therapeutic target. Annu Rev Immunol, 2014, 32: 25-50.

144. Cobb K. Solving the puzzle of Henry Ⅷ. Could blood group anomaly explain Tudor king's reproductive problems and tyrannical behavior？ Science Daily, 2011.

145. Shao CP, Zhao CJ, Wu CL, et al. Rh-Matched transfusion through molecular typing for β-thalassemia patients is required and feasible in Chinese. Transfus Med Hemother, 2018, 45 (4): 252-257.

146. Thorpe SJ, Boult CE, Thompson KM. Immunochemical characterization of the Rh CW antigen using human monoclonal antibodies. Vox Sang, 1997, 73 (3): 174-181.

147. Scharberg EA, Rink G, Roth S, et al. The RHCE*Ce (501A) allele encodes the PARG antigen (RH60). Transfusion, 2017, 57 (2): 484-486.

148. Westhoff CM, Vege S, Horn T, et al. RHCE*ceMO is frequently in cis to RHD*DAU0 and encodes a hr (S)-, hr (B)-, RH:-61 phenotype in black persons: clinical significance. Transfusion, 2013, 53 (11 Suppl 2): 2983-2989.

149. Wagner FF, Frohmajer A, Ladewig B, et al. Weak D alleles express distinct phenotypes. Blood, 2000, 95 (8): 2699-2708.

150. Flegel WA, von Zabern I, Doescher A, et al. DCS-1, DCS-2 and DFV share amino acid substitutions at the extracellular RhD protein vestibule. Transfusion, 2008, 48 (1): 25-33.

151. Stratton F. A new Rh allelomorph. Nature, 1946, 158: 25.

152. Bush M, Sabo B, Stroup M, et al. Red cell D antigen sites and titration scores in a family with weak and normal Du phenotypes inherited from a homozygous Du mother. Transfusion, 1974, 14 (5): 433-439.

153. Crawford DH, Barlow MJ, Harrison JF, et al. Production of human monoclonal antibody to rhesus D antigen. Lancet, 1983, 1 (8321): 386-388.

154. Qian C, Li Q, Yuan C, et al. A new RhD variant allele is caused by a RhD 26T>G mutation in a Chinese Han woman with a weak D phenotype. Transfusion, 2019, 59 (4): 1400-1401.

155. Argall CI, Ball JM, Trentelman E. Presence of anti-D antibody in the serum of a Du patient. J Lab Clin Med, 1953, 41 (6): 895-898.

156. Unger LJ, Wiener AS. Some observations on the blood factor RhA of the Rh-Hr blood group system. Acta Genet Med Gemellol, 1959, 8: 13-25.

157. Tippett P, Sanger R. Observations on subdivisions of the Rh antigen D. Vox Sang, 1962, 7: 9-13.

158. Lomas C, Grässmann W, Ford D, et al. FPTT is a low-incidence Rh antigen associated with a "new" partial Rh D phenotype, DFR. Transfusion, 1994, 34 (7): 612-616.
159. Lomas C, Tippett P, Thompson KM, et al. Demonstration of seven epitopes on the Rh antigen D using human monoclonal anti-D antibodies and red cells from D categories. Vox Sang, 1989, 57 (4): 261-264.
160. Lomas C, McColl K, Tippett P. Further complexities of the Rh antigen D disclosed by testing category DⅡ cells with monoclonal anti-D. Transfus Med, 1993, 3 (1): 67-69.
161. Scott M. Section 1A: Rh serology coordinator's report. Transfus Clin Biol, 2002, 9: 23-29.
162. Avent ND, Jones JW, Liu W, et al. Molecular basis of the D variant phenotypes DNU and DⅡ allows localization of critical amino acids required for expression of Rh D epitopes epD3, 4 and 9 to the sixth external domain of the Rh D protein. Br J Haematol, 1997, 97 (2): 366-371.
163. Westhoff CM, Vege S, Halter-Hipsky C, et al. DⅢa and DⅢ Type 5 are encoded by the same allele and are associated with altered RHCE*ce alleles: clinical implications. Transfusion, 2010, 50 (6): 1303-1311.
164. Wagner FF, Gassner C, Muller TH, et al. Three molecular structures cause rhesus D category VI phenotypes with distinct immunohematologic features. Blood, 1998, 91 (6): 2157-2168.
165. von Zabern I, Wagner FF, Moulds JM, et al. D category IV: a group of clinically erlevant and phylogenetically diverse partial D. Transfusion, 2013, 53 (11 Suppl 2): 2960-2973.
166. Rouillac C, Colin Y, Hughes-Jones NC, et al. Transcript analysis of D category phenotypes predicts hybrid Rh D-CE-D proteins associated with alteration of D epitopes. Blood, 1995, 85 (10): 2937-2944.
167. Arnoni CP, Latini FR, Muniz JG, et al. How do we identify RHD variants using a practical molecular approach？ Transfusion, 2014, 54 (4): 962-969.
168. Fichou Y, Parchure D, Gogri H, et al. Molecular basis of weak D expression in the Indian population and report of a novel, predominant variant RHD allele. Transfusion, 2018, 58 (6): 1540-1549.
169. He J, Ying Y, Hong X, et al. Molecular basis and zygosity determination of D variants including identification of four novel alleles in Chinese individuals. Transfusion, 2015, 55 (1): 137-143.
170. Rouillac C, Le Van Kim C, Beolet M, et al. Leu110Pro substitution in the RhD polypeptide is responsible for the DVII category blood group phenotype. Am J Hematol, 1995, 49 (1): 87-88.
171. Carritt B, Kemp TJ, Poulter M. Evolution of the human RH (rhesus) blood group genes: a 50 year old prediction (partially) fulfilled. Hum Mol Genet, 1997, 6 (6): 843-850.
172. Liu W, Avent ND, Jones JW, et al. Molecular configuration of Rh D epitopes as defined by site-directed mutagenesis and expression of mutant Rh constructs in K562 erythroleukemia cells. Blood, 1999, 94 (12): 3986-3996.
173. Kapingidza AB, Kowal K, Churszcz M. Antigen-antibody complexs. Subcell Biochem, 2020, 94: 465-497.
174. Chiu ML, Goulet DR, Teplyakov A, et al. Antibody structure and function: the basis for engineering therapeutics. Antibodies, 2019, 8 (4): 55.
175. Avent ND, Liu W, Scott ML, et al. Site directed mutagenesis of the human Rh D antigen: molecular basis of D epitopes. Vox Sang, 2000, 78 (suppl 2): 83-89.
176. de Brevern AG, Floch A, Barrault A, et al. Alloimmunization risk associated with amino acid 223 substitution in the RhD protein: analysis in the light of molecular modeling. Transfusion, 2018, 58 (11): 2683-2692.
177. Okubo Y, Yamaguchi H, Tomita T, et al. A D variant, Del？ Transfusion, 1984, 24 (6): 542.
178. Shao CP, Xiong W, Zhou YY. Multiple isoforms excluding normal RhD mRNA detected in Rh blood group Del phenotype with RHD 1227A allele. Transfus Apher Sci, 2006, 34 (2): 145-152.
179. Shao CP, Maas JH, Su YQ, et al. Molecular background of Rh D-positive, D-negative, D (el) and weak D phenotypes in Chinese. Vox Sang, 2002, 83 (2): 156-161.

180. Ogasawara K, Suzuki Y, Sasaki K, et al. Molecular basis for D- Japanese: identification of novel DEL and D- alleles. Vox Sang, 2015, 109 (4): 359-365.
181. Gassner C, Doescher A, Drnovsek TD, et al. Presence of RHD in serologically D-, C/E+ individuals: a European multicenter study. Transfusion, 2005, 45 (4): 527-538.
182. Singleton BK, Green CA, Renaud S, et al. Two new RHD mutations associated with the Del phenotype. Transfus Clin Biol, 2001, 8 (Suppl. 1): 9S.
183. Li Q, Hou L, Guo ZH, et al. Molecular basis of the RHD gene in blood donors with DEL phenotypes in Shanghai. Vox Sang, 2009, 97 (2): 139-146.
184. Faas BH, Beckers EA, Simsek S, et al. Involvement of Ser103 of the Rh polypeptides in G epitope formation. Transfusion, 1996, 36 (6): 506-511.
185. Hia F, Yang SF, Shichino Y, et al. Codon bias confers stability to human mRNAs. EMBO Rep, 2019, 20 (11): e48220.
186. Chen DP, Sun CF, Ning HC, et al. Comprehensive analysis of RHD splicing transcripts reveals the molecular basis for the weak anti-D reactivity of Del-red blood cells. Transfus Med, 2016, 26 (2): 123-129.
187. Zahdeh F, Carmel L. Nucleotide composition affects codon usage toward the 3′-end. PLoS One, 2019, 14 (12): e0225633.
188. Xu W, Zhu M, Wang BL, et al. Prospective evaluation of a transfusion policy of RhD-positive red blood cells into DEL patients in China. Transfus Med Hemother, 2015, 42 (1): 15-21.
189. Okuda H, Fujiwara H, Omi T, et al. A Japanese propositus with D-- phenotype characterized by the deletion of both the RHCE gene and D1S80 locus situated in chromosome 1p and the existence of a new CE-D-CE hybrid gene. J Hum Genet, 2000, 45 (3): 142-153.
190. Wang M, Wang BL, Xu W, et al. Anti-D alloimmunization in pregnant women with DEL phenotype in China. Transfusion, 2015, 25 (3): 163-169.
191. 尚红, 王毓三, 申子瑜. 全国临床检验操作规程. 4 版. 北京: 人民卫生出版社, 2015: 125-126.
192. AABB. Standards for blood banks and transfusion services. 27th ed. Bethesda, MD: AABB, 2011.
193. Flegel WA, Denomme GA. Allo-and autoanti-D in weak D types and in partial D. Transfusion, 2012, 52 (9): 2067-2069.
194. Vos GH, Vos D, Kirk RL, et al. A sample of blood with no detectable Rh antigens. Lancet, 1961, 1 (7167): 14-15.
195. Qureshi A, Salman M, Moiz B. Rhnull: a rare blood group phenotype. J Pak Med Assoc, 2010, 60 (11): 960-961.
196. Huang CH, Chen Y, Reid ME, et al. Rhnull disease: the amorph type results from a novel double mutation in RhCe gene on D-negative background. Blood, 1998, 92 (2): 664-671.
197. Rosa KA, Reid ME, Lomas-Francis C, et al. Rhnull syndrome: identification of a novel mutation in RHce. Transfusion, 2005, 45 (11): 1796-1798.
198. Kato-Yamazaki M, Okuda H, Kawano M, et al. Molecular genetic analysis of the Japanese amorph rh (null) phenotype. Transfusion, 2000, 40 (5): 617-618.
199. Huang CH, Cheng G, Liu Z, et al. Molecular basis for Rh (null) syndrome: identification of three new missense mutations in the Rh50 glycoprotein gene. Am J Hematol, 1999, 62 (1): 25-32.
200. 吴大洲, 徐华, 穆士杰, 等. *RHAG* 236G>A 突变致 Rh_{mod} 的分子背景研究及家系调查. 中国输血杂志, 2015, 28 (7): 757-759.
201. Körmöczi GF, Dauber EM, Haas OA, et al. Mosaicism due to myeloid lineage restricted loss of heterozygosity as cause of spontaneous Rh phenotype splitting. Blood, 2007, 110 (6): 2148-2157.

202. Dauber EM, Mayr WR, Hustinx H, et al. Somatic mosaicisms of chromosome 1 at two different stages of ontogenetic development detected by Rh blood group discrepancies. Haematologica, 2019, 104 (3): 632-638.

203. Montemayor-Garcia C, Coward R, Albitar M, et al. Acquired RhD mosaicism identifies fibrotic transformation of thrombopoietin receptor-mutated essential thrombocythemia. Transfusion, 2017, 57 (9): 2136-2139.

204. Hughes-Jones N, Ghosh S. Anti-D-coated Rh-positive red cells will bind the first component of the complement pathway, C1q. FEBS Lett, 1981, 128 (2): 318-320.

205. Duncan AR, Winter G. The binding site for C1q on IgG. Nature, 1988, 332 (6166): 738-740.

206. Gonzalez-Porras JR, Graciani IF, Perez-Simon JA, et al. Prospective evaluation of a transfusion policy of D+ red blood cells into D− patients. Transfusion, 2008, 48 (7): 1318-1324.

207. Yuan S, Davis R, Lu Q, et al. Low risk of alloimmunization to the D antigen in D− orthotopic liver transplant recipients receiving D+ RBCs perioperatively. Transfusion, 2008, 48 (12): 2653-2655.

208. Seager A, Sandle SG. Immunosuppressive protocols for transplantation and certain hematologic malignancies can prevent the primary immune response to the D blood group antigen. Immunohematology, 2013, 29 (3): 110-114.

209. Landsteiner K, Levine P. A new agglutinable factor differentiating individual human bloods. Proc Soc Exp Biol NY, 1927, 24: 600-602.

210. Landsteiner K, Levine P. Further observations on individual differences of human blood. Proc Soc Exp Biol NY, 1927, 24: 941-942.

211. Landsteiner K, Levine P. On individual differences in human blood. J Exp Med, 1928, 47 (5): 757-775.

212. Landsteiner K, Levine P. On the inheritance of agglutinogens of human blood demonstrable by immune agglutinins. J Exp Med, 1928, 48: 731-749.

213. Rearden A, Magnet A, Kudo S, et al. Glycophorin B and glycophorin E genes arose from the glycophorin A ancestral gene via two duplications during primate evolution. J Biol Chem, 1993, 268 (3): 2260-2267.

214. Payer LM, Steranka JP, Ardeljan D, et al. Alu insertion variants alter mRNA splicing. Nucleic Acids Res, 2019, 47 (1): 421-431.

215. Huang CH, Chen Y, Blumenfeld OO. A novel St (a) glycophorin produced via gene conversion of pseudoexon Ⅲ from glycophorin E to glycophorin A gene. Hum Mutat, 2000, 15 (6): 533-540.

216. Polin H, Danzer M, Reiter A, et al. MN typing discrepancies based on GYPA-B-A hybrid. Vox Sang, 2014, 107 (4): 393-398.

217. Vignal A, Rahuel C, London J, et al. A novel gene member of the human glycophorin A and B gene family. Molecular cloning and expression. Eur J Biochem, 1990, 191 (1): 619-625.

218. Kudo S, Fukuda M. Identification of a novel human glycophorin, glycophorin E, by isolation of genomic clones and complementary DNA clones utilizing polymerase chain reaction. J Bio Chem, 1990, 265 (2): 1102-1110.

219. Storry JR, Reid ME, MacLennan S, et al. The low-incidence MNS antigens M (v), s (D), and Mit arise from single amino acid substitutions on GPB. Transfusion, 2001, 41 (2): 269-275.

220. Cote J, Cen S, Fennell K, et al. A GYPB variant encoding an altered leader peptide leads to a weak S phenotype. Transfusion, 2019, 59 (7): 2461-2462.

221. Schoeman EM, Roulis EV, Perry MA, et al. Comprehensive blood group antigen profile predictions for Western Desert Indigenous Australians form whole exome sequence data. Transfusion, 2019, 59 (2): 768-778.

222. Huang CH, Blumnfeld OO. Identification of recombination events resulting in three hybrid genes encoding

human MiV, MiV (J. L.), and Sta glycophorins. Blood, 1991, 77 (8): 1813-1820.
223. Willemetz A, Nataf J, Thonier V, et al. Gene conversion events between GYPB and GYPE abolish expression of the S and s blood group antigens. Vox Sang, 2015, 108 (4): 410-416.
224. Huang CH, Blumenfeld OO. Molecular genetics of human erythrocyte MiⅢ and MiⅥ glycophorins. Use of a pseudoexon in construction of two delta-alpha-delta hybrid genes resulting in antigenic diversification. J Biol Chem, 1991, 266 (11): 7248-7255.
225. Jonguramklang P, Grimsley S, Thornton N, et al. Characterization of GYP*Mur and novel GYP*Bun like hybrids in Thai blood donors reveals a qualitatively altered s antigen. Vox Sang, 2020, 115 (5): 472-477.
226. Shih MC, Yang LH, Wang NM, et al. Genomic typing of human red cell Miltenberger glycophorins in a Taiwanese population. Transfusion, 2000, 40 (1): 54-61.
227. Storry JR, Reid ME, Fetics S, et al. Mutations in GYPB exon 5 drive the S–s–U+ (var) phenotype in persons of African descent: implications for transfusion. Transfusion, 2003, 43 (12): 1738-1747.
228. Santos FLS, Cuter TB, Rodrigues ES, et al. Molecular analysis of the rare S–s– red blood cell phenotype in blood donors and patients in south-east Brazil. Vox Sang, 2019, 114 (3): 262-267.
229. Metaxas MN, Metaxas-Buehler M. M-K: an apparently silent allele at the MN locus. Nature, 1964, 202: 1123.
230. Henke J, Schweitzer H, Cleef S, et al. Aberrant MN bloodgroup inheritance in a German family: a 'silent' allele？ Forensic Sci Int, 1988, 39 (3): 279-285.
231. Tokunaga E, Sasakawa S, Tamaka K, et al. Two apparently healthy Japanese individuals of type MkMk have erythrocytes which lack both the blood group MN and Ss-active sialoglycoproteins. J Immunogenet, 1979, 6 (6): 383-390.
232. Baum J, Ward RH, Conway DJ. Natural selection on the erythrocyte surface. Mol Biol Evol, 2002, 19 (3): 223-229.
233. Ochola-Oyier LI, Wamae K, Omedo I, et al. Few plasmodium falciparum merozoite ligand and erythrocyte receptor pairs show evidence of balancing selection. Infect Genet Evol, 2019, 69: 235-245.
234. Dahr W, Wilkinson S, Issitt PD, et al. High frequency antigens of human erythrocyte membrane sialoglycoproteins, Ⅲ. Studies on the EnaFR, Wrb and Wra antigens. Biol Chem Hoppe Seyler, 1986, 367 (10): 1033-1045.
235. Hsu K, Kuo MS, Yao CC, et al. The MNS glycophorin variant GP. Mur affects differential erythroid expression of Rh/RhAG transcripts. Vox Sang, 2017, 112 (7): 671-677.
236. Dahr W, Moulds JJ. High-frequency antigens of human erythrocyte membrane sialoglycoproteins, Ⅳ. Molecular properties of the U antigen. Biol Chem Hoppe Seyler, 1987, 368 (6): 659-667.
237. Giger K, Habib I, Ritchie K, et al. Diffusion of glycophorin A in human erythrocytes. Biochim Biophys Acta, 2016, 1858 (11): 2839-2845.
238. Fredriksson SA, Podbielska M, Nilsson B, et al. ABH blood group antigens in N-glycan of human glycophorin A. Arch Biochem Biophys, 2010, 498 (2): 127-135.
239. Podbielska M, Fredriksson SA, Nilsson B, et al. ABH blood group antigens in O-glycans of human glycophorin A. Arch Biochem Biophys, 2004, 429 (2): 145-153.
240. Shapiro R, Chin-Yee I, Lam S. Eculizumab as a bridge to immunosuppressive therapy in severe cold agglutinin disease of anti-Pr specificity. Clin Case Rep, 2015, 3 (11): 942-944.
241. McBean RS, hyland CA, Hendry JL, et al. SARA: a “new” low-frequency MNS antigen (MNS47) provides further evidence of the extreme diversity of the MNS blood group system. Transfusion, 2015, 55 (6 pt 2): 1451-1456.

242. Lopez GH, Wei L, Ji Y, et al. GYP*Kip, a novel GYP (B-A-B) hybrid allele, encoding the MNS48 (KIPP) antigen. Transfusion, 2016, 56 (2): 539-541.
243. Lopez GH, Wilson B, Liew YW, et al. An alloantibody in a homozygous GYP*Mur individual defines JENU (MNS49), a new high-frequency antigen on glycophorin B. Transfusion, 2017, 57 (3)): 716-717.
244. Castilho L. An update on the MNS blood group system. Immunohematology, 2019, 35 (2): 61-62.
245. Reid ME, Moore BP, Poole J, et al. TSEN: a novel MNS-related blood group antigen. Vox Sang, 1992, 63 (2): 122-128.
246. Reid ME, Poole J, Green C, et al. MINY: a novel MNS-related blood group antigen. Vox Sang, 1992, 63 (2): 129-132.
247. Hassan SN, Thirumulu PK, Mohamad S, et al. Molecular detection of glycophorins A and B variant phenotypes and their clinical relevance. Transfus Med Rev, 2019, 33 (2): 118-124.
248. Storry JR, Castilho L, Chen Q, et al. International society of blood transfusion working party on red cell immunogenetics and terminology: report of the Seoul and London meetings. ISBT Science Series, 2016, 11 (2): 118-122.
249. Lisowska E, Kordowicz M. Specific antibodies for desialized M and N blood group antigens. Vox Sang, 1977, 33 (3): 164-169.
250. 叶欣, 罗广平, 肖露露, 等. 粤闽汉族人群 MN 血型分布及基因频率调查. 广州医药, 2001, 32 (3): 53-54.
251. 彭进, 梁延连, 徐华, 等. 西安地区献血人群 MNS 血型基因多态性研究. 中国输血杂志, 2017, 30 (6): 590-592.
252. Darnborough J, Dunsford I, Wallace JA. The En[a] antigen and antibody a genetical modification of human red cells affecting their blood grouping reactions. Vox Sang, 1969, 17 (4): 241-255.
253. Furuhjelm U, Nevanlinna HR, Pirkola A. A second Finnish En (a–) propositus with anti-En[a]. Vox Sang, 1973, 24 (6): 545-549.
254. Taliano V, Guévin RM, Hébert D, et al. The rare phenotype En (a–) a French-Canadian family. Vox Sang, 1980, 38 (2): 87-93.
255. Shinozuka T, Miyata Y, Kuroda N, et al. Serological and biochemical studies on En (a–) human erythrocytes in a Japanese family. Nihon Hoigaku Zasshi, 1992, 46 (5): 301-309.
256. Issitt PD, Daniels G, Tippett P. Proposed new terminology for Ena. Transfusion, 1981, 21 (4): 473-474.
257. Dahr W, Müller T, Moulds J, et al. High frequency antigens of human erythrocyte membrane sialoglycoproteins. I. Ena reactors in the glycosylated domain of the MN sialoglycoprotein. Biol Chem Hoppe Seyler, 1985, 366 (1): 41-51.
258. Nedelcu E, Desai M, Green J, et al. Acute autoimmune hemolytic anemia due to anti-En[a] autoantibody successfully treated with rituximab. Transfusion, 2018, 58 (1): 176-180.
259. Wiener AS, Unger LJ, Gordon EB. Fatal hemolytic transfusion reaction caused by sensitization to a new blood factor U: report of a case. J Am Med Assoc, 1953, 153 (16): 1444-1446.
260. Hsu K, Lin YC, Chang YC, et al. A direct blood polymerase chain reaction approach for the determination of GP. Mur (Mi. III) and other Hil+ Miltenberger glycophorin variants. Transfusion, 2013, 53 (5): 962-971.
261. Chalmers JN, Ikin EW, Mourant AE. A study of two unusual blood-group antigens in west africans. Br Med J, 1953, 2 (4829): 175-177.
262. Huang CH, Lomas C, Daniels G, et al. Glycophorin He (St[a]) of the human red cell membrane is encoded by a complex hybrid gene resulting of from two recombinational events. Blood, 1994, 83 (11): 3369-3376.
263. Cleghorn TE. A memorandum on the Miltenberger blood groups. Vox Sang, 1966, 11 (2): 219-222.
264. Dahr W, Newman RA, Contreras M, et al. Structures of Miltenberger class Ⅰ and Ⅱ specific major human

erythrocyte membrane sialoglycoproteins. Eur J Biochem, 1984, 138 (2): 259-265.

265. Chen V, Halverson G, Wasniowska K, et al. Direct evidence for the existence of Miltenberger antigen. Vox Sang, 2001, 80 (4): 230-233.
266. Dahr W. Miltenberger subsystem of the MNSs blood group system. Review and outlook. Vox Sang, 1992, 62 (3): 129-135.
267. Lin X, Rubio G, Patel J, et al. Hyrbid glycophorin and red blood cell antigen genotyping in Asian American type O blood donorswith Mia phenotype. Transfusion, 2019, 59 (12): 3767-3775.
268. 龚淞颂, 沈伟, 王钰箐, 等. 中国部分人群 Mur 血型抗原分布及分子基因的研究. 中国输血杂志, 2015, 28 (8): 997-1000.
269. Allen FH, Diamond LK, Niedziela B. A new blood-group antigen. Nature, 1951, 167: 482.
270. Plaut G, Ikin EW, Mourant AE, et al. A new blood-group antibody, anti-Jkb. Nature, 1953, 171: 431.
271. Pinkerton FJ, Mermod LE, Liles BA, et al. The phenotype Jk (a–b–) in the Kidd blood group system. Vox Sang, 1959, 4 (2): 155-160.
272. Prichett WP, Patton AJ, Field JA, et al. Identification and cloning of a human urea transporter HUT11, which is downregulated during adipogenesis of explant cultures of human bone. J Cell Biochem, 2020, 76 (4): 639-650.
273. Lucien N, Sidoux-Walter F, Olivs B, et al. Characterization of the gene encoding the human Kidd blood group/urea transporter protein. Evidence for splice site mutations in Jknull individuals. J Biol Chem, 1998, 273 (21): 12973-12980.
274. Irshaid NM, Henry SM, Olsson ML. Genomic characterization of the Kidd blood group gene: different molecular basis of the Jk (a–b–) phenotype in Polynesians and Finns. Transfusion, 2000, 40 (1): 69-74.
275. Sidoux-Walter F, Lucien N, Nissinen R, et al. Molecular heterogeneity of the Jk (null) phenotype: expression analysis of the Jk (S291P) mutation found in Finns. Blood, 2000, 96 (4): 1566-1573.
276. Guo Z, Wang C, Yan K, et al. The mutation spectrum of the JK-null phenotype in the Chinese population. Transfuson, 2013, 53 (3): 545-553.
277. Lucien N, Chiaroni J, Cartron JP, et al. Partial deletion in the JK locus cousing a Jk (null) phenotype. Blood, 2002, 99 (3): 1079-1081.
278. Onodera T, Sasaki K, Tsuneyama H, et al. JK null alleles identified from Japanese individuals with Jk (a–b–) phenotype. Vox Sang, 2014, 106 (4): 382-384.
279. Ekman GC, Hessner MJ. Screening of six racial groups for the intron 5G → A3′ splice acceptor mutation responsible for the polynesian kidd (a–b–) phenotype: the null mutation is not always associated with the JKB allele. Transfusion, 2000, 40 (7): 888-889.
280. Olivès B, Mattei MG, Huet M, et al. Kidd blood group and urea transport function of human erythrocytes are carried by the same protein. J Biol Chem, 1995, 270 (26): 15607-15610.
281. Edwards-Moulds J, Kasschau MR. Methods for the detection of JK heterozygotes: interpretations and applications. Transfusion, 1998, 28 (6): 545-548.
282. Sands JM. Molecular mechanisms of urea transport. J Membr Biol, 2003, 191 (3): 149-163.
283. Lucien N, Sidoux-Walter F, Roudier N, et al. Antigenic and functional properties of the human red blood cell urea transporter hUT-B1. J Biol Chem, 2002, 277 (37): 34101-34108.
284. Bagnis C, Chapel S, Chiaroni J, et al. A genetic strategy to control expression of human blood group antigens in red blood cells generated in vitro. Transfusion, 2009, 49 (5): 967-976.
285. Henry S, Woodfield G. Frequencies of the Jk (a–b–) phenotype in Polynesian ethnic groups. Transfusion, 1995, 35 (3): 277.

286. Zhang A, Chi Q, Lin H, et al. Molecular genetic analysis of the Jk (a–b–) phenotype in Chinese: A novel silent recessive JK allele. Transfus Apher Sci, 2016, 54 (2): 232-234.
287. Masouredis SP, Sudora E, Mahan L, et al. Quantitative immunoferritin microscopy of Fya, Fyb, Jka, U, and Dib antigen site numbers on human red cells. Blood, 1980, 56 (6): 969-977.
288. Wu PC, Chyan TW, Feng SH, et al. Genotyping and serotyping profiles showed weak Jk^a presentation for previously typed as Jk_{null} donors. Vox Sang, 2019, 114 (3): 268-274.
289. Issitt PD, Obarski G, Hartnett PL, et al. Temporary suppression of Kidd system antigen expression accompanied by transient production of anti-Jk3. Transfusion, 1990, 30 (1): 46-50.
290. Lawicki S, Covin RB, Powers AA. The Kidd (JK) blood group system. Transfus Med Rev, 2017, 31 (3): 165-172.
291. Toyoda C, Suzuki Y, Tsuneyama H, et al. Production of human monoclonal anti-Jk3, recognizing an epitope including the Jk (a)/Jk (b) polymorphic site of the kidd glocyprotein. Transfus Med, 2014, 24 (5): 286-291.
292. Cain MD, Roberts C, Dissanayake RB, et al. Therapeutic plasma exchange for massive anti-Jk3-mediated hemolysis. Transfusion, 2013, 53 (8): 1861-1863.
293. Raval JS, Wearden PD, Orr RA, et al. Plasma exchange in a 13-year-old male with acute intravascular hemolysis and acute kidney injury after placement of a ventricular assist device. J Clin Apher, 2012, 27 (5): 274-277.
294. Lawicki S, Coberly EA, Lee LA, et al. Jk3 alloantibodies during pregnancy-blood bank management and hemolytic disease of the fetus and newborn risk. Transfusion, 2018, 58 (5): 1157-1162.
295. Ebrahimi M, Dayer D, Jalalifar MA, et al. Association between HLA-DRB1*01 and HLA-DRB1*15 with alloimmunization in transfusion-dependent patients with thalassaemia. Transfus Med, 2020, 30 (4): 275-280.
296. Yates J, Howell P, Overfield J, et al. IgG anti-Jk^a/Jk^b antibodies are unlikely to fix complement. Transfus Med, 1998, 8 (2): 133-140.
297. Schulze TJ, Goebel M, Scharberg EA, et al. Development of anti-G, anti-C and anti-Jk (b) in a 22-year-old mother during her fourth pregnancy. Transfus Med Hemother, 2013, 40 (3): 207-209.
298. Sosler SD, Behzad O, Garratty G, et al. Acute hemolytic anemia associated with a chlorpropamide-induced apparent auto-anti-Jk^a. Transfusion, 1984, 24 (3): 206-209.
299. Allen FH, Krabbe SMR, Corcoran PA. A new phenotype (McLeod) in the Kell blood-group system. Vox Sang, 1961, 6: 555-560.
300. Sun JB. The prenatal intervention of pregnancy complicated with anti-Kell isoimmunization: a review. J Matern Fetal Neonatal Med, 2021, 34 (17): 2893-2899.
301. Thonier V, Cohen-Bacrie S, Lousser I, et al. Management of the blood supply for a Jk (a–b–) patient with an anti-Jk3 in preparation for an urgent heart transplant: An illustrative example of a successful international cooperation. Transfus Clin Biol, 2019, 26 (1): 48-55.
302. Thompson PR, Childers DM, Hatcher DE. Anti-Di^b: first and second examples. Vox Sang, 1967, 13 (4): 314-318.
303. Tanner MJ, Martin PG, High S. The complete amino acid sequence of the human erythrocyte membrane anion-transport protein deduced from the cDNA sequence. Biochem J, 1998, 256 (3): 703-712.
304. Figueroa D. The Diego blood group system: a review. Immunohematology, 2013, 29 (2): 73-81.
305. Zelinski T. Erythrocytes band 3 antigens and the Diego blood group system. Transfus Med Rev, 1998, 12 (1): 36-45.
306. Flatt JF, Stevens-Hernandez CJ, Cogan NM, et al. Expression of south east asian ovalocytic band 3 disrupts erythroblast cytokinesis and reticulocyte maturation. Front Physiol, 2020, 11: 357.

307. Nixon CP, Satyagraha AW, Baird GL, et al. Accurate light microscopic diagnosis of South-East Asian ovalocytosis. Int J Lab Hematol, 2018, 40 (6): 655-662.
308. Rivera-Santiago R, Harper SL, Sriswasdi S, et al. Full-length anion exchanger 1 structure and interactions with ankyrin-1 determined by zero length crosslinking of erythrocyte membranes. Structure, 2017, 25 (1): 132-145.
309. Fowler PW, Sansom MS, Reithmeier RA. Effect of the southeast Asian ovalocytosis deletion on the conformational dynamics of signal-anchor transmembrane segment 1 of red cell anion exchanger 1 (AE1, Band 3, or SLC4A1). Biochemistry, 2017, 56 (5): 712-722.
310. Tang X, Guo X, Gao J. A novel compound heterozygous mutation in SLC4A1 gene causing severe hereditary spherocytosis and distal renal tubular acidosis. Indian J Pediatr, 2020, 87 (3): 233-234.
311. Deejai N, Wisanuyotin S, Nettuwakul C, et al. Molecular diagnosis of solute carrier family 4 member 1 (SLC4A1) mutation-related autosomal recessive distal renal tubular acidosis. Lab Med, 2019, 50 (1): 78-86.
312. Abbas YM, Toye AM, Rubinstein JL, et al. Band 3 function and dysfunction in a structural context. Curr Opin Hematol, 2018, 25 (3): 163-170.
313. Poole J. Red cell antigens on band 3 and glycophorin A. Blood Rev, 2000, 14 (1): 31-34.
314. Scharberg EA, Stürtzel A, Rothenberger-Mürb S, et al. A new low prevalence Diego blood group antigen found in a Caucasian blood donor. Vox Sang, 2021, 116 (Suppl. 1): 29.
315. Russo DC, Oyen R, Powell VI, et al. First example of anti-Kx in a person with the McLeod phenotype and without chronic granulomatous disease. Transfusion, 2000, 40 (11): 1371-1375.
316. 左琴琴, 王红, 徐华, 等. Diego 血型基因分型方法的建立及西安地区多态性分布研究. 中国输血杂志, 2017, 30 (9): 1010-1012.
317. Holman CA. A new rare human bloodgroup antigen (Wra). Lancet, 1953, 265 (6777): 119-120.
318. Adams J, Broviac M, Brooks W, et al. An antibody, in the serum of a Wr (a+) individual, reacting with an antigen of very high frequency. Transfusion, 1971, 11 (5): 290-291.
319. 朱自严, 沈伟, 陈和平, 等. 上海地区部分人群 Jk (a–b–)、Di^b-、Wr^b-、K_0、En^a-、Tj^a-、Ge- 稀有血型筛选. 中国输血杂志, 2002, 15 (4): 232-233.
320. Cutbush M, Mollison PL, Parkin DM. A new human blood group. Nature, 1950, 165: 188-189.
321. Ikin EW, Mourant AE, Pettenkofer HJ, et al. Discovery of the expected haemagglutinin, anti-Fyb. Nature, 1951, 168: 1077.
322. Sanger R, Race RR, Jack J. The Duffy blood groups of New York negroes: the phenotype Fy (a–b–). Br J Haematol, 1955, 1 (4): 370-374.
323. Chown B, Lewis M, Kaita H. The Duffy blood group system in Caucasians: evidence for a new allele. Am J Hum Genet, 1965, 17: 384-389.
324. Chaudhuri A, Polyakova J, Zbrzezna V, et al. Cloning of glycoprotein D cDNA, which encodes the major subunit of the Duffy blood group system and the receptor for the Plasmodium vivax malaria parasite. Proc Natl Acad Sci USA, 1993, 90 (22): 10793-10797.
325. Höher G, Fiegenbaum M, Almeida S. Molecular basis of the Duffy blood group system. Blood Transfus, 2018, 16 (1): 93-100.
326. Iwamoto S, Li J, Omi T, et al. Identification of a novel exon and spliced form of Duffy mRNA that is the predominant transcript in both erythroid and postcapillary venule endothelium. Blood, 1996, 87 (1): 378-385.
327. Gassner C, Kraus RL, Dovc T, et al. Fyx is associated with two missense point mutations in its gene and can be detected by PCR-SSP. Immunohematology, 2000, 16 (2): 61-67.

328. Parasol N, Reid M, Rios M, et al. A novel mutation in the coding sequence of the FY*B allele of the Duffy chemokine receptor gene is associated with an altered erythrocyte phenotype. Blood, 1998, 92 (7): 2237-2243.
329. Tournamille C, Le Van Kim C, Gane P, et al. Arg89Cys substitution results in very low membrane expression of the Duffy antigen/receptor for chemokines in Fy (x) individuals. Blood, 1998, 92 (6): 2147-2156.
330. Karolak E, Grodecka M, Suchanowska A, et al. Molecular characterization of the Fy (a–b–) phenotype in a Polish family. Transfus Apher Sci, 2013, 49 (2): 313-317.
331. Lopez GH, Condon JA, Wilson B, et al. A novel FY*A allele with the 265T and 298A SNPs formerly associated exclusively with the FY*B allele and weak Fy (b) antigen expression: implication for genotyping interpretative algorithms. Vox Sang, 2015, 108 (1): 52-57.
332. Bansal I, Jeon HR, Hui SR, et al. Transfusion support for a patient with McLeod phenotype without chronic granulomatous disease and with antibodies to Kx and Km. Vox Sang, 2008, 94 (3): 216-220.
333. Iwamoto S, Li J, Sugimoto N, et al. Characterization of the Duffy gene promoter: evidence for tissue-specific abolishment of expression in Fy (a–b–) of black individuals. Biochem Biophys Res Comm, 1996, 222 (3): 853-859.
334. Tournamille C, Colin Y, Cartron JP, et al. Disruption of a GATA motif in the Duffy gene promoter abolishes erythroid gene expression in Duffy-negative individuals. Nat Genet, 1995, 10 (2): 224-228.
335. Peiper SC, Wang ZX, Neote K, et al. The Duffy antigen/receptor for chemokines (DARC) is expressed in endothelial cells of Duffy negative individuals who lack the erythrocyte receptor. J Exp Med, 1995, 181 (4): 1311-1317.
336. Kosinski KS, Molthan L, White L. Three examples of anti-Fy3 produced in Negroes. Rev Fr Transfus Immunohematol, 1984, 27 (5): 619-624.
337. Zimmerman PA, Woolley I, Masinde GL, et al. Emergence of FY*A (null) in a plasmodium vivax-endemic region of Papua New Guinea. Proc Natl Acad Sci USA, 1999, 96 (24): 13973-13977.
338. Kempińska-Podhorodecka A, Knap O, Drozd A, et al. Analysis for genotyping Duffy blood group in inhabitants of Sudan, the fourth cataract of the Nile. Malar J, 2012, 11: 115.
339. Rios M, Chaudhuri A, Mallinson G, et al. New genotypes in Fy (a–b–) individuals: nonsense mutations (Trp to stop) in the coding sequence of either FY A or FY B. Br J Haematol, 2000, 108 (2): 448-454.
340. Buchanan DI, Sinclair M, Sanger R, et al. An Alberta Cree Indian with a rare Duffy antibody, anti-Fy3. Vox Sang, 1976, 30 (2): 114-121.
341. Mallinson G, Soo KS, Schall TJ, et al. Mutations in the erythrocyte chemokine receptor (Duffy) gene: the molecular basis of the Fya/Fyb antigens and identification of a deletion in the Duffy gene of an apparently healthy individual with the Fy (a–b–) phenotype. Br J Haematol, 1995, 90 (4): 823-829.
342. Abou-Ali RK, Dhyani A, Terco AL, et al. Impact of Duffy polymorphisms on parasite density in Brazilian Amazonian patients infected by Plasmodium vivax. Malar J, 2019, 18 (1): 289.
343. Czerwinski M, Kern J, Grodecka M, et al. Mutational analysis of the N-glycosylation sites of Duffy antigen/receptor for chemokines. Biochem Biophys Res Comm, 2007, 356 (3): 816-821.
344. Batchelor JD, Malpede BM, Omattage NS, et al. Red blood cell invasion by plasmodium vivax: structural basis for DBP engagement of DARC. PLoS Pathog, 2014, 10 (1): e1003869.
345. Smolared D, Bertrand O, Czerwinski M, et al. Multiple interests in structural models of DARC transmembrane protein. Transfus Clin Biol, 2010, 17 (3): 184-196.
346. Tournamille C, Filipe A, Wasniowska K, et al. Structure-function analysis of the extracellular domains of the Duffy antigen/receptor for chemokines: characterization of antibody and chemokine binding sites. Br J

Haematol, 2003, 122 (6): 1014-1023.

347. Schnabel RB, Baumert J, Barbalic M, et al. Duffy antigen receptor for chemokines (Darc) polymorphism regulates circulating concentrations of monocyte chemoattractant protein-1 and other inflammatory mediators. Blood, 2010, 115 (26): 5289-5299.

348. Xiong Z, Cavaretta J, Qu L, et al. Red blood cell microparticles show altered inflammatory chemokine binding and release ligand upon interaction with platelets. Transfusion, 2011, 51 (3): 610-621.

349. McManus KF, Taravella AM, Henn BM, et al. Population genetic analysis of the DARC locus (Duffy) reveals adaptation from standing variation associated with malaria resistance in humans. PLoS Genet, 2017, 13 (3): e1006560.

350. Igor NB, Antal R. Duffy antigen receptor for chemokines and its involvement in patterning and control of inflammatory chemokines. Front Immunol, 2012, 3 (266): 1-6.

351. Ntumngia FB, Thomson-Luque R, Pires CV, et al, The role of the human Duffy antigen receptor for chemokines in malaria susceptibility: current opinions and future treatment prospects. J Receptor Ligand Channel Res, 2016, 9: 1-11.

352. 张燕华, 车进, 李美霖, 等. 北京地区献血人群 Duffy 血型表型筛查及稀有血型库的建立. 中国输血杂志, 2015, 28 (10): 1257-1260.

353. Tzeng J, Dodd R, Mallory D. Use of the MAIEA assay to demonstrate that Fy3 is on the same plycoprotein as Fy6, Fy^a, and Fy^b. Immunohematology, 1998, 14 (3): 113-116.

354. Hoque MR, Elfaki MMA, Ahmed MA, et al. Diversity pattern of Duffy binding protein sequence among Duffy-negatives and Duffy-positives in Sudan. Malar J, 2018, 17 (1): 297.

355. Wasniowska K, Lisowska E, Haverson GR, et al. The Fya, Fy6 and Fy3 epitopes of the Duffy blood group system recognized by new monoclonal antibodies: identification of a linear Fy3 epitope. Br J Haematol, 2004, 124 (1): 118-122.

356. Branch DR, Scofield TL, Moulds JJ, et al. Unexpected suppression of anti-Fy^a and prevention of hemolytic disease of the fetus and newbornafter administration of Rh immune globulin. Transfusion, 2011, 51 (4): 816-819.

357. López-Díaz PE, Ruiz-Olivera MDR, Hernández-Osorio LA, et al. Irregular antibodies in no hemolytic autoimmune diseases are able to induce erythrophagocytosis. Immunol Res, 2017, 65 (1): 410-418.

358. Greene DL, Khan S. Reactive lysis--a phenomenon of delayed hemolytic transfusion reactions. Immunohematology, 1993, 9 (3): 74-77.

359. Raos M, Zunec R, Mocibob M, et al. Susceptible and protective HLA-DR and HLA-DQ alleles for Fya alloimmunization in the Croatian population. Transfusion, 2019, 59 (3): 1118-1124.

360. Coombs RR, Mourant AE, Race RR. In-vivo isosensitisation of red cells in babies with haemolytic disease. Lancet, 1946, 1 (6391): 264-266.

361. Lee S, Zambas ED, Marsh WL, et al. Molecular cloning and primary structure of Kell blood group protein. Proc Natl Acad Sci USA, 1991, 88 (14): 6353-6357.

362. Lee S, Zambas E, Green ED, et al. Organization of the gene encoding the human Kell blood group protein. Blood, 1995, 85 (5): 1364-1370.

363. Blacken GR, Zimring JC, Fu X. Resolution of translation start site for the human Kell glycoprotein. Transfusion, 2013, 53 (Suppl 2): 2882-2886.

364. Millard GM, Lopez GH, Turner EM, et al. Modified expression of the KEL2 (k) blood group antigen attributed to p. Leu196Val amino acid change three residues from the K/k antigen polymorphism site: implications for donor screening. Transfusion, 2019, 59 (3): 1156-1158.

365. Yazdabakhsh K, Lee S, Yu Q, et al. Identification in a defect in the intracellular trafficking of a Kell blood group variant. Blood, 1999, 94 (1): 310-318.

366. Poole J, Warke N, Hustinx H, et al. A KEL gene encoding serine at position 193 of the Kell glycoprotein results in expression of KEL1 antigen. Transfusion, 2006, 46 (11): 1879-1885.

367. Clapéron A, Rose C, Gane P, et al. The Kell protein of the common K2 phenotype is a catalytically active metalloprotease, whereas the rare Kell K1 antigen is inactive. J Biol Chem, 2005, 280 (22): 21272-21283.

368. Körmöczi GF, Scharberg EA, Gassner C. A novel KEL*1, 3 allele with weak Kell antigen expression confirming the cis-modifier effect of KEL3. Transfusion, 2009, 49 (4): 733-739.

369. Lee S, Russo DC, Reid ME, et al. Mutations that diminish expression of Kell surface protein and lead to the Kmod RBC phenotype. Transfusion, 2003, 43 (8): 1121-1125.

370. Yazdanbakhsh K, Lee S, Yu Q, et al. Identification of a defect in the intracellular trafficking of a Kell blood group variant. Blood, 1999, 94 (1): 310-318.

371. Uchikawa M, Onodera T, Tsuneyama H, et al. Molecular basis of unusual Kmod phenotype with $K+^{w}k-$. Vox Sang, 2000, 78 (Suppl. 1): abstract O011.

372. Karamatic Crew V, Poole J, Watson T, et al. KASH (KEL34): a novel high incidence antigen in the Kell blood group system. Vox Sang, 2010, 99 (Suppl. 1): 357.

373. Marsh WL, Jensen L, Oyen R, et al. Anti-K13 and the K:-13 phenotype: a blood-group variant related to the Kell system. Vox Sang, 1974, 26 (1): 34-40.

374. Needham PG, Gueriero CJ, Brodsky JL. Chaperoning endoplasmic reticulum-associated degradation (ERAD) and protein conformational disease. Cold Spring Harb Perspect Biol, 2019, 11 (8): a033928.

375. Karamatic Crew V, Poole J, Halverson G, et al. The first example of a silent (synonomous) mutation causing aberrant splicing of KEL and silencing of the KEL gene. Vox Sang, 2010, 99 (Suppl. 1): 377.

376. Silvy M, Callebaut I, Filosa L, et al. New KEL*01M and KEL*02M alleles: structural modeling to assess the impact of amino acid changes. Transfusion, 2016, 56 (5): 1223-1229.

377. Ji Y, Veldhuisen B, Lightart P, et al. Novel alleles at the Kell blood group locus that lead to Kell variant phenotype in the Dutch population. Transfusion, 2015, 55 (2): 413-421.

378. Polin H, Gaszner W, Suessner S, et al. Identification of a novel Kmod-1 allele encoded by 977C>T (Pro326Leu). Transfusion, 2014, 54 (8): 2130-2131.

379. Salomao M, Zhang X, Yang Y, et al. Protein 4. 1R-dependent multiprotein complex: new insights into the structural organization of the red blood cell membrane. Proc Natl Acad Sci USA, 2008, 105 (23): 8026-8031.

380. Yang Y, Wang LL, Wang C, et al. Two novel null alleles of the KEL gene detected in two Chinese women with the K_{null} phenotype. Transfus Med, 2009, 19 (5): 235-244.

381. Puente F, Cemborain-Garcia A, Rodrigues-Wilhelmi P, et al. Three new alles encoding an apparent $Kell_{null}$ phenotype. Transfusion, 2017, 57 (1): 221-222.

382. Wilkinson MF. A new function for nonsense-mediated mRNA-decay factors. Trends Genet, 2005, 21 (3): 143-148.

383. Moulds JJ, Moulds MK. Inactivation of Kell blood group antigens by 2-aminoethylisothiouronium bromide. Transfusion, 1983, 23 (3): 274-275.

384. Russo D, Redman C, Lee S. Association of XK and Kell bloodgroup proteins. J Biol Chem, 1998, 273 (22): 13950-13956.

385. Lee S, Russo D, Redman C. Functional and structural aspects of the Kell blood group system. Transfus Med Rev, 2000, 14 (2): 93-103.

386. McGinniss MH, MacLowry JD, Holland PV. Acquisition of K: 1-like antigen during terminal sepsis. Transfusion, 1984, 24 (1): 28-30.
387. Giblett ER. A critique of the thoretical hazard of inter vs. intra-racial transfusion. Transfusion, 1961, 1: 233-238.
388. Goldman M, Lane D, Webert K, et al. The prevalence of anti-K in Canadian prenatal patients. Transfusion, 2015, 55 (6 Pt 2): 1486-1491.
389. Thornton NM, Grimsley SP. Clinical significance of antibodies to antigens in the ABO, MNS, P1PK, Rh, Lutheran, Kell, Lewis, Duffy, Kidd, Diego, Yt, ant Xg blood group systems. Immunohematology, 2019, 35 (3): 95-101.
390. Körmöczi GF, Wagner T, Jungbauer C, et al. Genetic diversity of KELnull and KELel: a nationwide Austrian survey. Transfusion, 2007, 47 (4): 703-714.
391. Gunasekera D, Zimring JC, Pratt KP. A unique major histocompatibility complex class II-binding register correlates with HLA-DR11-associated immunogenicity of the major K blood group antigen. Transfusion, 2018, 58 (5): 1171-1181.
392. Chiaroni J, Dettori I, Ferrera V, et al. HLA-DRB1 polymorphism is associated with Kell immunisation. Br J Haematol, 2006, 132 (3): 374-378.
393. Voak D, Downie M, Haigh T, et al. Improved antiglobulin tests to detect difficult antibodies: detection of anti-Kell by LISS. Med Lab Sci, 1982, 39 (4): 363-370.
394. Molthan L, Strohm PL. Hemolytic transfusion reaction due to anti-Kell undetectable in low-ionic-strength solution. Am J Clin Pathol, 1981, 75 (4): 629-631.
395. Merry AH, Thomson EE, Lagar J, et al. Quantitation of antibody binding to erythrocytes in LISS. Vox Sang, 1984, 47 (2): 125-132.
396. Moosavi M, Ma Y, Baez J, et al. Resolving blocked antigen phenomenon in hemolytic disease of the fetus and newborn due to anti-K. Transfus Med Rev, 2020, 34 (2): 124-127.
397. Vaughan JI, Manning M, Warwick RM, et al. Inhibition of erythroid progenitor cells by anti-Kell antibodies in fetal alloimmune anemia. N Engl J Med, 1998, 338 (12): 798-803.
398. Dajak S, Culić S, Stefanović V, et al. Relationship between previous maternal transfusions and haemolytic disease of the foetus and newborn mediated by non-RhD antibodies. Blood Transfus, 2013, 11 (4): 528-532.
399. Tuson M, Hue-Roye K, Koval K, et al. Possible suppression of fetal erythropoiesis by the Kell blood group antibody anti-Kp (a). Immunohematology, 2011, 27 (2): 58-60.
400. Daniels G, Hadley A, Green CA. Causes of fetal anemia in hemolytic disease due to anti-K. Transfusion, 2003, 43 (1): 115-116.
401. Mattaloni SM, Arnoni C, Céspedes R, et al. Clinical significance of an alloantibody against the Kell blood group glycoprotein. Transfus Med Hemother, 2017, 44 (1): 53-57.
402. James P, Rowe GP, Tozzo GG. Elucidation of alloantibodies in autoimmune haemolytic anaemia. Vox Sang, 1998, 54 (3): 167-171.
403. Win N, Kaye T, Mir N, et al. Autoimmune haemolytic anaemia in infancy with anti-Kpb specificity. Vox Sang, 1996, 71 (3): 187-188.
404. Kohan AI, Niborski RC, Rey JA, et al. High-dose intravenous immunoglobulin in non-ABO transfusion incompatibility. Vox Sang, 1994, 67 (2): 195-198.
405. Petty AC, Tippett P. Investigation of the biochemical relationship between the blood group antigens Xga and CD99 (12E7 antigen) on red cells. Vox Sang, 1995, 69 (3): 231-235.
406. Fouchet C, Gane P, Cartron JP, et al. Quantitative analysis of XG blood group and CD99 antigens on human

red cells. Immunogenetics, 2000, 51 (8-9): 688-694.
407. Chung SS, Eng WS, Hu W, et al. CD99 is a therapeutic target on disease stem cells in myeloid malignancies. Sci Transl Med, 2017, 9 (374): eaaj2025.
408. Denomme GA. Kell and Kx blood group systems. Immunohematology, 2015, 31 (1): 14-19.
409. Stasia MJ, Bordigoni P, Floret D, et al. Characterization of six novel mutations in the CYBB gene leading to different sub-types of X-linked chronic granulomatous disease. Hum Genet, 2005, 116 (1-2): 72-82.
410. Ho MF, Monaco AP, Blonden LA, et al. Fine mapping of the McLeod locus (XK) to a 150-380-kb region in Xp21. Am J Hum Genet, 1992, 50 (2): 317-330.
411. Gassner C, Brönnimann C, Merki Y, et al. Stepwise partitioning of Xp21: a profiling method for *XK* deletions causative of the McLeod syndrome. Transfusion, 2017, 57 (9): 2125-2135.
412. Roulis E, Hyland C, Flower R, et al. Molecular basis and clinical overview of McLeod syndrome compared with other neuroacanthocytosis syndromes: a review. JAMA Neurol, 2018, 75 (12): 1554-1562.
413. Ho M, Chelly J, Carter N, et al. Isolation of the gene for McLeod syndrome that encodes a novel membrane transport protein. Cell, 1994, 77 (6): 869-880.

第四章 红细胞血型抗原与抗体检测基本原理

第一节 红细胞血型抗原与抗体检测目的、范围与方法

一、检测目的

在临床输血实践中，异体输血风险主要体现在两个方面：供者红细胞抗原刺激患者产生免疫性抗体，以及抗体引起的溶血性输血反应(图 4-1)。

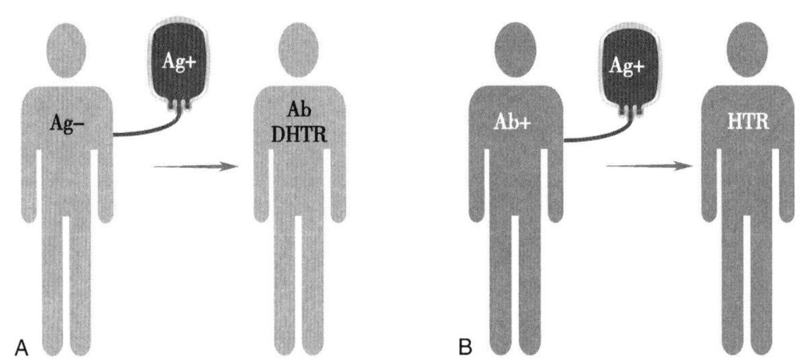

图 4-1 异体输血风险示意图

A. 患者某种抗原为阴性且无相应抗体存在时，输入该抗原阳性的红细胞则会刺激患者免疫系统产生相应抗体，并引起 DHTR。B. 患者存在某种抗体时，输入相应抗原阳性的红细胞则引起急性或迟发性溶血性输血反应

Ag：抗原。Ab：抗体。−：阴性。+：阳性。DHTR：迟发性溶血性输血反应(delayed hemolytic transfusion reaction，DHTR)。HTR：溶血性输血反应(hemolytic transfusion reaction，HTR)

(一) 输血与抗体产生

一般情况下，当患者某种抗原为阴性且无相应抗体存在时，输入相应抗原阳性红细胞则会刺激患者免疫系统发生初次免疫应答，并产生相应抗体(图 4-1A)。

抗体产生需要一定时间，通常情况下初次免疫应答所需时间较长，需 1~2 周。患者在抗体产生前，无任何症状，待抗体产生后则会与相应抗原阳性的异体红细胞结合并引起溶血性输血反应。当症状出现时，距离输血已过去多日(一般在输血后 10~14d 出现症状)，临床称

之为迟发性溶血性输血反应。溶血程度取决于抗体量及异体红细胞残存数量。

在临床上，患者能否产生抗体不仅与异体红细胞抗原种类有关，还与患者免疫状态有关。失血状态以及某些导致免疫功能抑制的恶性疾病（如恶性肿瘤、艾滋病等）均会对抗体产生起到抑制作用。Dutton 等对紧急输血的回顾性研究发现，10 名 RhD（-）男性患者输入 RhD（+）红细胞后，仅 1 人产生了抗-D。Arora 等对肿瘤患者非同型输血的研究结果显示，RhD（-）患者输入 Rh（+）红细胞后，恶性血液病患者产生抗-D 的概率为 7%，实体肿瘤、骨髓异常增生综合征等患者产生抗-D 的概率分别为 22.6% 和 23.0%。Boctor 等对艾滋病患者非同型输血的研究结果显示，8 名 RhD（-）患者输入 RhD（+）红细胞后无一例产生抗-D。

（二）抗体与溶血性输血反应

患者某种抗原为阴性但已产生相应抗体时，再次输入该抗原阳性红细胞，则抗体与红细胞结合形成免疫复合物并引起红细胞破坏。同时会刺激患者免疫系统产生再次免疫应答，短时间内产生大量抗体，导致患者表现出急性或迟发性溶血性输血反应的临床症状（图 4-1B），威胁患者生命安全。

为避免出现溶血性输血反应，输血前需对红细胞血型抗原、血型抗体进行检测，为患者提供相合的血液，防止抗原与相应抗体同时出现在患者体内而引起溶血性输血反应。

二、检测范围

（一）血型抗原检测范围

临床输血实践证明，最具临床意义的红细胞血型系统是 ABO 和 Rh 血型系统，其次为 Kidd、MNS、Lewis、Duffy、Diego、Kell、P 等血型系统。理论上，对所有临床意义显著的血型抗原均进行检测，并为患者提供同型红细胞成分可最大限度地保障患者输血安全。但现实中却难以做到，原因在于寻找到相合血源的概率随着血型抗原种类的增加而急剧降低，而且检测费用将大幅增加。

红细胞血型抗原种类繁多，有研究估算，除同卵双生子外，在随机人群中找到血型抗原完全相同的两个个体的概率只有 20 亿分之一。常规检测不可能对临床意义显著的各种血型系统抗原均进行检测，检测范围的确定需综合考虑红细胞血型抗原不合引起溶血反应的发生频率、严重程度、血液来源、检测费用等多种因素，多数国家仅将临床意义最为显著的 ABO 血型系统抗原及 RhD 抗原列为常规检测项目。在白色人种中，Kell 血型系统 K 抗原呈多态性分布，临床意义仅次于 ABO 与 Rh 血型系统，在欧美国家中 ABO、Rh 及 Kell 血型系统列为常规检测项目。

血型常规检测项目是保障临床输血安全的基本要求，临床可根据自身实际情况及卫生行政管理部门的要求适当增加检测项目。例如，不规则抗体特异性分布的大数据分析结果显示，Rh 血型系统不规则抗体约占临床不规则抗体总数的 80%，有条件的医疗机构可对需多次输血的患者进行 ABO 及 RhD、C、c、E、e 抗原检测，并提供以上血型抗原相同或相容的红细胞成分进行输注。

（二）血型抗体检测范围

血型常规检测并不是对所有血型抗原均进行检测，存在由未经检测的其他血型抗原刺激患者免疫系统产生不规则抗体的可能，若输入相应抗原阳性的红细胞则会引起溶血性输血反应。为弥补血型常规检测范围过窄的不足，需对不规则抗体进行检测。通过不规则抗体检测可发现患者与供者之间其他血型抗原是否相合，若存在不规则抗体则应为患者提供无相应抗原的红细胞，以确保输血安全。

血型抗体检测范围取决于红细胞试剂抗原覆盖程度，所选用的红细胞试剂应覆盖当地人群所有临床意义显著的抗原（详见第五章）。需要注意的是，不规则抗体检测包括 ABO 血型系统及其他血型系统的不规则抗体检测，前者主要依靠严格的 ABO 血型鉴定来发现，后者主要依靠不规则抗体筛查及特异性鉴定来发现。

三、检测方法

（一）血型抗原检测方法

红细胞血型抗原是遗传信息表达的结果，任何一种血型抗原都具有其独特的基因型和表现型。红细胞血型抗原的多样性与基因的多态性密切相关，所以对红细胞血型的检测可从血清学及分子生物学两个水平进行，前者检测对象是红细胞，观察目标是表现型，而后者检测对象是 DNA，观察目标是基因型。

血清学检测是用已知抗体检测未知抗原，并根据试验结果判断样本红细胞是否存在相应抗原，常用方法主要有直接凝集法、IAT 法及吸收放散法。基因检测以控制红细胞血型抗原表达的基因位点检测为主，常用方法主要有 PCR-SSP、基因测序等。

血清学检测方法与基因检测方法有着各自不同的适用范围及检测意义。血清学检测对试验条件要求不高，操作简便，可快速获得检测结果，且费用低廉，但检测结果受抗原表达水平、抗体特异性与亲和力、不规则抗体、患者免疫状态（如婴幼儿免疫功能发育不全，老年人免疫功能退化等）、疾病（如免疫缺陷性疾病、自身免疫性疾病、细菌感染、癌症等）、治疗措施（如骨髓移植、胶体液输注、单克隆抗体药物的使用）、细菌污染等因素的影响。基因检测可避免这些因素的影响，尤其适用于各种原因引起的血型鉴定困难以及对血型进行深入研究的情况。但血型抗原的基因表达受多种因素影响，如基因突变类型、突变位置、基因表达调控、RNA 剪接与编辑、糖基转移酶活性、底物等，表现出基因型与表现型并非呈一一对应关系的特点。例如，孟买型个体即使存在 A 基因，也不会表达 A 抗原。许多其他血型也存在类似情况，所以基因检测的应用受到一定程度的限制。

血清学检测方法与基因检测方法各有利弊，两者并不排斥。基因检测技术是血清学方法的有益补充，可从不同角度提供许多有价值的信息，在工作中应根据实际情况及检测目的来选择适合的检测方法。

（二）血型抗体检测方法

红细胞血型抗体与抗原不同，虽然抗体的产生同样是基因表达的结果，但它的产生却是随机的、多克隆的，需在相应抗原刺激下才能完成抗体的合成，所以血型抗体检测适用于血清学检测而不适于基因检测。

血清学方法检测血型抗体的基本原则是用已知抗原检测未知抗体，并根据试验结果判断样本中是否存在相应抗体。此外，在交叉配血中，血清学检测直接回答了供者与患者之间是否存在由抗原抗体结合而引起免疫性溶血反应的可能性，是目前保证临床输血安全的主要检测技术。

第二节　红细胞血型抗原检测

一、血清学检测

（一）抗原抗体反应基本规律

1. 抗原与抗体结构互补　根据化学性质的不同，红细胞血型抗原可分为蛋白质、糖蛋白、脂蛋白及糖脂，而单价抗体则是由 4 条多肽链组成的蛋白质。无论血型抗原还是血型抗体都是生物大分子，均可形成独特的立体构象，是完成其生物学功能的基础。

抗原与抗体结合形成抗原抗体复合物的基础是两者的立体构象必须互补，抗原与抗体的结合依赖其互补结构的相互识别。蛋白质表面并不规则，识别并结合大分子的区域通常是一个大小为几百平方 Å（埃，长度单位，1Å=0.1nm）的连续表面或是跨越几个不连续的结构区域，在此区域内存在多个与配体互补的作用位点。若这些位点仅具有识别功能，则被称为配体结合位点。若这些位点具有促进化学催化的作用，则被称为活性位点。常见结合位点位于突起的环状结构或较大的孔穴，这些部位提供了特定的形态互补结构（图 4-2）。研究发现不仅突起或凹陷的部位存在结合位点，在相对扁平的结构中也同样存在。

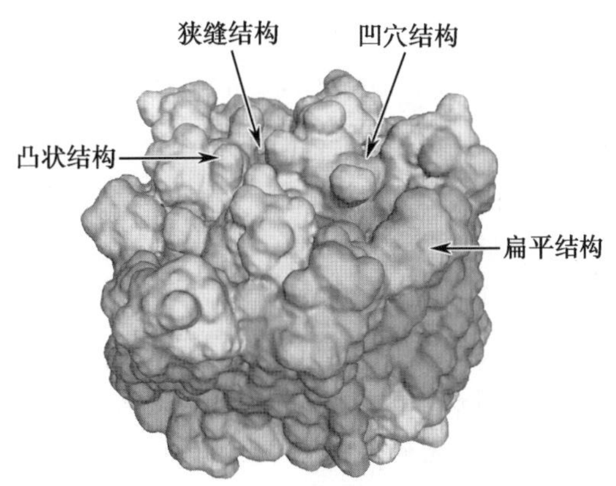

图 4-2　RhD 蛋白表面结构模拟图

蛋白质立体构象由一级结构经一系列旋转、卷曲、折叠后形成，在此过程中，由于多肽侧链化学基团构象及带电性的不同，形成了内部空穴以及表面大小不等的口袋状结构或狭缝状结构。这些结构由不同氨基酸残基组成，由于不同氨基酸具有不同的立体构型及带电性，所以在此结构区域内可形成与蛋白质外部溶液环境完全不同的局部环境，并表现出不同的结合特性。例如，若空穴、口袋或狭缝状结构由疏水性氨基酸残基组成，则内部环境就更类似非极性的有机溶剂，可与高度疏水的配体结合。若由带负电荷的氨基酸残基组成，则内部环境可能有比较强的局部静电场，易与带相反电荷的配体结合。

抗原抗体复合物是引起一系列免疫反应的起点，免疫效应的体现需抗原抗体复合物保持一定的稳定性。抗原与抗体的结合可通过弱化学键实现，而单个弱化学键极不稳定，体温下常常会发生断裂。为保持稳定，抗原与抗体结合位点的立体构象、电荷相型以及形成氢键的化学基团必须互补。互补结构可使接触表面紧密契合，弱化学键数目就会大大增加，大量弱结合作用力的叠加使整体结合力明显提高，从而形成稳定连接。结构互补可以为抗原与抗体的结合提供较强的结合力，维持抗原抗体复合物的稳定。

处于静默状态的抗体与相应抗原可能不具备互补的立体结构，当两者相遇时，可通过诱导契合过程来改变立体构象，形成互补结构并紧密结合。实现这一过程的结构基础是抗体或抗原具有一定的柔性。

自然状态下，稳定抗原抗体复合物的作用力均为弱化学键。生理条件下，热能足以打断弱化学键，同时新的弱化学键又在不断重建，所以抗体或抗原分子均具有较强的柔韧性。在热能驱动下，原子波动范围很大，单个原子振幅可以从几百分子之一 Å 到几个 Å，甚至蛋白质结构中的某个区域也可以波动，波动幅度可超过几十个 Å。例如，RhD 蛋白胞质内呈 α 螺旋状结构的 C 末端波动幅度可达 76$Å^2$(图 4-3)。

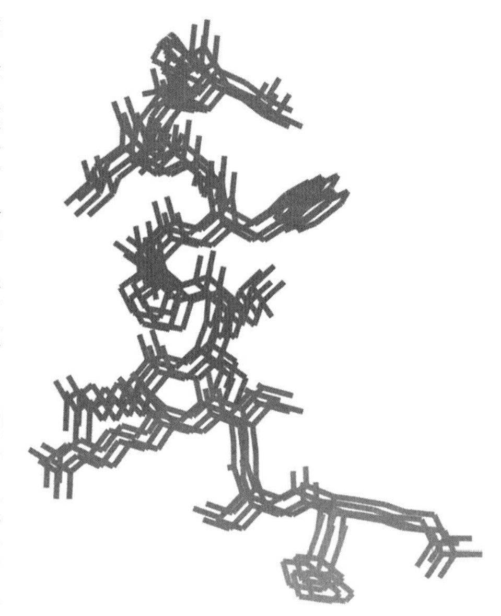

图 4-3　RhD 蛋白 C 末端 α 螺旋状结构波动示意图

波动可使自身结构在结合另一个分子时进行调整，形成蛋白质的柔韧性，为分子构象变化提供了可能性。当抗原与抗体结合时，双方均可在对方出现时进行结构调整，发生构象变化。在构象变化的同时，抗体可紧抱抗原，优化彼此之间的相互作用，形成维系互补结构的作用力。例如，静默状态下，抗体呈“T”型结构，当与相应抗原相遇时，抗体可逐级改变其立体构型，最终变化为可与抗原紧密结合的“Y”型结构(图 1-15)。

2. 抗原抗体结合的特异性与交叉反应性　抗原与抗体的结合为后续免疫反应提供了活化信号。活化信号是否正确，取决于抗原与抗体相互识别的准确性。若能准确识别则可完成有利于保持人体内环境稳定的免疫防御、免疫清除、维持自身稳定的功能，否则会引起免疫损伤，如自身免疫性溶血性贫血。特异性与交叉反应性是衡量抗原与抗体相互识别准确性的指标。

抗原抗体结合特异性是指抗原(或抗体)只与相应抗体(或抗原)发生一一对应的结合。交叉反应性是指抗体与抗原的结合并非一一对应，而是一种抗体可与多种抗原结合，或一种抗原可与多种抗体结合的现象。抗原抗体结合的特异性与交叉反应性由抗原的化学组成及立体构象决定。

抗原与抗体的结合发生在抗原决定簇与抗体的抗原结合位点之间，不同抗原决定簇的化学组成、空间排列及立体构象不同，免疫系统可精确地识别抗原决定簇间的细微差别，产生与不同抗原决定簇结构互补的抗体，表现出抗原抗体结合的高度特异性(图 3-63)。

一个经典的试验证明了抗原抗体的特异性结合。使用连接不同化学基团的苯氨衍生物复合抗原分别免疫实验动物，收集相应抗体，再用抗体与上述带有不同化学基团的复合抗原进行反应。结果显示，各种复合抗原只能与相应抗体结合，说明不同化学基团决定了抗原抗体反应的特异性。抗原抗体特异性结合被形象地比喻为钥匙与锁的对应关系，此比喻对于绝大多数抗原抗体反应均适用。

特异性是个相对概念，只在一定范围内适用。自然界中，天然抗原表面通常携有多种抗原决定簇，若两种不同抗原之间存在相似的抗原决定簇，则由其中一种抗原决定簇刺激机体产生的抗体就可能与另外一种相似的抗原决定簇结合，此现象称为交叉反应。例如，大肠埃希菌 O86 抗原决定簇与 B 血型物质相似，而肺炎球菌 14 型抗原与 A 血型物质相似。针对大肠埃希菌 O86 抗原的抗体可与 B 抗原发生交叉反应。同样地，针对肺炎球菌 14 型抗原的抗体可与 A 抗原发生交叉反应。在人体免疫反应中，交叉反应同样存在。例如，O 型个体血浆中抗-AB 即为交叉反应性抗体，不仅可结合 A 抗原，同时也可结合 B 抗原。而 A 抗原与 B 抗原在化学组成上完全不同，但结构却非常相似，也有人认为抗-AB 的结合位点针对的是 A、B 抗原的共同结构。

3. 抗原抗体结合的作用力　维持抗原抗体复合物的稳定性，不仅需依靠相互契合的互补结构，尚需适当的力来维持，化学键在其中起到了关键作用。

化学键是原子、离子或分子之间的吸引力。根据化学键能量差异，可分为强化学键与弱化学键。强化学键包括共价键和离子键，弱化学键包括范德华力、疏水键和氢键。维系抗原抗体复合物稳定的化学键主要是范德华力、疏水键、氢键及离子键。

范德华力来自抗原、抗体大分子外层轨道上电子相互作用时电子云中的偶极摆动而产生的引力，其本质是电荷间的吸引力。作用力强度受距离影响，相互作用的分子若距离太远则无法形成有效的结合力，太近又会产生排斥力。只有达到某一特定距离时，吸引力与排斥力才能达到平衡，此距离又称范德华半径。范德华力是最弱的化学键，其能量约为 1~2kcal/mol，仅比热运动的动能稍大一些。生理条件下，只有在某个分子与另一个分子的几个原子之间成键时，范德华力才能成为有效的成键力。抗原与抗体的互补结构为相互作用的分子间精确吻合提供了基础，多个原子有效地相互作用形成的范德华合力可达 20~30kcal/mol，能有效维持抗原抗体复合物的稳定，所以抗原抗体复合物极少发生分离（图 4-4）。

疏水键是指非极性分子或基团间的相互引力，是非极性分子间的范德华力。非极性分子会试图排列在一起以避免与水分子接触，对于稳定大分子结构及维持抗原抗体复合物的稳定性起着重要作用。抗原或抗体在游离状态下表面带有一定量的电荷，在静电作用下，极化的水分子可形成水化层。当抗原与抗体相互靠近时，彼此间电荷相互吸引，在结合部位形成弱化学键，同时抗原或抗体结合部位的电荷极性随之消失，由静电引力形成的水化层也随即消失，抗原与抗体间的非极性分子得以紧密连接，维持抗原抗体复合物的稳定。

离子键是带相反电荷的化学基团间形成的静电力，带净电荷的分子都有可能形成离子键。在抗原与抗体结合过程中，最常见的离子键是氢键。

氢键可在一个带部分正电的共价键供体氢原子和一个带部分负电的共价键受体原子之间形成，氢键具有特异性与方向性（图 4-5）。氢键比共价键弱，比范德华力强，其键能约为 3~7kcal/mol。当抗原与抗体彼此接近时，亲水基团之间可形成氢键，使抗原与抗体相互结合。

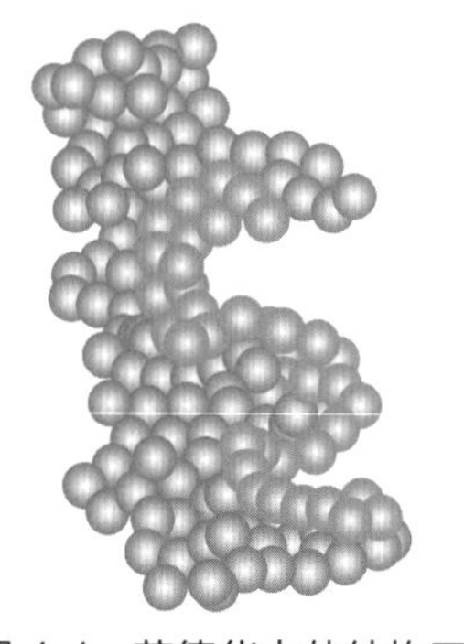

图 4-4　范德华力使结构互补的蛋白质形成稳定结合

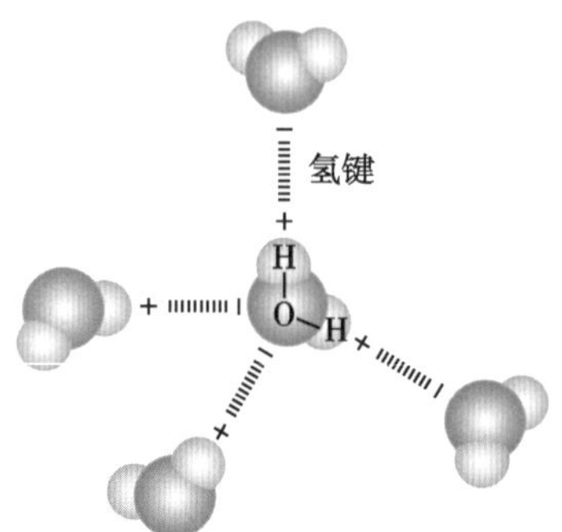

图 4-5　氢键形成示意图

4. 抗原抗体结合的稳定性　抗原抗体复合物的稳定性主要由弱化学键形成的作用力来维持。生理条件下，单个弱化学键的作用力可能微不足道，在热能作用下弱化学键很容易断裂，单个弱化学键只能暂时存在。但抗原与抗体之间互补的“锁钥结构”为众多弱化学键的形成提供了结构基础，多个结合位点间形成的弱化学键合力可使抗原与抗体形成稳定的复合物。

抗原抗体结合的稳定性可用亲和力和亲合力来表示。亲和力是指抗体分子的一个 Fab 段上的抗原结合点与对应抗原决定簇之间的结合力，是抗原抗体间固有的结合力。亲和力越高，抗体与抗原结合得越牢固。亲合力是指抗体多个 Fab 段与抗原结合后所形成的作用力总和，是亲和力协同作用的结果。

IgM 型抗体亲和力较低，但亲合力较高。IgM 有 10 个 Fab 段，理论上 IgM 的抗原结合价为 10 价，但受空间构象的限制，在与大分子实际结合过程中只表现出 5 价有效。而 IgG、IgE、IgD 型抗体却只有两价，所以 IgM 型抗体具有多价优势，其亲合力高，与抗原结合牢固，不易解离。

亲和力的大小取决于抗原、抗体空间构型的互补程度。如果抗原、抗体空间互补程度较高，化学基团之间通过很好地匹配可以形成较强的作用力，则表现出高亲和力。反之，则表现为低亲和力。高亲和力与特异性反应相关，而低亲和力常与交叉反应相关。

5. 抗原抗体结合的可逆性　化学键的形成总是伴随着能量变化，化学键的形成伴随着内能的释放以及向另一种能态的转变。释放出的能量越多，形成的化学键越强。热力学第二定律显示，自发反应总是朝着自由能降低的方向进行（△G 为负值），反应达到平衡时，自由能将不再变化（△G=0）。抗原与抗体形成复合物的过程可以表示为：

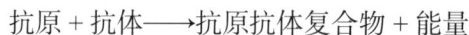

抗原 + 抗体——→抗原抗体复合物 + 能量

生理状态下，热能是打断化学键的一种最为重要的能量。温度越高，热能越大，可使高速运动的分子或原子发生碰撞，打断化学键。所以由弱化学键连接的抗原抗体复合物不会永久地结合在一起，其稳定性与温度密切相关，随着温度的升高，稳定性逐渐下降，这一过程可表示为：

抗原抗体复合物＋能量⟶抗原＋抗体

化学键的形成与断裂是一个动态过程，当两者在密闭体系中达到平衡时，单位时间内生成的化学键与断裂的化学键数目相等，即达到平衡状态，这一过程可表示为：

$$Keq=conc^{C}/(conc^{Ag}\times conc^{Ab})$$

Keq 为平衡常数，$conc^{Ag}$、$conc^{Ab}$ 及 $conc^{C}$ 分别表示抗原、抗体及抗原抗体复合物的百分含量，单位为 mol/L。

Keq 表示抗原抗体反应进行的完全程度，只受温度影响，与抗原、抗体及抗原抗体复合物的浓度无关。

通常情况下，升高反应温度可加快反应速度。但红细胞抗原与抗体均具有生物活性，对热的耐受性较差，温度升高至 56℃以上时会导致变性失活并引起溶血，故反应温度不宜过高。抗原抗体结合反应是一个放热反应，温度升高，反应逐渐向吸热的方向移动，即抗原抗体复合物分解为抗原与抗体。反应温度升高至 56℃时，抗原抗体复合物将再次解离为抗原与抗体。利用这一特性，在实验室检测中，可在较低的温度下观察其结合情况，在较高的温度下观察其解离情况。

血型抗体多为 IgM 或 IgG 型抗体，两者的热敏感性差异较大。一般而言，IgG 型抗体与抗原的结合温度在 15~40℃较为完全。在此范围内，随着温度的升高，反应速度逐渐加快。IgG 型抗体的最适反应温度为 37℃，所以在对 IgG 型抗体进行检测时，试验温度多为 37℃。例如，在 37℃条件下对 IgG 型抗体进行吸收，使其与红细胞抗原充分结合。在 56℃时进行放散，使“IgG- 红细胞抗原”复合物发生解离，抗体重新释放到溶质中。

IgM 型抗体具有嗜低温性，检出温度通常在 20℃以下，最佳反应温度为℃。冷抗体多为 IgM 型抗体（引起阵发性冷性血红蛋白尿症的抗体为 IgG 型双相抗体，详见第五章），随着温度升高，抗原抗体结合反应会逐渐减弱，只有在温度较低的反应体系中才可检出。IgM 型抗体嗜低温性与变温微扰引起抗体结构变化有关，随着温度升高，IgM 型抗体结构会发生一定程度的改变，当达到 20℃以上时，由于抗体结构的改变失去了与抗原结合的能力，表现出嗜低温的特点。

利用 IgM 型抗体的嗜低温性，将反应体系置于 4℃环境中孵育，可起到增强弱抗原抗体反应的作用，凝集强度会随之增强，便于肉眼观察试验结果。低温孵育法是一项非常敏感的检测 IgM 型抗体与抗原反应的试验方法，例如，使用 ABO 定型试剂对 $A_{弱}$抗原进行检测时，室温下凝集反应强度较弱，易漏检。将反应体系置于 4℃中孵育 15~30min，取出后立即离心观察结果，凝集反应可提高 2~3 个凝集强度（图 4-6）。

少部分 IgM 型抗体具有宽温度反应性，即在 4~37℃下具有反应性。宽温度反应性 IgM 型抗体在自身免疫性溶血性贫血中较为多见，可引起严重的溶血反应，死亡率较高。

6. 抗原抗体反应的可见性　抗原抗体结合的可见性是指抗原抗体复合物可被肉眼观察到的性质。在一定条件下，抗原抗体可形成晶格结构。晶格结构是物理学概念，是指晶体内的原子在三维空间按照一定的周期排列成规则的空间格架结构（图 4-7）。

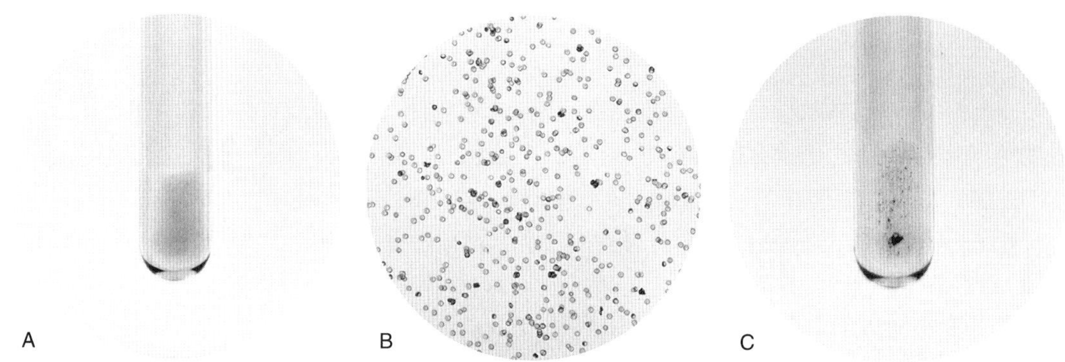

图 4-6　不同温度下 IgM 型抗体凝集反应强度比较

使用 ABO 定型试剂检测 $A_{弱}$抗原，不同温度下凝集反应强度差异显著。A. 室温下 $A_{弱}$抗原反应强度为 +/-，肉眼判断结果易误判为阴性。B. 镜下观察呈阳性，可见数个红细胞形成的凝块（×50）。C.4℃孵育 15min 后立即离心，凝集强度可增强至 3+

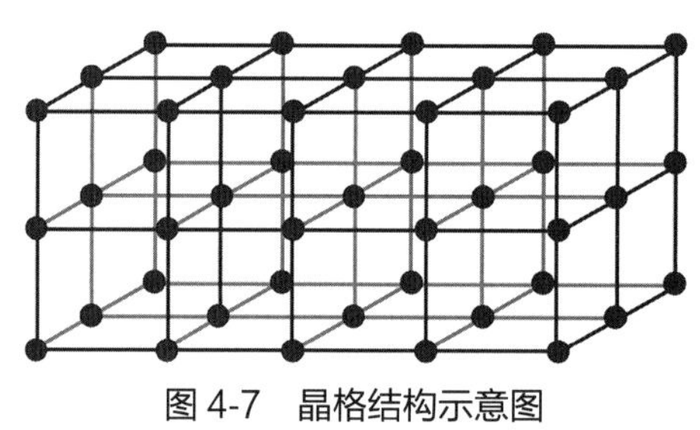

图 4-7　晶格结构示意图

借用物理学晶格结构概念，可形象地描述抗原抗体结合可见性的成因。将抗原假想成一个一个的点，而抗体就是连接各点的线。当抗原、抗体比例适合时，多价抗体可与抗原形成晶格结构。晶格结构的形成可大大增加抗原抗体复合物的体积与重量，在重力作用下形成肉眼可见的沉淀物或凝集物。影响抗原抗体结合可见性的主要因素是抗原、抗体比例。

天然抗原分子表面通常含有多个同一抗原决定簇，可与多个抗体分子结合，表现出多价性。而抗体同样具有多价性，例如 IgG 型抗体为 2 价，IgM 型抗体为 10 价。只有当抗原、抗体比例适合时，才会形成晶格结构。若一方过剩，则仅能形成小分子复合物而不能呈现出肉眼可见的反应结果，此现象称为带现象或钩状效应。

在抗体量恒定的反应体系中，逐渐提高抗原浓度，可出现图 4-8 所示的带现象。无论抗体过剩，还是抗原过剩均不能形成肉眼可见的反应结果。只有抗原与抗体达到最适比例时，才会出现肉眼可见结果。通常将抗体过剩的阶段称为前带现象，抗原过剩的阶段称为后带现象，而将抗原、抗体比例适合可出现肉眼可见反应结果的阶段称为等价带。有学者根据抗原抗体反应的这一特点，将抗原抗体反应人为地划分为两个阶段：抗原抗体特异性结合

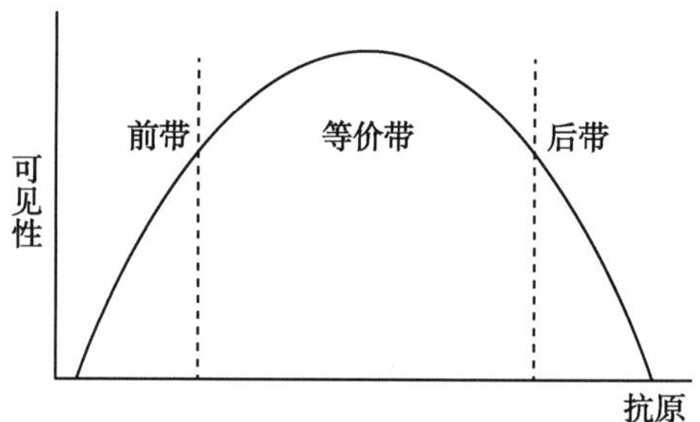

图 4-8　抗体量恒定抗原量逐渐增加时出现的带现象

阶段和反应可见阶段。

能否肉眼观察到抗原抗体结合的反应结果，除受抗原、抗体比例影响外，还受其他因素影响。出现肉眼可见的抗原抗体复合物尚需加入适量的中性盐（不改变溶液 pH，在水溶液中呈中性的盐，如氯化钠、硫酸钠、硫酸铵）。抗原抗体结合后可使原有电荷减少甚至消失，加入中性盐后，可中和抗原抗体复合物残余电荷，使复合物间的静电斥力减弱。而且中性盐离子具有较强的水合作用，可使溶液中自由水分子的数目减少，达到降低抗原抗体复合物溶解度的作用，最终表现出抗原抗体复合物析出，形成肉眼可见的凝集块。另外，适当地振荡可提高抗原、抗体的布朗运动，加快抗原抗体结合，有利于快速出现肉眼可见的试验结果。

（二）凝集反应

在血清学检测中，根据抗原物理性状、抗体类型及反应介质的不同，抗原抗体反应可分为不同试验类型，如凝集反应、沉淀反应、补体结合反应、中和反应、免疫标记技术等。由于红细胞体积较大，属于颗粒性抗原，在临床实际应用中，红细胞血型抗原、抗体检测主要采用凝集反应。

凝集反应按照对抗原或抗体处理方式不同又可分为直接凝集反应、间接凝集反应、间接凝集抑制反应、协同凝集反应及抗球蛋白试验（anti-human globulin reaction，也称 Coombs 试验）。每种检测方法均有其适用范围。在红细胞血型抗原、抗体检测中，常用的凝集反应主要是直接凝集法、抗球蛋白法及免疫标记技术。

1. 影响凝集反应的因素　在凝集反应中，反应体系主要由三部分组成：红细胞、抗体及反应介质。反应结果为肉眼可见或显微镜下可见的红细胞凝块。能否有效形成凝块是判断试验结果的关键，反应体系中任一组分都可影响凝块的形成，并最终影响试验结果的判断。

试验条件下，抗原抗体结合并形成可见凝块的前提是抗原、抗体相互靠近，形成晶格结构。能否形成晶格结构，归根结底是距离问题。决定距离的关键因素是红细胞之间的距离及抗体跨度的大小，而红细胞之间的距离由红细胞表面电荷及反应介质决定。可以说各种检测红细胞抗原抗体反应的凝集试验，如盐水法、酶法、低离子介质法、抗球蛋白法等，其设计原理均围绕此距离展开。

（1）红细胞之间的距离

1）红细胞表面电荷

①电荷的产生：红细胞所携电荷由红细胞表面糖类化合物及蛋白质在介质中电离后形成，影响红细胞带电性的主要物质是唾液酸。唾液酸因其最初是从颌下腺黏蛋白中获得故而得名，化学名为 N- 乙酰基神经氨酸，分子式为 $C_{11}H_{19}NO_9$（图 4-9），分子量为 309.3，等电点为 4.9（isoelectric point，pI。等电点是指一个分子或颗粒表面不带电荷时的 pH 值，反应介质 pH 大于等电点时，分子或颗粒表面带负电，反之则带正电）。

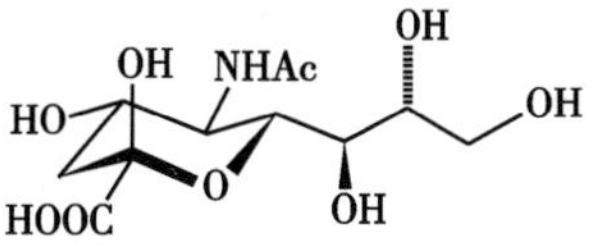

图 4-9　唾液酸化学结构式

唾液酸可与红细胞膜表面糖蛋白、糖脂相结合，并表达于糖链结构末端。生理状态下，血液 pH 值为 7.35~7.45，高于唾液酸等电点，唾液酸羧基基团可解离为 COO^-，带有负电荷。单个红细胞表面至少有 3.2×10^7 个羧基基团，所以红细胞携有大量负电荷，使彼此靠近的红细胞相互排斥，是维持红细胞之间距离的重要因素。而且唾液酸还是红细胞膜的重要组成成分，在维持细胞膜结构、红细胞功能与寿命等方面起着重要作用。研究发现，年轻红细胞比老龄红细胞携有更多的负电荷。体外保存红细胞时，随着储存时间延长，唾液酸含量不断降低，同时伴有细胞结构改变及功能减退。

红细胞表面携有多种蛋白质，蛋白质由 20 种氨基酸组成，除精氨酸（pI=10.76）、赖氨酸（pI=9.74）和组氨酸（pI=7.59）外，其他氨基酸等电点均小于生理状态下血液 pH，理论上可带负电荷。但蛋白质带电性不仅与氨基酸等电点、反应介质的 pH 有关，还与氨基酸的亲水性及在蛋白质立体结构中所处位置有关，蛋白质的带电性应从总体上进行评价，而不是从氨基酸组成上评价。例如，精氨酸、组氨酸、赖氨酸在 RhD 蛋白氨基酸组成中所占比例分别为 2.4%、2.4% 及 3.4%，虽然所占比例不高，但 RhD 蛋白理论等电点为 8.71，生理状态下并不带负电荷，而是带正电荷。不同蛋白质组成、结构不同，等电点存在较大差异。红细胞最终表现出的带电性是细胞膜表面不同电荷综合作用的结果，生理状态下，红细胞带负电荷。

② Zeta 电位：静电斥力是维持红细胞之间距离的重要因素，与红细胞表面所带电荷数量有关。电荷无法直接检测，只能通过电荷所产生的电场来测量，红细胞表面电荷常用 Zeta 电位（zeta potential，也称电动电势、ξ 电势、ξ 电位）来表示。Zeta 电位可通过电泳法、电渗法、流动电位法、超声波法等方法测量，并可与电荷密度进行换算。

Zeta 电位不是表面电位，而是距离红细胞表面一定距离处的电位。在静电引力作用下，红细胞表面负电荷可将介质中的阳离子紧密吸附到红细胞表面，形成双电层。紧密吸附在红细胞表面的阳离子层为吸附层，吸附层的外围为扩散层。由于静电引力的减弱，扩散层的离子排列并不紧密。溶剂中与红细胞表面电荷电性相反的阳离子的中心被称为 Stern 面，从粒子表面到 Stern 面之间的区域称为 Stern 层（图 4-10）。

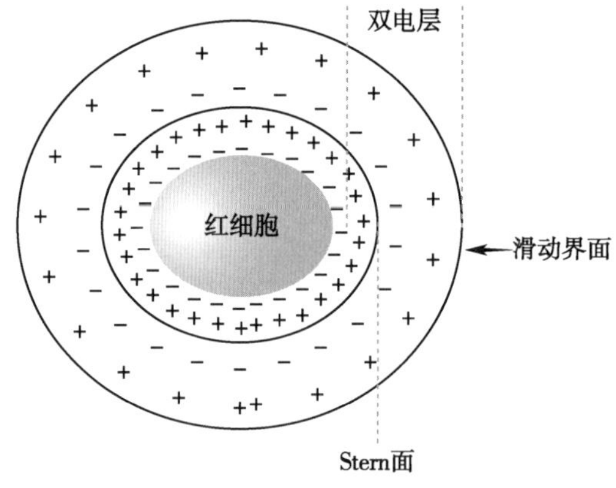

图 4-10　Zeta 电位示意图

在介质中，双电层是带电颗粒的组成部分，可随着颗粒的移动而移动。双电层可将颗粒与周围介质隔开，双电层与介质接触的界面被称为滑动界面（也称切动面），滑动界面处的电势即为 Zeta 电位。Zeta 电位与红细胞表面的距离呈负相关，即离红细胞表面越远，Zeta 电位衰减越大，Zeta 电位绝对值越小。

Zeta 电位越高，红细胞之间的距离越远，越不容易形成晶格结构，反之则易于形成肉眼可见的凝块。生理状态下，人红细胞 Zeta 电位均值为 −15.7mV，可使红细胞之间的距离保持在 20nm 左右（图 4-11）。

生理状态下，红细胞之间保持一定距离可维持血液的悬浮稳定性，避免因红细胞聚集而形成血栓，对保持血液正常流动性具有重要的生物学意义。但在实验室检测中，红细胞之间的距离对有效形成晶格结构不利。

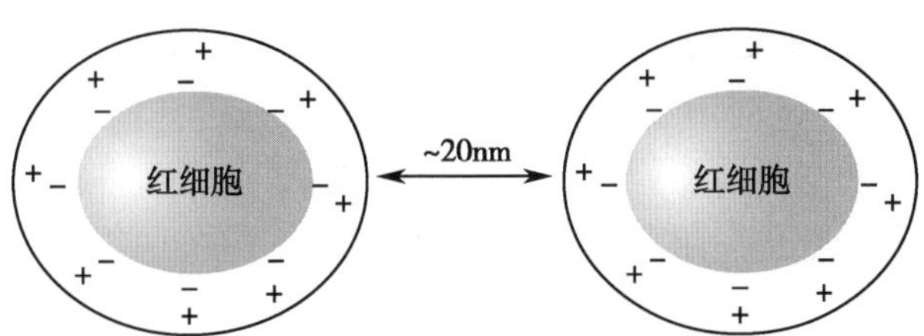

图 4-11　Zeta 电位使红细胞彼此分开

2）反应介质：在静电力的作用下，红细胞表面电荷与介质中的离子相互作用，引起 Zeta 电位发生变化。反应介质对红细胞 Zeta 电位影响较大（离子强度、抗衡离子化合价、粒子大小等因素均对 Zeta 电位产生明显影响），并对凝集反应造成不同程度影响。对 Zeta 电位的研究必须明确溶剂特性，例如 pH、离子种类、离子强度等，否则检测数据没有价值也不具可比性。

①离子强度：红细胞 Zeta 电位大小受电解质离子强度的影响较大。离子强度是衡量溶剂中所有离子产生电场强度的单位，表达的是溶液中离子电性强弱的程度。离子强度可按如下公式进行计算：

$$I=\frac{1}{2}\sum_{i=1}^{n}C_iZ_i^2$$

C_i 是离子 i 的摩尔浓度，Z_i 是离子 i 所带电荷数。例如，K_2SO_4，K^+ 离子数为 +1，SO_4^{2-} 为 −2。K_2SO_4 可离解为：$2K^++SO_4^{2-}$。若 K_2SO_4 浓度为 0.5mol/L，则离子强度为 $1/2\ [(2\times0.5)\times1^2+(0.5)\times(-2)^2]$=1.5mol/L。

电解质中离子浓度增加时，离子强度随之升高，溶剂中所带电荷数量就越多，电导率也就越高，与其相应的离子氛之间的作用也就越强。在静电引力作用下，溶剂中与红细胞表面电荷极性相反的阳离子（即抗衡离子）可与之吸附。抗衡离子的积聚屏蔽了红细胞表面电荷，使 Zeta 电位降低，双电层之间的排斥作用减弱，红细胞之间距离缩短，易于彼此靠近，有利于晶格结构的形成。研究显示，在右旋糖酐反应介质中，降低离子强度可使双电层厚度增加，红细胞凝集随之减弱。

对红细胞进行检测时，不可一味地提高离子强度来降低红细胞 Zeta 电位。提高离子强度，意味着反应介质渗透压升高，红细胞不同于物理学中单纯的颗粒，红细胞具有生物学活性，渗透压升高会使红细胞脱水、皱缩、破碎。

②抗衡离子：抗衡离子屏蔽电荷的能力与离子价数及离子大小有关。一般地，电解质中抗衡离子价数越高，屏蔽红细胞表面电荷的能力越强，红细胞越易靠近。相关研究显示，二价阳离子，如 Ca^{2+}、Mg^{2+}、Ba^{2+}，可增强红细胞在右旋糖酐溶液中的凝集，而经唾液酸苷酶处理的红细胞（即去除大部分红细胞表面唾液酸，使其电荷密度降低）却无此现象，表明二价阳离子可使双电层变薄，降低红细胞 Zeta 电位，使其彼此靠近。

同价数的抗衡离子屏蔽红细胞电荷的能力相近，但仍有差别，同价离子对电荷的屏蔽能力受离子水化层厚度影响较大。一般地，同价离子水化半径越大，则屏蔽效果越差。同价阳离子半径越小，则水化能力越强，水化层也越厚，被吸附的能力越小，进入 Stern 层的数量越少，不易屏蔽红细胞表面负电荷。同价负离子水化能力很弱，形成的水化半径很小，易被吸附,具有较强的屏蔽正电荷的能力。

③ pH:红细胞表面电荷性质、电荷数量与反应介质 pH 密切相关,在不同 pH 环境下,红细胞会表现出不同的带电性,从而使 Zeta 电位发生改变。虽然各种抗原的等电点不同,但却遵循着相同的规律:当反应介质 pH 达到或接近红细胞抗原等电点时,Zeta 电位会迅速降低。

抗体没有固定的等电点,可在较大范围内波动。例如,IgG 等电点为 4.35~9.95,IgM 为 4.0~9.1。宽泛的等电点范围是抗体多样性的体现,也是完成其特定生物功能的需要。不同抗体以及同种异型抗体均有其各自的等电点,这与氨基酸组成、排列以及空间位置有关,结构上的差异使不同抗体所带电荷不同,故等电点也有所差异。若希望确定某种抗体的等电点,需进行实际检测。

抗原抗体反应需在适合的 pH 条件下进行,pH 过高或过低,即偏离等电点过远,不仅会影响抗原、抗体的理化性质,使 Zeta 电位发生较大波动,而且还会影响红细胞及抗体的生物活性。同样地,pH 值不可接近抗原等电点,否则会引起非特异性凝集,造成假阳性结果。在直接凝集反应体系中,pH 一般控制在 6~8 的范围内。

④有机大分子:反应介质中可电离的有机大分子对红细胞表面电荷具有较大影响。带有可电离基团的有机大分子在溶液中会发生电解,使其带有不同极性的电荷。根据电解后带电情况不同,有机大分子可分为三类:阳离子型(如聚凝胺、聚乙烯胺、血红素)、阴离子型(如肝素、聚丙烯酸钠)及两性型(如明胶、蛋白质)。有机大分子对红细胞表面电荷的影响与无机离子不同,有机大分子与红细胞之间存在着较强的范德华力,易于吸附至红细胞表面,使其相互靠近。

在直接凝集反应体系中,加入能缩短红细胞之间距离的有机大分子聚合物可提高抗原抗体反应的灵敏度。理想的聚合物应是分子量较大,呈线型结构的有机大分子。可以是离子型(如聚凝胺),也可以是非离子型(如聚乙二醇,polyethylene glycol,PEG)。离子型聚合物可吸附于与其电性相反的带电颗粒,中和颗粒表面电荷,使颗粒之间的斥力势能降低,产生聚集现象。非离子型聚合物可通过搭桥效应使带电颗粒相互靠近,一个长碳链的聚合物分子可同时吸附多个分散相颗粒,通过搭桥将颗粒联结在一起,引起聚集现象。

(2)抗体跨度:红细胞血型抗体以 IgG 型和 IgM 型为主。关于 IgG 和 IgM 跨度大小的研究,不同文献给出的结果略有差异。例如,有文献报道 IgG 型抗体平均跨度约为 7~10nm,高度约为 7.1nm。IgM 型抗体平均跨度约为 30nm,中心环状结构直径约为 4nm,从中心环状结构延伸出去的结构(Fc 段与 Fab 段)长度约为 100nm。也有研究认为 IgM 跨度约为 62nm。而红细胞之间的距离在不同介质中存在差异,研究显示,血液中红细胞之间距离在 20nm 以上,盐水介质中红细胞之间距离约为 18nm。虽然不同研究得出的具体数值存在差异,但生理状态下以及在盐水介质中红细胞间距与 IgM、IgG 跨度之间存在着相同的规律,即 IgM 抗体跨度>红细胞间距>IgG 抗体跨度(图 4-12)。

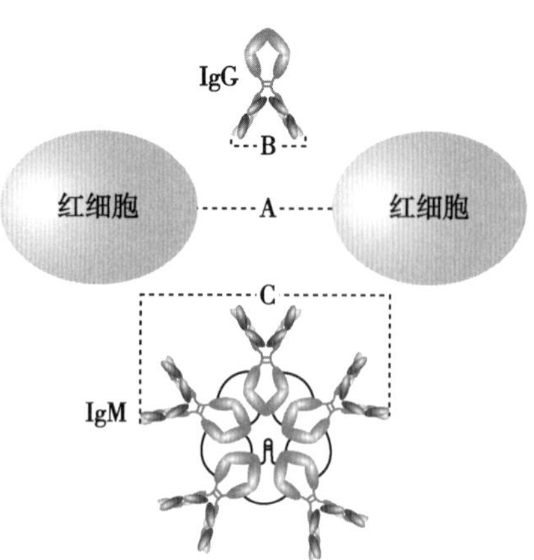

图 4-12 抗体跨度与红细胞间距的关系
A. 红细胞间距;B. IgG 型抗体跨度;C. IgM 型抗体跨度

IgG 型抗体跨度小于红细胞间距，而 IgM 型抗体跨度大于红细胞间距。

红细胞间距以及抗体跨度的大小是影响红细胞血型抗原与抗体结合反应可见性的重要因素。盐水介质中，IgM 型抗体跨度大于红细胞间距，且 IgM 为多价抗体，可同时与多个红细胞结合，易形成晶格结构，产生肉眼可见的凝块。而 IgG 型抗体跨度小于红细胞间距，虽然 IgG 抗体可与红细胞结合而使其致敏，但无法有效形成晶格结构，所以肉眼观察不到凝块的产生。例如，盐水介质中使用单克隆 IgG 型抗-D 检测 RhD 抗原时，红细胞间距保持在 18nm 左右，而 2 价的 IgG 分子跨度约为 12nm。RhD(+)红细胞与抗-D 结合后，红细胞之间仍相距约 6nm(两个 Fc 段之间的距离)，IgG 分子无法使红细胞交联，不能有效形成晶格结构，肉眼观察无凝集现象。

2. 凝集反应试验设计原理　1908 年，奥腾博格(Ottenberg)首次将交叉配血用于临床输血前检查，他将供者和患者的血液混合在一起，观察是否有凝集、溶血现象。渐渐地，输血前交叉配血试验被临床接受，使临床输血的安全性得以提高。但使用供者与患者血液进行的直接凝集试验虽可排除大多数由 IgM 型抗体引起的急性溶血反应，但却无法检出 IgG 型抗体，有输血史、妊娠史的患者仍有可能出现溶血反应。

引起溶血反应的血型抗体主要是 IgM 和 IgG 型抗体，IgM 型抗体跨度大于红细胞之间距离，可在几乎所有反应介质中引起红细胞凝集。而 IgG 型抗体跨度却小于红细胞间距，在反应介质中虽可使红细胞致敏，但无法引起红细胞凝集。直到 1945 年，Coombs 等人发现，用兔抗人血清可以检出 IgG 型抗体，使输血安全性得以大大提高。其他学者陆续对 Coombs 检测方法进行改进，希望提高血清学检测的灵敏度与准确性。针对各种影响凝集反应的因素，设计出了一系列检测方法。

根据试验设计原理不同，临床常用的红细胞血型抗原检测方法可分为四类：针对红细胞表面电荷的检测方法(如酶法)、针对反应介质的介质增强法(如低离子强度介质法、聚凝胺法、聚乙二醇法、牛血清白蛋白法等)、针对抗体跨度的抗球蛋白法及提高结果判读灵敏性的微柱凝胶法。

(1)针对红细胞表面电荷的试验设计——酶法：通过酶切的方法可去除红细胞表面带负电荷的唾液酸，降低红细胞间静电斥力，将红细胞之间距离缩短到 IgG 型抗体跨度范围内。当抗原、抗体比例适合时，IgG 型抗体便可在邻近红细胞之间搭桥，形成晶格结构，产生肉眼可见的凝集现象。由于酶法去除了红细胞表面负电荷，故可同时促进红细胞致敏与凝集。

在生物化学反应中，糖链与肽链的合成或分解均需酶的参与，具有去除唾液酸的工具酶有两种：糖苷酶与蛋白酶。

糖苷酶也称糖苷水解酶，是作用于糖苷键(一个分子的环状单糖半缩醛或半缩酮的羟基与另一分子的羟基、胺基或巯基之间缩合形成的缩醛键或缩酮键，常见糖苷键有 O- 糖苷键和 N- 糖苷键)并使其水解的酶。能够直接切除唾液酸的糖苷酶是唾液酸苷酶(也称神经氨酸苷酶)，能水解糖链 α-2，3、α-2，6 和 α-2，8 连接的 N- 乙酰基神经氨酸残基。红细胞经 0.1 单位浓度的唾液酸苷酶处理后，电荷密度可降低 76%，可使红细胞在不同浓度的右旋糖酐溶液中凝集。但唾液酸苷酶对多种红细胞糖类抗原影响较大，如唾液酸是 M 抗原决定簇的组成部分，用唾液酸苷酶切除 M 抗原的一个唾液酸后即可转化为 N 抗原，如果再切除一个唾液酸，则完全失去抗原性。另外，红细胞经唾液酸苷酶处理后，与植物血凝素(能与糖类化合物结合引起红细胞凝集的一类植物蛋白）无反应性，说明唾液酸苷酶对糖链的破坏性较强，在血型常规检测中很少使用唾液酸苷酶。

糖蛋白是糖链的另一种存在形式，多肽链可与多种短的杂糖链相结合，糖链末端通常是唾液酸或 L- 岩藻糖，使用能够切断多肽链的蛋白酶即可间接达到去除唾液酸的目的。蛋白酶也称蛋白水解酶，是一类可水解蛋白质肽键的酶。红细胞血型抗原检测中常用的蛋白酶有木瓜酶（从未成熟的番木瓜中提取出的蛋白酶）、菠萝蛋白酶（简称菠萝酶，从菠萝中提取出的一种蛋白酶）、无花果酶（从无花果乳液中提取出的一种蛋白酶）等，均为无特异性的巯基（-SH）蛋白酶，可水解红细胞膜外肽链中含有巯基的氨基酸残基。随着工具酶的不断发现，许多酶被用于血型抗原、抗体的检测，如 α- 糜蛋白酶、蛋白酶 K、胰蛋白酶和 V8 蛋白酶等 3- 羟（基）丙氨酸内切酶，以及胃蛋白酶等羧基端内切酶。蛋白酶可在特定位置切断表达于红细胞膜表面的多肽链，结合于肽链末端的糖链随着肽链的断裂从红细胞膜上脱落下来，可达到去除唾液酸，降低 Zeta 电位的作用。

研究显示，红细胞经木瓜酶处理后，电荷密度可降低 45%。不同蛋白酶可作用于不同的蛋白质抗原，对蛋白质类抗原造成的破坏程度也不相同。红细胞经酶处理后，会出现某些红细胞血型抗原易于检出，有些抗原则被破坏而无法检出的现象（表 4-1）。例如，菠萝酶可破坏 M、N、S、s、Fy^a、Fy^b 血型抗原（图 4-13），可使 Rh、Kidd、Kell 等血型系统抗原易于检出。

表 4-1　蛋白酶的抗原特异性

无花果酶 / 番木瓜酶	胰蛋白酶	α- 糜蛋白酶	链霉蛋白酶	抗原特异性
0	0	0	0	Bp^a、Ch/Rg、Indian、JMH、Xg
0	0	+	0	M、N、En^aTS、Ge2、Ge4
0	+	0	0	Fy^a、Fy^b、Fy^6、'N'
+/0	+	0	0	S、s、Yt^a
0	+	+	0	En^aFS
+	0	0	0	Lutheran、MER2
无花果酶 w+/0，番木瓜酶 +	0	0	+	Knops
+	0	+/w+	0	Ge3、Dombrock
+	+	0	0	部分 DI 抗原、Cromer
+	+	+/w+	0	LW
+	+	+	w+/0	Scianna
+	+	+	+	A、B、H、P1、Lewis、Rh、Kidd、Kell、En^aFR、U、Fy3、Di^a、Di^b、Wr^a、Wr^b、部分 DI 抗原、Colton、Kx、Ok^a、RAPH、I、i、P、Pk、LKE、AnWj、At^a、Cs^a、Emm、Er、Jr^a、Lan、Vel、Sd^a、PEL、MAM、ABTI

注：+：表示对相应抗原抗体反应可起到增强作用；0：表示无作用；W：增强作用较弱

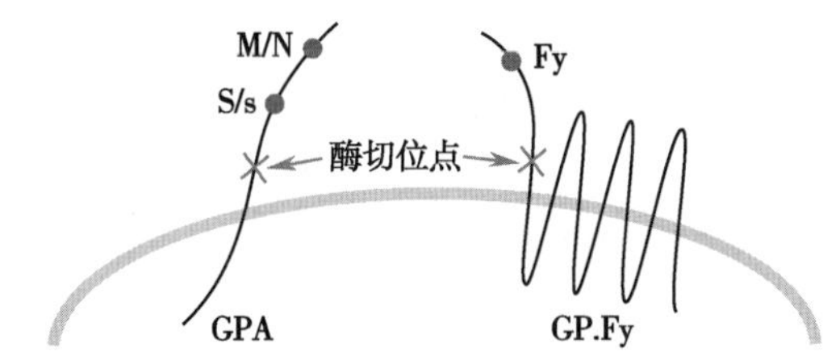

图 4-13　菠萝酶处理红细胞导致部分血型抗原缺失示意图

酶法实际上是一种“归类”试验。红细胞经不同的酶处理后，与待检血清反应可呈现出不同的反应结果，因而可粗略地分类。不同的酶在血型抗原鉴定中所起作用不同，甚至对同一血型系统的不同抗原，酶所起的作用也不相同。另外，酶法试验结果受许多因素影响，对实验条件、酶的质量、操作步骤等要求较高，经验丰富的技术人员才能得到较为准确的检测结果。随着检测技术的不断进步，尤其是抗球蛋白法、单克隆抗体制备技术以及分子生物学检测技术的出现与普及，目前酶法的使用已越来越少。

(2) 针对反应介质的实验设计——增强型介质：Ottenberg 发明的红细胞抗原抗体检测是将患者与供者的血液混合后观察反应结果，所用方法是直接凝集法，反应介质是生理状态下的血浆。为提高试验结果的可观察性，生理盐水取代了血浆成为反应介质。无论是在血浆还是在生理盐水反应介质中，红细胞之间的距离均小于 IgM 型抗体跨度但却大于 IgG 型抗体跨度。IgM 型抗体与红细胞结合可形成肉眼可见的凝块，而 IgG 型抗体与红细胞结合后却无法形成可见的凝块，通过直接凝集试验只能检出 IgM 型抗体。

为准确而灵敏地检出 IgG 型抗体，研究发现使用适当的反应介质，可起到改变反应进程，促进红细胞致敏或促进凝块形成的效果，将其称为增强型介质法。增强型介质法可分为两类：促进红细胞致敏的方法（如低离子介质法、聚乙二醇法）及促进凝块形成的方法（如聚凝胺法、胶体介质法）。

1) 低离子强度介质：低离子强度介质（简称低离子介质，low ionic strength solution，LISS）试验方法设计思路是根据 Zeta 电位形成原理，降低反应体系中阳离子浓度，使围绕在红细胞周围的阳离子双电层变得稀疏，有利于抗体与抗原结合，可提高抗体致敏红细胞的效率。

低离子介质主要由氯化钠、甘氨酸或其他非离子物质（如葡萄糖、蔗糖等）组成。低浓度氯化钠可形成低离子环境，甘氨酸或其他非离子物质可起到防止红细胞在低离子环境下发生溶血的作用。低离子介质可使反应体系的离子强度由盐水介质的 0.17mol/L 降至 0.03mol/L。低离子介质可提高红细胞致敏效率，缩短孵育时间。例如，在低离子介质中孵育 1~5min，RhD(+) 红细胞结合抗-D 数量与在盐水介质中孵育 30min 相同。

虽然低离子介质可提高致敏效率，但却并未降低 Zeta 电位，红细胞之间的距离也未缩短，IgG 型抗体仍无法在红细胞之间搭桥而形成肉眼可见的凝集，所以低离子介质法常与其他能促进红细胞凝集的方法联合使用，如临床常用的 LISS-IAT 法。

2) PEG 法：PEG 试验方法设计思路是利用大分子物质的水合作用，减少反应体系中自由水的数目，提高抗原及抗体的反应浓度，缩短抗原与抗体之间的距离，提高分子间有效碰撞率,从而达到提高红细胞致敏效率的目的。

PEG 又名 α- 氢 -ω- 羟基(氧 -1,2- 乙二基)聚合物,是由环氧乙烷聚合而成的线性多聚物,分子式为 $(C_2H_4O)n\text{-}H_2O$(图 4-14)。PEG 分子量范围较宽,在红细胞血型抗原抗体检测中常用 PEG 分子量为 3 500~4 000Da。PEG 易溶于水,不易水解,不易变质。

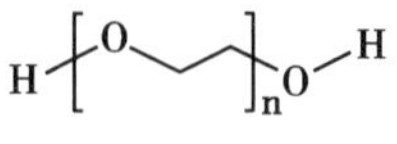

图 4-14 PEG 化学结构式

PEG 分子结构中含有羟基,易产生极性,通过氢键和水分子连接,使 PEG 呈现出易溶于水的特性。PEG 的水溶性与水合作用密切相关,PEG 中的极性基团通过氢键或偶极相互作用,形成极性水合层,使水分子与 PEG 紧密结合形成 PEG 水合物,在 PEG 周围形成水化膜。紧靠 PEG 分子的水分子定向与 PEG 牢固结合并与其一起移动,PEG 水合作用减少了溶液中自由水的含量,相应地提高了抗原、抗体浓度,具有促进红细胞致敏的作用。PEG 是一种敏感的增强型介质,可增强抗体与红细胞抗原的结合。

PEG 不仅可提高有临床意义的弱抗体检出率,同时也会增强温自身抗体以及无临床意义抗体的检出。另外,在 37℃孵育后,反应体系未去除 PEG 时,应避免离心,否则凝集难以散开。离心前,应先用生理盐水对反应体系进行洗涤,去除 PEG 后再进行离心。

3)聚凝胺法:聚凝胺试验方法设计思路是根据电荷同性相斥、异性相吸的原理,使用大分子阳离子物质中和红细胞表面所携负电荷,消散红细胞表面负电荷引起的静电斥力,使红细胞相互靠近。

聚凝胺化学名为溴化己二甲胺,分子式为 $C_{13}H_{30}Br_2N_2$,分子量为 374.2。在水溶液中,聚凝胺可解离为带正电荷的阳离子,且可通过共价键聚合为分子量很高的聚合物(图 4-15),可吸附在带负电荷的红细胞表面,中和红细胞表面负电荷。由于静电引力与距离成反比,高分子量的聚凝胺聚合物所占空间较大,可迅速降低红细胞表面负电荷对阳离子的静电吸引力,破坏 Zeta 电位双电层的形成,使红细胞之间的静电斥力降低,达到红细胞易于彼此靠近并产生肉眼可见凝集现象的目的。

聚凝胺引起的红细胞聚集无特异性,为区分该聚集现象是由抗体引起的特异性凝集,还是由红细胞表面负电荷被中和后形成的非特异性聚集,需对此聚集现象进行鉴别。

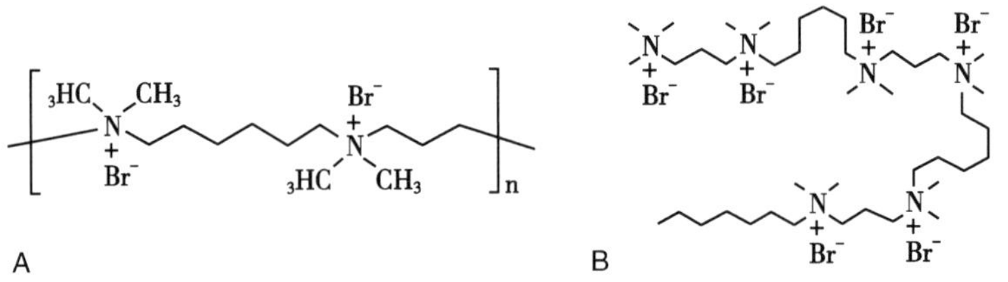

图 4-15 聚凝胺单体与多聚体

A. 聚凝胺单体;B. 聚凝胺多聚体

鉴别方法是依据负离子具有较强屏蔽正电荷能力的原理(负离子水化能力弱,水化半径小,易被阳离子吸附,具有较强中和正电荷的能力),在红细胞聚集物中加入带负电荷的离子,中和聚凝胺的聚集作用。若红细胞聚集由聚凝胺引起,则加入负离子后可使红细胞再次悬浮。若聚集由特异性抗体引起,则加入负离子后红细胞不会再次悬浮,仍保持凝集状态。

常用的中和聚凝胺正电荷的负离子是枸橼酸钠（化学名为 2- 羟基丙烷 -1，2，3- 三羧酸钠二水合物，分子式为 $C_6H_5Na_3O_7·2H_2O$，分子量为 294.10，在水溶液中可解离为带负电荷的离子）（图 4-16）。

大量文献报道，聚凝胺法可导致部分血型抗体漏检。例如，易漏检弱抗-Rh、抗-Jk^a、抗-Jk^b、抗-S 等，可能与抗原抗体结合力较弱有关。在聚集物中加入枸橼酸钠后，聚凝胺所带的正电荷被带负电荷的枸橼酸钠离子中和，红细胞恢复负电荷，红细胞之间的静电斥力重新使红细胞彼此分开。若静电斥力大于抗原抗体结合力时，被 IgG 抗体桥连在一起的红细胞会扯断 IgG 抗体的连接，重新分开，导致抗体漏检（图 4-17）。

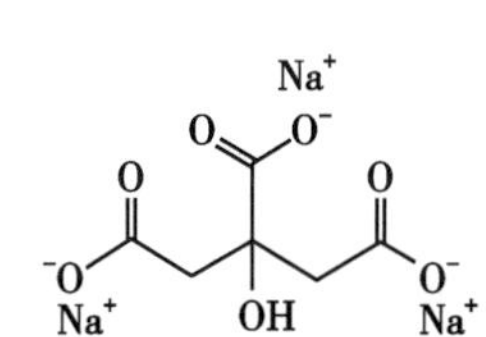

图 4-16　水溶液中枸橼酸钠解离为带负电荷的离子

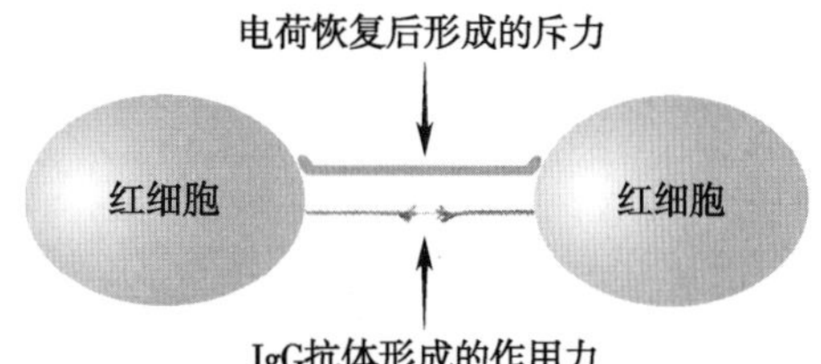

图 4-17　聚凝胺法抗体漏检示意图
枸橼酸钠离子中和聚凝胺电性后，红细胞间静电斥力大于 IgG 抗体与红细胞间作用力时可使红细胞彼此分开，呈假阴性反应结果

4）胶体介质：胶体介质试验方法设计思路是通过在反应体系中加入胶体物质来提高反应介质的介电常数，降低红细胞 Zeta 电位，使其易于靠近。

常用的胶体物质有牛血清白蛋白、人白蛋白、AB 型血清、右旋糖酐、阿拉伯树胶等，其中牛血清白蛋白效果较好，而 AB 型血清来源方便。牛血清白蛋白由 583 个氨基酸残基组成，分子量约为 66.43kDa，等电点为 4.6~5.8。在直接凝集反应体系中，pH 大于牛血清白蛋白等电点而使其带负电荷。介电常数的提高，可使围绕在红细胞周围的阳离子分散开来，带负电荷的牛血清白蛋白可与红细胞竞争性地结合阳离子，消散红细胞周围的阳离子，降低 Zeta 电位，使红细胞易于相互靠近（图 4-18）。胶体介质法不能促进红细胞致敏，需较长时间的孵育。

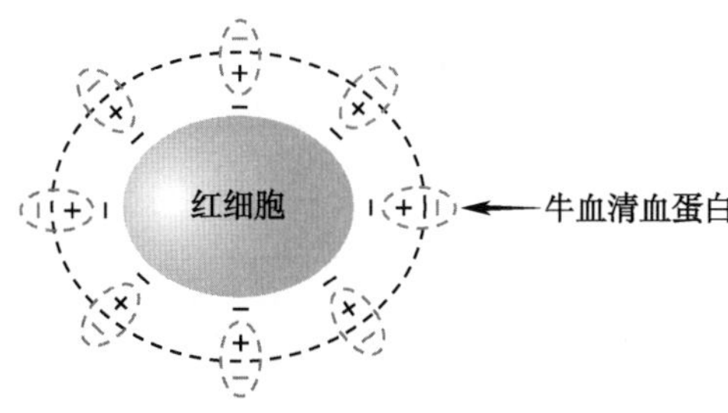

图 4-18　牛血清白蛋白降低 Zeta 电位示意图

（3）针对 IgG 跨度的试验设计——抗球蛋白法：抗球蛋白试验设计思路是通过抗人球蛋白（简称抗球蛋白，anti-human globulin，AHG）与致敏红细胞上的 IgG 型抗体结合，在致敏红细胞之间搭桥，使其形成晶格结构，呈现出肉眼可见的凝集现象。

IgG 不仅是一种抗体，同时也是一种抗原，具有抗原性。1945 年，Coombs 等第一次用人源 IgG 免疫兔子，得到兔源 AHG，并将之用于红细胞血型抗原与抗体的检测中，该法被称为 Coombs 试验，也称抗球蛋白试验。试验原理为：IgG 抗体与红细胞结合形成致敏红细胞，由于红细胞表面带有负电荷，在静电斥力作用下，致敏红细胞之间仍保持一定距离。在反应体系中加入 AHG 后，结合于红细胞表面的 IgG 可与 AHG 发生特异性结合，在两个彼此分离的致敏红细胞之间形成"IgG-AHG-IgG"结构，此结构的跨度大于红细胞之间距离，使彼此分离的致敏红细胞相互连接起来，形成晶格结构，呈现出肉眼可见的凝集现象(图 4-19)。血浆中免疫球蛋白可中和 AHG 而引起假阴性结果，在加入 AHG 试剂前需进行洗涤，去除反应体系中的游离免疫球蛋白。

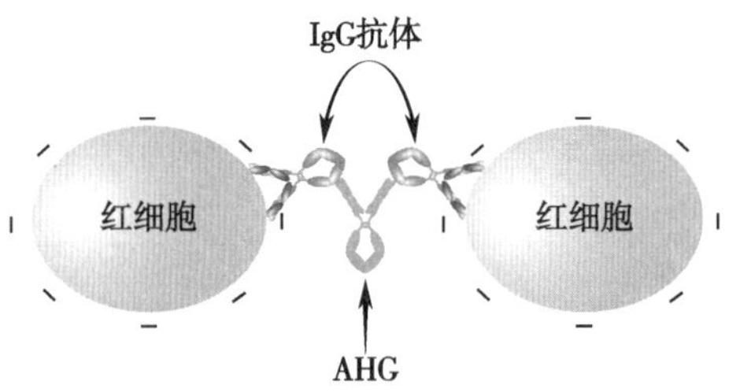

图 4-19　抗球蛋白试验设计原理示意图

在凝集试验反应体系中，IgG 抗体有两种存在形式：结合于红细胞的 IgG 抗体及未与红细胞结合而游离于血浆中的 IgG 抗体。检测这两种不同形式的 IgG 抗体所用试验方法不同。

若检测致敏红细胞上存在的 IgG 抗体，只需对红细胞进行洗涤处理，然后加入 AHG 试剂，离心后即可观察到凝集现象(编者注：红细胞必须经洗涤处理，否则血浆中游离免疫球蛋白会中和 AHG 而导致假阴性结果)。若检测血浆中处于游离状态的 IgG 抗体，则首先需使用有相应抗原的红细胞与游离 IgG 抗体反应，使红细胞致敏，洗涤后再使用 AHG 试剂对其进行检测。临床上将检测致敏红细胞的方法称为直接抗球蛋白试验(direct antiglobulin test，DAT)，而将检测游离 IgG 抗体的方法称为间接抗球蛋白试验(indirect antiglobulin test，IAT)。

值得注意的是，使用抗球蛋白法对不规则抗体进行检测时，需了解所用 AHG 试剂的特点及其检测结果所代表的含义。根据特异性不同，临床常用 AHG 试剂主要有 4 种：IgG 特异性、C3 特异性、IgM 特异性及 IgA 特异性 AHG。

IgG 特异性 AHG 试剂是用人 IgG 免疫动物而获得的抗体，具有识别人源 IgG Fc 段的能力。使用人 C3(补体是具有酶活性的不耐热球蛋白，多数补体成分为 β 球蛋白，少数为 α 球蛋白(如 C1s、C9)及 γ 球蛋白(如 C1q、C8)。血浆中补体 C3 成分含量最高，且是三种补体活化途径的共同组分)免疫动物获得的 AHG 具有识别人源 C3 成分的特异性。使用人 IgM、IgA 分别免疫动物获得的 AHG 具有识别人源 IgM、IgA 的特异性。

引起溶血性输血反应的不规则抗体以 IgG 型抗体为主，其次为宽温度反应性 IgM 型抗体及 IgA 型抗体。IgG 及 IgM 型抗体具有固定并激活补体的能力，低亲和力 IgG 型抗体(如抗-Jk^a、抗-Jk^b 等)及宽温度反应性 IgM 型抗体不易检出，但抗-C3 却可呈阳性反应，可间接反映红细胞致敏情况。

试管法所用市售 AHG 试剂主要有两种：广谱 AHG 与单特异性 AHG。广谱 AHG 中含有 IgG 及 C3 特异性 AHG，而单特异性 AHG 仅含有 IgG 特异性 AHG，其检测结果所代表的含义见表 4-2。市售抗球蛋白微柱凝胶卡中 AHG 主要有三种：IgG 特异性、C3 特异性及 IgM 特异性 AHG，可检出 IgG、IgM 型抗体及 C3 成分。

表 4-2　广谱及单特异性 AHG 检测结果含义

抗球蛋白试剂	试验结果	含义
广谱抗球蛋白 单特异性抗球蛋白	– –	无 IgG 特异性抗体，无 C3
广谱抗球蛋白 单特异性抗球蛋白	+ +	存在 IgG 特异性抗体，C3 无法排除
广谱抗球蛋白 单特异性抗球蛋白	+ –	无 IgG 特异性抗体，存在 C3

常规使用的抗球蛋白法存在一定的局限性，主要体现在两个方面：试验方法灵敏度及 AHG 特异性覆盖程度。低于试验方法灵敏度，可导致不规则抗体漏检、交叉配血假相合。所用 AHG 试剂特异性覆盖程度低时，同样可引起漏检，例如，广谱 AHG 无法检出 IgM 及 IgA 型抗体（详见第五章 AIHA 实验室诊断）。

（4）针对试验结果判读方式的试验设计——微柱凝胶法：20 世纪 80 年代末，法国人 Yves Lappierre 发明了微柱凝胶法，1988 年被用于常规检测。1994 年，获得美国 FDA 认证后，微柱凝胶法在许多国家列为常规检测方法。短短几年内，微柱凝胶法能在全球推广使用，主要是由于微柱凝胶法灵敏度高、操作简单、结果清晰、重复性好、易于标准化与自动化。

微柱凝胶法试验设计思路是利用分子筛技术在离心力的作用下对未结合抗体的红细胞、致敏红细胞及凝集红细胞进行分离，并将以上不同红细胞分别滞留于分子筛的不同区域，根据红细胞在凝胶柱中所处位置来判断试验结果。

分子筛由凝胶制成，如丙烯酰胺凝胶、交联葡聚糖凝胶、明胶等。凝胶可通过曲折盘绕形成多微孔的筛状骨架结构，微孔直径大小相同。选择不同种类及不同浓度的凝胶可调节凝胶微孔直径大小，实现只允许单个红细胞通过的技术要求，达到判断红细胞是否发生凝集的目的。另外，利用免疫吸附原理，可预先在凝胶中加入特异性抗体，如抗-A、抗-B、抗-D、AHG 等，当有相应抗原的红细胞或致敏红细胞通过凝胶柱时，即可与凝胶柱中预先加入的试剂结合，并将其扣留在凝胶柱中，而无相应抗原或未致敏的红细胞可自由通过，到达凝胶柱底部（图 4-20）。

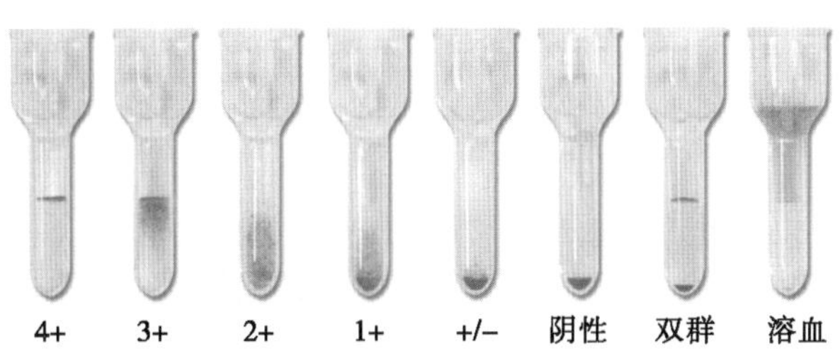

图 4-20　微柱凝胶法凝集反应结果判读方式

根据凝胶柱中是否预先加入试剂(如抗体、AHG 等),可将其分为两类,即中性胶和特异性胶。未加入试剂的凝胶称为中性胶,常用于 ABO 反定型检测。加入试剂的凝胶称为特异性胶,常用于红细胞抗原、不规则抗体、致敏红细胞及交叉配血等的检测。

微柱凝胶法改变了传统血型抗原抗体检测需在液体介质中观察凝集现象的判读方式,提高了试验结果检测的灵敏度。微柱凝胶判读试验结果的方式可以移植到传统的红细胞抗原、抗体检测中,取代肉眼观察红细胞凝块的判读方式。与盐水法、低离子介质法、抗球蛋白法等方法结合,可演化出多种用途的试验方法。

微柱凝胶法也有自身缺陷,其反应体系封闭,不具备排除干扰因素的能力,对异常结果仅能起到提示作用,干扰因素的排除需使用经典试管法。另外,微柱凝胶法灵敏度高,易造成假阳性结果。

总之,检测红细胞血型抗原抗体反应的凝集试验方法众多,每种方法都有其优点,同时也存在着某些不足。根据检测目的,试验人员可联合使用多种试验方法。例如,将促进红细胞致敏的方法与促进红细胞凝集的方法联合使用,就是临床检测中经常使用的 LISS-IAT, PEG-IAT、LISS-IAT-Gel 等方法。另外,为弥补使用单一检测方法带来的不足,AABB 推荐常规检测宜使用两种不同方法。

(三)免疫标记技术

为提高抗原、抗体检测的敏感性,将已知抗体(或抗原)标记上易于检测的示踪标记物,通过检测示踪标记物间接地测出反应体系中是否存在相应抗原(或抗体)以及其含量的方法即为免疫标记技术。免疫标记技术具有快速、定性或定量甚至定位的特点,是目前应用非常广泛的免疫学检测技术。常用的标记物有酶(如辣根过氧化物酶、碱性磷酸酶等)、荧光素、放射性核素、电子致密物质(如胶体金、铁蛋白)等。在红细胞血型抗原、抗体检测中,常用的免疫标记技术有固相吸附法及免疫荧光法。

1. 固相吸附法 固相免疫分析在免疫学检测中已使用多年,1978 年,Rosenfield 与他的同事将固相吸附法引用到红细胞血型抗原、抗体检测中。

固相吸附法是将已知血型抗原的红细胞膜结合到固相载体表面,如聚苯乙烯微量反应板,固相载体可吸附蛋白质溶液并产生不可逆的结合。将待检血浆、增强型介质一起加至微量反应孔中,经过孵育、洗涤后,再加入用抗球蛋白致敏的红细胞作为判断试验结果的指示剂,离心后判读试验结果。若被检样本中有相应 IgG 抗体,则会与固定在固相载体上的红细胞抗原形成“红细胞抗原 +IgG+ 抗球蛋白—红细胞(指示细胞)”复合物,指示红细胞被吸附在反应孔表面,离心后指示红细胞平铺在反应孔底部。若没有相应抗体,指示红细胞不会吸附在反应孔表面,在离心力作用下集中在反应孔底部中央部位形成红细胞扣。

固相吸附法不仅可用于不规则抗体筛查与鉴定,还可用于血小板抗体检测。该法优点是灵敏度较高,不需对红细胞再悬浮,提高了结果判读的准确性,可自动化批量处理待检样本。

2. 免疫荧光法 免疫荧光法是发展最早的一种免疫标记技术。1941 年,Coons 等人首次使用荧光素作为抗体示踪指示剂而用于免疫检测,之后荧光标记技术得到了长足发展并普遍用于抗原、抗体反应的检测及科学研究中。

荧光是一种光致发光的冷发光现象。荧光物质经特定波长的入射光照射时,会吸收光能并进入激发状态，从激发态恢复到基态时，过剩能量将以发射光的形式释放出来，这种发射光即为荧光。荧光发射的特点是发射光波长比入射光波长长，且当入射光停止照射时，发光现象随之消失。有些荧光物质的发射光强度会随着入射光照射时间的延长而减弱，此现象称为荧光猝灭。在免疫荧光检测过程中，为消除不需要的荧光常用到荧光猝灭剂，如亚甲蓝、碱性复红、伊文思蓝、过锰酸钾、碘溶液等。

常用荧光素有异硫氢酸荧光素（fluorescein isothiocyanate，FITC），最大吸收光波长为490~495nm，最大发射光波长为520~530nm，呈明亮的黄绿色荧光。四甲基异硫氰酸罗丹明（tetramethyl rhodamine isothiocynate，TRITC），最大吸收光波长为550nm，最大发射光波长为620nm，呈橙红色荧光。与FITC的黄绿色荧光对比鲜明，可联合使用，用于双重标记或对比染色。四乙罗丹明（lissamine rhodamine B，RB200），最大吸收光波长为570nm，最大发射光波长为595~600nm，呈明亮的橙红色荧光。藻红蛋白（pheoerythin，PE），最大吸收光波长为565nm，最大发射光波长为578nm，呈明亮的橙色荧光。

免疫荧光法是使用荧光素标记抗原或抗体，待抗原、抗体反应完成后，经过洗涤，再对荧光素标记信号进行检测，从而推断出是否发生了抗原抗体反应。用荧光抗体检测相应抗原的方法称为荧光抗体法，用已知荧光抗原检测相应抗体的方法称为荧光抗原法。实际工作中荧光抗原法很少使用，经常使用的方法是荧光抗体法，所以免疫荧光法也常被称为荧光抗体法。荧光抗体法有两种基本类型：荧光抗体染色和荧光免疫测定。

荧光抗体染色是用荧光抗体浸染细胞或组织切片，若有相应抗原存在，则抗原与荧光抗体结合而使荧光素不易洗脱，借助荧光显微镜可观察到发光物体，从而达到定位检测的目的，常用于病理诊断及临床医学研究。

荧光免疫测定可分为直接荧光免疫测定与间接荧光免疫测定。直接荧光免疫测定是用荧光素标记的抗体（或抗原）直接测定未知抗原（或抗体）。该法优点是方法简便、特异性强、非特异性荧光染色少，但敏感性较低。间接荧光免疫测定通常分为两步。例如，检测未知抗原时，第一步使用已知未标记的特异性抗体（一抗）与抗原样本进行反应，待充分反应后，洗涤去除未结合的抗体。第二步加入荧光标记的抗球蛋白（二抗），若第一步发生了抗原抗体反应，则荧光标记抗球蛋白就会与抗原抗体复合物进一步结合，形成“抗原—一抗—荧光标记二抗”复合物，通过检测荧光信号即可推断出是否发生了抗原抗体反应。若需检测未知抗体，则用荧光素标记已知抗原即可。该法特点是特异性强、敏感性高。

荧光免疫测定常用于红细胞血型抗原、抗体的检测，采用流式细胞分析仪通过直接免疫测定或间接免疫测定，可对红细胞血型抗原及表达量进行检测。

二、红细胞血型基因检测

（一）红细胞血型基因检测基础

血清学是血型检测最重要的试验方法，基因检测尚无法取代血清学方法。首先，血清学方法可快速得出检测结果，能够满足临床输血治疗对时效性的要求。其次，血清学检测可实现标准化、自动化，能够满足高通量检测的要求。另外，对输血治疗而言，起决定因素的并不是患者有无某种血型抗原基因，而是该基因是否表达以及表达程度如何。能否导致血型不合而引起免疫性溶血反应，最终体现在抗原上。目前为止，红细胞血型基因检测很难取代血清学检测。

血清学方法虽有许多优点，但也存在自身局限性，主要表现为：①受灵敏度限制，某些弱表达抗原难以检出。②受单克隆抗体所识别的抗原表位限制，变异型抗原易漏检。③输血后患者血型鉴定时，受供者血型影响难以准确定型。④某些患者红细胞被自身抗体致敏后会干扰血型鉴定。⑤血清学试验结果仅表现为凝集现象，无法对造成凝集强度异常的本质原因做出解释。

利用红细胞血型抗原表现型与基因型之间的对应关系，采用基因检测可间接推断出抗原表现型。基因检测可起到血型辅助检查的作用，是血清学检测的有益补充，同时也是对红细胞血型进行深入研究不可或缺的研究手段。在实际工作中，出现以下情况时宜对血型进行基因检测。

1. 近期输血患者血型鉴定　患者近期输血后，供者红细胞血型会干扰患者血型鉴定，血清学检测结果出现双群、混合视野等现象，导致患者血型难以判定。尽管输入的血液中含有供者 DNA，但患者自身基因是绝对优势基因，基因检测可排除供者 DNA 干扰，准确鉴定出患者血型基因型。对于输血后样本，尤其是发生溶血性输血反应的样本，基因检测不仅可起到准确鉴定患者血型的作用，同时还可起到原因排查的作用，对于提高输血安全性具有很高的实用价值。

2. DAT 阳性患者血型鉴定　检测血型的市售抗体多为 IgM 型抗体，而某些却为 IgG 型抗体，如抗-Fy^a、抗-Fy^b、抗-Di^a 多为 IgG 型抗体试剂。使用 IgG 型抗体检测血型时，致敏红细胞会对检测结果产生干扰。需先对红细胞进行放散处理，有时很难将红细胞上的抗体放散干净。基因检测则不受致敏红细胞的干扰，可准确鉴定出样本血型。

3. 抗原弱表达的血型鉴定　基因检测可对红细胞弱表现型的血清学结果进行确认，并对基因突变情况进行准确分析，从分子水平对血型抗原异常表达做出解释。另外，基因检测还可解决因单克隆抗体对缺失抗原表位漏检的问题。

4. 胎儿血型鉴定　对母亲外周血中胎儿红细胞或胎儿游离 DNA 进行基因检测，可达到无创鉴定胎儿血型的目的，为后续的干预治疗提供依据（详见第六章）。

5. 替代难以获得的血型抗体　在市售血型定型抗体中，因缺少部分血型鉴定抗体（如抗-Di^b）而无法用血清学方法对其进行血型定型，基因检测可以弥补此空白。

6. 稀有血型筛查与稀有血型库的建立　稀有血型抗体售价昂贵，使用稀有血型抗体进行大样本筛查建立稀有血型库成本高昂，而基因检测具有明显的成本优势，且样本 DNA 可长期保存。

（二）红细胞血型基因检测方法

红细胞血型基因检测方法可分为两类，一类是直接确定等位基因碱基序列的基因测序法，如双脱氧链末端终止测序法、微测序法、焦磷酸测序法等。另一类是利用 DNA 序列的特异性来间接区分等位基因的方法，如 PCR-SSP、RFLP、PCR-SSOP 等。

基因检测的众多方法均以聚合酶链反应（polymerase chain reaction，PCR）为基础发展而来，血型基因检测常用方法主要有基因测序法及 PCR-SSP 法。

1. PCR 基本原理　1971 年 Khorana 等提出，在体外经 DNA 变性与适当引物杂交，再用 DNA 聚合酶延伸克隆 DNA 的设想。1983 年美国 PE-Cetus 公司人类遗传研究室的凯利·穆利斯（Kary Mullis，1944—2019，图 4-21）发明了 PCR 技术，该技术是一项具有划时代意义的基因扩增技术。1988 年 Saiki 等将耐热 DNA 聚合酶(Taq 酶)引入 PCR 技术,迈出了真正实用化的一步。1989 年,*Science* 杂志将 PCR 列为十余项重大科学发明之首,并称 1989 年为 PCR 爆炸年,而 Mullis 也因此荣获 1993 年诺贝尔化学奖。

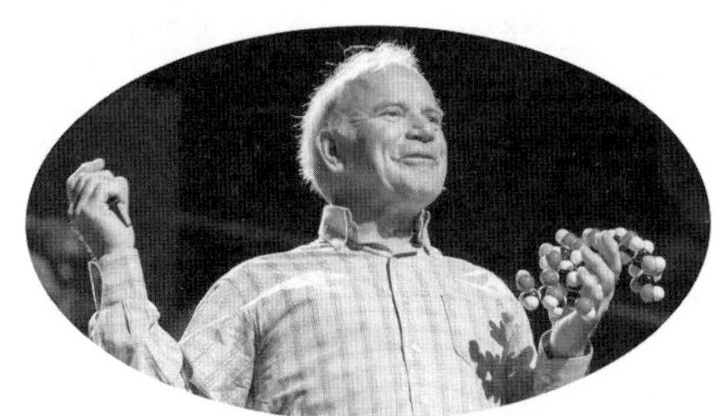

图 4-21 美国化学家凯利·穆利斯

PCR 技术的发展引发了基因研究热潮,美国国立卫生研究院(NIH)维护的基因序列数据库(GenBank)汇集了全球最多的公开报道的基因以及蛋白质序列,每条记录代表了一个单独的、连续的、带有注释的 DNA 或 RNA 序列片段以及蛋白质氨基酸顺序,而这一切都是在 PCR 技术基础上发展而来。

PCR 是一种体外扩增 DNA 片段的高效方法,与以往需在宿主细胞中克隆和繁殖的方法不同,PCR 完全是体外的生化反应,易于控制,操作简便,可在数小时内使模板数量扩增至 10^7~10^8 倍。PCR 采用 DNA 聚合酶,以单链 DNA 为模板,以脱氧核苷酸为底物合成 DNA。反应过程主要由加热变性、低温退火和适温延伸三个步骤组成,通过不断反复循环以上步骤来扩增 DNA 片段。

PCR 反应的第一步是对 DNA 进行加热变性,目的是使用热力打断连接 DNA 双螺旋结构的化学键,使之成为单链 DNA。一般地,双链 DNA 解离温度约为 90~95℃。

PCR 反应的第二步是逐渐降低温度,使 DNA 复性。DNA 复性温度约为 55~65℃。在此过程中,并不是 2 条单链 DNA 又重新结合为双螺旋结构,而是特异性引物与单链 DNA 互补区域结合,形成杂交链。模板 DNA 的结构要比特异性引物复杂得多,且特异性引物浓度较高,远高于模板 DNA 浓度,所以在复性过程中结构互补的单链 DNA 重新结合的机会不大,主要形成“单链 DNA+ 特异性引物”的杂交链。

PCR 反应的第三步是杂交链的延伸。在 DNA 聚合酶作用下,底物按碱基互补与半保留复制的原则,沿 5′ → 3′ 方向结合至 3′ 末端的羟基(—OH)。在焦磷酸酶作用下,切除脱氧核苷三磷酸外侧的 2 个磷酸根,形成核苷酸,使杂交链得以延伸,形成新的 DNA 链(图 4-22)。延伸温度通常为 70℃左右。

获得特定 DNA 片段的关键在于引物。PCR 扩增反应所用引物是成对的单链寡聚核苷酸。其中一条引物链与双链 DNA 中一条链的 5′ 端互补,另一条引物则与另一条链的 5′ 端互补。经过第一个扩增循环后,可以形成 2 条以单链 DNA 为模板的 PCR 扩增起始片段,新合成的起始片段可以作为下次扩增循环的模板。经过第二个扩增循环后,可产生 4 个拷贝的目的片段,其中有 2 条引物中间的序列被准确扩增。如此重复,两条引物之间的目的 DNA 片段即可呈几何级数增长,将原本稀少的 DNA 片段扩增至可检出分析的水平。

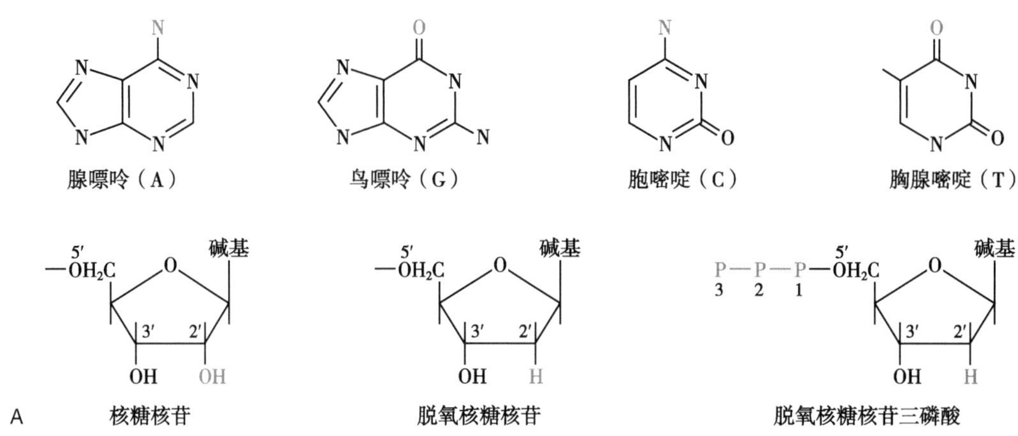

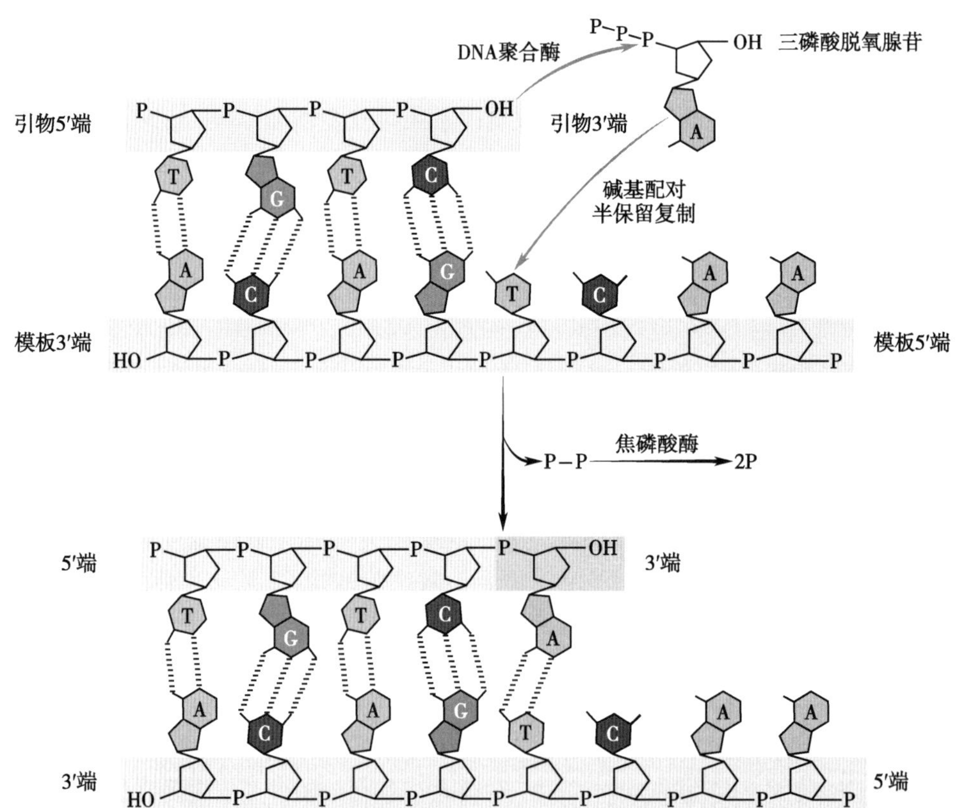

图 4-22　脱氧核苷三磷酸的组成及 DNA 合成过程示意图

A. DNA 组成成分：DNA 中的碱基共有 4 种，分别为 A、G、C、T。核苷由戊糖与碱基组成，脱氧核糖核苷和核糖核苷的区别在于戊糖第 2 位碳原子上结合的化学基团不同，脱氧核糖核苷结合的是—H，核糖核苷结合的是—OH。核苷酸由核苷和磷酸结合而成，可以结合 1、2 或 3 个数量不等的磷酸基团，分别称为脱氧核苷一磷酸、脱氧核苷二磷酸、脱氧核苷三磷酸。B.DNA 链的延伸。DNA 聚合酶可使杂交链得以延伸，焦磷酸酶可为杂交链的延伸提供能量

PCR 技术的关键是反应体系，决定了 PCR 反应的效率与质量。影响 PCR 反应的关键因素主要有模板 DNA、引物及 DNA 聚合酶质量与加入量，dNTP、Mg^{2+}、反应条件（如变性退

火温度、各步骤反应时间、循环次数)等。许多分子生物学书籍和网站都有详细介绍,在此不再赘述。

常用 PCR 方法包括:① PCR-SSP:根据不同血型基因序列中特异性差别位点设计引物,根据产物的有或无判定结果。② PCR-RFLP:扩增特定的基因片段,根据不同的多态性位点选择 DNA 内切酶,以酶切后的产物长度判定结果。③ PCR-SSOP:使用序列特异性寡核苷酸探针对 PCR 扩增产物进行检测。④ PCR-SEQ:对扩增产物进行测序分析,可发现基因突变位点。⑤ Real-time PCR(RT-PCR):实时 PCR 具有较高的敏感性,不受突变碱基位点与类型局限,可检出单核苷酸多态性、甲基化等。

基于 PCR-SSP 原理,还发展出一些用于血型基因检测的特殊技术方法:①多重 PCR:将检测多个基因的引物置于同一反应体系中,一次反应即可检出多个基因型,可有效节约反应资源。多重 PCR 的难点在于不同引物的最佳退火温度难以一致,并且同一温度下引物的扩增效率也会不同,需不断优化才能实现方法的稳定。②巢式 PCR:通过二个 PCR 反应扩增样本中微量 DNA。将第一个 PCR 反应的扩增产物作为第二个 PCR 反应的模板,因此敏感度高,可检出微量 DNA。该法关键在于第一个 PCR 反应所用引物必须具有针对微量 DNA 的良好特异性,第二个 PCR 反应的引物扩增范围位于第一个 PCR 扩增产物的片段内,应尽量保持特异性。③降落 PCR:将 PCR 扩增过程分为三个阶段,各阶段退火温度由高至低,目的是提高扩增反应的特异性。阶段 1:采用高退火温度,引物与目的基因少量结合并扩增,而非目的基因则不结合。阶段 2:降低退火温度,更多的引物与目的基因结合,形成优势模板,非目的基因可能有少量扩增。阶段 3:进一步降低退火温度,优势模板得以大量扩增并在电泳中可观察到扩增产物,而非目的基因即使有扩增,扩增产物也很少,电泳无法检出。

2. 基因测序　基因测序技术由英国生物化学家弗雷德里克·桑格(Frederick Sanger,1918—2013,图 4-23)于 1975 年发明。在他发明了 DNA 双脱氧链末端终止法(也称 Sanger 法)DNA 测序技术之后,基因测序技术才得以快速发展,并普遍用于生命研究领域。桑格因此获得了 1980 年诺贝尔化学奖(桑格是唯一一位获得两次诺贝尔化学奖的科学家,第一次因测出胰岛素氨基酸顺序而于 1958 年获奖),与桑格一起合作研究的沃特·吉尔伯特(Walter Gilbert)和保罗·伯格(Paul Berg)也一同获奖。

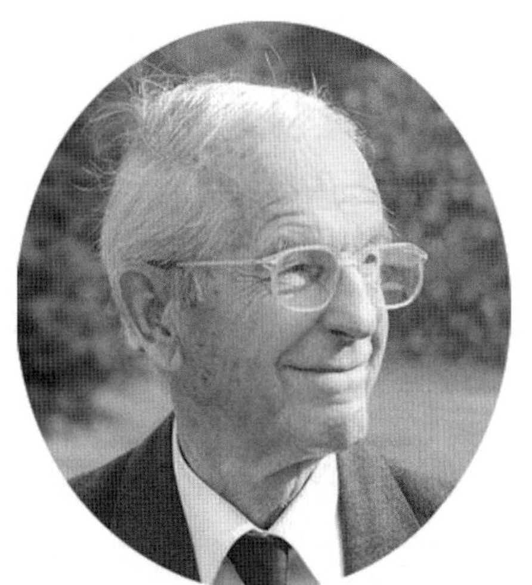

图 4-23　英国生物化学家弗雷德里克·桑格

基因测序技术为深入研究生命遗传密码的奥秘打开了大门,在此之后的几十年里,基因测序技术得到长足发展,现已普遍用于生命科学研究。随着基因测序技术的迅速发展,基因研究的深度与广度也在不断提升,从对单一、局部基因或基因片段的研究转为对基因组的研究。DNA 测序技术是沿着由手工到自动化、由低速到高速、由低通量到高通量、由昂贵到经济的方向不断发展完善。

(1)手工测序:手工测序代表方法是 Sanger 测序法和 Maxam 等发明的 DNA 化学降解

法。Sanger 测序法是基因测序的基础，也是目前使用较多的基因测序方法，DNA 化学降解法目前已较少使用。

Sanger 测序法的原理是使用特异性引物在 DNA 聚合酶作用下使杂交链延伸，反应底物为 2′，3′- 双脱氧核苷三磷酸（dideoxyribonucleoside triphosphate，ddNTP）和 2′- 脱氧核苷三磷酸（deoxyribonucleoside triphosphate，dNTP），两者比例为 1∶100。DNA 杂交链延伸时，DNA 聚合酶可将 ddNTP、dNTP 连接到杂交链 3′ 端，但 ddNTP 核糖基 3′ 碳原子上连接的是氢原子而不是羟基，无法与下一个核苷酸反应形成磷酸二酯键，所以杂交链 3′ 端连接上 ddNTP 后，链的延伸即被终止（图 4-24）。

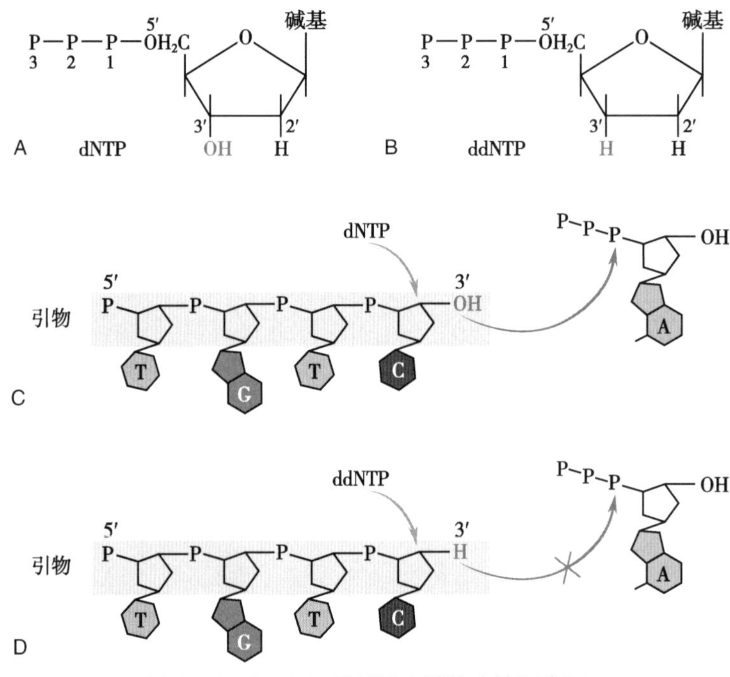

图 4-24　DNA 双脱氧链末端终止法示意图

A. dNTP 为 2′- 脱氧核苷三磷酸；B. ddNTP 为 2′，3′- 双脱氧核苷三磷酸；C. dNTP 掺入可使杂交链得以延伸；D. ddNTP 掺入使杂交链延伸终止

以模板 DNA 中的胞嘧啶为例，由于 ddGTP：dGTP=1∶100，所以杂交链在延伸过程中，遇到模板链上的胞嘧啶时也以 1∶100 的频率终止。反应完成后可得到一组 5′ 端相同但长度不同的以 ddGTP 结尾的 DNA 片段，经聚丙烯酰胺凝胶电泳可将不同长度的 DNA 片段区分开，产生一系列条带，经放射自显影后即可直接从凝胶上读出 DNA 序列，每条条带代表了模板上的一个胞嘧啶的位置（图 4-25）。同理，使用 ddATP、ddCTP、ddTTP 终止杂交链的延伸，可以得到 4 组部分重叠的 DNA 片段，共同构成 DNA 的全部核苷酸序列。

（2）自动测序：手工测序需使用放射性同位素，操作烦琐，无法满足高通量检测需求。为克服手工测序的不足，20 世纪 80 年代末，在 Sanger 测序法基础上，采用荧光素标记 ddNTP 技术开发出了自动测序仪。其基本原理是用 4 种不同荧光素分别标记 4 种 ddNTP，然后进行 Sanger 测序反应。反应产物经聚丙烯酰胺凝胶电泳分离后，利用激光诱导荧光技术检测 DNA 片段 3’ 端荧光信号，经计算机处理后确定 DNA 碱基顺序（图 4-26）。

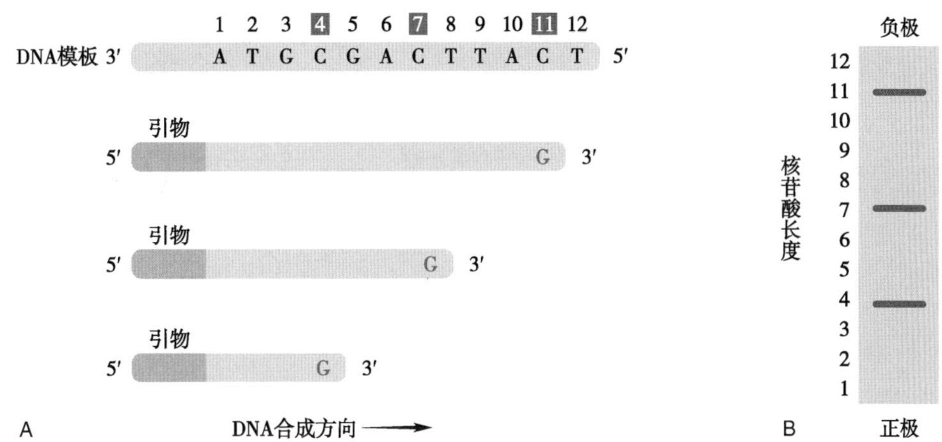

图 4-25　Sanger 测序法工作流程示意图

A. 合成 DNA 的底物为 dATP/dGTP/dCTP/dTTP/ddGTP，当 DNA 掺入 ddGTP 后，合成终止；B. 电泳判读碱基位置

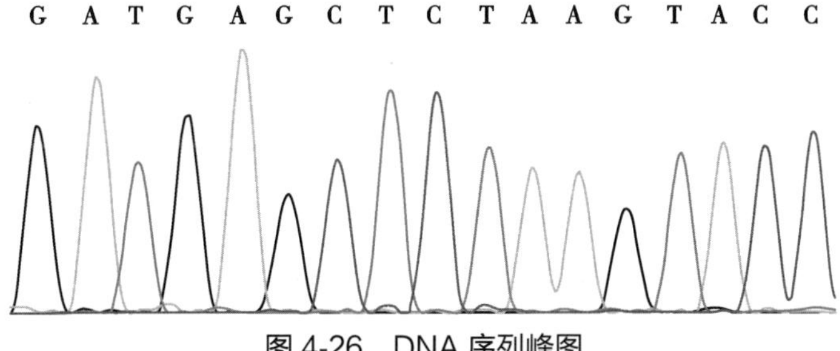

图 4-26　DNA 序列峰图

末端荧光标记的 DNA 测序结果，反应合成链以毛细管电泳分离，序列中 A、T、C、G 分别以绿色、红色、蓝色、黑色表示

自动测序克服了手工测序需使用同位素标记以及同时进行 4 组反应的烦琐操作，提高了测序速度，但平板凝胶电泳技术仍无法克服费事、费力、检测通量低的缺点。在之后 20 年左右的发展过程中，毛细管电泳技术取代了平板电泳分离技术，紧凑的并行毛细管阵列电泳技术可使样品分离在一组平行的石英毛细管内进行，可同时对多个样本进行分析处理，提升了分析速度，但工作原理基本未变。经过几十年的发展，基因测序仪的读长可达 1 000bp，原始数据准确率达到 99.999%。

随着基因组研究工作的不断拓展与深入，基因测序需满足高通量、高速度、低费用等更高要求，以 Sanger 法为原理的基因测序技术由于受到电泳技术的限制，很难满足以上需要。于是催生了以循环阵列合成测序为代表的基因测序技术。该技术的核心是边合成边测序，在 DNA 扩增的同时，通过显微设备观察并记录连续循环中的光学信号来分辨不同的碱基，达到确定碱基序列的目的。而且还可同时并行分析阵列上的 DNA 样品，实现了高通量、低成本的要求。其测序流程如图 4-27 所示：

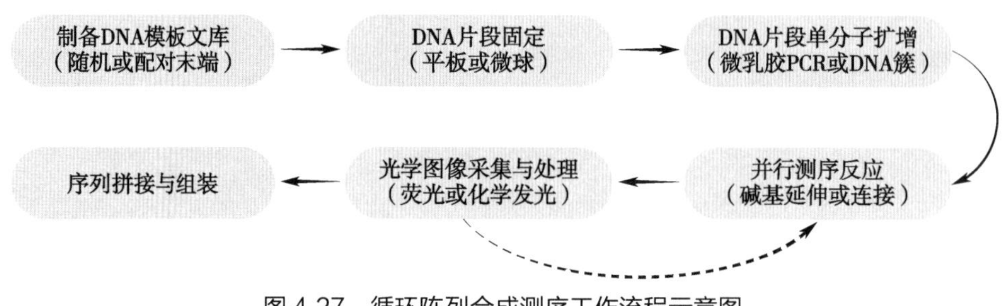

图 4-27　循环阵列合成测序工作流程示意图

首先，随机打断基因组 DNA，获得长度为几十到几百个碱基的 DNA 文库片段。将固化引物的微珠与单链 DNA 文库模板混合，混合物需充分稀释，以保证每个微珠与一个 DNA 片段结合，同时加入 PCR 反应所需的化合物。在油水介质中进行 PCR 反应，水溶液与油形成油包水结构的乳滴，每个乳滴都是一个进行 PCR 反应的微型化学反应器。

经过 PCR 扩增后，可得到均一的 DNA 分子群，这些 DNA 分子群可作为测序时 DNA 合成反应的模板，然后将微珠转移至每个微孔只能容纳一个微珠的微孔阵列板中。将微孔板装入流通池，微孔板的一侧是测序反应化合物经过的反应通道，另一侧与 CCD 光学检测系统相连。测序时，依次向反应通道中加入 4 种 dNTP 中的一种，若结合到微珠 DNA 上时，dNTP 即可释放出焦磷酸，通过 ATP 硫酰化酶和荧光素酶产生一系列级联反应，导致生物化学发光，释放出光信号。通过检测每个微孔中是否有光信号释放，即可判断出模板 DNA 的碱基序列。

循环阵列合成测序读长较长，可达 500bp，检测速度快。其缺点是，当测定相同的核苷酸聚集的区域时，如 AAAA，只能通过光信号的强弱来推断聚核苷酸的长度，易产生插入或缺失错误。

自动基因测序方法很多，每种方法各有所长。在实际工作中，应根据需要及目的来选择适合的基因测序方法。

3. DNA 片段分析　采用基因测序法检测红细胞血型基因需较高的经济投入，不仅设备昂贵，而且所用试剂、耗材等价格也较高。相比之下，对红细胞血型基因特定 DNA 片段识别位点进行检测更易被大多数实验室接受。PCR-SSP 因其操作简便、特异好、灵敏度高、成本低廉，而成为红细胞血型特异性基因片段分析的常用方法。

PCR-SSP 是针对血型基因关键位置碱基差异，设计出 3' 端具有等位基因序列特异性的引物。通过扩增得到不同长度的序列特异性片段，经电泳分离，在凝胶上呈现出阶梯状排列的扩增条带。通过与已知分子量的 Marker 比对，可推测出 DNA 片段长度，并由此判断是否存在相应的等位基因。另外，根据电泳条带的相对亮度，可对 DNA 片段产物进行半定量分析。

由于 PCR-SSP 需要通过电泳来判断结果，所以不适于高通量检测。对大量样本进行检测时，可选择不需电泳的检测方法，如荧光 PCR、PCR-ELISA 法等。

（三）生物信息数据库

1985 年，美国科学家提出了人类基因组计划（human genome project，HGP），其宗旨是阐明人类基因组 30 亿个碱基对的核苷酸序列，绘制人类基因组图谱，破译人类全部遗传信息。

人类基因组计划于 1990 年正式启动，历时 15 年，由美国国立卫生研究所、美国能源部资助 30 亿美元来完成。我国于 1999 年正式加入该计划，并承担了人第 3 号染色体上 3 000 万个碱基对的基因测序工作，占全部工程量的 1%。人类基因组计划极大地推动了 DNA 测序技术的发展，使 DNA 序列数据量急剧增加，庞大的生物学数据构成了生物信息数据库。

按分子生物学研究内容的不同及实际应用情况可将生物信息数据库分为 8 类，即核酸序列数据库（如 GenBank、EMBL-Bank、DDBJ 等）、蛋白质氨基酸顺序数据库（如 SwissProt、TrEMBL、PIR 等）、结构数据库（如 PDB、SCOP、CATH 等）、基因组数据库、蛋白组数据库、代谢组数据库、疾病数据库、药物与分子设计数据库、分析与记载方式数据库。

在庞大的生物信息数据面前，传统的生物学研究手段已无法满足生命科学研究的需要，于是生物信息学应运而生。生物信息学是一门由生物学、数学、计算机科学等学科紧密结合的交叉学科，主要包括生物信息的获得、处理、储存、分析及解释等，用来阐明生物数据所包含的生物学意义。利用生物信息学研究手段可以完成核苷酸序列的对比、DNA 测序与拼接、基因定位与功能预测、生物进化与系统发育、RNA 结构预测、蛋白质结构与功能预测、药物设计等多方面的研究，是生命科学研究人员不可缺少的研究工具。

第三节　红细胞血型不规则抗体检测

一、不规则抗体检测目的与范围

（一）检测目的

目前已知人类红细胞有 300 余种血型抗原，理论上，只要患者输入的异体红细胞携有自身缺乏的抗原，都可刺激患者免疫系统产生相应抗体。当抗原与抗体结合后，就会引起免疫性溶血反应，并表现出相应的临床症状。

患者接受输血治疗后，体内血液成分将会变为由患者自身血液与供者血液组成的混合物。假设患者、供者红细胞抗原与抗体之和分别为 $Ag_{(N)}$、$Ab_{(N)}$，则安全输血需满足图 4-28 所示条件：

安全的输血：$Ag_{(N)}+Ab_{(N)} \nrightarrow Complex(Ag_{(N)}-Ab_{(N)})$

不安全的输血：$Ag_{(N)}+Ab_{(N)} \rightarrow Complex(Ag_{(N)}-Ab_{(N)})$

图 4-28　安全输血所需条件

Ag：抗原；Ab：抗体；N：总和；Complex（$Ag_{(N)}$-$Ab_{(N)}$）：抗原抗体复合物

输血后，无红细胞抗原抗体复合物的形成是安全的输血，否则为不安全输血。保证输血安全的充要条件是：抗原与相应抗体不能相遇。$Ag_{(N)}$与 $Ab_{(N)}$相遇的情况并非仅在输血治疗中出现，只要机体受到异体抗原刺激，都有可能产生相应抗体，形成抗原抗体复合物，对人体造成不同程度的免疫损伤。例如，多次妊娠可引起 HDFN。

红细胞血型检测是为了避免因血型不合而引起溶血性输血反应，常规血型检测仅针对临床意义显著的ABO和RhD抗原。未经检测的血型抗原可能会刺激机体产生免疫性抗体，引起溶血性输血反应，给输血安全带来隐患。为弥补常规血型检测范围过窄的不足，输血前需对不规则抗体进行检测，以间接发现患者与供者之间可能存在的血型不合，并为患者提供相应抗原阴性的红细胞成分，降低输血风险。

由此可见，红细胞血型不规则抗体检测是保证临床输血安全的重要手段。为达到最佳费效比，临床不规则抗体检测又可分为两种：不规则抗体筛查与特异性鉴定。不规则抗体筛查的目的是判断患者是否存在不规则抗体，而特异性鉴定的目的则是判断不规则抗体针对的是何种血型抗原。若筛查结果为阳性，应进行不规则抗体特异性鉴定，以便为患者提供相应抗原阴性的红细胞成分。

（二）检测范围

1. 血型系统　不规则抗体检测范围应包括所有临床意义显著的不规则抗体，即ABO血型系统不规则抗体及ABO以外血型系统不规则抗体。

临床实践表明，不规则抗体多为ABO血型系统以外的抗体，为避免规则抗体（抗-A、抗-B天然抗体）对不规则抗体检测产生干扰，应选择无A、B抗原的O型红细胞作为不规则抗体检测的红细胞试剂。为避免漏检，O型红细胞试剂所携抗原至少应包括Rh血型系统抗原以及当地人群临床意义显著的血型系统抗原，例如，MNS、Lewis、Duffy、Kidd、Diego等血型系统抗原。

需要强调的是，O型红细胞试剂无法检出ABO血型系统不规则抗体。ABO血型系统不规则抗体的检出只能依靠ABO血型鉴定，科学的指示细胞设置、规范的操作程序、严格的判断标准是保证ABO血型系统不规则抗体检出的重要保障，日常工作中切不可忽视（详见第九章ABO血型鉴定）。

2. 检测对象　研究显示，在献血人群及不同疾病患者中，不规则抗体检出率为0.3%~38%。不规则抗体检测对象可分为两类：患者及供者。

患者与供者不规则抗体检测的区别主要体现为后续处理的不同。若患者不规则抗体筛查结果为阳性，说明患者血液中可能存在不规则抗体，需进行不规则抗体特异性鉴定，以便为患者提供无相应抗原的红细胞成分。而供者不规则抗体筛查呈阳性结果时，则无需进行特异性鉴定，该血液做报废处理即可。

二、不规则抗体特异性鉴定

红细胞血型不规则抗体可存在于患者血液中，也可存在于供者血液中。当供者血液中的不规则抗体（$Ab_{供}$）与患者红细胞抗原（$Ag_{患}$）结合，或供者红细胞抗原（$Ag_{供}$）与患者血液中不规则抗体（$Ab_{患}$）结合时，就会引起免疫性溶血性输血反应。患者红细胞抗原通常不与自身血液中的抗体发生反应，但在某些病理状态下，患者红细胞抗原会与自身抗体发生反应，引起自身免疫性疾病。通常将引起$Ab_{供}+Ag_{患}$及$Ab_{患}+Ag_{供}$免疫性溶血的抗体称为免疫性抗体，而将引起$Ag_{患}+Ab_{患}$免疫性溶血的抗体称为自身抗体。根据抗体来源不同，可将免疫性溶血反应分为以下几种情况：

第1类：$Ag_{患}+Ab_{供}$

第2类：$Ab_{患}+Ag_{供}$

第3类：$Ag_{患}+Ab_{患}$

第 4 类：$Ag_{患}+Ab_{患}$，同时伴有 $Ag_{患}+Ab_{供}$

第 5 类：$Ag_{患}+Ab_{患}$，同时伴有 $Ab_{患}+Ag_{供}$

从实验室检测的角度分析，第 1 类与第 2 类的检测方法相同，区别仅在于被检血浆来源不同，第 1 类情况被检血浆来自供者，而第 2 类则来自患者。第 3~5 类情况，由于存在自身抗体，使免疫性抗体的检测变得非常困难。自身抗体的存在可以掩盖不规则抗体引起的凝集反应，所以在不规则抗体检测时需先去除自身抗体。当存在自身抗体时，采用的试验方法、试验步骤与无自身抗体存在时并不相同。根据是否存在自身抗体，不规则抗体检测可分为两类：无自身抗体存在时的不规则抗体检测，及存在自身抗体时的不规则抗体检测。

区分有无自身抗体存在最简单的方法是设置自身对照，若自身对照结果为阳性，则提示有自身抗体存在的可能。但该法并不严谨，同时需辅以直接抗球蛋白试验加以验证，以区别该阳性结果是由不规则抗体引起，还是由补体或其他干扰因素引起。根据检测结果，分别按以下步骤进行不规则抗体检测。

（一）无自身抗体存在时不规则抗体特异性鉴定

1. 对红细胞的要求　用已知抗原来检测未知抗体是免疫学检测的基本方法。对于不规则抗体检测而言，理想的方法是用已知的、经纯化的、高纯度的、单一的血型抗原来检测未知抗体。但由于科技水平的限制，目前尚无法获得各种单一的、纯化的红细胞血型抗原，检测不规则抗体只能选择携有多种抗原的红细胞。由此带来两个比较复杂的问题：用于检测未知抗体的红细胞所携带的血型抗原种类是否全面，以及如何判定抗体只与其中某种抗原结合，而不是与另外一种抗原结合（图 4-29）。

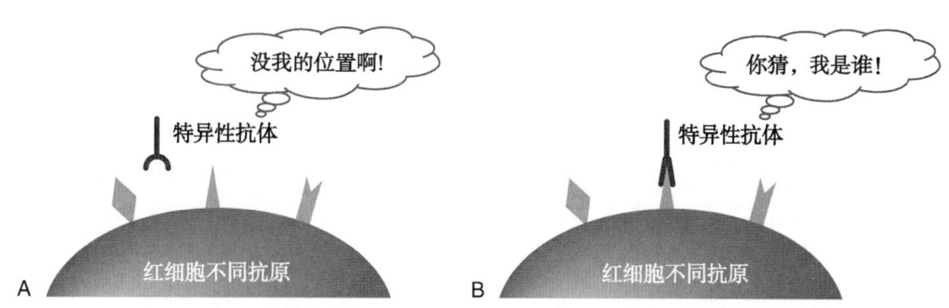

图 4-29　红细胞用于不规则抗体特异性鉴定时遇到的两个问题

A. 提示红细胞试剂所携抗原应具有良好的抗原覆盖性，否则易导致不规则抗体漏检；

B. 提示需采取恰当的方法判断不规则抗体的特异性

（1）抗原要求：根据不规则抗体检测范围的要求，红细胞试剂所携抗原种类应尽可能全面，理想的红细胞应包含目前已发现的所有血型抗原。显然来源于单一个体的红细胞不可能满足此要求，解决的方法只能是选择多个个体红细胞。

1）抗原种类要求：群体遗传学研究结果显示，不同人种、不同地域，甚至同一种族不同族群之间红细胞血型抗原分布情况与表现频率也不相同。虽然红细胞试剂血型抗原覆盖面越广越好，但实际中很难做到。

切合实际的做法是根据当地人群红细胞血型抗原表现频率，选择适合本地区人群血型抗原分布特点的红细胞试剂，至少应满足两个条件：红细胞抗原种类应尽可能覆盖当地人群所具有的抗原，并包含临床意义显著的抗原，如含有 RhD、RhC、RhE、Rhc、Rhe、M、N、S、s、P_1、Le^a、Le^b、K、k、Fy^a、Fy^b、Di^a、Jk^a、Jk^b 等抗原。

2）剂量效应要求：选择红细胞试剂时，除了要考虑红细胞血型抗原覆盖程度是否能满足当地人群输血安全需要外，还应考虑到抗原的剂量效应。所谓剂量效应是指抗原数量越多，相应抗体越易检出的效应。呈共显性表达的对偶抗原均具有剂量效应，如 RhE/e、RhC/c、M/N、S/s、Jk^a/Jk^b、Le^a/Le^b、Fy^a/Fy^b、Di^a/Di^b 等抗原，应选择纯合子作为红细胞试剂以检出弱抗体。

例 4-1：某患者，进行输血前检查时，不规则抗体筛查呈阳性，特异性鉴定结果见表 4-3。

表 4-3　患者不规则抗体特异性鉴定结果

谱红细胞抗原分布格局表																										
序号	Rh-hr						MNS				P	Lewis		Duffy		Kidd		Di	Kidd				Lutheran		结果	
	D	C	E	e	e	C^W	M	N	S	s	P_1	Le^a	Le^b	Fy^a	Fy^b	Jk^a	Jk^b	Di^a	K	k	Kp^a	Kp^b	Lu^a	Lu^b	IS	IAT
1	+	+	−	−	+	−	+	+	−	+	−	+	−	+	−	−	+	+	+	+	−	+	−	+	−	−
2	+	−	+	+	−	−	−	+	−	+	+	−	+	+	−	+	+	−	−	+	−	+	−	+	−	1+
3	−	+	−	+	+	−	−	+	+	−	+	+	−	+	−	+	+	−	−	+	−	+	−	+	−	−
4	−	−	+	+	+	−	+	+	+	+	+	−	+	+	+	−	+	−	−	+	−	+	−	+	−	−
5	−	−	−	+	+	−	+	+	+	−	−	−	+	−	+	+	−	−	+	−	−	+	−	+	−	−
6	+	−	−	+	+	−	+	−	+	−	−	−	+	−	+	+	−	−	−	+	−	+	−	+	−	−
7	+	+	−	−	+	+	−	+	+	+	+	−	+	+	+	+	−	−	−	+	−	+	−	+	−	−
8	−	−	−	+	+	−	+	−	−	+	−	−	+	−	+	−	+	−	−	+	−	+	+	+	−	−
9	+	+	+	+	+	−	+	+	−	+	−	−	−	−	+	+	−	−	−	+	−	+	−	+	−	−
10	+	+	−	−	+	−	+	+	+	+	+	−	+	−	+	+	+	−	−	+	+	+	+	+	−	−
11	−	−	−	+	+	−	+	−	−	+	+	−	+	+	−	+	−	−	−	+	−	+	−	+	−	−

在对该患者进行不规则抗体特异性鉴定时，所用谱红细胞 2、4、9 号均为 RhE（+），但只有 2 号细胞为 RhEE 纯合子，而 4、9 号均为 RhEe 杂合子。患者不规则抗体反应性较弱（凝集强度 1+），杂合子易导致漏检。初步判定患者存在 IgG 型抗-E。对患者 RhE 抗原进行检测，结果为 RhE（−）。使用 ABO 同型的 RhEE 与 Rhee 供者红细胞进行交叉配血，患者与所有 RhEE 红细胞主侧配血均呈阳性反应，而与 Rhee 红细胞主侧配血相合，最终确认不规则抗体特异性为抗-E。

从红细胞试剂选择的原理以及实际工作中可以发现，没有完美无缺的红细胞试剂，无论何种来源的红细胞试剂都存在一些缺陷，均存在漏检的可能。实际检测中，对红细胞试剂最基本的要求是：必须能检出常见不规则抗体，以及当地人群特有的不规则抗体。为避免漏检，检测时宜选用 2 种或 2 种以上不同厂家生产的红细胞试剂。

(2)数量要求:红细胞携有多种血型抗原,红细胞试剂由多个个体红细胞组成,不同个体红细胞抗原之间存在交叉与互补的关系,即不同个体红细胞既携有相同的血型抗原,又携有不同的血型抗原。多个个体红细胞所携抗原总和构成了较全面的抗原覆盖面。

假如来自某个体的 1 份红细胞试剂为 RhD(+),并与被检样本呈阳性反应,能否得出该样本中含有抗-D 的结论?若希望得出可信结论至少需多少份红细胞试剂以及抗原之间如何搭配?回答以上问题,需了解不规则抗体特异性判断的理论基础。

不完全归纳推理是判断不规则抗体特异性的理论基础,得出的结论是否可信,需通过假设检验加以验证,以判断所得结论是随机事件还是必然事件。假设检验统计推理的基本原则是用小概率原理来对假设进行推断。小概率原理认为,小概率事件在一次试验中几乎不可能发生。运用概率推理,可以推断所得结论正确性的概率有多大,不规则抗体特异性推断方式是关于机会的判断。推断的基础是得出这一结论的概率值(probable value,p),概率值计算的常用方法为 Fisher 确切概率法。

Fisher 确切概率法由英国统计学家 R.A.Fisher 于 20 世纪提出,其理论依据是超几何分布,是统计学中的一种检验方法。Fisher 确切概率法适用范围广,大、小样本资料均可使用,且所得结论比较精确。具体算法是先将试验结果整理为四格表资料(表 4-4):

表 4-4　Fisher 确切概率法四格表资料整理

检测结果	红细胞某抗原		合计
	+	−	
阳性反应数	A	B	A+B
阴性反应数	C	D	C+D
合计	A+C	B+D	N(A+B+C+D)

由表 4-4 可以看出,对不规则抗体特异性进行推断,抗原搭配需含有某抗原阳性及阴性红细胞,且与红细胞数量紧密相关。概率值可按如下公式计算:

$$p=\frac{(A+B)!(C+D)!(A+C)!(B+D)!}{A!B!C!D!N!}$$

根据假设检验(也称显著性检验)的基本原理,提出检验假设(也称无效假设,用 H_0 表示)和备择假设(用 H_1 表示)。H_0 表示该试验结果由偶然事件引起,H_1 表示该试验结果由试验因素的本质差异引起。设定拒绝域水平为 0.05,使用 Fisher 确切概率法计算 p 值,并与拒绝域进行比较。若 $p>0.05$,不拒绝 H_0,可认为试验结果由偶然事件引起。若 $p<0.05$,则拒绝 H_0,接受 H_1,认为试验结果由试验因素的本质差异引起。

例如,一份由 5 个个体红细胞组成的红细胞试剂,其中 3 份为 RhD(+),2 份为 RhD(−)。若被检样本与 3 份 RhD(+)红细胞均呈阳性反应结果,与 2 份 RhD(−)红细胞均呈阴性反应,能否断定该样本中存在抗-D?

根据假设检验的原则,H_0:试验结果由偶然事件引起,即由抗-D 以外的抗体引起。H_1:试验结果由抗-D 引起。根据 Fisher 确切概率计算方法,可将本例中试验结果整理为表 4-5:

表 4-5　试验资料

检测结果	RhD		合计
	+	–	
阳性反应数	3	0	3
阴性反应数	0	2	2
合计	3	2	5

按 Fisher 确切概率法计算 p 值：$p=\dfrac{3!2!3!2!}{3!0!0!2!5!}=0.1$。$p>0.05$，不拒绝 H_0。不能得出阳性结果由抗-D 引起的推论，有 10% 的可能由抗-D 以外的不规则抗体引起。

为提高所得结论的可靠性，解决的办法是增加红细胞数量。上例中，若红细胞试剂增加至 8 份，其中 5 份为 RhD（+），3 份为 RhD（–）。被检样本与 5 份 RhD（+）红细胞发生反应，与 3 份 RhD（–）红细胞不发生反应，判定该样本中存在抗-D 的可靠程度是多少？

通过计算可得出，$p=0.009$，$p<0.05$。拒绝 H_0，接受 H_1。即阳性反应结果由抗-D 引起的概率在 95% 以上，由其他不规则抗体引起阳性反应结果的可能性只有 0.9%（小于拒绝域水平 0.05），属于偶然事件，可认为该样本中存在抗-D。

从 Fisher 确切概率法的运用过程可以看出，得出具有统计学显著意义的结论，必须有足够的红细胞数，以满足统计学要求。实际工作中，不规则抗体筛查红细胞试剂由 3 份 O 型红细胞组成，不符合判断不规则抗体特异性对红细胞数量的要求，仅能起到推断样本中有无不规则抗体的作用。谱红细胞试剂通常由 8~14 份 O 型红细胞组成，可满足得出可信结论对红细胞数量的要求。

2. 不规则抗体特异性推断与验证

（1）推断方法：若被检样本中存在某种不规则抗体，与谱红细胞试剂发生反应后可呈现出一种特有的反应格局：与有相应抗原的红细胞呈阳性反应结果，而与无相应抗原的红细胞呈阴性反应结果。

由于红细胞携有多种抗原，检测人员面临的问题是如何根据反应格局推断出不规则抗体的特异性。解决这一问题所遵循的原则是以统计学为基础的排除法，可概括为“阴排阳，阳交叉”。

1）阴排阳：“阴排阳”是指阴性反应结果可排除针对红细胞阳性抗原的不规则抗体特异性，即被检样本与某一红细胞呈阴性反应结果，说明被检样本中无针对该红细胞阳性抗原的不规则抗体，可起到排除作用。

相反地，“阳排阴”不能起到排除作用，即不能根据阳性反应结果来排除针对红细胞阴性抗原的不规则抗体特异性。阳性反应结果反映的是样本中存在针对该红细胞阳性抗原的不规则抗体，但同时还可能存在针对该红细胞阴性抗原的不规则抗体，因试剂红细胞未携有该抗原，即使样本中存在针对该抗原的不规则抗体，此细胞也无法检出，所以不能采用“阳排阴”的方式对不规则抗体特异性进行排除。例如，表 4-6 所示，某样本含有抗-D、抗-E 及抗-c，与 1 号红细胞试剂可呈阳性反应，但不能采用“阳排阴”的方式，排除样本中含有抗-E、抗-c 的可能性，否则将得出错误结果。

表 4-6　样本与 1 号细胞反应结果

序号	Rh					试验结果
	D	C	E	c	e	
1	+	+	−	−	+	+

2) 阳交叉："阳交叉" 是指经 "阴排阳" 排除针对红细胞阳性抗原的不规则抗体特异性后，通过阳性反应结果观察剩余红细胞抗原是否为阳性，若携有某抗原的红细胞试验结果均为阳性，则可推断此不规则抗体具有针对该阳性抗原的特异性。

"阴排阳" 与 "阳交叉" 是从不同侧面分析样本中不规则抗体特异性的方法，"阴排阳" 可起到缩小判定范围的作用，而 "阳交叉" 则可明确指向不规则抗体的特异性，但某抗原在所有谱红细胞中均呈阴性表现型时，阳性反应结果不能排除针对该抗原特异性不规则抗体存在的可能，需通过该抗原在当地人群表现频率、血型鉴定、交叉配血等方法验证后方可得出确切答案。通过例 4-2，详细介绍不规则抗体特异性判断与验证的操作步骤。

例 4-2：某患者，女，60 岁，血型为 A 型 RhD(+)。临床诊断为地中海贫血。有输血及妊娠史。交叉配血不合，送当地血型参比实验室检测。

使用盐水法及 LISS-IAT-Gel 法对患者样本不规则抗体特异性进行鉴定，检测结果见表 4-7。

表 4-7　患者不规则抗体特异性鉴定谱红细胞反应格局

谱红细胞抗原分布格局表																									
序号	Rh-hr					MNS				Kidd		Duffy		Lewis		Diego		Kell				P	Xg	结果	
	D	C	E	c	e	M	N	S	s	Jk^a	Jk^b	Fy^a	Fy^b	Le^a	Le^b	Di^a	Di^b	K	k	Kp^a	Kp^b	P_1	Xg^a	盐水法	抗球蛋白法
1	+	+	−	−	+	+	+	+	+	−	+	+	−	+	−	−	+	−	+	−	+	+	−	−	−
2	+	−	−	+	+	+	+	−	+	+	+	+	−	−	+	−	+	−	+	−	+	−	−	−	−
3	−	−	−	+	+	+	−	−	+	+	−	+	+	−	+	−	+	−	+	−	+	−	+	−	−
4	+	−	+	+	−	+	+	−	+	+	+	+	−	−	+	−	+	−	+	−	+	−	+	−	+
5	+	+	+	+	+	−	+	−	+	+	+	+	−	−	+	−	+	−	+	−	+	−	−	−	+
6	−	−	+	+	+	+	+	−	+	+	+	+	−	−	+	−	+	−	+	−	+	−	−	−	+
7	+	+	−	+	+	+	+	+	+	+	−	+	−	+	−	+	+	−	+	−	+	−	−	−	−
8	−	−	−	+	+	−	+	−	+	−	+	+	−	−	+	−	+	−	+	−	+	−	+	−	−
9	−	+	−	+	+	+	−	−	+	+	+	+	+	+	−	−	+	−	+	−	+	+	+	−	−
10	+	+	+	−	−	−	+	−	+	+	+	+	−	−	+	−	+	−	+	−	+	+	−	−	+
11	+	+	−	−	−	+	−	−	+	+	+	+	−	−	+	+	+	−	+	−	+	−	+	−	−
12	+	+	+	+	+	+	−	−	+	+	+	+	−	−	−	−	+	−	+	−	+	−	+	−	+
自身对照																								−	−

①标记阴性结果：将被检样本与谱红细胞的反应结果填写在谱红细胞抗原格局表中，并将所有阴性结果所在的横行涂以颜色，如表 4-8 所示。

表 4-8 阴性反应结果标注

谱红细胞抗原分布格局表																									
序号	Rh-hr					MNS				Kidd		Duffy		Lewis		Diego		Kell				P	Xg	结果	
	D	C	E	c	e	M	N	S	s	Jk^a	Jk^b	Fy^a	Fy^b	Le^a	Le^b	Di^a	Di^b	K	k	Kp^a	Kp^b	P_1	Xg^a	盐水法	抗球蛋白法
1	+	+	−	−	+	+	+	+	+	−	+	+	−	+	−	−	+	−	+	−	+	+	−	−	−
2	+	−	−	+	+	+	+	−	+	+	+	+	−	−	+	−	+	−	+	−	+	−	−	−	−
3	−	−	−	+	+	+	−	−	+	+	−	+	+	−	+	−	+	−	+	−	+	−	+	−	−
4	+	−	+	+	−	+	+	−	+	+	+	+	−	−	+	−	+	−	+	−	+	−	+	−	+
5	+	+	+	+	+	−	+	−	+	+	+	+	−	−	+	−	+	−	+	−	+	−	−	−	+
6	−	−	+	+	+	+	+	−	+	+	+	+	−	−	+	−	+	−	+	−	+	−	−	−	+
7	+	+	−	+	+	+	+	+	+	+	−	+	−	+	−	+	+	−	+	−	+	−	−	−	−
8	−	−	−	+	+	−	+	−	+	−	+	+	−	−	+	−	+	−	+	−	+	−	+	−	−
9	−	+	−	+	+	+	+	−	+	+	+	+	+	+	−	−	+	−	+	−	+	+	+	−	−
10	+	+	+	−	−	−	+	−	+	+	+	+	−	−	+	−	+	−	+	−	+	+	−	−	+
11	+	+	−	−	−	+	−	−	+	+	+	+	−	−	+	+	+	−	+	−	+	−	+	−	−
12	+	+	+	+	+	+	−	−	+	+	+	+	−	−	−	−	+	−	+	−	+	−	+	−	+
自身对照																								−	−

注：深灰底色的横行表示谱红细胞中呈阴性反应结果的红细胞

②阴排阳：阴性结果所在行中出现阳性抗原时，将此阳性抗原所在纵列涂为另一颜色（代表被排除的抗原），如表 4-9 所示。

表 4-9 “阴排阳”示意图

谱红细胞抗原分布格局表																									
序号	Rh-hr					MNS				Kidd		Duffy		Lewis		Diego		Kell				P	Xg	结果	
	D	C	E	c	e	M	N	S	s	Jk^a	Jk^b	Fy^a	Fy^b	Le^a	Le^b	Di^a	Di^b	K	k	Kp^a	Kp^b	P_1	Xg^a	盐水法	抗球蛋白法
1	+	+	−	−	+	+	+	+	+	−	+	+	−	+	−	−	+	−	+	−	+	+	−	−	−
2	+	−	−	+	+	+	+	−	+	+	+	+	−	−	+	−	+	−	+	−	+	−	−	−	−
3	−	−	−	+	+	+	−	−	+	+	−	+	+	−	+	−	+	−	+	−	+	−	+	−	−
4	+	−	+	+	−	+	+	−	+	+	+	+	−	−	+	−	+	−	+	−	+	−	+	−	+
5	+	+	+	+	+	−	+	−	+	+	+	+	−	−	+	−	+	−	+	−	+	−	−	−	+
6	−	−	+	+	+	+	+	−	+	+	+	+	−	−	+	−	+	−	+	−	+	−	−	−	+
7	+	+	−	+	+	+	+	+	+	+	−	+	−	+	−	+	+	−	+	−	+	−	−	−	−
8	−	−	−	+	+	−	+	−	+	−	+	+	−	−	+	−	+	−	+	−	+	−	+	−	−
9	−	+	−	+	+	+	+	−	+	+	+	+	+	+	−	−	+	−	+	−	+	+	+	−	−
10	+	+	+	−	−	−	+	−	+	+	+	+	−	−	+	−	+	−	+	−	+	+	−	−	+
11	+	+	−	−	−	+	−	−	+	+	+	+	−	−	+	+	+	−	+	−	+	−	+	−	−
12	+	+	+	+	+	+	−	−	+	+	+	+	−	−	−	−	+	−	+	−	+	−	+	−	+
自身对照																								−	−

注：深灰底色的纵列表示经“阴排阳”排除的不规则抗体特异性。未标记的纵列为不规则抗体可能的特异性。本例中不规则抗体可能具有 RhE、K、Kp^a 特异性

经“阴排阳”可排除不规则抗体具有 RhD/C/c/e、M、N、S、s、Jk^a、Jk^b、Fy^a、Fy^b、Le^a、Le^b、Di^a、Di^b、k、Kp^b、P_1 及 Xg^a 特异性。未被排除的抗原即为不规则抗体可能的特异性，本例样本

中可能存在 IgG 型抗-E、抗-K 及抗-Kp[a]。

可以看出，通过“阴排阳”可以回答样本中不含何种不规则抗体，以及可能存在的不规则抗体特异性。

③阳交叉：在可能存在的不规则抗体特异性范围内，根据阳性反应结果标出同一种抗原均为阳性的血型抗原，即为该样本不规则抗体的特异性，但不能排除谱红细胞中抗原均为阴性的不规则抗体特异性，如表 4-10 所示。

表 4-10　“阳交叉”示意

谱红细胞抗原分布格局表																									
序号	Rh-hr					MNS				Kidd		Duffy		Lewis		Diego		Kell				P	Xg	结果	
	D	C	E	c	e	M	N	S	s	Jk^a	Jk^b	Fy^a	Fy^b	Le^a	Le^b	Di^a	Di^b	K	k	Kp^a	Kp^b	P_1	Xg^a	盐水法	抗球蛋白法
1	+	+	−	−	+	+	+	+	+	−	+	+	−	+	−	−	+	−	+	−	+	+	−	−	−
2	+	−	−	+	+	+	+	−	+	+	+	+	−	−	+	−	+	−	+	−	+	−	−	−	−
3	−	−	−	+	+	+	−	−	+	+	−	+	+	−	+	−	+	−	+	−	+	−	+	−	−
4	+	−	+	+	−	+	+	−	+	+	+	+	−	−	+	−	+	−	+	−	+	−	+	−	+
5	+	+	+	+	+	−	+	−	+	+	+	+	−	−	+	−	+	−	+	−	+	−	−	−	+
6	−	−	+	+	+	+	+	−	+	+	+	+	−	−	+	−	+	−	+	−	+	−	−	−	+
7	+	+	−	+	+	+	+	+	+	+	−	+	−	+	−	+	+	−	+	−	+	−	−	−	−
8	−	−	−	+	+	−	+	−	+	−	+	+	−	−	+	−	+	−	+	−	+	−	+	−	−
9	−	+	−	+	+	+	+	−	+	+	+	+	+	+	−	−	+	−	+	−	+	+	+	−	−
10	+	+	+	−	−	−	+	−	+	+	+	+	−	−	+	−	+	−	+	−	+	+	−	−	+
11	+	+	−	−	−	+	−	−	+	+	+	+	−	−	+	+	+	−	+	−	+	−	+	−	−
12	+	+	+	+	+	+	−	−	+	+	+	+	−	−	−	−	+	−	+	−	+	−	+	−	+
自身对照																								−	−

注：RhE：阳交叉反应结果

本例中，通过“阴排阳”及“阳交叉”分析可以得出如下推论：样本中存在 IgG 型抗-E，且还可能存在抗-K 及抗-Kp[a]。

对于盐水法及抗球蛋白法均有阳性反应结果的反应格局，初学者可分别推断不规则抗体特异性，以免混乱。即将盐水法试验结果与抗球蛋白法试验结果分别填至 2 份谱红细胞抗原格局表中，对 IgM 型及 IgG 型不规则抗体特异性分别进行推断，然后将两者的推断结果合并在一起即为样本中可能存在的不规则抗体特异性。

(2) 验证推断结果：不规则抗体特异性推断的基础是以概率计算为依据的逻辑推理，推断结论是否可信需加以验证。验证方法为“剥洋葱”式的三步递进验证法：

①概率排除法：参考当地人群不规则抗体出现频率，按由高至低的顺序对样本中可能存在的不规则抗体进行排序。采用血型检测、交叉配血等试验方法首先对出现频率高的不规则抗体进行验证，待试验结果支持出现频率高的不规则抗体特异性推断时，即可停止对可能存在的罕见不规则抗体的验证。

②血型鉴定法：抗体产生的基本规律是血型鉴定法的理论依据，即存在某种抗原（表位）则不会产生针对该抗原（表位）的不规则抗体。以不规则抗体特异性推断结果为线索，对患者相应抗原进行检测。若相应抗原为阴性，则符合抗体产生的基本规律，否则推断出的不规

则抗体特异性不可信。

③交叉配血法：交叉配血可进一步验证不规则抗体特异性推断结论的正确性。选择不规则抗体特异性对应抗原阴性的供者红细胞进行交叉配血，若主侧配血结果无凝集、无溶血，则说明不规则抗体特异性推断结论正确。交叉配血法是最重要的验证方法，也是保证临床输血安全最有效的方法。

例 4-2 中，经鉴定样本中存在 IgG 型抗-E，且还可能存在抗-K 及抗-Kp^a。首先，根据不规则抗体出现频率，对以上几种不规则抗体进行排序。在临床检出的不规则抗体中，具有 Rh 血型系统特异性的不规则抗体约占总数的 80%，而抗-E 约占 Rh 血型系统不规则抗体的 85%。K、Kp^a 抗原在中国汉族人群中检出率极低，产生抗-K、抗-Kp^a 的概率较小。目前我国仅有抗-K 引起溶血反应的散发病例报道，缺乏大样本资料统计结果。可参考与中国人相近的其他民族的统计资料作为概率排除的依据。例如，在日本人中，K(+)表现频率为 0.02%，所以样本中存在抗-K 的可能性不大，可以暂不考虑。同理，抗-Kp^a 也可暂不考虑，而优先考虑临床常见的不规则抗体。根据以上分析，排序结果为：抗-E、抗-K、抗-Kp^a。

其次，根据不规则抗体特异性推断结果，对患者相应抗原进行检测。为验证本例样本中存在抗-E 的可能性，对样本 RhE 抗原进行检测。血清学检测结果为 Rhee，无 RhE 抗原，符合抗体产生的基本规律。

最后，需通过交叉配血试验进一步验证所得结论的正确性。选择 10 名供者，用抗-E 定型试剂对供者 RhE 抗原进行检测，得到 7 份 RhE(-)血液。患者与此 7 名供者进行交叉配血，主侧配血均无凝集、无溶血。通过以上分析与试验验证，可以判定此样本中存在抗-E。

3. 不规则抗体特异性鉴定策略

样本与试验方法的选择

1)样本的选择：多数情况下，患者血浆样本可满足不规则抗体特异性鉴定需求，但不规则抗体效价过低或消耗过多时，例如，患者因发生溶血性输血反应而大量消耗不规则抗体，对血浆样本进行检测常出现假阴性结果。为提高不规则抗体检出率，可使用放散液进行检测。

2)试验方法的选择：鉴定不规则抗体特异性时，为避免漏检，应使用灵敏度高的试验方法进行检测，例如，使用 PEG 法、LISS-IAT-Gel、LISS-IAT- 试管法等。鉴定出不规则抗体特异性后，应对样本红细胞相应抗原进行检测。检测时首选血清学方法，但某些抗体试剂不易获得，可采用基因分型法进行检测。交叉配血时，同样应采用灵敏度高的试验方法以免漏检。

例 4-3：某患者，女，34 岁，B 型，RhD(+)。临床诊断为 β 型地中海贫血(17/N 型杂合型)，妊娠 20 周。×××× 年 2 月 20 日因贫血入院，住院期间进行了 5 次输血治疗，共输注红细胞 9U。输血前检查发现患者存在抗-E。为患者提供 RhE(-)红细胞成分，5 次输血治疗前均使用盐水 -IAT-Gel 法进行交叉配血，结果无凝集、无溶血。但输血后多次出现高热、寒战、酱油色尿等症状。3 月 9 日送当地血型参比实验室进行检测，结果如下：

ABO/RhD 检测结果：B 型、RhD(+)

DAT 检测结果：阴性

抗体特异性鉴定：采用盐水法及 LISS-IAT-Gel 法对患者血清进行不规则抗体特异性鉴定，结果见表 4-11。经鉴定患者血清中存在 IgM 型与 IgG 型抗-E、IgG 型抗-Jk^b，且可能存在抗-K 与抗-Kp^a。根据概率排除法，可暂不考虑抗-K 及抗-Kp^a，初步判定患者血清中存在抗-E、抗-Jk^b。

表 4-11　样本检测结果

谱红细胞抗原分布格局表																									
序号	Rh-hr					MNS				Kidd		Duffy		Lewis		Diego		Kell				P	Xg	结果	
	D	C	E	c	e	M	N	S	s	Jk^a	Jk^b	Fy^a	Fy^b	Le^a	Le^b	Di^a	Di^b	K	k	Kp^a	Kp^b	P_1	Xg^a	盐水法	抗球蛋白法
1	+	+	−	−	+	+	+	+	+	−	+	+	−	+	−	−	+	−	+	−	+	+	+	−	+
2	+	−	−	+	+	+	+	−	+	+	+	+	−	−	+	−	+	−	+	−	+	−	−	−	+
3	−	+	−	+	+	+	+	−	+	−	+	+	+	−	+	−	+	−	+	−	+	−	−	−	2+
4	+	−	+	+	−	+	−	+	+	+	+	+	−	−	+	−	+	−	+	−	+	−	+	3+	3+
5	+	+	+	+	+	−	+	−	+	+	+	+	−	−	+	−	+	−	+	−	+	−	−	+	3+
6	−	−	+	+	+	+	+	−	+	+	+	+	−	+	−	−	+	−	+	−	+	−	−	2+	3+
7	+	+	−	+	+	+	+	+	+	+	−	+	+	+	+	+	+	−	+	−	+	+	+	−	−
8	−	−	−	+	+	−	+	−	+	−	+	+	−	−	+	−	+	−	+	−	+	−	+	−	+
9	−	−	−	+	+	−	+	−	+	+	+	+	+	−	+	−	+	−	+	−	+	+	+	−	+
10	+	+	+	−	−	−	+	−	+	+	+	+	−	−	+	−	+	−	+	−	+	+	−	3+	3+
11	+	+	−	−	+	+	−	−	+	+	+	+	−	−	+	+	+	−	+	−	+	−	+	−	+
12	+	+	+	+	+	+	−	−	+	+	+	+	−	−	+	−	+	−	+	−	+	−	+	+	3+
自身对照																								−	−

血型鉴定：为验证患者血清中存在抗-E、抗-Jk^b 的正确性，需对患者 RhE 及 Jk^b 抗原进行检测。使用血清学方法检测 Rh 抗原，分子生物学方法检测 Jk^a/Jk^b 基因型（市售 Kidd 血型系统定型抗体不易购得，所以使用分子生物学方法）。经检测患者为 RhDCCee、Jk(a−b−)。患者血清中存在抗-E、抗-Jk^b 的推论合理。

交叉配血：选择 RhE(−)/Jk(a−b−)、RhE(−)/Jk(a+b+)、RhE(−)/Jk(a−b+) 供者红细胞，分别使用 LISS-IAT- 试管法、盐水 -IAT-Gel、LISS-IAT-Gel 法进行主侧配血。结果如下：

LISS-IAT- 试管法：患者血清与 RhE(−)/Jk(a−b−) 供者红细胞无凝集、无溶血。患者血清与 RhE(−)/Jk(a+b+) 及 RhE(−)/Jk(a−b+) 供者红细胞发生凝集，凝集强度为 ±。

盐水 -IAT-Gel 法：患者血清与 RhE(−)/Jk(a−b−)、RhE(−)/Jk(a+b+)、RhE(−)/Jk(a−b+) 供者红细胞均无凝集、无溶血。

LISS-IAT-Gel 法：患者血清与 RhE(−)/Jk(a−b−) 供者红细胞无凝集、无溶血。患者血清与 RhE(−)/Jk(a+b+) 及 RhE(−)/Jk(a−b+) 供者红细胞发生凝集，凝集强度为 ±（图 4-30）。

输血前检查中，有时会遇到本例中的情况：交叉配血相合但输血后却出现溶血性输血反应。本例中，DAT 虽为阴性结果，但并不意味着红细胞未被致敏，仅能说明在试验方法灵敏度限制范围内，未检出致敏红细胞，可能是由致敏红细胞被大量清除所致的假阴性结果。患

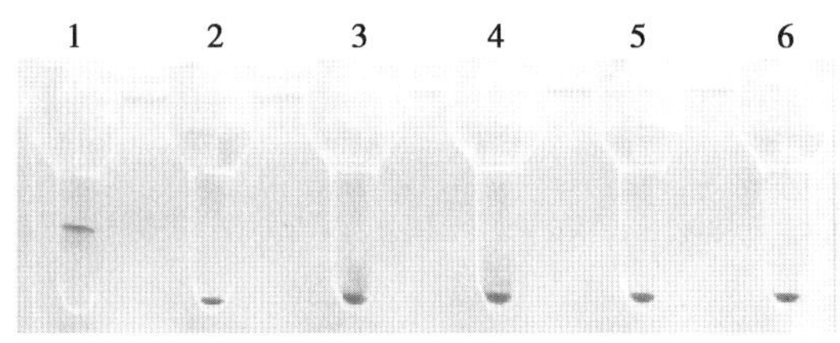

图 4-30　配血结果

1：阳性对照；2：阴性对照；3、4：使用 LISS-IAT-Gel 法，患者血清与 RhE（-）/Jk（a+b+）、RhE（-）/Jk（a-b+）红细胞反应凝集强度为 ±；5、6：使用盐水 -IAT-Gel 法，患者血清与 RhE（-）/Jk（a+b+）、RhE（-）/Jk（a-b+）红细胞呈阴性反应

者共接受 5 次输血治疗，每次交叉配血结果均无凝集、无溶血，但输血后却出现溶血性输血反应，提示不规则抗体漏检。盐水 -IAT-Gel 法易造成弱抗体漏检，LISS-IAT-Gel 法可以提高抗体检测的灵感度。本例中盐水 -IAT-Gel 检测结果为阴性，而 LISS-IAT-Gel 检测结果为 ±。

为尽可能地减少弱抗体的漏检，在进行输血前检查时，应根据实际情况选用患者血清或放散液作为检测样本，并使用灵敏度高的试验方法进行检测，最好选择两种不同方法进行检测。

4. 不规则抗体检测的局限性

（1）鉴定结果需进行验证：抗体特异性鉴定的结论来自概率计算的逻辑推理，通过对小概率事件的排除，得出具有统计学意义的结论。理论上，血型抗体特异性鉴定无法给出确切结论，仅能起到缩小可疑抗体范围的作用。墨菲定律告诉我们，无论发生某一事件的概率有多小，它总会发生，并且总是引起最大可能的损失。所以需使用其他方法对不规则抗体特异性鉴定结果进行验证，如相应血型抗原的检测、交叉配血等，以保证临床输血安全。

（2）鉴定结果受谱红细胞抗原覆盖程度影响：阴性结果并不意味着被检样本中没有不规则抗体，也可能是因谱红细胞缺乏相应抗原而导致的漏检。例如，使用谱红细胞不易检出低频抗体、无法检出 ABO 血型系统不规则抗体。

（3）鉴定结果受谱红细胞抗原剂量效应影响：从例 4-1 中可以发现，不规则抗体特异性鉴定与红细胞抗原剂量效应密切相关，纯合子易检出弱反应性抗体，而杂合子则易漏检。机械地运用“阴排阳”原则，则会错误地排除抗体特异性，得出无反应格局的结论。当判断结果与试验结果存在矛盾时，务必全面考虑、认真分析，得出初步结论，并采用相关试验进行验证，方能得出准确结论。

呈共显性表达的对偶抗原均具有剂量效应，为避免杂合子红细胞试剂导致的弱抗体漏检，高质量谱红细胞应含有相应抗原为纯合子的红细胞。若使用杂合子谱红细胞进行检测就有可能造成不规则抗体漏检。例如，在 Rh 血型系统不规则抗体中，抗-E 常伴抗-c 同时出现，而且 RhE/e、RhC/c 抗原均具有剂量效应。若只检出其中一种抗体，而患者为 RhCCee，为安全起见最好使用与患者同型红细胞成分。同样，抗-C 常伴有抗-e，若只检出其中一种抗体，最好选用与患者同型的 RhccEE 红细胞成分。

（4）鉴定结果受检测方法灵敏度影响：不规则抗体特异性鉴定结果受检测方法灵敏度的

影响较大，阴性结果可能是由于不规则抗体含量较少、亲和力较低而导致的漏检。

(5)鉴定结果受抗体种类影响：不规则抗体特异性鉴定结果受被检样本中抗体种类多少的影响。若被检样本中仅存在一种不规则抗体，鉴定其特异性相对容易。若存在两种或两种以上不规则抗体时，鉴定其特异性就会比较困难，甚至会出现无法确定的情况。

多种抗体同时存在时，可出现所有谱红细胞均发生凝集的现象，而无法判断血型抗体的特异性。此时需使用其他试验方法加以甄别，如使用吸收 / 放散试验、酶处理、巯基试剂处理、改变反应温度与 pH 等。若怀疑样本中含有某种不规则抗体，但其特异性不能被证实，也不能完全排除时，稳妥的做法是为患者输入相应抗原阴性的红细胞成分。

(6)鉴定结果受药物抗体影响：20 世纪 70 年代，Garratty 报道了药物抗体干扰输血前检查的现象，这些药物抗体主要是针对抗生素、降压药、止痛药等化学药物而产生的抗体。随着制药技术的发展，大量新药用于临床，干扰输血前检查的药物抗体也在不断增加，并通过不同机制对输血前检查造成干扰。药物抗体引起的血清学特征为：DAT 阳性、自身对照阳性、不受温度影响，易误判为自身抗体。药物抗体可对血型、不规则抗体、交叉配血等检测造成干扰。

1)对血型检测的干扰：药物抗体对血型检测的干扰体现在两个方面：对红细胞抗原检测的干扰以及对 ABO 血型反定型的干扰。

使用 IgG 型抗体试剂对红细胞抗原进行检测时，由于样本 DAT 阳性，可导致血型检测呈假阳性结果。使用 IgM 型抗体检测血型时，通常不会受药物抗体的干扰。对样本红细胞进行洗涤或放散处理，即可排除药物抗体对血型鉴定的干扰。

由于样本血浆中含有药物抗体，进行 ABO 血型反定型时，若所使用的红细胞试剂保存液中含有相应药物，则可引起假阳性反应。一般情况下，药物抗体引起的凝集反应多为弱凝集。使用新鲜多人份混合红细胞替代反定型红细胞试剂即可排除样本中药物抗体对反定型的干扰。

2)对不规则抗体检测的干扰：与药物抗体干扰 ABO 血型反定型类似，若不规则抗体筛查红细胞或谱红细胞保存液中含有相应药物，则可引起假阳性反应。凝集特点是与所有红细胞试剂均发生凝集，且凝集强度相同，易误判为自身抗体。对红细胞试剂进行洗涤或放散处理，即可排除干扰。

3)对交叉配血的干扰：交叉配血时，药物抗体通常不会影响主侧配血结果，但可干扰次侧配血结果。原因在于，供者红细胞成分保养液中并不添加药物，供者红细胞不会黏附药物，所以主侧配血结果正常。而患者用药后，红细胞可黏附药物，与相应药物抗体结合后，DAT 呈阳性结果，所以次侧配血也呈阳性反应结果。

(7)鉴定结果受单克隆抗体药物影响：现已发现抗-CD38、抗-CD47、抗 - 免疫检查点等单克隆抗体药物可对不规则抗体及交叉配血等检测造成干扰。其血清学特点及排除方法详见本章第四节。

总之，不规则抗体特异性鉴定结果受多种因素影响。要求实验室工作人员不仅要熟练掌握各种检测方法的特点、适用范围等实验技能，还要全面了解患者情况。尤其是既往输血史、不规则抗体检测史、病史、妊娠史、用药史等。综合各方面信息，结合本次检测结果才能得出较为准确的结论。例如，患者输血史显示曾检出过不规则抗体，但本次试验却未检出。

为确保输血安全，即使此次不规则抗体检测结果为阴性，也应结合输血史、检测史为患者提供相应抗原阴性的红细胞成分，避免回忆反应的发生。

（二）有自身抗体时不规则抗体特异性鉴定

1. 自身抗体特点　自身抗体是指在某些病理情况下，机体免疫系统产生的针对自身抗原的抗体。自身抗体可攻击机体自身细胞、组织、器官等，引起自身免疫，对机体造成损伤。例如，自身抗体与红细胞抗原结合后可导致红细胞破坏，引起 AIHA。自身抗体具有两个显著特点：广谱反应性及温度特异性。

（1）广谱反应性：广谱反应性是指自身抗体不仅可与自身红细胞发生反应，而且几乎能与所有同种红细胞发生反应，与存在高频抗体或多种不规则抗体的反应格局相似。自身抗体与红细胞的广谱反应性会影响不规则抗体检测，误判为凝集反应由自身抗体引起而掩盖不规则抗体的存在。因此在进行不规则抗体检测时，应通过设置 DAT 与自身对照来判断被检样本中是否存在自身抗体。

若 DAT 与自身对照呈阴性反应，而红细胞试剂却呈阳性反应，提示样本无自身抗体，但存在不规则抗体；若 DAT 与自身对照呈阳性反应，而红细胞试剂呈阴性反应，提示样本红细胞与某些抗体结合，如药物抗体；若 DAT、自身对照、红细胞试剂均呈阳性反应，则提示样本中存在自身抗体，或同时伴有不规则抗体（表 4-12）。需要注意的是，发生溶血性输血反应的样本同样会表现出 DAT、自身对照、红细胞试剂均呈阳性反应的血清学特征。

表 4-12　DAT 与自身对照在不规则抗体检测中的意义

DAT	自身红细胞	红细胞试剂	意　义
−	−	+	存在不规则抗体
+	+	−	药物抗体
+	+	+	存在自身抗体，或自身抗体与不规则抗体同时存在，或发生溶血性输血反应

DAT：直接抗球蛋白试验

（2）温度特异性：自身抗体与红细胞结合的温度特异性是指不同自身抗体与红细胞抗原结合受温度影响较大，一些自身抗体表现出嗜温性，而另一些则表现出嗜冷性，通常将前者称为温自身抗体，后者称为冷自身抗体。

温自身抗体一般在 37℃时反应性最强，多为 IgG 型抗体，少数为宽温度反应性 IgM 型抗体。冷自身抗体通常在 20℃以下具有较强的反应性，最适反应温度为 0~4℃，主要为 IgM 型抗体，也可由 IgG 型抗体引起（如引起阵发性冷性血红蛋白尿症的双相型 IgG 抗体）。

自身抗体与红细胞结合的温度特异性会对不规则抗体检测造成影响，尤其是在室温下进行不规则抗体检测时，冷自身抗体对试验结果影响较大。

2. 自身抗体与不规则抗体的存在形式　自身抗体在血液中有两种存在方式：第一种是以致敏红细胞的方式存在于红细胞表面，而血浆中无游离自身抗体。第二种是红细胞表面与血浆中同时存在自身抗体(表 4-13)。

表 4-13 自身抗体与不规则抗体在血液中的存在形式

自身抗体		不规则抗体
红细胞	血浆	血浆
致敏红细胞	有	有
		无
	无	有
		无

以第一种方式存在的自身抗体不影响不规则抗体的检测,可直接使用待检血浆进行检测。以第二种方式存在的自身抗体则对不规则抗体检测影响较大,需先对标本血浆进行处理,去除其中的自身抗体,然后再进行检测。

由此可见,对含有自身抗体的样本进行不规则抗体检测时,首先需确定样本血浆是否存在游离自身抗体。鉴别方法是使用放散后自身红细胞进行 IAT 检测,若呈阳性结果则表明血浆中含有游离自身抗体。为避免自身抗体对不规则抗体检测的干扰,需去除血浆中自身抗体后再行不规则抗体检测。

3. 自身抗体的去除 待检血浆中存在游离自身抗体时,需使用吸收放散法进行去除。

(1)吸收 / 放散试验基本原理:根据抗原抗体结合具有可逆性的特点,通过改变温度、pH 等试验条件,使抗体与红细胞结合,或使结合于红细胞上的抗体解脱下来的试验方法即为吸收放散试验。通常将促进抗原与抗体结合的试验称为吸收试验,而将致敏红细胞上的抗体解脱下来的试验称为放散试验。

1)反应温度:吸收试验反应温度应设定为抗原与抗体的最适反应温度,冷自身抗体与温自身抗体吸收试验反应温度应分别设置为 4℃与 37℃。

放散试验反应温度的设定需考虑两方面因素:抗原抗体复合物可充分解离,同时需避免因温度升高而引起严重溶血。放散试验反应温度范围通常为 50~56℃。

2)灵敏度:吸收与放散是血清学中灵敏度较高的试验方法,但反复吸收、放散会对被检血浆造成不同程度的稀释,有可能导致抗体漏检。

为避免漏检,可使用酶处理红细胞进行吸收,以提高吸收效率并减少吸收次数。但酶可破坏某些红细胞抗原,不宜用于具有相应特异性不规则抗体的吸收处理。例如,菠萝酶可破坏 S 抗原,若怀疑样本中存在抗-S,则不宜使用菠萝酶处理的红细胞作为吸收红细胞。

3)试验方法选择:吸收放散试验方法众多,每种方法都是针对某一具体问题而设计的,均有其自身优点、不足与适用范围。应根据试验目的,选择适合的试验方法,或联合使用多种不同方法。

临床常用的热放散法适用于 IgM 型抗体的去除,且放散后对红细胞血型抗原无显著影响,若用于 IgG 型自身抗体的去除,放散效率并不理想。二磷酸氯喹法用于自身抗体的去除时,放散效率比热放散法高,但会减弱 Rh 血型系统抗原的表达。ZZAP 法可显著提高自身抗体吸收效率与放散效率,均高于二磷酸氯喹法及热放散法,但 ZZAP 处理红细胞后,会破坏 M、N、Fy^a、Fy^b、S、s、LW、Gerbich、Cartwright、Domgbrock、Knops 等血型抗原，ZZAP 处理后红细胞不适于检测具有以上抗原特异性的不规则抗体。

目前尚无一种完美的可用于任何情况下的吸收与放散的试验方法，应根据检测目的，选用适当的试验方法。例如，若试验目的是为验证红细胞是否携有弱 A 或弱 B 抗原，可选用 4℃吸收与热放散的试验方案。若试验目的是为检测 DAT 阳性红细胞的血型，则应选用不损伤红细胞抗原的放散方法，如热放散法或二磷酸氯喹法。若试验目的是为检测与红细胞结合的不规则抗体特异性，则可选用放散效率高的试验方法而不必考虑红细胞抗原是否会被破坏，如选用酸放散法、二磷酸氯喹放散法、有机溶剂放散法等。

另外，灵活使用吸收与放散试验，可达到从混合抗体中分离或去除某种特定抗体、抗体浓缩等试验目的。分离混合抗体时，吸收红细胞的选择极其重要。分离混合抗体的前提是至少已知（或可疑）一种不规则抗体的特异性，使用相应抗原阳性的红细胞进行吸收。

（2）温自身抗体的去除

1）吸收红细胞的选择：去除样本中温自身抗体时，可根据样本情况选用自身红细胞或异体红细胞作为吸收红细胞。

在条件允许的情况下（样本红细胞量充足），应首选自身红细胞作为吸收红细胞。自身红细胞不仅可吸收去除自身抗体，而且样本中的不规则抗体可完全保留下来，不影响不规则抗体检测结果的准确性。但自身红细胞均为致敏红细胞，进行吸收试验前，需对自身红细胞进行放散处理，放散方法应选择对红细胞抗原无损伤或损伤程度较小的试验方法，如热放散、二磷酸氯喹放散法等，以便有足够的红细胞进行后续的交叉配血等试验。

自身抗体可引起溶血，往往会出现因样本红细胞数量不足而无法使用自身红细胞进行吸收试验的情况。此时，使用异体红细胞对样本中自身抗体进行吸收成为唯一的选择。但异体红细胞在去除自身抗体的同时，易将不规则抗体一并去除，导致漏检。在选择异体红细胞作为吸收红细胞时，必须慎重选择异体红细胞血型，尽可能避免去除样本中不规则抗体。

2）吸收红细胞的预处理：为提高吸收红细胞对自身抗体的吸收与释放效率，可使用蛋白水解酶、高浓度还原剂对红细胞进行预处理，常用试剂包括 1% 木瓜酶、1% 菠萝酶、0.2M DDT、6%AET，或 ZZAP 试剂（蛋白水解酶与 DTT 的混合液）。

蛋白水解酶与还原剂可破坏红细胞表面蛋白类抗原，具有增强红细胞吸收自身抗体及解离致敏红细胞抗体的作用。使用预处理红细胞进行吸收试验的优点是可减少吸收次数，避免样本过度稀释而导致漏检。缺点是某些红细胞抗原被破坏，预处理红细胞不宜用于不规则抗体的检测。例如，DTT 可破坏 Kell、LW、Cartwright 等血型系统抗原，怀疑样本中存在相应抗体时，不可使用预处理红细胞对其特异性进行检测。

3）吸收温度：温自身抗体最适反应温度为 37℃，去除温自身抗体的吸收试验反应温度应设置为 37℃。

4）吸收红细胞与血浆比例：吸收自身抗体时，反应体系中吸收红细胞与血浆的比例是影响试验结果的关键参数。红细胞与血浆的最佳比例取决于自身抗体的强度与浓度，一般情况下，两者体积比为 2∶1（2 体积压积红细胞∶1 体积血浆）。若样本中自身抗体效价较高，1 次吸收无法完全去除时，可进行多次吸收，但吸收次数一般不可超过 4 次，否则易因样本稀释而导致不规则抗体漏检。

5）吸收效果验证：样本经吸收红细胞处理后，是否可用于不规则抗体检测，需对样本吸收效果进行验证。验证标准为吸收后红细胞 DAT（-），表明样本中自身抗体已被去除，可使用吸收后血浆进行不规则抗体检测。

⑶冷自身抗体的去除：实验室检测时，有临床意义的抗体通常表现为 37℃反应性及 IAT 阳性。由于冷自身抗体在 37℃时无反应性，普遍认为临床意义不显著。但判断一种抗体是否具有临床意义，不能仅从实验室角度出发，最主要的是该抗体在生理条件下是否会对机体造成损伤，并表现出相应的临床症状。例如，抗-P 为冷自身抗体，37℃条件下无反应性，但患者受寒后，会引起明显的阵发性冷性血红蛋白尿的临床症状，具有显著的临床意义。在临床输血过程中，体内存在冷自身抗体的患者输血时血液应预温至 37℃，同时应注意患者保暖。

冷自身抗体会对室温下进行的血型鉴定、不规则抗体检测、交叉配血等试验结果产生干扰，需对样本中冷自身抗体进行去除处理。冷自身抗体去除常用方法有两种：吸收法与还原剂灭活法。

吸收法与温自身抗体的吸收去除试验方法及注意事项基本相同，不同之处在于吸收温度，由于冷自身抗体具有嗜低温性，所以吸收温度应设置为 4℃。

还原剂灭活法是根据冷自身抗体多为 IgM 型抗体的特性，利用还原剂具有破坏蛋白质二硫键的作用，破坏 IgM 抗体由 J 链通过二硫键形成的多聚体环状结构，使 IgM 抗体失去生物活性。

常用还原剂有 DTT 及 2-ME，两者均含有巯基官能团（—SH），具有还原蛋白质二硫键（R—SS—R）的作用。但 DTT 分子含有 2 个巯基官能团，而 2-ME 仅有 1 个（图 4-31A、C），DTT 对蛋白分子二硫键的还原作用更强。此外，DTT 所需浓度较低，DTT 的使用优于 2-ME。

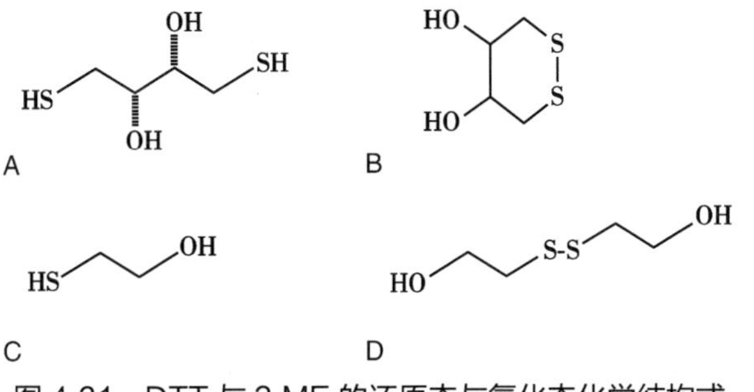

图 4-31　DTT 与 2-ME 的还原态与氧化态化学结构式

A. 还原态 DTT；B. 氧化态 DTT；C. 还原态 2-ME；D. 氧化态 2-ME

还原剂易发生氧化，形成环状结构而失去原有的还原功能（图 4-31B、D）。还原剂应用液应冰冻保存（-20℃），以保持其还原能力。研究发现，DTT 在 -20℃条件下保存数月后，还原能力未发生变化，而在 4℃条件下保存不到一周，其还原能力即大大降低。同类研究显示，配制 DTT 的溶剂对其保存期影响较大，使用生理盐水配制的 0.01M DTT 在 4℃或 -20℃条件下可稳定保存 6 个月，而使用 PBS 配制的应用液在 4℃中冷藏 14d，还原能力完全丧失。

需要注意的是，处理血浆中 IgM 型抗体及预处理吸收红细胞时均使用到 DTT 试剂，但试剂浓度差异较大。低浓度 DTT(0.01M)适合破坏分布于血浆或红细胞的 IgM 型抗体，而高浓度 DTT(0.2M)适用于红细胞表面蛋白质类抗原的处理。高浓度 DTT(≥0.02M)处理血浆，或低浓度 DTT 处理血浆时间过长，易引起血浆蛋白变性，使血浆呈胶冻状。另外，使用还原剂处理血浆时，血浆与还原剂体积比为 1∶1，易因样本稀释而导致弱抗体漏检。进行不规则抗体检测时，还原剂处理后血浆与红细胞应按 4∶1 体积比进行加样。

(三) 不规则抗体临床意义的预判

根据显著性的不同，不规则抗体的临床意义可分为三类：临床意义显著、临床意义不显著、临床意义取决于患者免疫状态(表 4-14)。

表 4-14　不规则抗体特异性的临床意义差异

显著	不显著	有时显著
ABO	Bg	Cartwright(尤其是 Yt[a])
Rh	Le[b*]	Gerbich
Kell	Ch/Rg	Dombrock
Kidd	Knops	Lutheran(尤其是 Lu[b])
Duffy	JMH	Lan
S,s,U	Cs[a]	LW
Vel	Sd[a]	
	Xg[g]	

注：根据 37℃时不规则抗体与相应抗原反应性及临床症状进行分类。*：白色人种不显著，东南亚人显著

通常情况下，为保障临床输血安全，产生不规则抗体的患者应输注相应抗原阴性的红细胞。但在某些情况下，如稀有血型患者无法及时获得同型血液时，为挽救患者生命输注相应抗原阳性的血液可能是唯一的选择。在这种情况下，需对不规则抗体的临床意义(即输血风险)进行评估。

细胞功能学检测是评估不规则抗体临床意义的实用工具，通过体外试验观察免疫细胞对致敏红细胞的吞噬情况，可对不规则抗体可能引起免疫反应的强弱程度做出预判，决定患者是否可接受非相容性输血。细胞功能学检测方法众多，用于输血安全性评估的试验方法主要有单核细胞单层试验(monocyte monolayer assay，MMA)、ADCC、CD4/CD8 T 细胞活化检测等。

MMA 是临床常用试验方法，通过观察单核细胞吞噬致敏红细胞的情况，可较为准确地预测非相容性输血后红细胞在患者体内的存活状态，引起溶血性输血反应的可能性，为非相容性输血提供决策依据。多数 MMA 试验 Cut-off 值为吞噬 / 黏附率<5%，低于 Cut-off 值，则非相容性输血不会引起显著的溶血性输血反应。不同血型抗体因其性质差异明显，Cut-off 值的设定也不相同，需根据实际情况决定(表 4-15)。

表 4-15　MMA 检测结果与非相容性输血

抗体	IAT	MMA(%)	非相容性输血后果
抗-Di[b]	2+	5.5	输注 Di(b+)红细胞 3U,无临床反应,但 6d 后 Hb 下降,胆红素升高
抗-Yt[a]	1+~2+	10.8	至少输注了 15U 不相合红细胞,无临床反应,胆红素、乳酸脱氢酶与输血前相比无明显改变
抗-Lu8	1+~2+	12~65	输注 3U 不相合红细胞,发生急性溶血性输血反应

第四节　单克隆抗体药物对输血前检查的干扰

1975 年,Köhler 和 Milstein 首次提出采用杂交瘤技术制备单克隆抗体,并因此获得 1984 年诺贝尔奖。此后,单克隆抗体作为靶向药物逐渐走上临床,用于恶性及难治性疾病的治疗。1997 年,利妥昔单抗(Rituximab)成为首个获得 FDA 批准用于治疗肿瘤的单克隆抗体药物。近年来,单克隆抗体药物的研发呈井喷式发展。调查显示,目前正在研发的治疗性药物超过 1/4 为单克隆抗体药物。

单克隆抗体药物与化学药物均可对输血前检查造成干扰,但由于单克隆抗体药物的特殊性,会对血型、不规则抗体及交叉配血等检测结果造成不易排除的干扰,易误判为自身抗体或高频抗体,掩盖不规则抗体的存在,增加输血风险。而且单克隆抗体药物对输血前检查的干扰模式与临床常见的不规则抗体、自身抗体等不同,实验室在不了解患者用药的情况下,采用常规检测策略不仅要花费大量时间来完成多项试验检测,且难以达到预期效果,最重要的是难以为患者及时提供相合血液,延误患者的及时救治。

临床应及时与输血科沟通,通知患者治疗计划,尤其是用药起始时间,并在用药前采集患者血样,进行输血前检查,以便了解患者血型、不规则抗体等基本信息。而且实验室工作人员需掌握单克隆抗体药物对输血前检查的干扰模式,有针对性地选择适当的试验方法处理含有单克隆抗体药物的待检样本,及时为患者提供相合的血液成分。

根据干扰模式的不同,可将单克隆抗体药物对输血前检查的干扰分为两类:特异性干扰及非特异性干扰。特异性干扰是指单克隆抗体药物与红细胞抗原发生特异性结合而造成的干扰,非特异性干扰是指单克隆抗体药物诱发自身抗体而造成的干扰。

一、特异性干扰

红细胞可表达 CD38、CD47 抗原,抗-CD38 与抗-CD47 单克隆抗体药物可与相应抗原结合,并对输血前检查造成干扰。干扰模式与红细胞抗原表达数量及单克隆抗体性质(如抗体亚型、特异性、亲和力、盐水反应性等)密切相关,其血清学特征为广谱反应性,即与患者红细胞、红细胞试剂、供者红细胞呈凝集强度均一的阳性反应结果。排除干扰的方法因红细胞抗原表达数量及单克隆抗体性质的不同而存在差异。

(一) 抗-CD38 单克隆抗体药物

1. CD38　CD38 也称环腺苷二磷酸核糖水解酶,分子量约为 45kDa,是Ⅱ型跨膜糖蛋白,具有细胞黏附、信号传导及催化环腺苷二磷酸核糖合成与降解的作用。

CD38 分布广泛,主要分布于淋巴细胞,红细胞可表达少量 CD38,而浆细胞却高度表达。骨髓瘤是以浆细胞恶性增生为特征的恶性肿瘤,CD38 成为单克隆抗体药物治疗的理想靶点。

2. 抗-CD38　抗-CD38 是一类以 CD38 为作用靶点的单克隆抗体药物,主要包括 Daratumumab(缩写为 DARA,中文名:达雷妥尤单抗、达雷木单抗等)、Isatuximab(中文名:伊沙妥昔单抗、赛诺菲等)、Engineered toxin bodies(缩写为 ETBs,工程化毒素体)、HexaBody-CD38、TJ202/MOR202 等。2015 年,DARA 获得 FDA 批准用于浆细胞性骨髓瘤的治疗。

抗-CD38 与浆细胞 CD38 抗原结合后,可通过细胞内凋亡抑制恶性浆细胞增殖,通过补体依赖的细胞毒性(complement dependent cytotoxicity,CDC)、ADCC、免疫吞噬等机制破坏恶性浆细胞,从而达到治疗目的。

3. 抗-CD38 与红细胞　抗-CD38 单克隆抗体药物对输血前检查产生的干扰具有相似性,本文以 DARA 为例描述以 CD38 为治疗靶点的单克隆抗体药物对输血前检查产生的干扰。

DARA 是人源化 IgG1-κ(抗体轻链为 κ 链)单克隆抗体,红细胞可少量表达 CD38,DARA 与红细胞 CD38 抗原结合后,对患者 Hb 水平、DAT 及输血前检查产生一系列影响(图 4-32)。

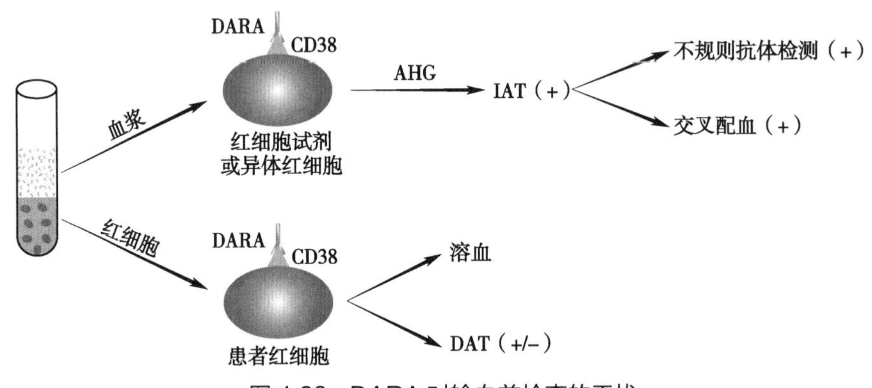

图 4-32　DARA 对输血前检查的干扰

AHG:抗球蛋白试剂;IAT:间接抗球蛋白试验;DAT:直接抗球蛋白试验,试验结果与用药时间密切相关

(1)贫血:DARA 与红细胞 CD38 结合使患者红细胞致敏,随血液流经脾脏时被巨噬细胞清除,引起血管外溶血。由此引起的贫血通常较轻,Hb 下降幅度一般不超过 10g/L。由 DARA 单一因素引起的严重贫血少见,若无其他原因,通常不需输血治疗。

DARA 的清除与给药剂量及给药频率有关,随着给药剂量及频率的增加,半衰期延长,清除率降低。停药后,平均检出 DARA 的时间约为 6 个月,但也有报道显示停药后 9 个月内仍可检出 DARA。

(2)输血前检查:DARA 对输血前检查的干扰主要与红细胞 CD38 表达数量、抗体性质、试验方法等因素有关(表 4-16)。

表 4-16 DARA 对输血前检查的干扰

	用药前	用药后	干扰情况
ABO/RhD 分型	正常	正常	无
抗体检测(IAT)	–	+*	有
自身对照(IAT)	–	–/+	可能有△
放散液	–	–/+*	可能有△
DAT	–	–/+	可能有△
交叉配血	主侧:–	主侧:+	有
	次侧:–	次侧:–/+	可能有△

注:*:与红细胞试剂均呈阳性反应;△:与用药时间有关

1)血型:DARA 不影响盐水法血型检测结果,但使用 IAT 法进行血型检测时,可造成假阳性干扰。

红细胞仅表达少量 CD38,DARA 与红细胞 CD38 结合后,对其他抗原不会形成遮蔽效应。使用 IgM 型定型抗体对红细胞抗原进行检测,不会影响红细胞抗原型的检测结果。但使用 IgG 型定型抗体,采用 IAT 法检测红细胞抗原时,由于红细胞已被人源化 DARA 致敏,加入 AHG 试剂后,试验结果均呈阳性反应,对红细胞抗原检测造成假阳性干扰。

DARA 是 IgG1 型抗体,无盐水反应性。在盐水介质中,对血浆抗体型进行检测时,不会对试验结果造成干扰,不影响 ABO 血型反定型检测结果。

2)DAT:患者接受 DARA 治疗后,DAT 检测结果与用药时间有关。用药初期 DAT 呈阳性反应,通常在 1 周后转为阴性结果。

DARA 具有诱导红细胞 CD38 表达减弱的作用。流式细胞术检测结果显示,患者注射 DARA 后,红细胞结合 DARA 的数量明显增加,用药 6h 后开始减弱,1 周后微柱凝胶法无法检出红细胞 CD38 抗原。停药 6 个月后,患者红细胞 CD38 表达量可恢复至用药前水平。

用药后 CD38 表达减弱效应不仅体现在 DAT 检测中,还体现在放散液检测及次侧配血试验中。用药初期,DAT 呈阳性结果,放散液检测及次侧配血结果均呈阳性反应,随着 DARA 对红细胞 CD38 抑制作用逐渐显现,DAT、放散液及次侧配血检测也随之转变为阴性结果(表 4-10)。

3)不规则抗体检测:DARA 可与红细胞 CD38 结合,由于 DARA 为人源化 IgG 型抗体,采用以抗球蛋白为基础的试验方法对样本进行检测时,均呈阳性反应结果,表现出广谱反应性,易误判为自身抗体或高频抗体。其血清学特征为:

①使用 IAT 法检测不规则抗体时,所有试剂红细胞均呈阳性反应结果。

②凝集强度多为弱凝集,强凝集少见(与红细胞仅少量表达 CD38 有关)。凝集强度与试验方法有关,试管法凝集强度(1+~2+)弱于微柱凝胶法(2+~3+),通常两者相差 1 个梯度。

③自身对照可呈阳性反应结果,也可呈阴性反应结果(与用药时间有关)。多数情况下

呈阴性反应结果。

④盐水即刻离心法不受 DARA 干扰。

4）交叉配血：使用 IAT 法进行交叉配血，患者血浆中 DARA 与供者红细胞 CD38 结合，导致主侧配血呈凝集反应，凝集强度常为弱凝集。次侧配血结果与 DARA 对患者红细胞 CD38 抗原抑制效应有关，用药初期可呈阳性反应，1 周后常为阴性反应。

4. 抗-CD38 干扰因素的排除　使用 IAT 法进行输血前检测时，样本中抗-CD38 单克隆抗体药物可引起红细胞发生凝集反应，对试验结果造成干扰。例如，进行不规则抗体检测时，抗-CD38 引起的凝集反应可掩盖不规则抗体的存在。进行交叉配血时，可引起配血不合。输血前检测时，应采取适当方法排除样本中抗-CD38 单克隆抗体药物对检测结果造成的干扰。

吸收法是去除血浆中干扰因素的常用方法，但该法对抗-CD38 单克隆抗体药物的去除无效。研究显示，使用酶处理红细胞、ZZAP 处理红细胞或未经处理的红细胞经多轮吸收后仍无法去除血浆中抗-CD38。原因在于，血浆中抗-CD38 血药浓度较高，而红细胞仅表达少量 CD38 抗原，所以吸收效果并不理想。

实践证明，根据处理对象不同，有效克服抗-CD38 单克隆抗体药物对输血前检查干扰的方法主要有两种：红细胞抗原变性法及抗体中和法（图 4-33）。

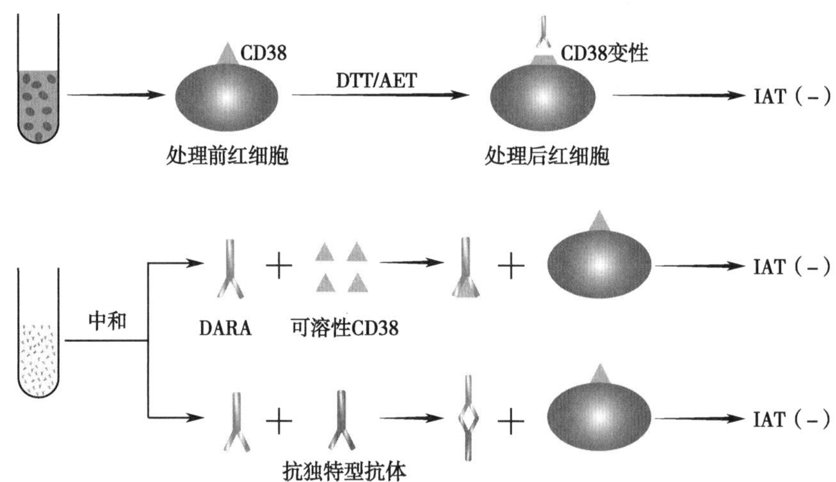

图 4-33　排除抗-CD38 单克隆抗体药物干扰的试验方法原理示意图

（1）红细胞抗原变性法：还原剂 DTT 可破坏蛋白质中二硫键，CD38 抗原经 DTT 处理后，原有的立体构象发生改变，失去与抗体结合的能力，从而达到克服抗-CD38 单克隆抗体药物干扰的目的（图 4-33）。

根据检测目的的不同，可对相应红细胞进行抗原变性处理。例如，检测不规则抗体时，可对不规则抗体筛查红细胞或谱红细胞试剂进行处理。交叉配血时，可对供者红细胞进行处理。

DTT 处理红细胞的方法具有一定的局限性，高浓度 DTT（0.2M）在破坏 CD38 抗原的同时还可破坏 Kell、Dombrock、Indian、JMH、Scianna、Knops、Cromer、Landsteiner-Weiner、Lutheran、Raph 等血型系统抗原，以及 AnWj（901009）高频抗原，导致相应不规则抗体漏检。

其中抗-K漏检可引起急性溶血性输血反应。利用此特点，在DTT处理红细胞抗原的试验过程中，常将K抗原作为判断DTT处理效果的指示抗原，处理后红细胞K抗原由阳性转为阴性提示DTT处理红细胞有效，处理后红细胞可用于后续检测。

Kell血型系统抗原，尤其是K抗原，在白色人种中临床意义显著。为避免高浓度DTT对Kell血型系统抗原的破坏，可将DTT浓度从0.2M降至0.01~0.04M，不仅可使CD38变性，而且还能使Kell血型系统抗原不完全破坏，处理后红细胞仍具有检出抗-K的能力。中国汉族人群中K抗原罕见，但不能忽视抗-K存在的可能。

Bub等的研究发现，红细胞经高浓度DTT处理后，可在阿氏液（Alsever solution。红细胞保存液，主要成分为柠檬酸、柠檬酸钠、葡萄糖、氯化钠等，pH为5.9~6.3）中稳定保存15d。

(2)抗体中和法：在血浆中过量添加可溶性CD38或抗-CD38独特型抗体，可中和抗-CD38单克隆抗体药物。但试剂昂贵，难以普及，且过量添加可引起样本稀释，易导致不规则抗体漏检，目前尚不具备实用价值（图4-33）。

5. 接受抗-CD38药物治疗患者的临床输血

(1)输血前检查：实验室在不知情的情况下，进行不规则抗体检测、交叉配血试验，出现全凝集试验结果时，应主动了解患者的临床诊断及用药情况。怀疑异常结果由抗-CD38单克隆抗体药物引起时，可按以下方法进行检测：

1)不规则抗体检测：DTT处理不规则抗体筛查红细胞或谱红细胞试剂，使用处理后红细胞试剂进行不规则抗体筛查或特异性鉴定。

2)交叉配血：DTT处理供者及患者红细胞，使用处理后红细胞采用IAT法进行交叉配血。若样本不规则抗体筛查呈阴性结果，可用盐水即刻离心法进行交叉配血。

3)血型基因分型：某些市售血型定型试剂仅有IgG型抗体，需使用IAT法进行检测，患者应在用药前完成相关血型抗原的检测。若用药前未检测，宜使用基因分型法对抗原进行检测。

(2)血液提供：通常情况下，应根据实验室检测结果，并结合既往不规则抗体检测史，为患者提供相应抗原阴性的红细胞成分。

紧急情况时，可按《临床输血技术规范》为患者提供ABO血型相合血液即可，而不必进行交叉配血。

文献报道，使用DTT处理红细胞进行不规则抗体检测，可导致抗-E、抗-K漏检。抗-K在中国汉族人群中罕见，抗-E漏检应给予重视。对于RhE(-)患者，宜提供RhE(-)红细胞成分。

(二) 抗-CD47单克隆抗体药物

1. CD47　CD47也称整合素相关蛋白（integrin-associated protein，IAP），是多次跨膜糖蛋白，分子量为50kDa。CD47分布广泛，几乎所有组织细胞均有表达，红细胞表达丰富的CD47。CD47具有免疫防御功能，与巨噬细胞信号调节蛋白α（signal-regulatory protein alpha，SIRPa）结合，可起到抑制免疫吞噬的作用。

2. 抗-CD47　肿瘤细胞可过度表达CD47，是形成肿瘤免疫逃逸的重要原因。抗-CD47是一类以CD47为作用靶点的单克隆抗体药物，可靶向结合肿瘤细胞CD47，表现出抗原沉默效应，消除免疫吞噬抑制作用，提高巨噬细胞吞噬肿瘤细胞的能力。但其他正常细胞同样表达CD47，治疗肿瘤疾病时所需药物浓度较高。

根据药物性质不同，抗-CD47可分为单克隆抗体药物及重组融合蛋白药物。前者主要有Hu5F9-G4、CC-90002、SRF231、IBI188等，后者主要有ALX148、TTI621、TTI622等。本文重点介绍使用较多的 Hu5F9-G4、ALX148 对输血前检查的干扰。

Hu5F9-G4 是人源化 IgG4 型抗-CD47 单克隆抗体（humanized anti-CD47 MoAb of the IgG4 isotype，Hu5F9-G4），ALX148 是重组融合蛋白，由抗-CD47 D1 结构域及不活跃的人源 IgG1 Fc 结构域连接而成。Hu5F9-G4 通过 IgG4 Fab 与 CD47 结合，ALX148 则是通过 D1 结构域与 CD47 结合，两者均可阻断 CD47-SIRPα 信号通路，用于晚期实体瘤、淋巴瘤、白血病等恶性疾病的治疗。

3. 抗-CD47 与红细胞　CD47 是红细胞 Rh 膜蛋白巨复合物组成成分（图 3-53），红细胞携有丰富的 CD47 蛋白，但 D-- 及 Rh_{null} 型红细胞 CD47 表达水平有所降低。CD47 与红细胞凋亡有关，衰老红细胞 CD47 表达量减少，随血液循环流经脾脏时，巨噬细胞对其进行吞噬，清除循环血液中衰老红细胞。

抗-CD47 药物可与红细胞 CD47 结合，并对输血前检查造成干扰。但抗-CD47 是用于临床不久的一种新药，对输血前检查的影响尚无明确结论，需进一步深入研究。本文列举的各种结论均来自临床相关研究报道。

（1）贫血：理论上，抗-CD47 药物可引起红细胞致敏，并被巨噬系统清除，从而引起贫血。但临床观察发现，多数接受抗-CD47 药物治疗的患者无明显的贫血症状，少数患者会表现出贫血症状，与用药前相比，Hb 水平下降幅度可达 30g/L。

（2）输血前检查：根据抗-CD47 药物类别、IgG 亚型及其与红细胞结合能力的不同，在输血前检查中干扰模式有所差异，主要与抗体盐水反应性、试验方法等因素有关（表 4-17）。

表 4-17　抗-CD47 药物对输血前检查的干扰

		Hu5F9-G4	ALX148
药物	类型	单克隆抗体	重组融合蛋白
	IgG 亚型	IgG4	基因工程 IgG1
输血前检查	ABO 血型	干扰*	无干扰
	RhD	干扰**	干扰 IAT 法
	抗体检测	干扰盐水法及 IAT 法	干扰 IAT 法
	自身对照	多数为阳性	强阳性
	放散液	多数为阳性	阳性
	DAT	多数为阳性	强阳性
	交叉配血	主侧：阳性	主侧：阳性
		次侧：弱阳性或阴性	次侧：强阳性

注：*：干扰反定型结果，偶见干扰正定型结果；**：偶见干扰 RhD 检测

1）血型：抗-CD47 单克隆抗体药物对血型检测是否产生干扰，取决于两个因素：红细胞致敏效应对抗原检测的干扰及抗体药物的盐水反应性。

红细胞致敏效应是指红细胞表达丰富的抗原与高效价 IgG 型抗体结合后，在空间位阻作用下，阻断 IgM 型抗体在盐水介质中与相应抗原的结合，表现出假阴性结果。例如，高效价 IgG 型抗-D 可引起红细胞致敏效应，在盐水介质中使用 IgM 型抗-D 检测 RhD 抗原而呈

假阴性结果。

红细胞表达丰富的CD47,抗-CD47药物可引起红细胞致敏效应而干扰红细胞抗原检测,但较少见。例如,多数文献认为Hu5F9-G4不影响ABO正定型及RhD抗原检测结果,但也有文献报道观察到干扰现象,可能与患者红细胞CD47表达强度及给药剂量有关。Hu5F9-G4单克隆抗体具有盐水反应性,在盐水介质中可与反定型红细胞试剂发生凝集反应,干扰ABO血型反定型结果。

ALX148与Hu5F9-G4抗体性质不同,ALX148是重组融合蛋白,虽可与红细胞CD47结合,但不会引起红细胞致敏效应,且ALX148无盐水反应性。使用IgM型定型抗体对红细胞血型抗原进行检测时,对试验结果无影响。

使用IgG型定型抗体,采用IAT法检测红细胞血型抗原时,Hu5F9-G4与ALX148均可引起假阳性结果。原因在于,血浆中抗-CD47药物可使红细胞致敏,Hu5F9-G4为人源化IgG4型抗体,ALX148含有人源IgG1 Fc段,均可与抗球蛋白反应,导致假阳性结果。

2)DAT:Hu5F9-G4可引起95%以上的样本DAT呈阳性反应,相应地自身对照、放散液也表现出绝大多数样本呈阳性反应结果。

ALX148可引起所有样本DAT均呈强阳性反应,自身对照与放散液也呈强阳性反应。

3)不规则抗体检测:红细胞表达丰富的CD47抗原,被抗-CD47药物致敏后,对IAT法造成显著干扰。其血清学特征为:

①使用IAT法检测不规则抗体时,所有红细胞试剂均呈阳性反应结果。

②凝集强度多为强凝集。凝集强度与试验方法有关,试管法凝集强度(2+)弱于微柱凝胶法(3+~4+)。

③ Hu5F9-G4可引起绝大多数样本自身对照、放散液呈阳性反应结果。而ALX148可引起所有样本自身对照、放散液呈强阳性反应。

4)交叉配血:使用IAT法进行交叉配血,患者血浆中抗-CD47药物与供者红细胞CD47结合,导致主侧均呈凝集反应,凝集强度常为强凝集。接受Hu5F9-G4治疗的患者,次侧配血绝大多数呈凝集反应,而接受ALX148治疗的患者,次侧配血均呈强凝集反应。

4. 抗-CD47干扰因素的排除　抗-CD47药物引起的凝集反应可掩盖不规则抗体的存在。血清学研究结果显示,使用还原剂或蛋白水解酶处理红细胞并不能破坏CD47蛋白。使用处理后红细胞检测样本中不规则抗体时,仍受抗-CD47药物的干扰,呈广谱反应性。能够排除血浆中抗-CD47药物干扰的血清学方法主要有吸收法、抗体中和法及选用不与IgG4型抗体反应的AHG法(表4-18)。

表4-18　抗-CD47药物干扰的排除

处置方法	Hu5F9-G4	ALX148
DTT或酶处理	无效	无效
吸收法	有效	多数有效
不识别IgG4 γ4重链的AHG	有效	无效
可溶性CD47	有效	有效
SIRPα高亲和力单体	有效	有效

（1）吸收法：红细胞可大量表达 CD47，使用红细胞对样本血浆进行吸收，可有效去除抗-CD47 药物对不规则抗体检测的干扰，吸收方法与去除温自身抗体的方法相同。

（2）AHG 选择：Hu5F9-G4 是人源化 IgG4 型单克隆抗体，AHG 具有识别 IgG 抗体重链结构的能力，选用对 γ4 重链无反应性的 AHG 进行 IAT 检测，可有效避免 Hu5F9-G4 对不规则抗体检测及交叉配血的干扰。

实验室在选择 AHG 试剂时，应了解其特异性，并选用适合的 AHG 进行 IAT 检测。例如，Immucor 公司生产的 AHG 试剂与 IgG4 型抗体无反应性，可避免 Hu5F9-G4 引起的干扰。

ALX148 为融合蛋白，含有 IgG1 Fc 结构，而目前市售 AHG 试剂均可识别 IgG1 型抗体，试验结果均为强阳性，通过选择 AHG 的方法无法克服 ALX148 对 IAT 的干扰。

（3）抗体中和：在血浆中过量添加可溶性 CD47，或高亲合力 SIRPα 单体，可中和抗-CD47 药物。但试剂昂贵，且过量添加还会引起样本稀释，易导致不规则抗体漏检。

5. 接受抗-CD47 药物治疗患者的临床输血　输血前检查及供血的基本原则与接受抗-CD38 药物治疗基本相同。区别在于进行不规则抗体检测及交叉配血时，需先对自身红细胞进行放散处理（热放散或二磷酸氯喹放散），并对样本血浆进行吸收处理，使用处理后红细胞及血浆进行以上检测。若仍无法排除干扰，可采用基因分型法检测患者血型，并按血型相容的原则选择适合的红细胞成分。

紧急情况时，可按《临床输血技术规范》为患者提供 ABO 血型相合血液即可，而不必进行交叉配血。

二、非特异性干扰

目前发现，抗免疫检查点单克隆抗体药物可对输血前检查造成非特异性干扰。

（一）免疫检查点

免疫检查点是 T 淋巴细胞表达的具有调节免疫激活程度的蛋白质分子的统称，主要有细胞毒 T 淋巴细胞相关抗原 4（cytotoxic T-lymphocyte antigen 4，CTLA-4）、程序性细胞死亡蛋白 1（programmed cell death-1，PD-1）、程序性死亡配体 1/2（programmed death ligand 1/2，PD-L1/PD-L2）等。

（二）抗免疫检查点单克隆抗体药物

抗免疫检查点单克隆抗体药物可起到消除 T 淋巴细胞免疫调节与免疫抑制的作用，常用于晚期肿瘤及难治性肿瘤患者的治疗。

目前，抗-CTLA-4 单克隆抗体药物主要有伊匹单抗（Ipilimumab）、替西木单抗（Tremelimumab）。抗-PD-1 单克隆抗体药物主要有利妥昔单抗（Pidilizumab）、纳武利尤单抗（Nivolumab）、派姆单抗（Pembrolizumab），国产抗-PD-1 药物有特瑞普利单抗、信迪利单抗、卡瑞丽朱单抗、普雷利朱单抗。抗-PD-L1 单克隆抗体药物主要有度伐利尤单抗（Durvalumab）、阿特珠单抗（Atezolizumab）。

（三）抗免疫检查点单克隆抗体药物诱发自身抗体

抗-CTLA-4、抗-PD-1 及抗-PD-L1 单克隆抗体药物均为 T 淋巴细胞抑制分子，可通过不同机制达到提高患者免疫活性或过度免疫激活的作用，实现治疗肿瘤的预期目标。但同时会打破体内原有的免疫平衡状态，表现出一系列以自身耐受性降低为特征的免疫相关不良反应（immune-related adverse events，irAE）。

irAE 总体发生率低于化疗，且大部分可逆。与输血相关的 irAE 主要是免疫性血细胞减少症（如全血细胞减少症、免疫性血小板减少症、免疫性中性粒细胞减少症、再生障碍性贫血、纯红细胞再生障碍性贫血、AIHA 等），发生率约为 1%。其中，AIHA 对输血前检查产生干扰。

抑制 T 淋巴细胞免疫的单克隆抗体药物诱发的 AIHA 可表现为温自身抗体型、冷自身抗体型或混合型 AIHA。输血前检查血清学特征为：样本可出现自发凝集、DAT（+）、不规则抗体检测呈广谱反应性。例如，笔者在处理 1 例一个月前接受信迪利单抗治疗肺鳞癌患者血样时，送检样本呈自发性凝集，ABO 血型鉴定呈全凝集（微柱凝胶法呈强凝集，凝集强度为 3+~4+），IAT-Gel 法检测不规则抗体结果呈强凝集，且为双群（图 4-34）。

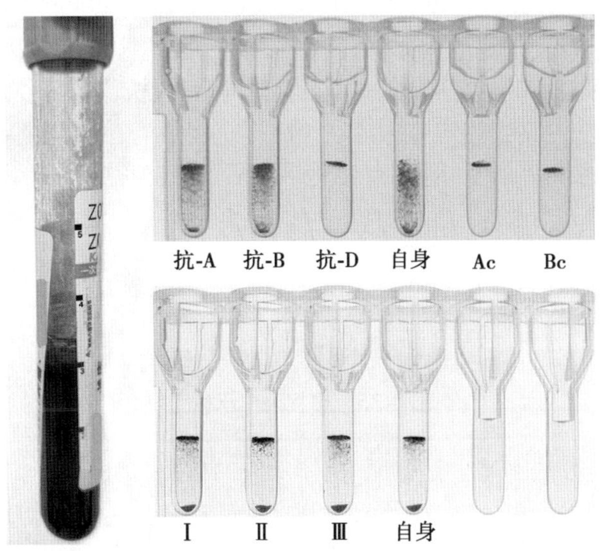

图 4-34　抗-PD-1 单克隆抗体药物对输血前检查的干扰

接受信迪利单克隆抗体治疗的患者血样呈自发凝集。ABO 血型检测自身对照为强凝集，O 型红细胞试剂为强凝集（试管法，图片未列出），正反定型均为强凝集。不规则抗体筛查 1~3 号细胞及自身对照均为双群

样本红细胞经热放散处理后可获得准确的抗原型鉴定结果，血浆经吸收处理后可获得准确的抗体型鉴定结果，患者血型为 O/RhDCCee。按照 AIHA 患者用血原则，挑选 ABO 与 Rh 血型相同的红细胞成分，输血后效果良好（AIHA 样本处理与配血策略详细见第五章）。

第五节　交叉配血

一、交叉配血的目的

交叉配血要回答的问题是输血是否安全，即患者与供者的血液是否相容，是否存在因抗原、抗体反应而导致溶血性输血反应的可能。交叉配血试验可起到验证血型鉴定结果是否正确、不规则抗体检测是否存在漏检等作用，是确定输血是否安全的重要依据。

二、交叉配血试验原理与方法

无论患者血液中存在针对供者红细胞抗原的抗体，还是供者血液中存在针对患者红细胞抗原的抗体，当通过输血使两者血液混合在一起后，都会发生抗原抗体反应，引起免疫性溶血，威胁患者生命安全。为保证临床输血安全，在患者接受输血治疗前，需将患者、供者红细胞与彼此的血浆相互混合，以观察是否存在抗原抗体反应，临床上将其称为交叉配血。

多数情况下，患者输注红细胞成分时，血浆输入量远小于自身血浆容量。例如，1U 悬浮红细胞血浆含量<10mL，而 60kg 体重成人血浆容量约为 2 250mL。由于血浆容量的差异，患者血浆中的抗体与红细胞成分中的抗体引起溶血性输血反应的严重程度有所区别。若患者血浆中存在针对供者红细胞的抗体，由于血浆容量大，抗体含量多，引起的溶血性输血反应比较严重。若供者血浆中存在抗体，输入患者体内后，因抗体稀释使溶血性输血反应表现得相对较轻，甚至无法观察到相应临床症状。临床上将患者血浆与供者红细胞混合后的试验称为主侧配血，而将供者血浆与患者红细胞混合后的试验称为次侧配血（图 4-35）。

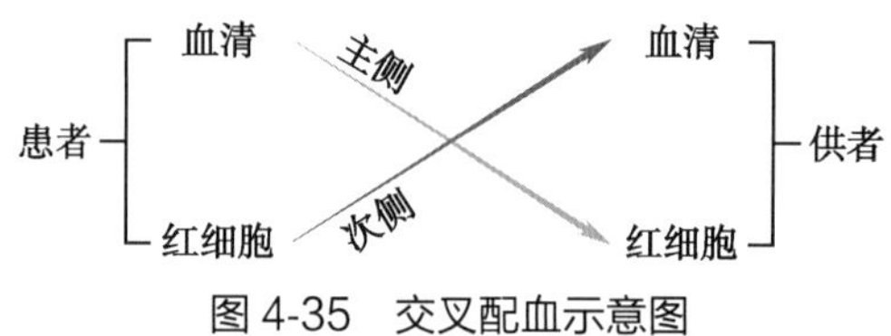

图 4-35　交叉配血示意图

交叉配血的试验方法本质上是抗原、抗体反应的检测方法，用于抗原、抗体检测的各种试验方法均可用于交叉配血。在选择交叉配血试验方法时，通常不能只使用盐水即刻离心法，盐水法仅能检出 IgM 型抗体而不能检出 IgG 型抗体，应选择能检测出 IgM 与 IgG 型抗体的灵敏度高的试验方法。例如，选用 LISS-IAT-Gel 或 LISS-IAT- 试管法。但符合以下两个条件时，可只采用盐水即刻离心法进行交叉配血：不规则抗体筛查在任何介质中均为阴性；患者以前无不规则抗体产生的记录。

当存在自身抗体时，无论是主侧还是次侧配血均会发生凝集反应。若使用自身抗体已被去除的样本进行交叉配血，又不能反映患者输血后的实际情况。对于存在自身抗体的患者，在输血前检查中，不规则抗体的检测比交叉配血更为重要。由于自身抗体会干扰交叉配血结果，AABB 推荐：只要不规则抗体检测为阴性，或不存在临床意义显著的不规则抗体，AIHA 患者可使用盐水即刻离心法进行交叉配血。

三、交叉配血的要求

交叉配血最基本的要求是尽量做到“情景再现”，即交叉配血试验要尽可能地真实反映患者输血后的实际情况。主要体现在以下几个方面：

被检样本要真实反映患者与供者的情况。首先要确保样本正确，杜绝人为差错。其次，样本要新鲜，足以反映患者目前体内的免疫状况。另外，若试验前需对样本进行处理，应尽量选择能维持其原始状态不被破坏的方法，以保证处理后的样本能反映患者的实际情况。例如，在进行自身抗体吸收时，应尽量降低血浆的稀释程度。

试验方法应尽可能地与患者输血后在体内发生反应的环境相一致，以便准确、真实地反映输血后的实际情况。例如,交叉配血应在37℃下进行,以保证可能的凝集反应得以充分显示。另外,试验方法应选择较为敏感的方法,而且试验结果应与患者病史相印证。

参考文献

1. Thonier V. Immuno-hematological findings in Delayed Hemolytic Transfusion Reaction (DHTR). Transfus Clin Biol, 2019, 26 (2): 102-108.
2. Dutton RP, Shih D, Edelman BB, et al. Safety of uncrossmatched type-O red cells for resuscitation from hemorrhagic shock. J Trauma, 2005, 59 (6): 1445-1449.
3. Arora K, Kelley J, Sui D, et al. Cancer type predicts alloimmunization following RhD-incompatible RBC transfusions. Transfusion, 2017, 57 (4): 952-958.
4. Boctor FN, Ali NM, Mohandas K, et al. Absence of D-alloimmunization in AIDS patients receiving D-mismatched RBCs. Transfusion, 2003, 43 (2): 173-176.
5. 许亚莉, 吴继博, 徐华, 等. 多中心联合筛查红细胞血型不规则抗体的大数据分析. 中国输血杂志, 2018, 31 (8): 823-825.
6. Thornton NM, Grimsley SP. Clinical significance of antibodies to antigens in the ABO, MNS, P1PK, Rh, Lutheran, Kell, Lewis, Duffy, Kidd, Diego, Yt, ant Xg blood group systems. Immunohematology, 2019, 35 (3): 95-101.
7. Hassan SN, Thirumulu Ponnuraj K, Mohamad S, et al. Molecular detection of glycophorins A and B variant phenotypes and their clinical relevance. Transfus Med Rev, 2019, 33 (2): 118-124.
8. Wu PC, Chyan TW, Feng SH, et al. Genotyping and serotyping profiles showed weak Jka presentation for previously typed as Jknull donors. Vox Sang, 2019, 114 (3): 268-274.
9. Huang YX, Wu ZJ, Mehrishi J, et al. Human red blood cell aging: correlative changes in surface charge and cell properties. J Cell Mol Med, 2011, 15 (12): 2634-2642.
10. Silva DC, Jovino CN, Silva CA, et al. Optical tweezers as a new biomedical tool to measure zeta potential of stored red blood cells. PLoS One, 2012, 7 (2): e31778.
11. Londesborough JC, Hamberg U. The sialic acid content and isoelectric point of human kininogen. Biochem J, 1975, 145 (2): 401-403.
12. Tokumasu F, Ostera GR, Amaratunga C, et al. Modifications in erythrocyte membrane zeta potential by Plasmodium falciparum infection. Exp Parasitol, 2012, 131 (2): 245-251.
13. 特伦斯. 科斯格雷夫. 胶体科学. 李牛, 李姝, 译. 北京: 化学工业出版社, 2009.
14. van Oss CJ, Absolom DR. Zeta potentials, van der Waals forces and hemagglutination. Vox Sang, 1983, 44 (3): 183-190.
15. Fu LM, Lin JY, Yang RJ. Analysis of electroosmotic flow with step change in zeta potential. J Colloid Interface Sci, 2003, 258 (2): 266-275.
16. Jan KM, Chien S. Influence of the ionic composition of fluid medium on red cell aggregation. J Gen Physiol, 1973, 61 (5): 655-668.
17. Prin C, Bene MC, Gobert B, et al. Isoelectric restriction of human immunoglobulin isotypes. Biochim Biophys Acta, 1995, 1243 (2): 287-289.
18. Chesebro B, Bloth B, Svehag SE. The ultrastructure of normal and pathological IgM immunoglobulins. J Exp Med, 1968, 127 (3): 399-410.
19. Stoebner P, Renversez JC, Groulade J, et al. Ultrastructural study of human IgG and IgG-IgM crystalcryo-

globulins. Am J Clin Pathol, 1979, 71 (4): 404-410.

20. Dong Y, Shannon C. Heterogeneous immunosensing using antigen and antibody monolayers on gold surfaces with electrochemical and scanning probe detection. Anal Chem, 2000, 72 (11): 2371-2376.
21. Hyono A, Mazda T, Okazaki H, et al. Analysis of enzyme-treated red blood cell surface and haemagglutination using a theory of soft-particle electrophoresis. Vox Sang, 2008, 95 (2): 131-136.
22. Jan KM, Chien S. Role of surface electric charge in red blood cell interactions. J Gen Physiol, 1973, 61 (5): 638-654.
23. Ottenberg R. Transfusion and arterial anastomosis: some experiments in arterial anastomosis and a study of transfusion with presentation of two clinical cases. Ann Surg, 1908, 47 (4): 486-505.
24. Sheryl Whitlock. Immunohematology for medical laboratory technicians. USA, 2010.
25. Hughes JN, Polley MJ, Telford R. Optimal conditions for detecting blood group antibodies by the antiglobulin test. Vox Sang, 1964, 9: 385-395.
26. Lown JA, Barr AL, Davis RE. Use of low ionic strength saline for crossmatching and antibody screening. J Clin Pathol, 1979, 32 (10): 1019-1024.
27. Roback JD, Grossman BJ, Harris T, et al. Technical manual: AABB. 17th ed. Bethesda: American Association of Blood Banks, 2011.
28. Mintz PD, Anderson G. Limitations of Polybrene to detect ABO incompatibility. Vox Sang, 1986, 51 (4): 318-320.
29. Liu JC, Wang Y, Liu FP, et al. The manual Polybrene test has limited sensitivities for detecting the Kidd blood group system. Scand J Clin Lab Invest, 2009, 69 (7): 797-800.
30. Slater JL, Griswold DJ, Wojtyniak LS, et al. Evaluation of the polyethylene glycol-indirect antiglobulin test for routine compatibility testing. Transfusion, 1989, 29 (8): 686-688.
31. Nance SJ, Garratty G. Polyethylene glycol: A new potentiator of red blood cell antigen-antibody reactions. Am J Clin Pathol, 1987, 87 (5): 633-635.
32. Wenz B, Apuzzo J, Shah DP. Evaluation of the polyethylene glycol-potentiated indirect antiglobulin test. Transfusion, 1990, 30 (4): 318-321.
33. Stroup M, Macilroy M. Evaluation of the albumin antiglobulin technic in antibody detection, Transfusion, 1965, 5: 184-191.
34. Munk-Andersen G. A dextran serum medium for the demonstration of incomplete anti-A and anti-B; a direct conglutination test for the demonstration of in-vivo sensitization with incomplete ABO antibody of the red cells of newborn infants. Acta Pathol Microbiol Scand, 1956, 38 (3): 259-272.
35. Coombs RR, Mourant AE, Race RR. A new test for the detection of weak and incomplete Rh agglutinins. Br J Exp Pathol, 1945, 26: 255-266.
36. Mourant AE. The discovery of the anti-globulin test. Vox Sang, 1983, 45 (2): 180-183.
37. Lapierre Y, Rigal D, Adam J, et al. The gel test: a new way to detect red cell antigen-antibody reactions. Transfusion, 1990, 30 (2): 109-113.
38. Sanger F, Coulson AR. A rapid method for determining sequences in DNA by primed synthesis with DNA polymerase. J Mol Biol, 1975, 94 (3): 441-448.
39. Sanger F, Nicklen S, Coulson AR. DNA sequencing with chain-terminating inhibitors. Proc Natl Acad Sci U S A, 1977, 74 (12): 5463-5467.
40. Swinbanks D. Human genome: sequencing by committee. Nature, 1989, 339 (6227): 648.
41. 许忠能. 生物信息学. 北京: 清华大学出版社, 2008.
42. Makarovska-Bojadzieva T, Blagoevska M, Kolevski P, et al. Optimal blood grouping and antibody screening

for safe transfusion. Prilozi, 2009, 30 (1): 119-128.

43. Fujita Y, Tanaka K, Tanimura M. The distribution of the RhD blood types in Japan. Jinrui Idengaku Zasshi, 1978, 23 (3): 197-209.
44. Huang MC. Studies on the distribution of blood types among various racial tribes in Formosa. Taiwan Yi Xue Hui Za Zhi, 1970, 69 (9): 439-454.
45. 赵桐茂. 人类血型遗传学. 北京: 科学出版社, 1987.
46. Geoff Daniels. Human Blood Groups. 3rd ed. Oxford: Wiley-Blackwell, 2013.
47. Peterson DM, Roxby DJ, Seshadri R. Is the indirect antiglobulin crossmatch justified？ Pathology, 1987, 19 (2): 121-123.
48. Sandler SG, Sathiyamoorthy S. Laboratory methods for Rh immunoprophylaxis: a review. Immunohematology, 2010, 26 (3): 92-103.
49. Rios M, Hue-Roye K, Storry JR, et al. Cell typing the sensitized transfusion-dependent patient. Ann Clin Lab Sci, 2000, 30 (4): 379-386.
50. Cordle DG, Strauss RG, Snyder EL, et al. Safety and cost-containment data that advocate abbreviated pretransfusion testing. Am J Clin Pathol, 1990, 94 (4): 428-431.
51. Garratty G. Problems in pre-transfusion tests related to drugs and chemicals. Am J Med Technol, 1976, 42 (6): 209-219.
52. Umlas J, Turner LA. Antibodies to hydrocortisone in reagent red cells causing positive antibody screening tests. Transfusion, 1993, 33 (8): 686-688.
53. Martinengo M, Ardenghi DF, Tripodi G, et al. The first case of drug-induced immune hemolytic anemia due to hydrocortisone. Transfusion, 2008, 48 (9): 1925-1929.
54. Johnson ST, Fueger JT, Gottschall JL. One center's experience: the serology and drugs associated with drug-induced immune hemolytic anemia--a new paradigm. Transfusion, 2007, 47 (4): 697-702.
55. 杨世明, 王文婷, 张勇萍, 等. 自身温抗体的特异性及其对交叉配血试验的影响. 细胞与分子免疫学杂志, 2011, 27 (2): 222-223.
56. 杨绍明, 兰炯采, 胡利亚, 等. 自身免疫溶血性贫血患者抗体筛选观察. 中国实验血液学杂志, 2004, 12 (6): 849-851.
57. Dwyre DM, Clapper A, Heintz M, et al. A red blood cell autoantibody with mimicking anti-E specificity. Transfusion, 2004, 44 (9): 1287-1292.
58. van't Veer MB, van Leeuwen I, Haas FJ, et al. Red-cell auto-antibodies mimicking anti-Fyb specificity. Vox Sang, 1984, 47 (1): 88-91.
59. Viggiano E, Clary NL, Ballas SK, et al. Autoanti-K antibody mimicking an alloantibody. Transfusion, 1982, 22 (4): 329-332.
60. Masouredis SP, Branks MJ, Victoria EJ. Antiidiotypic IgG crossreactive with Rh alloantibodies in red cell autoimmunity. Blood, 1987, 70 (3): 710-715.
61. Branch DR, Petz LD. Detecting alloantibodies in patients with autoantibodies. Transfusion, 1999, 39 (1): 6-10.
62. Michel M. Classification and therapeutic approaches in autoimmune hemolytic anemia: an update. Expert Rev Hematol, 2011, 4 (6): 607-618.
63. Buetens OW, Ness PM. Red blood cell transfusion in autoimmune hemolytic anemia. Curr Opin Hematol, 2003, 10 (6): 429-433.
64. 兰炯采. 加强对自身免疫性溶血性贫血输血前试验的研究. 中国输血杂志, 2012, 25 (4): 295-296.
65. Leger RM, Garratty G. A reminder that ZZAP reagent removes complement in addition to IgG from coated

RBCs. Immunohematology, 2006, 22 (4): 205-206.
66. Telischi M, Behzad O, Issitt PD, et al. Hemolytic disease of the newborn due to anti-N. Vox Sang, 1976, 31 (2): 109-116.
67. Lee E, Redman M, Burgess G, et al. Do patients with autoantibodies or clinically insignificant alloantibodies require an indirect antiglobulin test crossmatch ?. Transfusion, 2007, 47 (7): 1290-1295.
68. Blagg LN. Sulfhydryl treatment of serum or plasma for the reduction of IgM antibodies. Immunohematology, 2018, 34 (4): 135-139.
69. Olson PR, Weiblen BJ, O'Leary JJ, et al. A simple technique for the inactivation of IgM antibodies using dithiothreitol. Vox Sang, 1976, 30 (2): 149-159.
70. Pirofsky B, Rosner ER. DTT test: a new method to differentiate IgM and IgG erythrocyte antibodies. Vox Sang, 1974, 27 (5): 480-488.
71. Deutsch HF, Morton JI. Dissociation of human serum macroglobulins. Science, 1957, 125 (3248): 600-601.
72. Freedman J, Masters CA, Newlands M, et al. Optimal conditions for the use of sulphydryl compounds in dissociating red cell antibodies. Vox Sang, 1976, 30 (3): 231-239.
73. Arndt PA, Garratty G. A retrospective analysis of the value of monocyte monolayer assay results for predicting the clinical significance of blood group alloantibodies. Transfusion, 200, 44 (9): 1273-1281.
74. 李桢, 徐华, 张印则, 等. 建立 D 抗原免疫刺激 T 细胞活化模型的研究. 中国输血杂志, 2017, 30 (9): 978-980.
75. Li L, Noumsi GT, Kwok YY, et al. Inhibition of phagocytic recognition of anti-D opsonized Rh D+ RBC by polymer-mediated immunocamouflage. Am J Hematol, 2015, 90 (12): 1165-1170.
76. Köhler G, Milstein C. Continuous cultures of fused cells secreting antibody of predefined specificity. Nature, 1975, 256 (5517): 495-497.
77. Breedveld F. Therapeutic monoclonal antibodies. Lancet, 2000, 355 (9205): 735-740.
78. De Vooght KM, OOstendorp M, van Solinge WW. New mAb therapies in multiple myeloma: interference with blood transfusion compatibility testing. Curr Opin Hematol, 2016, 23 (6): 557-562.
79. Jackson DG, Bell JI. Isolation of a cDNA encoding the human CD38 (T10) molecule, a cell surface glycoprotein with an unusual discontinuous pattern of expression during lymphocyte differentiation. J Immunol, 1990, 144 (7): 2811-2815.
80. Sullivan HC, Gerner-Smidt C, Nooka AK, et al. Daratumumab (anti-CD38) induces loss of CD38 on red blood cells. Blood, 2017, 129 (22): 3033-3037.
81. Chapuy CI, Nicholson RT, Aguad MD, et al. Resolving the daratumumab interference with blood compatibility testing. Transfusion, 2015, 55 (6 Pt 2): 1545-1554.
82. Chapuy CI, Aguad MD, Nicholson RT, et al. International validation of a dithiothreitol (DTT)-based method to resolve the daratumumab interference with blood compatibility testing. Transfusion, 2016, 56 (12): 2964-2972.
83. Hosokawa M, Kashiwagi H, Nakayama K, et al. Distinct effects of daratumumab on indirect and direct antiglobulin tests: a new method employing 0. 01mol/L dithiothreitol for negating the daratumumab interference with preserving K antigenicity (Osaka method). Transfusion, 2018, 58 (12): 3003-3013.
84. 誠奥田, 保町田, 智子栗林, 等. 不規則抗体スクリーニング赤血球試薬の DTT 処理後の赤血球抗原保存性の検討. 日本輸血細胞治療学会誌, 2019, 65 (5): 800-809.
85. Izaguirre EC, Del Mar Luis-Hidalgo M, González LL, et al. New method for overcoming the interference produced by anti-CD38 monoclonal antibodies in compatibility testing. Blood Transfus, 2020, 18 (4): 290-294.
86. Bub CB, Reis IND, Aravechia MG, et al. Transfusion management for patients taking an anti-CD38 mono-

clonal antibody. Rev Bras Hematol Hemoter, 2018, 40 (1): 25-29.

87. Atik B, Atik TK, Duran H, et al. Erythrocyte autoantibody positivity in serological cross-matching. J Coll Physicians Surg Pak, 2020, 30 (5): 485-489.
88. Lancman G, Arinsburg S, Jhang J, et al. Blood transfusion management for patients treated with anti-CD38 monoclonal antibodies. Front Immunol, 2018, 9: 2616.
89. Deneys V, Thiry C, Frelik A, et al. Daratumumab: Therapeutic asset, biological trap!Transfus Clin Biol, 2018, 25 (1): 2-7.
90. Brierley CK, Staves J, Roberts C, et al. The effects of monoclonal anti-CD47 on RBCs, compatibility testing, and transfusion requirements in refractory acute myeloid leukemia. Transfusion, 2019, 59 (7): 2248-2254.
91. Reyland L, Dwight M, Bullock T, et al. Two case reports involving therapeutic monoclonal anti-CD47 (Hu5F9-G4), it's effect on compatibility testing and subsequent selection of components for transfusion. Transfus Med, 2020, 30 (2): 157-160.
92. Kim TY, Yoon MS, Hustinx H, et al. Assessing and mitigating the interference of ALX148, a novel CD47 blocking agent, in pretransfusion compatibility testing. Transfusion, 2020, 60 (10): 2399-2407.
93. Velliquette RW, Aeschlimann J, Kirkegaard J, et al. Monoclonal anti-CD47 interference in red cell and platelet testing. Transfusion, 2019, 59 (2): 730-737.
94. Mei Z, Wool GD. Impact of novel monoclonal antibody therapeutics on blood bank pretransfusion testing. Hematol Oncel Clin North Am, 2019, 33 (5): 797-811.
95. Leach DR, Krummel MF, Allison JP. Enhancement of antitumor immunity by CTLA-4 blockade. Science, 1996, 271 (5256): 1734-1736.
96. Miller PL, Carson TL. Mechanisms and microbial influences on CTLA-4 and PD-1-based immunotherapy in the treatment of cancer: a narrative review. Gut Pathog, 2020, 12: 43.
97. Cooling LL, Sherbeck J, Mowers JC, et al. Development of red blood cell autoantibodies following treatment with checkpoint inhibitors: a new class of anti-neoplastic, immunotherapeutic agents associated with immune dysregulation. Immunohematology, 2017, 33 (1): 15-21.
98. Okawa S, Kayatani H, Fujiwara K, et al. Pembrolizumab-induced autoimmune hemolytic anemia and hemophagocytic lymphohistiocytosis in non-small cell lung cancer. Intern Med, 2019, 58 (5): 699-702.
99. Palla AR, Kennedy D, Mosharraf H, et al. Autoimmune hemolytic anemia as a complication of Nivolumab therapy. Case Rep Oncol, 2016, 9 (3): 691-697.
100. Tanios GE, Doley PB, Munker R. Autoimmune hemolytic anemia associated with the use of immune checkpoint inhibitors for cancer: 68 cases from the Food and Drug Administration database and review. Eur J Haematol, 2019, 102 (2): 157-162.
101. Williams H, Aitchison R. Pembrolizumab-induced autoimmune haemolytic anaemia and cholangitis. BMJ Case Rep, 2019, 12 (12): e232505.
102. Vamvakas EC, Blajchman MA. Transfusion-related mortality: the ongoing risks of allogeneic blood transfusion and the available strategies for their prevention. Blood, 2009, 113 (15): 3406-3417.
103. Conrado MCAV, D'Avila AN, Vieira JB, et al. Defining the clinical relevance of red blood cell autoantibodies by Monocyte Monolayer Assay. J Clin Lab Anal, 2018, 32 (2): e22274.
104. Noumsi GT, Billingsley KL, Moulds JM. Successful transfusion of antigen positive blood to alloimmunised patients using a monocytemonolayer assay. Transfus Med, 2015, 25 (2): 92-100.

第五章

红细胞血型抗原与抗体检测策略

第一节　ABO 血型检测及临床输血策略

一、ABO 血型检测目的

ABO 血型系统是临床意义最为显著的血型系统，ABO 血型检测是输血安全的基本保障。以临床输血为目的的 ABO 血型检测在技术层面体现在两个方面：准确定型及检出 ABO 血型系统不规则抗体，而后者在日常工作中易被忽略。

A、B 弱表现型个体经免疫途径接触到野生型同型抗原后，可刺激免疫系统产生具有盐水反应性的 ABO 血型系统不规则抗体。例如，$A_{弱}$型患者输入正常 A 型红细胞后，可产生免疫性 IgG 型抗-A_1，并可在盐水介质中检出。

在 ABO 血型检测的凝集反应中，弱表现型常表现为弱凝集，甚至不发生凝集而漏检。ABO 血型系统不规则抗体的存在，常会引起正反定型不符或假相符，其中弱凝集是重要的提示线索。忽略凝集反应中的弱凝集现象，会导致 ABO 血型误判，人为制造出所谓的疑难血型、疑难配血。例如，$A_{弱}$型个体产生抗-A_1 时，正定型可表现为弱凝集或不凝集，而反定型可表现为 A_1 红细胞试剂弱凝集。正定型为凝集反应时，可导致正反定型不符（表 5-1，结果 1）；而正定型不凝集时，则易因正反定型假相符而误判为 O 型（表 5-1，结果 2），给后续的交叉配血带来困难。

表 5-1　$A_{弱}$型伴抗-A_1 反应格局

检测结果	正定型			反定型			正反定型相符情况
	抗-A	抗-B	自身对照	A_1 细胞	B 细胞	O 细胞	
1	2+	–	–	2+	4+	–	不相符
2	–	–	–	2+	4+	–	假相符

血型检测是发现 ABO 血型系统不规则抗体的唯一途径，临床检测不仅要做到准确定型，而且要重视 ABO 血型系统不规则抗体的发现与报告，为交叉配血及制订安全的输血方案提供依据。

二、ABO 血型血清学检测基本原理

Landsteiner 规则（表 1-8）是 ABO 血型检测的理论基础，试验设置及判断原则均由此演化而来（图 5-1）。

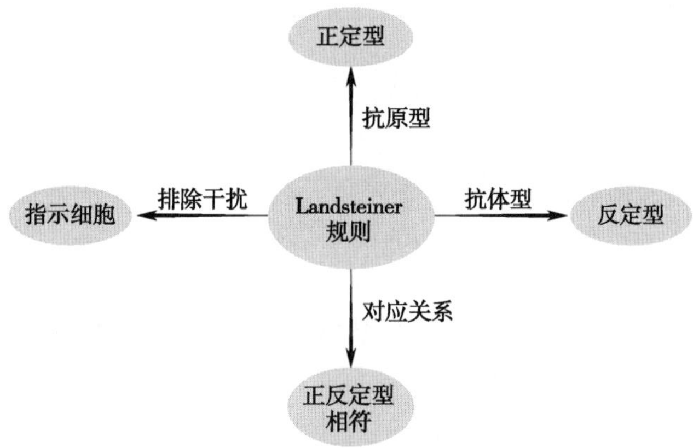

图 5-1　Landsteiner 规则在 ABO 血型检测中的演化

检测红细胞 ABO 抗原型的方法演变为正定型，即使用已知抗体检测红细胞未知抗原，呈阳性反应说明红细胞携有相应抗原。检测血浆中 ABO 抗体型的方法演变为反定型，即使用已知 A、B 型红细胞检测血浆中未知抗体，呈阳性反应说明样本中存在相应抗体。ABO 抗原型与抗体型之间的对应关系是否符合 Landsteiner 规则演变为正反定型相符。ABO 血型检测结果是否准确可信，需排除影响正、反定型检测结果的干扰因素，由此演化出指示细胞（包括自身对照及 O 型红细胞试剂）（表 5-2）。

表 5-2　ABO 血型检测结果判读要求

正定型			反定型			血型
抗-A	抗-B	自身对照	A_1 细胞	B 细胞	O 细胞	
+	−	−	−	+	−	A
−	+	−	+	−	−	B
−	−	−	+	+	−	O
+	+	−	−	−	−	AB

注：+：正常情况下，凝集强度应达到 3+~4+。−：无凝集。指示细胞：包括自身对照红细胞及 O 型红细胞试剂，前者监测正定型中凝集反应是否受到干扰，后者监测反定型中凝集反应是否受到干扰。

三、ABO 血型检测的干扰因素

获得准确的 ABO 血型检测结果，首先需排除影响试验结果的各种干扰因素。在临床检测中，干扰 ABO 血型检测的因素可分为三类：人为差错、干扰物质及内在因素。

（一）人为差错

1. 常见人为差错　获得准确的 ABO 血型检测结果首先要杜绝人为差错，人为差错常见于以下情况：

(1) 样本错误: 在 ABO 血型检测中,若正反定型不符或与以往检测结果不符时,首先应排除样本错误,对样本进行核对,必要时可重新采集样本。常见样本错误有交叉污染、贴错标签、采错血样等。例如,对多个样本进行检测时,使用吸管吸取样本有可能会滴漏到其他样本管中,导致污染样本出现模棱两可的检测结果。

(2) 试剂错误: 漏加、错加试剂或试剂失效是导致血型检测错误的重要原因。试剂使用前应对其质量进行评估,评估内容主要包括外观、有无细菌污染、有效期、抗体亲合力与效价、红细胞试剂凝集强度等。实验室应根据国家相关规定,制订出规范的试剂质量评估标准及操作规程,并严格遵守,避免试剂或样本漏加、错加等人为差错。

(3) 结果判定错误: 检测结果判定错误多见于弱凝集、正反定型假相符、混合凝集、反定型结果出现溶血等情况。例如,凝集极弱的反应结果肉眼判断可能会误判为阴性,但显微镜下可见显著凝集(图 5-2)。肉眼观察呈阴性反应结果时,应在显微镜下进行确认,多个视野下观察无凝集方可判为阴性结果。另外,使用 IgG 型抗体进行抗原检测时,需在试验前对样本红细胞进行 DAT 检测,结果呈阴性方可进行血型检测。

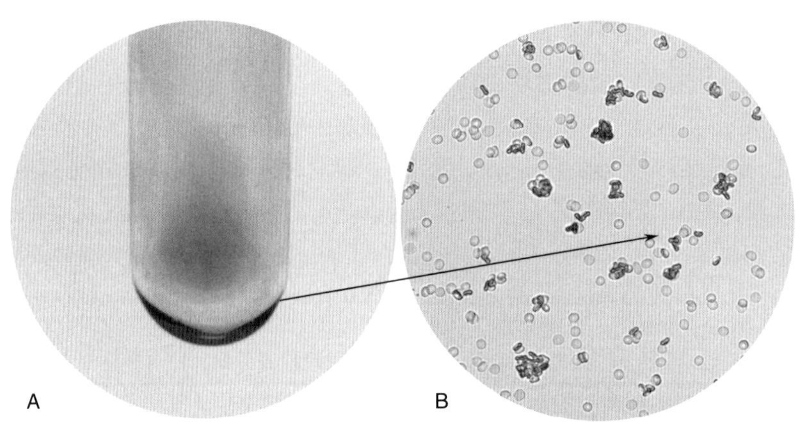

图 5-2　肉眼观察呈阴性结果镜下可见显著凝集

A. 试管法肉眼观察呈阴性结果; B. 镜下观察呈凝集反应

(4) 记录错误: 英国严重输血危害工作组(Serious Hazards of Transfusion, SHOT)报道,绝大部分溶血性输血反应由 ABO 血型不合引起。究其原因主要由人为差错所致,而写错样本编号、检测结果记录错误等笔误是人为差错中最主要的原因。

对实验室工作人员而言,绝大多数样本血型检测难度不大,易造成麻痹思想,导致出现各种各样的人为差错。实验室应制定并严格遵守血型检测及复核程序,而且应尽可能地实现信息自动化,做到患者信息与检测结果的双向自动传输,以及检测自动化,降低人为差错发生概率。

(5) 样本处理: 检测前应对样本进行适当处理,避免因样本处理不当而引起结果判读困难。例如,待检样本离心后,应观察样本凝集情况,若出现胶冻状或纤维蛋白析出等情况,应及时处理。对待检红细胞及红细胞试剂进行洗涤,去除干扰血型检测的各种因素后再进行检测。为保证试验结果的准确性,洗涤红细胞是必不可少的操作步骤,为方便省事而省略这一步骤会给血型准确定型带来不必要的麻烦。

(6)血液输注错误：输错血液通常会引起正定型试验结果出现混合凝集，导致正反定型结果不一致。对此类样本进行检测时，可采用毛细管法分离患者与供者的红细胞，然后对患者红细胞进行血型鉴定，或使用基因检测方法进行血型定型。另外，了解患者输血史、妊娠史、ABO血型家系调查等情况，对判断患者血型可起到辅助作用。

2. 人为差错的预防与控制 建立规范的操作规程、审核制度、质量管理体系，严格控制关键节点，并在实际工作中认真执行是预防人为差错的有效措施。提高检测自动化与信息自动化程度，降低人为干预是控制人为差错的有效方法，有条件的实验室应开展自动化检测及信息的双向自动化传输。

(二) 干扰物质

干扰物质是指存在于血液中可对正、反定型结果产生干扰的物质。干扰物质对血型检测结果的影响主要表现为正定型或反定型“多出了不应有的凝集”，可通过指示细胞发现干扰物质的存在。若指示细胞提示样本中存在干扰物质时，应先对样本进行处理，排除干扰后再进行血型检测。

1. 常见干扰物质 常见干扰ABO血型检测的物质主要有冷抗体、不规则抗体、血浆蛋白异常(高免疫球蛋白、高纤维蛋白原等)、药物抗体、抗-H(孟买型)等。

(1)冷抗体：冷抗体包括冷自身抗体及冷同种抗体，多数为IgM型抗体。冷抗体引起的凝集具有典型的嗜低温特征，低温下可使红细胞凝集，最适反应温度为4℃，20℃以下冷抗体活性较强，25℃左右冷抗体仍具有活性。显微镜下观察，可见冷抗体引起的红细胞凝集呈特征性缗钱状结构(串状结构)(图5-3)，镜下形态有助于凝集性质的判断。需要注意的是，输注某些胶体扩容剂(如羟乙基淀粉、明胶等)，或患有感染、炎症性疾病、结缔组织病、癌症等患者的血浆也可使红细胞呈缗钱状结构。

利用冷抗体的嗜低温性(即在低温下具有活性而在37℃下失去活性)，可通过提高反应温度来排除冷抗体对ABO血型检测的干扰。可将试管置于37℃水浴箱中孵育10min，取出后立即离心并观察结果。若凝块散开，则说明凝集是由冷抗体引起。

(2)高免疫球蛋白：免疫球蛋白携有正电荷，白蛋白携有负电荷。生理状态下，两者所携电荷处于平衡状态。白球比倒置($A/G<1.5$)打破了蛋白间的电荷平衡，使血浆带正电荷，可中和红细胞表面负电荷，使红细胞易于聚集而干扰ABO血型检测结果。

临床常见的免疫球蛋白升高包括免疫球蛋白水平绝对升高及相对升高，前者由引起免疫球蛋白合成升高的恶性肿瘤(如骨髓瘤、淋巴瘤等)、自身免疫性疾病(如系统性红斑狼疮、类风湿关节炎、硬皮病、干燥综合征等)、感染、寄生虫(利什曼原虫)、组织损伤与坏死、高胆固醇血症等疾病引起，也可由近期输注丙种球蛋白引起。后者因白蛋白合成减少而使免疫球蛋白水平相对升高，常见于肝炎、肝损伤、肝硬化、肝功衰竭、肾炎、肾病综合征等疾病。

高免疫球蛋白可引起红细胞非特异性凝集，对血型检测造成干扰，离心后肉眼可见凝集团块。显微镜下观察，可见胶团状凝集团块，边缘较规整，色泽均一，透光率高呈鲜红色(图5-4A)。而因抗原抗体反应引起的红细胞凝集团块边缘不规整，透光率低，呈暗黑色。利用免疫球蛋白中和红细胞表面负电荷的特性，可通过恢复红细胞表面负电荷的方法排除其对血型检测的干扰。离心后弃去含有免疫球蛋白的上清液，向凝块中加入2滴生理盐水，恢复红细胞电性，轻轻振摇，红细胞团块即可散开(图5-4B)。

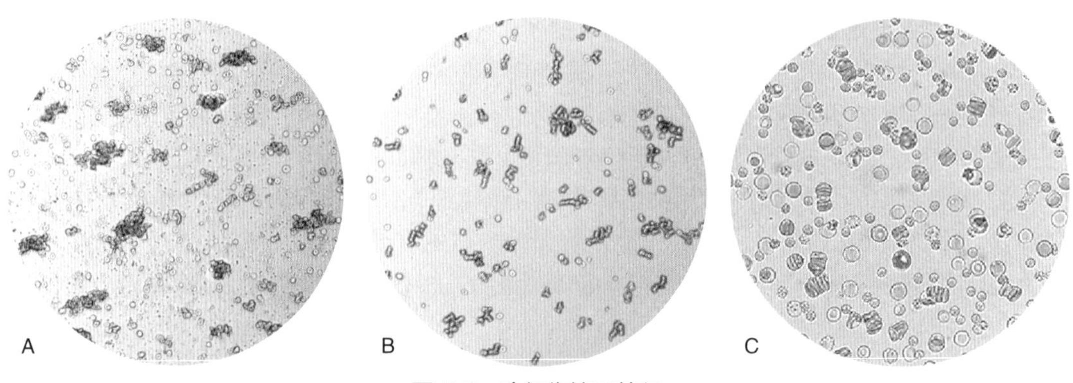

图 5-3　冷凝集镜下特征

镜下观察可见冷凝集具有特征性缗钱状结构；A. 高效价冷抗体引起的红细胞凝集（×50）；B. 中等效价冷抗体引起的红细胞凝集（×50）；C. 低效价冷抗体引起的红细胞凝集（×100）

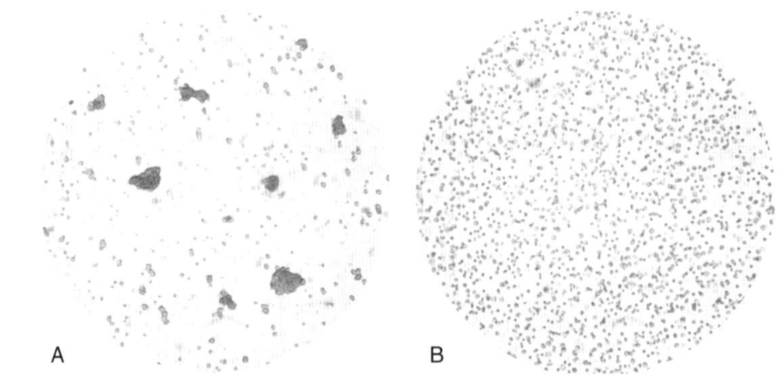

图 5-4　高免疫球蛋白引起的凝集团块镜下特征

A. 显微镜下红细胞聚集成团（×50）；B. 加入生理盐水后红细胞团块散开（×50）

使用微柱凝胶法进行检测时，试验结果同样会受到高免疫球蛋白的干扰。由于微柱凝胶法反应体系固定，不具备排除干扰的能力，高免疫球蛋白引起的假凝集会被隔离在微柱凝胶上端，误判为阳性结果。另外，高免疫球蛋白还会对聚凝胺法试验结果造成干扰。由于带正电荷的免疫球蛋白具有中和红细胞表面负电荷的作用，在加入解聚液后，不能使红细胞恢复到携带充足负电荷的状态，难以使非特异性聚集的红细胞散开，导致假阳性结果。

（3）高纤维蛋白原：纤维蛋白原（凝血因子 I）携有正电荷，纤维蛋白原水平升高可破坏正常生理状态下血浆蛋白电荷之间的平衡，使血浆带正电荷，可中和红细胞表面负电荷，使红细胞易于聚集成团块状，干扰 ABO 血型检测的试验结果。显微镜下观察，可见高纤维蛋白原引起的凝集团块呈片状、透光率均一，色泽鲜红（图 5-5），与抗原抗体反应引起的真凝集差异较大。使用重离心或盐析法处理样本血浆，可去除高纤维蛋白原对血型检测的干扰。

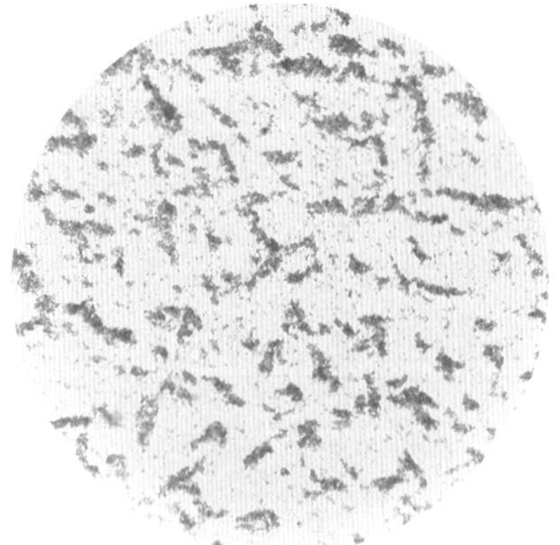

图 5-5　高纤维蛋白原引起的凝集团块镜下特征

⑷不规则抗体：干扰ABO血型检测的不规则抗体主要是ABO血型系统以外的IgM型抗体，可对反定型结果造成干扰。O型红细胞试剂凝集是提示样本中存在不规则抗体干扰的重要线索。O型红细胞试剂可起到阴性对照和校准试验结果的作用，为避免漏检，O型红细胞试剂应为多人份混合细胞，所携抗原应覆盖当地人群主要红细胞血型系统抗原。

⑸药物抗体与单克隆抗体药物：药物抗体与单克隆抗体药物是临床较为常见的干扰ABO血型检测的因素，但两者的干扰机制并不相同，表现出的血清学特点及排除方法也不相同。

化学药物多为有机高分子化合物，具有抗原性，可刺激机体产生药物抗体，通常不影响ABO血型正定型检测结果，但会对反定型结果造成干扰。反定型红细胞试剂保存液中含有抗生素，红细胞可将其吸附于细胞表面。若待检样本中存在相应药物抗体，则会引起红细胞试剂凝集，干扰反定型结果。排除药物抗体干扰的方法较为简单，对反定型红细胞试剂进行洗涤处理，或更换为健康人新鲜红细胞即可排除干扰。

单克隆抗体药物可与红细胞相应抗原特异性结合，或通过诱发自身抗体的方式对ABO血型检测造成干扰，根据其干扰机制不同，可采用相应试验方法排除干扰（详见第四章第四节）。

⑹孟买型：孟买型因缺乏H抗原而产生IgM及IgG型抗-H，可对ABO血型检测造成干扰。其反应格局如表5-3所示：

表5-3　孟买型反应格局

正定型			反定型			血型
抗-A	抗-B	自身对照	A_1细胞	B细胞	O细胞	
−	−	−	+	+	+	O？孟买型？

检测时，若不使用O型红细胞试剂，则反应格局与O型相同，易误判为O型。引起O型红细胞试剂发生凝集的干扰因素很多，孟买型仅是众多干扰因素之一。虽然在中国汉族人群中孟买型极为罕见，但出现表5-3反应格局时应考虑到孟买型的可能。

孟买型的鉴别比较简单，使用抗-H对待检样本红细胞H抗原进行检测即可鉴别。若呈阳性反应结果，则可排除样本为孟买型的可能。若呈阴性反应结果，则为孟买型。

2. 干扰物质分布　血液中干扰物质主要分布于血浆，但通过特异性结合（如抗-I冷抗体与红细胞I抗原结合，抗-CD47单克隆抗体药物与红细胞CD47结合等）及非特异性吸附（如红细胞吸附免疫球蛋白、纤维蛋白原、化学药物等）可使干扰物质附着于红细胞表面。可见干扰物质不仅分布于血浆，还可分布于红细胞表面。

干扰物质的分布状态决定了对血型检测的干扰现象。若红细胞携有干扰物质，则会对正定型的凝集反应造成干扰，影响正定型的准确性，提示线索为自身对照红细胞呈凝集现象。若血浆中存在干扰物质，则会对反定型的凝集反应造成干扰，影响反定型的准确性，提示线索为O型红细胞试剂呈凝集现象。若干扰物质同时分布于红细胞与血浆中，则正、反定型可出现全凝集现象。例如，分布于红细胞表面的冷抗体及分布于血浆中的冷抗体可使正、反定型均呈阳性反应结果，表现出全凝集现象（表5-4）。

表 5-4　干扰物质同时分布于红细胞与血浆时的反应格局

正定型			反定型		
抗-A	抗-B	自身对照	A_1 细胞	B 细胞	O 细胞
+	+	+	+	+	+

总之，当指示细胞出现凝集时，意味着呈凝集反应的试验结果受到干扰物质影响，试验结果不可信。应根据指示细胞的提示，对红细胞或血浆进行适当处理，去除干扰物质影响后，方可进行 ABO 血型检测。

3. 干扰物质的去除

(1) 去除分布于红细胞的干扰物质：自身对照红细胞是判断干扰物质是否分布于红细胞的指示细胞。若自身对照红细胞不凝集，则表明干扰物质未分布于红细胞，或分布于红细胞的干扰物质不足以对试验结果产生干扰，正定型结果未受干扰因素影响，试验结果可信。若自身对照红细胞凝集，则提示呈阳性反应的正定型检测结果可能由自身红细胞凝集引起，正定型结果不可信。

由此可见，获得准确的正定型检测结果，红细胞必须“干净”。若自身对照红细胞凝集，首先需去除分布于红细胞的干扰物质，然后再使用“干净”的红细胞重新进行正定型检测。

去除分布于红细胞的干扰物质的方法非常简单，使用 37℃温盐水洗涤红细胞 3~5 次，离心后观察红细胞是否凝集。若不凝集，则意味着干扰物质已去除；若仍呈凝集状态，则使用热放散法去除分布于红细胞的干扰物质（图 5-6）。需要注意的是，热放散会对红细胞 A、B 抗原造成一定程度的损失，正定型的凝集强度会有所减弱。

(2) 去除分布于血浆中的干扰物质：O 型红细胞试剂是判断血浆中是否存在干扰物质的指示细胞。O 型红细胞试剂与待检血浆混合离心后，若呈阴性反应结果，则表明血浆中无影响反定型结果的干扰物质，反定型结果可信。若呈阳性反应结果，则提示呈凝集反应的反定型结果可能由血浆中干扰物质引起，反定型结果不可信。

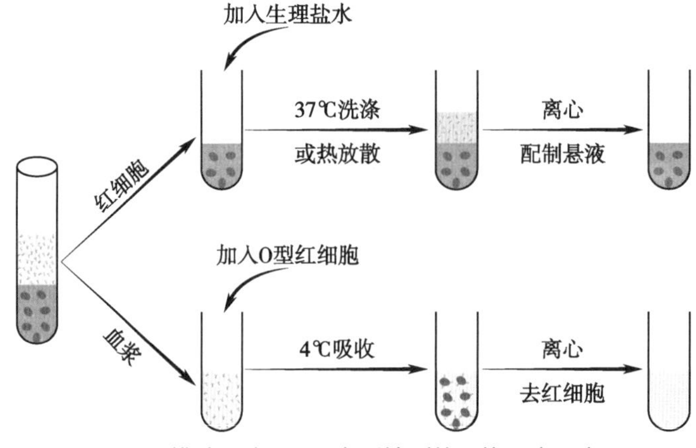

图 5-6　排除影响 ABO 血型检测的干扰因素示意图

由此可见，获得准确的反定型检测结果，血浆也必须"干净"。若 O 型红细胞试剂呈阳性结果，应先去除分布于血浆中的干扰物质，然后再使用"干净"的血浆重新进行反定型检测。

排除血浆中干扰物质的方法可分为两类：逐一排除法及吸收去除法。

1）逐一排除法：逐一排除法是指根据干扰物质出现频率、试验难易程度、耗时等因素，逐一排除可能存在的干扰物质。

采用逐一排除法时，结合患者临床诊断、相关检测指标，可针对性地对最可能存在的干扰物质进行排除。例如，患者 A/G 倒置，可先排除高免疫球蛋白产生的干扰，然后再考虑其他因素的干扰。

若临床诊断、相关检测指标无法提供有价值的信息时，可按图 5-7 所示依次排除冷抗体、高免疫球蛋白、不规则抗体、药物抗体及其他因素的干扰。

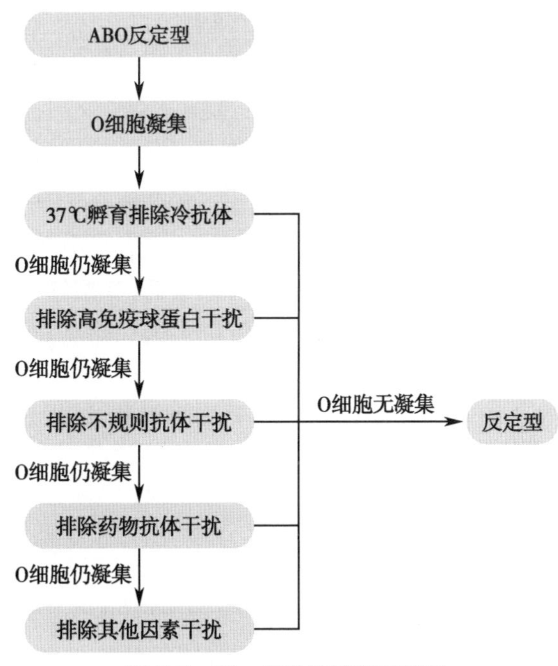

图 5-7　逐一排除法流程示意图

2）吸收去除法：使用经洗涤后的 3~5 人份新鲜混合 O 型压积红细胞，在 4℃条件下对血浆进行吸收处理，可去除分布于血浆中的各种干扰物质，获得"干净"的血浆（图 5-6）。使用吸收后血浆与 O 型红细胞试剂混合，离心观察红细胞是否凝集，若无凝集则表明血浆中干扰物质已去除，否则需重复吸收。

血浆中的干扰物质可能需多次吸收才能完全去除，4℃条件下进行吸收处理有助于提高吸收效率。需要注意的是，对血浆进行吸收处理，会因稀释而引起样本中抗-A、抗-B 浓度降低，导致反定型凝集强度减弱，检测结果应以正反定型相符为判断标准。

吸收去除法的优点是操作简单，且不必考虑究竟是何种干扰物质对反定型造成干扰，无需对各种干扰因素逐一排除。通过下例分析，可以发现逐一排除法与吸收去除法在实际检测中的应用价值、适用范围、局限性等。实验室可根据自身实际情况选用适合的方法解决实际问题。

例 5-1：某院对患者进行输血前检查，血型鉴定结果为 O 型（表 5-5），RhD（+）。不规则抗体筛查（简称抗筛）结果为阳性，经鉴定不规则抗体具有抗-M 特异性。选用 O/RhD（+）/M（-）悬浮红细胞进行交叉配血，主侧相合，次侧不相合。患者 DAT（-）。作为疑难样本，送当地血型参比实验室进行检测。

表 5-5　样本 ABO 血型检测结果

正定型			反定型	
抗-A	抗-B	自身对照	A_1 细胞	B 细胞
-	-	-	4+	4+

血型参比实验室对样本血型进行复核，结果如下：

正定型			反定型		
抗-A	抗-B	自身对照	A_1 细胞	B 细胞	O 细胞
-	-	-	4+	4+	4+

①逐一排除法检测流程：O 型红细胞试剂凝集，提示血浆中存在影响反定型结果的干扰物质。逐一排除冷抗体、高免疫球蛋白、抗-H 等因素后，O 型红细胞试剂仍凝集，怀疑由 ABO 血型系统以外的不规则抗体引起。使用谱红细胞采用盐水法对样本进行不规则抗体特异性鉴定，结果显示样本中存在抗-M。

筛选 M 抗原阴性的 A、B、O 型红细胞再次进行血型检测，结果如下：

正定型			反定型（M（-）红细胞）		
抗-A	抗-B	自身对照	A_1 细胞	B 细胞	O 细胞
-	-	-	-	4+	-

正定型为 O 型，反定型为 A 型，正反定型不符，怀疑 $A_{弱}$抗原漏检。使用抗-A 定型试剂进行吸收放散试验，结果显示样本红细胞存在 A 抗原。鉴定结果为 $A_{弱}$型。选用 A/RhD（+）/M（-）悬浮红细胞进行交叉配血，主侧与次侧均相合。

②吸收去除法检测流程：血型复核结果与逐一排除法相同。O 型红细胞试剂凝集，提示血浆中存在影响反定型结果的干扰物质。使用 3 份健康人洗涤后新鲜 O 型压积红细胞对样本血浆进行吸收处理，血型检测结果与①所示表格结果相同。怀疑 $A_{弱}$抗原漏检，吸收放散试验结果显示样本红细胞存在 A 抗原，鉴定结果为 $A_{弱}$型。

对样本进行不规则抗体筛查呈阳性结果，使用谱红细胞采用盐水法进行不规则抗体特异性鉴定，结果显示样本中存在抗-M。选用 A/RhD（+）/M（-）悬浮红细胞进行交叉配血，主侧与次侧均相合。

通过本例分析，可以发现如下几个问题：

A：O 型红细胞试剂的使用可避免血型检测错误。在 ABO 血型检测中，若不设置 O 型红细胞试剂，不易发现血浆中干扰物质对试验结果的干扰，引起正、反定型假相符，导致血型误判（表 5-5）。

B：不规则抗体筛查不能替代 ABO 血型检测中 O 型指示红细胞的作用。不规则抗体检测与 ABO 血型检测的反应介质、反应温度、操作过程、检测对象、检测目的等均不相同，切不可混为一谈。

C：交叉配血不合时，首先应怀疑血型鉴定结果是否正确，并按照标准操作规程对血型进行复核（详见第九章第三节）。

D：不规则抗体干扰因素的排除过于复杂，临床实验室不宜推广。原因在于，相应抗原阴性的红细胞不易获得。本例中不规则抗体为抗-M，中国汉族人群中 M（-）表现频率约为 15%~33%，相对而言比较容易获得。若样本中存在其他不规则抗体，或存在多种不规则抗体时，则获取相应抗原阴性的红细胞极为不易。对临床实验室而言，寻找相应抗原为阴性的反定型红细胞几乎是一件不可能完成的任务。

从实用角度出发，不建议临床实验室使用逐一排除法，推荐使用吸收去除法。首先，临床样本血型鉴定服务于临床输血，需快速而准确地获得血型检测结果。实验室选用的试验方法必须满足临床对血型检测“快且准”的要求，不可人为放大检测难度。其次，ABO 血型检测与不规则抗体特异性鉴定是检测目的完全不同的两个层面的问题。ABO 血型检测要回答的问题是样本的血型是什么，检测目的是为患者选择 ABO 血型相同或相容的血液成分。不规则抗体特异性鉴定要回答的问题是不规则抗体具有何种特异性，检测目的是为患者筛选相应抗原阴性的红细胞成分。两者不仅检测目的完全不同，而且在技术处理、检测难度等方面存在极大差异，切不可混为一谈。临床实验室应明确检测目的，选择最简单、最直接、最快捷、最有效的试验方法来回答以上问题，以便满足临床输血对时效性的要求。

（三）内在因素

内在因素是指 A、B 抗原受基因突变、恶性疾病、年龄等因素的影响而呈弱表现型，以及血浆中抗体减弱等内在原因。内在因素可对 ABO 血型检测造成干扰，其表现形式为凝集强度减弱，或呈阴性反应而引起正反定型“少了应有的凝集”并导致正反定型不符。例如，$A_{弱}$型样本正定型检测时，可因抗原漏检而将抗原型误判为 O 型，反定型时只有 B 型红细胞试剂凝集而 A_1 型红细胞试剂却不凝集（少了 O 型该有的凝集），导致正反定型结果不一致。

1. 弱表现型　临床常见引起 A、B 弱表现型的原因主要有基因突变、罹患恶性疾病及年龄因素。

（1）基因突变：基因突变可引起糖基转移酶生化性质发生改变和 / 或数量减少，合成出的抗原缺失某些表位，或抗原数量较少、或以上两种情况同时存在。受抗体试剂灵敏度、特异性的限制，正定型结果易出现凝集强度减弱，甚至不凝集而造成漏检的情况。

（2）恶性疾病：肿瘤、血液病等恶性疾病可引起糖基转移酶合成数量减少，红细胞 A、B 抗原表达减弱而呈弱表现型。

研究显示，肿瘤细胞发育早期可表达 A、B 抗原，但在发育后期会逐渐减弱甚至消失。采用流式细胞术对白血病患者进行 ABO 血型检测时发现，骨髓增生异常综合征、骨髓增殖性疾病、慢性粒细胞白血病、急性淋巴细胞性白血病等患者半数以上存在 A、B 抗原不同程度的减弱，但再生障碍性贫血患者红细胞 ABO 抗原数量则无显著性改变。

红细胞 A、B 抗原减弱甚至消失，给 ABO 血型检测带来困难。实验室技术人员有时会发现个别患者在住院期间血型发生了改变，可能出现正反定型不符的现象，并且随着病程反复变化。提示技术人员不仅要熟练掌握各种检测技术，对临床诊断和疾病进程需有必要的了解，特别要注意疾病与血型抗原表达之间的关联性。对于多次入院患者，要有意识地回顾既往血型鉴定结果，有助于发现异常情况。

(3)年龄：红细胞 A、B 抗原表达数量与人体生命周期有关，新生儿红细胞 A、B 抗原数量低于成人水平，仅相当于成人的 25%~50%，血型鉴定时易出现凝集强度减弱的现象。另外，少数老年人因红细胞 A、B 抗原表达数量减少也易导致正定型凝集强度减弱，给血型鉴定带来困难。

2. ABO 抗体减弱　临床常见的引起 ABO 抗体减弱的原因主要有疾病、治疗措施及年龄因素。

(1)疾病与治疗：某些疾病及治疗措施可导致抗体减弱甚至消失，对反定型检测结果造成影响。临床常见引起 ABO 抗体减弱的疾病主要有白血病、骨髓瘤、大量失血、烧伤、免疫功能低下、骨髓移植、丙种球蛋白缺乏症、妇科疾病等。常见的引起抗体减弱的临床治疗措施主要有免疫抑制治疗、放疗、化疗等。临床观察发现，与抗-A 减弱相比，抗-B 减弱更为常见。

(2)年龄：ABO 血型抗体减弱与年龄有关，婴幼儿、老年人可表现出抗-A、抗-B 减弱的现象。

抗体产生与个体发育有关，胚胎晚期可产生 IgM 型抗-A、抗-B。不同个体受所处环境影响，天然血型物质对机体的刺激程度及强度不同，且不同个体对天然血型物质刺激的反应性也不相同，导致某些婴幼儿不产生天然血型抗体或抗体效价极低，而与相应红细胞呈阴性反应，造成反定型不凝集。研究显示，6 个月以内的婴儿 ABO 血型正反定型不符主要由缺乏相应抗体所致，而且抗-B 比抗-A 出现得更晚。

成人随着年龄的增长，抗体效价会逐渐降低，临床偶见老年人出现 ABO 血型抗体缺失的情况。另外，还应注意先天性无 ABO 血型抗体的现象。

3. 抗原或抗体减弱的处理原则　在进行 ABO 血型检测时，应避免弱抗原与弱抗体的漏检。可使用不同厂家生产的试剂盒重新进行检测，以及采用灵敏度高的试验方法进行检测，如 4℃孵育增强法、吸收放散法等。

四、ABO 血型血清学检测策略

规范且严格的检测程序与结果判读标准是保证 ABO 血型检测准确的前提，实验室技术人员不仅需熟练掌握试验操作，更重要的是准确理解血型检测的基本原理，了解检测工具(单克隆抗体、红细胞试剂)的特性、血型判断的前提条件、判断标准以及不符合判断标准时的处理方法、检测结果报告形式及报告内容等。

(一) 基本要求

进行 ABO 血型血清学检测时，应正确设置指示细胞、掌握凝集强度的含义、选用抗原表位覆盖广的单克隆抗体试剂、了解红细胞试剂特性及保存液成分等。

1. 指示细胞　为排除干扰因素对正、反定型检测结果的影响，获得准确可信的试验结果，检测时需正确设置指示细胞。指示细胞包括自身对照红细胞及 O 型红细胞试剂，前者是判断正定型结果是否可信的依据，而后者是判断反定型结果是否可信的依据。

2. 凝集强度　凝集强度是判断 ABO 血型检测结果的重要观察指标。在疑难血型众多表现形式中，弱凝集的出现最为重要。本书中所描述的 ABO 血型检测弱凝集是指凝集强度 ≤ 2+ 的凝集现象（含阴性反应），这是读者在阅读本章节前应首先树立并牢记的概念。

（1）野生型 A、B 抗原凝集强度：通常情况下，ABO 定型抗体与野生型 A、B 抗原呈强凝集反应（凝集强度为 3+~4+），而与弱抗原多呈弱凝集反应（凝度强度范围为 –~2+）。

（2）弱凝集的重要性：弱凝集是分析正反定型不符或假相符的重要线索，是选择不同试验方法进一步验证的切入点。需要强调的是，在对疑难血型进行分析时，阴性反应是弱凝集的极端表现形式，即凝集弱到极致即为无。掌握此概念才能找到分析问题、解决问题的切入点。例如表 5-6 所示情况：

表 5-6　弱凝集

正定型				反定型		
弱凝集强度	抗-A	抗-B	自身对照	A_1 细胞	B 细胞	O 细胞
情况 1	≤ 2+	–	–	–	≥ 3+	–
情况 2	–	–	–	–	≥ 3+	–

表 5-6 中，第 1 种情况正定型存在弱凝集，而第 2 种情况反定型结果提示抗-A 检测结果应为阳性，但实际检测结果却为阴性。本质上两者所反映出的问题相同，均为抗-A 检测结果凝集强度减弱，差别仅是减弱程度的不同，前者可观察到弱凝集现象，后者却无凝集。

判断试验结果时，若指示细胞均呈阴性反应、所有阳性反应均为强凝集且正反定型相符，则可发出检测报告。若试验结果存在弱凝集，即使正反定型相符也不可发出报告，需以弱凝集为线索分析原因，验证后方可发出检测报告。

（3）弱抗原凝集强度：目前，临床检测 ABO 血型所用定型抗体多为单克隆抗体。使用单克隆抗体对 A、B 弱表现型进行检测，可出现三种不同凝集强度：无凝集（–）、弱凝集（ ± ~2+）及强凝集（3+~4+）。

许多实验室技术人员存在这样一种认识：对 A、B 弱表现型进行检测时，试验结果应呈弱凝集或无凝集。对于强凝集结果非常不理解，更加不会发出弱表现型的检测报告。对血清学发展史及检测工具（定型抗体）特点了解不足，是导致认识偏差的主要原因。使用单克隆抗体对弱表现型进行检测，常会出现强凝集的检测结果，对其进行分析、判断并得出准确结论，读者须明确以下几个观念：

1）弱表现型呈弱凝集的由来：自 1900 年 Landsteiner 发现 ABO 血型后，传统血清学研究 ABO 血型所用检测工具主要是人源抗-A、抗-B、抗-AB。

1911 年，Von Dungern 等发现了呈弱凝集的 A 型，并提出亚型概念。在之后相当长时间里，对 ABO 血型的检测与研究仍依赖于人源抗体。研究人员发现弱表现型普遍与人源抗体呈弱凝集反应，故而得出“A、B 弱表现型呈弱凝集”的结论。

2）单克隆抗体的出现：1975 年，Köhler 与 Milstein 发明了单克隆抗体制备技术，为抗体的生产与应用开辟了新天地。20 世纪 80 年代初，美国 CDC 报道了世界首例 HIV 感染病例，用于 ABO 血型检测的人源抗体增加了实验室人员感染 HIV 的职业风险。在此背景下，单克隆抗-A、抗-B 逐渐取代人源抗体，至 80 年代后期已广泛用于 ABO 血型检测。

3）单克隆抗体与人源抗体差异：单克隆抗体来自单一克隆株，仅识别抗原的某种表位，存在漏检其他表位的可能，但单克隆抗体纯度、效价、亲合力均远高于人源抗体。人源抗体是多克隆抗体，虽在效价、亲合力等方面不及单克隆抗体，但对抗原表位的覆盖程度更广，优于单克隆抗体，尤其适用于弱抗原的检测。

与人源抗体相比，单克隆抗体与弱表现型红细胞反应可呈强凝集、弱凝集或不凝集，凝集强度取决于单克隆抗体识别抗原表位的特异性及抗原表达数量（即弱表现型红细胞正常表达单克隆抗体识别的抗原表位，则呈强凝集反应；若部分表达单克隆抗体识别的抗原表位，或单克隆抗体识别的抗原表位表达数量减少，则呈弱凝集反应；若不表达单克隆抗体识别的抗原表位，则呈阴性反应）。使用人源抗体进行 ABO 血型检测得出的结论——A、B 弱表现型呈弱凝集，并不适用于单克隆抗体。

（4）ABO 血型系统不规则抗体引起的强凝集：多数情况下，ABO 血型系统不规则抗体与相应抗原阳性红细胞形成的凝集为弱凝集。但某些情况下，如抗原缺失表位为主要抗原表位，通过饮食、免疫等途径，可产生效价较高的天然 IgM 型及 IgG 型抗体，可与野生型红细胞形成强凝集。

例 5-2：某女，40 岁。临床诊断为异常子宫出血、子宫平滑肌瘤。使用市售微柱凝胶卡对该患者进行 ABO 血型检测，结果见表 5-7：

表 5-7　微柱凝胶法检测 ABO 血型结果

抗-A	抗-B	自身对照	A_1 细胞	B 细胞	O 细胞
3+	4+	–	4+	–	–

结果显示，正反定型不符。因 A_1 细胞呈阳性反应结果，怀疑样本为 $A_{弱}$型并产生抗-A_1。但正定型 A 抗原呈强凝集，为验证该强凝集由单克隆抗体引起，更换为人源抗-A、抗-B 定型试剂并增加 A_2 红细胞试剂，采用试管法对患者 ABO 血型重新检测，结果如下：

抗-A	抗-B	自身对照	A_1 细胞	A_2 细胞	B 细胞	O 细胞
–	4+	–	4+	–	–	–

结果显示，A_2 细胞呈阴性反应结果，符合 $A_{弱}$型个体产生抗-A_1 后的反应特征（正常 B 型个体产生的抗-A 可凝集 A_2 细胞）。但正定型 A 抗原呈阴性反应，怀疑弱 A 抗原漏检。将反应体系置于 4℃中孵育 15min，取出后立即离心，检测结果如下，并见图 5-8。

抗-A	抗-B	自身对照	A_1 细胞	A_2 细胞	B 细胞	O 细胞
1+	4+	–	4+	–	–	–

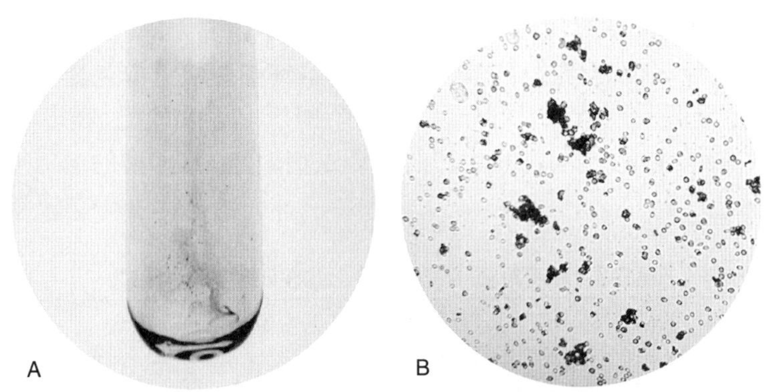

图 5-8　A$_{弱}$型 4℃孵育增强法检测结果

A. 试管法凝集强度为 1+; B. 镜下清晰可见凝集团块及游离红细胞

根据检测结果，患者血型判定为 A$_{弱}$B 型，伴抗-A$_1$。

本例中，有两个问题值得深入探讨：弱表现型红细胞与单克隆抗体呈强凝集、ABO 血型系统不规则抗体与红细胞试剂呈强凝集。

①弱表现型呈强凝集：微柱凝胶卡所用抗体为 IgM 型单克隆抗体，抗-A 来自鼠源 BIRMA-1 克隆株。与人源抗体相比，两者对该 A$_{弱}$抗原的检出能力差异显著。

多克隆人源抗体可识别红细胞多种抗原表位，对弱表现型具有较强的检出能力，但效价与亲合力较低，反应的凝集强度不高，多呈弱凝集反应。本例中，使用人源抗体，需通过 4℃孵育增强法方能检出。

单克隆抗体是针对抗原某个或某几个抗原表位而制备出的特异性、亲合力、效价等均较高的抗体。弱表现型红细胞若表达相应抗原表位，则会形成较强的凝集。本例中，患者 A 抗原检测结果呈强凝集，可以推知红细胞表达与鼠源 BIRMA-1 克隆株相同的抗原表位。

② ABO 血型系统不规则抗体引起的强凝集：本例中，人源抗-A 与患者红细胞在室温下呈阴性反应，通过 4℃孵育增强法方呈弱凝集反应(1+)。结果提示，患者缺乏野生型 A 抗原的多个主要表位。自然界中存在许多与野生型 A 抗原相同或相似的物质(如食物、细菌等)，经免疫途径刺激患者可产生针对多种缺失表位的高效价天然抗-A，所以在反定型检测中，与 A$_1$ 细胞呈强凝集反应。

总之，单克隆抗体与弱表现型红细胞反应可表现出不同的凝集强度，而且 ABO 血型系统不规则抗体与红细胞试剂也可表现出不同强度的凝集反应。多变化的凝集强度无疑对血型检测带来困难，准确判断 ABO 血型，不仅要充分了解定型抗体的特点、演变过程，ABO 血型系统不规则抗体产生的规律与特点，还要掌握得出各种结论的前提条件等多种背景知识，结合试验结果方能得出准确结论。

3. 抗体试剂　抗体试剂是决定正定型检测结果准确性的关键因素，抗体试剂应具备高亲合力、高特异性、可检出不同抗原表位并具有抗干扰的能力。

(1) 抗原表位检出能力：在 ABO 血型检测中，抗体试剂应具有检出不同抗原表位的能力，以避免漏检。

临床常规检测所用抗-A、抗-B 试剂多为 IgM 型单克隆抗体。单克隆抗体是通过淋巴细胞杂交瘤技术制备出的只针对某抗原表位的特异性抗体，其检出抗原表位的能力仅局限于具有相同抗原表位的待检样本。若待检样本红细胞缺乏单克隆抗体识别的抗原表位，则导致正定型呈假阴性结果。例如，一项对不同厂家生产的抗-A、抗-B 试剂检出弱表现型能力的评估结果显示，不同厂家生产的抗体试剂对 $A_{弱}$、$B_{弱}$型的检出能力存在较大差异（表 5-8）。

表 5-8　单克隆抗-A、抗-B 检出弱表现型的能力评估

试剂 样本	产品 1		产品 2		产品 3		产品 4	
	抗-A	抗-B	抗-A	抗-B	抗-A	抗-B	抗-A	抗-B
1	4+	4+	+	4+	4+	4+	4+	4+
2	2+	4+	–	4+	$1+^{S}$	4+	$2+^{W}$	4+
3	4+	4+	1+	4+	4+	4+	4+	4+
4	4+	1+	2+	–	4+	–	4+	2+
5	$1+^{W}$	–	+/–	–	$1+^{W}$	–	1+	–
6	–	+	–	+	–	+	–	2+

注：+：凝集；–：无凝集；w：weak 的缩写；s：strong 的缩写

由此可见，使用一种单克隆抗体不能完全覆盖所有抗原表位，鉴定弱表现型时易导致漏检，实验室应备有多种不同克隆株的单克隆抗体并搭配使用，避免弱表现型漏检。例如，日本东京血液中心遇到疑难样本时，使用 6 种不同克隆株的单克隆抗体对其进行确认。国内大多数实验室受经费及成本限制，选用多种不同克隆株的单克隆抗体对疑难样本进行确认比较困难。费效比较高的做法是在使用单克隆抗体的基础上，辅以人源 ABO 血型抗体，并综合分析检测结果。

例 5-3：某患者进行输血前检查，使用不同厂家生产的微柱凝胶卡分别进行 ABO 血型初检与复检。使用厂家 1 生产的微柱凝胶卡进行 ABO 血型初检，结果为 B 型，见表 5-9：

表 5-9　ABO 血型初检结果（厂家 1）

抗-A	抗-B	自身对照	A_1 细胞	B 细胞	O 细胞
–	4+	–	4+	–	–

使用厂家 2 生产的微柱凝胶卡进行 ABO 血型复检，结果显示正反定型不符，正定型为 AB 型，反定型为 B 型，如下所示：

抗-A	抗-B	自身对照	A_1 细胞	B 细胞	O 细胞
3+	4+	–	4+	–	–

使用人源抗-A、抗-B 定型试剂并增加 A_2 红细胞试剂，采用试管法对样本 ABO 血型重新检测，最终判定为 $A_{弱}B$ 型，结果如下：

抗-A	抗-B	自身对照	A_1 细胞	A_2 细胞	B 细胞	O 细胞
2+	4+	–	3+	–	–	–

本例中，患者 ABO 血型初检与复检所用微柱凝胶卡中单克隆抗体并不相同，前者抗-A 来自鼠源 BIRMA-1 克隆株，而后者抗-A 为鼠源 16243 G2 与 16247 E6 克隆株混合抗体。克隆株的差异导致单克隆抗-A 识别不同 A 抗原表位，而 BIRMA-1 克隆株制备出的抗-A 识别的 A 抗原表位“恰巧”是患者缺失的表位，故而造成 $A_{弱}$型漏检。

总之，临床检测中没有完美无瑕的定型抗体，因漏检及强凝集引起的正反定型假相符（如表 5-9 所示结果），在没有线索提示的情况下无法发现血型鉴定错误，更加谈不上予以排除。为避免此种情况的发生，应严格按照《临床输血技术规范》中的要求，对患者 ABO 血型进行初检与复检。检测时，应使用两种以上不同厂家、不同克隆株的定型试剂，必要时可使用人源抗体进行辅助检测。

人源抗体是多克隆抗体，与单克隆抗体相比，其覆盖的抗原表位较多。尽管人源抗体纯度、效价、亲合力均较低，但在血型鉴定中结合较敏感的试验方法可检出 $A_{弱}$、$B_{弱}$型。人源抗体易得、廉价，且具有较强的实用性，实际工作中不应放弃人源抗体的使用。使用前，应对人源抗体进行质量控制，对效价、亲合力进行检测，并排除 ABO 血型系统以外的 IgM 型抗体（包括冷抗体）干扰。

(2) 特异性与抗干扰能力：多数单克隆抗体均具有良好的亲合力、特异性及抗干扰能力，但有些克隆株制备的单克隆抗体抗干扰能力差。例如，来自 ES-4 克隆株的单克隆抗-B 可与获得性 B 抗原发生交叉反应（凝集特点为弱凝集），对正定型结果造成干扰。目前 ES-4 克隆株单抗已禁止用于临床常规检测。另外，人源抗-B 也可与获得性 B 抗原反应。在实际工作中，应选用抗干扰能力强的抗体试剂进行 ABO 血型正定型检测。

4. 红细胞试剂　反定型红细胞试剂包括 A_1、A_2、B、O 型红细胞。不同厂家生产的反定型红细胞试剂盒组成存在差异。例如，有些试剂盒由 A_1、B 型红细胞组成，有些由 A_1、B、O 型红细胞组成，有些由 A_1、A_2、B、O 型红细胞组成，而有些试剂盒中 O 型红细胞为 RhD(–)。实验室应根据实际情况，选择适合的反定型红细胞试剂。若试剂盒中无 O 型红细胞，实验室可自行配制，但需根据国家相关要求进行质量控制。

实验室技术人员不仅要了解红细胞试剂的组成，还需了解保存液组成成分，尤其要了解抗菌抑制剂（常用抗生素包括氯霉素、硫酸新霉素、西力欣、庆大霉素等）的成分。红细胞试剂在储存期间，可将抗生素吸附至细胞表面，若待检样本中存在相应药物抗体，则可引起凝集反应（凝集特点为弱凝集），对反定型结果造成干扰。

例 5-4：某实验室使用市售 A_1、B 型反定型红细胞试剂及自制 O 型红细胞试剂对待检样本进行 ABO 血型鉴定，检测结果见表 5-10：

表 5-10　样本 ABO 血型检测结果

正定型			反定型		
抗-A	抗-B	自身对照	A_1 细胞	B 细胞	O 细胞
4+	–	–	1+	4+	–

患者 ABO 血型检测正反定型不符，反定型多出了不应有的凝集。以 A_1 红细胞弱凝集为线索，怀疑样本为 $A_{弱}$型（使用单克隆抗体进行抗原型检测，弱表现型可呈强凝集），并产生了抗-A_1 不规则抗体。使用市售 A_2 红细胞试剂验证此推断，结果如下：

A_1 细胞	A_2 细胞	B 细胞	O 细胞
1+	1+	4+	–

验证结果不支持 $A_{弱}$型的推断。怀疑市售 A_1、A_2 红细胞可能黏附有抗生素，而样本中含有相应抗生素抗体，弱凝集由药物抗体引起。为验证此假设，分别选择 3 份健康人 A、B 型红细胞，盐水洗涤后配成新鲜红细胞盐水悬液作为反定型红细胞，再行反定型检测，结果如下：

A 型新鲜红细胞悬液	B 型新鲜红细胞悬液	O 细胞
–	4+	–

验证结果显示，样本反定型为 A 型，与正定型相符，支持 A_1、A_2 红细胞试剂弱凝集由药物抗体引起的假设。

表 5-10 及样本反定型结果（市售 A_2 红细胞试剂）中所用 A_1、A_2 及 B 型红细胞均为保存于保存液中的市售红细胞试剂，而 O 型红细胞是实验室自制的无抗生素成分的新鲜红细胞。样本中的药物抗体与黏附有抗生素的 A_1、A_2 红细胞发生反应呈弱凝集，而 O 型红细胞因未黏附抗生素而呈阴性反应。样本中因含有抗-B，所以 B 型红细胞试剂呈强凝集，掩盖了药物抗体引起的弱凝集。

本例提示，检测人员必须对所用检测工具特性非常了解，能根据试验结果给出合理假设，并通过进一步试验来验证假设的正确性。否则会将本来非常简单的问题复杂化，甚至一头雾水，无从下手，不仅难以解决实际工作中遇到的技术问题，而且耽误患者的及时救治。

（二）结果判断的前提条件

指示细胞具有提示检测结果是否受干扰物质影响的作用，判断 ABO 血型检测结果的前提条件是指示细胞均呈阴性反应结果。

指示细胞若出现凝集现象，则提示呈凝集反应的检测结果受干扰物质影响，无论正反定型是否相符，试验结果均不可信。需对样本红细胞或血浆进行处理，待指示细胞呈阴性结果后，再使用处理后的红细胞或血浆重新进行检测并判读结果。若检测结果出现弱凝集或正反定型不符，应分析原因，并根据相应的反应格局采用不同处理策略予以验证（图 5-9）。

（三）疑难血型形成原因

ABO 血型检测中，在满足指示细胞无凝集的前提下，疑难样本可出现多种表现形式。透过纷繁复杂的各种表象，观察其本质，可以发现弱抗原、规则抗体减弱以及 ABO 血型系统不规则抗体的产生是造成血型鉴定困难的主要原因。

1. 弱抗原对检测结果的影响　使用 ABO 定型抗体检测弱抗原时，凝集强度变化较大（见前文）。而表达弱抗原的个体，通过免疫途径有可能产生 ABO 血型系统不规则抗体。弱抗原凝集强度、有或无 ABO 血型系统不规则抗体以及不规则抗体形成的凝集强度，三者组合在一起形成多种形式的疑难血型反应格局（图 5-10）。

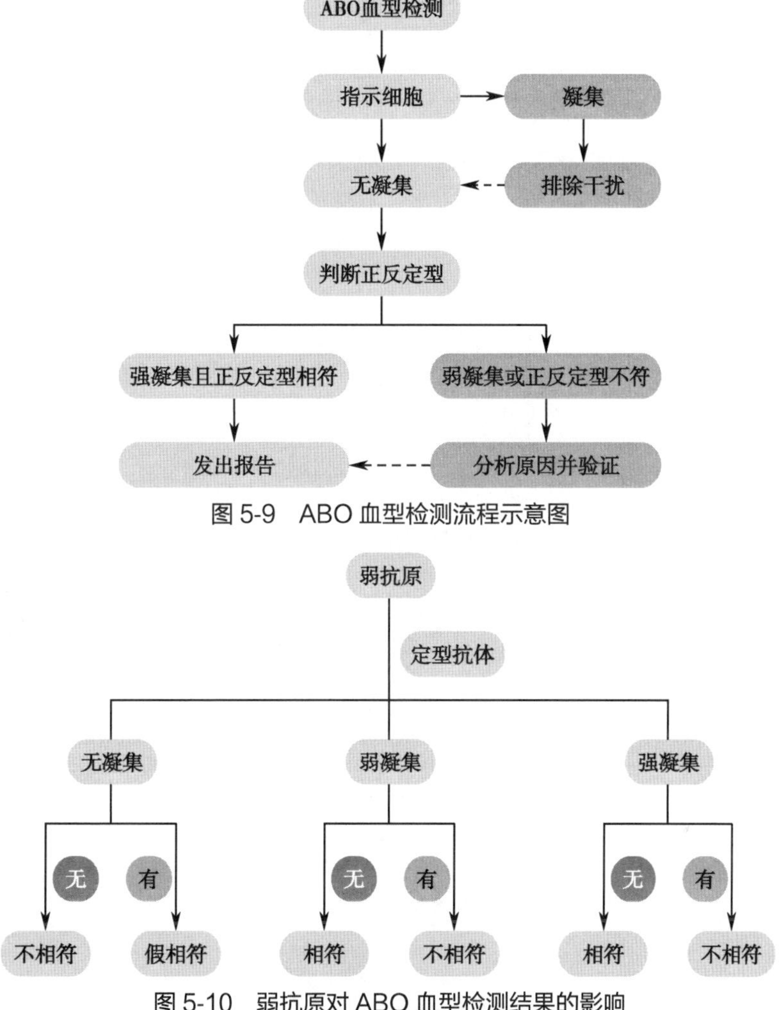

图 5-9　ABO 血型检测流程示意图

图 5-10　弱抗原对 ABO 血型检测结果的影响

无：血浆中无 ABO 血型系统不规则抗体；有：血浆中含有 ABO 血型系统不规则抗体；
相符：ABO 血型正反定型相符；不相符：ABO 血型正反定型不符；假相符：ABO 血型正反定型假相符

2. ABO 血型抗体　ABO 血型抗体可分为规则抗体与不规则抗体（详见第一章第三节）。规则抗体受疾病、年龄、临床治疗方法等因素影响，可逐渐减弱甚至消失，使反定型结果呈弱凝集或无凝集，对血型判断造成干扰。ABO 血型系统不规则抗体可与反定型红细胞试剂呈弱凝集或强凝集反应，与抗原检出情况（如抗原漏检或抗原检出）形成不同组合（图 5-11），对 ABO 血型判断造成干扰。

（四）疑难血型处理策略

弱抗原凝集现象与 ABO 抗体凝集现象组合在一起，形成临床疑难血型的各种复杂表现形式，正反定型不符及弱凝集是对其进行分析并予以排除的切入点。

需要强调的是，弱凝集（包括因漏检而引起的阴性反应）是重要的提示线索，切不可忽视。遇到弱凝集时需格外注意，避免弱抗原、弱抗体漏检。检测重点应放在弱抗原特异性的鉴定上，尤其是漏检抗原的确认（图 5-12）。确认方法按由简至繁的顺序依次为：更换抗体试剂、4℃孵育增强法、吸收放散法。

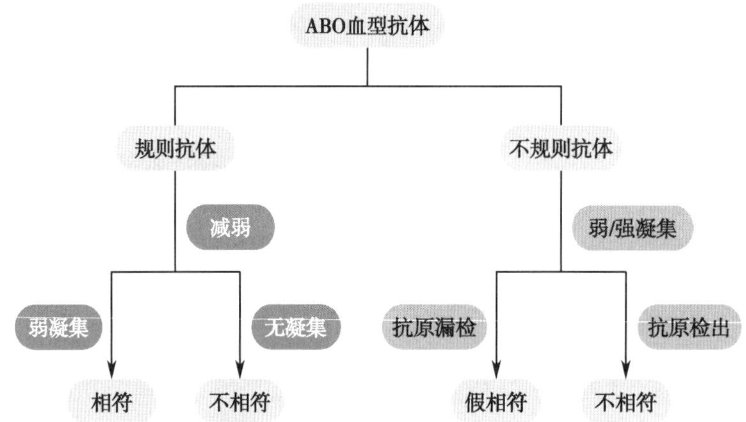

图 5-11　ABO 抗体对血型检测结果的影响

相符：ABO 血型正反定型相符；不相符：ABO 血型正反定型不符；
假相符：ABO 血型正反定型假相符

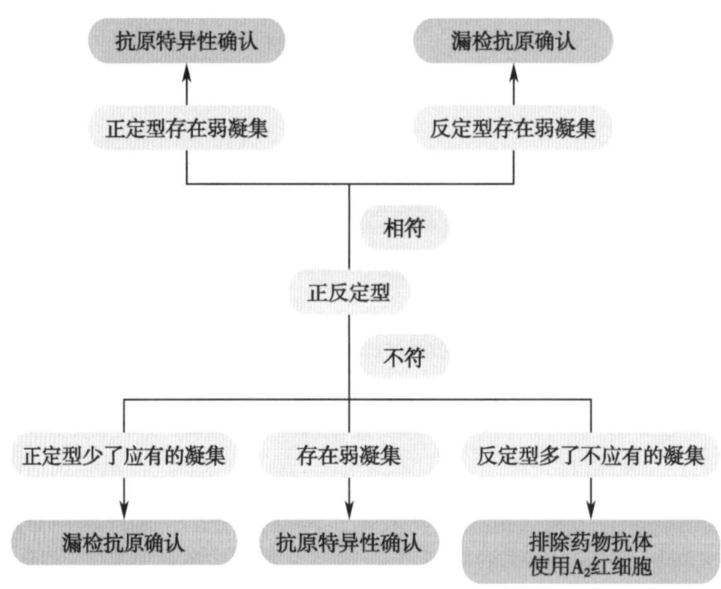

图 5-12　临床常见疑难血型表现形式及检测策略

在满足 ABO 血型检测的前提条件下(即指示细胞呈阴性反应结果)，根据正反定型是否相符，临床常见疑难血型表现形式可分为两类：正反定型相符但存在弱凝集，以及正反定型不符。

1. 正反定型相符但存在弱凝集

(1) 正定型存在弱凝集：正反定型相符，但正定型存在弱凝集，可形成表 5-11 所示的反应格局(为简化表述，呈强凝集且正反定型相符的试验结果未在表中列出。下文相同)：

表 5-11　正反定型相符但正定型存在弱凝集

抗-A	抗-B	自身对照	A_1 细胞	B 细胞	O 细胞
≤ 2+	–	–	–	≥ 3+	–
–	≤ 2+	–	≥ 3+	–	–

1）分析思路：表 5-11 所示反应格局提示样本中无 ABO 血型系统不规则抗体，但存在弱抗原引起弱凝集反应的情况。

2）处理办法：鉴定重点为确认抗原的特异性（图 5-13）。可通过更换不同克隆株的单克隆抗体试剂，或使用合格的人源抗体试剂进行验证，并发出弱抗原描述性报告，如 $A_{弱}$、$B_{弱}$、$A_{弱}B$。

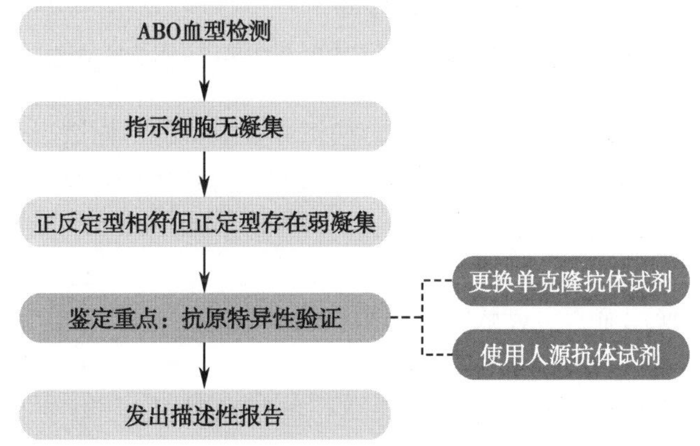

图 5-13　正反定型相符但正定型存在弱凝集的鉴定策略

（2）反定型存在弱凝集：正反定型相符，但反定型存在弱凝集，可形成表 5-12 所示反应格局：

表 5-12　正反定型相符但反定型存在弱凝集

抗-A	抗-B	自身对照	A_1 细胞	B 细胞	O 细胞
–	–	–	≤ 2+	≥ 3+	–
–	–	–	≥ 3+	≤ 2+	–

1）分析思路：表 5-12 所示格局虽然正反定型相符，但反定型存在弱凝集，此种现象必须引起重视，反定型中的弱凝集具有提示弱抗原漏检的作用。

若样本为弱抗原且已产生 ABO 血型系统不规则抗体，则可因抗原漏检而导致正反定型假相符，此时反定型出现的弱凝集是提示正反定型假相符的重要线索。例如，某些 $A_{弱}$型样本中除了存在抗-B 外，还存在抗-A_1。进行正定型检测时，$A_{弱}$抗原易漏检而误判为 O 型。进行反定型检测时，由于样本中存在抗-A_1 及抗-B，A_1、B 红细胞试剂均呈凝集反应，反定型可判为 O 型。正反定型虽然相符，但却是错误的定型结果。

2)处理办法：验证重点为判断是否存在弱抗原漏检，应采用灵敏度高的试验方法进行确认，避免血型误判(图 5-14)。

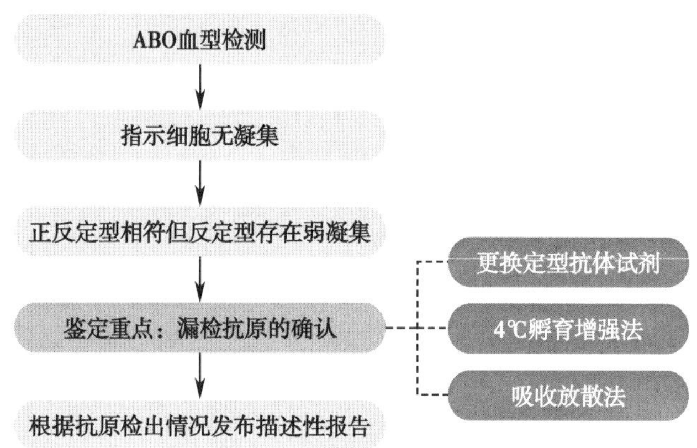

图 5-14　正反定型相符但反定型存在弱凝集的鉴定策略

按由简至繁的顺序，依次使用不同试验方法对怀疑漏检的抗原进行验证：

1)更换定型抗体试剂：更换不同克隆株的单克隆抗体或人源抗体重新检测。

2)4℃孵育增强法：将反应体系置于 4℃中孵育 15~30min，取出后立即离心观察结果。

3)吸收放散法：使用血清学灵敏度高的吸收放散法进行确认。

以上任何一种验证方法确认红细胞存在相应抗原时，则可发出描述性报告。若各种验证方法均为阴性结果时，则以灵敏度高的吸收放散试验结果为准，发出描述性报告。

2. 正反定型不符

(1)正定型少了应有的凝集：正反定型不符，正定型少了应有的凝集，可形成表 5-13 所示反应格局：

表 5-13　正定型缺少应有的凝集

抗-A	抗-B	自身对照	A_1 细胞	B 细胞	O 细胞
–	–	–	–	≥ 3+	–
–	–	–	≥ 3+	–	–

1)分析思路：表 5-13 所示格局提示弱抗原漏检，与表 5-12 所示格局有相似之处，区别在于是否检出 ABO 血型系统不规则抗体。

抗原漏检时，若检出 ABO 血型系统不规则抗体，可引起正反定型假相符，而呈表 5-12 反应格局。抗原漏检且未检出 ABO 血型系统不规则抗体，则会引起正反定型不符，而呈表 5-13 所示的反应格局。

2)处理办法：验证重点为判断弱抗原是否漏检，试验方法与“正反定型相符但反定型存在弱凝集”相同。

(2) 正反定型均存在弱凝集：正反定型不符且正反定型检测结果中均存在弱凝集，可形成表 5-14 所示反应格局：

表 5-14　正反定型不符且均存在弱凝集

抗-A	抗-B	自身对照	A_1 细胞	B 细胞	O 细胞
≤2+	–	–	≤2+	≥3+	–
–	≤2+	–	≥3+	≤2+	–

1) 分析思路：表 5-14 所示格局提示样本为弱抗原且已产生 ABO 血型系统不规则抗体。表 5-14 与表 5-12 中所示反应格局有相似之处，均提示样本为弱抗原，且均产生了 ABO 血型系统不规则抗体。区别仅在于弱抗原是否被检出，表 5-12 所示为抗原未检出，而表 5-14 则为抗原已检出。

2) 处理办法：正反定型结果符合弱抗原产生 ABO 血型系统不规则抗体的血清学特征，确认弱抗原特异性后可直接发出描述性报告。但需注意，药物抗体引起的弱凝集有可能产生类似的反应格局，需排除药物抗体引起的干扰（排除方法见例 5-4）。

对于 A弱抗原，可使用市售 A_2 红细胞试剂进行验证。检测结果应为 A_1 红细胞试剂凝集，而 A_2 红细胞试剂不凝集。但对于 B弱抗原所产生的同种抗-B，因无类似 A_2 红细胞试剂可以使用，所以在排除药物抗体干扰的前提下，可直接发出描述性报告。

(3) 反定型存在弱凝集：正反定型不符，正定型检测结果为强凝集，而反定型却存在相应的弱凝集，可形成表 5-15 所示反应格局：

表 5-15　正反定型不符且反定型存在弱凝集

抗-A	抗-B	自身对照	A_1 细胞	B 细胞	O 细胞
–	≥3+	–	≥3+	≤2+	–
≥3+	–	–	≤2+	≥3+	–

1) 分析思路：表 5-15 所示格局提示样本中存在 ABO 血型系统不规则抗体，而红细胞抗原应为弱抗原。

通常情况下，弱抗原与人源抗-A、抗-B 定型试剂呈弱凝集，但使用不同单克隆抗体检测 A、B 弱抗原时，凝集强度变化较大，可呈强凝集、弱凝集，甚至不凝集（如例 5-2 所示）。

2) 处理办法：严格地讲，表 5-15 与表 5-14 所示反应格局是同一性质的问题，处理方法与"正反定型不符且均存在弱凝集"相同。

采用上述检测策略，可解决临床遇到的 ABO 疑难血型鉴定问题。需对弱抗原的本质进行研究时，可进行 ABO 基因检测。

五、ABO 血型检测方法

ABO 血型检测方法主要有血清学及基因检测法。血清学方法是临床检测首选方法，可满足临床对血型检测时效性及安全性的要求，基因检测是血清学方法的补充，多用于疑难样本成因分析或科学研究。

（一）血清学检测方法

血清学检测常用方法主要有玻片法、试管法、微柱凝胶法、吸收放散法、流式细胞术、糖基转移酶检测法等。各种检测方法适用范围不同，应根据实际情况正确选用适合的检测方法。

1. 玻片法　玻片（或凹形纸片）法操作简单，不需离心设备，适用于大规模血型普查。玻片法无离心促凝过程，易造成弱抗原漏检导致定型错误。使用玻片法进行检测时，为促进抗原与抗体充分反应，需不断摇动玻片且摇动时间需得到保证。

2. 试管法　试管法是血清学经典方法，其优点是检测时间短、洗涤过程可排除干扰因素对检测结果的影响、离心过程可增强凝集效果，较弱的抗原抗体反应不易漏检。该法缺点是结果判断受主观因素影响，对操作人员技术要求较高，不易标准化、自动化。

3. 微柱凝胶法　微柱凝胶法是利用分子筛技术观察红细胞抗原与抗体反应的试验方法，使用专用离心机离心后可肉眼观察结果或使用专用设备自动分析结果。该法操作易于自动化、标准化，试验结果清晰、明确，易于判读，是目前临床使用的主流方法。

微柱凝胶法的缺点是反应体系固定，不具备排除干扰的能力。在血型检测、抗体筛查及交叉配血过程中，微柱凝胶法结果异常仅能起到提示作用，干扰因素的排除、验证等试验应使用经典试管法。

4. 吸收放散法　在验证 ABO 弱抗原是否漏检的试验中，吸收放散法是非常重要且极为实用的高灵敏度血清学方法。其原理是利用抗原抗体结合具有可逆性的特点，对样本进行吸收、放散处理。

吸收是使用红细胞在最适反应条件下与抗体充分结合，虽然单个弱表现型红细胞结合抗体的数量很少，但大量红细胞的累加作用使得结合抗体的绝对值大大增加，红细胞可起到抗体“收集器”的作用。放散则是使用物理或化学方法使与红细胞抗原结合的抗体脱落下来，故放散液中抗体浓度相对较高。

吸收放散试验实际起到了“相对浓缩”抗体和抗体粗纯化的作用，可提高检出的灵敏度。在吸收放散试验中，抗体可以是来自待检样本中的弱抗体，也可以是红细胞抗原结合的抗体试剂。所以吸收放散法既可用来检测抗原，也可用来检测抗体。

吸收放散试验结果表现为有无凝集现象，通过凝集现象可推断出样本中是否存在相应抗原或抗体。本质上，吸收放散试验结果的判断过程是一个反向推理的演绎过程。例如，对弱抗原进行鉴定时，若出现凝集现象，则可推断出放散液中存在抗体，而放散液中的抗体又来自红细胞抗原与抗体的结合，红细胞之所以能够结合这种抗体，一定是因为红细胞携有相应抗原。

吸收放散试验在血清学检测中应用范围极广，且用法灵活。不仅可用于弱抗原的确认，还可用于样本中干扰物质的去除、抗体纯化、混合抗体分离等。为获得准确的试验结果，需注意试验操作细节的处理，如反应温度、定时混匀、洗涤温度、离心速度、离心时间、残余液体去除、阴性对照与阳性对照设置等（详见第九章）。

放散试验方法众多，根据试验设计原理可分为三类：①通过改变反应温度使抗原抗体复合物解离的变温放散法，如热放散、微波放散、冻融放散。②利用有机溶剂具有破坏红细胞脂膜使抗原抗体复合物解离的有机溶剂洗脱放散法，如乙醚放散、三氯甲烷 / 三氯乙烯放散、二甲苯放散。③利用抗原抗体复合物在酸性环境下易于解离的特性，改变反应介质 pH

的酸洗脱放散法，如二磷酸氯喹放散、冷酸放散、柠檬酸放散、洋地黄皂苷酸放散。

不同放散方法都会对红细胞造成不同程度的损伤，有些放散方法可完全破坏红细胞膜，使红细胞破碎、溶血，如有机溶剂洗脱放散、冻融放散。而有些放散方法对红细胞膜损伤程度较轻，如热放散。若放散目的是检测红细胞血型抗原，则不可选择对红细胞膜破坏程度大的放散方法。若放散目的是检测放散液中的抗体，则不必考虑对红细胞膜的损伤。另外，不同放散方法对不同血型抗原检出的敏感性不同，如柠檬酸放散法会影响 Kell 血型系统抗原的检测。在实际应用中，应根据检测目的选择适合的放散方法。

5. 流式细胞术　流式细胞术灵敏度高，重复性好，但对设备、人员和技术的要求较高，常用于血型研究。

6. 糖基转移酶检测法　在 ABO 弱表现型的血型鉴定中，糖基转移酶试验是一个实用性较强的辅助性试验。糖基转移酶试验设计原理是利用 A 酶（或 B 酶）具有以 H 抗原为底物合成 A 抗原（或 B 抗原）能力的特性，在待检样本血浆中加入单糖及 H 抗原（O 型红细胞），经孵育后使用抗-A（或抗-B）检测 O 型红细胞是否表达了 A 抗原（或 B 抗原）。若能检出 A 抗原（或 B 抗原），则说明待检样本中存在 A 酶（或 B 酶），即可推断出样本的血型。

（二）基因检测方法

ABO 血型基因分型能准确判定 ABO 基因型，可准确检出样本携有何种等位基因及是否存在基因突变。

需要强调的是，在输血前检查中，基因检测并不能代替血清学检测，它们的应用范围及价值不同。血清学检测直接回答了供者与患者之间是否存在由抗原抗体结合而引起免疫反应的可能性，是目前保证临床输血安全的主要检测技术。基因检测是对血清学检测的有益补充，尤其是遇到疑难血型时，往往采用基因检测的方法可得出准确结论，但基因表达受多种因素的影响与调节，基因型与表现型并非呈一一对应关系，基因检测的应用受到一定程度的限制。对于 ABO 弱表现型的检测可以基因检测结果为主，但基因检测结果必须与血清学试验结果相符，这样的结果才是完整且有价值的结果。

临床常用的 ABO 基因分型方法主要有 PCR-SSP 法及基因测序法，应根据试验目的选用不同的检测方法。PCR-SSP 法的原理是以已发现的 ABO 基因多态性为基础，根据常见的基因突变位点设计引物，检测样本是否存在常见的基因突变。而基因测序是最直接、最准确的基因检测方法，可回答样本是否存在基因突变、突变位点等问题。但基因检测设备昂贵、用时长、费用高且对操作人员要求较高。在日常工作中，ABO 血型检测应以血清学方法为主，必须使用基因分型方法时应按照“分级原则”选用不同的检测方法，以达到针对性强、费效比高的目的。分级原则主要包括以下内容：

1. 基因分型适用范围　血清学检测结果明确、无疑义的样本无需进行基因分型，否则可考虑使用基因检测方法辅助分型。

2. 确定基因型　只需明确样本是否携有 A 或 B 基因时，首选 PCR-SSP 法，也可选用第 6、7 外显子测序法。测序时可先对第 6 外显子进行测序，以确定样本是否为含有 O 隐性等位基因的杂合子。然后再对第 7 外显子进行测序，以确定是否携有 A 或 B 基因。

3. 确定等位基因型　需明确区分 ABO 等位基因型时，需采用基因测序法。测序范围包括增强子、启动子、第 1~7 外显子以及部分内含子，必要时可进行克隆测序，分析基因突变位点。

基因测序的对象是目标基因的 PCR 扩增产物，而 PCR 扩增产物是两条等位基因扩增产物的混合物，若其中一个等位基因存在碱基缺失，则测序结果会从碱基缺失位置起连续出现错位峰。样本为 *A/O*、*B/O* 杂合子，其中 O 基因为 *ABO*O01*（261delG），则在测序时会出现连续错位峰，可根据 261 位起是否存在错位峰来判断样本是否为含有 *ABO*O01* 的杂合子。同时结合血清学试验结果，可初步鉴定出样本为 O 型或非 O 型。例如，正定型抗-A 可疑，抗-B 强凝集，反定型为 B 型的疑难血型样本，对其 ABO 基因第 6 外显子进行测序分析。结果显示，第 6 外显子存在 261delG 和 297A/G 套叠峰（图 5-15）。虽然 297A/G 套叠峰可在 B/O 基因型中出现（B 基因该位点为 G，*A101* 和 *O01* 该位点为 A），也可在 A/O 基因型中出现（*O02*、*O03* 等一些非 O01 等位基因，该位点也为 G），但 261delG 表明该基因存在 O 等位基因，结合正定型 B 抗原为强凝集的血清学试验结果，判定该样本应为 *B/O* 基因型，表现型为 B 型。正定型检测结果中出现的 $A_{弱}$可能是疾病等原因引起的交叉反应。

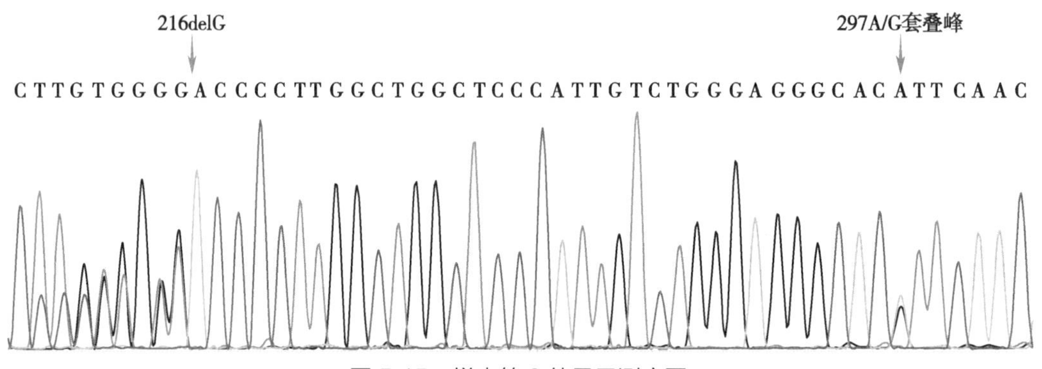

图 5-15　样本第 6 外显子测序图

ABO 等位基因多态性可体现为多个位点的碱基突变，具体表现为 A、B、O 等位基因不同位点的碱基突变。基因测序面临的难题是如何确定突变位点究竟位于哪个等位基因，这也是 ABO 基因分型研究的难点。为解决这一难点，可采用第 6、7 外显子克隆测序法。通过克隆测序可确定碱基突变是位于 A 基因、B 基因还是 O 基因，才能根据“血型抗原基因变异资料库”（blood group antigen gene mutation database，BGMUT，也称 DBRBC）中的基因变异格局来判定基因型。但克隆测序对实验条件要求较高，且周期长、费用高。根据某一突变位点设计引物，扩增 ABO 基因第 6、7 外显子的单链后再进行测序，明确一条单链上杂合峰位置的碱基，即可判断出另一条链上的碱基。此方法可大大降低检测时间及检测费用，具有较强的实用性（图 5-16）。

例如，笔者曾对 1 例 $A_{弱}$型进行基因测序分析，发现第 6 外显子从 261 位开始连续出现错位峰，提示该样本为 *A/O* 杂合子。第 7 外显子第 648 位出现 C/A 套叠峰（图 5-17），查询 DBRBC 数据库，未发现 648 位有 A 碱基突变，提示该样本为未见报道的新等位基因。经单链测序鉴定后，确定为一个新的 A 酶等位基因（Genbank，MN161783）。

近年来，对于 ABO 血型基因表达调控的研究逐渐成为一个热点，研究焦点集中在 ABO 基因启动子区是否存在突变及其甲基化程度。Yamamoto 等研究结果显示，启动子位于 ABO 基因 −117 至 +31 位置（图 5-18）。

样本DNA
PCR-SSP
第6、7外显子测序
启动子测序
第1~5外显子测序
第6、7外显子测序
内含子测序（必要时）
确定是否携有A/B基因
克隆测序
确定基因型/突变位点

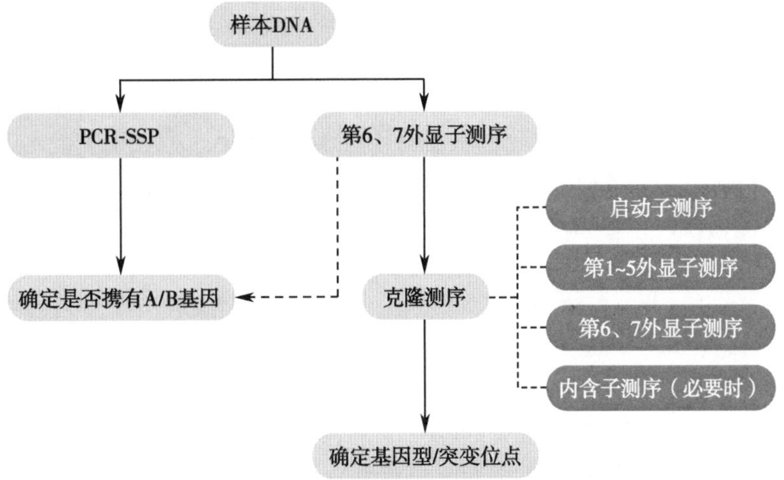

图 5-16　ABO 基因检测技术路线图

648C/A套叠峰
T G G A G T T C C G C G A C C A

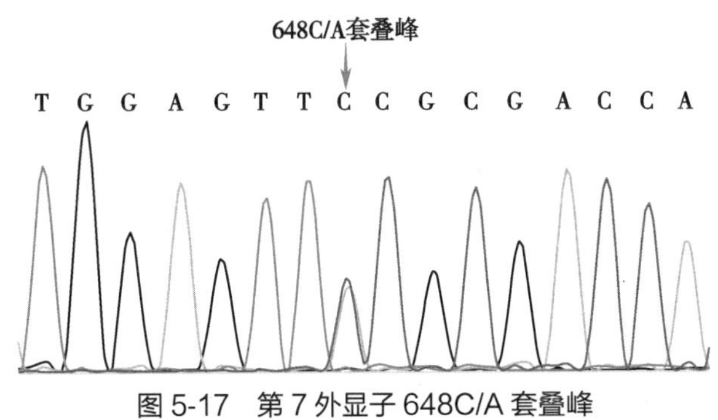

图 5-17　第 7 外显子 648C/A 套叠峰

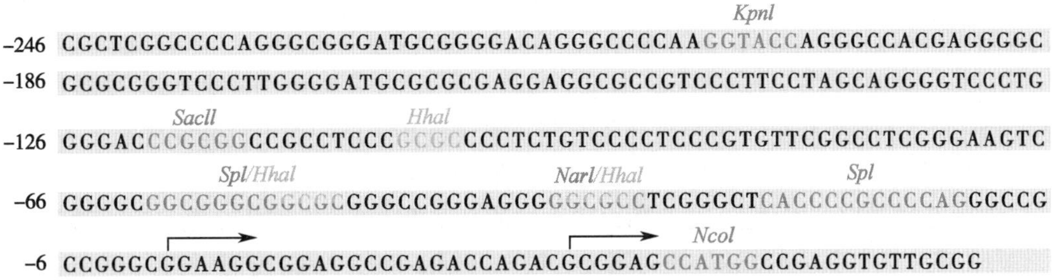

KpnI
-246 CGCTCGGCCCCAGGGCGGGATGCGGGGACAGGGCCCCAAGGTACCAGGGCCACGAGGGGC
-186 GCGCGGGTCCCTTGGGGATGCGCGCGAGGAGGCGCCGTCCCTTCCTAGCAGGGGTCCCTG
SacII
HhaI
-126 GGGACCCGCGGCCGCCTCCCGCGCCCCTCTGTCCCCTCCCGTGTTCGGCCTCGGGAAGTC
SpI/HhaI
NarI/HhaI
SpI
-66 GGGGCGGCGGGCGGCGCGGGCCGGGAGGGGGCGCCTCGGGCTCACCCCGCCCCAGGGCCG
NcoI
-6 CCGGGCGGAAGGCGGAGGCCGAGACCAGACGCGGAGCCATGGCCGAGGTGTTGCGG

图 5-18　ABO 基因启动子序列及酶切位点示意图

DNA 甲基化是指生物体在 DNA 甲基转移酶催化下，以 s- 腺苷甲硫氨酸为甲基供体，将甲基转移至特定碱基上的过程。DNA 甲基化可以发生在腺嘌呤的 N-6 位、胞嘧啶的 N-4 位、鸟嘌呤的 N-7 位或胞嘧啶的 C-5 位。在生理情况下，CpG 岛多为非甲基化。哺乳动物 DNA 甲基化主要发生在 5’-CpG-3’ 的 C 上，生成 5- 甲基胞嘧啶(5mC)。DNA 甲基化不仅在胚胎发育和细胞分化过程中起着关键作用，而且在癌变过程中扮演着重要角色。ABO 基因启动子及其甲基化检测通常采用基因测序法。

六、描述性报告

从实用角度出发，推荐临床对于 ABO 弱表现型的血清学检测结果使用描述性报告，如 $A_{弱}$、$B_{弱}$、$A_{弱}B$ 等。原因在于亚型分型本身并不准确（详见第三章亚型概念的局限性），而且多数临床医生对血型知识了解较少，对 ABO 血型的了解仅限于 A、B、O、AB 型的四大分类，过细的亚型区分往往会引起更多的混乱。采用描述性报告，不仅易于临床医生掌握与理解，也更易于输血科工作人员与临床医生的沟通。

七、ABO 亚型输血策略

（一）ABO 亚型输血“难题”的形成

临床输血实践中，ABO 亚型患者的输血非常容易解决，但在某些医疗机构却成了非常棘手的输血“难题”。究其根源，所谓的输血难题皆由人为引起，主要是一些临床医生缺乏血型方面的相关知识，而又教条地理解和执行“同型输血”，提出为 ABO 亚型患者提供相同亚型血液的荒唐要求。

例 5-5：某院一位择期手术患者备血，该患者被某血液中心血型参比实验室鉴定为 B_3 型。医生要求同型输血，于是患者家属拿着此鉴定结果在全国各地多个采供血机构寻找 B_3 型血液，当然各采供血机构都无法满足这一“特殊”要求，手术一再延期。

例 5-6：某院患者经鉴定 ABO 血型为 $A_{弱}B$ 型，同时伴有抗-A_1。此患者不能输注 AB 型红细胞，而采供血机构也不可能提供相同 $A_{弱}B$ 型（完全相同的 $A_{弱}B$ 型需采用基因检测方法进行鉴定，且能找到相同血型供者的概率极低）。输血科工作人员建议，为该患者输注 B 型或 O 型洗涤红细胞。虽然临床医生表示“明白”ABO 血型的原理，但还是纠结于同型输血，不愿承担任何“风险”，仍坚持使用 $A_{弱}B$ 型红细胞。通过多次沟通和解释，临床医生最终接受了输注 O 型洗涤红细胞的方案，但延迟了患者的救治。

通过以上两例曲折的输血过程，反映出如下几个问题：

1. 检测结果的准确性　血清学方法鉴定 ABO 亚型的主要依据为凝集状态与凝集程度，检测结果受多种因素影响，得出的结论本身就不够准确。

2. 亚型表现频率　亚型在人群中呈低频率分布，即便亚型检测结果准确，在献血者中找到相同亚型的概率极低。为患者提供相同亚型血液几乎是一项不可能完成的任务，而且从安全输血的角度分析，提供相同亚型血液并无必要。

3. 相容性输血　本质上，临床输血遵循的原则只有一条：相容性输血。只要供者与患者之间无抗原抗体反应的发生，即为安全的输血。例 5-5 中，为 B_3 型患者提供 O 型洗涤红细胞。例 5-6 中，为 $A_{弱}B$ 型患者提供 B 型或 O 型洗涤红细胞即可解决患者安全输血问题。血浆类成分按 ABO 同型输注即可。

4. 沟通与互信　部分临床医生对血型及安全输血知识的掌握较为薄弱，如有疑问应及时与输血科沟通，充分信任同事给出的专业建议，必要时可通过会诊解决患者安全输血问题。

（二）ABO 亚型相容性输血基本原理

ABO 亚型患者的输血，应按照相容性输血的原则选择血液成分。充分理解这一原则，需对亚型抗原及 ABO 血型系统不规则抗体的存在情况，以及分别按照同型输血与相容性输血所产生的后果做一比较。

1. 无 ABO 血型系统不规则抗体的输血　亚型患者未产生 ABO 血型系统不规则抗体时，同型输血与相容性输血所产生的后果存在差异。

（1）同型输血：供者红细胞抗原表位完整，输入亚型患者体内后，免疫系统有可能针对所缺乏的抗原表位产生免疫性抗体（图 5-19），并引起迟发性溶血性输血反应。研究显示，约 1%~2% 的 A_2 型个体输入正常 A 型红细胞后可产生抗-A_1，而 A_2B 型个体约 25% 可产生抗-A_1。

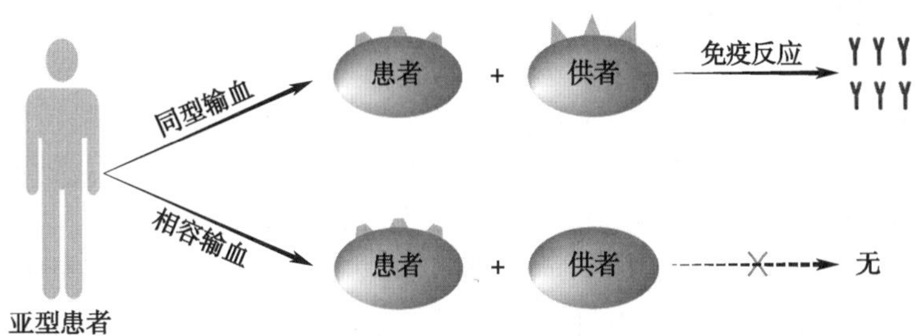

图 5-19　无 ABO 血型系统不规则抗体时不同输血方案所产生的后果

▲：亚型抗原；▲：表位完整的野生型抗原；Y：ABO 血型系统不规则抗体；同型输血：亚型患者输入 ABO 同型正常红细胞有可能刺激机体产生 ABO 血型系统不规则抗体；相容输血：患者输入无相应抗原的红细胞则不会引起 ABO 血型系统不规则抗体的产生

（2）相容性输血：限制表位完整的野生型抗原进入患者体内，可避免刺激亚型患者免疫系统产生 ABO 血型系统不规则抗体，此即为 ABO 血型相容性输注（图 5-19）。例如，A_2 型患者输注红细胞时，应限制野生型 A 抗原进入患者体内，选择输注 O 型红细胞，可避免患者产生抗-A_1。

2. 已产生 ABO 血型系统不规则抗体的输血　当亚型患者已产生 ABO 血型系统不规则抗体时，若按同型原则进行输血，则会引起溶血性输血反应。而相容性输血，则可避免溶血反应的发生，保障患者输血安全。

（1）同型输血：ABO 血型系统不规则抗体可引起溶血性输血反应。当亚型患者体内存在 ABO 血型系统不规则抗体时，按同型的原则输注红细胞会引起溶血性输血反应（图 5-20）。例如，已产生抗-A_1 的 A_2 型患者输入正常 A 型红细胞后，抗-A_1 可与 A 抗原结合，引起溶血性输血反应。

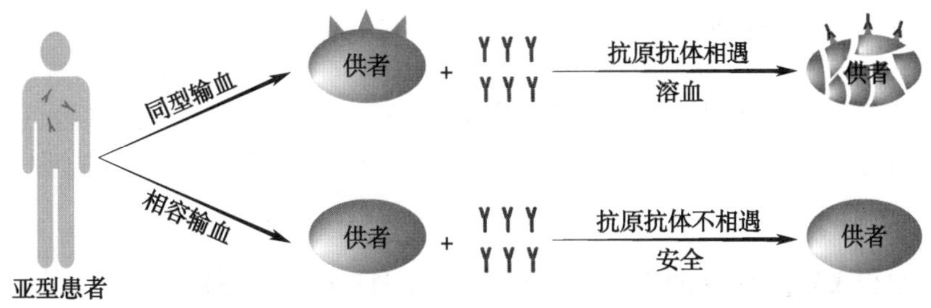

图 5-20　产生 ABO 血型系统不规则抗体时不同输血方案所产生的后果

Y：ABO 血型系统不规则抗体；▲：A、B 抗原；同型输血：存在于患者体内的 ABO 血型系统不规则抗体与输入体内的正常红细胞抗原相结合，引起溶血性输血反应；相容输血：患者输入无相应抗原的红细胞，虽然 ABO 血型系统不规则抗体仍然存在，但却无相应抗原与之结合

(2) 相容性输血：对于已产生 ABO 血型系统不规则抗体的亚型患者，只能按照 ABO 血型相容的原则进行红细胞输注。即限制相应抗原进入患者体内，避免 ABO 血型系统不规则抗体与相应抗原结合（图 5-20）。例如，已产生抗-A_1 的 A_2 型患者需输注红细胞时，应选择不表达 A 抗原的红细胞（O 型红细胞）方可避免溶血反应的发生。

（三）血液成分选择

通过以上分析可以看出，亚型患者的输血原则只有一个，即相容性输血。相容性输血的核心是限制供者抗原进入患者体内，避免抗体与相应抗原相遇。

在技术层面，达到这一目的简单有效的做法可概括为“患者血型从少”，即将亚型抗原视为无，并在此基础上选择红细胞成分（表 5-16）。例如，$A_{弱}$B 型并伴抗-A_1 的患者输注红细胞时，可将 $A_{弱}$抗原视为无，则只剩下 B 抗原，可选择输注 B 型洗涤红细胞。若将正常的 B 抗原也视为无，同样可以达到限制供者抗原进入体内的目的，也是安全的输血，这就是大家最为熟悉的输注 O 型洗涤红细胞。但必须明确的是，血型检测与相容性输血是两个范畴的概念，不可混为一谈，血型鉴定结果必须如实报告，不可省略弱抗原不报。例如，$A_{弱}$B 型虽然可以输注 B 型红细胞，但不可发出 B 型报告，而应如实地发出 $A_{弱}$B 型报告。

表 5-16 弱表现型患者洗涤红细胞血型选择

弱表现型	洗涤红细胞血型
$A_{弱}$	O
$B_{弱}$	O
$A_{弱}$B	B 或 O
A$B_{弱}$	A 或 O
$A_{弱}B_{弱}$	O

同理，可将“患者血型从少”的原则进一步扩展如下：当实验室检测无法对患者血型进行准确定型时，可将没有把握准确定型的可疑抗原视为阴性，以解决临床急需用血的问题，待时间充裕时再对患者血型进行分析检测。例如，遇到 $A_{弱}$、$B_{弱}$、$A_{弱}$B、A$B_{弱}$型时，若无法及时对弱抗原做出准确判断，可将其视为无，暂时判定为 O、O、B、A 型，并输注相应血型的洗涤红细胞即可。按此原则进行红细胞输注，不仅能保证输血安全，而且不会出现因 ABO 血型鉴定困难而耽误患者输血治疗的情况。

ABO 亚型患者需输注血浆、冷沉淀、血小板时则更加简单，将亚型抗原视为有，按照《临床输血技术规范》ABO 同型输注的原则选择相应血液成分即可，其中的道理读者可根据上文所述内容自行推衍。需要强调的是，同型输注仅指通常意义上的 ABO 同型，而非所谓的亚型同型。

八、ABO 血型不合造血干细胞移植患者的输血策略

造血干细胞移植（hematopoietic stem cell transplantation，HSCT）可重建造血及免疫功能，是治疗恶性血液病、难治性血液病等的有效治疗方法。ABO 血型不合的造血干细胞移植并不影响移植效果，目前 ABO 血型不合的造血干细胞移植约占移植总例数的 40%~50%。

(一) ABO 血型不合造血干细胞移植分类

根据患者与供者交叉配血相合情况的不同,ABO 血型不合造血干细胞移植可分为三类:ABO 主要不合、ABO 次要不合及 ABO 主次要均不合。

1. ABO 主要不合　ABO 主要不合的造血干细胞移植是指患者血浆中存在针对供者红细胞 ABO 抗原的抗体,可引起交叉配血主侧不相合。例如,患者为 O 型,供者为 A、B 或 AB 型的造血干细胞移植。

2. ABO 次要不合　ABO 次要不合的造血干细胞移植是指供者血浆中存在针对患者红细胞 ABO 抗原的抗体,可引起交叉配血次侧不相合。例如,患者为 A 型,供者为 O 型的造血干细胞移植。

3. ABO 主次要均不合　ABO 主次要均不合的造血干细胞移植是指患者、供者血浆中均存在针对对方红细胞 ABO 抗原的抗体,并引起交叉配血主侧与次侧均不相合。例如,患者为 A 型而供者为 B 型的造血干细胞移植。

(二) ABO 血型不合造血干细胞移植输血策略

在造血干细胞移植患者术后的造血及免疫重建期间,患者多需进行输血支持治疗。ABO 血型不合造血干细胞移植术后,患者自身红细胞及抗体成分逐渐消耗直至消失,而供者红细胞及抗体成分又在不断生成。在此阶段,患者体内不仅存在自身原有血型的红细胞及相应抗体,同时还存在供者血型的红细胞及相应抗体,进行血型检测时会出现正、反定型不符的情况。处于此阶段的患者进行输血治疗时,若血液成分血型选择不当,会引起溶血性输血反应,加重病情。应根据安全输血的基本原则,合理选择血液成分血型,避免溶血反应的发生。

1. 红细胞血型选择　安全输血的基本原则是"抗原与抗体不相遇",即相容性输血。按此原则,输注红细胞时,应根据患者体内 ABO 血型抗体存在情况,限制携有相应抗原的红细胞进入体内,即可达到抗原与抗体不相遇的目的。在操作层面,可将此原则概括为如下公式:

与患者相容的 ABO 血型∩与供者相容的 ABO 血型(∩:交集)。

例如,按相容性输血原则,A 型个体可输注 A 或 O 型红细胞,AB 型个体可输注 A、B、AB、O 型红细胞。当 A 型患者接受 AB 型供者造血干细胞移植时,按如上公式,与两者相容的血型交集为 A 及 O 型(图 5-21)。患者需输注红细胞时,选择 A 或 O 型红细胞即为安全输血。

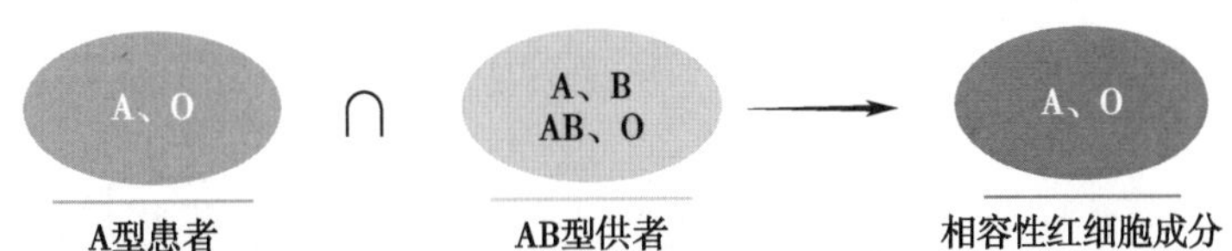

图 5-21　红细胞血型相容性选择示意图

∩:交集;与 A 型患者相容的红细胞血型为 A 及 O 型,与 AB 型供者相容的红细胞血型为 A、B、AB 及 O 型,两者形成的交集为 A 及 O 型

ABO 血型不合造血干细胞移植患者输血时,按照上述公式,采用枚举法可将 12 种不同血型组合的血液成分血型选择整理为表 5-17。

表 5-17　ABO 血型不合造血干细胞移植血液成分相容性选择

ABO 血型不合	患者血型	供者血型	血液成分血型	
			红细胞	非红细胞成分
ABO 主要不合	A	AB	A、O	AB
	B	AB	B、O	AB
	O	A	O	A
	O	B	O	B
	O	AB	O	AB
ABO 次要不合	A	O	O	A
	B	O	O	B
	AB	O	O	AB
	AB	A	A、O	AB
	AB	B	B、O	AB
ABO 主次要均不合	A	B	O	AB
	B	A	O	AB

注：非红细胞成分：血浆、冷沉淀凝血因子、血小板

2. 非红细胞成分血型选择　按照相容性输血原则，患者体内存在某种血型抗原时，则不能输入相应抗体。患者输注非红细胞成分（血浆、冷沉淀凝血因子、血小板）时，应根据患者体内红细胞 ABO 抗原存在情况，限制相应抗体输入患者体内。在操作层面，可概括为如下公式：

患者红细胞 ABO 抗原∪供者红细胞 ABO 抗原（∪：并集）。

例如，A 型个体红细胞表达 A 抗原，B 型个体红细胞表达 B 抗原。当 A 型患者接受 B 型供者造血干细胞移植时，按如上公式，两者抗原的并集为 AB 型（图 5-22），患者输注非红细胞成分时，应选择 AB 型成分。其他 ABO 血型不合造血干细胞移植患者输注非红细胞成分时，可根据此原则选择相应的血液成分血型（表 5-17）。

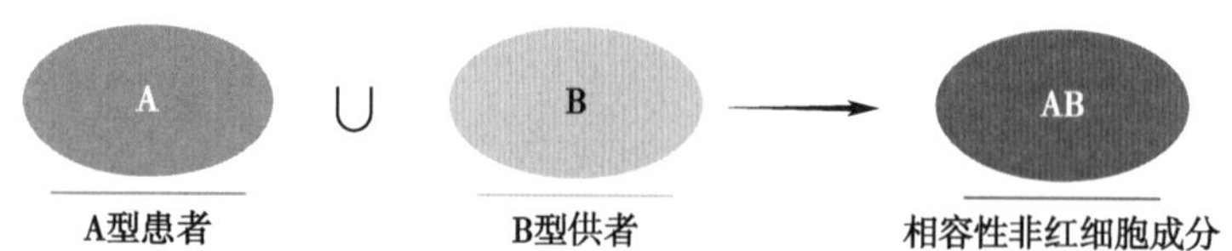

图 5-22　非红细胞成分血型相容性选择示意图

非红细胞成分：血浆、冷沉淀凝血因子、血小板；∪：并集；A 型个体红细胞表达 A 抗原，B 型个体红细胞表达 B 抗原，两者形成的并集为 AB 型

第二节　Rh 血型检测及临床输血策略

在临床输血实践中，Rh 血型系统具有显著的临床意义，其重要性仅次于 ABO 血型系统。在 Rh 血型系统中，RhD 抗原性最强，是引起溶血反应的常见因素，我国卫生行政管理部门要求在临床常规检测中必须对 ABO 及 RhD 抗原进行检测。

一、RhD 抗原检测

根据方法学灵敏度由低至高的顺序，RhD 抗原检出可分为 4 个水平：直接凝集法阳性、IAT 法阳性、吸收放散法阳性及基因检测法阳性（图 5-23）。

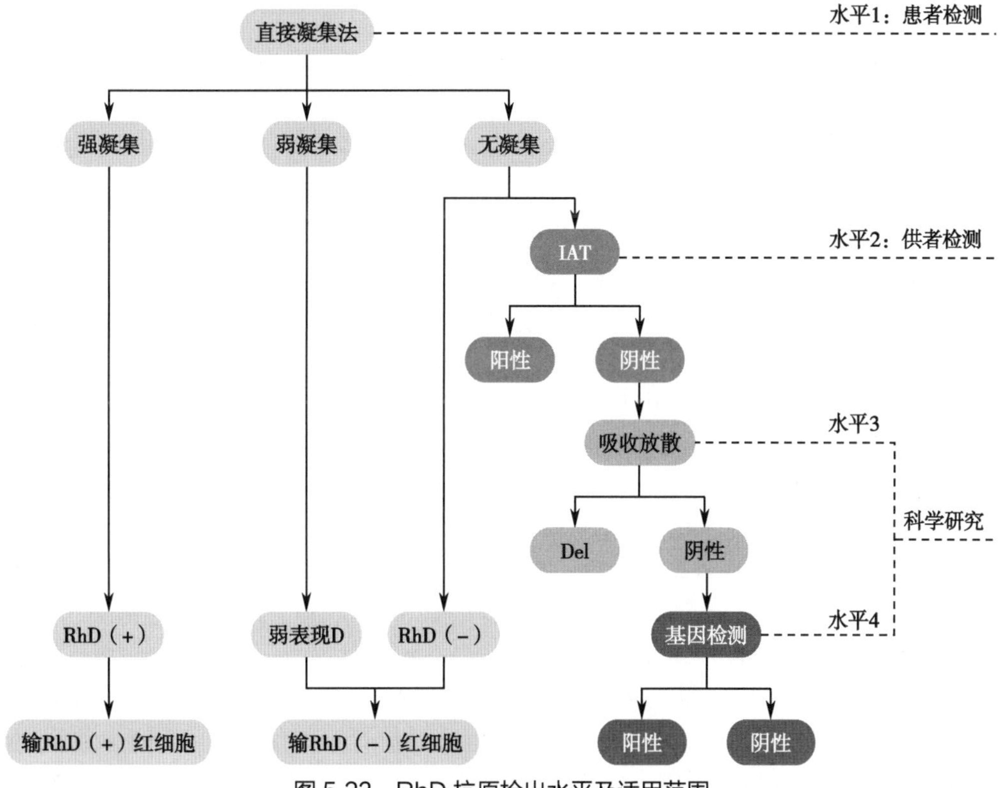

图 5-23　RhD 抗原检出水平及适用范围

直接凝集法强 / 弱凝集判断标准与试验方法有关；强凝集：试管法凝集强度为 3+~4+，微柱凝胶法凝集强度为 4+；弱凝集：试管法凝集强度 <3+，微柱凝胶法凝集强度 ≤ 3+

直接凝集法是检测 RhD 抗原最简捷、最经济的方法，也是临床普遍使用的检测方法。但受灵敏度的限制，直接凝集法易造成 RhD 变异型抗原漏检。IAT 法灵敏度高于直接凝集法，可降低 RhD 变异型抗原的漏检率。同理，吸收放散法灵敏度高于 IAT 法，基因检测法灵敏度又高于吸收放散法。相关统计资料显示，在直接凝集法检测为 RhD(-) 的样本中，使用

IAT 法仍可检出约 3%~5% 的样本为 RhD(+)。而在 IAT 法检测为 RhD(-)的样本中，约有 8%~10% 的样本为吸收放散法阳性。理论上讲，采用基因检测法判断为 RhD(-)的结果最为可靠，但从实际应用角度出发，此法不具可行性。

从输血安全的角度，使用直接凝集法对患者进行检测可最大限度地保障输血安全。而对于供者，应避免 RhD 抗原漏检，以免将 RhD(+)红细胞误输给 RhD(-)患者。为达到这一目的，《中国输血技术操作规程·血站部分》规定，供者 RhD 抗原的检测至少需达到 IAT 法检出水平。吸收放散法及基因检测法主要用于科研。在实际工作中，应根据检测对象、检测目的的不同选择适合的检测方法。

(一) 直接凝集法

在 RhD 抗原临床检测中，常使用的直接凝集法主要有微柱凝胶法、试管法、微量板法等。试验操作十分简单，使用合格的抗-D 试剂，按照操作规程进行检测即可。若出现凝集，即可判断为 RhD(+)。困扰技术人员的不是 RhD 抗原检测的具体操作，而是干扰因素如何排除、变异型抗原是否应当检出、RhD(-)患者是否需要确认、弱凝集应如何报告以及应为患者提供何种血型的血液成分。

1. 干扰因素的排除　干扰 RhD 抗原检测结果的因素主要有两个：自身对照红细胞凝集及高效价 IgG 型抗体致敏红细胞。

自身对照红细胞凝集提示 RhD(+)检测结果可能受分布于红细胞表面干扰物质的影响，试验结果不可信。应先排除分布于红细胞表面的干扰物质，然后再重新进行 RhD 抗原检测，排除方法与 ABO 血型检测干扰物质的排除相同(图 5-6)。

有时高效价 IgG 型抗体(如抗-D、抗-CD47 单克隆抗体药物等)会影响 RhD 抗原检测结果。例如，某 RhD(-)产妇，其体内同种抗-D 效价为 256，分娩后新生儿出现贫血症状并伴严重黄疸，溶血三项检测均呈阳性结果。盐水试管法检测患儿 RhD 抗原，肉眼观察结果为阴性，显微镜下无凝集。单从检测结果看，患儿应为 RhD(-)，但结合临床表现，此结果显然不符合逻辑。采用 4℃孵育增强法进行检测(即将患儿红细胞与 IgM 型抗-D 混合后置于 4℃ 15min，离心后观察结果)，检测结果为阳性，凝集强度为“2+”。结合临床资料，可判定患儿为 RhD(+)，新生儿溶血症状由 Rh 血型系统 IgG 型抗-D 引起。此现象的产生原因是产妇高效价 IgG 型抗-D 通过胎盘屏障进入患儿体内，患儿红细胞大部分 RhD 抗原与 IgG 型抗-D 结合，致使 IgM 型抗-D 在室温下无法检出 RhD 抗原，导致出现假阴性结果。

本例检测其实是对致敏红细胞进行血型检测，在检测过程中有两个技术问题值得注意。通常情况下，对致敏红细胞进行血型检测时，首先需对致敏红细胞进行处理，去除结合于红细胞的抗体，然后再使用处理后红细胞进行血型抗原检测。去除方法常选用热放散法，但该法对 IgG 型抗体并不敏感，所以本例检测未采用热放散法。IgM 型抗体具有嗜低温性，本例充分利用此特点，在 4℃条件下对致敏红细胞进行检测，并取得了满意效果。本例同时提示，在进行实验室检测时，不仅要充分了解各项试验技术的特点并灵活运用，更重要的是必须掌握临床样本背景资料以及疾病特点，综合考虑各方面因素才能得出准确结果。

2. RhD 变异型抗原　表达 RhD 变异型抗原的患者输入正常 RhD 抗原红细胞有可能引起不规则抗体的产生，并导致溶血性输血反应的发生。根据输血后是否引起溶血性输血反应，RhD 变异型抗原可分为两类：弱 D 与部分 D。

理论上弱 D 患者可以输 RhD(+)红细胞成分，而部分 D 患者则需输 RhD(-)红细胞成分。临床输血实践表明，弱 D 与部分 D 的划分存在缺陷，许多以往认为是弱 D 的患者输注 RhD(+)红细胞后出现了溶血性输血反应。从安全输血的角度分析，表达 RhD 变异型抗原的患者应输注 RhD(-)红细胞成分，所以临床常规检测使用的抗-D 定型试剂只需检出野生型 RhD 抗原即可保证临床输血安全，而无需考虑 RhD 变异型抗原的检出(详见第三章)。

3. **凝集强度** 直接凝集法所用分型抗体为 IgM 型(或 IgM 与 IgG 混合型)单克隆抗-D，野生型 RhD 抗原检测结果为强凝集(试管法凝集强度为 3+~4+，微柱凝胶法凝集强度为 4+)，而 RhD 变异型抗原多表现为弱凝集(试管法凝集强度<3+，微柱凝胶法凝集强度 ≤ 3+)，故可将其判定为弱反应性 D。为保障患者输血安全，应为其提供 RhD(-)红细胞成分(详见第三章)。

4. **RhD(-)确认** 从安全输血的角度分析，直接凝集法检测为 RhD(-)的患者无需进行确认。对于患者而言，无论是弱反应性 D 还是因漏检而误判为 RhD(-)，其输血原则均相同，即输注 RhD(-)红细胞成分。目的是限制 RhD 抗原进入患者体内，保障患者输血安全。基于此点，《全国临床检验操作规程(第 4 版)》中明确规定直接凝集法检测为 RhD(-)的患者样本，不必进行确认。

对于供者来说，仅采用直接凝集法无法保证临床输血安全，漏检的 RhD(+)红细胞输给 RhD(-)患者会引起免疫反应，是不安全的输血，所以采供血机构对于直接凝集法检出的 RhD(-)均需进一步确认。通过大量临床输血回顾性分析，RhD(-)确认方法达到 IAT 法检出水平即可保证临床输血安全。我国对采供血机构供者血型鉴定工作提出了更高的要求，2012 年重新修订并颁布的《血站技术操作规程》(卫医政发[2012]1 号)要求：RhD 血型正确定型。在血型检测方法中特别提到“如有必要，可增加血型基因检测”。

(二) IAT 法

IAT 法的灵敏度高于直接凝集法，可检出直接凝集法漏检的 RhD 抗原。使用 IAT 法检出的 RhD 抗原多为部分 D，所以在检测时需注意抗体的选择与使用。

由于 RhD 抗原结构具有多样性，在使用不同克隆株的单克隆抗-D 进行检测时，常会出现一种单克隆抗-D 检测结果为阴性，而另外一种单克隆抗-D 检测结果却为阳性的现象。为避免单克隆抗体的检出盲点，在实际工作中至少应选择两种不同克隆株的单克隆抗-D。抗体资源丰富的实验室，还可通过不同克隆株单克隆抗-D 的反应格局来判定部分 D 的型别。

在中国汉族初筛为 RhD 阴性的人群中，少数可以通过 IAT 法检出 RhD 抗原，基因检测结果显示，其中约 90% 以上为弱 D15 型(最初认为弱 D15 型为弱 D 抗原，随着临床观察例数的增多，认为弱 D15 型为部分 D，输注正常 RhD(+)红细胞可产生同种抗-D，并引起溶血性输血反应)，与不同克隆株的单克隆抗-D 呈现出或阴或阳的反应结果，提示弱 D15 型抗原不仅存在抗原表达数量的降低，而且还存在抗原表位的缺失。在其余 10% 中，主要以 *RHD1227A* 引起的 DEL 型为主，可与某些单克隆抗-D 呈弱凝集反应。通常认为 DEL 型只能通过吸收放散法检出，但使用 IAT 法可检出一部分 DEL 型，提示 DEL 型红细胞在 RhD 抗原表达数量上存在差异。

(三) 吸收放散法

吸收放散试验的灵敏度高于 IAT 法，可检出 IAT 法漏检的 RhD 变异型抗原。通过吸收放散法检出的 RhD 抗原称为 DEL 型。DEL 型是血清学分类结果，其分子机制非常复杂，可由多种基因突变引起，在中国汉族人群中大多数为 *RHD1227A* 突变型。

在进行吸收试验时，宜选用抗原表位覆盖面广的高效价人源 IgG 型抗-D。为提高 RhD 变异型抗原检出率，不仅要加大抗体使用量，还应选择能提高 IgG 抗体致敏红细胞效率的试验方法，如选用 PEG 增强型介质、LISS 介质进行吸收处理。

在进行放散处理时，由于热放散对 IgG 型抗体效果不佳，应选用其他较为敏感的放散方法，如酸洗脱放散法、有机溶剂洗脱放散法等。

样本经过吸收放散处理后，使用 IAT 法对放散液进行检测。若放散液中存在抗-D，则检测结果呈凝集反应，样本即可判定为 DEL 型。

（四）基因检测法

1. *RHD* 检测策略　在实际检测中，可采用分步检测的策略，通过“剥洋葱”式的递进方式对样本进行检测，以达到最佳费效比（图 5-24）。首先检测约占 RhD（–）表现型 90% 的由 *D/d*（*d* 为 *RHD* 缺失）、*d/d*、*DEL/d*、*DEL/DEL* 引起常见基因型，剩余的 10% 大多为弱 *D15*、*D* Ⅵ Ⅲ、*RHD 711delC*、*RHD-CE*（*2-9*）*-D/d*、*RHD-CE*（*3-9*）*-D/d* 中的一种，只有个别样本需进行基因测序后方可确定其基因型。

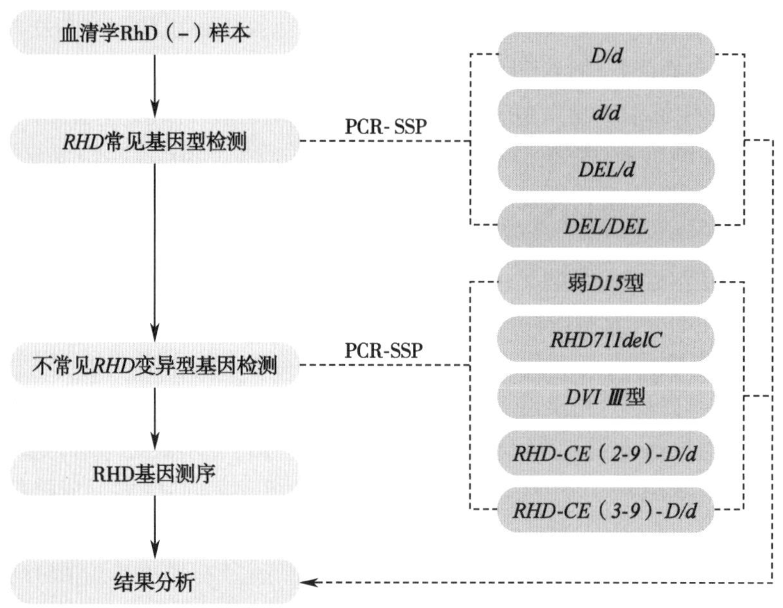

图 5-24　*RHD* 分步检测策略示意图

RhD 变异型多由单碱基突变引起，可采用 PCR-SSP 法进行检测。PCR-SSP 无法确定基因型时，或需了解基因突变详细信息时，可采用基因测序法。除极个别情况外，进行 *RHD* 测序分析时，一般不需进行克隆测序，直接对 PCR 扩增产物测序即可。

（1）*RHD* 常见基因型检测：常见 RHD 等位基因包括 *D*、*RH box-hybrid*、*DEL*（*RHD* 1227A），可采用 PCR-SSP 法对以上常见等位基因进行初筛。

引物是影响 PCR-SSP 检测结果的关键因素。根据引物设计原理，利用 *RHD* 与 *RHCE* 外显子具有高度同源性的特点，可设计出内对照引物及序列特异性引物。例如，利用 *RHD* 与 *RHCE* 第 8 外显子无差别的特点，可设计出内对照引物；利用 *RHD*、*RHCE* 外显子与内含子碱基序列存在差异的特点（表 3-28），可设计出仅扩增具有 *RHD* 序列特异性的引物（图 5-25）。设计出的引物可使用 Primer-BLAST 在线工具（https://blast.ncbi.nlm.nih.gov/Blast.cgi）进行引物特异性验证，以确保所设计出的引物只具有 *RHD* 特异性，避免同源 *RHCE* 对试验结果的干扰。

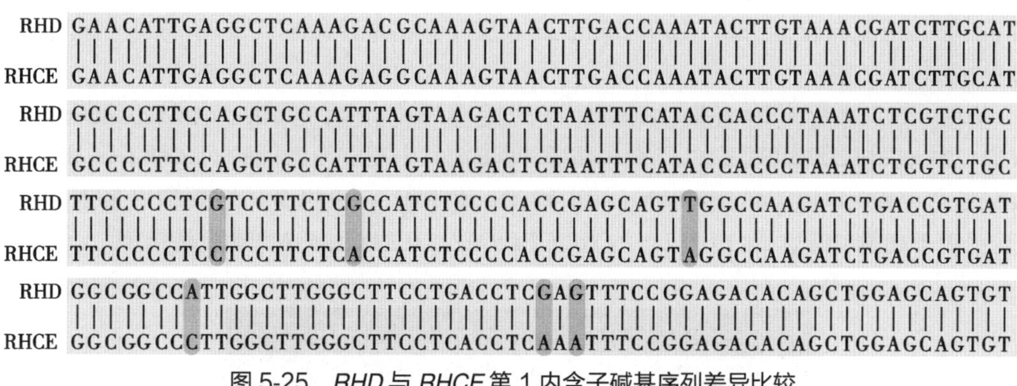

图 5-25　*RHD* 与 *RHCE* 第 1 内含子碱基序列差异比较

1）内对照的引物设计：获得准确的 PCR-SSP 检测结果，首先需设置阳性对照及阴性对照，对 PCR 反应体系进行监控，避免出现假阴性或假阳性结果。

内对照是设置阳性对照的一种技术方法，通常选择稳定表达的基因（如 GAPDH、Actin 等）作为 PCR 反应中的内对照参照基因。在 *RHD* 检测中，可选择 *RHD* 与 *RHCE* 碱基序列无差异的一段序列作为内对照参照基因（如第 8 外显子序列，图 5-26），并以此设计内对照引物，以便通过内对照扩增产物更为准确地监控 PCR 反应体系。

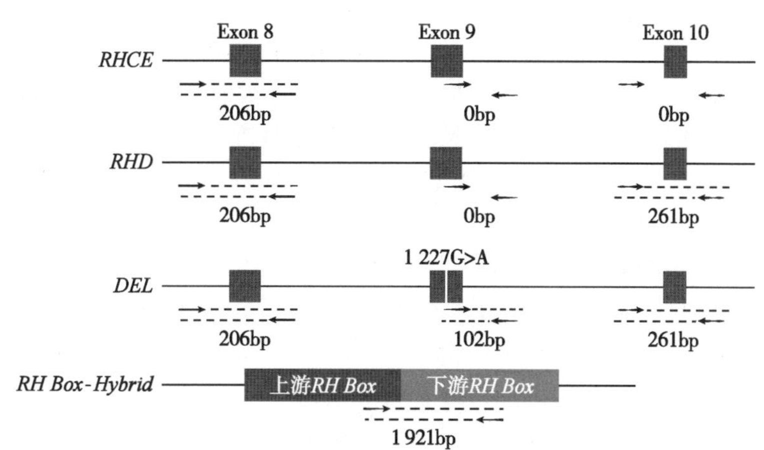

图 5-26　RHD 基因检测引物设计原理示意图

→：内对照上游引物；←：内对照下游引物；→：*DEL* 上游引物；←：*DEL* 下引物；
→：*RHD* 上游引物；←：*RHD* 下游引物；→：*d* 上游引物；←：*d* 下游引物

2）检测 *RHD* 的引物设计：检测 *RHD* 的引物必须具有 *RHD* 特异性，应选择 *RHD* 与 *RHCE* 碱基差异位置进行引物设计（图 5-26）。设计特异性引物时要符合引物设计的一般要求，避免使用易发生错配、易形成发卡结构、GC 含量过高等的引物进行 PCR 扩增。

3）检测 *DEL* 的引物设计：中国汉族人群 DEL 型主要由 *RHD* 1227A 点突变引起，设计检测 DEL 型的特异性引物时，其中一条引物应以 1227A 为末端碱基，另一条引物具有 *RHD* 特异性即可（图 5-26）。

4）检测 *RH box-hybrid* 的引物设计：*RHD* 缺失可引起 *RHD* 上下游 *Rhesus box* 融合，形成 RH box-hybrid 杂合基因。根据上下游 *Rhesus box* 碱基序列差异，设计特异性引物即可对 *RH box-hybrid* 进行检测分析，但在引物设计时应注意扩增片段不宜太长，以 2~2.5kbp 为宜（图 5-26）。

为提高检测效率缩短检测时间，可采用多重 PCR 法对 *RHD*、*RH box-hybrid*、*DEL*（*RHD*1227A）进行检测（图 5-27）。由于多重 PCR 在一个反应孔内同时对多种不同基因进行检测，所以检测不同基因的序列特异性引物 Tm 值应相近，以提高扩增效率。多重 PCR 法尤其适用于高通量筛选，可检出 *D/D*、*D/d*、*DEL/DEL*、*DEL/d* 和 *d/d* 等常见基因型。

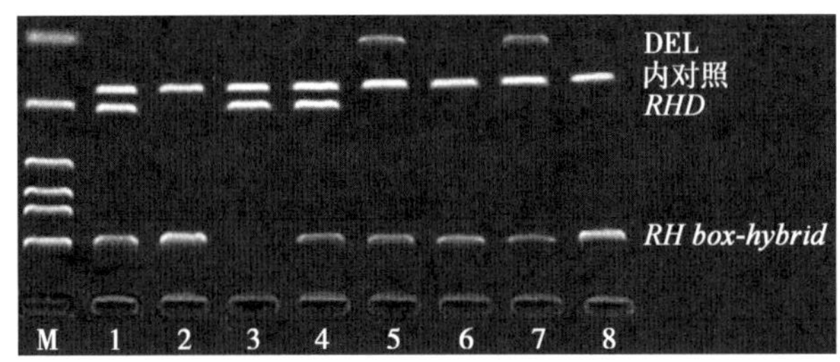

图 5-27　多重 PCR 检测 *RHD* 基因电泳图

M：Marker；1，2：标准对照基因型，其中 1 为 *D/d*，2 为 *d/d*；3~8：待检样本基因型，3 为 *D/D*，4 为 *D/d*，5 与 7 为 *DEL/d*，6 为 *d/d*，8 为 d/d

（2）不常见 RHD 变异型基因检测：经初筛无法检出的 *RHD*，可考虑样本为出现频率不高的弱 *D15*、*D* Ⅵ Ⅲ、*RHD 711delC*、*RHD-CE*（*2-9*）*-D/d*、*RHD-CE*（*3-9*）*-D/d* 等变异型基因。可根据各型碱基序列特点，设计出序列特异性引物，采用 PCR-SSP 法对样本进行检测。

（3）RHD 基因测序：经以上检测仍无法检出的 RHD 变异型基因，可对样本 *RHD* 10 个外显子进行测序分析。测序方法可采用 Flegel 等建立的测序法，也可根据实际情况自行设计特异性引物，扩增后测序。

2. 新 RHD 等位基因确认　近年来，*RHD* 研究仍然是血型研究的热点。新发现的 RHD 等位基因需经确认才能得到业内认可，新 RHD 等位基因确认步骤为：

（1）序列比对：测序结果与 Genbank Blast 数据库中数据进行比对，找出差异位点，并与测序图比对。若发现有新突变，则需对样本进行再次扩增、测序，避免扩增错配和测序误差等导致的误判。两次测序结果一致，提示样本可能为新等位基因。图 5-28 为笔者所在实验室发现的一例新 RHD 基因突变（*RHD* 78delC）样本的基因测序及序列比对结果。

（2）数据库检索：为避免检索疏漏，除与 Genbank Blast 数据库中数据进行比对外，还应在相关专业网站数据库中进行检索，以便确定是否存在相同基因。较权威的数据库有 BGMUT（http：//bigd.big.ac.cn/databasecommons/database/id/554）、Rhesus Base（http：//www.rhesusbase.info）、Erythrogene（http：//www.erythrogene.com）、RH-index（http：//www.uni-ulm.de/~wflegel/RH/）等。若在专业网站数据库中未见相同序列，方可确定为新 RHD 等位基因。

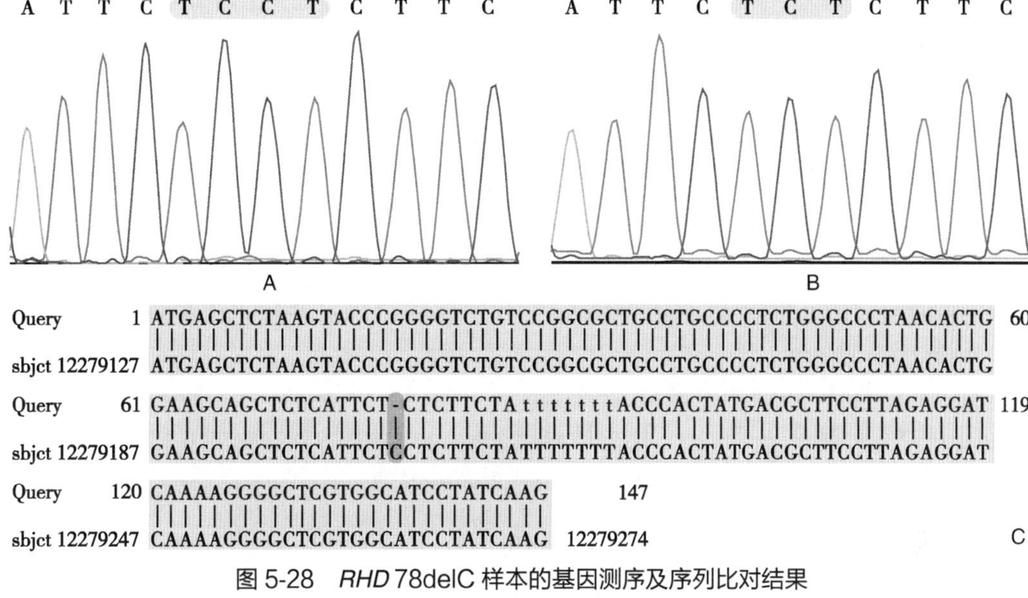

图 5-28　*RHD* 78delC 样本的基因测序及序列比对结果

A. 正常样本第 1 外显子测序结果；B. *RHD* 78delC 样本第 1 外显子测序结果；
C. *RHD* 78delC 序列在 Genebank 中的对比结果，深灰底色位置为 78delC

（3）新等位基因申报：在 Genbank 网站，按要求填报，审核通过后，1~4 个月即可获得 Genbank 新等位基因编号。表 5-18 为笔者所在实验室发现的部分 RHD 等位基因。

表 5-18　新 RHD 等位基因资料

突变位点	GenBank No.	表现型
RHD 78delC	GQ477180	RhD（-）
RHD 101A>G	JF830785	弱表现 D
RHD 357T>C	JF274263	弱表现 D
RHD 436G>A	JQ937026	弱表现 D
RHD 438G>C	JN007073	弱表现 D
RHD 697G>A	GU724516	弱表现 D
RHD 949delA	JN644481	RhD（-）
RHD 1080del10	GU362076	RhD（-）

二、RhD（-）及 D 变异型患者的临床输血

（一）RhD（-）患者的临床输血

1. 红细胞输注　常规治疗时，RhD（-）患者应输注 ABO 同型或相容的 RhD（-）红细胞成分。为扩大 RhD（-）红细胞来源，ABO 血型可按相容性输血的原则掌握。例如，A 型 RhD（-）患者，可输注 A 型或 O 型 RhD（-）红细胞；B 型 RhD（-）患者，可输注 B 型或 O 型 RhD（-）红细胞；AB 型 RhD（-）患者，可输注 A 型、B 型、AB 型或 O 型 RhD（-）红细胞。

紧急抢救时，根据《临床输血技术规范》相关规定，输注ABO同型或相容的红细胞即可，而不必考虑RhD血型。

2. 血浆与冷沉淀输注　当RhD(-)患者输注血浆或冷沉淀时，通常情况下不必考虑RhD血型，输注ABO同型或AB型血浆、冷沉淀即可。

血浆、冷沉淀在制备过程中会有少量红细胞混入，但均需冰冻保存。使用前需在37℃条件下融化，在此过程中混入的红细胞会完全融解。RhD抗原是一种蛋白质类复合抗原，只有在红细胞膜结构完整时RhD抗原才能表达，才具有抗原性。理论上，随着红细胞融解，RhD抗原也随之降解而失去了原有的抗原性，不会导致患者产生抗-D，更不会引起Rh血型不合的溶血性输血反应。

相比之下，使用RhD(-)血浆、冷沉淀反而不够安全。RhD(-)供者体内可能存在抗-D(如供者有妊娠史、输血史等，可产生抗-D)，使用RhD(-)血浆、冷沉淀可能会将供者产生的抗-D输入患者体内。另外，《临床输血技术规范》中明确规定，使用血浆或冷沉淀时只需ABO血型相同，未对RhD血型进行要求，使用RhD(+)血浆、冷沉淀完全符合安全输血的需求。所以从专业和法规两方面都可以得出相同结论：RhD(-)患者输注血浆、冷沉淀时，只要ABO同型或相容即可，RhD血型则不必考虑。

3. 血小板输注　《临床输血技术规范》中明确规定：输注血小板时，应按ABO血型同型的原则进行输注。对于RhD(-)患者，这一规定同样适用。首先，迄今为止尚未发现血小板表面存在Rh血型抗原(血小板表面存在三类抗原，即血小板特异性抗原、HLA-I类抗原及红细胞糖类血型抗原，例如ABO、Lewis、P、Ii等)，即使患者体内存在抗-D也不会发生由抗-D引起的血小板输注无效。其次，RhD(+)血小板血浆中无抗-D，不会给患者带来被动免疫。另外，机采血小板中红细胞混入量非常少，《临床输血技术规范》要求：1个治疗量单采血小板中红细胞含量必须少于0.41mL。研究结果显示，输入1mL RhD(+)红细胞大约可引起30%的RhD(-)成人产生抗-D，而单采血小板中红细胞含量较低引起RhD(-)患者同种免疫的可能性不大。

通常情况下，当RhD(-)患者需输注血小板时，可为其提供RhD(+)供者的血小板。在条件允许的情况下，RhD(-)育龄期女性可优先选择RhD(-)供者的血小板，以减少RhD-HDFN的发生。

(二) D变异型患者的临床输血

D变异型患者应按RhD(-)对待。输注红细胞时，应给予RhD(-)红细胞。D变异型抗原可能存在部分表位缺失，若输入正常RhD(+)红细胞，可引起同种免疫。但紧急抢救时，可不考虑D变异型，直接输注ABO血型相同或相容的红细胞。

D变异型患者输注血浆、冷沉淀、血小板时，可参照RhD(-)患者的输血。供者为D变异型时，应按RhD(+)对待。

三、RhC、c、E、e抗原检测与输血

(一) Rh抗原检测

RhC、c、E、e抗原是Rh血型系统除RhD抗原外的几种临床意义显著的抗原，虽然我国《临床输血技术规范》并不要求对这些抗原进行常规检测，但在输血实践中经常会遇到由以上抗原不合而引起的溶血性输血反应，所以RhC、c、E、e抗原的检测与相容性输血应引起临

床的足够重视。

RhC、c、E、e 抗原的检测并不复杂，适用于 RhD 抗原检测的方法均可用于 RhC、c、E、e 抗原的检测，最常使用的方法是试管法与微柱凝胶法。

值得注意的是，RhC/c 与 RhE/e 抗原具有剂量效应，RhC/c 与 RhE/e 抗原是 *RHCE* 控制的共显性抗原，纯合子抗原表达数量高于杂合子。在进行检测时，若某一抗原为阴性则可辅助判定其相对应的抗原为纯合子。例如，某样本经检测结果为 RhE(-)、Rhe(+)，其基因型应为 *e/e*。在发出检测报告时，应给出完整的检出抗原符号。例如，RhC(+)而 Rhc(-)，应报告为 RhCC。为避免字母 C 大小写造成的混淆，通常在小写 c 正上方加一条上划线($\bar{c}$)，以区分 C 和 c。

（二）Rh 抗原多态性与临床输血

RhC、c、E、e 抗原具有多态性，会对输血安全造成影响。检测 RhC、c、E、e 抗原的目的是为患者提供 Rh 血型相合的红细胞，避免由 RhC、c、E、e 抗原不合而引起同种免疫的发生。

为患者提供 RhD、C、c、E、e 抗原相合的血液，有时并不容易，主要体现在两个方面：供者不易找到、准确定型较为困难。RhD、C、c、E、e 抗原组合可产生多种表现型，有些表现型出现频率极低，在献血者人群中找到相应供者较为困难。近期输血患者以及发生溶血性输血反应的患者会遇到无法准确定型的问题，检测结果往往呈双群，难以区分供者与患者的表现型。灵活运用 Rh 不同抗原组合表现频率、抗体产生频率、血清学及基因分型等检测结果，综合分析才能做出正确判断。

例 5-7：某成年女性，因车祸双下肢受伤，抢救过程中输血总量>20 000mL(其中红细胞 58U，同时配合使用新鲜冰冻血浆、血小板等血液成分)。抢救成功后复查 Hb 为 73g/L，未见输血不良反应，一般状况良好。25d 后，出现严重贫血，Hb 30g/L，交叉配血不合。送当地血型参比实验室进行配血，检测结果如下：

血型鉴定结果：A/RhD(+)。

DAT 检测结果：阴性。

不规则抗体筛查结果：镜下个别视野可见少量散在小凝集团块。

不规则抗体特异性鉴定结果：与谱红细胞中 3 个细胞呈极弱凝集，但不成格局。

交叉配血(LISS-IAT- 试管法)结果：与 A/RhD(+)红细胞进行交叉配血，镜下发现患者血浆与个别供者红细胞呈极弱凝集。

原因分析与验证：

1. 病因判断　根据患者临床情况及实验室检测结果，怀疑患者贫血由迟发性溶血性输血反应引起。正常情况下，红细胞寿命约为 120d。若无失血、破坏等因素，输入的红细胞应在患者体内存活较长时间，且患者本身具有造血功能，因此 Hb 应能维持在较高水平。但输血后 25d 患者 Hb 下降至 30g/L，很可能是由大量输血引起的迟发性溶血性输血反应造成红细胞加速破坏所致。

2. 不规则抗体特异性判断　不规则抗体检测结果提示可能存在不规则抗体，交叉配血结果支持此判断。但不规则抗体特异性鉴定无格局且 DAT(-)，提示在溶血过程中大多数致敏红细胞被清除，血浆中不规则抗体大量消耗，导致以上结果的出现。患者 Hb 水平支持以上判断。

由于无法得出准确的不规则抗体特异性鉴定结果，只能依据当地人群不规则抗体出现频率进行推测。Rh 血型系统不规则抗体出现频率最高，怀疑患者产生 Rh 血型系统不规则抗体。为验证此推断，对患者进行 RhC、c、E、e 抗原检测（图 5-29）。

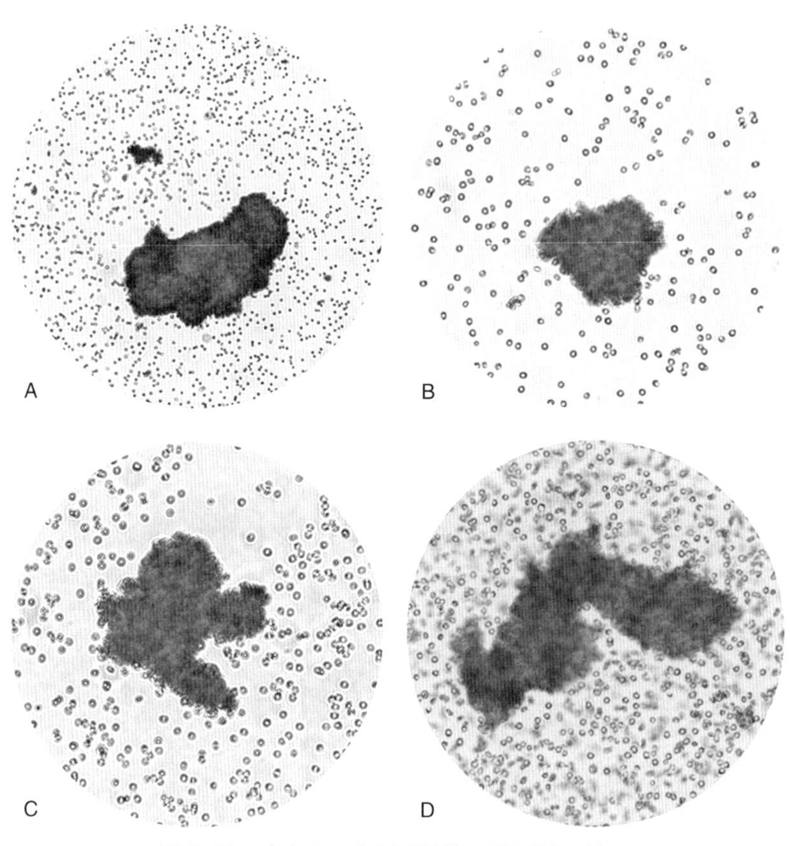

图 5-29　患者 Rh 血型系统抗原检测镜下结果

A. RhC（+），凝集强度 2+；B. Rhc（+），凝集强度 2+；C. RhE（+），凝集强度 2+；D. Rhe（+），凝集强度 2+

3. 表现型判断　从试验结果看，患者似乎应为 RhDCcEe，但镜下结果显示均为"泾渭分明"的混合凝集，凝集强度为 2+。RhC、c、E、e 血型鉴定的正常结果应为强凝集，患者样本无优势抗原，结果提示异常。

若患者存在 Rh 血型系统不规则抗体的假设成立，根据不同 Rh 抗原组合表现频率（图 3-55），首先可排除患者为 RhDCcEe。原因在于，若患者为 RhDCcEe，则不会产生 Rh 血型系统常见抗体。患者 Hb 由术后 73g/L 降至 30g/L，提示输入患者体内的红细胞大部分被破坏。而 RhDCCee 表现频率最高，随机输入患者体内的红细胞应以 RhDCCee 为主。若产生抗体，则产生抗-C、抗-e 或抗-Ce 的概率最大，所以患者最有可能的血型应为 RhDccEE。

对患者输入的血液进行回顾性检查，因间隔近一个月，只找到 10 份供者血样，其中 8 份为 RhDCCee，2 份为 RhDCcEe。患者可能产生了抗-C、抗-e 或抗-Ce，破坏了 RhC（+）、Rhe（+）红细胞，导致输入的红细胞数量显著下降，使 RhccEE 红细胞相对比例上升，造成混合凝集现象。

4. 交叉配血　选用 RhDccEE 红细胞进行交叉配血，镜下无凝集。输血后，临床反馈患者输血效果良好。

5. 分子生物学验证　对患者血样进行 Rh 基因分型，结果显示患者为 *RHcE/RHcE*。

结论：此为典型的因 Rh 抗原不合而引起的迟发性溶血性输血反应，导致患者输血效果不佳。

（三）Rh 血型相容性输血

1. 适用范围　在临床输血中，常会遇到如下情况：患者输血前检查正常，输血后无明显不良反应，但短期内 Hb 下降较快且无明显的临床症状。查找原因时，抗体筛查仍为阴性（或可疑）、DAT 也为阴性（或呈弱阳性，部分只有抗-C3d 阳性）、交叉配血依然相合。排除失血、非免疫因素引起的溶血等因素后，产生此现象的原因在于患者体内的不规则抗体与输入的异体红细胞持续反应并被不断清除，导致实验室难以捕捉到阳性证据，此时应首先考虑 Rh 血型系统抗原不合。因为在临床检出的不规则抗体中，Rh 血型系统抗体占比最高，所以应优先考虑 Rh 血型系统，并为患者提供 Rh 血型相容的红细胞成分，必要时还需考虑 Kidd、Lewis 和 Duffy 等血型系统。

在有限的条件下，抓住主要矛盾，重点关注易产生免疫反应的 Rh 血型抗原，可有效控制免疫反应的发生，是提高输血安全与疗效的有效途径。在临床输血实践中，患者存在以下情况时应输注 Rh 血型相容的红细胞成分。

（1）育龄期女性、女童及孕产妇：育龄期女性、女童如果输入 Rh 抗原不合的红细胞成分，有可能产生相应抗体，将来生育时可能会发生 Rh-HDFN。在妊娠过程中，孕妇可能会产生针对自身缺乏的 Rh 抗原的同种抗体并产生免疫记忆，如果输入 Rh 抗原不合的红细胞成分，则会引起溶血性输血反应。

（2）需多次输血的患者：预计需反复输血的患者，例如血液病患者、肿瘤患者、肾病患者、慢性消化道出血患者、器官和组织移植患者等，输注 Rh 血型相容的红细胞成分，可避免产生 Rh 血型系统不规则抗体，大大提高输血治疗的安全性与有效性。

（3）已产生 Rh 血型系统不规则抗体的患者：不规则抗体特异性鉴定结果显示，患者已产生 Rh 血型系统不规则抗体，当患者需再次输血时，应输注 Rh 血型相容的红细胞成分。

（4）不规则抗体特异性无法确定的患者：很多情况下，患者不规则抗体特异性难以确定。例如，被检样本中含有多重抗体、自身抗体以及发生溶血性输血反应的样本（见例 5-7）。患者需再次输血时，应输注 Rh 血型相容的红细胞成分。

（5）红细胞输注无效的患者：由免疫因素引起的红细胞输注无效的患者，查因时常会出现 DAT（–）、不规则抗体检测阴性、交叉配血相合的情况。再次输血时，输注 Rh 血型相容的红细胞成分可有效改善输血治疗效果。

（6）AIHA 患者及自身抗体阳性患者：实验室检测中，自身抗体引起的凝集可掩盖不规则抗体的存在。为提高输血的安全性，可在 Rh 血型相容的基础上，按最小不相容原则为患者提供适合的红细胞成分。

（7）有输血史的患者：有输血史的患者即使不规则抗体筛查为阴性结果，也宜输注 Rh 抗原相容的红细胞成分。

2. Rh 血型相容红细胞成分选择方案　Rh 抗原单倍型呈偏态分布（详见第三章第二

节)，充足的血液资源是为患者提供 Rh 血型相容红细胞成分的基础。

中国汉族人群 RhD(+) 个体表现频率为 99.5%~99.7%，而 RhD(-) 仅为 0.3%~0.5%。RhD(-) 血液资源不足，不具备常规为 RhD(-) 患者提供 Rh 相容性输血的条件。少数民族区域，可根据当地人群 RhD(-) 个体表现频率及血液储存情况，决定是否为 RhD(-) 患者提供 Rh 血型相容性输血的服务。按表 5-19 提供的选择方案，可为绝大多数 RhD(+) 患者提供 Rh 血型相容的红细胞成分，达到避免因产生 Rh 血型系统不规则抗体而引起溶血性输血反应的目的。

表 5-19　RhD(+)患者红细胞成分选择方案

患者 Rh 表现型及表现频率(%)	供者 Rh 表现型		寻找到供者的概率(%)
	同型	相容	
CCee(51.82)	CCee	/	51.82
CcEe(32.45)	CcEe	CCee、Ccee、ccEE、ccEe、CCEe、ccee、CcEE、CCEE	100
Ccee(7.71)	Ccee	CCee、ccee	59.92
ccEE(3.98)	ccEE	/	3.89
ccEe(2.18)	ccEe	ccEE、ccee	6.55
CCEe(1.24)	CCEe	CCee、CCEE	53.07
ccee(0.39)	ccee	/	0.39
CcEE(0.21)	CcEE	ccEE、CCEE	4.20
CCEE(0.01)	CCEE	/	0.01

注：Rh 单倍型表现频率来自 Transfus Med Hemother，2018，45(4)：252-257，寻找到相合供者的概率由此计算而来

医疗机构开展 Rh 血型相容性输血尚需具备以下条件：

(1) 技术条件：输血科应具备准确鉴定 Rh 血型的实验条件。为患者提供 Rh 血型相容红细胞成分，首先需对患者、供者进行 Rh 抗原分型。近期输血患者检测结果往往呈双群，无法准确判定患者 Rh 血型。需采用毛细管离心、基因检测等方法进行确认。

(2) 库存条件：充足的血液资源是开展 Rh 血型相容性输血的前提条件，库存必须达到一定数量才能满足患者用血需求。临床实践提示，各种 ABO 血型的库存量均大于 14 袋时，可满足约 92%RhD(+)患者 Rh 血型相容性输血的需求。

(3) 信息系统：输血科需具备完善的信息管理系统，实现 Rh 血型定型结果双向自动传输，并根据患者 Rh 血型定型结果从库存血中智能化检索匹配的红细胞成分。

第三节　不规则抗体检测与临床输血策略

输注红细胞的目的是改善患者组织氧供，但达到预期治疗目标的前提是输入的红细胞能在患者体内正常存活，不被立即破坏清除。正常情况下，机体通过代谢途径将衰老、破碎

红细胞及代谢产物予以清除，使红细胞的生成与清除处于动态平衡状态。若红细胞破坏速度超出机体耐受和处理能力时，就会表现出一系列临床症状，甚至死亡。在临床输血中，由不规则抗体引起的免疫吞噬、溶血是导致红细胞加速清除的重要因素。

一、不规则抗体检测策略

不规则抗体检测包括筛查和特异性鉴定，所用方法为血清学方法。其原理是用已知抗原检测未知抗体。由于目前无法获得单一的、纯化的红细胞血型抗原，只能选择携有多种抗原的红细胞来进行抗体检测，并按照一定的反应格局来判定不规则抗体的特异性。检测不规则抗体时需考虑以下问题：

（一）红细胞试剂

用于不规则抗体筛查的红细胞试剂、特异性鉴定的谱红细胞所携血型抗原种类应符合当地人群血型抗原多态性分布特征。例如，Di^a 抗原具有较强的免疫原性，在中国汉族人群中 Di（a+）个体约占 5%，不规则抗体筛查和特异性鉴定所用红细胞试剂中应包含 Di（a+）红细胞。

总之，红细胞试剂抗原种类应尽可能地覆盖当地人群所具有的临床意义显著的抗原，如含有 RhD、RhC、Rhc、RhE、Rhe、M、N、S、s、P1、Le^a、Le^b、Fy^a、Fy^b、Jk^a、Jk^b、Di^a 等抗原。同时还应考虑抗原的剂量效应以便检出弱抗体。

（二）不规则抗体特异性判断方式

如何判定不规则抗体只与红细胞上某种抗原结合，而不是与其他抗原结合，即采取何种策略来实现不规则抗体特异性的判断以及如何验证。

本质上，不规则抗体特异性判断就是比较排除、相互验证的推理过程。不规则抗体鉴定过程实际上包含两层推断，即判断“是谁”和“不是谁”。“是谁”指的是能够确定不规则抗体具有何种特异性，而“不是谁”指的是能够排除哪些可能性。

一般情况下，不规则抗体可与谱红细胞形成特有的反应格局：与一些无相应抗原的红细胞呈阴性反应，而与另一些有相应抗原的红细胞呈阳性反应。特有的反应格局包括多个阴性及阳性反应，前者可起到排除及避免漏检的作用，后者可起到确定特异性的作用（详见第四章第三节）。

二、不规则抗体鉴定难点

在临床实际检测中，不规则抗体鉴定易受自身抗体与药物抗体的干扰。两者具有相似的反应特点，即全反应性，可与所有红细胞试剂发生反应，形成无特异性的全凝集反应格局。设置自身对照可起到提示检测结果是否受自身抗体或药物抗体干扰的作用，通过适当的试验可对样本中是否含有自身抗体或药物抗体进行鉴别。

相比较而言，自身抗体与药物抗体产生的干扰较易排除，不规则抗体特异性的鉴定则更为复杂。受不规则抗体浓度、效价、种类以及是否发生溶血性输血反应的影响，不规则抗体鉴定呈现出多种可变的表现形成。例如，自身对照可呈阴性反应或阳性反应结果，反应格局可呈特异性格局、全凝集格局或无特异性的非全凝集格局。遇到以上情况时，应具体问题具体分析，从反应机制入手，结合其他试验检测结果以及患者的临床资料，选用适当的试验予以鉴别。

(一) 自身抗体

红细胞自身抗体是可与自身红细胞抗原发生反应的抗体，且与多数异体红细胞反应。

典型的自身抗体反应特征是 DAT(+)、自身对照阳性、与红细胞试剂呈全反应性(即与所有红细胞均发生凝集反应)且无法形成特异性反应格局。鉴定含有自身抗体样本中的不规则抗体需先对样本进行处理，去除自身抗体后方可对不规则抗体特异性进行鉴定(详见第四章第三节)。

(二) 药物抗体

药物抗体是患者用药后产生的抗体，可与吸附于红细胞表面的药物结合，引起红细胞破坏。

药物抗体反应特征是 DAT(+)、自身对照阳性，与红细胞试剂的反应性取决于保存液中是否存在相同或相似的药物。若红细胞试剂中添加的抗生素与患者服用的药物相同或相似，则可引起全反应性，否则呈阴性反应。使用新鲜红细胞作为空白对照可鉴别凝集是否由药物抗体引起。

(三) 不规则抗体

不规则抗体是针对异体红细胞抗原而产生的免疫性抗体，具有血型抗原特异性，只与携有相应抗原的异体红细胞发生反应。典型的不规则抗体反应特征是 DAT(-)、自身对照阴性，与谱红细胞形成特定反应格局。但在某些情况下，不规则抗体难以形成可供分析的反应格局，常见于低效价不规则抗体、多种不规则抗体同时存在、高频抗体等情况(详见第四章第三节)。

1. 交叉反应格局　多次输血患者可能会产生多种不规则抗体，与谱红细胞反应后会出现格局不典型、凝集程度强弱不等的现象，导致结果判定困难。

例 5-8：患者为 A 型，RhDccEE；DAT(-)，自身对照(-)；不规则抗体筛查盐水法(-)，但 IAT 法(+)。进行特异性鉴定时呈图 5-30 所示反应格局。

谱红细胞反应格局																														
序号	Rh-Hr								Kell						MNS				Duffy		Kidd		Lewis		Luthera		P	Xg	结果	
	D	C	E	c	e	f	C_w	V	K	k	Kp^a	Kp^b	Js^a	Js^b	S	s	M	N	Fy^a	Fy^b	Jk^a	Jk^b	Le^a	Le^b	Lu^a	Lu^b	P_1	Xg^a	盐水法	IAT
1	+	+	−	−	+	−	+	−	+	+	−	+	−	+	+	+	+	−	+	−	+	+	−	+	−	+	+	−	−	3+
2	+	+	−	−	+	−	−	−	−	+	−	+	/	+	−	+	+	+	+	−	+	+	−	+	−	+	+	−	−	3+
3	+	−	+	+	−	−	−	−	−	+	−	+	/	+	+	+	+	+	−	+	−	+	+	−	−	+	$+^{8}$	+	−	−
4	−	+	−	+	+	+	−	−	−	+	−	+	/	+	−	+	−	+	−	+	−	+	−	+	−	+	+	+	−	3+
5	−	−	+	+	−	−	−	−	+	+	−	+	−	+	−	+	−	+	−	+	+	−	−	+	−	+	+	+	−	1+
6	−	−	−	+	+	+	−	−	−	+	−	+	/	+	+	+	+	+	+	+	−	+	+	−	−	+	+	−	−	2+
7	+	−	+	+	−	−	−	−	+	+	−	+	−	+	−	+	+	−	+	−	+	+	−	+	−	+	−	−	−	−
8	−	−	+	+	−	−	−	−	−	+	+	+	/	+	+	−	+	−	+	+	+	−	+	+	−	+	−	+	−	−
9	−	−	+	+	−	−	−	−	−	+	−	+	/	+	+	+	−	+	+	−	+	−	+	−	+	+	+	+	−	−

图 5-30　样本不规则抗体特异性鉴定反应格局

检测结果显示，患者体内应有不规则抗体，根据反应格局可判断为抗-C、抗-e，但 5 号细胞 RhC、e 抗原均为阴性却也呈阳性反应，似乎与所得结论相悖，推测除抗-C、抗-e 外还应有另外一种不规则抗体存在，并且是针对谱红细胞中未给出的表现频率较低的抗原。中国汉族人群临床常见不规则抗体主要有 Rh、MNS、Lewis、Kidd、Duffy、Diego 等血型系统不规则抗体，而谱红细胞中未给出 Diego 血型系统抗原信息，因此对患者及 5 号细胞进行 Diego 血型鉴定。结果显示患者为 Di(a-b+)，5 号谱红细胞为 Di(a+)。随后使用实验室自备的 2 个 Di(a+) 红细胞与样本血浆反应均呈阳性结果。最后鉴定为患者存在抗-C、抗-e 及抗-Di^a。

由此可见，谱红细胞抗原覆盖程度是准确鉴定不规则抗体特异性的重要影响因素。对可能漏检的不规则抗体进行分析时，应结合当地人群临床意义显著的不规则抗体产生频率，适当增加相应抗原阳性的红细胞（或对呈阳性反应的谱红细胞进行血型鉴定）以提高不规则抗体的检出率。

2. 溶血性输血反应样本　发生溶血性输血反应的样本，供者红细胞因与不规则抗体结合而被大量清除，导致样本中致敏红细胞及血浆中不规则抗体含量降低甚至消失。根据样本中残留致敏红细胞数量不同，DAT 及自身对照可呈阳性、弱阳性、阴性反应结果（见例 5-7），阳性结果可仅为抗-C3d 呈弱阳性。使用微柱凝胶法可出现“双群”现象，其中阳性反应由尚未清除的致敏红细胞引起。供者红细胞的输入，会对患者血型鉴定造成干扰，并给后续其他检测带来困难，如例 5-9 所示。

例 5-9：某女性患者贫血待查并伴有感染。分别使用单特异性、多特异性抗球蛋白试剂进行 DAT 检测，结果分别为 $1+^s$、2+。使用 IAT 及盐水法对自身对照红细胞进行检测，结果分别为 $1+^s$、阴性。不规则抗体筛查结果为 2+，经鉴定不规则抗体具有抗-Jk^a 特异性。对患者进行 Kidd 血型抗原检测，结果为 Jk(a+)（凝集强度为 $1+^s$），Jk(b+)（凝集强度为 3+）。此结果与抗原、抗体的对应原则相悖，经询问得知患者在 40d 前输入 2U 红细胞。对患者进行 Kidd 血型基因分型，结果为 *JK02/JK02*，表现型应为 Jk(a–b+)。使用 Jk(a–) 红细胞配血相合，输血后效果良好。

本例中造成 DAT 和自身对照阳性的原因是残留的 Jk(a+) 供者红细胞与患者体内抗-Jk^a 反应的结果。本例提示，确切掌握输血史极其重要，可帮助解释一些异常的试验结果。另外，抗-Jk^a 破坏红细胞的途径与补体激活、免疫吞噬有关，输入的红细胞 40d 后仍有存活，提示在感染免疫防御中消耗了过多的补体，同时由于抗-Jk^a 亲和力较低，使得致敏红细胞未能通过溶血及吞噬途径全部清除，表现出 40d 后仍有存活的现象。

发生溶血性输血反应后，随着致敏红细胞的清除，血浆中不规则抗体被大量消耗，检测时易导致漏检，需采用灵敏度高的试验方法（如吸收放散、PEG 法等）进行检测。患者存在多种不规则抗体时，易误判为自身抗体。由于自身抗体和不规则抗体阳性的输血原则不同，结果误判会带来输血风险。

3. 高频抗体的鉴定　临床常见的产生高频抗体的情况可见于 Di(b–)、Jk(a–b–)、H 抗原缺失（孟买型和类孟买型）、D--、Rh_{null} 等个体。H 抗原缺失型个体血浆中含有 IgM 型抗-H，鉴定并不困难。但 Di(b–)、Jk(a–b–)、D--、Rh_{null} 等个体会产生 IgG 型免疫性抗体，可与所有谱红细胞发生反应，无法确定其特异性。若需得出确切的特异性鉴定结果，需使用常见表现型抗原阴性的红细胞。而且患者的输血难度非常大，常需从稀有血型库中挑选适合供者。

例 5-10：某男性患者，B 型，RhD(+)。DAT(–)，自身对照(–)，不规则抗体筛查(+)。患者血清与所有谱红细胞均呈强凝集，无特异性反应格局。患者 Kidd 血型抗原鉴定结果为 Jk（a–b–）。

根据试验结果推测患者可能存在抗-Jk3，但需进一步排除与确认。排除范围主要包括能引起谱红细胞全部凝集的针对常见表现型抗原的抗体，如 IgG 型抗-I、抗-Fy^a、抗-s、抗-Di^b 等。患者血清与脐血红细胞（不表达 I 抗原）呈阳性反应，可以排除存在抗-I。而抗-Fy^a、抗-s 与谱红细胞反应可形成清晰的反应格局，故亦可排除。患者 Diego 血型基因分型结果为 Di（a–b+），抗-Di^b 存在的可能性也得以排除。余下的问题是该如何确定存在抗-Jk3。

由于 Jk3 抗原广泛存在于 Jk 抗原阳性红细胞，鉴定抗-Jk3 需进行吸收放散试验并使用 Jk（a–b–）红细胞进行验证（详见第二章第四节）。使用 Jk 抗原阳性红细胞吸收患者血清中可能存在的抗-Jk3 后，应与 Jk 抗原阳性红细胞呈阴性反应。本例中，先后使用 Jk（a+b–）和 Jk（a–b+）红细胞进行多次吸收，经吸收处理的患者血清仍与谱红细胞发生强凝集反应，无法鉴定出特异性。吸收试验的失败可能是由抗-Jk3 未被吸收干净引起，也可能是患者血清中存在其他特异性抗体。

红细胞放散液也与所有谱红细胞发生反应，虽符合抗-Jk3 的反应特点，但需使用 Jk（a–b–）红细胞进行确认。本实验室仅有 A 型 Jk（a–b–）红细胞，能用其检测 B 型患者的抗体吗？答案是肯定的，使用 O 型或 B 型红细胞对患者血清进行吸收放散处理，使用放散液进行检测即可避免 ABO 血型不一致而引起的干扰。放散液与 A 型 Jk（a–b–）红细胞进行 IAT 检测，若结果为阴性，则可证实存在抗-Jk3。出乎意料的是试验结果呈阳性，凝集强度为 2+。有两种可能导致此结果的出现：患者存在抗-Jk3 的判断有误，或除抗-Jk3 外尚有其他不规则抗体。

复查患者 Rh 血型为 RhCCee，吸收用的 O 型红细胞为 RhCcee，而 A 型 Jk（a–b–）红细胞为 RhCcEe。重新调整试验方案，用不同 Rh 因子红细胞进行吸收放散。结果显示，用 O 型 RhCCee 红细胞吸收后，放散液与 A 型 Jk（a–b–）红细胞的 IAT 试验结果为阴性，而其他 RhccEE、CCEe 型红细胞吸收放散后，IAT 结果均为阳性。结论：患者存在抗-Jk3 和抗-cE。

例 5-11：男，71 岁，临床诊断为上消化道出血。该患者长期输血，曾检出 IgG 型抗-E，一直选用 RhE（–）红细胞进行交叉配血，相合后输注。现配血时出现以下情况：与 RhE（–）红细胞凝集，与谱红细胞全部凝集；DAT（–），自身对照（–），患者血浆与其子红细胞无凝集。

根据上述试验结果，推测患者产生了针对常见表现型抗原的抗体。对其进行血型检测，Diego 血型基因分型结果为 Di（a+b–），推测患者可能有 IgG 型抗-Di^b。采用与例 5-10 相同的方法，排除了抗-I、抗-Fy^a、抗-s 等。确认患者存在抗-Di^b 同样需相应抗原阴性的红细胞，实验室备有 2 份 Di（a+b–）红细胞，但 RhE 抗原均为阳性，该如何处理？

试验方案如下：使用多份 RhE（–）混合红细胞对患者血清进行吸收放散处理，若放散液与不规则抗体筛查红细胞呈阳性反应，而与 Di（a+b–）红细胞呈阴性反应，则可间接证明患者体内存在抗-Di^b。实验结果与预期吻合，该患者鉴定结果为：存在 IgG 型抗-E 和抗-Di^b。

鉴定针对常见表现型抗原的抗体，要求实验室备有相应抗原阴性的红细胞，但有时也可能不能满足实际需要。这时需要应用免疫血清学的各种试验方法，回避一些干扰因素，抓住主要矛盾，制定可行的检测策略。吸收放散试验无疑正是这样一种非常有效的免疫血清学试验方法，实验室技术人员应熟练掌握并灵活应用。

三、不规则抗体阳性患者的输血

存在不规则抗体的患者进行输血治疗时，应为患者筛选相应抗原阴性的红细胞，交叉配血相合后进行输注。采用“盲配”的方法虽可找到相合的血液，但交叉配血存在因漏检而导致假相合的风险，如低亲和力或低效价 IgG 型抗体、宽温度反应性 IgM 型抗体、IgA 型抗体等抗体易漏检，给输血安全带来隐患。

若患者存在多种不规则抗体或高频抗体时，短时间很难找到相合的血液。当地采供血机构建立的稀有血型库（实体库与资料库）有望为此类患者提供相合的血液（图 5-31）。

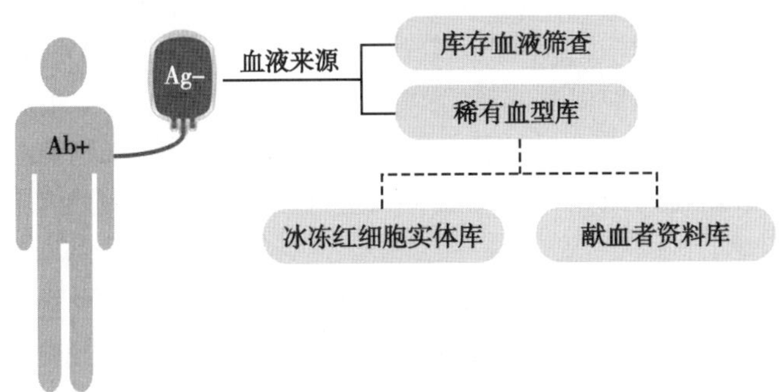

图 5-31　患者存在不规则抗体时相应抗原阴性血液的获得途径

紧急情况下，无法获得完全相合的血液成分时，可采取血浆置换、注射丙种球蛋白、糖皮质激素、免疫抑制剂等治疗措施，将溶血性输血反应控制在可接受的范围内，以解患者对血液需求的燃眉之急（详见第七章第三节）。

第四节　交叉配血策略

交叉配血是保障临床输血安全的关键环节，其目的是检测供者血液进入患者体内后是否存在引起免疫性溶血反应的可能性，因在试验操作过程中需将患者血浆、红细胞分别与供者红细胞、血浆交叉混合，故称为交叉配血（图 4-39）。将患者血浆与供者红细胞混合的配合试验称为主侧配血，将患者红细胞与供者血浆混合的试验称为次侧配血。主侧与次侧均无凝集、无溶血表示患者与供者血液相合，否则为不相合。值得注意的是，所有试管法检测结果为阴性者均需在显微镜下多视野观察，确认后方可发出报告。

交叉配血还可起到进一步验证患者与供者血型鉴定是否正确的作用，避免因血型判断错误或其他人为差错而引起严重的溶血反应。随着输血检测技术的不断发展，新方法、新技术、新设备层出不穷，但输血配合试验的基本方法仍是 IAT 法、盐水法及聚凝胺法。

一、交叉配血方法评价

（一）盐水法

在盐水介质中，IgM 型抗体及具有盐水反应性的 IgG 型抗体（如 ABO 血型系统不规则抗体、抗-S，高效价抗-D 等）可与含有相应抗原的红细胞结合并呈现出肉眼可见的凝集现象，而绝大多数 IgG 型抗体却不具备盐水反应性，无法形成肉眼可见的凝集。

盐水法配血仅能检出 IgM 型抗体及部分具有盐水反应性的 IgG 型抗体，绝大多数 IgG 型抗体无法检出。但盐水法也有其他方法所不具备的优点，主要表现在试验操作简洁、快速，以及结果异常时能起到警示作用。使用盐水法配血时，对反应体系进行离心即可对患者与供者之间血液是否相容得出结论，常用于紧急抢救患者的配血。

盐水法若呈阳性反应，提示存在由 IgM 型抗体或其他干扰因素引起的凝集，应对引起凝集的原因进行分析。干扰因素主要有：IgM 型抗体、血浆蛋白异常等，可通过改变试验条件加以判断、排除。若判断为由 IgM 型抗体引起，首先应考虑血型鉴定是否准确，复查 ABO 血型，然后再鉴定是否存在其他血型系统 IgM 型抗体。

需特别注意的是，红细胞溶血是抗原抗体发生反应的一项重要判断指标，在观察试验结果时，应首先观察离心后上清液是否有溶血，然后再振摇试管观察是否有凝集现象。

（二）聚凝胺法

聚凝胺是一种高价阳离子季铵盐多聚物，在水中溶解后能产生大量阳离子，可中和红细胞表面负电荷，使红细胞间距缩短。聚凝胺法包含两个基本步骤：红细胞去电荷和红细胞复电荷。无抗体致敏的红细胞可在试验过程中产生可逆的非特异性聚集，而由抗体致敏红细胞产生的凝集则不可逆。聚凝胺法具有灵敏度较高、可检出 IgM 和 IgG 型抗体、可加快凝集反应速度、操作时间短等优点，但其缺点同样不可忽视。实验室技术人员必须对其缺点有清醒的认识，避免由此带来的结果误判。聚凝胺法的缺点主要有：

1. 受带电荷物质的影响大　聚凝胺法设计原理是通过改变红细胞电荷来发现是否存在抗原抗体反应，任何影响红细胞电荷的因素（如血浆蛋白异常、肝素、酚磺乙胺、右旋糖酐等）都可对试验结果造成影响。例如，肝素带有高价阴离子，可中和聚凝胺携带的正电荷使聚凝胺不能完全中和红细胞表面负电荷，红细胞之间的距离无法缩短故不能形成凝集，导致假阴性结果。

2. 无法排除假阳性　使用聚凝胺法进行检测时，要求试验操作严格按试剂盒说明书进行。有研究指出，因受血浆蛋白等因素的影响，在进行试验操作时红细胞与血浆的最佳比例为 1∶40~1∶60（V∶V），比例不正确就可能会影响试验结果。例如，血浆蛋白异常时，带正电荷的血浆蛋白会中和重悬液的负电性，导致假阳性结果。由于聚凝胺法的操作步骤和实验条件均不可改变，当存在干扰因素时，不具备排除干扰的能力从而产生假阳性结果。

3. 对某些抗体检出能力差　在聚凝胺法操作过程中，重悬后阳性（凝集）结果是否出现，取决于抗原抗体结合力与红细胞之间斥力的大小。假设红细胞之间的电荷斥力为恒定值，则红细胞与抗体结合力的总和决定阳性结果是否出现。红细胞抗原与抗体结合力的总和取决于两个因素：单个抗原抗体结合力的大小，以及抗原结合抗体数量的多少（图 4-17）。研究显示，聚凝胺法易漏检 Kell、Kidd 血型系统抗体，以及低效价抗-E 等抗体。

4. 溶血现象　聚凝胺法试验操作过程中，加入血浆和红细胞后，尚需加入大量 LISS 液，反应体积增加较多，难以观察到溶血现象。

鉴于聚凝胺法具有方便快捷等优点，推荐该法仅用于急诊配血，常规配血应选用其他灵敏度高的试验方法，以避免溶血性输血反应的发生。

（三）IAT 法

IAT 法具有特异性好、灵敏度高、受红细胞之间电荷斥力影响小的优点。临床常用方法有 IAT- 试管法及 LISS-IAT-Gel 法。

1. IAT- 试管法　IAT- 试管法是最早用于检测不规则抗体的方法，也是鉴定不规则抗体最可靠的方法，目前仍然是抗体鉴定和交叉配血的“金标准”，但该法操作较为烦琐，不宜用于急诊及高通量配血。

IAT- 试管法包括盐水 -IAT- 试管法及 LISS-IAT- 试管法。LISS 液替代盐水介质，可提高红细胞致敏效率，缩短反应时间。ISBT 推荐常规配血使用 LISS-IAT 法，而且也是不同实验室间结果对比的标准方法。例如，向期刊投稿，涉及 IAT 法的试验数据时，只有 LISS-IAT 法的结果才能得到认可。需要注意的是，抗-K 在 LISS 介质中致敏红细胞效率低于盐水介质，应使用盐水 -IAT 法进行检测。

IAT- 试管法在操作过程中需进行多次洗涤，可起到排除干扰的作用。离心过程可促进红细胞凝集，镜下检测可提高结果判读的敏感性。在各种 IAT 试验方法中，试管法是最经典的试验方法，在处理疑难样本时具有其他方法无可替代的价值。

2. LISS-IAT-Gel 法　LISS-IAT-Gel 法是 IAT 与分子筛技术相结合的产物，保持了传统抗球蛋白试验准确、可靠的特点，同时克服了试验中需多次洗涤的烦琐操作，可实现自动化检测，是目前临床实验室使用的主流方法。

3. IAT 法局限性　IAT 法的局限性主要表现在三个方面：检出限、抗球蛋白特异性及抗干扰能力。

（1）检出限：研究显示，试管法与微柱凝胶法的检出限分别为单个红细胞结合 300~500、200~300 个 IgG 分子，单个红细胞结合的 IgG 分子数低于检出限时，则会出现假阴性结果。

（2）特异性：目前 IAT- 试管法所用 AHG 试剂主要是单特异性 AHG 及广谱 AHG，前者可检出 IgG 型抗体致敏红细胞，后者可检出 IgG 或 C3 致敏红细胞。但两者均不能检出与红细胞结合的 IgM 或 IgA 型抗体，易导致宽温度反应性 IgM 型抗体或 IgA 型抗体引起的溶血性输血反应。

目前，多数市售 IAT-Gel 试剂所用 AHG 包括 IgG、IgM、C3 特异性，可检出 IgG、IgM 及 C3 致敏红细胞，但仍会漏检 IgA 型抗体致敏红细胞。怀疑患者存在 IgA 型抗体时，应使用 IgA 型抗体特异性 AHG 试剂进行检测。

（3）抗干扰能力：IAT-Gel 法反应体系封闭，不具备排除干扰的能力。多种干扰因素可引起假阳性结果，当 IAT-Gel 法出现异常结果时，仅能起到提示作用，干扰的排除仍需使用经典 IAT- 试管法。

（四）辅助性试验

为保证检测结果准确，排除某些干扰因素对交叉配血的影响，常需进行辅助性检测，主要包括患者 DAT 检测及设置自身对照。

DAT(+)与自身对照(+)多见于患者体内存在自身抗体、药物抗体及发生溶血性输血反应等情况。显微镜下观察凝集形态,有助于判断抗体性质。例如,溶血性输血反应引起的DAT(+),镜下可见大的红细胞凝块(供者红细胞)和散在的单个红细胞(患者红细胞),而自身抗体、药物抗体等形成的凝块大小不匀(图5-32)。若怀疑患者发生溶血性输血反应,应及时与临床联系了解情况。

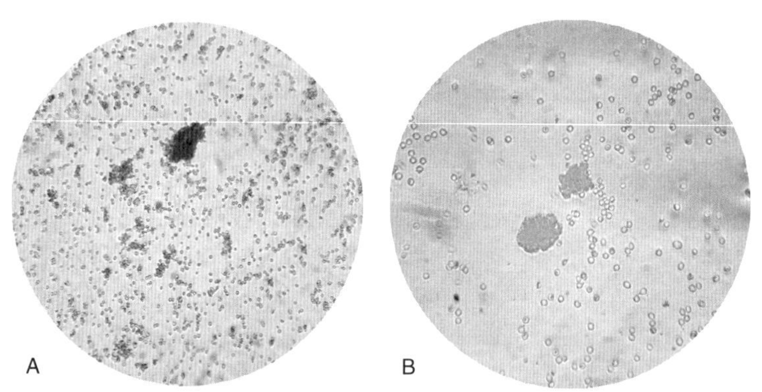

图5-32　自身抗体与溶血性输血反应样本引起的DAT(+)镜下形态差异
A. 自身抗体引起的凝集;B. 输血反应引起的凝集

二、疑难配血的处理

疑难配血是指在交叉配血过程中主侧或次侧出现凝集反应,或交叉配血相合但与其他试验结果在逻辑上存在矛盾的情况。多数临床样本不规则抗体筛查结果为阴性,且交叉配血相合。但受筛查细胞、检测技术等因素的影响,不规则抗体筛查阴性并不能保证患者样本中无不规则抗体,阴性结果仅表示样本中无可检出的不规则抗体。同样地,交叉配血相合的血液输到患者体内也不能保证不会发生溶血反应。综合分析不规则抗体筛查、DAT、自身对照、交叉配血等检测结果,可从中发现一些不安全因素,对其进行针对性地处理可提高临床输血的安全性。疑难配血与所采用的试验方法有关,应根据实际情况具体问题具体分析,并采用相应方法加以解决。

(一) 盐水法

盐水配血法也称即刻离心法,常用于急诊快速配血、无不规则抗体的AIHA患者配血及使用单克隆抗体药物患者的配血等。

使用盐水法进行交叉配血时,引起主侧或次侧不合的因素主要有血型错误、ABO血型系统不规则抗体漏检、其他血型系统IgM型不规则抗体、血浆蛋白异常、冷抗体、多凝集等,可按图5-33给出的处理策略进行分析、验证。

1. 血型错误　血型错误包括患者及供者血型检测错误,应按规范的操作规程及严格的判断标准对样本重新进行检测。同时还应考虑因操作不当、试剂失效、样本污染、取错样本等因素所致的错误,必要时可重新采集样本。

临床样本血型检测错误多由弱抗原漏检引起,交叉配血时可导致次侧配血不合。例如,$A_{弱}$型漏检误判为O型(例5-1),与O型红细胞进行交叉配血时,表现为主侧相合,次侧不合。临床实际工作中,应重视次侧配血不合,必须查找原因并加以验证、解决。

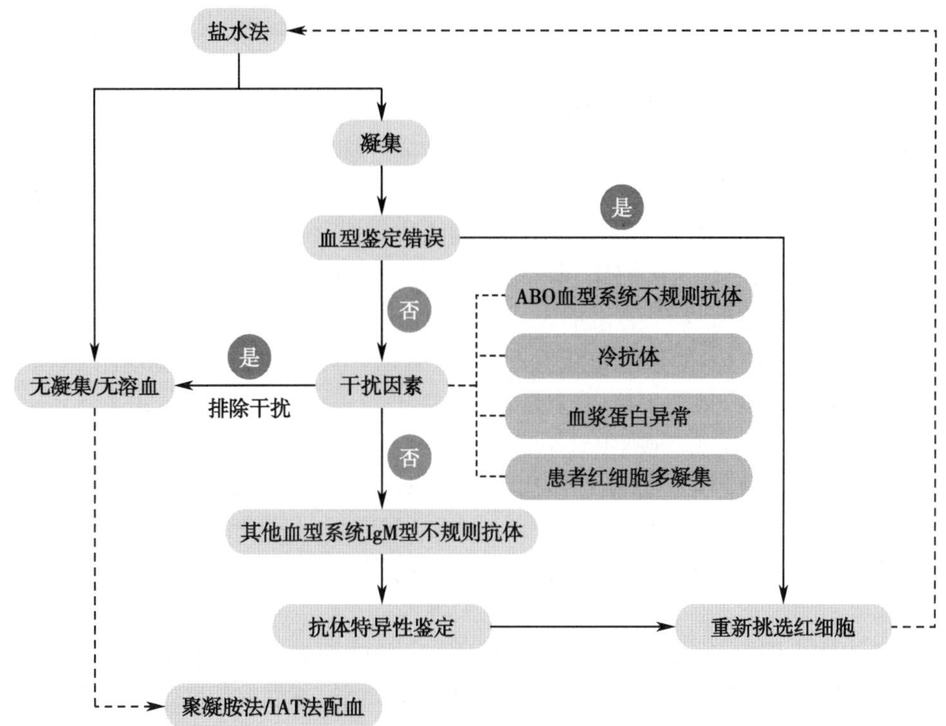

图 5-33　盐水法疑难配血原因分析

引起患者或供者血型错误的原因多种多样，交叉配血时可表现为主侧相合但次侧不合、主侧不合但次侧相合、主侧与次侧均不相合等多种表现形式。无论何种形式，实际工作中遇到交叉配血不合时，首先应考虑是否由血型检测错误引起。更为重要的是，对血型进行复核时操作必须规范、判断标准必须严格，否则仍无法得出正确结果（例 5-1）。

2. ABO 血型系统不规则抗体漏检　$A_{弱}$或 $B_{弱}$型患者输血后有可能产生 ABO 血型系统不规则抗体，漏检不规则抗体可引起同型配血时出现主侧不合的情况。例如，A_2 型患者漏检抗-A_1，与正常 A 型红细胞进行交叉配血时，表现为主侧不合，次侧相合。规范的 ABO 血型检测操作规程及严格的判断标准是检出 ABO 血型系统不规则抗体的唯一途径，实验室工作人员必须熟练掌握。

3. 其他血型系统 IgM 型不规则抗体　首先应采用盐水法使用谱红细胞对 IgM 型不规则抗体特异性进行鉴定，然后选择相应抗原阴性的红细胞再进行交叉配血。大多数 IgG 型不规则抗体盐水法无法检出，应在盐水法检测的基础上选用 IAT 法对样本进行检测。为避免 IgM 型抗体对 IgG 型抗体检测的干扰，检测前可使用还原剂处理样本血浆，灭活 IgM 型抗体后再行检测。

4. 冷抗体、血浆蛋白异常　冷抗体、血浆蛋白异常所致凝集的鉴别与处理可参照本章第一节相关内容。

当样本中存在冷抗体或血浆蛋白异常时，不宜使用聚凝胺法或微柱凝胶法进行交叉配血，为避免造成假阳性结果应使用 IAT- 试管法。

5. 多凝集　多凝集是指因红细胞抗原异常，可被健康成人血浆凝集，但不被自身或脐带血血浆凝集的现象。多凝集红细胞常见于患者，交叉配血时表现为主侧相合但次侧不合。

临床常见的多凝集主要由疾病（如感染、白血病等）引起，由遗传因素引起的多凝集极为罕见。患者发生感染后，细菌或病毒产生的酶可破坏红细胞膜糖链末端单糖结构，导致隐匿抗原（如 T、Tk、Th、Tx 等抗原）暴露，或使单糖脱乙酰基从而形成获得性 B。白血病可引起体细胞突变，导致红细胞表达 Tn 隐匿抗原。健康成人血浆中含有针对隐匿抗原的 IgM 型天然抗体，交叉配血时表现出多凝集现象引起次侧配血不合。随着病情好转，表达于患者红细胞表面的隐匿抗原逐渐减弱，直至消失。

由遗传因素引起的多凝集现象极为罕见，主要由 Sd（a++）（也称 Cad）、CDA Ⅱ、NOR、Hyde Park 等抗原引起。某些个体因过度表达 SID 血型系统 Sd^a 抗原［表示为 Sd（a++）］，而引起多凝集现象。先天性红细胞生长不良性贫血Ⅱ型（congenital dyserythropoietic anaemia type Ⅱ，CDA Ⅱ）是一种罕见的常染色体遗传性疾病，其特征是红细胞膜蛋白糖基化异常，具有多凝集特性，酸溶血试验呈阳性反应，抗-i 与抗-I 存在时可使溶血增强。*A4GALT* 突变可引起糖脂表达异常，导致 P1PK 血型系统中 NOR 抗原表现出多凝集现象。Hyde Park 引起的多凝集现象极为罕见，主要发生在南非黑色人种中。

单克隆抗体出现之前，ABO 血型检测所用的定型试剂为人源抗体，可检出多凝集红细胞，对血型检测造成干扰。自从单克隆抗体试剂问世以来，多凝集与获得性 B 已很少见到，仅在交叉配血中偶见因多凝集引起次侧配血不合。由于多凝集患者输血后无明显不良反应，普遍认为其临床意义不显著。但也有文献报道，多凝集患者输注血浆、血小板成分后引起严重的溶血反应，但极为罕见。

使用脐带血血清可区分待检样本是否为多凝集。多凝集红细胞可与 AB 型成人血清发生凝集反应，而与脐血血清或新生儿血清不反应。另外，使用不同植物凝集素可对多凝集抗原加以鉴别。

（二）聚凝胺法

聚凝胺法引起交叉配血不合的原因可归纳为两类：不规则抗体引起的凝集以及干扰因素引起的凝集。

使用聚凝胺法进行交叉配血时，不规则抗体引起的配血不合比较容易排除。使用谱红细胞对不规则抗体特异性进行鉴定，选择相应抗原阴性的红细胞再进行交叉配血即可。由于聚凝胺法反应体系固定，不能改变试验条件，干扰因素引起的凝集很难排除。在临床实际工作中，聚凝胺法较适合在急救配血等紧急情况下使用，或作为抗球蛋白配血试验的平行实验。只要条件允许，应采用 IAT 法进行交叉配血。

（三）IAT 法

使用 IAT 法进行交叉配血时，少数样本会出现主侧或次侧不合，或与其他试验结果在逻辑上存在矛盾的情况（表 5-20），应综合分析交叉配血及其他试验结果。分析原因时，首先需排除 ABO 血型鉴定错误，应对患者及供者进行血型复核。在排除血型检测错误的前提下，以反应体系成分（红细胞、血浆、反应介质）、检测方法等作为切入点，逐一分析各影响因素，并选用适当的试验方法加以验证。

表 5-20　临床常见 IAT 法交叉配血不合原因分析

抗筛	自身	DAT	交叉配血	原因
–	–	–	主侧不合	患者：血型错误、不规则抗体漏检 供者：血型错误、DAT(+)
			次侧不合	患者：红细胞多凝集 供者：干扰物质、不规则抗体
–	–	+	次侧不合	患者：DAT(+)
+	–	–	主侧相合	抗筛：假阳性、剂量效应、反应介质不同、 不规则抗体、抗-I/ 抗-H/ 抗-HI/ 抗-Le^{bH} 等抗体 供者：缺乏相应抗原、非 O 型
			主侧不合	不规则抗体
+	+	–	主侧不合	血浆蛋白异常、增强型介质中具有反应性的不规则抗体
+	+	+	主侧或次侧不合	不规则抗体引起迟发性溶血性输血反应、自身抗体、输注免疫球蛋白、单克隆抗体药物

注：抗筛：不规则抗体筛查试验；自身：自身对照；DAT：直接抗球蛋白试验

1. 各项检测均为阴性但交叉配血不合　自身对照与患者 DAT 均为阴性结果，可基本排除患者样本中存在干扰物质、自身抗体及红细胞致敏的情况。出现交叉配血不合时，应从反应体系组成成分入手，通过溯因推理来分析造成主侧或次侧配血不合的原因，并采用相应试验进行验证。

（1）主侧配血不合：主侧配血反应体系成分包括患者血浆、供者红细胞及反应介质，主侧配血不合提示患者血浆中可能存在不规则抗体，或供者 DAT(+)。

在排除血型错误及供者 DAT(+) 的情况下，虽然不规则抗体筛查呈阴性结果，但结合主侧配血不合，有理由怀疑不规则抗体筛查漏检（图 5-34）。

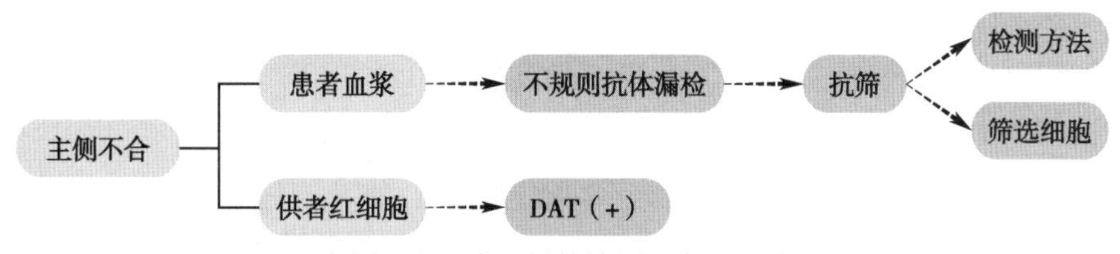

图 5-34　主侧配血不合但其他检测均为阴性时的原因分析

1）不规则抗体漏检：ABO 血型系统不规则抗体及 ABO 血型系统以外的不规则抗体漏检均可引起主侧配血不合，前者由不规范的 ABO 血型检测引起，而后者与不规则抗体筛查试验所用方法、红细胞试剂抗原覆盖程度、剂量效应等有关。

规范的试验操作与严格的判断标准是发现 ABO 血型系统不规则抗体的唯一途径，否则会对交叉配血造成影响，人为制造出疑难配血（如例 5-1）。从某种程度上讲，ABO 血型检测是保证患者输血安全最为重要的一环，但在部分实验室却是最为薄弱的一环。临床实验室技术人员必须熟练掌握规范的 ABO 血型检测方法及判断标准（详见本章第一节），否则血型复核只是再次重复原有错误，起不到任何解决实际问题的作用。

不规则抗体筛查试验结果为阴性，仅表示本次试验未检出不规则抗体，并不代表样本中无不规则抗体。多种原因可导致不规则抗体漏检。例如，试验方法灵敏度、有无增强型介质、红细胞试剂抗原的剂量效应及抗原覆盖程度等。

当遇到不规则抗体筛查阴性而主侧配血不合时，首先应比较分析不规则抗体筛查与交叉配血所用方法的灵敏度，应使用 LISS-IAT-Gel 或 LISS-IAT- 试管法进行以上检测，避免因试验方法灵敏度较低而导致不规则抗体漏检。为保证不规则抗体的检出，可适当增加血浆用量。通常情况下，血浆与红细胞试剂的体积比为 2~4∶1（即反应体系中加入 2~4 滴血浆及 1 滴红细胞试剂），对于弱抗体的检测可将此比例提高至 10∶1。

其次可考虑是否存在抗体筛查红细胞试剂某抗原为杂合子而引起不规则抗体漏检，但供者却为纯合子，故出现不规则抗体筛查阴性但主侧配血不合的情况。同时还应考虑是否存在低频抗体的可能性，抗体筛查红细胞试剂缺乏相应低频抗原而供者红细胞却表达此低频抗原。解决以上问题应使用合格的红细胞试剂，根据中国合格评定国家认可委员会颁布的《医学实验室质量和能力认可准则在输血医学领域的应用说明》（CNAS-CL40），输血相容性实验室应具备两套来自不同厂家的红细胞试剂。若使用不同厂家生产的红细胞试剂重新进行检测后仍无法解决问题，可更换供者重新配血。

2）供者 DAT（+）：在临床实际工作中，供者 DAT（+）是引起主侧配血不合最常见的原因。库存红细胞成分在保存过程中可吸附血浆中蛋白，对 DAT 及主侧配血造成干扰，此种情况多见于微柱凝胶法。

使用 IAT-Gel 法进行交叉配血及 DAT 检测时，若主侧配血不合且供者 DAT（+），则应使用 IAT- 试管法重新进行检测，因 IAT- 试管法有多次洗涤过程，可排除红细胞吸附蛋白引起的非特异性干扰。若检测结果仍为阳性，可另选其他供者血液重新为患者配血。

⑵ 次侧配血不合：次侧配血反应体系成分包括患者红细胞、供者血浆及反应介质，结合不规则抗体筛查、DAT 及自身对照均为阴性的检测结果，可怀疑患者可能是多凝集红细胞，或供者血浆中存在干扰物质、不规则抗体等（图 5-35）。

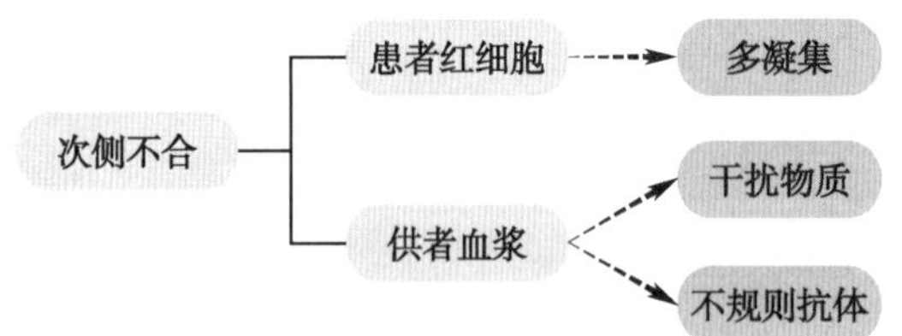

图 5-35 次侧配血不合但其他检测均为阴性时的原因分析

1）患者红细胞多凝集：感染、白血病等疾病可使患者红细胞呈多凝集，引起次侧配血不合，但在临床较少见。其特点是 DAT（–），但与多数供者交叉配血时，次侧均呈阳性反应。可使用混合 AB 型成人血清及脐血血清加以鉴别。

2）供者血浆：临床偶见因供者血浆中存在干扰物质或不规则抗体而引起次侧配血不合。最简单的处理办法是更换供者，重新进行交叉配血。其次可使用 IAT- 试管法进行交叉配血，排除干扰物质的影响。另外，可对供者进行不规则抗体筛查，若呈阳性结果，可将此袋血液成分退回采供血机构。

2. DAT(+)与次侧配血不合　使用微柱凝胶法进行交叉配血时，由患者 DAT(+)引起的次侧配血不合最为常见。自身对照为阴性，基本可排除自身抗体与药物抗体的干扰，DAT(+)最有可能由非特异性干扰引起（如血浆蛋白异常）。

由于微柱凝胶法不具备排除干扰的能力，应使用 IAT- 试管法进行验证。另外，在排除血型检测错误且不存在不规则抗体时，可通过比较患者 DAT 与次侧配血凝集强度的方法来判断配血结果是否可以接受。若次侧配血凝集强度弱于患者 DAT 凝集强度，则可接受配血结果并发出配血报告（编者注：报告需注明不规则抗体筛查结果、DAT 及次侧配血凝集强度）（图 5-36）。但需注意的是，DAT 与交叉配血的检测方法必须相同，否则凝集强度不具可比性。

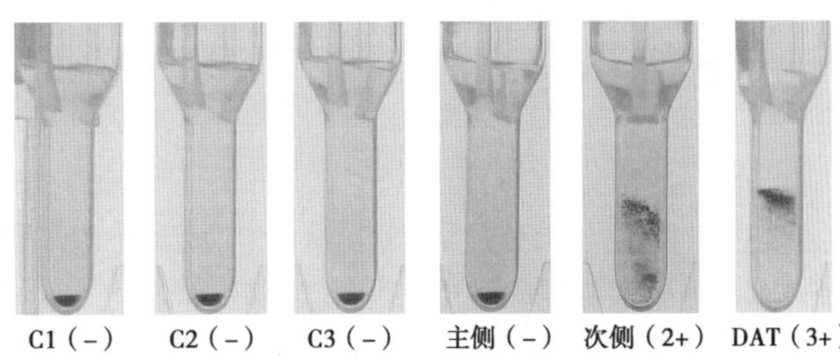

图 5-36　患者 DAT(+)引起的次侧配血不合

本例为 81 岁男性膀胱恶性肿瘤患者输血前检测结果。不规则抗体筛查结果为阴性（C1~3：不规则抗筛查 1~3 号红细胞试剂）。次侧配血不合（凝集强度为 2+）；患者 DAT 阳性（凝集强度为 3+）。次侧配血凝集强度弱于 DAT 凝集强度，可接受此次配血结果，发出配血报告

3. 抗筛(+)但主侧配血相合　理论上，不规则抗体筛查阳性意味着患者血浆中存在不规则抗体，主侧配血不合似乎才更符合线性思维的逻辑推理过程。实际检测中，尤其是使用 IAT-Gel 法进行不规则抗体检测时，常会遇到不规则抗体筛查阳性而主侧配血相合的“不符合逻辑”的情况。

实际上，不规则抗体筛查阳性并不意味着患者血浆中一定存在不规则抗体，血浆蛋白异常或接受某些药物治疗的患者可对不规则抗体检测产生干扰，出现假阳性结果。使用 IAT-试管法进行复核，可排除绝大多数因非特异性干扰而引起的假阳性结果。

排除假阳性后，应从不规则抗体检测与交叉配血所用方法灵敏度是否一致、不规则抗体特异性及供者红细胞是否存在相应抗原等方面进行分析并加以验证（图 5-37）。

（1）检测方法：输血前检查应选择灵敏度高的试验方法，以提高不规则抗体的检出率及交叉配血的敏感性。若不规则抗体筛查所用方法灵敏度高于交叉配血试验方法，例如，不规则抗体筛查反应体系中使用增强型介质而交叉配血试验中却无增强型介质，易引起交叉配血漏检弱抗原抗体反应，出现不规则抗体筛查阳性但交叉配血相合的情况。

（2）不规则抗体漏检：不规则抗体筛查阳性，应对其特异性进行鉴定，并选择相应抗原阴性红细胞成分进行交叉配血。若未进行不规则抗体特异性鉴定，而采用盲配的方法进行交叉配血，出现以下情况时即可表现出不规则抗体筛查阳性而交叉配血主侧相合的现象：

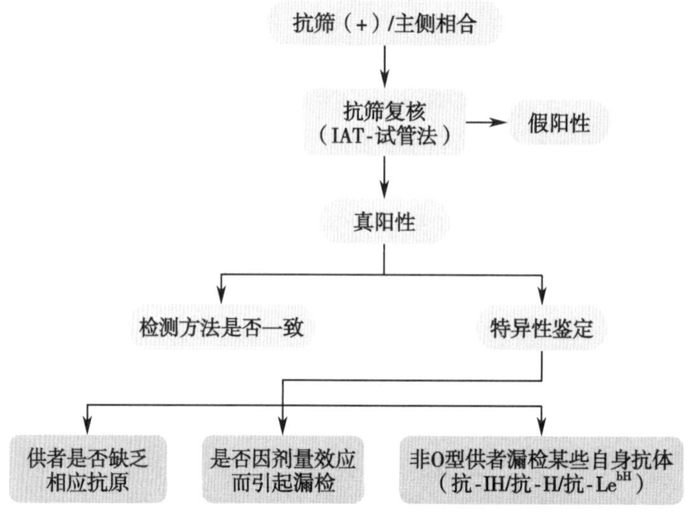

图 5-37　抗筛(+)但主侧配血相合时的原因分析

1）供者红细胞缺乏相应抗原：患者虽存在不规则抗体但供者红细胞却缺乏相应抗原时，可引起不规则抗体筛查阳性而交叉配血却相合的现象。此种情况易于鉴别，根据不规则抗体特异性对供者红细胞相应抗原进行检测即可。例如，患者存在抗-E，使用抗-E 定型试剂对供者 RhE 抗原进行检测，若供者为 RhE（–），则可解释不规则抗体筛查阳性而交叉配血却相合的现象。

2）剂量效应：Rh、Kidd、MNS、Lewis、Duffy、Diego 等血型系统中呈共显性表达的对偶抗原均存在剂量效应。若不规则抗体筛查红细胞试剂相应抗原为纯合子，而供者红细胞为杂合子时，有可能导致不规则抗体在交叉配血中漏检，出现不规则抗体筛查阳性而交叉配血主侧相合的现象。

对不规则抗体进行特异性鉴定，并选择相应抗原阴性的红细胞成分进行交叉配血，可避免因杂合子而导致的漏检，提高患者输血的安全性。

3）抗-H/ 抗-HI/ 抗-LebH 等抗体：抗-H/ 抗-HI/ 抗-LebH 等抗体多为 IgM 型冷自身抗体，是人体血浆中的正常组成成分。大多数冷自身抗体效价较低，且仅在低温下具有反应性（低于室温时具有反应性，0~4℃时反应性最强），可在盐水介质中凝集红细胞，但在 37℃时无反应性，普遍认为冷自身抗体临床意义不显著。

某些患有恶性疾病（如癌症、白血病等）的 A_1、A_1B、B 型患者产生的抗-H、抗-HI、抗-Le^{bH} 等抗体具有宽温度反应性，在 37℃时仍具有反应性。由于不规则抗体筛查红细胞试剂均为 O 型红细胞，表达丰富的 H 及 HI 抗原，而非 O 型供者红细胞 H 及 HI 抗原表达量较低，所以可表现出不规则抗体筛查阳性而交叉配血主侧相合的现象。

4. 抗筛(+)且主侧配血不合　出现不规则抗体筛查阳性且主侧配血不合时，提示患者血浆中存在不规则抗体，应鉴定其特异性并为患者提供无相应抗原的红细胞成分。

5. 抗筛与自身对照阳性且主侧配血不合　出现不规则抗体筛查(+)、自身对照(+)、DAT（–），且主侧配血不合的情况时，多由患者血浆蛋白异常或在增强型介质中具有反应性的不规则抗体引起。应使用经典试管法，在排除血浆蛋白异常的情况下，对不规则抗体进行特异性鉴定，并为患者提供无相应抗原的红细胞成分。

6. 抗筛、自身对照及 DAT 均为阳性且交叉配血不合　患者出现由不规则抗体引起的迟发性溶血性输血反应，或存在自身抗体、近期使用免疫球蛋白、单克隆抗体药物时，可出现抗筛、自身对照及 DAT 均为阳性且交叉配血不合的情况。应结合患者临床诊断、用药史，采用适当的试验方法进行处理（详见第七章）。自身抗体与不规则抗体同时存在引起主侧凝集的情况最为复杂，多数情况下难以准确鉴定不规则抗体特异性，具体处理方法详见本章第五节内容。

第五节　自身免疫性溶血性贫血实验室诊断与配血策略

自身免疫性溶血性贫血（AIHA）由免疫功能紊乱引起，是以自身抗体与红细胞自身抗原结合并诱发溶血、贫血为临床特征的自身免疫性疾病。AIHA 每年在人群中的发病率约为（1~3）/100 000，可发生在所有年龄段人群中，死亡率约为 10%。

一、发病机制

人类发现 AIHA 已有 100 余年，AIHA 是一种高度异质性疾病，其发病机制非常复杂。遗传倾向、免疫防御、自身免疫性疾病、感染、药物（尤其是抗癌新药）、移植等均为诱发 AIHA 的危险因素。免疫系统的所有组成成分（自身抗体、细胞因子、补体系统、巨噬系统、B 淋巴细胞、细胞毒性 $CD8^+$T 细胞、$CD4^+$ 调节性 T 细胞、辅助性 T 细胞 17、NK 细胞等）均在 AIHA 病理过程中发挥着一定作用。目前为止，对引起免疫功能紊乱而导致 AIHA 的发病机制尚不清楚。研究认为 AIHA 的发病机制主要有以下几种：

（一）遗传倾向

AIHA 是遗传倾向和环境因素相互作用的结果，遗传易感性与 AIHA 的发生、发展及严重程度密切相关。基因测序结果显示，多数冷凝集素病（cold agglutinin disease，CAD）患者存在 *KMT2D*（位于 12q13.12，控制甲基转移酶 2D 的合成）、*CARD11*（位于 7p22.2，控制 Caspase 激活和募集结构域 11 的合成，该蛋白具有为其他蛋白在细胞质中完成组装而提供支架的作用，在 T、B 淋巴细胞的抗原识别、信号传导过程中起着重要作用）、*TNFRSF6*（位于 10q24.1，控制 Fas 的编码，Fas/FasL 系统是介导细胞凋亡的载体之一）基因突变。可诱导淋巴细胞活化并持续增殖，大量合成由 *IGHV4-34* 编码的可与 I 抗原结合的单克隆抗体，引起冷抗体型 AIHA（cold antibody type AIHA，cAIHA），是原发性免疫缺陷的发病基础。

（二）免疫耐受调节异常

$CD4^+CD25^+$ 调节性 T 细胞（regulatory cell，Treg）可通过抑制自身反应性 T 细胞维持机体免疫耐受处于正常水平，$CD4^+CD25^+$Treg 减少或功能障碍导致自身反应性 T 细胞活化，通过细胞因子途径刺激相应 B 淋巴细胞活化、增殖，合成大量自身抗体并引发 AIHA。另外，辅助性 T 细胞中特定亚群活化，同样可引起 B 淋巴细胞反应性增强而引发 AIHA。例如，Th17 细胞活化可大量分泌 IL-17，刺激 B 淋巴细胞增殖并产生自身抗体，引起溶血性贫血，IL-17 在血液中的含量与 Hb 水平呈负相关。

T 细胞调控失衡导致 B 淋巴细胞数量增多且功能亢进，AIHA 患者骨髓中 $CD5^+$B 细胞异常增多，胞质中含有大量 Ig 分子，产生抗成熟和未成熟血细胞的抗体，引起血细胞一系、两系甚至全血细胞减少的各种免疫相关性血细胞减少症，如 AIHA、ITP、Evans 综合征(ES)等。

(三) 分子模拟

分子模拟是感染或化学因子诱发自身免疫的主要机制。细菌、病毒、化学物质等与红细胞成分具有相似的抗原决定簇，可诱导交叉免疫应答，产生自身抗体并造成自身免疫损伤。研究显示，HIV 可通过分子模拟机制诱导自身抗体的产生，是 AIHA 发病的独立危险因素，发病率可增加 20 倍以上。

(四) 补体调节异常

红细胞补体调节蛋白异常可导致溶血，而免疫细胞补体调节蛋白表达缺陷则可破坏自身免疫耐受引发自身免疫性疾病。红细胞表达的膜攻击复合物抑制因子(complement membrane attack complex inhibition factor，MACIF，CD59)可干扰 C8 与 C9 之间的相互作用，具有抑制膜攻击复合物组装的作用。CD59 缺乏可导致红细胞及血小板对补体的敏感性增强，引起阵发性冷性血红蛋白尿症(PCH)。

(五) 氧化应激

氧化应激可引起红细胞成分氧化，诱导机体产生自身抗体。例如，铜锌超氧化物歧化酶(superoxide dismutase，SOD1)缺乏导致红细胞胞质中活性氧(reactive oxygen species，ROS)水平升高，使红细胞成分氧化，在红细胞表面形成脂质过氧化物(如 4- 羟基 2- 壬烯醛、丙烯醛等)，产生新的红细胞抗原表位并诱导自身抗体的产生。另外，自身抗体与红细胞抗原结合后，可激活粒细胞并释放自由基，破坏红细胞引发溶血。

(六) 剪切力

高剪切力可加速红细胞衰老并诱导自身免疫反应的发生。结合 IgG 抗体的致敏红细胞在高剪切力作用下，可使红细胞膜蛋白构象发生改变，诱导机体产生自身抗体。

(七) 免疫衰老

免疫衰老是指免疫系统功能降低，是导致老年人感染、癌症、自身免疫性疾病的重要原因。随着免疫衰老，造血细胞不断积累的表观遗传异常逐渐得以表达，引起红细胞膜发生衰老改变，诱导机体产生自身抗体，清除衰老红细胞。例如，CAD 发病率与年龄相关，70 岁以上老年人比 40 岁的中年人患病风险高 5 倍。

(八) 药物

某些患者在接受药物治疗的过程中会出现 AIHA 并发症，称为药物诱发的免疫性溶血性贫血(drug-induced immune hemolytic anemia，DIIHA)。DIIHA 发生机制主要有以下三种：

1. 药物 - 药物抗体介导的 DIIHA　分布于血液中的药物可黏附于红细胞表面，相应药物抗体与附着于红细胞表面的药物结合导致红细胞破坏、溶血。药物抗体多为 IgG 型抗体，引起的溶血以血管外溶血为主，代表性药物有青霉素、头孢菌素等。

2. 药物 - 红细胞抗原复合物介导的 DIIHA　某些药物与红细胞抗原结合后形成"药物 - 红细胞抗原"复合抗原，刺激机体产生抗体。此类抗体与复合物抗原结合后，通常会激活补体，引起血管内溶血，严重者可见血红蛋白尿及肾功能损伤。

3. 自身免疫介导的 DIIHA　某些药物(如甲基多巴、抗-PD-1 单克隆抗体药物等)可刺激机体产生针对红细胞抗原的自身抗体，通过非药物依赖方式与红细胞自身抗原结合并诱发溶血。其本质与原发性 AIHA 相同，但产生机制尚不清楚，常被误诊为原发性 AIHA。

DIIHA 患者临床症状多不典型，症状的严重程度取决于溶血速度。溶血程度可能缓慢轻微，也可能很严重并导致急性肾功能衰竭甚至死亡。此外，有些药物可引起血浆蛋白非特异性黏附于红细胞表面（如免疫球蛋白），虽不会引起溶血但却对输血前检查造成影响，例如 DAT 检测呈阳性反应，次侧配血不合等。

二、溶血机制

自身抗体可引起红细胞系成熟及未成熟红细胞减少，表现为纯红细胞再生障碍性贫血（pure red cell aplastic anemia，PRCA），或同时伴有其他血细胞系减少的再生障碍性贫血（aplastic anemia，AA），如 Evans 综合征不仅红细胞系血细胞减少，同时伴有免疫性血小板减少。

根据抗体性质的不同，红细胞溶血可分为 IgG 型抗体介导的溶血及 IgM 型抗体介导的溶血。而根据溶血过程中是否有补体参与，又可分为补体依赖性溶血（也称补体介导的溶血）及非补体依赖性溶血。抗体与红细胞抗原结合后形成的免疫复合物可通过经典途径激活补体系统，IgG 与 IgM 型抗体均可激活补体，但两者激活补体的能力差异显著，从而使不同性质的抗体引起的溶血表现出不同特征。

（一）IgG 型抗体引起的溶血

IgG 型抗体与红细胞抗原结合形成免疫复合物后，可通过以下三种机制引起红细胞破坏：抗体依赖的细胞介导的细胞毒作用（antibody-dependent cell-mediated cytotoxicity，ADCC）、补体介导的调理作用（complement-mediated opsonization，CMO）及补体依赖的细胞毒性作用（complement dependent cytotoxicity，CDC）。

1. ADCC　IgG 抗体致敏红细胞随血液流经脾脏时，结合于红细胞的 IgG Fc 与杀伤细胞（NK 细胞、单核 - 巨噬细胞、中性粒细胞等）Fcγ 受体（Fc gamma receptor，FcγR）结合，通过 ADCC 作用清除 IgG 抗体致敏红细胞（图 5-38）。

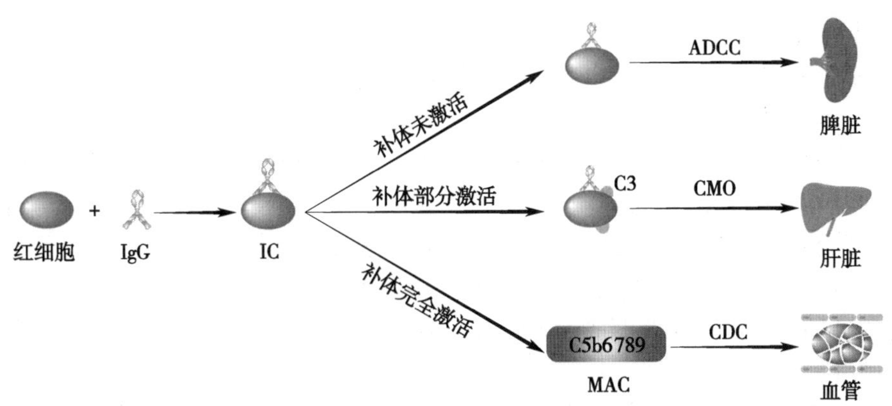

图 5-38　IgG 型抗体溶血机制示意图

IC：免疫复合物；ADCC：抗体依赖的细胞介导的细胞毒作用；CMO：补体介导的调理作用；CDC：补体依赖的细胞毒性作用；MAC：膜攻击复合物

脾脏是人体最大的免疫器官，脾血窦中含有丰富的淋巴细胞与杀伤细胞，是破坏并清除

IgG 抗体致敏红细胞的主要场所，ADCC 引起的溶血为血管外溶血。

2. IgG 型抗体与补体 IgG 型抗体可引起补体系统部分激活或完全激活，补体系统激活程度取决于抗体亲合力、亚型、抗原在红细胞表面的分布状态、补体抑制因子的调节能力等。

根据补体系统激活程度的不同，可产生两种不同的细胞毒效应：由补体系统部分激活产生的 CMO，以及由补体系统完全激活而产生的 CDC。

(1) CMO：补体抑制因子主要有分布于血浆及其他体液中的 C1 抑制物（C1 inhibitor，C1INH）、C4 结合蛋白（C4 binding protein，C4bp）、补体因子 H（complement factor H，CFH）、I 因子、S 蛋白、C8 结合蛋白等，以及分布于红细胞表面的 CR1（也称 C3b/C4b 受体、CD35）、衰变加速因子（decay-accelerating factor，DAF，CD55）、膜辅蛋白（membrane cofactor protein，MCP，CD46）和 CD59 等。补体抑制因子可起到抑制经典及替代途径 C3 或 C5 转化酶的形成或加速其衰变、干扰膜攻击复合物前体形成的作用，防止补体系统过度激活而对自身组织、器官、细胞等造成损伤。

大多数能固定补体的 IgG 型血型抗体（包括自身抗体与不规则抗体）激活补体的能力较弱，在补体抑制因子的作用下，补体激活多停止于 C3 或 C4 激活阶段，虽可产 C3 或 C4 裂解片段，但后续的补体激活级联过程被切断，无法形成膜攻击复合物。但 C3、C4 蛋白裂解产物可与红细胞补体受体结合，形成补体致敏红细胞，随血液流经肝脏时，位于肝窦壁表达 C3b 受体的库普弗细胞（Kupffer cell）可结合并吞噬 C3 致敏红细胞，引起血管外溶血（图 5-38）。

与无补体结合的 ADCC 相比，IgG 与补体同时结合于红细胞可显著增强巨噬细胞清除红细胞的能力。约 50% 的温抗体型 AIHA（warm antibody type AIHA，wAIHA）患者红细胞可同时结合 IgG 及补体，C3-DAT（+）是补体参与溶血的标志。

(2) CDC：少数 IgG 型血型抗体可完全激活补体系统，在致敏红细胞表面形成膜攻击复合物，导致红细胞溶解引起血管内溶血（图 5-38）。

由于 IgG 型血型抗体固定并激活补体的能力较弱，完全激活补体的情况较少见。IgG 型血型抗体引起的溶血以 ADCC 作用下的血管外溶血为主，其次为 ADCC 与 CMO 共同作用引起的血管外溶血，由 CDC 引起的血管内溶血较少见。

（二）IgM 型抗体引起的溶血

IgM 型抗体是免疫球蛋白分子单体的五聚体，与补体结合的亲和力强，具有较强的固定并激活补体的能力。IgM 型抗体激活补体的能力是 IgG 型抗体的 1 000 倍，与红细胞抗原结合后，可激活补体级联反应最终形成具有裂解细胞膜作用的膜攻击复合物（也称穿孔素），表现出以补体系统激活为特征的血管内溶血及补体调理作用。据估算，1h 内血管内溶血对红细胞的破坏量约为 200mL，而血管外溶血约为 0.25mL/（kg·h）。血管内溶血发病急、病程进展快、症状严重。

IgM 型抗体激活补体系统后，可通过以下三种机制引起溶血：IgM 抗体引起的特异性溶血、补体调理作用及旁观者溶血（bystander hemolysis，BH）（图 5-39）。

1. 特异性溶血 IgM 型抗体引起的特异性溶血是指 IgM 抗体与红细胞相应抗原牢固结合，固定补体并依次激活补体级联反应，最终形成附着于红细胞膜表面的膜攻击复合物，引起红细胞破碎、溶血（图 5-39）。

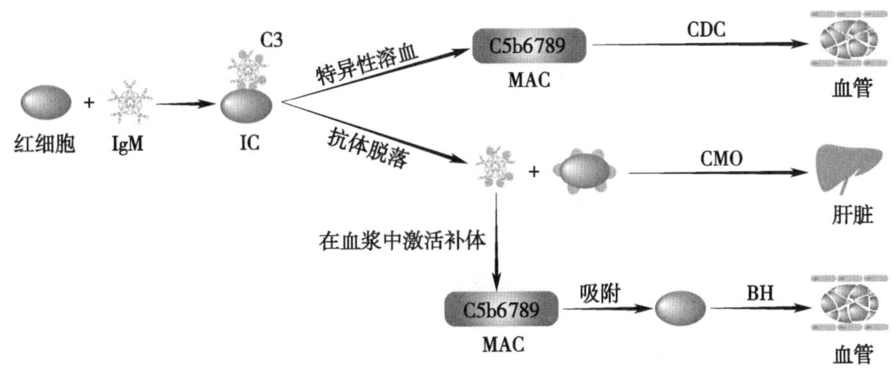

图 5-39　IgM 型抗体溶血机制示意图

IC：免疫复合物；MAC：膜攻击复合物；CDC：补体依赖的细胞毒性作用；
CMO：补体介导的调理作用；BH：旁观者溶血

2. 补体调理作用　低亲和力抗体(包括冷抗体、宽温度反应性 IgM 型抗体、IgG 及 IgA 型抗体、自身抗体、药物依赖性抗体等)与红细胞抗原结合后，易从红细胞膜上脱落，只在红细胞表面留下牢固结合的补体成分，通过补体调理作用引起血管外溶血(图 5-39)。

3. 旁观者溶血　与红细胞抗原特异性结合的低亲和力抗体可激活补体 C3，但易发生脱落，在血浆中可继续激活补体系统形成膜攻击复合物，然后非特异性地附着于正常红细胞表面，使未发生抗原抗体反应的红细胞发生溶血(图 5-39)。另外，红细胞溶血后，附着于红细胞表面的膜攻击复合物可以游离状态存在于血浆中，通过旁观者溶血机制引起正常红细胞发生溶血(详见第七章第二节)。

三、分类与临床

AIHA 的治疗取决于 AIHA 的诊断分类，不同类型的 AIHA 发病机制、临床表现及治疗方法均不相同，正确分类是对 AIHA 患者进行有效治疗的前提。

(一) AIHA 分类

1. 根据抗体反应温度分类　根据最适反应温度不同，自身抗体可分为温自身抗体和冷自身抗体。温自身抗体最佳反应温度为 37℃，多为 IgG 型抗体，IgA 及宽温度反应性 IgM 型抗体少见。冷自身抗体最适反应温度为 0~22℃，成人冷自身抗体以 IgM 型抗体为主，儿童则以 IgG 型冷热双相 Donath-Landsteiner 抗体(简称为 D-L 抗体)较为常见。相应地，AIHA 可分为 wAIHA(包括非典型 AIHA，atypical AIHA，aAIHA)、cAIHA 及混合抗体型 AIHA(mixed warm and cold antibody AIHA，mAIHA)。在成人 AIHA 患者中，80%~90% 由温自身抗体引起，10%~20% 由冷自身抗体引起。

(1) wAIHA 与 aAIHA：wAIHA 多由 37℃条件下具有反应性的 IgG 型自身抗体引起。由 37℃条件下具有反应性的 IgA 及宽温度反应性 IgM 型抗体引起的 wAIHA 称为 aAIHA，约占 wAIHA 的 2%~10%。宽温度反应性 IgM 型抗体反应温度范围为 0~37℃，引起的 aAIHA 病情通常较为严重，重度溶血且死亡率高，临床不易诊断，易与 CAD 或 mAIHA 混淆。

(2) cAIHA：cAIHA 包括 CAD 及 PCH，前者较多见而后者少见。

CAD 由低温环境下具有高效价的 IgM 型抗体引起，反应温度范围为 0~22℃。CAD 多发生于 50 岁以上患者，70 岁以上多见，女性比男性发病率高。

PCH 由 D-L 抗体引起。0~4℃时，D-L 抗体可与红细胞结合并固定补体但不引起溶血，随温度升高，补体激活，最终形成膜攻击复合物，在 30~37℃时引发血管内溶血。D-L 抗体活性很强，低效价抗体也能引起大量红细胞破坏。

（3）mAIHA：mAIHA 由 IgG 及 IgM 混合型自身抗体引起，约占 AIHA 病例的 10%。

2. 根据基础病变分类　根据患者是否存在基础病变，AIHA 可分为原发性 AIHA（也称特发性 AIHA）及继发性 AIHA。

原发性 AIHA 是指在没有原发病或潜在疾病存在的情况下发生的 AIHA。继发性 AIHA 则存在明确的病因，AIHA 是其并发症，多种病因可引起继发性 AIHA，如血液病、实体恶性肿瘤、感染、炎症、药物等（表 5-21）。

表 5-21　继发性 AIHA 病因

<table>
<tr><th colspan="2">分类</th><th>病因</th></tr>
<tr><td colspan="2">wAIHA</td><td>血液病
淋巴增生性疾病（慢性淋巴细胞白血病、霍奇金和非霍奇金淋巴瘤）
实体恶性肿瘤（胸腺瘤、卵巢癌、前列腺癌）
自身免疫性疾病（系统性红斑狼疮、Sjögren 综合征、系统性硬化、类风湿性关节炎、溃疡性结肠炎、原发性胆汁性肝硬化）
病毒感染（丙型肝炎病毒、人类免疫缺陷病毒、水痘带状疱疹病毒、巨细胞病毒、EB 病毒、微小病毒、轮状病毒、腺病毒、新型冠状病毒）
细菌感染（结核、肺炎球菌）
寄生虫感染（利什曼原虫）
骨髓或实体器官移植
免疫缺陷（迟发性低丙球血症、自身免疫性淋巴细胞增生综合征）
结节病
DIIHA</td></tr>
<tr><td rowspan="2">cAIHA</td><td>CAD</td><td>淋巴增生性疾病（Waldenström 巨球蛋白血症，非霍奇金淋巴瘤）
实体恶性肿瘤
感染（细小病毒 B19、支原体、EB 病毒、腺病毒、流感病毒、梅毒）
自身免疫性疾病
异基因造血干细胞移植</td></tr>
<tr><td>PCH</td><td>细菌感染（肺炎支原体、流感嗜血杆菌、大肠埃希菌、梅毒）
病毒感染（腺病毒、甲型流感病毒、水痘 - 带状疱疹病毒、腮腺炎、麻疹）
骨髓增生性疾病</td></tr>
<tr><td colspan="2">mAIHA</td><td>淋巴瘤、系统性红斑狼疮、感染</td></tr>
</table>

注：wAIHA：温自身抗体型 AIHA；DIIHA：药物诱发的 AIHA；CAD：冷凝集素病；PCH：阵发性冷性血红蛋白尿症；mAIHA：混合型 AIHA

DIIHA 为继发性 AIHA，诱发 AIHA 的药物主要有 β- 内酰胺类抗生素（青霉素与头孢菌素）以及由此发展而来的非典型 β- 内酰胺类抗生素（头霉素类、硫霉素类及单环 β- 内酰胺类抗生素）、β- 内酰胺酶抑制剂（他唑巴坦、舒巴坦）、抗病毒药物、抗-PD-1 单克隆抗体药物、化疗药物（卡铂、奥沙利铂）、非甾体抗炎药（双氯芬酸、托美汀、舒林酸），嘌呤核苷类似物（氟达拉滨、克拉屈滨）、奎宁以及甲基多巴。

(二) AIHA临床表现与治疗

1. 临床表现

(1) wAIHA：临床症状与贫血的严重程度紧密相关。wAIHA 自然病程通常有几个月的潜伏期，不易察觉，少数患者可能在几天内突然出现严重贫血和黄疸的症状。

在继发性 wAIHA 中，原发病或潜在疾病的症状和体征可能掩盖溶血性贫血的相关特征，即使存在严重溶血也可能只表现为轻微脾大。严重情况下(如急性发作)，患者可出现发热、脸色苍白、黄疸、肝脾肿大、呼吸过度、心动过速、心绞痛或心力衰竭。

(2) cAIHA：CAD 表现出的症状称为冷凝集素综合征(cold agglutinin syndrome，CAS)，即红细胞溶血的冷敏感现象。遇冷后，肢体末端(如鼻尖、耳郭、手指、脚趾等)浅表微血管内红细胞凝集，引起发绀、麻木、疼痛、皮肤网状青斑、坏死等症状，部分患者可有血红蛋白尿，温度升高后症状可缓解。

PCH 多在儿童中发病，常在感染后短暂出现，大多数儿童病例均有病毒感染或未明确病因的上呼吸道感染。发病期间表现出特征性症状：在冷环境下暴露几分钟至数小时后，背部或腿部出现酸痛、腹部痉挛、头痛、且常伴有寒战和发热，症状出现后不久即可观察到血红蛋白尿。症状和血红蛋白尿一般可持续数小时。部分患者还可表现出雷诺现象(一种以皮肤苍白、青紫而后潮红为特征的临床表现)和冷荨麻疹，并可继发黄疸。

(3) mAIHA：同时具有 wAIHA 和 cAIHA 的临床表现，但红细胞冷敏感现象较轻。原发性 mAIHA 患者病程缓慢，多呈缓解、复发反复交替，难以根治。

2. 治疗方法

(1) 药物治疗：临床治疗取决于 AIHA 的类型、临床症状、原发病等。对于继发性 AIHA 患者，治疗原发病应放在首位。随原发病逐渐好转，贫血可得到缓解并逐步纠正。有临床症状的患者，无论其贫血程度如何，均应补充叶酸及维生素。AIHA 患者的贫血程度与骨髓代偿能力相关，骨髓造血代偿功能不足时则会引起贫血。外周血网织红细胞数量增加标志着骨髓代偿有效，否则意味着 AIHA 较为严重，贫血难以纠正，预后较差。

wAIHA 的治疗与贫血密切相关，贫血较为严重者，可使用糖皮质激素(如泼尼松龙、甲泼尼松龙、地塞米松等)进行治疗。糖皮质激素不仅可改善贫血症状，还可抑制自身抗体的产生，约 80% 的患者在用药后 2~3 周病情好转。糖皮质激素疗效不佳者可使用 Rituximab(中文名：利妥昔单抗、美罗华。是一种针对 CD20 的 IgG1-κ 单克隆抗体，可与 B 淋巴细胞 CD20 分子结合，通过 ADCC、CDC 作用杀伤 B 淋巴细胞，抑制抗体的产生)，与糖皮质激素联合用药可取得较好的疗效。抢救性治疗可采用静脉注射免疫球蛋白、血浆置换、紧急脾切除或部分脾栓塞等方法。对于无法行脾切除术或脾切除后无效者，可使用免疫抑制剂(环磷酰胺、硫唑嘌呤、环孢霉素等)进行治疗。脾切除术是一种侵入性、不可逆的治疗方式，并且会增加血栓形成和细菌感染的风险。

CAD 患者无其他症状，Hb>100g/L，通常不需要特殊治疗，补充维生素，并注意防冷即可。约 1/3 cAIHA 患者伴有中度贫血，在寒冷季节或暴露于低温、感染或其他应激源后，Hb 含量下降。严重者可使用美罗华进行治疗，有效率约为 50%~60%。CAD 患者的溶血主要由补体引起，可使用补体抑制药物进行治疗，如抑制 C5 蛋白的依库珠单抗(eculizumab，人源化单克隆抗体)、抑制 C3 蛋白活化的 Pegcetacoplan(APL-2)与坎普他汀(Compstatin Cp40)、抑制 C1 活化的舒帕利单抗(Sutimlimab，前身为 BIVV009)、PIC1、ANX005、ANT003

等。需要注意的是,糖皮质激素对 cAIHA 患者无明显治疗效果。另外,cAIHA 溶血发生场所主要是肝脏,故脾切除治疗无效。

PCH 患者的治疗,依库珠单抗为首选药物。药物治疗无效的重症患者可考虑免疫抑制治疗或骨髓移植。

(2)血浆置换:血浆置换多用于 AIHA 重症患者,但疗效非常有限。wAIHA 引起的溶血为血管外溶血,进行血浆置换难以缓解病情。cAIHA 引起的溶血多由分布于血浆中的 IgM 型抗体引起,理论上血浆置换应比 IgG 型抗体引起的血管外溶血疗效好,但实际效果并不理想。可能与血浆置换不能抑制抗体产生有关。有学者建议,cAIHA 患者血浆置换应与免疫抑制治疗联合使用。

四、实验室诊断

AIHA 实验室检测的重点在于提供存在自身抗体及溶血的证据,检测项目主要包括溶血检测的一般指标(Hb、胆红素、游离血红蛋白、结合珠蛋白、乳酸脱氢酶、网织红细胞等),以及检测自身抗体的指标(DAT),其中 DAT 检测是 AIHA 确诊的黄金指标。

(一)溶血检测

AIHA 患者溶血检测具有以下共同特征:高胆红素血症、高游离血红蛋白、高乳酸脱氢酶(lactate dehydrogenase,LDH)、高网织红细胞比例,低血红蛋白、低结合珠蛋白以及骨髓增生(红系增生尤为显著)。

1. Hb　不同 AIHA 患者贫血程度存在差异。wAIHA 患者贫血程度差异较大,部分患者 Hb 水平接近正常,而有些患者则贫血明显,严重者 Hct 可低于 10%。偶见白细胞和中性粒细胞减少症,血小板计数通常正常。伴免疫性血小板减少症的 Evans 综合征罕见。慢性 CAD 患者可表现出轻度至中度贫血,严重者 Hct 可低于 20%。PCH 患者在发病期间 Hct 可迅速下降。补体蛋白在溶血期间的消耗可导致补体水平降低。

2. 胆红素　溶血可引起胆红素水平升高,高于参考区间上限(>17.1μmol/L),以游离胆红素升高为主,是溶血性贫血特征性表现。

3. 游离血红蛋白与结合珠蛋白　AIHA 患者发生溶血后,大量血红蛋白释放入血,超出血浆中结合珠蛋白的处理能力时,表现为游离血红蛋白水平升高而结合珠蛋白水平降低。游离血红蛋白可经尿液排出,表现为血红蛋白尿。

wAIHA 患者血红蛋白尿罕见,但在 cAIHA 患者中,尤其是 PCH 和某些 DIIHA 患者,血红蛋白尿较常见。

4. LDH　红细胞内含有丰富的 LDH,约为血清 LDH 水平的 1 000 倍。溶血后,红细胞内 LDH 释放入血,引起血清 LDH 轻度至中度升高。

5. 网织红细胞　贫血可引起骨髓代偿性增生,表现为网织红细胞计数升高(网织红细胞百分比>4%,或绝对值>120×10^9/L)。但发病早期,超过 1/3 的患者可表现出一过性网织红细胞减少。骨髓功能受损(如淋巴细胞增生性疾病引起的骨髓浸润)、细小病毒 B19 感染、化学物质中毒及营养缺乏的患者可出现网织红细胞减少症,提示病情严重且预后不良。网织红细胞计数降低的情况在儿童中约占 40%,在成人中约占 20%。

6. 红细胞形态　大多数 AIHA 患者血液涂片可见球形红细胞,提示存在免疫性溶血或存在遗传性球形红细胞增多症。病情严重者,可观察到红细胞碎片、有核红细胞及单核细胞增多。

(二) DAT

排除其他因素引起的溶血(如不规则抗体引起的溶血性输血反应、红细胞膜缺陷引起的先天性溶血性贫血、先天性酶病、血栓性微血管病等),DAT 是确诊 AIHA 的黄金标准。需要注意的是,DAT 呈阳性反应时,应区分是由自身抗体引起还是由不规则抗体引起。另外,疾病或接受免疫球蛋白治疗的患者可引起血浆蛋白异常,导致 DAT 呈假阳性反应。

1. 抗球蛋白特异性 根据抗球蛋白特异性不同,DAT 检测可分为 IgG+C3 多特异性 DAT(IgG+C3-DAT)、IgG 单特异性 DAT(IgG-DAT)及 C3 单特异性 DAT(C3-DAT)。C3-DAT 检测可间接判断抗体性质,结合冷凝集素(cold agglutinin,CA)效价检测结果,可对 AIHA 做出分类。

IgG+C3-DAT 可同时检测患者红细胞致敏抗体和补体成分,IgG-DAT 或 C3-DAT 可确定红细胞结合的致敏物质类型,根据致敏物质不同,可对 AIHA 进行诊断(表 5-22)。

表 5-22 红细胞致敏成分与 AIHA 诊断

致敏成分	AIHA 类型
IgG	温自身抗体型 AIHA
	药物诱发的溶血性贫血
补体	温自身抗体型 AIHA 伴 C3 沉积
	冷凝集素病
	阵发性冷性血红蛋白尿症
	药物诱发的溶血性贫血
IgG+ 补体	温自身抗体型 AIHA
	混合抗体型 AIHA
	药物诱发的溶血性贫血

注:冷凝集素通常是 IgM 型抗体,IgA 或 IgG 型冷凝集素少见。冷凝集素在低温条件下可直接凝集红细胞,温度升高可使凝集消失。DAT 检测在 37℃下进行,无法检出冷凝集素。在 4℃条件下对冷凝集素进行检测,可判断样本中是否存在冷凝集素及其效价

2. 分步检测法 红细胞致敏物质不同,DAT 检测时可表现出不同的血清学特征(表 5-23)。根据 DAT 检测结果,AIHA 可分为 DAT 阳性 AIHA(DAT(+)-AIHA)及 DAT 阴性 AIHA(DAT(–)-AIHA)。90% 以上 AIHA 患者为 DAT(+)-AIHA,约 2%~10% 为 DAT(–)-AIHA。DAT(–)不能排除 AIHA,需结合病史、临床症状、其他辅助检查等综合判断。

表 5-23 不同类型 AIHA 血清学特征

类型		抗体性质	DAT(+)类型	冷抗体 / 效价(4℃)
wAIHA		IgG(IgA 与 IgM 罕见)	IgG/IgG+C3	CA/<32
cAIHA	CAD	IgM	C3	CA/>500
	PCH	双相 IgG	C3	双相 IgG/<64
mAIHA		IgG+IgM	IgG+C3	CA/<64

注:AIHA:自身免疫性溶血性贫血;wAIHA:温自身抗体型 AIHA;cAIHA:冷自身抗体型 AIHA;CAD:冷凝集素病;PCH:阵发性冷性血红蛋白尿症;mAIHA:混合型 AIHA;CA:冷凝集素

临床常采用分步检测法对红细胞致敏物质类型进行分析判断，根据检测结果对 AIHA 进行分类（图 5-40）。

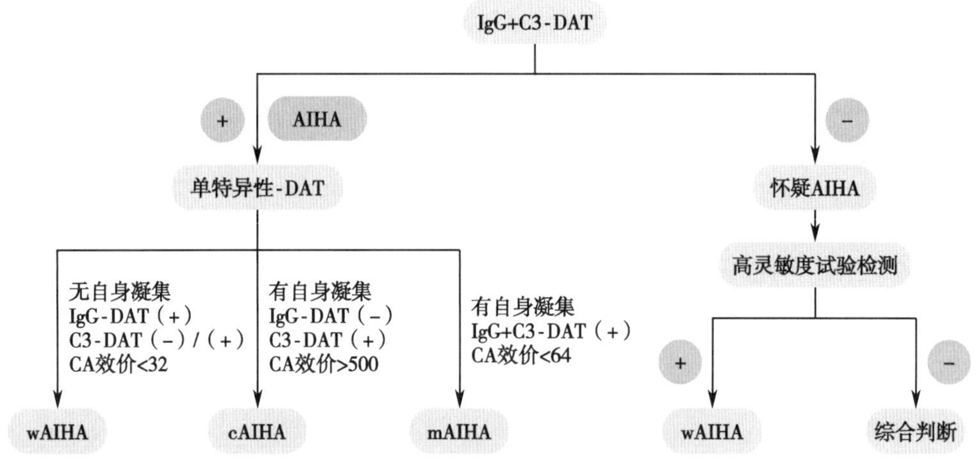

图 5-40 DAT 分步检测与 AIHA 分类

（1）使用广谱 AHG 进行 DAT 检测，若呈阳性反应，则可判断为 AIHA（图 5-40）。

（2）使用单特异性 AHG 进行 DAT 检测，并在 4℃下进行冷凝集素效价检测，可区分 wAIHA、cAIHA 及 mAIHA。

wAIAH 的特点是血液样本无自凝集现象、IgG-DAT（+）、C3-DAT（–）或（+）、无冷凝集素或冷凝集素效价较低。健康个体血液中含有低效价冷凝集素，效价通常<32。

cAIHA 的特点是血液样本存在自凝集现象、IgG-DAT（–）、C3-DAT（+）、冷凝集素效价高。多数 CAD 患者 4℃时冷凝集素效价>500，部分患者可达 1 000 以上，甚至高达 512 000。

mAIHA 的特点则是血液样本存在自凝集现象、IgG+C3-DAT（+）、存在冷凝集素，效价较低（<64）。

（3）采用灵敏度高的试验方法对 DAT（–）样本重新检测。无论使用何种方法，仍有 5%~10% 的病例为 DAT（–）。排除其他溶血原因，AIHA 的确诊主要依靠医生的经验性判断。多种因素可引起 wAIHA 患者 DAT 呈阴性反应结果（图 5-41）：

1）试验方法灵敏度：临床常用的 DAT 检测方法主要有试管法及微柱凝胶法，两者的灵敏度及特异性存在差异。试管法特异性强但灵敏度较低，单个红细胞结合 300~500 个自身抗体方可检出。微柱凝胶法虽易受干扰而特异性有所下降，但灵敏度较高，单个红细胞结合 200~300 个自身抗体即可检出。不同 AIHA 患者红细胞结合自身抗体的数量差异较大，Gilliland 等的研究显示，单个红细胞结合 70~434 个 IgG 分子即可引起 wAIHA。但红细胞结合 IgG 数量低于检测方法的检出限时，DAT 呈假阴性结果。

2）低亲和力抗体：低亲和力 IgG 型抗体及宽温度反应性 IgM 型抗体与红细胞抗原的结合较为松散，在红细胞洗涤过程中，尤其是在较高温度（37℃）下洗涤时，低亲和力抗体可从红细胞上洗脱，导致 DAT 呈假阴性反应。另外，含有低亲和力抗体的样本在室温下长时间放置，也易造成抗体脱落。

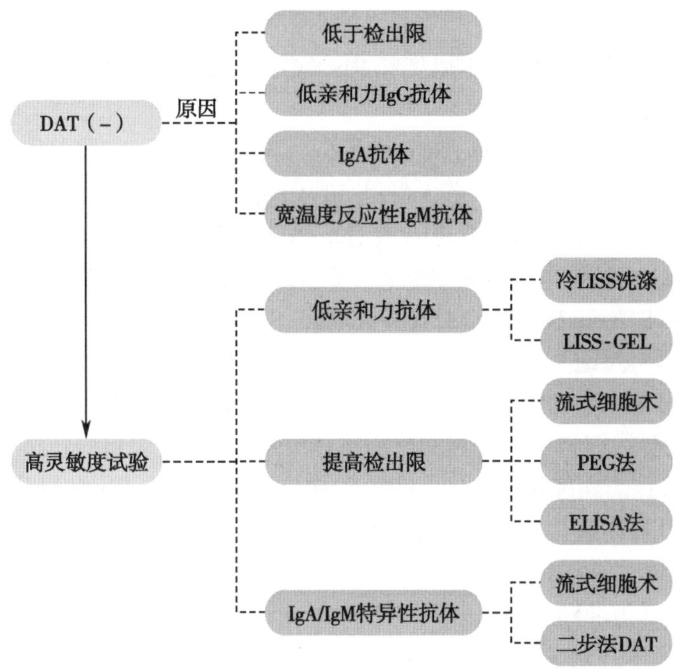

图 5-41　引起 AIHA 患者 DAT（-）的原因及处理办法

3）IgA 与 IgM 型抗体：IgA 及宽温度反应性 IgM 型自身抗体均可引起 AIHA，但 IAT-试管法常规使用的 AHG 试剂仅能识别 IgG 型抗体及 C3，无法检出 IgA 及 IgM 型抗体，导致漏检使 DAT 呈阴性反应结果。IAT-Gel 使用的 AHG 试剂可检出 IgG、IgM 及 C3，无法检出 IgA 型抗体，引起漏检。另外，宽温度反应性 IgM 单体固定补体的能力较弱，C3-DAT 也可呈阴性反应，导致漏检。

虽然 DAT 检测呈阴性结果，但仍怀疑 AIHA 时，应使用高灵敏度试验方法重新进行检测，临床常用方法主要有：①低亲和力抗体的检测：采用试管法进行 DAT 检测时，使用冷低离子液对红细胞进行洗涤，可避免低亲和力抗体从红细胞上洗脱。使用微柱凝胶法进行 DAT 检测，无需洗涤红细胞，离心后血浆会保留在微柱顶部，不会中和凝胶柱中的 AHG 试剂，可提高低亲和力抗体的检出率。②提高检出限的检测方法：临床常用的能够提高自身抗体检出限的试验方法主要有流式细胞术、PEG 法、酶联免疫法等。流式细胞术最为敏感，可检出单个红细胞结合 30~40 个自身抗体的致敏红细胞。③使用 IgA/IgM 特异性 AHG：采用流式细胞术，使用 IgA/IgM 特异性 AHG 试剂可提高检出率。临床也可采用两步法 DAT（dual antiglobulin test，DDAT。IgG 型兔抗人 IgM，IgG 型羊抗兔 IgG，可用于宽温度反应性 IgM 抗体的检测）进行检测。

五、患者输血前检查

AIHA 患者输血前检查包括 ABO/Rh 血型、不规则抗体检测及交叉配血。cAIHA 及 mAIHA 患者血样在室温下可出现自凝现象，检测前需对样本进行处理。例如，用 37℃生理盐水洗涤红细胞，离心时也应尽量保持在 37℃。若洗涤后仍存在自凝现象，则可使用 0.01M DTT 处理红细胞。

（一）血型检测

AIHA 患者血型检测包括 ABO 血型和 RhD、C、c、E、e 抗原的检测。

（二）不规则抗体检测

AIHA 患者体内存在自身抗体，研究显示自身抗体具有抗原特异性。温自身抗体多针对红细胞蛋白类抗原，如 Rh 蛋白、带 3 蛋白、带 4.1 蛋白、糖蛋白 A 等携带的血型抗原。冷自身抗体多针对糖类抗原，如 CAD 患者自身抗体多针对 I 抗原，少部分针对 P 或 Pr 抗原，而 PCH 产生的 IgG 双相抗体多针对 P 抗原。目前发现，自身抗体特异性涉及的血型系统主要有 ABO、Rh、MNS、Kell、Duffy、Kidd、LW、Diego、Scianna、Gerbich 等。

温自身抗体可广泛地与红细胞多种抗原结合，其中与 Rh 血型系统抗原反应最为显著。多数温自身抗体可与所有 Rh 表现型红细胞反应（Rh 抗原缺失型除外），某些温自身抗体还可与某一 Rh 表现型红细胞发生较强的抗原抗体反应，表现出温自身抗体 Rh 表现型特异性或相对特异性的特点。文献报道，70%~80% 的温自身抗体具有 Rh 血型系统抗原特异性，但并不能证明温自身抗体就是针对红细胞 Rh 抗原产生的抗体。因为红细胞膜蛋白具有多样性和相似性，而血清学检测具有交叉反应性，无法做到准确鉴定或准确排除，用"类 Rh 表现型"特异性来表述更为准确。

发现不规则抗体并避免因此而引起的溶血性输血反应是安全输血的通用原则，AIHA 患者输血前检测的目的并不是要发现自身抗体或其特异性，而是要发现是否存在不规则抗体。由于 AIHA 患者体内存在自身抗体，可使红细胞致敏，输血前检查（不规则抗体筛查及特异性鉴定、交叉配血）及辅助性检查（DAT 及自身对照）多呈凝集反应。研究显示，12%~40%AIHA 患者血液样本中存在临床意义显著的不规则抗体。自身抗体的存在会干扰不规则抗体的检出，如何准确检出不规则抗体成为 AIHA 患者输血前检查的难点。目前为止，国内外尚无完善的解决办法。

由于人体正常体温均在 36℃以上，临床普遍认为在 30℃以上具有反应性的抗体才是有临床意义的抗体。在临床输血实践中，由冷抗体引起的干扰易于排除，试验操作在 37℃条件下进行即可。由温自身抗体引起的 wAIHA 最为常见，是实验室日常工作中经常遇到的疑难配血样本。

温自身抗体具有全反应性，可与红细胞试剂、供者红细胞发生反应。由于温自身抗体引起的凝集会掩盖不规则抗体产生的凝集，所以在检测不规则抗体时不能使用红细胞试剂直接检测，必须先去除样本中的温自身抗体，然后才能进行不规则抗体检测。临床常用排除自身抗体干扰的方法主要有两种：红细胞吸收去除法及血浆稀释法。

1. 红细胞吸收去除法　根据吸收细胞来源不同，红细胞吸收去除法可分为两种：自身红细胞吸收去除法和同种异体红细胞吸收去除法。

（1）自身红细胞吸收去除法：自身红细胞吸收去除法是使用患者红细胞去除血浆中的温自身抗体。

由于 wAIHA 患者红细胞已结合大量温自身抗体，处于致敏状态，所以在使用自身红细胞吸收温自身抗体前需对红细胞进行预处理，去除致敏红细胞上的温自身抗体。去除方法常采用氯喹放散法、酶法或 ZZAP 法，经放散处理的红细胞 DAT 为阴性或弱阳性时，才可用于温自身抗体的吸收。温自身抗体的吸收通常在 37℃下进行，为提高吸收效率，可在增强型介质（如 LISS、牛白蛋白、PEG 等）中进行。对于温自身抗体效价高的样本，需反复进行放散、吸收、放散的处理过程才能将血浆中温自身抗体去除干净(图 5-42)。

自身红细胞吸收去除法在临床实际运用中存在一定的局限性,主要表现在以下几个方面:多次吸收会导致血浆样本稀释,易引起低浓度、低效价不规则抗体漏检;完成试验操作需使用大量红细胞,而 wAIHA 患者本身存在贫血,采集大量血液样本患者多难以接受;近期怀孕与输血的患者不宜使用自身红细胞吸收去除法。受以上因素影响,自身红细胞吸收去除法在实际工作中不易施行。

(2)同种异体红细胞吸收去除法:选择异体红细胞的关键是要避免在去除温自身抗体时,误将不规则抗体一并去除。所以异体红细胞的主要血型抗原应与患者相同,或比患者少,否则易造成不规则抗体漏检。

从某种程度上讲,同种异体红细胞吸收试验是“预设”式的抗体鉴定,即先预设存在某种不规则抗体,再围绕如何确定是否存在这种抗体来设计试验。操作过程中,需使用某种抗原阴性的红细胞与患者(抗原同样阴性)血浆混合,吸收温自身抗体而留下不规则抗体,再用相应抗原阳性的红细胞来鉴定不规则抗体特异性。

若怀疑患者可能存在多种不规则抗体时,需分别使用多种相应抗原阴性的异体红细胞对患者血浆进行吸收。但绝大多数溶血性输血反应只是由少数几种不规则抗体引起,所以只要考虑到这些抗体便可解决主要问题。这种做法虽有漏检罕见血型系统不规则抗体的可能,但出现的概率较低。下面以鉴定抗-Jk^a 为例来说明使用异体红细胞吸收温自身抗体,并对不规则抗体进行鉴定的检测过程。

若怀疑患者血清中存在抗-Jk^a,首先应使用 Jk(a–)异体红细胞吸收患者样本中的温自身抗体,再用 Jk(a+)红细胞鉴定不规则抗体特异性(图 5-43)。

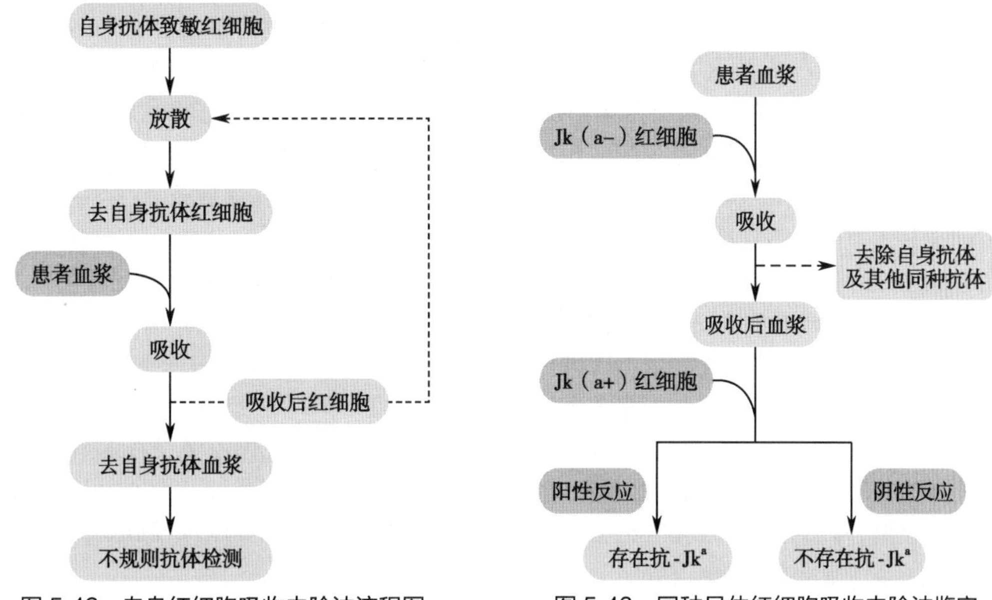

图 5-42　自身红细胞吸收去除法流程图

图 5-43　同种异体红细胞吸收去除法鉴定抗-Jk^a 的试验流程

同种异体红细胞吸收去除法在临床实践中同样存在局限性,主要体现为:不规则抗体特异性的“预设”依赖于实验室工作人员的经验,不易普及;需足够的某种表现型阴性和阳性的红细胞，如果需鉴定多种不规则抗体，则需要多组不同抗原配伍的红细胞。多数输血科难以获得符合要求且数量足够的红细胞，实际工作中此法亦难以施行。

2. 血浆稀释法 使用生理盐水或 PBS 稀释血浆样本，直至稀释后样本不规则抗体检测出现可判读的反应格局即为血浆稀释法。

血浆稀释法的优点是简单易行，但存在许多不足。首先，血浆稀释法灵敏度低。当不规则抗体效价高于自身抗体效价时，方可使用血浆稀释法进行检测，否则会因样本稀释而导致不规则抗体漏检。使用血浆稀释法，不规则抗体检出率仅相当于自身红细胞吸收去除法的 1/5。其次，血浆稀释倍数不确定。不同样本自身抗体亲和力与效价不同，最佳稀释倍数取决于反应格局的形成，无法对稀释倍数进行标准化。最后，反应格局不易判读。为保证不规则抗体不被漏检，需严格控制血浆稀释倍数。反应格局往往是全部凝集，仅是凝集强度有所差异。通常将最弱的凝集作为本底，高于本底的凝集作为反应格局进行不规则抗体特异性判读，判断结果准确性差。总之，血浆稀释法进行不规则抗体检测争议较多，尚未形成共识。

（三）交叉配血

通过不规则抗体检测，发现 AIHA 患者样本中存在不规则抗体时，应选择相应抗原阴性的红细胞进行输血治疗。但 AIHA 患者不规则抗体检测技术难度较大，挑战性强，多数实验室难以完成。临床实践中，常采用折中的方法，按照最小不相容原则或干式配血原则进行配血并选择适合的红细胞成分。

1. 最小不相容 1966 年，Yunis 等提出最小不相容的概念。最小不相容是指在交叉配血过程中，以自身对照凝集强度为参照，从多个主侧配血凝集强度弱于自身对照的结果中选择凝集强度最弱的红细胞成分。

有些报道认为：最小不相容配血方法发现不规则抗体的灵敏度比自身红细胞吸收去除法低，尤其是不规则抗体效价低于自身抗体时，难以为患者提供血清学相合的红细胞成分，会增加溶血性输血反应的风险。大量回顾性分析结果却得出了与此相反的结论，患者无论是否存在不规则抗体，按最小不相容原则进行红细胞成分输注安全而且有效，不会降低输血效率，也不会增加溶血性输血反应的发生率，是临床切实可行且费效比较高的实用方法。目前我国多数医疗机构采用最小不相容配血方法为 AIHA 患者提供输血服务。

自身对照呈强凝集的样本，几乎与所有供者红细胞的配血结果都会弱于自身对照，此时应选择配血结果凝集最弱的红细胞，并在配血报告中注明“该供者与患者的配血结果弱于患者自身对照”，以便帮助临床医生做出输血决策。

2. 干式配血 干式配血是以不规则抗体产生频率为依据，对多个临床意义显著的血型系统抗原进行检测，按血型相容的原则选择红细胞成分。

理论上，干式配血不仅避免了繁杂的交叉配血试验操作，而且可避免潜在的溶血反应，具有更高的灵敏度和更好的安全性。考虑到血型检测成本，为获得最佳费效比，可根据患者输血治疗效果，采用血型分级相容的方法逐步扩大血型检测范围。在欧洲，临床输血对血型相容的选择范围有明确的分级标准：

Ⅰ级：ABO 血型和 RhD 抗原相容。

Ⅱ级：ABO、Rh 和 Kell 血型系统相容（在我国，Kell 血型系统不合罕见，可根据当地人群不规则抗体产生频率选择适合的血型系统）。

Ⅲ级：ABO、Rh、Kell、Duffy 和 Kidd 血型系统相容。

Ⅳ级：ABO、Rh、Kell、Duffy、Kidd、MNS、P 和 Lewis 等临床意义显著的血型系统均相容。

2004 年，法国约 75% 的临床输血执行Ⅱ级标准，执行Ⅰ级标准的只占 2% 左右，其余则按Ⅲ级或Ⅳ级标准选择红细胞成分。欧洲其他国家也基本执行与法国相同的标准，绝大部分临床输血按Ⅱ级或更高的标准来选择供者，高标准的血型相容性输血可显著降低发生溶血性输血反应的风险。

在我国，临床常见的不规则抗体以 Rh 血型系统抗体为主，其次为抗-Jk^a（我国汉族人群中 Jk（a–）个体约为 40%）。一项对 251 例 AIHA 患者不规则抗体特异性的研究发现，自身抗体伴不规则抗体 116 例，占 46.2%（116/251）。检出的不规则抗体以 Rh 血型系统抗体为主，占 77.6%（90/116）。其次为抗-Jk^a，约占 11.2%（13/116），Rh 血型系统抗体混合抗-Jk^a 占 6.9%（8/116）。

受医疗费用及供者的限制，目前我国多数医疗机构按Ⅰ级标准为 AIHA 患者选择红细胞成分。为保证输血安全，应从不规则抗体产生频率入手，优先考虑常见的不规则抗体。建议为患者选择 ABO、Rh 血型相容的红细胞成分进行输血治疗（详见本章 Rh 血型相容性输血）。若患者输血效果不佳，再对 Kidd、Lewis 等血型抗原进行检测，并选择 ABO、Rh、Kidd 或 Lewis 抗原相容的红细胞进行输注。按《临床输血技术规范》要求，输注前需进行交叉配血，并按最小不相容原则为患者选择适合的红细胞成分。

六、患者输血原则

（一）AIHA 类型与输血概率

wAIHA 患者通常较年轻，多为女性，发病较急，极度贫血者多见，约 1/3 患者需输血治疗。cAIHA 患者一般不需输血，病情严重需输血治疗时，血液成分应预温至 37℃，避免因输注冷库存血而加重病情。

（二）输血时机

AIHA 患者应以原发病的治疗为主，尽量避免或减少输血。AIHA 患者输血应严格掌握适应证，输血治疗应仅限于严重贫血或血流动力学不稳定的危重患者。

自身抗体导致 AIHA 患者自身红细胞不断破坏，破坏过程中需多种成分参与。在 AIHA 病程中，当参与破坏红细胞的成分大量消耗后，红细胞破坏速度就会降低，表现出红细胞破坏的“限速”现象。红细胞破坏速度取决于机体补充破坏红细胞成分的速度，如自身抗体合成的速度、补体合成的速度、巨噬细胞及白细胞等的生成速度。异体红细胞的输入不会改变这一进程，但却会因异体红细胞的大量破坏而加重患者代谢负担。另外，自身抗体的存在易导致不规则抗体漏检，存在发生溶血性输血反应的风险。

AIHA 患者的输血应准确把握输血时机，达到最佳输血效益。原则上，AIHA 患者的输血取决于贫血程度、进展速度以及患者耐受情况。急性发作并表现出严重症状时，应立即输血。慢性贫血患者的输血可参考《临床输血技术规范》推荐标准，即 Hb<60g/L 可考虑输血。多中心回顾性分析结果显示，AIHA 患者 Hb 降至 40~50g/L 时，输血效果最为显著。我国卫生行业标准 WS/T 622-2018：内科输血推荐：AIHA 患者 Hb<40g/L，根据组织缺氧与氧耗情况、心肺代偿功能等情况综合评估，考虑是否需进行输血治疗。患者往往难以耐受低水平 Hb，《AIHA 诊断与治疗中国专家共识》（2017 年版）推荐 Hb<50g/L 时，应进行输血治

疗。Hb 水平在 50~70g/L 之间时,是否输血取决于患者对贫血的耐受情况。

(三) 血液成分选择

理论上,AIHA 患者输血时,应尽量避免输入含有血浆的红细胞成分,因血浆中含有破坏红细胞的补体成分。在成分输血出现之前,临床供血主要是全血,所以洗涤红细胞成为 AIHA 患者输血的首选成分。洗涤红细胞去除了全血中 98% 的血浆(包括补体),可避免破坏红细胞成分的补充。20 世纪 90 年代后,成分输血在我国逐渐普及,血液成分的制备工艺也得到显著提升。悬浮红细胞、去白细胞悬浮红细胞等非洗涤红细胞成分同样可达到去除全血中绝大部分血浆的效果。回顾性研究显示,AIHA 患者输注同型洗涤红细胞与非洗涤红细胞成分均可达到安全、有效输血的目的,输血效果无显著性差异。

(四) 输血效果评价

AIHA 患者输血后,由于引起红细胞破坏的因素(自身抗体)并未去除,输入患者体内的异体红细胞同样会遭到破坏。对输血效果进行评价时,不必过于担心输入的红细胞遭到破坏,应以改善患者临床症状且不增加代谢负担为评价原则,只要异体红细胞的破坏速度不大于自身红细胞的破坏速度即为输血有效。

(五) 输血护理

AIHA 患者的输血护理除符合输血护理一般要求外,输血过程应缓慢滴注,并密切观察有无输血不良反应。输血前可使用糖皮质激素以减轻输血反应的临床症状。

参考文献

1. 川畑絹代. 輸血·移植検査技術教本. 東京都: 丸善出版, 2016.
2. Marion ER, Christine LR, Martin L. The blood group systems and antigens. Chapter 2, The Blood Group Antigen FactsBook. 3rd ed. San Diego: Academic Press, 2012: 50.
3. Tiwari AK, Setya D, Arora D, et al. An algorithmic approach to serological work-up of ABO sub-groups which present as ABO discrepancies in resource constraint settings. J Immunol Methods, 2020, 487: 112895.
4. Mark KF, Brenda JG, Christopher DH, et al. AABB: Technical Manual. 18th ed. Method 2-2. Determining ABO group of red cell and serum-tube test, 2014: 881-882.
5. Murphy MF, Jayne AJ, Poles D, et al. Electronic identification systems reduce the number of wrong components transfused. Transfusion, 2019, 59 (12): 3601-3607.
6. Armstrong LRB, Smart E. Principles of laboratory techniques. ISBT Sci Ser, 2020, 15 (1): 81-111.
7. Gaevskaia VA, Azhitskiĭ Giu. Isoelectric fractions of healthy human serum albumin and their ability to bind bilirubin. Ukr Biokhim Zh, 1978, 50 (6): 735-738.
8. Kaplan A, Gabert KA, Yazer M. Unexpectedly Weak Anti-B in 2 Group O Pediatric Patients on Parenteral Nutrition and Disease Specific Supplemental Enteral Feeds. Lab Med, 2020, 51 (3): 296-300.
9. 金沙, 向东, 刘曦, 等. 疾病导致 ABO 血型抗原及抗体减弱的分析. 临床输血与检验, 2010, 12 (1): 61-62.
10. Köhler G, Milstein C. Continuous cultures of fused cells secreting antibody of predefined specificity. Nature, 1975, 256 (5517): 495-497.
11. Centers for Disease Control. Pneumocystis Pneumonia-Los Angeles. MMWR Morb Mortal Wkly Rep, 1981, 30 (21): 250-252.
12. Marks L. Monoclonal antibodies and the transformation of blood typing. MAbs, 2014, 6 (6): 1362-1367.
13. Voak D. Monoclonal antibodies as blood grouping reagents. Baillieres Clin Haematol, 1980, 3 (2): 219-242.

14. Voak D, Sacks S, Alderson T, et al. Monoclonal anti-A from a hybridmyeloma: evaluation as a blood grouping reagent. Vox Sang, 1980, 39 (3): 134-140.
15. Sacks SH, Lennox ES. Monoclonal anti-B as a new blood-typing reagent. Vox Sang, 1981, 40 (2): 99-104.
16. Voak D, Lennox E, Sacks S, et al. Monoclonal anti-A and anti-B: development as cost-effective agents. Med Lab Sc, 1982, 39 (2): 109-122.
17. Rouger P, Noizat-Pirenne F, Le Pennec PY. Advances in the use of monoclonal antibodies for blood group testing. Transfus Clin Biol, 1997, 4 (4): 345-349.
18. Garratty G, Arndt P, Co A, et al. Fatal hemolytic transfusion reaction resulting from ABO mistyping of a patient with acquired B antigen detectable only by some monoclonal anti-B reagents. Transfusion, 1996, 36 (4): 351-357.
19. Azarfarin R, Alizadeh A. Management of A2B blood group in a patient for hypothermic cardiopulmonary bypass surgery--a case report. Middle East J Anaesthesiol, 2009, 20 (1): 101-103.
20. Julmy F, Ammann RA, Taleghani BM, et al. Transfusion efficacy of ABO major-mismatched platelets (PLTs) in children is inferior to that of ABO-identical PLTs. Transfusion, 2009, 49 (1): 21-33.
21. 吴远军, 吴勇, 陈宝婵, 等. Am 亚型患者 1 例的血型血清学及输血. 第四军医大学学报, 2007, 28 (9): 963-964.
22. Worel N. ABO-mismatched allogeneic hematopoietic stem cell transplantation. Transfus Med Hemother, 2016, 43 (1): 3-12.
23. Tekgündüz SA, Özbek N. ABO blood group mismatched hematopoietic stem cell transplantation. Transfus Apher Sci, 2016, 54 (1): 24-29.
24. Ataca Atilla P, Akkus E, Atilla E, et al. Effects of ABO incompatibility in allogeneic hematopoietic stem cell transplantation. Transfus Clin Biol, 2020, 27 (3): 115-121.
25. Topcuoglu P. Transfusion policy in allogeneic hematopoietic stem celltransplantation. Transfus Apher Sci, 2018, 57 (2): 174-177.
26. Crysandt M, Soysal H, Jennes E, et al. Selective ABO immunoadsorption in hematopoietic stem cell transplantation with major ABO incompatibility. Eur J Haematol, 2021, 107 (3): 324-332.
27. Booth GS, Gehrie EA, Bolan CD, et al. Clinical guide to ABO-incompatible allogeneic stem cell transplantation. Biol Blood Marrow Transplant, 2013, 19 (8): 1152-1158.
28. 深圳市医师协会输血科医师分会. Rh 血型相容性输血技术指南, 2021.
29. Bosco A, Xenocostas A, Kinney J, et al. An autoanti-Kp b immunoglobulin M that simulates antigen suppression. Transfusion, 2009, 49 (4): 750-756.
30. Kamesaki T, Kajii E. A comprehensive diagnostic algorithm for direct antiglobulin test-negative autoimmune hemolytic anemia reveals the relative ratio of three mechanisms in a single laboratory. Acta Haematol, 2018, 140 (1): 10-17.
31. Alzate MA, Manrique LG, Bolaños NI, et al. Simultaneous detection of IgG, IgM, IgA complexes and C3d attached to erythrocytes by flow cytometry. Int J Lab Hematol, 2015, 37 (3): 382-389.
32. Gálvez J, Hsu G, Dubow S, et al. How do I...Incorporate a two-sample blood type verification in a pediatric hospital？Transfusion, 2020, 60 (12): 2787-2792.
33. Kato T, Ishimaru K, Sekiguchi S. Mistyping of ABO grouping by polyagglutination. Nihon Rinsho, 1997, 55 (9): 2378-2384.
34. Beck ML. Red blood cell polyagglutination: clinical aspects. Semin Hematol, 2000, 37 (2): 186-196.
35. Jajosky RP, Cook LO, Manaloor E, et al. Hematologic complications in a patient with Glycine soja polyagglutination following fresh frozen plasma transfusion. Immunohematology, 2017, 33 (2): 51-55.

36. Melland C, Hintz C. Detecting polyagglutinable red blood cells. Immunohematology, 2018, 34 (3): 113-117.
37. Issitt PD, Anstee DJ. Applied blood group serology. 4th ed. Durham: Montgomery Scientific, 1998: 277-291.
38. Irani MS, Richards C. Hemolytic transfusion reaction due to anti-IH. Transfusion, 2011, 51 (12): 2676-2678.
39. Campbell SA, Shirey RS, King KE, et al. An acute hemolytic transfusion reaction due to anti-IH in a patient with sickle cell disease. Transfusion, 2000, 40 (7): 828-831.
40. Choi SJ, Kim HS, Lee J, et al. Anti-H antibody of unusually high titer showing variable reactivities against group A red cells and broad thermal amplitude in a patient with lymphoma. Transfus Apher Sci, 2018, 57 (1): 88-90.
41. Weir AB, Woods LL, Chesney C, et al. Delayed hemolytic transfusion reaction caused by anti-LebH antibody. Vox Sang, 1987, 53 (2): 105-107.
42. Contreras M, Mollison PL. Delayed haemolytic transfusion reaction caused by anti-Le^{bH} antibody. Vox Sang, 1989, 56 (4): 290.
43. Landsteiner K. Über Beziehungen zwischen dem Blutserum und den Körperzellen. Münch Med Wochenschr, 1903, 50: 1812-1814.
44. Donath JL. Uber paroxysmale hamoglobinurie. Munchener Medizinische Wochenschrift, 1904, 51: 1590-1593.
45. Mack P, Freedman J. Autoimmune hemolytic anemia: a history. Transfus Med Rev, 2000, 14 (3): 223-233.
46. Freedman J. Autoimmune hemolysis: a journey through time. Transfus Med Hemother, 2015, 42 (5): 278-285.
47. Małecka A, Trøen G, Tierens A, et al. Frequent somatic mutations of KMT2D (MLL2) and CARD11 genes in primary cold agglutinin disease. Br J Haematol, 2018, 183 (5): 838-842.
48. Bedsaul JR, Carter NM, Deibel KE, et al. Mechanisms of regulated and dysregulated CARD11 signaling in adaptive immunity and disease. Front Immunol, 2018, 9: 2105.
49. Małecka A, Delabie J, Østlie I, et al. Cold agglutinin-associated B-cell lymphoproliferative disease shows highly recurrent gains of chromosome 3 and 12 or 18. Blood Adv, 2020, 4 (6): 993-996.
50. Potter KN, Hobby P, Klijn S, et al. Evidence for involvement of a hydrophobic patch in framework region 1 of human V4-34-encoded Igs in recognition of the red blood cell I antigen. J Immunol, 2002, 169 (7): 3777-3782.
51. Straus SE, Sneller M, Lenardo MJ, et al. An inherited disorder of lymphocyte apoptosis: the autoimmune lymphoproliferative syndrome. Ann Intern Med, 1999, 130 (7): 591-601.
52. Fagiolo E. Immunological tolerance loss vs. erythrocyte self antigens and cytokine network disregulation in autoimmune hemolytic anaemia. Autoimmun Rev, 2004, 3 (2): 53-59.
53. Hu Y, Wang X, Yu S, et al. Neutralizations of IL-17A and IL-21 regulate regulatory T cell/T-helper 17 imbalance via T-helper 17-associated signaling pathway in immune thrombocytopenia. Expert Opin Ther Targets, 2015, 19 (6): 723-732.
54. Rojas M, Restrepo-Jiménez P, Monsalve DM, et al. Molecular mimicry and autoimmunity. J Autoimmun, 2018, 95: 100-123.
55. Benvenga S, Guarneri F. Molecular mimicry and autoimmune thyroid disease. Rev Endocr Metab Disord, 2016, 17 (4): 485-498.
56. Yen Y, Lan YC, Huang CT, et al. Human immunodeficiency virus infection increases the risk of incident autoimmune hemolytic Anemia: a population-based cohort study in Taiwan. J Infect Dis, 2017, 216 (8): 1000-1007.
57. Zipfel PF, Skerka C. Complement regulators and inhibitory proteins. Nat Rev Immunol, 2009, 9 (10): 729-740.

58. Parker CJ. Update on the diagnosis and management of paroxysmal nocturnal hemoglobinuria. Hematology Am Soc Hematol Educ Program, 2016, 2016 (1): 208-216.
59. Cooling LL. Kids, colds, and complement: paroxysmal cold hemoglobinuria. Transfusion, 2017, 57 (6): 1332-1335.
60. Iuchi Y, Okada F, Onuma K, et al. Elevated oxidative stress in erythrocytes due to a SOD1 deficiency causes anaemia and triggers autoantibody production. Biochem J, 2007, 402 (2): 219-227.
61. Homma T, Kurahashi T, Lee J, et al. SOD1 deficiency decreases proteasomal function, leading to the accumulation of ubiquitinated proteins in erythrocytes. Arch Biochem Biophys, 2015, 583: 65-72.
62. Buerck JP, Burke DK, Schmidtke DW, et al. A flow induced autoimmune response and accelerated senescence of red blood cells in cardiovascular devices. Sci Rep, 2019, 9 (1): 19443.
63. Pawelec G. Age and immunity: What is "immunosenescence" ? Exp Gerontol, 2018, 105: 4-9.
64. López-Díaz PE, Ruiz-Olivera MDR, Hernández-Osorio LA, et al. Irregular antibodies in no hemolytic autoimmune diseases are able to induce erythrophagocytosis. Immunol Res, 2017, 65 (1): 410-418.
65. Go RS, Winters JL, Kay NE. How I treat autoimmune hemolytic anemia. Blood, 2017, 129 (22): 2971-2979.
66. Jain NA, Zhao S, Wei L, et al. Association between RBC antigen allo-antibodies and immune-related adverse events during immune checkpoint inhibitor treatment for advanced cancers. Cancer Manag Res, 2020, 12: 11743-11749.
67. Berentsen S, Hill A, Hill QA, et al. Novel insights into the treatment of complement-mediated hemolytic anemias. Ther Adv Hematol, 2019, 10: 2040620719873321.
68. Chonat S, Mener A, Verkerke H, et al. Role of complement in alloimmunization and hyperhemolysis. Curr Opin Hematol, 2020, 27 (6): 406-414.
69. Noris M, Remuzzi G. Overview of complement activation and regulation. Semin Nephrol, 2013, 33 (6): 479-492.
70. Merle NS, Church SE, Fremeaux-Bacchi V, et al. Complement system part I-molecular mechanisms of activation and regulation. Front Immunol, 2015, 6: 262.
71. Stowell SR, Winkler AM, Maier CL, et al. Initiation and regulation of complement during hemolytic transfusion reactions. Clin Dev Immunol, 2012, 2012: 307093.
72. Defendi F, Thielens NM, Clavarino G, et al. The immunopathology of complement proteins and innate immunity in autoimmune disease. Clin Rev Allergy Immunol, 2020, 58 (2): 229-251.
73. Brodsky RA. Warm autoimmune hemolytic anemia. N Engl J Med, 2019, 381 (7): 647-654.
74. Barcellini W. New insights in the pathogenesis of autoimmune hemolytic anemia. Transfus Med Hemother, 2015, 42 (5): 287-293.
75. Balola AHA, Mayer B, Bartolmäs T, et al. Sublytic terminal complement components induce eryptosis in autoimmune haemolytic anaemia related to IgM autoantibodies. Cell Physiol Biochem, 2019, 53 (3): 453-464.
76. Berentsen S. Complement activation and inhibition in autoimmune hemolytic anemia: focus on cold agglutinin disease. Semin Hematol, 2018, 55 (3): 141-149.
77. Shanbhag S, Spivak J. Paroxysmal cold hemoglobinuria. Hematol Oncol Clin North Am, 2015, 29 (3): 473-478.
78. Petz LD. Bystander immune cytolysis. Transfus Med Rev, 2006, 20 (2): 110-140.
79. Mota M, Bley C, Aravechia MG, et al. Autoantibody formation after alloimmunization inducing bystander immune hemolysis. Immunohematology, 2009, 25 (1): 9-12.
80. Merrill SA, Brodsky RA, Lanzkron SM, et al. A case-control analysis of hyperhemolysis syndrome in adults and laboratory correlates of complement involvement. Transfusion, 2019, 59 (10): 3129-3139.

81. Barcellini W, Zaninoni A, Giannotta JA, et al. New insights in autoimmune hemolytic anemia: from pathogenesis to therapy. J Clin Med, 2020, 9 (12): 3859.
82. Fattizzo B, Giannotta JA, Serpenti F, et al. Difficult cases of autoimmune hemolytic anemia: a challenge for the internal medicine specialist. J Clin Med, 2020, 9 (12): 3858.
83. 中华医学会血液学分会红细胞疾病学组. 自身免疫性溶血性贫血诊断与治疗中国专家共识. 中华血液学, 2017, 38 (4): 265-267.
84. Liao DS, Grossi FV, El Mehdi D, et al. Complement C3 inhibitor Pegcetacoplan for geographic atrophy secondary to age-related macular degeneration: a randomized phase 2 trial. Ophthalmology, 2020, 127 (2): 186-195.
85. Devaurs D, Antunes DA, Kavraki LE. Computational analysis of complement inhibitor compstatin using molecular dynamics. J Mol Model, 2020, 26 (9): 231.
86. Gauchy AC, Hentzien M, Wynckel A, et al. Efficacy of eculizumab in refractory life-threatening warm autoimmune hemolytic anemia associated with chronic myelomonocytic leukemia. Clin Case Rep, 2020, 8 (12): 2641-2644.
87. Michalak SS, Olewicz-Gawlik A, Rupa-Matysek J, et al. Autoimmune hemolytic anemia: current knowledge and perspectives. Immun Ageing, 2020, 17 (1): 38.
88. Brodsky RA. Paroxysmal nocturnal hemoglobinuria. Blood, 2014, 124 (18): 2804-2811.
89. Lau-Braunhut SA, Stone H, Collins G, et al. Paroxysmal cold hemoglobinuria successfully treated with complement inhibition. Blood Adv, 2019, 3 (22): 3575-3578.
90. Zelek WM, Morgan BP. Monoclonal antibodies capable of inhibiting complement downstream of C5 in multiple species. Front Immunol, 2020, 11: 12402.
91. 张水山, 王瑞辉, 别川定, 等. 实用临床基础检验学. 长春: 吉林科学技术出版社, 2017: 259-260.
92. Barcellini W, Fattizzo B. The changing landscape of autoimmune hemolytic anemia. Front Immunol, 2020, 11: 946.
93. Jäger U, Barcellini W, Broome CM, et al. Diagnosis and treatment of autoimmune hemolytic anemia in adults: recommendations from the First International Consensus Meeting. Blood Rev, 2019, 5: 100648.
94. Barcellini W. Immune hemolysis: diagnosis and treatment recommendations. Semin Hematol, 2015, 52: 304-312.
95. Garratty G. Immune hemolytic anemia associated with negative routine serology. Semin Hematol, 2005, 42 (3): 156-164.
96. Segel GB, Lichtman MA. Direct antiglobulin ("Coombs") test-negative autoimmune hemolytic anemia: a review. Blood Cells Mol Dis, 2014, 52 (4): 152-160.
97. Gilliland BC, Leddy JP, Vaughan JH. The detection of cell-bound antibody on complement-coated human red cells. J Clin Invest, 1970, 49 (5): 898-906.
98. Gilliland BC, Baxter E, Evans RS. Red-cell antibodies in acquired hemolytic anemia with negative antiglobulin serum tests. N Engl J Med, 1971, 285 (5): 252-256.
99. Barcellini W, Fattizzo B, Zaninoni A. Current and emerging treatment options for autoimmune hemolytic anemia. Expert Rev Clin Immunol, 2018, 14 (10): 857-872.
100. Barcellini W, Fattizzo B. Clinical applications of hemolytic markers in the differential diagnosis and management of hemolytic anemia. Dis Markers, 2015: 635670.
101. Bartolmäs T, Salama A. A dual antiglobulin test for the detection of weak or nonagglutinating immunoglobulin M warm autoantibodies. Transfusion, 2010, 50 (5): 1131-1134.
102. Arndt PA, Leger RM, Garratty G. Serologic findings in autoimmune hemolytic anemia associated with immunoglobulin M warm autoantibodies. Transfusion, 2009, 49 (2): 235-242.

103. Chen C, Wang L, Han B, et al. Autoimmune hemolytic anemia in hospitalized patients: 450 patients and their red blood cell transfusions. Medicine, 2020, 99 (2): e18739.

104. Hill A, Hill QA. Autoimmune hemolytic anemia. Hematology Am Soc Hematol Educ Program, 2018, 2018 (1): 382-389.

105. Semple JW, Freedman J. Autoimmune pathogenesis and autoimmune hemolytic anemia. Semin Hematol, 2005, 42 (3): 122-130.

106. 堀勇二. 自己抗体と高頻度抗原に対する抗体. 日本輸血細胞治療学会誌, 2016, 62 (6): 623-629.

107. Laine ML, Beattie KM. Frequency of alloantibodies accompanying autoantibodies. Transfusion, 1985, 25 (6): 545-546.

108. Issitt PD, Combs MR, Bumgarner DJ, et al. Studies of antibodies in the sera of patients who have made red cell autoantibodies. Transfusion, 1996, 36 (6): 481-486.

109. Haspl ZH, Tomicić M, Grgicević D. Clinically significant red cell alloantibodies in patients with warm autoimmune hemolytic anemia. Acta Med Croatica, 2001, 55 (4-5): 149-152.

110. El Dewi DM, Metwally T. Adsorption technique in pre-transfusion testing for patients with warm type autoimmune hemolytic anemia. Egypt J Immunol, 2017, 24 (2): 47-51.

111. Leger RM, Garratty G. Evaluation of methods for detecting alloantibodies underlying warm autoantibodies. Transfusion, 1999, 39 (1): 11-16.

112. Engelfriet CP, Reesink HW, Garratty G, et al. The detection of alloantibodies against red cells in patients with warm-type autoimmune haemolytic anaemia. Vox Sang, 2000, 78 (3): 200-207.

113. Yunis EJ, Bridges RA. Blood transfusion problems in auto-immune hemolytic anemia. Minn Med, 1966, 49 (5): 759-764.

114. Ziman A, Cohn C, Carey PM, et al. Warm-reactive (immunoglobulin G) autoantibodies and laboratory testing best practices: review of the literature and survey of current practice. Transfusion, 2017, 57 (2): 463-477.

115. Petz LD. "Least incompatible" units for transfusion in autoimmune hemolytic anemia: should we eliminate this meaningless term？A commentary for clinicians and transfusion medicine professionals. Transfusion, 2003, 43 (11): 1503-1507.

116. Liumbruno GM, Tognaccini A, Bonini R, et al. The role of the direct antiglobulin test in pre-transfusion investigations and the approach to selecting blood for transfusion in autoimmune haemolytic anaemia: results of a regional survey. Blood Transfus, 2008, 6 (3): 156-162.

117. Park SH, Choe WH, Kwon SW. Red blood cell transfusion in patients with autoantibodies: Is it effective and safe without increasing hemolysis risk？Ann Lab Med, 2015, 35 (4): 436-444.

118. Petz LD. A physician's guide to transfusion in autoimmune haemolytic anaemia. Br J Haematol, 2004, 124 (6): 712-716.

119. Delaney M, Apelseth TO, Bonet Bub C, et al. Red-blood-cell alloimmunization and prophylactic antigen matching for transfusion in patients with warm autoantibodies. Vox Sang, 2020, 115 (6): 515-524.

120. International Forum: Red cell transfusion and blood groups. Vox Sang, 2004, 87: 210-222.

121. 中华医学会血液学分会红细胞疾病(贫血)学组. 自身免疫性溶血性贫血诊断与治疗中国专家共识(2017年版). 中华血液学杂志, 2017, 38 (4): 265-267.

122. 中华人民共和国国家卫生健康委员会. 内科输血: WS/T 622-2018, 2018.

123. 于洋, 孙晓琳, 马春娅, 等. 61例自身免疫性溶血性贫血患者血型血清学特征及输血疗效评估. 中国实验血液学杂志, 2013, 21 (5): 1275-1279.

124. 杨楠, 王蓓, 高峰, 等. 40例自身免疫性溶血性贫血患者输血和激素治疗的疗效及安全性评估. 中国实验血液学杂志, 2020, 28 (4): 1307-1311.

第六章

胎儿新生儿溶血病检测策略

胎儿新生儿溶血病(hemolytic disease of the fetus and newborn，HDFN)是指因母亲与胎儿/新生儿红细胞血型不合，母亲体内产生针对胎儿/新生儿不匹配血型抗原的抗体而引起胎儿/新生儿发生同种免疫性溶血。

HDFN曾是导致胎儿流产、死亡，以及新生儿夭折的主要原因之一。1609年，法国一名助产士第一次描述了HDFN病例。当这名助产士接生了一对双胞胎后，其中一个新生儿出现全身肿胀，出生后不久即夭折，而另一新生儿则发生了严重黄疸，也于几天后夭亡。在之后的300多年里，不断报道了许多类似情况，但受当时科技和认知所限，导致此类疾病的病因一直不明。1932年，Diamond等报道了此类疾病与有核红细胞增多、黄疸、贫血、水肿等症状之间的联系，提示临床症状与红细胞破坏存在关联性。直到20世纪40年代，HDFN的病因才被阐述清楚，是由母亲的抗体破坏胎儿/新生儿红细胞所致，即母婴红细胞血型不合引起的胎儿/新生儿同种免疫性溶血性疾病。1953年，Chown等明确了Rh-HDFN的发病机制。血型不合所致的子代红细胞破坏不仅可发生在新生儿阶段，早在胎儿期即可发生，严重的可导致早期流产和死胎，因此本病命名为胎儿/新生儿溶血病。

20世纪60年代，美国和英国开始试用治疗性抗体来抑制母体产生导致HDFN的抗体。试用结果表明，在怀孕期间给予孕妇治疗性抗体可有效降低针对胎儿抗体的生成，继而降低HDFN发病率。至20世纪70年代，常规产前检查及相应的预防性治疗使HDFN尤其是造成死胎和新生儿死亡的严重病例发病率急剧下降。

HDFN虽被定义为由血型抗体引起，但尚有多种疾病可造成红细胞破坏，表现出与HDFN相似的临床症状，鉴别诊断时这些因素均应考虑。例如，红细胞膜异常(遗传性球形红细胞增多症)、红细胞发育不良、红细胞酶缺乏(丙酮酸激酶缺乏症)、血红蛋白合成异常(地中海贫血)、血管瘤(卡-梅二氏综合征)、6-磷酸葡萄糖脱氢酶缺陷(我国南方地区多见)、败血症、B19微小病毒感染及药物抗体等，均可导致胎儿/新生儿红细胞破坏并引起溶血性疾病。在临床实践中，由同种免疫性溶血引起的HDFN最为常见也最为重要，是本章重点讨论内容。

第一节　胎儿新生儿溶血病发病机制

一、引起胎儿新生儿溶血病的抗体类型

HDFN 由母亲与胎儿红细胞血型不合引起，其遗传免疫基础是胎儿红细胞可表达父源性血型抗原，若母体缺乏该抗原并发生胎儿红细胞进入母体血液循环的情况时，如胎盘受损、流产、分娩、死胎等，母体可通过免疫应答产生相应的免疫性抗体（图 6-1）。

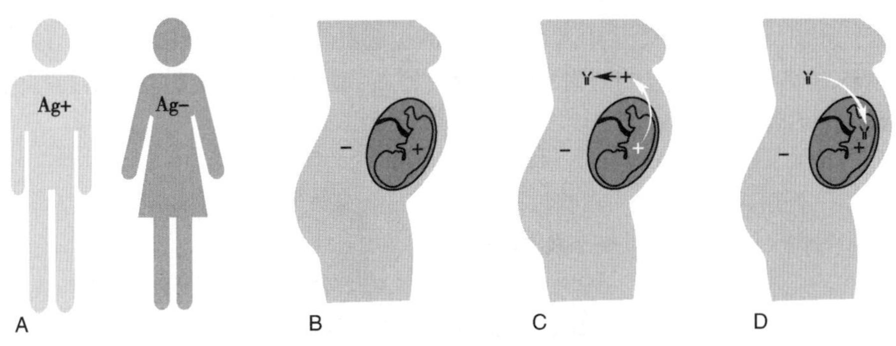

图 6-1　HDFN 发病机制示意图

A. 抗原阳性的父亲与抗原阴性的母亲；B. 抗原阴性的母亲孕抗原阳性胎儿；C. 孕期或分娩时胎儿血液进入母体，刺激母体产生针对阳性抗原的 IgG 型免疫性抗体并持续存在于母体；D. IgG 抗体通过胎盘主动转运持续进入胎儿体内，破坏胎儿红细胞引起 HDFN，常见于再次怀孕

通常情况下，IgM 型抗体分子较大，不能通过胎盘屏障进入胎儿体内，但 IgG 型抗体 Fc 端可与胎盘滋养层细胞 Fc 受体结合，通过主动转运穿过胎盘屏障进入胎儿体内，并与父源性血型抗原特异性结合，引起胎儿红细胞致敏、破坏而出现溶血，继而引起一系列由红细胞破坏导致的临床症状。

IgG 型抗体可分为 4 个亚类（IgG1、IgG2、IgG3 和 IgG4），胎盘滋养层细胞 Fc 受体与不同亚类抗体的结合具有选择性，转运效率与 Fc 受体种类、数量、结合稳定性等有关。研究显示，IgG1、IgG3、IgG4 可穿过胎盘屏障，但胎盘滋养层细胞 IgG1 和 IgG3 亚类的 Fc 受体数量较多且转运效率较高，所以 IgG1 和 IgG3 通过胎盘的能力最强。

IgG 型抗体转运具有“势能”效应，母体抗体越多，转运“势能”就越大，进入胎儿体内的抗体就越多，引起的临床症状也越严重。生理状态下，IgG1 与 IgG3 含量较高，通过胎盘屏障的能力可能还与其高“势能”有关。IgG 型抗体可通过经典途径激活补体，激活补体的能力由高至低依次为 IgG3>IgG1>IgG2，IgG4 无固定并激活补体的能力，IgG1 和 IgG3 型抗体是引起 HDFN 最主要的免疫性抗体。

需要注意的是，检测某种特异性抗体 IgG 亚类含量时，首先需用纯化的抗原来结合该抗体。在此基础上才能用抗亚类的二抗（如抗-IgG1）来检测该特异性亚类抗体的含量。目前

虽有许多血型抗体亚类与某种血型不合引起 HDFN 的相关报道，但由于无法在体外合成或提取单一血型抗原分子，所以测定出的 IgG 亚类含量只是各亚类抗体总量的数据，尚缺乏抗体特异性的有力证据。

二、溶血机制与病情

（一）溶血机制

母体 IgG 型血型抗体与胎儿 / 新生儿红细胞相应抗原特异性结合，形成“红细胞抗原 -IgG 抗体”复合物，可通过多种机制引起溶血（详见第五章 IgG 型抗体引起的溶血）。致敏红细胞随血液循环流经肝脏、脾脏时，通过抗体、补体的调理作用巨噬系统吞噬掉已结合 IgG 抗体的红细胞并引起溶血。IgG 抗体与抗原结合后，暴露出补体结合位点 CH 区，与 C1q 结合后可通过经典途径激活补体系统，形成膜攻击复合物并引起溶血（图 5-38）。由于补体分布于血浆及组织液中，因补体系统激活而引起的溶血均发生在血管内。按溶血场所进行分类时，通常将补体引起的溶血称为血管内溶血，而将免疫吞噬引起的溶血称为血管外溶血（图 6-2）。

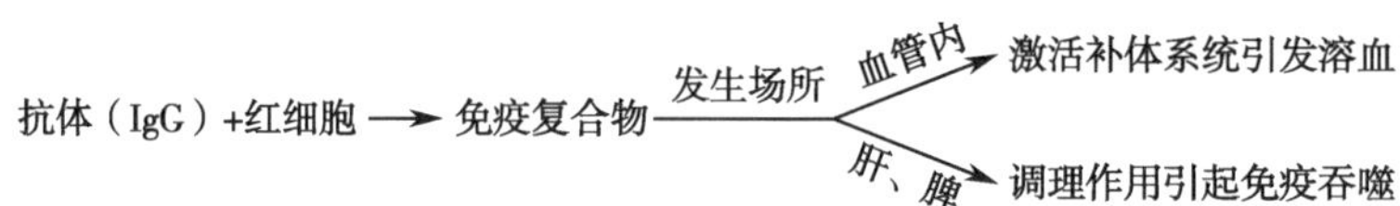
抗体（IgG）+红细胞
免疫复合物
发生场所
血管内
激活补体系统引发溶血
肝、脾
调理作用引起免疫吞噬

图 6-2　HDFN 溶血机制示意图

（二）血型系统与溶血场所

补体系统的激活需满足两个条件：免疫复合物的存在以及每个 C1q 补体分子必须同时与 2 个以上 IgG 抗体 Fc 段结合（图 3-68）。可见，补体系统的激活不仅与抗体固定补体的能力有关，而且与红细胞表面抗原数量、抗原分布特点、抗原间距离等因素有关。

临床观察发现，ABO、Kidd、Diego、Lewis、Duffy 血型系统 IgG 型抗体具有激活补体的能力，而 Rh 及 Kell 血型系统 IgG 型抗体在多数情况下无激活补体的能力。具有激活补体能力的血型抗体引起的溶血以血管内溶血为主，否则以血管外溶血为主。溶血机制不同导致 HDFN 病情严重程度及治疗方法也不相同。

（三）ABO-HDFN

临床常见的由 ABO 血型系统 IgG 型抗-A、抗-B 引起的 HDFN（简称 ABO-HDFN）以血管内溶血为主，病情相对较轻。原因在于：

1. 抗原数量　胎儿 / 新生儿红细胞糖链结构以直链为主，支链结构较少，形成的 A、B 抗原数量较少，约为成人的 1/3。相应地，红细胞 A、B 抗原结合的抗体也较少。

2. 血型物质的中和作用　分泌型胎儿 / 新生儿血浆中可溶性 A、B 血型物质可中和部分来自母体的 IgG 抗体，减轻了抗体对红细胞的致敏作用。

3. 肝脏发育不全　补体系统是由 30 余种可溶性蛋白、膜结合蛋白及补体受体组成的多分子系统，胎儿 / 新生儿肝脏发育不全，合成补体的总量或某些组分较少。当发生血管内溶血时，补体系统中的某些组分可被迅速耗尽，补体激活链条被切断，红细胞破坏速度出现同步减缓，即补体具有溶血“限速”特性。

Stowell 等的研究证明了补体具有溶血限速的作用。以小鼠为模型观察 Kell 血型抗体引起新生小鼠溶血病的病情转归时发现，新生小鼠在病程初期红细胞急剧破坏，随着病程迁延，红细胞破坏速度明显下降，同时小鼠血浆中补体含量也明显降低（图 6-3）。

（四）Rh-HDFN

与 ABO-HDFN 不同，Rh 血型系统抗体引起的 HDFN（简称 Rh-HDFN）以血管外溶血为主，通常病情较重。原因在于：

1. 抗原数量　胎儿 / 新生儿红细胞可表达完整的 Rh 蛋白，且抗原数量与成人相近。

2. 免疫吞噬　当胎儿 / 新生儿红细胞与相应 Rh 血型抗体结合后，可被吞噬细胞识别并破坏。由于胎儿 / 新生儿体内吞噬细胞数量众多，可对致敏红细胞造成持续性破坏。低效价 Rh 血型抗体即可引起病情严重的 HDFN，抗体效价较高时，妊娠早期即可使胎儿受累，严重者可出现死胎、流产。例如，由高效价抗-D（效价＞1024）引起的 Rh-HDFN，多在妊娠 12 周时出现胎儿发育停止、死胎和流产。

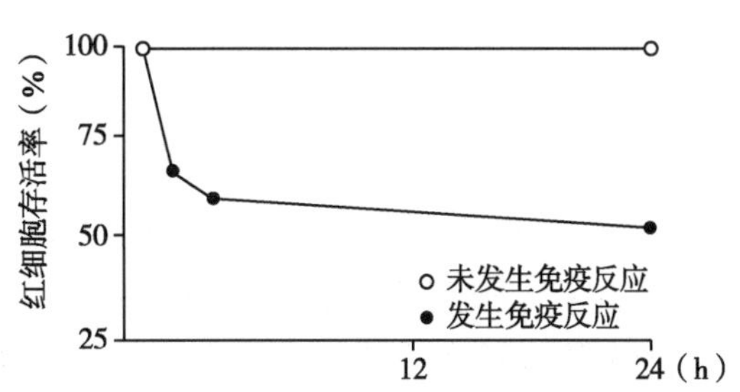

图 6-3　Kell 血型抗体致新生小鼠红细胞破坏的进程

在 Rh 血型系统中，由 IgG 型抗-D 引起的 Rh-HDFN 最为常见，其次为 IgG 型抗-E 及复合抗体（如抗-cE、抗-Ce、抗-CE 等）引起的 Rh-HDFN。

（五）其他血型系统引起的 HDFN

目前已发现人类有 44 个血型系统、4 个血型集合及 2 个血型系列（表 1-1～表 1-4），但并非所有红细胞血型不合均可引起 HDFN。ABO-HDFN 最为常见，其次为 Rh-HDFN，其他血型系统引起的 HDFN 较少见。临床报道显示，50 多种红细胞抗原与 HDFN 有关，可引起 HDFN 的其他血型系统有 MNS、Duffy、Kidd、Diego、Kell 等。

MNS 血型系统中抗-M、抗-N、抗-S、抗-s、抗-U、抗-Mur 等均可引起 HDFN，但较罕见。抗-M、抗-U、抗-Mur 引起的 HDFN 症状较为严重，甚至导致死亡，其他抗体引起的 HDFN 症状较轻。IgG 型抗-M 在妊娠早期即可产生，可破坏胎儿祖红细胞，损伤造血功能，因此易造成流产或死胎，而且分娩后新生儿往往伴有较严重的贫血，经输血治疗后仍可发生迟发性溶血性贫血。

Duffy 血型系统中抗-Fy^a、抗-Fy^b 均可引起 HDFN，但临床症状较轻，重症者较少见。约 50% 的抗-Fy^a 可激活补体，部分抗-Fy^b 可结合补体。

Kidd 血型系统不规则抗体引起的 HDFN 较少见。抗-Jk^a 可引起轻度至中度 HDFN，抗-Jk^b 及抗-Jk3 引起的 HDFN 症状较轻。

Diego 血型系统中抗-Di^a 和抗-Di^b 引起的 HDFN 较少见，但可引起严重的 HDFN。在临床上，尤以抗-Di^a 引起的 HDFN 为多，以往报道较少可能与实验室所用不规则抗体检测红细胞试剂中缺少 Di（a+）红细胞有关。

在白色人种中，Kell 血型系统中抗-K 是除 ABO 和 Rh 血型系统以外最常见的不规则抗体。抗-K 可引起严重的 HDFN，抗-K 效价与 HDFN 严重程度关联性不强，即使低效价抗-K 也能引起严重的 HDFN。与 IgG 型抗-M 相似，抗-K 可破坏胎儿祖红细胞，损伤造血功能，经输血治疗后仍可发生迟发性溶血性贫血。

三、临床症状

HDFN 的临床症状主要有水肿、黄疸(严重者可并发核黄疸)、贫血及肝脾大,其中黄疸与贫血为典型症状。

(一) 黄疸

妊娠期间,胎儿红细胞破坏后产生的游离胆红素经胎盘由母体代为处理,可使胎儿游离胆红素维持在较低水平。出生后,母体进入新生儿体内的抗体仍可持续破坏红细胞,由于新生儿肝脏功能发育不全,不能合成足够的白蛋白和葡糖醛酸,不足以结合红细胞破坏生成的游离胆红素,导致游离胆红素不断积累,表现出 HDFN 特征性症状——进行性黄疸。

进行性黄疸可表现出不同部位先后出现黄染的症状:胆红素<51μmol/L 时,脐带胶质可呈黄色;68.4~102.6μmol/L 时,面部出现黄疸;升至 256.5~307.8μmol/L 时,面部和躯干均呈橙黄色,手心、足底呈淡黄色;>342μmol/L 时,足底转为橙黄色。

患儿病情愈重,黄疸则出现愈早,进程也愈快。黄疸严重时可并发胆红素脑病,即核黄疸。游离胆红素具有较强的亲脂性,能通过血脑屏障进入中枢神经系统。当游离胆红素>256.5μmol/L 时,大脑基底核、视丘下核、苍白球等神经核可被黄染,并引起神经毒性作用,阻断神经细胞线粒体的氧利用,使脑细胞的“呼吸”和能量代谢受到抑制,从而影响中枢神经系统的正常功能,并对中枢神经细胞造成不可逆损伤。由此引起的主要临床症状为重度黄疸、肌张弛缓或强硬、嗜睡、吸吮反射弱、强直、角弓反张、惊厥等,患儿病死率约为 70%,存活婴儿常遗留运动、听力、智力等障碍。

ABO-HDFN 多于出生后第 2~3d 出现黄疸并迅速加重,于 3~4d 达峰值。Rh-HDFN 约 77% 以上在出生后 24h 内出现黄疸,通常为非结合胆红素升高,少数严重者亦可出现结合胆红素升高。表现为胆汁黏稠综合征(与肝脾髓外造血、胆管增殖、胆栓淤积、肝细胞坏死等因素有关)、水肿、贫血和肝脾大。

(二) 贫血

贫血是 HDFN 的主要症状。新生儿血红蛋白参考区间为 180~220g/L,HDFN 患儿血红蛋白多低于 180g/L,甚至低于 120g/L。

贫血使髓外造血组织代偿性增生,部分患儿伴有肝脾大。需要注意的是,部分患儿在出生后 3~6 周才出现较明显的贫血,称为晚发性贫血,由血型抗体持久存在(超过 1~2 个月)并持续破坏红细胞所致。

病情严重者在出生时可表现出全身水肿、皮肤苍白、胸腹腔积液、肝脾大及贫血性心衰等症状,是由严重溶血造成体内白蛋白消耗过多,白蛋白水平极低所致,此种情况下患儿死亡率很高。

第二节 胎儿新生儿溶血病检测策略

HDFN 实验室检查包括产前检查和产后检查。产前检查的目的是预测发生 HDFN 的可能性,并对可能发生的 HDFN 进行干预治疗。产后检查的目的是对 HDFN 进行实验室诊断，指导临床治疗。因此，HDFN 的实验室检查对维护母婴健康具有重要的临床意义。

一、产前检测

产前检查的目的是预测胎母之间是否存在血型不合，孕妇体内是否存在不规则抗体，并通过动态监测不规则抗体效价变化情况来预测 HDFN 发生的可能性，为决定是否进行干预治疗提供依据（图 6-4）。

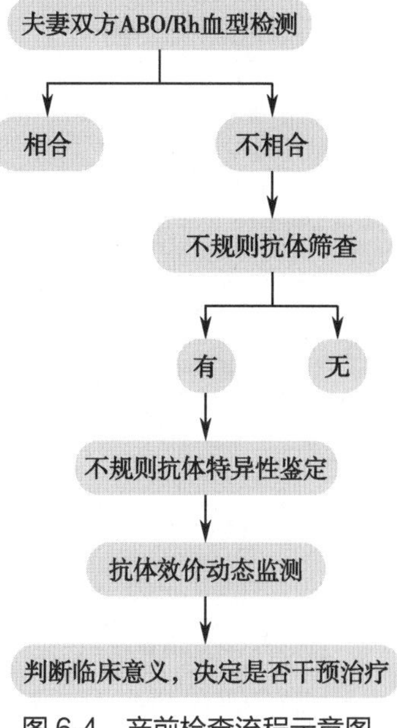

图 6-4　产前检查流程示意图

实验室产前检查项目主要有：夫妇双方 ABO、RhD 血型检测，不规则抗体筛查、特异性鉴定及效价测定。必要时还需做一些特殊检测，如夫妇双方血型基因型检测，胎儿血型检测等。

（一）血型鉴定

1. 鉴定对象　血型鉴定的目的是判断母亲与胎儿之间是否存在由血型不合而引起 HDFN 的可能性，理论上最直接的方法是对母亲与胎儿进行血型检测。但实际工作中，除特殊情况外很少会对胎儿进行血型检测。原因在于胎儿血样难以获取，有创取样会给胎儿带来一定风险。另外，胎儿红细胞某些血型抗原表达尚未成熟，血清学方法难以对其准确鉴定。

解决办法是对夫妇双方进行血型鉴定，观察血型匹配情况，以此间接判断母亲与胎儿之间血型是否相合。其理论基础是孟德尔遗传定律，即胎儿红细胞抗原的表达一半遗传自母亲，另一半遗传自父亲。若两者血型相合则不会引起 HDFN，否则就有可能引起。

2. 鉴定范围与方法　目前已发现人类有 44 个红细胞血型系统，384 种血型抗原。夫妇双方红细胞血型完全一致概率极低，而且多数血型系统不合也不会引起 HDFN，没有必要对所有血型系统均进行检测。血型检测范围应根据引起 HDFN 血型系统的临床意义来决定。

最具临床意义能引起 HDFN 的血型系统是 ABO 及 Rh 血型系统，常规应对 ABO 及 Rh 血型系统进行检测。其他血型系统不合也可引起 HDFN，但在没有证据提示的情况下并不需要对其进行检测。只有在孕妇血清中检测到特异性不规则抗体时，为验证 HDFN 是否由该不规则抗体引起才需对父亲或胎儿的该血型系统进行鉴定。例如，在孕妇体内检测到抗-Fy^a，为验证 HDFN 是否由抗-Fy^a 引起，需对父亲或胎儿的 Fy^a 抗原进行检测。

3. 血型相容性分析　HDFN 常规血型检测包括 ABO 及 RhD 抗原检测，根据遗传学及免疫学基础理论应对夫妇双方血型相容性进行分析，判断是否存在由 ABO 及 RhD 血型不合引起 HDFN 的可能性。

（1）ABO 血型系统相容性分析：夫妇双方 ABO 血型不相合是发生 ABO-HDFN 的基础。在 ABO-HDFN 中，以母亲为 O 型，胎儿 / 新生儿为 A 型或 B 型的发病率最高。例如，若母亲为 O 型（基因型为 *O/O*），父亲为 A 型（可能的基因型为 *A/A* 或 *A/O*），则胎儿 / 新生儿可能为 A 型（基因型为 *A/O*）或 O 型（基因型为 *O/O*）。若胎儿 / 新生儿 ABO 血型与母亲一致（均为 O 型），则不会发生 ABO-HDFN；若胎儿 / 新生儿与母亲血型不一致，则有可能引发 ABO-HDFN。ABO 血型系统其他血型间的相合情况可由此类推（表 6-1）。

表6-1　ABO 血型系统血型间相容情况

妻子血型 表现型(基因型)	丈夫血型 表现型(基因型)	引发子代发生 **HDFN** 的血型表现型(基因型)
O(*O/O*)	O(*O/O*)	无
O(*O/O*)	A(*A/A*,*A/O*)	A(*A/O*)
O(*O/O*)	B(*B/B*,*B/O*)	B(*B/O*)
O(*O/O*)	AB(*A/B*)	A(*A/O*),B(*B/O*)
A(*A/A*,*A/O*)	O(*O/O*)	无
A(*A/A*,*A/O*)	A(*A/A*,*A/O*)	无
A(*A/A*,*A/O*)	B(*B/B*,*B/O*)	AB(*A/B*),B(*B/O*)
A(*A/A*,*A/O*)	AB(*A/B*)	AB(*A/B*),B(*B/O*)
B(*B/B*,*B/O*)	O(*O/O*)	无
B(*B/B*,*B/O*)	A(*A/A*,*A/O*)	AB(*A/B*),A(*A/O*)
B(*B/B*,*B/O*)	B(*B/B*,*B/O*)	无
B(*B/B*,*B/O*)	AB(*A/B*)	AB(*A/B*),A(*A/O*)
AB(*A/B*)	O(*O/O*)	无
AB(*A/B*)	A(*A/A*,*A/O*)	无
AB(*A/B*)	B(*B/B*,*B/O*)	无
AB(*A/B*)	AB(*A/B*)	无

(2)Rh 血型系统相容性分析：除 ABO-HDFN 外，由 RhD 抗原不合引发的 RhD-HDFN 在临床较为多见。若孕妇为 RhD(–)而其丈夫为 RhD(+)，则孕妇就有可能产生抗-D，当胎儿为 RhD(+)时则可引起 HDFN。

Rh 血型系统除 RhD 抗原外，常见的抗原还有 RhC、c、E、e。理论上，夫妇双方 Rh 血型系统抗原不合均有可能使孕妇产生相应的免疫性抗体，均存在引发 Rh-HDFN 的可能性。临床上除常见的由抗-D 引起的 HDFN 外，抗-E、抗-Ce 等不规则抗体引起的 HDFN 也较多见。

通过实验室检测来判断 Rh 血型系统不合引起 HDFN 的可能性时，可通过两种途径来实现。除常规 RhD 抗原检测外，对其他常见 Rh 抗原进行检测，或通过不规则抗体检测发现有 Rh 血型系统特异性抗体时，再针对性地进行相应抗原的检测。

(二) 不规则抗体检测

血型鉴定结果仅提示是否存在由血型不合引起 HDFN 的可能性，并非判断 HDFN 的直接证据。本质上，HDFN 是由 IgG 型免疫性抗体引起，不规则抗体的检测在判断 HDFN 时尤为重要，可提高预测的准确性。不规则抗体的检测包括特异性鉴定及其效价的动态监测。

1. 不规则抗体特异性鉴定

(1)ABO 血型系统不规则抗体检测

1)IgM 型抗体去除：ABO-HDFN 由 IgG 型抗-A、抗-B 引起，对其特异性及效价进行检测时，会受到 IgM 型抗体的干扰，影响试验结果的准确性。例如，母亲体内存在 IgM 型天然抗-A、抗-B，会对 IgG 型抗-A、抗-B 检测造成干扰，检测前需先去除样本中 IgM 型抗体。

低浓度还原剂可有效破坏血浆中 IgM 型抗体，而对 IgG 型抗体无明显影响。常用还原剂有 0.01M DTT 及 0.1M 2-ME。2-ME 为挥发性液体，具有强烈的刺激性气味，毒性较强。DTT 的作用与 2-ME 相似，但刺激性气味较小且毒性较低。配制还原剂时，应在通风橱内进行。需要注意的是，使用还原剂处理样本时，可能会因样本稀释而造成低效价不规则抗体漏检。

2）红细胞试剂：使用 A 型或 B 型红细胞试剂，采用 IAT 法对 IgG 型抗-A 或抗-B 进行检测。

（2）ABO 血型系统以外不规则抗体检测：对 ABO 血型系统以外不规则抗体进行检测时，可根据夫妇双方 ABO 血型鉴定结果选择适合的抗体筛查红细胞。

1）丈夫红细胞：若夫妇双方 ABO 血型相同或丈夫 ABO 血型抗原种类比妻子的少，则可使用丈夫的红细胞作为抗体筛查细胞。此方法的优点是可以避免漏检孕妇血液中针对丈夫红细胞低频抗原的抗体。

2）O 型抗体筛查红细胞：若丈夫 ABO 血型抗原种类比妻子得多，则应使用相应抗原为纯合子的抗体筛查红细胞试剂，或多人份混合 O 型红细胞，采用 IAT 法检测孕妇血浆中是否存在不规则抗体。

（3）不规则抗体检测在预测 HDFN 中的作用：理论上，丈夫红细胞血型抗原种类多于妻子时，就有可能引发 HDFN。在 HDFN 中，ABO-HDFN 及 Rh-HDFN 较为常见，但不规则抗体的检测不能仅局限于 ABO 及 Rh 血型系统，其他血型系统的不规则抗体检测同样非常重要。

不规则抗体筛查试验结果为阳性时，应对其特异性进行鉴定。为确认该不规则抗体是否针对其丈夫红细胞所表达的抗原，应对其丈夫进行相应抗原检测。若其丈夫红细胞有此抗原，则提示该不规则抗体可能会引起 HDFN，否则对预测 HDFN 无意义。因此在产前检测中，不规则抗体检测是一个非常重要的项目，可以预测孕妇是否存在因血型不合而引发 HDFN 的风险，并可指导相应的医学干预。

2. 不规则抗体效价动态监测

（1）检测方法：目前临床检测不规则抗体效价常用方法主要有试管法及微柱凝胶法，由于方法学差异，两者结果不具可比性。进行效价动态监测时，检测方法应始终保持一致。

（2）监测频率：不规则抗体效价的定期连续监测可反映孕妇体内不规则抗体的波动情况，是预测和评估 HDFN 发生及病情严重程度的重要依据。

不规则抗体效价动态监测一般在妊娠第 4 个月开始进行，检测结果可作为比对的基础值。以后每月测定 1 次，妊娠 7~8 个月每半个月测定 1 次，第 8 个月后每周测定 1 次。

（3）临床意义：不规则抗体效价监测虽不能准确预测发生 HDFN 的风险，但效价变化情况对预测 HDFN 具有一定的参考价值。

临床常见的 ABO-HDFN，试管法检测结果显示抗体效价 ≥64 时即具有临床意义，≥256 时发生 HDFN 概率较高。在 Kell-HDFN 中，抗-K 与抗-k 效价>8，或其他血型系统不规则抗体效价>32 时即具有临床意义，应密切监测胎儿贫血情况。

若孕妇不规则抗体效价维持在较低水平不变，则提示病情稳定。若效价持续上升、起伏不定或由高转低，均提示胎儿受累可能性大。多数不规则抗体效价升高与胎儿受累程度呈正相关，不规则抗体效价升高 ≥ 2 个滴度时，HDFN 发生的可能性大大增加。

3. 胎儿血型检测　当夫妇双方血型表现型由含有隐性等位基因的基因型决定时，通过血清学方法预测 HDFN 并不十分准确。例如，体内存在高效价抗-D 的 RhD(–)孕妇(*d/d*)，其丈夫为 RhD(+)(*D/d*)，胎儿血型遗传遵循孟德尔遗传定律，通过染色体分离与自由组合，胎儿可呈 RhD(+)(*D/d*)或 RhD(–)(*d/d*)。若胎儿血型为 RhD(–)，即使母体有高效价抗-D，也不会引起 RhD-HDFN。同样地，若孕妇为 O 型且体内存在 IgG 型抗-A，其丈夫为 A 型而基因型为 *A/O* 时，若父亲遗传给胎儿的是 O 基因则胎儿为 O 型，不会因母体存在 IgG 型抗-A 而引起 ABO-HDFN。

由此可见，母体内存在不规则抗体时，只有证实胎儿红细胞确实存在相应抗原才能充分证明 HDFN 是由该不规则抗体引起。胎儿血型鉴定可起到进一步确认的作用，对早期预警及干预治疗有着重要的临床意义。

判断胎儿血型有三种方式：最直接的方法是通过羊膜穿刺术检测胎儿血型，评估 HDFN 发病风险。其次为确定父亲血型，然后根据父亲是否为杂合子再决定是否进行羊膜穿刺术。另外，在特定时间段内，抽取孕妇血液样本也可对胎儿血型进行检测。根据样品取材不同，可将胎儿血型鉴定分为有创检测与无创检测。

(1)有创检测：对胎儿而言，通过采集胎盘绒毛、羊水、脐带血等样本进行血型检测的取样方法均为侵入性取样，会对胎儿造成损伤，故称为有创检测。有创取样存在引起感染、出血及流产等风险，若无特殊需要，不建议使用有创检测进行胎儿血型鉴定。羊水穿刺是临床最常用的取样方法，适用于中期妊娠的产前检查。

1)羊水含量与穿刺时机：羊水存在于羊膜腔内，羊水含量与妊娠期密切相关。受精卵于第 7d 开始形成羊膜腔并产生羊水，妊娠 12 周时羊水量约为 50mL，20 周时约为 400mL，36~38 周时为 1 000~1 500mL，接近预产期时羊水量稍有下降。

羊水穿刺取样的最佳时间是妊娠 16~20 周，此时胎儿小，羊水相对较多，穿刺时不易刺伤胎儿，而且此期羊水中的细胞数量较多且活性较强，易于培养。羊水抽取量应小于 20mL。20mL 羊水约占羊水总量的 1/20~1/12，抽取羊水量不超过 20mL 可避免因子宫腔骤然变小而导致的流产。妊娠晚期，羊水穿刺不仅可用于血型检测，还可用于胎儿肺成熟度、皮肤成熟度、胎盘功能等的检测。

羊水穿刺会造成胎母出血，若母亲为 RhD(–)而胎儿为 RhD(+)，则可诱发母体产生免疫性抗-D。注射抗-D 免疫球蛋白(Rh immune globulin，RhIG。人源抗-D 经纯化后的注射制剂)可预防母体产生抗-D，可按如下原则使用 RhIG：16~18 周行羊水穿刺后注射 300μg RhIG。12 周后(或胎儿 28 周时)进行第二次注射，产后胎儿若为 RhD(+)则再进行第三次注射。

2)检测对象：对羊水样本中 ABH 血型物质、糖基转移酶、胎儿脱落细胞 DNA 等进行检测，可获得胎儿血型。

① ABH 血型物质检测：羊水中存在 ABH 血型物质，可中和相应抗体，可在妊娠期预测胎儿血型。需注意的是，对羊水中 ABH 血型物质进行检测，只能预测分泌型胎儿 ABO 血型，而无法预测非分泌型胎儿血型。

②糖基转移酶检测：对羊水中糖基转移酶进行检测，可间接推断出胎儿 ABO 血型。糖

基转移酶检测与胎儿是否为分泌型无关，可克服 ABH 血型物质无法预测非分泌型胎儿 ABO 血型的不足。

③胎儿脱落细胞 DNA 检测：羊水中含有胎儿表皮脱落细胞及羊膜细胞。胎儿表皮脱落细胞又可分为有核细胞与无核细胞。有核细胞的细胞核小且致密，胞核与胞质比为 1∶8。羊膜细胞的细胞质染色较深，细胞核大，胞核与胞质比为 1∶3。提取羊水中胎儿脱落细胞 DNA，利用分子诊断技术可鉴定出胎儿血型基因型。

(2) 无创检测：因胎母出血，母体外周血中含有微量胎儿红细胞及胎儿游离 DNA（cell-free fetal DNA，cffDNA）。采集母体外周血进行胎儿血型检测，不会对胎儿造成损伤，称为无创检测。可采用流式细胞术对母体外周血中胎儿红细胞进行检测，或采用分子生物学技术对 cffDNA 进行检测。

1) 流式检测：发生胎母出血时，胎儿红细胞会进入母体血液中，采用灵敏度高的流式细胞术可对胎儿红细胞进行血型检测。

使用流式细胞术检测母体外周血中胎儿红细胞血型时，首先需从母体外周血中分离出胎儿红细胞。利用胎儿红细胞密度较低的特性，采用密度梯度离心法可将胎儿红细胞从母体外周血中分离出来。利用酸洗脱染色法可判断分离出的低密度红细胞中是否含有胎儿红细胞。若镜下可见深染的红细胞，则表明分离出的低密度红细胞中含有胎儿红细胞（图 6-5）。

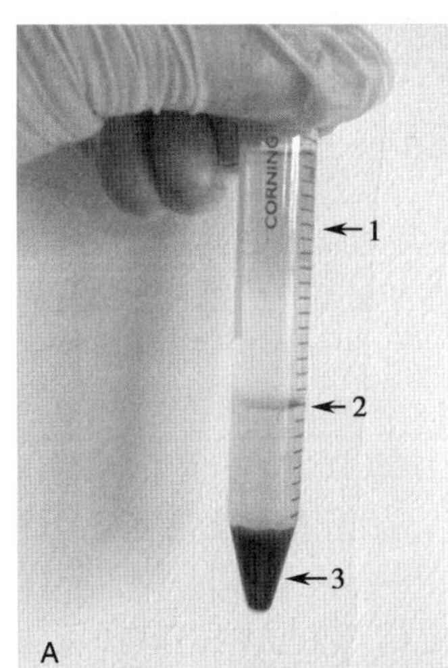

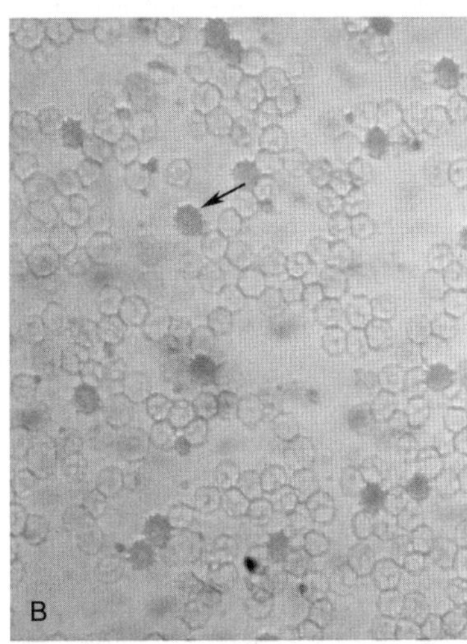

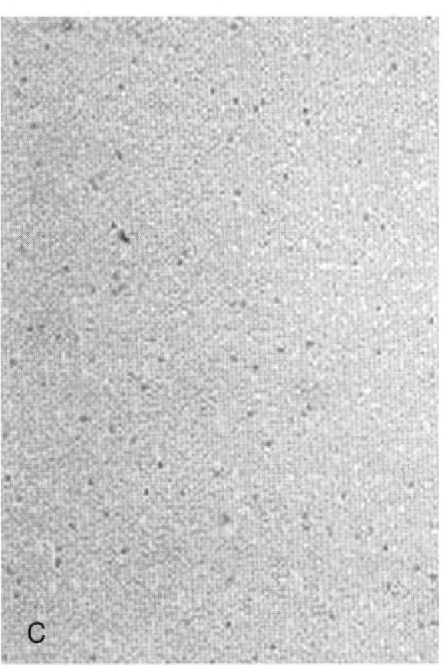

图 6-5　密度梯度离心分离细胞后的酸洗脱染色结果

A. 密度梯度离心后红细胞的分层情况，1 为白细胞层，2 为低密度红细胞层，3 为成熟红细胞层；B. 酸洗脱染色后镜下观察结果，胎儿红细胞被深染，图中红色箭头指示胎儿红细胞；C. 低倍镜下结果

获得胎儿红细胞后，可采用流式细胞术对其进行血型检测。根据父亲的血型，选择相应的一抗（红细胞抗原特异性抗体）与胎儿红细胞孵育，洗涤后再加入荧光标记的二抗，上机检测荧光强度。若胎儿红细胞表达有不同于母亲的父源红细胞抗原，则呈阳性反应，以此可对胎儿血型做出鉴定。例如，使用流式细胞术对 RhD(–) 孕妇进行检测，结果显示分离出的低密度红细胞呈双峰现象，RhD(–) 孕妇血样中同时存在 RhD(+) 和 RhD(–) 红细胞，据此可

推断出胎儿为 RhD(+)(图 6-6)。

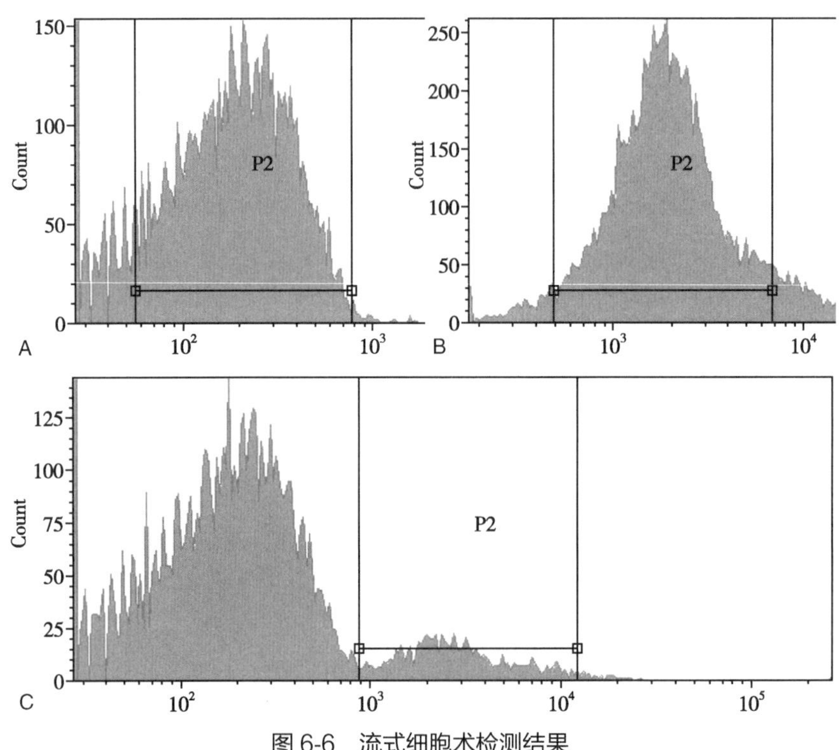

图 6-6　流式细胞术检测结果

A. RhD(-)对照流式峰值图；B. RhD(+)对照流式峰值图；C. 样本检测结果呈双峰

2)基因检测：妊娠第 5 周起可在母体血浆中检出 cffDNA，其浓度随孕周的增加而升高，分娩 2h 后 cffDNA 从母体血浆中消失。基因测序结果证实 cffDNA 涵盖了胎儿的全部基因组信息，可利用母体血浆中 cffDNA 进行无创性产前诊断，目前已广泛用于胎儿性别、性染色体连锁疾病、单基因病、非整倍体染色体病及 Rh 血型等的检测。

母体血浆中 cffDNA 浓度远低于母源游离 DNA 浓度，在总游离 DNA 中 cffDNA 所占比例约为 3%~6%，对 cffDNA 进行检测易受母源游离 DNA 干扰，需使用敏感度高且特异性好的技术方法进行检测，如实时荧光定量 PCR。

使用 cffDNA 检测胎儿 Rh 血型技术比较成熟，实时荧光定量 PCR 法的准确率可达 95% 以上。使用巢式 PCR 扩增技术，根据 *RHD* 序列和 cffDNA 片段较小的特点，分别在 *RHD* 第 7、10 外显子各设计两对引物，对 cffDNA 进行 Rh 血型检测所得结果准确性与实时荧光定量 PCR 相当，但巢式 PCR 更简便，对设备和操作水平的要求较低，是一种简便可靠的检测方法。

值得注意的是，基因检测方法存在一定比例的假阳性和假阴性结果。假阳性结果可能由基因突变及试验操作等原因引起，而假阴性结果可能与检测方法灵敏度、样本等因素有关。

二、产后检查

产后检查对于 HDFN 的诊断和治疗具有指导价值，疑似 HDFN 患儿的血清学检查宜在出生后 7d 内进行，越早检测检出率越高。检测对象主要是患儿血液样本，检测重点是发现患儿红细胞与母源 IgG 型血型抗体发生特异性反应的证据，检测项目包括 ABO/Rh 血型检测及新生儿溶血三项检测（DAT、游离抗体及抗体放散检测）。

为提高 HDFN 检测的准确性，临床宜对产妇血液样本同时进行检测，必要时还需对父亲血液样本进行检测。产妇样本检测项目包括 ABO/Rh 血型检测、不规则抗体筛查与特异性鉴定，必要时可使用父亲的红细胞与产妇血浆进行反应，以便检出针对丈夫红细胞低频抗原的抗体。

（一）患儿血样检测

1. 血型检测　新生儿血型检测主要包括 ABO 血型及 RhD 抗原检测，试验结果与产妇血型相比对，通过血型相容性分析，可初步判断引起 ABO-HDFN、Rh-HDFN 的可能性。若产妇存在 ABO 及 RhD 以外的特异性抗体时，应对新生儿相应血型抗原进行检测。

(1) ABO 血型检测：新生儿 A、B 抗原及天然抗-A、抗-B 尚未发育成熟，A、B 抗原数量低于成人水平，且存在天然抗-A、抗-B 减弱或缺失的情况，在 ABO 血型检测中主要表现为正定型检测结果易出现凝集强度减弱、双群甚至漏检的现象，而反定型也易出现抗体漏检，导致正反定型结果不符（详见第三章）。

虽然新生儿 A、B 抗原与成人差异较大，但市售 IgM 型 ABO 血型定型抗体基本能够检出新生儿红细胞 A、B 抗原，可通过正定型确定新生儿 ABO 血型。相对而言，新生儿反定型结果更易受发育不成熟的影响，出现漏检并引起正反定型不符，临床通常以新生儿正定型检测结果作为诊断和治疗的依据，但不作为遗传和法律证据。

在新生儿 HDFN 检测中，出于核对试验结果以及评估新生儿免疫状态的需要，笔者仍推荐完成反定型检测。出现正反定型结果不符时，以正定型结果为准。

(2) RhD 抗原检测：市售 IgM 型抗-D 可准确检出绝大多数新生儿 RhD 抗原，但在 RhD-HDFN 中，产妇高效价抗-D 可导致 RhD(+) 新生儿出现假阴性结果。原因在于，高效价 IgG 型抗-D 大量占据新生儿红细胞 RhD 抗原表位，加入 IgM 型抗-D 试剂后，已结合于红细胞的 IgG 抗体会在 RhD 抗原与 IgM 型抗体试剂之间形成空间位阻，使其无法与 RhD 抗原结合（或结合很少）导致试验结果无凝集现象而误判为 RhD(−)。

当临床上遇到产妇明确有高效价抗-D，且新生儿溶血三项检测结果支持 RhD-HDFN，但患儿 RhD 抗原检测却为阴性结果时，应考虑到试验结果受产妇高效价抗-D 影响而导致假阴性的可能性，并通过适当的试验方法加以验证，以免因 RhD 血型误判而耽误新生儿的诊治。可采用以下方法进行验证：用 56℃生理盐水洗涤新生儿红细胞，然后加入 IgM 型抗-D 定型试剂，在 4℃中孵育 15~30min，取出后立即离心并观察结果；采用二磷酸氯喹放散法（热放散效果不佳）处理新生儿红细胞，使用放散后红细胞进行 RhD 血型检测；或采用基因分型方法鉴定新生儿 RHD 基因型。

(3) 其他血型检测：除对新生儿进行常规 ABO/RhD 检测外，还应根据产妇不规则抗体特异性对新生儿相应血型抗原进行检测。

检测前应对红细胞进行洗涤处理，尽量选择 IgM 型定型试剂进行检测。若无市售 IgM 型定型试剂而只有 IgG 型定型试剂时（如抗-Fy^a、抗-Di^a），需根据 DAT 试验结果决定是否对新生儿红细胞进行放散处理，避免出现假阳性结果。当 DAT(+) 时，需采用二磷酸氯喹放散法或热放散法处理新生儿红细胞，直至 DAT 呈阴性结果时才能使用 IgG 型定型试剂进行血型检测。若放散法难以放散至 DAT(-),或经放散处理的红细胞出现抗原性下降而导致假阴性结果时,可采用基因分型法对相应抗原进行检测。

2. 新生儿溶血三项检测　临床将 DAT、游离抗体试验及抗体放散试验称为新生儿溶血三项检测。以上检测包含最基本、最经典的免疫学原理,根据 IgG 型抗体与抗原反应的特点,从不同侧面回答了患儿红细胞血型抗原是否与母源 IgG 型血型抗体发生了特异性反应,为 HDFN 的诊断提供参考依据。

(1) DAT: DAT 检测目的是验证新生儿红细胞抗原是否与母体 IgG 型血型抗体相结合。检测对象是新生儿红细胞,检测工具为 AHG。若新生儿红细胞抗原结合了母体 IgG 血型抗体,AHG 可在致敏红细胞间搭桥并产生凝集现象,试验结果呈阳性反应,否则为阴性反应。

需要注意的是,试验前需对新生儿红细胞进行洗涤,去除非特异性干扰因素后再进行检测。另外,致敏红细胞的检出受方法学灵敏度的限制,若红细胞结合 IgG 数量太少则可导致 DAT 呈假阴性结果(详见第五章第五节)。

(2) 游离抗体试验: 游离抗体试验目的是检测新生儿血液中是否存在来自母体的游离 IgG 型血型抗体。检测对象是新生儿血浆,检测方法为 IAT 法。

大多数 HDFN 样本游离抗体试验结果为阴性,认为其诊断价值低于 DAT 和抗体放散试验。但游离抗体试验仍具有其特殊价值,除了可以检测新生儿血液样本中可能存在的抗体外,还有助于评估 HDFN 病程,最重要的是可以帮助判断试验结果的合理性及准确性。

(3) 抗体放散试验: 抗体放散试验目的是采用血清学灵敏度最高的放散方法处理新生儿红细胞,使结合于红细胞的母体 IgG 血型抗体释放到放散液中,通过对放散液中抗体的检测获得诊断 HDFN 的证据。若抗体放散试验呈阳性结果,说明新生儿红细胞结合了来自母体的 IgG 血型抗体,可以作为诊断 HDFN 的依据。在大多数 HDFN 样本中,因红细胞结合的抗体较少,常见 DAT(-) 而抗体放散试验为阳性的现象。

抗体放散试验检测对象是新生儿红细胞,红细胞处理方法为放散法,放散液中抗体检测方法为 IAT 法。放散方法可根据情况选用酸放散法、二磷酸氯喹放散法或热放散法。

(4) 新生儿溶血三项检测结果分析: 新生儿溶血三项检测中各项检测分别代表了不同的检测意义,不同检测结果的组合代表不同的诊断结论(表 6-2)。

表 6-2　新生儿溶血三项检测结果及诊断意义

结果	DAT	游离抗体试验	抗体放散试验	实验诊断结论
1	-	-	+	HDFN
2	+	-	+	HDFN
3	-	+	+	HDFN
4	+	+	+	HDFN
5	-	-	-	基本排除 HDFN
6	+	-	-	可疑
7	-	+	-	*
8	+	+	-	*

注: +: 阳性结果; -: 阴性结果; *: 试验结果存在差错

在新生儿溶血三项检测中，抗体放散试验结果临床意义最为显著。当抗体放散试验结果为阳性时，可从实验室角度对 HDFN 进行确诊。表 6-2 中 1~4 试验结果组合可以起到实验室确诊的作用，但在一些特殊情况下，出现不符合逻辑的结果时，例如三项试验结果不能互相印证或结果与临床症状不吻合，则需进一步分析。出现特殊情况的原因主要有：试验操作不当、漏检针对低频抗原的抗体，以及存在药物抗体等。表 6-2 中 5~8 试验结果组合多由上述原因造成，其原因简要分析如下：

1）溶血三项检测结果均为阴性：三项检测结果全部为阴性并不能完全排除存在 HDFN 的可能性。理论上，三项试验检测结果均为阴性说明新生儿红细胞表面及血浆中均无抗体，可排除 HDFN。但阴性结果却存在漏检所致的假阴性，所以阴性结果并不能完全排除 HDFN 的可能。

受血清学方法灵敏度限制，若新生儿红细胞结合抗体较少时，DAT 可呈假阴性结果。若新生儿血浆中来自母体的 IgG 型血型抗体量较少时，游离抗体试验可呈假阴性结果。抗体放散试验虽然可以提高检出率，但同样受灵敏度限制，而且还与试剂红细胞抗原覆盖程度有关。若母亲产生的抗体为稀有血型抗体，如抗-Di^a、抗-Fy^a 等，由于红细胞试剂缺乏稀有血型抗原，易造成漏检。

2）仅 DAT（+）：只有 DAT 结果阳性，其他两项检测结果为阴性时，应使用单特异性 AHG 进行复查，以排除抗-C3d 造成的阳性结果。若复查结果为阳性，在逻辑上试验结果不能相互印证。造成这一结果的原因可能有：

①放散试验结果不准确：放散试验操作不当，未能将抗体放散下来或放散下来的抗体量太少，导致试验出现阴性结果。

②抗体漏检：若母体抗体为低频抗体或稀有血型抗体，由于红细胞试剂缺乏相应抗原可引起漏检，导致游离抗体试验及抗体放散试验呈阴性结果。

例如，某新生儿因严重黄疸入院，病情进行性加重，患儿样本送当地血型参比室进行检测。送检前，医院已完成相应检测，结果为 DAT（+），其他 2 项为阴性。患儿母亲不规则抗体筛查为阴性。参比室初步试验结果与医院结果相同。在进一步检测中，增加了 Di（a+）红细胞试剂，母亲不规则抗体检测出现阳性反应，母亲血型检测结果为 Di（a–）；患儿游离和放散试验均为阳性，患儿与其父血型均为 Di（a+）。最终确定为由抗-Di^a 引起的 HDFN。

③药物抗体干扰：母亲使用药物后产生 IgG 型药物抗体，在妊娠和分娩过程中，药物抗体进入新生儿体内，而药物或药物分解产物也有可能进入新生儿体内而吸附于新生儿红细胞表面，继而与药物抗体发生反应，导致 DAT 呈阳性反应结果。而红细胞试剂或新鲜红细胞表面没有药物抗体相对应的药物成分，试验结果呈阴性反应。

3）游离抗体试验阳性但抗体放散试验阴性：出现游离抗体试验阳性（或 DAT 与游离抗体试验同时阳性）而抗体放散试验结果阴性时，多由放散试验操作不当引起，需重新复查（表 6-2 中对上述情况用“*”标识）。

游离抗体试验结果阳性，说明新生儿血清中存在 IgG 抗体，可与抗体筛查试剂红细胞抗原发生特异性结合反应。DAT（+）说明红细胞表面结合有抗体。以上 2 项检测呈阳性结果时，理论上抗体放散试验结果应为阳性。抗体放散试验为阴性结果，无法与以上结果相互印证，很可能是由放散试验操作不当引起，未能将抗体放散下来或放散下来的抗体量太少，导致试验呈阴性结果。也可能由母体存在抗体，但新生儿红细胞却无相应抗原所致。

（二）产妇血样检测

为提高 HDFN 实验室诊断的准确性，应对新生儿血液样本与产妇血液样本同时进行检测。

新生儿体内的不规则抗体来自产妇，产妇血液中不规则抗体效价高于患儿，且可提供充足的血液样本。所以对产妇血液样本进行检测有助于及时发现和确定导致 HDFN 的不规则抗体及其特异性。在某些特殊情况下，如果患儿父母 ABO 血型同型或相合，可以直接使用父亲的红细胞与母亲血清进行反应，有助于发现不规则抗体，尤其是发现针对低频抗原的抗体。

本节特别强调了低频抗体的问题，即使是经验非常丰富的参比实验室，也没有把握检出所有抗体，尤其是低频抗体。对于临床实验室来说，受实验室人员操作技能及实践经验的限制，可能会得到假阴性结果。建议临床依据患儿症状、变化情况及时进行治疗，而不要完全依赖实验室检验结果，以免耽误患儿救治。另外，新生儿溶血严重时，抗体筛查往往呈阴性结果且红细胞数量较少难以满足放散试验对样本的要求，此时可用产妇血液样本进行不规则抗体检测。

产妇血样检测内容包括血型检测及不规则抗体检测，检测方法与产前检测相同。

第三节　胎儿新生儿溶血病的治疗

HDFN 会对胎儿 / 新生儿造成不同程度的损伤，从发病机制中可以看出，HDFN 属于一过性疾病，只要及时合理地救治，患儿即可康复，多数不会留下后遗症。HDFN 的治疗原则是及时诊断、及时治疗，HDFN 的治疗可分为产前治疗和产后治疗。

一、产前治疗

（一）ABO-HDFN 的产前治疗

根据产前实验室检查结果可评估 HDFN 的发生风险，为临床干预提供依据。ABO-HDFN 对红细胞的破坏具有“限速”特征，所以产前一般不需进行干预治疗。对于身体较为虚弱的孕妇，可加强营养增加蛋白摄入，必要时可通过吸氧来提高血氧浓度。

（二）Rh-HDFN 的产前治疗

Rh-HDFN 在妊娠期间可对胎儿健康造成严重损伤，必须引起重视。Rh-HDFN 中以抗-D 引起的 HDFN 最为常见，根据孕妇体内是否产生抗-D 可采取不同的干预措施。

1. 孕妇未产生抗-D 的预防性治疗　预防的重点是避免孕妇产生抗-D，有效的预防措施是为 RhD(−) 孕妇注射抗-D 免疫球蛋白。

(1) 抗-D 免疫球蛋白作用机制：注射抗-D 免疫球蛋白可起到抗体介导的免疫抑制作用。尽管抗-D 免疫球蛋白已在临床应用多年，但其作用机制一直未能阐明。目前主要有以下三种假说：

1) 抗原清除假说：抗-D 与 RhD(+) 胎儿红细胞结合，在免疫系统识别之前，被单核巨噬细胞从循环系统中清除。

2）FcγRIIB 介导的 B 细胞抑制假说：抗-D Fc 段与 B 细胞抗原受体（BCR）和 FcγRIIB 结合会隔绝 B 细胞。

3）空间位阻假说：抗-D 与 RhD（+）胎儿红细胞结合后，形成空间位阻竞争 BCR，使 B 细胞不能对输入的红细胞产生免疫反应。

⑵抗-D 免疫球蛋白适用人群及使用剂量：注射抗-D 免疫球蛋白的适用人群是尚未产生抗-D 的 RhD（–）孕妇。当存在以下可能被 RhD（+）抗原免疫的情况时，应在 72h 内注射抗-D 免疫球蛋白，最长不可超过 10d。具体使用方法如下：

1）妊娠 12 周内，宫外孕、葡萄胎清除、人工妊娠终止、子宫出血伴有腹痛，最小使用剂量为 250IU。

2）妊娠 12~20 周内，若出现潜在免疫情况，应在 72h 内至少使用 250IU。

3）妊娠 20 周后，若出现潜在免疫情况，应在 72h 内至少使用 500IU；若子宫持续出血，首剂量使用 500IU，6 周后再次使用。

4）分娩前常规使用。妊娠 28~30 周内，使用剂量为 1 500IU，并检测抗-D；或在 28 周至少使用 500IU，并在 34 周至少使用 500IU。

5）分娩后，若确定新生儿为 RhD（+）或新生儿 RhD 血型未知，应在 72h 内至少使用 500IU。

欧美等国已常规开展抗-D 免疫球蛋白预防性治疗，但在我国此项治疗尚未取得使用许可。国外研究资料显示，预防性注射抗-D 免疫球蛋白疗效显著，由 RhD 抗原引起的同种免疫下降了 99%，RhD-HDFN 相关的胎儿死亡率下降了 97%（死亡率从 46/100 000 下降至 1.6/100 000）。使用抗-D 免疫球蛋白预防 RhD-HDFN 时应严格掌握适应证，并掌握孕妇的既往病史。目前，英美等国已制定出抗-D 免疫球蛋白的使用规则和指南，加强了对临床应用的管理。

2. 孕妇已产生抗-D 的治疗　已产生抗-D 的孕妇注射抗-D 免疫球蛋白起不到预防、治疗作用，可根据抗-D 效价水平进行适当处理。孕妇体内抗-D 效价较低时，可通过增强营养、吸氧等措施改善胎儿氧供。孕妇体内抗-D 效价较高时，会对胎儿造成严重损伤，如流产或死胎，可采用血浆置换、宫内输血等方法予以治疗。

⑴血浆置换：血浆置换是用无抗-D 的供者血浆置换出孕妇含有高效价抗-D 的血浆，以达到降低血液循环中抗-D 含量的目的。由于孕妇会不断生成抗-D，需进行多次血浆置换。

血浆置换不仅加重患者经济负担，还可引起经血传播疾病、低蛋白血症、低钙血症等多种副作用，目前国内已很少使用。

⑵宫内输血：HDFN 可引起胎儿红细胞持续性破坏，影响胎儿正常发育，出现贫血、缺氧、水肿等症状，严重者可引起死亡。宫内输血可有效改善胎儿临床症状，是预防胎儿死亡的有效治疗措施。

进行宫内输血时，需检测胎儿 Hct、确定胎儿血型、准确计算血液输注量。输血时通常选择经辐照处理的 O 型 RhD（–）去白细胞红细胞，Hct 以 0.8 为宜。输血前需对供者血液进行巨细胞病毒抗体检测，与母体交叉配血相合后输注。

某些特殊情况下，无法进行宫内输血时，例如，妊娠早期（<22 周）、胎盘脐带插入异常等情况时，可使用腹腔内输血替代宫内输血。

二、产后治疗

患有 HDFN 的新生儿应及时治疗，治疗越早患儿恢复健康的机会越大。治疗方法主要有：蓝光照射、输注白蛋白、吸氧、输血等，病情严重者需进行换血治疗。

（一）蓝光照射

蓝光照射可将游离胆红素转化为水溶性物质，通过尿液排出体外，降低新生儿血液循环中游离胆红素水平，加快黄疸消退。

（二）白蛋白输注

白蛋白输注同样可起到降低新生儿血液循环中游离胆红素水平的作用。红细胞破坏后，血红蛋白释放入血，与血浆白蛋白结合后被肝脏或吞噬细胞摄取，分解成胆绿素，然后再还原为游离型胆红素进入血液。游离胆红素与白蛋白结合形成间接胆红素，并转运至肝细胞。进入肝细胞的间接胆红素与白蛋白解离，白蛋白重新回到血液中，而胆红素与肝细胞内葡糖醛酸结合形成结合胆红素（也称直接胆红素）通过粪便、尿液排出体外。输注白蛋白可有效降低血液循环中游离胆红素水平，加快游离胆红素代谢进程并将其排出体外。

（三）换血治疗

换血治疗是一种“釜底抽薪”的治疗方法。通过换血可去除新生儿血液循环中绝大部分来自母亲的抗体及致敏红细胞，消除了持续溶血的因素，减轻了溶血程度，而且贫血也可得以纠正。同时还可大幅降低血液中游离胆红素水平，避免核黄疸的发生。

大部分 ABO-HDFN 患儿病情较轻不需换血，只有少数病情严重者需换血治疗。Rh-HDFN 患儿病情通常较为严重，换血往往是治疗 Rh-HDFN 的必要手段。换血时应根据不规则抗体特异性，选择相应抗原为阴性的 O 型洗涤红细胞及抗体筛查为阴性的 AB 型血浆。

对于高频抗体引起的 HDFN，如抗-Hr_0、抗-Di^b 以及抗-Fy^a 等，换血时很难找到相合血液。此时可忽略这些抗体，选择 O 型洗涤红细胞和 AB 型血浆进行换血。通过换血可去除绝大部分来自母亲的抗体、新生儿致敏红细胞及游离胆红素，即使输入的红细胞与残留抗体发生反应，溶血程度也会大大降低，可有效缓解临床症状。

不仅高频抗体引起的 HDFN 进行换血时可忽略抗体特异性，对于临床常见不规则抗体引起的 HDFN，进行换血治疗而无法及时获得相合血液时，同样可忽略抗体特异性，如下例所示。

某孕妇，孕 4 产 2，无输血史，顺利分娩。新生儿出生后 4h 为 Hb 149g/L，网织红细胞 245.20×10^9/L，皮测胆红素为 6.1mg/dL，出生后 5h 升至 7.4mg/dL，采取照蓝光治疗。次日晨，皮测胆红素为 4.3mg/dL，Hb 123g/L，于当日上午 10 点停止蓝光治疗，上午 11 点，皮测胆红素为 11.0mg/dL，继续蓝光治疗。第 3 日，Hb 110g/L，期间给予白蛋白及 IVIg。第 4 日，Hb 61g/L，申请输血治疗。实验室检测结果如下：

母亲血型检测结果：O 型，RhD Ⅵ-3 型。

母亲不规则抗体检测结果：抗-D（效价 1024），抗-Jk^a（效价 8）

新生儿血型检测结果：O 型，RhD（+），Jk（a+b+）。

新生儿不规则抗体检测结果：抗-D（效价 16），抗-Jk^a（效价 2）

新生儿溶血三项检测结果：DAT、游离与放散试验均为强阳性。

根据以上检测结果，判断为抗-D与抗-Jk[a]引起的较为严重的HDFN，建议进行换血治疗。

理想情况下，应使用O型、RhD(-)、Jk(a-)红细胞成分进行换血治疗，但血液中心能提供的RhD(-)红细胞成分均为Jk(a+)。医生未采纳换血治疗建议，继续支持治疗。出生后第10d，患儿皮测胆红素为13.6mg/dL，Hb 59g/L，网织红细胞30.60×10^9/L，继续行蓝光照射治疗。出生后第12d，Hb降至46g/L，医生提出换血申请。但此时血液中心库存血中已无O型RhD(-)红细胞成分，建议使用O型、RhD(+)、Jk(a-)红细胞成分进行换血治疗。医生同意此建议，使用3倍患儿血容量的O型、RhD(+)、Jk(a-)红细胞成分进行换血治疗，换血后2h皮测胆红素为6.6mg/dL，Hb为168g/L。患儿很快恢复健康，于出生后第15天出院，当日皮测胆红素为5.1mg/dL，Hb 163g/L。回访健康。

参考文献

1. Chown B, Lewis M. Private blood factors, homozygosis, and the search for new blood groups. Nature, 1953, 171 (4355): 700.
2. Chonat S, Mener A, Verkerke H, et al. Role of complement in alloimmunization and hyperhemolysis. Curr Opin Hematol, 2020, 27 (6): 406-414.
3. Hair P, Goldman DW, Li J, et al. Classical complement activation on human erythrocytes in subjects with systemic lupus erythematosus and a history of autoimmune hemolytic anemia. Lupus, 2020, 29 (10): 1179-1188.
4. Hassan MZ, Iberahim S, Abdul Rahman, et al. Severe anti-D haemolytic disease of fetal and newborn in rhesus D negative primigravida. Malays J Pathol, 2019, 41 (1): 55-58.
5. Stowell SR, Winkler AM, Maier CL, et al. Initiation and regulation of complement during hemolytic transfusion reactions. Clin Dev Immunol, 2012, 2012: 307093.
6. Stowell SR, Henry KL, Smith NH, et al. Alloantibodies to a paternally derived RBC KEL antigen lead to hemolytic disease of the fetus/newborn in a murine model. Blood, 2013, 122 (8): 1494-1504.
7. Moise KJ. Fetal anemia due to non-Rhesus-D red-cell alloimmunization. Semin Fetal Neonatal Med, 2008, 13 (4): 207-214.
8. Mandal S, Malhotra S, Negi G, et al. Severe hemolytic disease of the fetus and newborn due to anti-E and anti-Jk[a]. Immunohematology, 2020, 36 (2): 60-63.
9. Dajak S, Ipavec N, Cuk M, et al. The outcome of hemolytic disease of the fetus and newborn caused by anti-Rh17 antibody: analysis of three cases and review of the literature. Transfus Med Hemother, 2020, 47 (3): 264-271.
10. Mallari RA, Chan A, Powers RJ, et al. Fetal inheritance of GP*Mur causing severe HDFN in an unrecognized case of maternal alloimmunization. Transfusion, 2020, 60 (4): 870-874.
11. Rasalam JE, Kumar S, Amalraj P, et al. Do red cell alloantibodies continue to challenge breast fed babies？Transfus Med, 2020, 30 (4): 281-286.
12. Sapa A, Jonkisz A, Zimmer M, et al. Diagnostic utility of RHD-gene detection in maternal plasma in the prophylaxis of feto-maternal Rh-incompatibility. Ginekol Pol, 2014, 85 (8): 570-576.
13. Lawicki S, Coberly EA, Lee LA, et al. Jk3 alloantibodies during pregnancy-blood bank management and hemolytic disease of the fetus and newborn risk. Transfusion, 2018, 58 (5): 1157-1162.

14. Wang H, Chen J, Jiang Y. A case of a newborn with blocked RhD antigen and HDFN. Lab Med, 2017, 48 (4): 381-383.
15. Lafferty JD, Raby A, Crawford L, et al. Fetal-maternal hemorrhage detection in Ontario. Am J Clin Pathol, 2003, 119 (1): 72-77.
16. Dajak S, Stefanović V, Capkun V. Severe hemolytic disease of fetus and newborn caused by red blood cell antibodies undetected at first-trimester screening (CME). Transfusion, 2011, 51 (7): 1380-1388.
17. Cruz-Leal Y, Marjoram D, Lazarus AH. Prevention of hemolytic disease of the fetus and newborn: what have we learned from animal models？ . Curr Opin Hematol, 2017, 24 (6): 536-543.
18. Mohd Nazri H, Noor Haslina MN, Shafini MY, et al. Anti-M induced severe haemolytic disease of foetus and newborn in a Malay woman with recurrent pregnancy loss. Malays J Pathol, 2017, 39 (1): 73-76.
19. Adams MM, Marks JS, Gustafson J, et al. Rh hemolytic disease of the newborn: using incidence observations to evaluate the use of RH immune globulin. Am J Public Health, 1981, 71 (9): 1031-1035.
20. Ewald DR, Sumner SC. Blood type biochemistry and human disease. Wiley Interdiscip Rev Syst Biol Med, 2016, 8 (6): 517-535.
21. Daniels G, Finning K, Martin P, et al. Fetal blood group genotyping: present and future. Ann N Y Acad Sci, 2006, 1075: 88-95.
22. Denomme GA, Fernandes BJ. Fetal blood group genotyping. Transfusion, 2007, 47 (1 Suppl): 64-68.
23. Cotorruelo C, Biondi C, García Borrás S, et al. Early detection of RhD status in pregnancies at risk of hemolytic disease of the newborn. Clin Exp Med, 2002, 2 (2): 77-81.
24. Chan FY, Cowley NM, Wolter L, et al. Prenatal RHD gene determination and dosage analysis by PCR: clinical evaluation. Prenat Diagn, 2001, 21 (4): 321-326.
25. Cotorruelo C, Biondi C, García Borrás S, et al. Rh system genotyping in amniotic fluid. Medicina (B Aires), 2001, 61 (1): 76-78.
26. Liu FM, Wang XY, Feng X, et al. Feasibility study of using fetal DNA in maternal plasma for non-invasive prenatal diagnosis. Acta Obstet Gynecol Scand, 2007, 86 (5): 535-541.
27. Jain A, Kumawat V, Marwaha N. Blocked D phenomenon and relevance of maternal serologic testing. Immunohematology, 2015, 31 (3): 116-118.
28. Delaney M, Matthews DC. Hemolytic disease of the fetus and newborn: managing the mother, fetus, and newborn. Hematology Am Soc Hematol Educ Program, 2015, 2015: 146-151.
29. Rieneck K, Clausen FB, Dziegiel MH. Noninvasive antenatal determination of fetal blood group using next-generation sequencing. Cold Spring Harb Perspect Med, 2015, 6 (1): 1-9.
30. Le Van Kim C, Mouro I, Brossard Y, et al. PCR-based determination of Rhc and RhE status of fetuses at risk of Rhc and RhE haemolytic disease. Br J Haematol, 1994, 88 (1): 193-195.
31. van CE, de M, Clausen FB. Genotyping to prevent Rh disease: has the time come ？. Curr Opin Hematol, 2017, 24 (6): 544-550.
32. Akolekar R, Finning K, Kuppusamy R, et al. Fetal RHD genotyping in maternal plasma at 11-13 weeks of gestation. Fetal Diagn Ther, 2011, 29 (4): 301-306.
33. Finning K, Martin P, Summers J, et al. Effect of high throughput RHD typing of fetal DNA in maternal plasma on use of anti-RhD immunoglobulin in RhD negative pregnant women: prospective feasibility study. BMJ, 2008, 336 (7648): 816-818.
34. Daniels G, Finning K, Martin P. Noninvasive fetal blood grouping: present and future. Clin Lab Med, 2010, 30 (2): 431-442.
35. Lo YM, Corbetta N, Chamberlain PF, et al. Presence of fetal DNA in maternal plasma and serum. Lancet,

1997, 350 (9076): 485-487.

36. Di Simone N, Lai M, Rumi C, et al. Non-invasive detection of fetal rhesus D status: a comparison between polymerase chain reaction and flow cytometry. Fetal Diagn Ther, 2006, 21 (5): 404-409.
37. Legler TJ, Lynen R, Maas JH, et al. Prediction of fetal Rh D and Rh CcEe phenotype from maternal plasma with real-time polymerase chain reaction. Transfus Apher Sci, 2002, 27 (3): 217-223.
38. Sandler SG, Queenan JT. A Guide to Terminology for Rh Immunoprophylaxis. Obstet Gynecol, 2017, 130 (3): 633-635.
39. Heathcote DJ, Carroll TE, Flower RL. Sixty years of antibodies to MNS system hybrid glycophorins: what have we learned？Transfus Med Rev, 2011, 25 (2): 111-124.
40. Wenk RE, Goldstein P, Felix JK. Kell alloimmunization, hemolytic disease of the newborn, and perinatal management. Obstet Gynecol, 1985, 66 (4): 473-476.
41. Goodrick MJ, Hadley AG, Poole G. Haemolytic disease of the fetus and newborn due to anti-Fy (a) and the potential clinical value of Duffy genotyping in pregnancies at risk. Transfus Med, 1997, 7 (4): 301-304.
42. Thakral B, Malhotra S, Saluja K, et al. Hemolytic disease of newborn due to anti-Jk b in a woman with high risk pregnancy. Transfus Apher Sci, 2010, 43 (1): 41-43.
43. Santiago JC, Ramos-Corpas D, Oyonarte S, et al. Current clinical management of anti-Kell alloimmunization in pregnancy. Eur J Obstet Gynecol Reprod Biol, 2008, 136 (2): 151-154.
44. Westhoff CM, Reid ME. Review: the Kell, Duffy, and Kidd blood group systems. Immunohematology, 2004, 20 (1): 37-49.
45. Mochizuki K, Ohto H, Hirai S, et al. Hemolytic disease of the newborn due to anti-Di: a case study and review of the literature. Transfusion, 2006, 46 (3): 454-460.
46. Castleman JS, Moise KJ, Kilby MD, et al. Medical therapy to attenuate fetal anaemia in severe maternal red cell alloimmunisation. Br J Haematol, 2020, 192 (3): 425-432.
47. Scott JR. Revisiting the use of intravenous immune globulin (IVIG) for Kell alloimmunization. Am J Obstet Gynecol, 2018, 219 (3): 223-224.
48. Teodoro N, Sudhof L, Shainker SA. Intrauterine Fetal Transfusion. Neoreviews, 2019, 20 (10): e612-e614.
49. Clarke G, Bodnar M, Lozano M, et al. Vox Sanguinis International forum on the selection and preparation of blood components for intrauterine transfusion. Vox Sang, 2020, 115 (8): e18-e38.
50. Jain A, Malhotra S, Marwaha N, et al. Severe ABO hemolytic disease of fetus and newborn requiring blood exchange transfusion. Asia J Transfus, 2018, 12 (2): 176-179.

第七章 溶血性输血反应与免疫控制

溶血性输血反应（hemolytic transfusion reaction，HTR）是严重的输血不良反应，可引起一系列临床症状，严重者可导致死亡。临床上较为常见的溶血性输血反应多由不规则抗体引起，输血前检查的目的就是要及时发现不规则抗体，并为患者提供相应抗原阴性的红细胞成分。

某些情况下，即便检出了不规则抗体，但受供者限制，很难为患者提供相应抗原阴性的红细胞成分。例如，患者存在多种不规则抗体、高频抗体（抗-JMH、抗-Hr_0、抗-U、抗-Yt^a 等）时，寻找到相合血液极为困难。此时，可按照最小不相容原则选择血液，同时使用免疫球蛋白、糖皮质激素等药物对患者免疫系统进行控制，使溶血反应处于可控范围，避免出现严重的临床症状，达到及时输血挽救患者生命的治疗目的。

第一节 溶血性输血反应

由于输血导致患者体内红细胞发生异常破坏而出现一系列临床症状的不良反应称为溶血性输血反应，可由免疫因素或非免疫因素引起。

非免疫因素引起的溶血反应主要由不规范操作、药物混入或供者红细胞缺陷引起。在红细胞采集、加工、运输、输注等过程中，过冷、过热或机械损伤都会导致红细胞破坏，输入患者体内后会引起溶血性输血反应。某些药物混入血液中也可引起红细胞破坏。常见引起溶血的药物有青霉素、头孢菌素类抗生素、异烟肼、奎宁、奎尼丁、非那西丁、对氨水杨酸、甲基多巴、左旋多巴、甲芬那酸、普鲁卡因胺、氯丙嗪等。供者红细胞存在缺陷（如葡萄糖 -6- 磷酸脱氢酶缺乏症、遗传性球形红细胞增多症等），输入患者体内后也会引起溶血性输血反应。

免疫因素引起的溶血性输血反应是指因供者与患者间血型不合，相应抗体与红细胞抗原结合而引起的溶血性输血反应。本章主要介绍由免疫因素引起的溶血性输血反应。

一、溶血性输血反应分类

（一）按溶血发生场所分类

按溶血发生场所的不同，溶血性输血反应可分为血管内溶血与血管外溶血。

血管内溶血是指在补体的作用下，致敏红细胞在血管内发生破碎，并将细胞内容物释放到血液中引起临床症状的溶血性输血反应。

血管外溶血是指致敏红细胞随循环血液流经肝、脾等器官时，被单核网状吞噬系统吞噬、清除而引起的溶血性输血反应。

（二）按溶血发生时间分类

按输血后出现溶血反应时间的不同，溶血性输血反应可分为急性溶血性输血反应（acute hemolytic transfusion reaction，AHTR，也称即发型溶血性输血反应）及迟发性溶血性输血反应（delayed hemolytic transfusion reaction，DHTR，也称迟缓型溶血性输血反应）。

AHTR 是指从开始输血的 24h 内发生的溶血性输血反应，既可以是血管内溶血也可以是血管外溶血，但严重的 AHTR 主要是血管内溶血，多由 ABO 血型不合引起。

DHTR 发生于输血后 1d 或数天，甚至数周后才发生。发生 DHTR 的患者多有输血史、妊娠史等免疫史，再次输血时因“回忆反应”体内抗体滴度迅速升高而引起溶血。首次输血引起的初次免疫应答同样可引起 DHTR，发生的时间与抗体产生的时间相吻合，通常出现在输血后 2~4 周，但由初次免疫应答引起的溶血性输血反应较少见。DHTR 多由 ABO 血型系统以外的其他血型系统不合引起，以 Rh 血型系统最为常见。

二、血型抗体与输血反应特点

（一）抗体类型与溶血性输血反应特点

引起溶血性输血反应的抗体主要有两种类型：IgM 型抗体和 IgG 型抗体，两者引起的溶血反应发生时间及临床表现有所不同。

1. IgM 型抗体引起的溶血性输血反应　IgM 型抗体主要引起 AHTR。IgM 抗体分子量较大，不易透过血管。患者输入不相容的红细胞后，体内相应的 IgM 抗体可与供者红细胞血型抗原结合，形成抗原抗体复合物，进而激活补体级联反应，导致红细胞在血管内迅速溶解引起血管内溶血。

IgM 抗体与红细胞结合可激活补体系统，激活过程中释放的 C3a 和 C5a 片段有很强的过敏毒素作用，能刺激肥大细胞释放 5- 羟色胺、组织胺等血管活性物质，引起发热、寒战、血管扩张和低血压，严重者可引起休克。

红细胞溶解后，大量血红蛋白释放入血，其中少部分可被血浆中结合珠蛋白结合并经肝脏清除，大部分未与结合珠蛋白结合的血红蛋白可使血浆中游离血红蛋白浓度升高。游离血红蛋白可经肾脏排出，但超过肾阈值（0.6~1.0g/L）时，将出现酱油色或葡萄酒色的血红蛋白尿。如果血红蛋白沉积于肾小管，则可引起肾小管坏死，导致急性肾衰竭。低血压及抗原抗体复合物可刺激交感神经系统分泌儿茶酚胺使肾血管收缩，导致肾缺血，进一步加重肾功能衰竭。

大量非结合胆红素入血后需经肝脏代谢处理，超出肝脏处理能力时则表现出黄疸。大量 Ca^{2+} 入血后，可引起高钙血症，严重者会引起心脏骤停。

大量红细胞碎片及释放入血的促凝物质可激活凝血系统，导致广泛微血栓形成及凝血因子消耗引发 DIC。红细胞碎片需经单核巨噬系统清除，当超出单核巨噬系统清除能力时会导致清除阻滞，表现出易感染的临床特点。

免疫性溶血发生时，主要激活了三个相互关联的系统，即神经内分泌、补体和凝血系统，并导致三个危险后果，即休克、DIC 和急性肾衰竭。需要注意的是，麻醉状态下，人体生理功能受到不同程度的抑制，临床症状均不明显，可能仅表现为手术区域不能解释的出血及低血压，切不可忽视。

2. IgG 型抗体引起的溶血性输血反应　IgG 型抗体主要引起 DHTR。IgG 抗体可自由通过血管壁，溶血既可发生在血管内也可发生在血管外。

患者输入不相容红细胞后，体内相应 IgG 型抗体可与供者红细胞血型抗原结合，形成抗原抗体复合物引起红细胞致敏。IgG 型抗体引起的溶血反应多为血管外溶血，病程进展较慢，大多症状较轻，表现为溶血、发热、血红蛋白下降。严重者可引起血管内溶血，并表现出 AHTR 的临床症状。实际上，在红细胞破坏的病理过程中，多种免疫机制共同参与（详见第五章第五节），只是程度有所不同，因而血管内和血管外溶血可同时发生。

（二）常见血型系统抗体与溶血反应特点

临床上，溶血性输血反应的发生多见于 ABO 血型系统，其次是 Rh 血型系统，但其他血型系统同样可引起溶血性输血反应。

1. ABO 血型系统　临床常见的 AHTR 多由 ABO 血型不合引起，也是临床上最凶险的溶血性输血反应，严重者危及患者生命。

ABO 血型系统抗体主要为 IgM 型抗体，可激活补体系统引起严重的血管内溶血。ABO 血型不合引起的溶血性输血反应起病急，发病快。通常输入 5~10mL 不配合血液即可引起严重的溶血反应，随着红细胞输入量的增加，危险也越来越大，所以在输血开始后的 10~15min 内必须对患者进行密切监护。

2. Rh 血型系统　Rh 血型系统不合引起的溶血性输血反应由 IgG 型不规则抗体引起，以抗-E 及抗-cE 最为常见。

Rh 血型系统是人类红细胞血型系统中最复杂、最富有多态性的血型系统，至今已发现 56 种 Rh 血型抗原（其中多为变异型，见表 1-1）。患者体内若存在针对供者红细胞 Rh 抗原的不规则抗体，则会引起溶血性输血反应。对患者进行不规则抗体检测是保证临床输血安全的重要方法。

Rh 血型系统不合主要引起 DHTR，临床症状一般较轻，甚至没有明显的临床症状，或是临床症状被其他并发症所掩盖。但少数严重者可引起血管内溶血导致低血压、DIC、急性肾衰竭等 AHTR 的临床症状。

3. 其他血型系统　除 ABO 和 Rh 血型系统外，因其他血型系统抗原不合而产生的不规则抗体同样可引起溶血性输血反应。可表现为 AHTR，如抗-M、抗-Mur 等不规则抗体引起的溶血反应。也可表现为 DHTR，如抗-Jk^a、抗-Jk^b、抗-s 等不规则抗体引起的溶血反应。临床常见的引起溶血性输血反应的血型系统主要有 H、MNS、Duffy、Kidd 等血型系统。

（1）H 血型系统：H 血型系统只有一个抗原，即 H 抗原。抗-H 主要为 IgM 型抗体，反应温度范围为 4~37℃。抗-H 具有较强激活补体的能力，可引起严重的 AHTR。

H 抗原是 ABO 抗原的前身物质，正常人红细胞均表达 H 抗原，抗-H 可与任何一种 ABO 血型表现型的红细胞发生凝集反应，其特点是抗-H 与 O、A_2 型红细胞的凝集反应强度比与 A_1、B、AB 型红细胞强，因为 O 型与 A_2 型红细胞含有较多的 H 抗原。抗-H 的典型特征是可被分泌型个体唾液所抑制，临床意义显著的抗-H 通常出现在 H 抗原缺乏的非分泌型患者体内。

(2)MNS 血型系统：目前已发现 MNS 血型系统有 50 种抗原，其中多为变异型抗原。MNS 血型系统不合引起的溶血性输血反应由 IgM 型或 IgG 型不规则抗体引起，以抗-M、抗-Mur、抗-N 较为常见。

抗-M 多为 IgM 型抗体，几乎不结合补体。抗-N 多为 IgM 型抗体，反复输血或妊娠可引起机体产生 IgG 型抗-N。在 37℃条件下，多数抗-M、抗-N 无反应性，少数在 37℃时具有生物活性，可引起溶血性输血反应。与抗-M 相比，由抗-N 引起的溶血性输血反应较少见。

临床偶见由 MNS 血型系统低频抗体（抗-Mur、抗-Mi^a）引起的溶血性输血反应，抗-Mur 与抗-Mi^a 以 IgM 型抗体为主，其次为 IgG 型抗体，可引起 AHTR。

抗-S 以 IgG 型抗体为主，可引起溶血性输血反应。IgM 型抗-S 无结合补体的特性，由 IgM 型抗-S 引起的溶血反应罕见。抗-s 以 IgG 型抗体为主，其次为 IgM 型抗体，抗-s 可引起 DHTR，但临床罕见。

(3)Duffy 血型系统：因 Duffy 血型系统抗原不匹配而产生的不规则抗体可引起 AHTR 或 DHTR。抗-Fy^a 和抗-Fy^b 均为 IgG 型抗体，大多数是 IgG_1 亚型，约 50% 的抗-Fy^a 和部分抗-Fy^b 可激活补体。抗-Fy3 可引起 AHTR 或 DHTR，而抗-Fy5 一般引起 DHTR，但均较罕见。

(4)Kidd 血型系统：Kidd 血型系统不配合引起的溶血性输血反应主要由抗-Jk^a 和抗-Jk^b 引起。Kidd 血型系统不规则抗体通常为 IgG 和 IgM 混合型抗体，具有较强的激活补体的能力，可引起严重的致命性急性血管内溶血或迟发性血管外溶血，表现出伴有血红蛋白尿、少尿，甚至急性肾衰竭的严重溶血性输血反应的临床症状。Kidd 血型系统不规则抗体易漏检，采用 IAT 法可提高检出率。

三、溶血性输血反应临床症状与处置

(一) 临床症状

1. AHTR　输血开始后 10~30min 即可出现寒战、发热，体温升高（可高达 40℃），可伴有剧烈的腰背疼痛、荨麻疹、面色潮红、心动过速、胸闷、胸痛、呼吸困难、发绀、腹痛、腹泻、恶心、呕吐、四肢湿冷、精神不振、烦躁不安、脉细弱、血压下降或升高、神志不清、谵妄等症状，并出现血红蛋白尿，严重者出现少尿、尿闭，进一步可发展为尿毒症、休克、DIC 等。

手术患者在麻醉状态下症状较轻，常以广泛渗血及凝血功能障碍为主要表现，若无其他溶血症状，广泛性出血可能是唯一表现。患者发生 AHTR 时，第 1 次尿液常呈浓茶色、酱油色甚至是洗肉汤样尿。

2. DHTR　DHTR 表现出的临床症状主要是轻度肝脾大、发热、贫血、黄疸，但血红蛋白血症、血红蛋白尿较少见，进程也较缓慢，通常不会引起凝血系统明显活化或引起大量血管活性物质的释放。但伴有血管内溶血的患者可表现出 AHTR 的临床症状，表现为 DIC、少尿、无尿和肾功能衰竭，甚至死亡。

值得注意的是，有些 DHTR 早期症状不明显或较轻，有些甚至在输血几十天后才出现溶血表现，很难将临床症状与输血联系起来，易漏诊。

(二) 诊断与鉴别诊断

溶血性输血反应实验室检测的目的是为临床诊断及救治提供依据，诊断依据是临床表现和实验室检查。典型的 AHTR 根据临床症状即可确诊，症状不典型时，常难与发热反应、早期细菌污染引起的输血反应相鉴别。无论症状是否典型，实验室检测结果仍是诊断 AHTR 的关键证据。DHTR 及单纯表现为红细胞输注无效者，由于临床症状不典型，实验室检测是做出诊断的主要依据。进行诊断时，需对溶血性输血反应的类型进行鉴别。

1. AHTR 与 DHTR 的鉴别　两者的区别仅在于发病时间不同。AHTR 发生在输血后数分钟至 24h 内，病情发展迅猛，常导致患者死亡。发生于输血 24h 后的溶血反应为 DHTR。由于 DHTR 多为血管外溶血，所以临床症状较轻或症状不明显，数周甚至数月后经血清学检查而明确诊断。但 DHTR 可同时伴有血管内溶血，表现为发病凶险型，临床症状与急性输血反应相同。

2. DHTR 与红细胞输注无效的鉴别　单纯表现为红细胞输注无效与 DHTR 均由 IgG 型抗体引起，DHTR 除 Hb 持续下降外，还会出现症状较轻的临床表现，单纯表现为红细胞输注无效者仅表现为 Hb 持续下降，而无可察觉的临床表现。

3. 免疫性与非免疫性溶血反应的鉴别　由免疫因素（即血型不合）引起的 HTR 应与非免疫性溶血反应相鉴别。多种非免疫因素可引起溶血反应，例如，血液采集不畅、抗凝不充分、血液未按要求保存 / 运送、血液过期等，这些因素均可导致红细胞成分在输注前就已发生溶血，输注后即可引起溶血反应。

鉴别方法可以对血袋中的血液进行离心，血浆若呈淡红色、红色即提示血液已发生溶血。另外，细菌污染也可导致溶血反应，嗜冷菌污染较为常见。怀疑由细菌污染引起溶血反应时，可抽取患者血液，连同血袋中的血液进行细菌培养，若两者检出的菌株相同即可确诊。

（三）临床处理

1. 一般处理　立即停止输血、保留静脉通道、密切监护患者。通知临床医生评估患者病情并积极抢救，立即床旁核对血袋标签、患者姓名、住院号、血型等（最常见的人为差错是误认患者身份）。若发现错误应立即处理，同时告知输血科追查另 1 袋血是否错输给其他患者。尽快抽血（抗凝、不抗凝血标本各 1 份及血袋剩余血）、留尿（反应发生后第 1 次尿）并送检。

2. 不同类型溶血反应的临床处理　除进行一般处理外，不同类型溶血反应尚需进行如下处理：

（1）AHTR 的处理：大剂量使用糖皮质激素进行冲击治疗，控制病情提高患者耐受能力。治疗溶血性输血反应时，大剂量使用糖皮质激素不仅可有效抑制 B 淋巴细胞增殖而转化为浆细胞，降低抗体生成量，而且可以起到重新分布淋巴细胞的作用，使外周血淋巴细胞重新分布至骨髓，外周血淋巴细胞迅速减少。

迅速输注晶体液扩容，小剂量多巴胺扩张肾血管，保证足够的肾血流灌注。生理盐水及 5% 葡萄糖按 1∶1 比例输注，输入量应达到 3 000mL/m²，并给予利尿剂维持每小时尿量 100mL 左右。需注意患者液体及电解质平衡，维持液体进出量平衡。老年人、心脏病、肾脏病患者要避免补液过多。

碱化尿液保护肾功能。给予 5% 碳酸氢钠维持尿 pH >7.0，促进血红蛋白结晶溶解，防止肾小管阻塞。必要时可进行透析、血浆置换或换血治疗。

（2）DHTR 的处理：大多数患者不需要特殊处理，只需补充足够的液体及吸氧即可缓解，但需对患者的尿量、肾功能、凝血功能等进行监测。若 DHTR 起病急骤、发病凶险、溶血明显时,则按 AHTR 处理。

四、溶血性输血反应实验室检测策略

溶血性输血反应的实验室检测有两个目的:排除差错及提供确诊依据。排除差错是指排除引起溶血反应的人为差错及试验差错。提供确诊依据是指为临床诊断提供明确的实验室检测证据。

(一)差错排除

1. 人为差错的排除 在临床输血实践中,人为差错是导致血型不合而引起溶血性输血反应最为常见的原因,大部分由未严格遵循操作规程和指南引起。人为差错主要有样本采集错误、贴错标签、输血前未进行床旁核对或核对错误而导致血液误输,此外还包括表格填写不规范、血型记录或录入错误等。

回顾性分析显示,50%~70% 的输血差错发生在样本送达输血科之前的环节,如发生在患者准备、患者识别、样本留取、粘贴标签、样本运送等环节。不到 20% 的差错发生在输血科检测过程中,其余差错发生在输血科发出血液成分后的环节,例如,护士给患者输血时核对环节出现差错。因此,医疗机构应制定严格的从“血管 - 血管”的管理制度及操作指南,即对样本采集、送检、实验室检测、血液发放、血液输注等整个输血过程进行科学、完善的管理。

人为差错的排除主要通过核对来完成,核对内容主要包括:

(1)患者信息:仔细核对患者住院号(或门诊登记号)、姓名、性别、科室、床号、血型、临床诊断、输血史、妊娠史、申请血液成分的种类与剂量。务必仔细核对患者标识及血液成分有无错误,很可能涉及另外一位患者也会输错血。

在核对患者信息时要特别注意患者近期是否进行过 ABO 血型不合的骨髓移植、换血或换浆治疗等情况。如果本次输注的是大剂量血浆成分,则要特别注意核查患者血型是否正确,若误给患者输注大量不配合的血浆成分同样可引起 AHTR。

在核对过程中,不仅要核对《临床输血申请单》所提供的信息,必要时可通过 HIS 或 LIS 系统核查患者信息,排除《临床输血申请单》填写错误。通过与护士沟通交流,了解是否存在患者信息正确但抽错患者血液样本的可能性,以及护士在抽血过程中是否有异常情况发生,例如,先抽血后贴标签,同时进行多人交叉配血样本抽取等。

(2)供者信息:仔细核对供者唯一性标识、血液成分种类、有效期等信息。

(3)血袋外观:仔细观察血袋标签是否破损、字迹是否清晰,血袋是否破损、有无渗漏,以及血袋内剩余血液是否存在发黑(暗红色)、发紫、混浊、起泡、凝块等情况。

(4)配发血报告单:仔细核对交叉配血报告单、发血单中患者与供者信息,以及输血相容性检测结果是否正确。检查是否为疑难配血、特殊输血、特殊配血等。特别需要注意的是,交叉配血报告单的有效性和时限,检验者和核对者的签名,各时间节点的顺序是否成立等信息。

2. 检测差错的排除 发生血型不合引起的溶血性输血反应时,排除上述人为差错后,再进行技术层面的检测才有意义。

输血前检查未能检出潜在的供者与患者不配合是引起溶血反应的另一个重要原因。输血前检查差错主要有血型错误(鉴定错误、结果记录与录入错误)、不规则抗体漏检、未进行不规则抗体特异性鉴定、未挑选相应抗原阴性血液进行交叉配血，以及交叉配血漏检弱抗原抗体反应等。

输血科应重视自身建设，制定严格的输血前检查标准操作规程、人员培训方案、能力评估和考核等制度，确保工作人员具备分析问题与解决问题的从业能力。尤其应重视自动化建设，实现信息双向传输及试验操作自动化，避免试验操作、结果记录与录入等环节出现人为差错。

输血前检查差错的排除主要是对患者输血前血液样本、输血后重新抽取的血液标本、配血时所用供者样本以及血袋中剩余血液进行复核，以排除人为因素与试验因素导致的结果错误。复核时除使用与上次相同的试验方法外，还需使用灵敏度更高的试验方法对 ABO/RhD、不规则抗体及交叉配血等检测进行复核。

（1）ABO/RhD：复核前需对样本进行处理，红细胞需用生理盐水洗涤 3 次，配成 2%~5% 红细胞生理盐水悬液后再行 ABO/RhD 检测。血型复核应注意以下几个关键点：

1）ABO 血型检测：ABO 血型检测必须按照标准操作规程进行，试验时必须设置指示细胞（自身对照及 O 型红细胞试剂），结果判断时务必重视弱凝集。只有严格规范的试验操作及结果判断标准，才能发现 ABO 血型系统弱抗原及不规则抗体。

临床普遍认为室温下具有盐水反应性的 IgG 型抗-A_1 在 37℃下无反应性，输血实践表明，热反应性抗-A_1 及冷反应性抗-A_1 均可引起严重的溶血性输血反应。ABO 血型检测时，不可忽视 ABO 血型系统不规则抗体的检出，并为患者提供相应抗原阴性的红细胞成分。

2）Rh 血型检测：除对 RhD 抗原进行复核外，尚需对 RhC、c、E、e 等临床意义显著的 Rh 血型抗原进行检测。结合不规则抗体鉴定结果，判断溶血反应是否由 Rh 血型系统不规则抗体引起。例如，患者样本检出抗-E，而患者定型结果为 RhDCCee，血袋血样定型结果为 RhDCcEe，则可初步判断溶血反应由抗-E 引起，然后再进一步排除是否存在多重抗体或复合抗体。

3）输血前后血液样本血型检测：患者输血前血液样本与输血后重新抽取的血液标本 ABO/RhD 血型应相同，否则应查找原因并予以排除。常见原因有样本采集错误、样本标识错误、血型鉴定错误、血型结果判读错误、检测试剂不合格、结果记录与录入错误等。应对以上可能出现的差错逐一分析并予以排除。

（2）不规则抗体：不规则抗体的检出是诊断溶血性输血反应最有力的直接证据，为得到准确可信的试验结果，应尽可能选用血清进行检测。检测时应注意以下事项：

1）不规则抗体筛查：为保证不规则抗体筛查红细胞能涵盖本地区常见血型抗原，避免不规则抗体漏检，检测时应使用商品化不规则抗体筛查红细胞试剂，不宜使用 3~5 人份混合 O 型红细胞作为筛查红细胞。为提高不规则抗体检出率，应使用灵敏度高的试验方法，如 LISS-IAT 法、微柱凝胶法、酶法等。不规则抗体筛查结果为阳性时，应对其特异性进行鉴定。

2）不规则抗体特异性鉴定：所使用的谱红细胞试剂应尽可能地涵盖本地区人群红细胞血型抗原，并能检出当地人群常见不规则抗体。不同厂家提供的谱红细胞血型抗原覆盖范围不同，应选择两种以上不同厂家提供的谱红细胞进行不规则抗体特异性鉴定。若患者来自欧美人群，应特别注意 Kell 血型系统不规则抗体的检测。

（3）交叉配血：发生溶血性输血反应后，进行交叉配血复核的目的是进一步验证是否存在血型检测错误、患者与供者以及供者之间是否存在引起红细胞破坏的抗体。

交叉配血复核范围不仅要包括患者与供者之间的主、次侧交叉配血，还需包括供者之间的交叉配血。由于交叉配血复核具有溶血反应原因分析的特性，试验方法必须灵敏，而且至少应选用两种以上方法进行检测，避免漏检。试验操作必须规范，红细胞应经洗涤后配成标准浓度的红细胞悬液，同时尽可能使用血清进行交叉配血试验。

经复核发现存在不配合的情况时，应积极查找原因。在排除非技术因素干扰后，提示溶血反应的发生可能由不规则抗体引起。在实际工作中，交叉配血复核结果不相合常见于以下几种情况：

1）输血前患者样本与供者样本不配合：导致输血前患者样本与供者样本不配合的原因可能是患者样本或供者样本搞错、交叉配血试验操作有误、结果判读有误。

2）患者重新抽取的样本与供者样本不配合：当出现输血前患者样本与供者样本配合，而重新抽取的样本与供者样本不配合时，可能的原因是：

①患者样本无效：配血时，患者样本陈旧，不能反映患者当前的免疫状态，导致交叉配血无法达到“情景再现”的目的。例如，患者样本失效；患者输血 24h 后，再次配血时未重新采集样本；患者接受血型不合的骨髓移植或换血治疗后，配血时未重新采集样本。

②配血试验：输血前，交叉配血所用方法灵敏度不高、试验操作有误、结果判读有误等。

3）供者样本之间不配合：目前我国临床输血前检查项目中并未要求供者之间进行交叉配血，当患者输注多名供者血液时，有可能因供者之间血型不合并携有不规则抗体而引起溶血性输血反应。由此可见，对供者进行不规则抗体检测是保证临床输血安全的重要手段。

若供者之间交叉配血不合，则需使用广谱 AHG 试剂对供者洗涤红细胞进行 DAT 检测，验证供者红细胞是否已被致敏。致敏红细胞在补体作用下可引起溶血，同时需对供者血样进行不规则抗体特异性鉴定。

（二）溶血相关实验证据

红细胞血型抗原与相应抗体结合是发生溶血反应的前提条件，红细胞破碎后细胞内容物释放入血，通过代谢途径机体将红细胞碎片、细胞内容物等排出体外以保证内环境的稳定，在代谢过程中会引起一系列检测指标的变化。可见，血型抗体的存在是引起溶血的直接原因，溶血是血型抗体作用的结果。溶血反应的试验证据可分为血型抗体存在的证据及溶血证据。

1. 血型抗体存在的证据　患者血液中存在与供者红细胞特异性结合的血型抗体是证明溶血反应的有力证据。典型的由血型抗体引起的溶血具有以下血清学特征：不规则抗体检测呈阳性反应；交叉配血表现为 DAT 阳性、IAT 阳性及自身对照阳性。

需要注意的是，分析检测结果时必须考虑以下两个影响试验结果的重要因素，方能得出准确的判断：血液组成成分的变化及代谢对检测结果的影响。

（1）不规则抗体检测：不规则抗体检测目的是判断溶血反应是否由不规则抗体引起。使用高灵敏度试验方法（LISS-IAT- 试管法、LISS-IAT-Gel、PEG 法等）、高质量检测试剂，对患者输血前、后血液样本进行不规则抗体筛查及特异性鉴定。

若输血前、后血液样本检测结果均为阳性，说明先前所用方法灵敏度较低，导致不规则抗体漏检。

若输血前血液样本检测结果为阴性，而输血后检测结果为阳性，则说明患者输血后发生了再次免疫应答，短时间内产生了大量血型抗体并引起溶血性输血反应。

若输血前、后血液样本检测结果均为阴性，则存在多种可能性，主要有：患者无不规则抗体；输血前、后血液样本均存在不规则抗体，但受试验方法灵敏度限制，未能检出。例如，输血前因不规则抗体效价较低而导致漏检，输血后因不规则抗体大量消耗亦导致漏检（见例 5-7）。

（2）交叉配血：对患者输血前、后血液样本进行交叉配血检测，同时进行 DAT、自身对照等辅助检查。

1）输血前样本：输血前，患者血液仅由自身红细胞、血浆组成，无供者血液成分。通过正确设置对照（如阴性对照、阳性对照、自身对照等）排除干扰因素后（如血浆蛋白异常、药物抗体、自身抗体等），交叉配血结果通常为主、次侧配血相合，DAT 及自身对照均为阴性。

2）输血后样本：输血后，患者血液不仅包括自身红细胞、血浆成分，还包括供者红细胞及血浆成分。若患者存在不规则抗体，供者红细胞表达相应抗原，则会引起供者红细胞致敏，并被快速清除（溶血反应发生后，数小时内即可被清除），同时消耗血浆中大量不规则抗体，所以交叉配血检测结果与重新采样时间密切相关。

溶血反应发生后，立即抽取患者血样，交叉配血检测结果通常为主侧不合或相合、次侧呈双群，DAT 及自身对照呈双群。主侧配血反应体系中含有患者血浆及供者红细胞，若不规则抗体效价较高，未被大量消耗时，不规则抗体与供者红细胞相应抗原结合使主侧配血呈阳性反应结果；若不规则抗体效价较低且被大量消耗时，主侧配血可呈假阴性结果，表现为主侧配血相合。次侧配血反应体系中含有患者红细胞、供者红细胞及供者血浆，不规则抗体可使供者红细胞致敏，故次侧配血结果为双群，其中阳性反应结果由供者致敏红细胞引起，阴性反应结果由患者自身红细胞引起。DAT 及自身对照反应体系中组成成分与次侧配血相同，亦表现为双群。

溶血反应发生后，抽取患者血样不及时，或血样未能及时检测，均可因致敏红细胞持续破坏（致敏红细胞在抽取的血液样本中仍会持续溶血）、不规则抗体大量消耗而导致检测结果呈假阴性。患者出现溶血反应后，应立即抽样并及时送检。输血科接收样本后，应立即检测，以保证试验结果的准确。

比较患者输血前、后样本检测结果，可对溶血性输血反应是否由不规则抗体引起做出判断。例如，患者输血前样本 DAT 呈阴性结果，而输血后呈阳性结果，提示溶血由不规则抗体引起，但输血前样本 DAT 呈阳性反应不能排除溶血反应由不规则抗体引起的可能。

2. 溶血证据

（1）血浆游离血红蛋白：血浆游离血红蛋白参考区间为<40mg/L。发生急性血管内溶血后，因红细胞破裂而释放入血的血红蛋白量超出结合珠蛋白最大结合量时，血浆中游离血红蛋白水平升高，严重者可达 1 000mg/L 以上。血浆中游离血红蛋白升高是血管内溶血的佐证。进行血浆游离血红蛋白检测时，需注意以下几点：

1）血液样本应在溶血反应发生后立即抽取，否则会导致检测结果偏低。

2）抽取血液标本及分离血浆时，应注意避免发生溶血，否则会导致检测结果偏高。

3）多种血管内溶血性疾病会导致血浆游离血红蛋白水平升高，应注意加以鉴别。引起血浆游离血红蛋白升高的疾病有阵发性睡眠性血红蛋白尿症、阵发性冷性血红蛋白尿症、温抗体型自身免疫性溶血性贫血、冷凝集素综合征、行军性血红蛋白尿症、运动性血红蛋白尿症以及各种微血管病性溶血性贫血、机械性溶血等。

(2) 尿液：发生溶血性输血反应时，游离血红蛋白可通过肾脏滤出形成血红蛋白尿。留样时，应留取溶血反应发生后的第 1 次尿液。根据血红蛋白尿的严重程度，尿液颜色为透明的淡红或红色、浓茶色或酱油色。显微镜下观察，往往看不到红细胞，尿常规隐血试验强阳性，尿蛋白可呈阳性反应。

(3) 血清结合珠蛋白：溶血后游离血红蛋白与结合珠蛋白结合，导致结合珠蛋白水平下降。正常情况下，血清结合珠蛋白含量约为 310~1 150mg/L（血红蛋白结合法）。溶血发生后，血清结合珠蛋白含量明显降低甚至缺如，降低程度与病情轻重相吻合。在回答血清结合珠蛋白下降是否由溶血性输血反应引起时，应排除以下干扰因素：

1) 多种血管内溶血性疾病会导致血清结合珠蛋白下降，如阵发性睡眠性血红蛋白尿症、蚕豆病等。

2) 肝脏疾患（中毒性肝炎、肝硬化等）、传染性单核细胞增多症、急性或慢性炎症、结核、风湿性和类风湿性关节炎、肿瘤、急性或慢性白血病、妊娠等可引起血清结合珠蛋白含量升高。

3) 接受某些激素（糖皮质激素、雄性激素等）治疗可使血清结合珠蛋白含量升高。

(4) 尿含铁血黄素试验：也称 Rous 试验。发生血管内溶血时，大部分血红蛋白可通过肾脏随尿排出，少部分血红蛋白可被肾小管上皮细胞重新吸收，在细胞内分解成含铁血黄素（来自血红蛋白的 Fe^{3+} 与蛋白质结合形成的棕黄色颗粒）并逐渐沉积下来，在酸性环境下形成亚铁氰化铁（化学式为 $Fe_4[Fe(CN)_6]_3$，也称普鲁士蓝。图 7-1）沉淀。通常情况下，溶血性输血反应发生 24h 后，含铁血黄素可在尿液中检出。

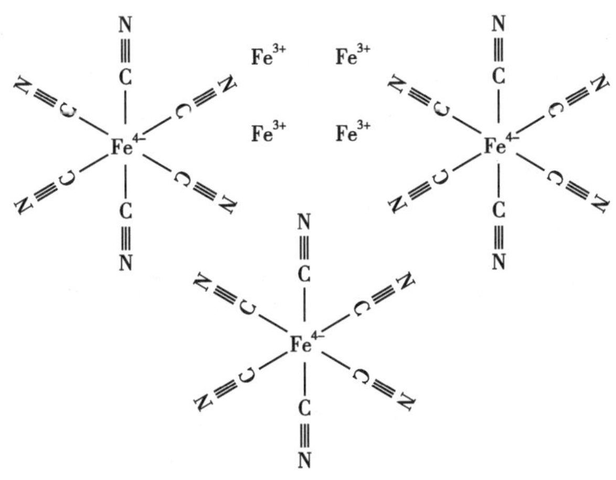

图 7-1　亚铁氰化铁结构示意图

(5) 血清胆红素：发生急性血管内溶血时，红细胞大量破坏，细胞内胆红素释放入血，当超出肝脏代谢胆红素的能力时，血液中未结合胆红素含量升高，引起溶血性黄疸。

血清胆红素测定包括：总胆红素、直接胆红素（又称结合胆红素）、间接胆红素（又称未结合胆红素），测定时总胆红素含量减去直接胆红素含量即为间接胆红素含量。以血清总胆红素、间接胆红素升高为主的黄疸多见于溶血性黄疸（如溶血性贫血、恶性疟疾、新生儿溶血性黄疸、败血症、严重大面积烧伤等）。

(6) 血常规及外周血涂片：发生溶血性输血反应后，红细胞数量及血红蛋白含量与溶血程度呈负相关，但平均红细胞体积、平均红细胞血红蛋白含量和平均红细胞血红蛋白浓度一般均正常。外周血涂片可见红细胞碎片。

(7) 凝血功能：休克、DIC 和急性肾衰竭是急性溶血性输血反应的三个严重并发症。致敏红细胞可激活凝血因子Ⅻ，红细胞破碎后释放出的促凝物质可通过内源途径激活凝血系统。发生急性溶血性输血反应时，应对 PT、APTT、Fib 和 D- 二聚体等指标进行监测，以便及时诊断、及时治疗。

(8) 细菌培养：细菌培养的目的是排除细菌污染引起的溶血性输血反应，若已明确为血型不合引起的溶血性输血反应则可不必进行此项检查。

血液成分常见污染菌有荧光假单胞菌、大肠埃希菌、葡萄球菌、蜡样芽孢杆菌、沙雷菌等。抽取患者血液及血袋内剩余血液置于不同温度（4℃、22℃及 35℃）进行细菌培养，培养出同一菌株即可判定溶血反应由细菌污染引起。同时进行血液涂片染色镜检，细菌污染极其严重者镜下可见细菌。

五、发生溶血性输血反应的患者输血

发生溶血性输血反应的患者往往需要再次输血，对于具有典型血清学特征（即 DAT 阳性、IAT 阳性、自身对照阳性）的患者应进行不规则抗体特异性鉴定，并为患者提供相应抗原阴性的红细胞成分。

对于血清学特征不典型的患者，即不规则抗体检测呈阴性反应、特异性鉴定无反应格局，DAT、IAT 及自身对照均无凝集、交叉配血相合或呈极弱的凝集，需再次输血时血液选择较为困难。造成以上现象的原因是致敏红细胞大量破坏，导致分布于血浆及红细胞表面的血型抗体被大量清除，血浆及致敏红细胞残存的血型抗体低于试验方法的检出限，从而导致输血前检查呈假阴性结果。此时，应根据不规则抗体在当地人群中的出现频率，选择 ABO、Rh 及 Kidd 等血型相合的红细胞成分进行输注（详见第五章第二节）。

第二节　红细胞输注效果不佳

红细胞寿命约为 120d，输入患者体内的红细胞可存活较长时间。临床输血治疗中，常会遇到无明显出血的患者输注红细胞成分后效果不佳的情况，即输血 24h 后 Hb 升高不明显，或升高数天后又下降，甚至 Hb 不升反降，并且患者大都无明显的临床症状。

一、红细胞输注效果不佳的原因

引起红细胞输注效果不佳的原因非常复杂，可分为免疫因素与非免疫因素（图 7-2）。免疫因素是指由血型抗体引起的红细胞输注效果不佳，而非免疫因素主要由疾病引起。

（一）非免疫因素

非免疫因素引起红细胞输注效果不佳在临床较为常见，多见于以下情况：

1. 隐性失血　隐性失血是指扩散至血管外而不再参与体循环的血液，如腰椎椎间融合

术后进入组织间隙、关节腔的血液。多种原因可引起隐性失血（如手术、侵入性检查、胃肠道间质瘤等）使 Hb 降低，隐性失血是术中失血量估计值低于实际出血量的重要原因。

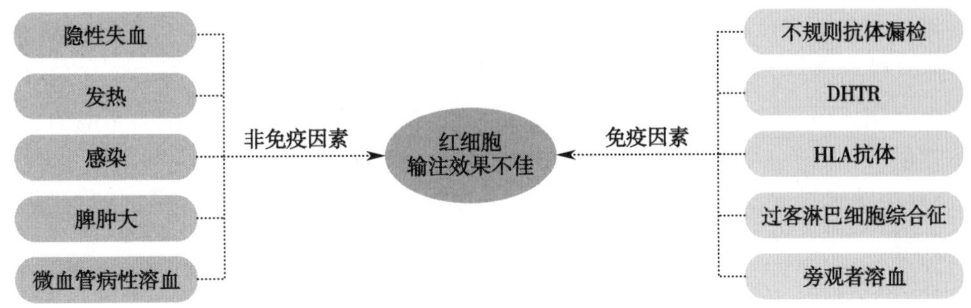

图 7-2　引起红细胞输注效果不佳的主要原因

2. 发热　发热是临床常见症状，许多疾病以发热为主要症状，发热是引起贫血的独立致病因素。发热可引起红细胞膜受损，受损红细胞在脾脏中被清除，所以发热引起的溶血为血管外溶血。另外，发热可导致血管通透性增强，引起红细胞重新分布，红细胞从血管中逸出至血管外。以上因素均导致循环血液中红细胞数量减少，Hb 降低，骨髓造血失代偿则会表现出贫血症状。

Kozlova 等的研究显示，生理条件下血影蛋白（又称收缩蛋白，是红细胞膜骨架的主要组成成分）呈规则的网状结构且间隔均匀。体温升高至 39℃以上时，不规则结构增多且与体温升高呈正比。血影蛋白结构改变会影响红细胞变形能力，降低红细胞膜机械稳定性，易发生溶血。Karle 等以兔子为模型，研究结果显示随着体温升高，红细胞平均寿命缩短，脾脏扣押并清除热损伤红细胞，发热期间兔子红细胞可损失 15%~35%。发热期间 Hb 是否降低、是否表现出贫血症状取决于骨髓代偿能力。

3. 感染　感染可通过多种机制引起红细胞加速破坏，严重者可表现出贫血症状甚至死亡。

红细胞对细菌释放的毒力因子高度敏感，通过氧化应激作用引起红细胞代谢耗竭、胞质内 Ca^{2+} 水平升高、变形能力下降、膜磷脂重排等不可逆改变，导致红细胞寿命缩短，加速红细胞清除。另外，膜磷脂重排引起的磷脂酰丝氨酸暴露还可激活血浆中凝血酶原，导致凝血系统活化，纤维蛋白生成增加。

多种病毒感染可引起再生障碍性贫血，如肝炎病毒、细小病毒 B19、巨细胞病毒、登革热病毒等。病毒可通过多种机制加速红细胞破坏并抑制红细胞生成。例如，病毒遗传物质可与骨髓造血干细胞遗传物质整合，破坏造血干细胞并抑制骨髓造血功能；病毒感染可引起 $CD4^+$/$CD8^+$ 细胞比例失调，具有刺激造血活性的 $CD4^+$ 细胞数量减少，而具有抑制造血活性的 $CD8^+$ 细胞增加；某些病毒与红细胞具有交叉抗原，体液免疫在清除病毒的同时可将红细胞一并清除；病毒感染可引起细胞因子分泌紊乱，破坏造血微环境，抑制红细胞生成。

4. 脾大　多种原因可引起脾大，如肝硬化、肝癌、特发性门脉高压症、感染、血液病及溶血性贫血引起的脾脏增生、结缔组织病、脾脏囊肿或恶性肿瘤等。脾脏不仅具有储血功能而且还具有免疫功能，脾大会引起脾功能亢进，吞噬红细胞的能力增强，在清除衰老红细胞的同时正常红细胞也被加速清除。脾大患者进行输血治疗时，往往会出现输血效果较差的情况。

5. 微血管病性溶血　微血管病性溶血是指因纤维蛋白沉积或血小板聚集而形成微血管血栓，引起小动脉和毛细血管狭窄或闭塞，当红细胞流经时在异常升高的剪切力作用下，导致红细胞破裂而发生机械性血管内溶血或受损红细胞被肝、脾脏中的单核巨噬系统清除而发生血管外溶血。

多种原因可引起微血管病性溶血，如血管肉瘤、感染（细菌毒素可引起内皮损伤、凝血系统激活并形成微血栓）、创伤、DIC、自身免疫性疾病（如血栓性血小板减少性紫癜）、恶性高血压、急性肾小球肾炎等。在疾病的某些阶段，可在外周血涂片中观察到大量红细胞碎片及未成熟红细胞。

（二）免疫因素

免疫性抗体漏检是引起红细胞输注效果不佳的主要原因，以下几种情况较为常见：

1. 不规则抗体漏检　患者存在低效价、低亲和力 IgG 型不规则抗体以及非 IgG 型抗体（如宽温度反应性 IgM 型抗体，IgA 型抗体），受方法学灵敏度限制，常规检测易漏检，出现输血前各项检测均为阴性，但输血后却发生免疫性溶血的情况（详见第五章第四节）。

2. DHTR　DHTR 由回忆反应或较弱的初次免疫应答引起，不断产生的不规则抗体与输入患者体内表达相应抗原的异体红细胞发生反应并引起红细胞持续性破坏。在此过程中，不规则抗体被大量消耗而处于较低水平，不规则抗体检测可呈弱阳性或假阴性结果（详见第一节）。

3. HLA 抗体　红细胞表达少量 HLA-I 类抗原，Bg 抗原与 HLA-I 相关。HLA 抗体可与红细胞抗原产生交叉反应。通常认为 HLA 抗体在输血治疗中无显著的临床意义，但某些患者却可因 HLA 抗体引起溶血性输血反应。输注 HLA 抗原相容的红细胞成分可避免溶血反应的发生，当未发现红细胞特异性不规则抗体时，应考虑到溶血可能由 HLA 抗体引起。

4. 过客淋巴细胞综合征　1985 年，Salama 等报道了因 ABO 血型不合造血干细胞移植而引起的过客淋巴细胞综合征（passenger lymphocyte syndrome，PLS）。供者干细胞中具有免疫活性的 B 淋巴细胞，像“过客”一样可在受者体内存活一段时间，并能被激活、增殖，发挥原有的免疫记忆功能，产生的抗-A 和 / 或抗-B 破坏受者不相容的红细胞从而引起溶血，临床上将其称为 PLS。

供者 B 淋巴细胞产生针对受者红细胞抗原的抗体可在干细胞移植术两周后检出，患者于术后 10~16d 表现出溶血症状。症状较轻者，可表现为 Hb 与结合珠蛋白水平降低，胆红素与 LDH 水平升高。严重者可表现为 Hb 迅速降低并伴有血管内溶血，出现血红蛋白血症、血红蛋白尿，甚至出现肾功能衰竭以及多系统器官衰竭。PLS 引起的溶血通常可持续 5~10d，然后逐渐消退，与供者 B 淋巴细胞逐渐死亡，抗体产生逐渐减少有关。

ABO 血型不合造血干细胞移植引起的 PLS，血清学检测可见与受者红细胞抗原不相容的抗-A 或抗-B，DAT 呈阳性反应，放散液可检出抗-A 或抗-B。除 ABO 血型系统外，Rh 血型系统不合的造血干细胞移植引起的 PLS 在临床也较为常见，但由其他血型系统（如 Kidd、MNS、Kell、Lewis 等血型系统）不合引起的 PLS 少见。

PLS 也可发生于实体器官移植患者，常见于心肺移植，发病率约为 70%，其次为肝移植（约为 29%）、肾移植（约为 9%）。PLS 的发病与供者移植物所携淋巴组织含量、同种抗体水平，以及移植后过客 B 淋巴细胞合成抗体量有关。ABO 及 Rh 血型系统不合的实体器官移植易引发 PLS，例如，68%~100%Rh 血型不合肝移植患者可检出 Rh 血型系统不规则抗体，但仅有 50% 患者出现溶血反应。其他血型系统不合的实体器官移植引起的 PLS 少见，临床仅见个案报道。实体器官移植患者 PLS 引起的溶血反应一般较轻，较易治疗。

研究发现，多种因素可增加 PLS 发病风险。例如，使用外周血作为造血干细胞的来源、使用 HLA 不匹配供体、使用女性供体、在未使用免疫抑制剂的情况下单独使用环孢霉素预防移植物抗宿主病等。

PLS 治疗原则是纠正贫血、去除抗体、抑制 B 淋巴细胞增殖以及营养支持。PLS 患者需进行输血治疗时，应按血型相容的原则选择红细胞成分。例如，ABO 血型不合造血干细胞移植引起的 PLS，可输注 O 型洗涤红细胞。

5. 旁观者溶血　1965 年，Dameshek 等描述了旁观者溶血现象，即与特异性免疫反应无关的红细胞发生非特异性免疫损伤而致溶血的现象。研究结果显示，旁观者溶血机制较为复杂，红细胞从血浆中非特异性吸附具有生物活性的补体复合物、外来抗原、抗原抗体复合物、药物等均可引起旁观者溶血。

(1) 非特异性吸附补体复合物：多种因素可引起补体系统激活形成具有生物活性的补体复合物，与特异性免疫无关的红细胞从血浆中吸附补体复合物可导致溶血。在特异性血型抗体引起的溶血性输血反应中，可同时伴有与特异性免疫反应无关的旁观者溶血。

1987 年，Herzog 等报道了一例 ABO 血型不合的骨髓移植患者术后发生严重溶血的病例。患者为 A_1 型，供者为 A_2 型，骨髓移植术后第 8d，输注 2U A_1 型红细胞后出现血管内溶血及血红蛋白尿，实验室从患者血样中检出抗-A_1。在接下来的 2 周内，患者输入 14 单位 O 型洗涤红细胞，但 Hb 水平仍未达到预期。研究结果显示，患者不仅存在因 PLS 引起的血管内溶血，而且还伴有旁观者溶血。PLS 因过客 B 淋巴细胞产生抗-A_1 而导致患者自身红细胞发生严重的血管内溶血，而 O 型红细胞在没有特定抗体介导的情况下，通过非特异性吸附免疫反应过程中产生的补体活化复合物（C567），并激活 C8、C9，最终形成膜攻击复合物而引起 O 型红细胞发生溶血。研究结果提示，旁观者溶血可从吸附补体 C567 开始，而无需 C3、C4 活性片段与红细胞 CR 受体结合。

除 ABO 血型系统不规则抗体外，其他具有较强激活补体能力的不规则抗体（如 Kidd 血型系统不规则抗体）也可引起旁观者溶血。旁观者溶血多见于 PLS 以及反复多次输血患者，如在镰状细胞病、地中海贫血等患者中均可观察到输血后血红蛋白水平低于输血前水平的现象。

(2) 非特异性吸附抗原或抗原抗体复合物：红细胞从血浆中吸附抗原或抗原抗体复合物可引起旁观者溶血。Renton 等发现，输入患者体内的 O 型红细胞可吸附血浆中少量 A、B 血型物质，过客 B 淋巴细胞产生的抗-A 或抗-B 可与相应血型物质发生特异性结合，导致原本 A、B 抗原阴性的 O 型红细胞发生溶血。另外，红细胞非特异性吸附病原体可通过交叉反应而引起旁观者溶血。

(3) 非特异性吸附药物：红细胞可吸附血浆中药物，当患者产生药物抗体后，可导致红细胞溶血。

二、红细胞输注效果不佳患者的再次输血

红细胞输注效果不佳的患者多需再次输血，输血前应认真分析引起红细胞输注效果不

佳的原因。对于非免疫因素引起的红细胞输注效果不佳，应积极治疗原发病，注意纠正因 Hb 水平降低导致的缺氧症状，必要时可再次输注红细胞成分以提高 Hb 水平。

由免疫因素引起的红细胞输注效果不佳，应采用适当的检测方法对血型抗体进行检测。若未能检出血型抗体且仍怀疑由血型抗体引起红细胞输注效果不佳时，应以当地人群不规则抗体产生频率为基础，按照 AIHA 患者相容性配血原则选择适合的红细胞成分进行输注（详见第五章）。

第三节　非相容性输血的免疫控制

目前已发现人类有三百余种血型抗原，具体到某一个体，红细胞虽不可能表达所有抗原，但仍携有数量众多的血型抗原。由此引申出以下值得认真思考的问题：当患者输入供者红细胞后，两者之间有多少血型抗原不同？抗原差异是否会引起免疫应答？会不会由此引起溶血反应？答案是肯定的，在已知血型抗原中，很大一部分是通过溶血性输血反应、HDFN 才得以发现（详见第三章）。

通过对 HTR 的研究，可以发现 AHTR 的发生是因患者体内已存在抗体，“等着”破坏输入表达相应抗原的异体红细胞，而 DHTR 则是异体红细胞输入患者体内后，“唤醒”了免疫系统并产生相应抗体继而引起红细胞破坏。输血前检查就是为了发现患者有哪些等在那里破坏异体红细胞的血型抗体，通过提供相应抗原阴性的红细胞来避免致命性 AHTR 的发生。DHTR 无法通过输血前检查发现，更谈不上预防。DHTR 发生后，对症处理即可。

总体上讲，临床对 DHTR 的关注度远低于 AHTR，原因在于 DHTR 发病过程相对较缓，对机体损伤程度相对较轻，最关键的是医生有时间做出救治反应，将 DHTR 带来的危害控制在可以接受的程度。换言之，DHTR 对红细胞的破坏程度有限，是可以“容忍”的不良反应。打开思路去看待这个问题时，就会发现在输血治疗中免疫反应无可避免，只要能将抗原抗体反应引起的免疫效应控制在可接受范围内，即可实现安全有效的输血目标。

我国医疗机构目前执行的《临床输血技术规范》只要求 ABO/RhD 相合，是出于安全性、经济性、及时性等综合考虑的结果，其本身是权衡利害，“抓主要矛盾”的实用性输血策略。使绝大多数患者能通过输血治疗得到最大收益，同时将风险控制在最小程度。除临床意义最为显著的 ABO/RhD 不合可引起致死性 AHTR 外，其他许多免疫反应都是次要的、可控的，输血前检查本质上就是通过实施各种“权衡”控制措施，为患者提供能够带来最大益处的输血治疗。

“两害相权取其轻”的权衡思维一直存在于医疗行为中。例如，20 世纪初，肺结核尚无有效的治疗药物，是不治之症。结核分枝杆菌是专性需氧菌，有学者提出采用人工气胸的方式暂时阻断空气流入肺部，人为造成肺部缺氧环境以抑制结核分枝杆菌生长，给患者争取生存的机会。虽然这种治疗方法风险极高，但也确实使一部分患者得以救治。从 1910 年开始，人工气胸成为肺结核的基本治疗方法，直至 30 年后才被化学药物疗法所取代。大家熟知的白求恩大夫在来中国之前，就是接受了这样的手术才得以康复。再如，奥地利精神科医生贾雷格（Julius Wagner Jauregg，1857—1940，图 7-3）采用“以毒攻毒，疟死梅毒”救治神经梅毒患者的发热疗法，也是一种权衡下的控制疗法。贾雷格采用人为感染疟疾的方法，造成梅毒患者反复高热，使不耐热的梅毒螺旋体无法生存，然后再用奎宁治疗疟疾，从而达到治愈梅毒感染的目的。1927 年，贾雷格因此成为第一位获得诺贝尔生理学或医学奖的精神科医生。

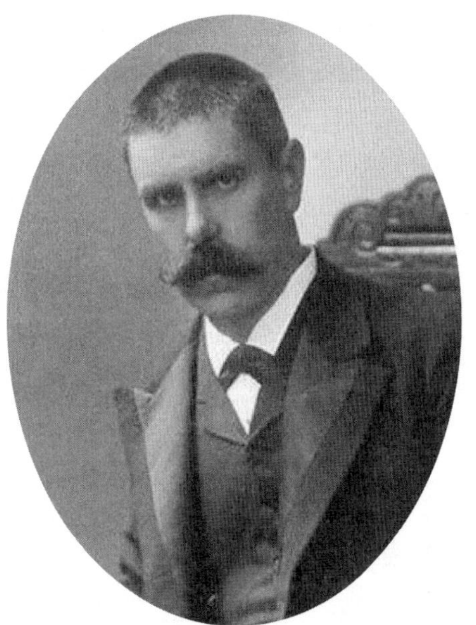

图 7-3　奥地利精神科医生贾雷格

权衡思维在临床输血中的典型代表是不相容输血的免疫控制，即通过适当的干预治疗，将不相容输血引起的溶血反应控制在可接受范围内。患者输血时，几乎不可能找到与自身红细胞抗原完全相同的供者，可以认为输血后免疫反应一定会发生，只是反应程度不同而已。多数情况下，免疫反应轻微难以察觉，无需过多干预。但免疫反应较为强烈，患者难以耐受，出现临床症状时，可通过适当的干预治疗，控制溶血反应程度，使输入患者体内的异体红细胞能维持较长的生存期，而不被相应抗体立即破坏，并且将溶血引起的代谢负担控制在可承受范围内，最终达到为患者争取维持生命并自我恢复的机会。

输血免疫控制措施可分为实验室控制及临床治疗控制。实验室控制是指通过输血前检查发现患者体内存在的血型抗体，并采取预防措施为其提供相应抗原阴性的红细胞成分，主动规避 AHTR 的发生。临床治疗控制是指患者存在血型抗体，但无法及时获得相容的血液，只能输入相应抗原阳性的红细胞成分，并通过免疫治疗干预溶血反应强度，将其控制在可接受范围的治疗措施。

一、实验室控制

输血前检查是实验室控制的重要方法，其最终目的是发现存在于患者体内的血型抗体，并为患者提供相应抗原阴性的红细胞成分，规避 AHTR 的发生，实现相容性输血。

（一）相容性输血

相容性输血并非患者与供者红细胞所有血型抗原完全相同，而是患者体内的血型抗体不会与供者红细胞发生特异性抗原抗体反应而引起溶血的输血。根据获得血源难易程度的不同，可分为无不规则抗体的相容性输血及有不规则抗体的相容性输血。

1. 无不规则抗体的相容性输血　临床输血实践表明，大多数患者体内并无不规则抗体，按照《临床输血技术规范》要求，为患者提供 ABO/RhD 相容的血液成分即可。例如，A 型患者体内存在抗-B，只要为其提供无 B 抗原的红细胞（A 或 O 型红细胞）即可避免溶血反应的发生。

2. 有不规则抗体的相容性输血　有输血史、妊娠史等免疫史的患者可能会产生不规则抗体，通过输血前检查发现不规则抗体后，应为其提供相应抗原阴性的红细胞成分，避免抗体与供者红细胞抗原相遇而引起 AHTR。

不规则抗体的存在大大限制了血液来源，提高了寻找到相容血液成分的难度，难度大小与不规则抗体特异性及是否存在多重抗体等因素有关。获得相容血液成分主要有两种途径：库存血筛查及稀有血型库。

(1)库存血筛查：输血科通常会维持一定数量的血液库存，但数量不大，适合于抗原分布频率较高的血液筛查，为存在常见单特异性不规则抗体的患者提供相合血液成分。例如，患者存在 Rh、MNS、Lewis 等血型系统单特异性不规则抗体时，大多可通过筛查库存血方式为患者提供相容的血液成分。

当患者存在多种不规则抗体、高频抗体时，通过筛查库存血的方式往往难以获得相容血液成分，需向当地采供血机构求助，以解决血源问题。

(2)稀有血型库：采供血机构建立的稀有血型库通常包括稀有血型实体库与稀有血型供者资料库。

稀有血型实体库是将稀有血型红细胞成分通过冰冻保存技术在低温下保存(–80℃)，使用时经过解冻处理即可发往临床。稀有血型供者资料库则是使用信息管理系统记录稀有血型供者相关信息，需要时动员供者前来采供血机构献血。为获得最佳费效比，稀有血型库通常为 O 型供者，其他血型包括：

Rh 血型系统：D––、D··、ccdEE、CCdEE、CcdEE、CCdEe、CCdee 等。

Kidd 血型系统：Jk(a–b–)。

Duffy 血型系统：Fy(a–b+)、Fy(a–b–)。

Diego 血型系统：Di(a+b–)、Di(a–b–)。

H 血型系统：H 缺失型。

建立稀有血型库，可为稀有血型患者解决血源问题，起到保障临床用血供应、挽救患者生命的作用。如例 7-1 所示：

例 7-1：某产妇，32 岁，G_2P_2(第 1 胎健康，第 2 胎出现严重黄疸)，无输血史。因新生儿黄疸送当地血液中心进行 HDFN 检测，结果如下：

产妇血型检测结果：D––。

产妇不规则抗体检测结果：抗-Hr_0。

新生儿溶血三项检测结果：DAT、游离与放散试验均为强阳性。

新生儿不规则抗体检测结果：抗-Hr_0。

D–– 型个体可产生抗-Hr_0 高频抗体，与 D––、Rh_{null}、Rh_{mod} 型以外的所有红细胞均呈凝集反应。D–– 型在中国汉族人群中罕见，很难找到相合的血液成分。利用稀有血型库，为患儿提供了 D–– 型红细胞成分进行换血治疗。患儿皮测胆红素为 5.9mg/dL，恢复良好，回访健康。

(二) 延缓不规则抗体产生的配血策略

不规则抗体的产生不仅会增加寻找血源的难度，耽误患者的及时救治，而且对于育龄女性还有可能引起 HDFN。从保护患者的角度出发，有条件的医疗机构应采取适当的配血策略避免或延缓不规则抗体的产生。

文献显示，在临床检出的不规则抗体中，以 Rh 血型系统不规则抗体为主，约占 80%，其他血型系统(Kidd、MNS、Lewis、Duffy、Diego 等)不规则抗体约占 20%。从权衡的角度出发，医疗机构应开展 ABO 及 Rh 血型相容性输血(详见第五章第二节)，避免患者产生占比最高的 Rh 血型系统不规则抗体。

二、临床治疗控制

对于某些患者，如存在高频抗体、多重抗体、特异性与临床意义不明的不规则抗体，做到相容性输血非常困难，即使通过稀有血型库也难以找到相容的血液成分。紧急情况下，没有充足时间找到抗原匹配的红细胞成分时，不相容输血成为唯一选择。

不相容输血是指患者急需输血治疗以维持生命，但体内存在不规则抗体而又无法及时获得相应抗原阴性的红细胞成分时，为其输注相应抗原阳性红细胞的输血。不相容输血可能会导致患者死亡（尤其是不规则抗体具有显著临床意义时），只要条件允许，应尽可能避免不相容输血。当患者必须进行不相容输血时，可通过血浆置换、药物治疗等方法，控制溶血反应程度，避免出现危及生命的溶血反应以达到预期的输血治疗目标。

（一）血浆置换

血浆置换也称治疗性血浆置换，通过全血分离或单采血浆技术去除患者血浆，同时将血浆代用品（新鲜冰冻血浆、白蛋白溶液、平衡液等）回输进患者体内，达到去除血浆中致病因子并维持内环境稳定的治疗方法。目前，血浆置换已广泛用于多种疾病的治疗，如自身免疫性疾病、代谢性疾病、结缔组织病、肾脏病、血液病等的治疗。

在输血免疫控制中，血浆置换可有效降低患者体内高效价不规则抗体水平，联合使用静脉注射免疫球蛋白（也称静脉注射γ球蛋白，intravenous gamma globulin，IVIg），可显著降低不规则抗体破坏红细胞的速度，减轻溶血反应程度，为患者争取治疗与恢复的机会。

（二）药物治疗

1. IVIg　健康个体可产生多达 10^8 种不同特异性的抗体，通过收集大量健康供者血浆，采用适当工艺从混合血浆中分离、提取出免疫球蛋白即为 IVIg，主要成分为 IgG。

20 世纪 70 年代，IVIg 开始用于临床。商品化 IVIg 是通过混合多达 60 000 名供者血浆而制备出的免疫球蛋白，包括所有 ABO 血型供者，IVIg 中混有 IgG 型抗-A 与抗-B，对输血前检查造成干扰，并可引起非 O 型患者发生抗体介导的溶血反应。IVIg 输注还可引起血栓形成，但与溶血反应相比，较罕见。另外，部分患者输注 IVIg 后，可出现头痛、恶心、呕吐、发冷、发热、全身不适等不良反应。

(1) IVIg 的作用机制：从 IVIg 制备工艺可以看出，IVIg 由多个供者免疫球蛋白混合而成，包含多种 IgG 型抗体。输注 IVIg 可迅速提高患者血液中 IgG 水平，起到提高抗感染能力及免疫调节的作用，广泛用于自身免疫性疾病、感染、ITP、川崎病、神经系统疾病等的治疗。

1981 年，Imbach 等在治疗 ITP 患者时发现，IVIg 具有较强的免疫调节作用，对免疫缺陷患者具有良好的治疗效果。研究显示，IVIg 可与杀伤细胞（NK 细胞、单核 - 巨噬细胞、中性粒细胞等）FcγR 结合，与针对特定靶细胞抗原的特异性抗体形成竞争关系，抑制其与杀伤细胞 FcγR 结合，干扰特异性抗体引起的 ADCC 作用。大剂量使用 IVIg 还具有抑制早期补体激活产物（C3b，C4b）在靶细胞表面沉积的作用，使补体激活片段从靶细胞上脱落下来，从而抑制补体激活引起的 CMO、CDC 等免疫效应。在临床输血中，IVIg 通过免疫调节作用可有效治疗不相容输血引起的溶血，并已列入英国、加拿大等国 IVIg 临床使用指南。

(2) IVIg 使用剂量：IVIg 最佳使用剂量目前尚无统一标准，使用剂量与溶血程度有关。

1993 年，Woodcock 等建议每天使用 25g，连续使用 3d。其他学者建议，溶血严重者，可在 2~5d 内按 2g/kg 的总剂量进行输注，使用方法分为高剂量输注及低剂量输注。前者按 1g/kg 给药，连续使用 2d。后者按 0.4g/kg 给药，连续使用 5d。溶血严重者，IVIg 应与类固醇激素联合使用。

2019 年，Win 等报道了使用 IVIg 对不相容输血实施免疫控制的成功案例（Transfusion.2019，59：1916-1920.），治疗方法值得借鉴，案例如下：

女性，44 岁，黑色人种，有生育史，G_4P_{3+1}（剖腹产分娩 3 名，1 名流产）。因持续出血、贫血，行子宫切除术。输血前检测发现患者存在不规则抗体，与所有抗体筛查红细胞试剂呈凝集反应，凝集强度为 1+。经鉴定，不规则抗体为抗-U 高频抗体。术中通过自体输血顺利完成手术过程，术后 Hb 72g/L。术后第 2 日 Hb 降至 60g/L，且临床症状明显。由于无法及时获得 U（-）红细胞成分，经会诊决定采用免疫控制方案进行不相容输血。输血前 1 日给予 0.5g/kg IVIg，第 2 日输入 U（+）不相容红细胞 2U 后，再给予 1g/kg IVIg，输血过程密切监测，生命体征稳定，未见不良反应，输血后 Hb 升至 71g/L。第 3 日继续输入 U（+）不相容红细胞 2U 后，给予 0.5g/kg IVIg，Hb 升至 100g/L，贫血症状消失。

3d 内 IVIg 使用总剂量为 2g/kg。患者于术后 7d 出院，出院后第 7d、14d、21d 前往门诊回访，采集患者血样进行检测（全血细胞计数、胆红素、网织红细胞、结合珠蛋白、LDH、DAT、肾功能、凝血功能等），未发生 DHTR。

（3）IVIg 对血清学检测的影响：患者高剂量使用混有抗-A、抗-B 的 IVIg 可对 ABO 血型、不规则抗体、交叉配血等输血前检查造成干扰。

1）对 ABO 反定型的干扰：IVIg 使用剂量可高达 4g/kg，被动输入的抗-A、抗-B 会影响 ABO 反定型检测结果，导致非 O 型患者（A、B 或 AB 型）正反定型不符。

接受大剂量 IVIg 治疗的患者，被动输入的 IgG 型抗-A、抗-B 可引起 ABO 血型反定型红细胞试剂发生凝集（凝集强度通常为弱凝集），干扰反定型结果，表现出类似 ABO 亚型的血清学反应特点。例如，B 型患者血型鉴定时，受被动输入抗-B 的影响可呈表 7-1 所示反应格局：

表 7-1　高剂量 IVIg 对 B 型检测结果的干扰

正定型			反定型		
抗-A	抗-B	自身对照	A_1 细胞	B 细胞	O 细胞
–	4+	–	4+	$1+^s$	–

正常 B 型反定型结果应为 A_1 细胞呈强凝集（3+~4+），B 细胞无凝集。接受大剂量 IVIg 治疗后，被动输入的抗-A、抗-B 可分别与 A_1、B 细胞结合，表现为弱凝集反应，但 B 型个体本身存在 IgM 型抗-A，与 A_1 细胞呈强凝集反应，掩盖了被动输入的抗-A 引起的弱凝集反应。正常 B 型个体血浆中无抗-B，被动输入的抗-B 引起 B 细胞弱凝集，导致正反定型不符，表现为 B 亚型的血清学反应格局。类似的干扰同样可出现在 A、AB 型患者的血型鉴定中，表现出亚型的反应格局。

干扰的排除较为简单，患者停止用药数天后，重新进行反定型检测即可。需要注意的是，接受 IVIg 治疗的患者，不可使用 IAT 法进行反定型检测。

2）IVIg 对 DAT 的影响：非 O 型患者在 3~5d 内接受 2g/kg IVIg 治疗后，被动输入的 IgG

型抗-A、抗-B 可与患者红细胞相应抗原结合，使患者红细胞致敏，DAT 呈阳性反应结果，凝集强度通常为 ±~2+。O 型患者不受 IVIg 中抗-A、抗-B 的影响，DAT 呈阴性结果。

IVIg 中可能还含有抗-A、抗-B 以外的不规则抗体（如抗-D、抗-C 等），若患者红细胞表达相应抗原，则会引起 DAT（+），但此种情况较罕见。IVIg 中不规则抗体通常不会引起溶血性贫血。

3）IVIg 对不规则抗体检测的影响：不规则抗体检测所用红细胞试剂均为 O 型，IVIg 中含有的抗-A、抗-B 不会对不规则抗体检测造成干扰。若 IVIg 中含有 ABO 血型系统以外的不规则抗体，则会造成干扰。有文献报道，含有抗-D、抗-C、抗-K 等不规则抗体的 IVIg 导致不规则抗体筛查出现阳性反应。随着 IVIg 生产标准的提高，目前由不规则抗体引起的干扰已很少见。

患者接受高剂量 IVIg 治疗后，血液样本中检出不规则抗体而患者相应抗原为阴性时，首先应怀疑此抗体为患者产生的免疫性抗体；若患者无输血、妊娠等免疫史时，可怀疑此抗体由被动输入引起。

4）IVIg 对交叉配血的影响：接受大剂量 IVIg 治疗的非 O 型患者进行交叉配血时，被动输入的抗-A、抗-B 会对配血结果造成干扰，表现出与 AIHA 类似的反应特征：DAT（+）、自身对照（+）、主侧配血（+）、次侧配血（+）。干扰的排除可参见第五章第五节 wAIHA 患者温自身抗体干扰排除方法。

若 IVIg 中含有 ABO 血型系统以外的不规则抗体，交叉配血结果取决于患者及供者红细胞是否携有相应抗原。

（4）IVIg 对溶血的影响：IVIg 中的抗-A 与抗-B 是引起非 O 型患者发生溶血反应的重要原因，约 32%~36% 非 O 型患者接受 IVIg 治疗可发生不同程度的溶血。溶血程度与患者血型及抗-A、抗-B 效价有关。

Pendergrast 等进行的一项前瞻性研究结果显示，抗-A 与抗-B 引起的溶血与患者 ABO 血型相关。未使用免疫抑制药物的 A_1B 型患者初次使用 IVIg 后，发生溶血的风险高于 A 或 B 型患者。溶血多由 IgG2 型抗体引起，以血管外溶血为主，溶血过程不会引起补体成分的明显消耗。Michelis 等认为红细胞含有丰富的 A、B 抗原，高效价抗-A、抗-B 与相应抗原结合可激活补体系统，引起血管内溶血。

IVIg 引起溶血的严重程度差异较大，可从轻微溶血至严重溶血，甚至危及患者生命。溶血反应的发生与不同厂家生产的 IVIg 有关，采用适当工艺（如色层分离法），去除 IVIg 中抗-A、抗-B 可显著降低非 O 型患者发生溶血的风险。

患者使用 IVIg 5~10d 内，应对溶血反应进行监测。检测内容包括溶血的一般检测及 MMA 检测。

2. 类固醇激素　类固醇激素是以环戊烷多氢菲为骨架的四环脂肪烃化合物（图 7-4），不同类固醇激素由碳原子数与取代基不同引起，具有不同的生物学功能。在输血免疫控制中，常用类固醇激素有泼尼松龙、甲泼尼龙、地塞米松等，与 IVIg 联合使用对抑制巨噬细胞吞噬功能可起到协同作用。类固醇激素多用于严重溶血患者的治疗，最佳使用剂量尚未明确，用量与溶血程度成正比。

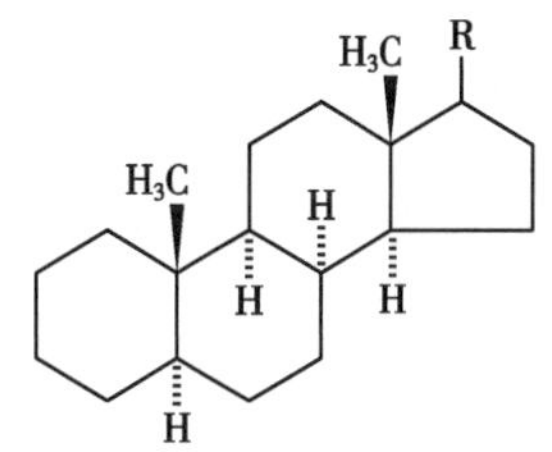

图 7-4　类固醇激素环戊烷多氢菲骨架示意图

3. 补体抑制药物　不相容输血引起的溶血以 IgG 型抗体介导

的血管外溶血为主，激活补体能力强的 IgG 型抗体可在 CMO、CDC 及 MAC 作用下引起严重溶血。IVIg 联合类固醇激素治疗效果不佳时，可使用补体抑制药物予以治疗，如依库丽珠单抗、舒帕利单抗、坎普他汀等（详见第五章第五节 AIHA 药物治疗相关内容）。

4. 抗-CD20 单克隆抗体药物

（1）CD20：CD20 是由 297 个氨基酸残基组成的非糖基化磷蛋白，分子量约为 33kDa。CD20 是前 B 淋巴细胞向成熟 B 淋巴细胞分化过程中表达的细胞表面标志，对 B 淋巴细胞的增殖、分化具有调节作用。CD20 可表达于前 B 淋巴细胞、成熟 B 淋巴细胞、活化 B 淋巴细胞，但浆细胞、淋巴多能干细胞及其他组织细胞均不表达 CD20。B 淋巴细胞瘤表达丰富的 CD20，是单克隆抗体药物治疗的理想靶点。

（2）抗-CD2：抗-CD20 是一类以 CD20 为靶点的单克隆抗体药物，主要有利妥昔单抗（Rituximab，美罗华）、奥法木单抗（Ofatumumab）、维妥珠单抗（Veltuzumab）、奥瑞珠单抗（Ocrelizumab）、奥卡妥珠单抗（Ocaratuzumab）、奥滨尤妥珠单抗（Obinutuzumab）等。抗-CD20 单克隆抗体药物可通过 ADCC、CDC 等机制治疗 B 淋巴细胞恶性肿瘤、自身免疫性疾病等多种难治性疾病。

（3）抗-CD20 在临床输血中的应用：DHTR 是由 B 淋巴细胞在抗原刺激下产生大量抗体而引起的溶血反应，使用抗-CD20 单克隆抗体药物可有效清除具有免疫活性的 B 淋巴细胞，抑制抗体的产生，是一种新的 DHTR 治疗方法。

研究显示，以小鼠为输血模型，注射抗-CD20 单克隆抗体后第 2~57d 内可清除循环血液中的 B 淋巴细胞，能有效防止 B 淋巴细胞介导的免疫性溶血反应。同类研究结果显示，抗-CD20 单克隆抗体药物能有效抑制抗体的产生，对自身抗体引起的免疫性溶血具有较好的治疗效果，如美罗华对 AIHA 儿童患者疗效显著，对 83% CAD 患者、继发性 AIHA 及 46% 原发性 AIHA 患者治疗有效。有学者建议，进行非相容性输血时，抗-CD20 单克隆抗体药物可作为临床治疗控制措施，以防止 DHTR 的发生。

三、实验室控制与临床治疗控制的综合运用

在实际工作中，不相容输血的免疫控制需输血科与临床紧密配合，综合运用实验室控制与临床治疗控制方法，方能取得最佳输血治疗效果。根据不规则抗体特异性鉴定结果不同，处理方法侧重点有所差异，可分为以下三种情况：

（一）高频抗体

患者存在抗-Rh_0、抗-Rh17、抗-U、抗-Di^b、抗-k、抗-Js^b 等高频抗体时，不易获得血型相容的血液成分。不相容输血不可避免地会引起溶血反应，应以药物免疫控制为主，通过临床治疗将溶血反应控制在可接受的范围内。如 Win 等报道的患者存在抗-E、抗-N 及抗-U，输注 RhE（–）/N（–）/U（+）不相容红细胞；患者存在抗-Js^a，输注 Js（a+）红细胞（Transfusion，2018，58：1626-1630）。Yuan 等报道的患者存在抗-Js^b，输注 Js（b+）红细胞，通过使用 IVIg，以上患者均未出现明显的溶血反应症状。

（二）特异性明确的多重抗体

患者存在多种特异性明确的不规则抗体时，寻找到所有相应抗原均为阴性的血液成分将变得十困难。可根据实验室检测结果，权衡反应性强弱不同的抗体带来输血风险的大小，综合分析患者用血需求缓急程度、血液供应情况、患者经济承受能力等因素，抓住主要矛盾，

避免强反应性抗体带来的高输血风险，通过药物控制处理弱反应性抗体可能产生的溶血反应，并以此指导输血策略的制订，如例 7-2 所示：

例 7-2：某院接诊一位 7 岁男性患儿，临床诊断为室缺修补 + 动脉导管结扎术后。2 年前入院行动脉导管结扎手术，现入院接受第 2 次心脏手术，有输血史。术前备血 4U。该院输血科采用“盲配”的方法，筛选 30 余名供者未找到相合红细胞成分，配血结果均为强阳性。送当地血液中心进行不规则抗体鉴定及配血。检测结果如下：

血型检测结果：B 型，RhDccEE，Jk（a–b+），Le（a–b+），Fy（a+b–），Di（a+b–）。

自身对照：阴性。

DAT：阴性。

不规则抗体筛查：与 1~3 号筛查红细胞试剂均呈凝集反应。

不规则抗体特异性鉴定：与所有谱红细胞全部凝集。经鉴定发现患儿存在多重抗体，抗体特异性分别为 IgG 型抗-C（$1+^{w}$）、抗-e（±）、抗-Jk^{a}（$1+^{w}$）、抗-Di^{b}（4+）。

按照相容性输血原则，应为患者提供 RhC（–）/Rhe（–）/Jk（a–）/Di（b–）红细胞成分，但找到满足以上条件的供者概率极低，短时间内无法做到。稀有血型实体库中尚存 2U Di（b–）红细胞，但 RhC、Rhe、Jk^{a} 均为阳性。考虑到患儿抗-C、抗-e、抗-Jk^{a} 反应性较弱，建议临床医生“解决主要矛盾，控制次要矛盾”，输注 Di（b–）红细胞，同时使用药物控制其他弱抗体引起的溶血反应。经会诊同意该方案，联系同一供者再次献血。

术中共输注 4U RhC（+）/Rhe（+）/Jk（a+）/Di（b–）红细胞成分，同时按 1g/kg 注射 IVIg，手术顺利，未见明显溶血。患儿术后恢复良好，出院后回访健康。

本例中，抗-Di^{b} 与 Di（b+）红细胞呈强凝集反应，凝集强度为 4+。可以预见，输入 Di（b+）红细胞后，会引起严重的红细胞破坏。相比之下，其他抗体与相应抗原阳性红细胞均呈弱凝集反应，对红细胞的破坏程度远低于抗-Di^{b}。可见，抗-Di^{b} 是主要矛盾，Di^{b} 抗原不合的输血会给患者带来极大的风险。相比之下，抗-C、抗-e、抗-Jk^{a} 均为次要矛盾，通过药物治疗应可将弱抗体引起的溶血控制在可接受范围。实践表明，此输血方案行之有效，不仅保证了手术顺利进行，而且未发生明显溶血。

（三）特异性不明的不规则抗体

血型抗原极为复杂，许多情况下，不规则抗体特异性难以鉴定，出现抗体特异性不明、或已知特异性抗体与不明特异性抗体共存的情况。患者急需输血时，可综合采取多种策略解决血源问题，例如按最小不相容原则选择红细胞成分、血浆置换降低不规则抗体水平、药物治疗等。

例 7-3：某女性患者，28 岁，B 型 /RhD（+），Hb 20g/L，有输血史。临床诊断为贫血，原因待查。实验室检查结果如下：

IgG-DAT：阳性（±）。

C3d-DAT：阳性（3+）。

自身对照：阳性（±）。

不规则抗体检测：IgM 型抗-E，伴不明特异性抗体（经检测可排除抗-Fy^{a}、抗-Di^{b} 和抗-I 等抗体）。

IAT 法交叉配血：与 40 余份 B 型 /RhE（–）红细胞进行交叉配血均呈凝集反应，其中 1 份主侧为 1+，另 1 份为 $1+^{s}$~2+，其余主侧配血凝集强度均>2+。

由于患者 Hb 极低，已报病危，急需输血。会诊后，决定采用最小不相容原则为患者进行输血治疗。首先输入主侧配血凝集强度为 1+ 红细胞（2U），4h 后再输注凝集强度为 1+^{s}~2+ 红细胞（2U），并给予 IVIg。输血时密切观察，输血过程顺利，未见输血反应。48h 后，Hb 升至 60g/L，患者贫血症状明显改善。抽取血样进行溶血相关检测，未见明显溶血。继续按此策略又输入 4U 红细胞，2d 后 Hb 升至 110g/L。5d 后出院，回访健康，状态稳定。

溶血反应程度与红细胞结合的抗体数量呈正相关，而红细胞结合抗体数量与凝集强度呈正比，通过凝集反应强度可对溶血程度做出预测。本例中先输入凝集强度最弱（1+）的红细胞，意味着不相容红细胞输入患者体内后结合的抗体较少，即使出现溶血反应，溶血程度也应较弱。大量不相容红细胞的输入，可消耗部分循环血液中的抗体，降低血浆中游离抗体浓度。然后再输入凝集强度较强（1+^{s}~2+）的红细胞，由于游离抗体的消耗，结合于红细胞的抗体也会减少。相应地，红细胞破坏程度也会降低。输血过程中，通过使用 IVIg，可将较弱的溶血反应控制在患者能承受的水平，达到及时为患者提供输血治疗而又不会因不相容输血带来致命风险的治疗目的。

例 7-4：某男，46 岁。临床诊断为急性淋巴细胞白血病移植后。患者多次输血，入院期间 Hb 降至 49g/L，申请输血治疗。输血前检查结果如下：

血型：B 型，RhD（+）。

不规则抗体检测：抗-E，抗-Jk^{a}，自身抗体、其他不规则抗体不能排除。

挑选 2 名 RhE（–）、Jk（a–）供者进行交叉配血，结果如下：

DAT：阳性（4+）。

自身对照：阳性（4+）。

供者 1：主侧阳性（2+），次侧阳性（3+）。

供者 2：主侧阳性（3+），次侧阳性（3+）。

使用 2 000mL B 型 /RhD（+）血浆进行血浆置换，置换完成后重新抽取血样进行交叉配血，结果如下：

DAT：阳性（3+）。

自身对照：阳性（3+）。

供者 1：主侧阳性（1+），次侧阳性（2+）。

供者 2：主侧阳性（2+），次侧阳性（2+）。

第 2 日输入供者 1 红细胞 2U，输血前给予 IVIg 1g/kg 及泼尼松龙 40mg，次日复查 Hb 升至 53g/L。患者仍有贫血症状，按此策略于当日输入供者 2 红细胞 2U，2d 后 Hb 升至 78g/L，未见溶血，患者贫血症状改善明显。

在实际工作，常会遇到与例 7-4 相似的情况，患者存在特异性明确的不规则抗体、自身抗体，且无法排除其他不规则抗体的存在。交叉配血主侧呈强凝集，由于无法排除其他不规则抗体，输血风险较高。通过血浆置换，可去除部分抗体，降低游离抗体水平，减轻溶血反应强度。然后采用与例 7-3 相同的输血策略，为患者提供输血治疗。

参考文献

1. Whitsett CF, Moulds M, Pierce JA, et al. Anti-JMH identified in serum and in eluate from red cells of a JMH-

negative man. Transfusion, 1983, 23 (4): 344-345.

2. Merle NS, Grunenwald A, Rajaratnam H, et al. Intravascular hemolysis activates complement via cell-free heme and heme-loaded microvesicles. JCI Insight, 2018, 3 (12): e96910.
3. Storch EK, Rogerson B, Eder AF. Trend in ABO-incompatible RBC transfusion-related fatalities reported to the FDA, 2000-2019. Transfusion, 2020, 60 (12): 2867-2875.
4. Makroo RN, Kakkar B, Agrawal S, et al. Retrospective analysis of forward and reverse ABO typing discrepancies among patients and blood donors in a tertiary care hospital. Transfus Med, 2019, 29 (2): 103-109.
5. Petersen J, Jhala D. A cold scare: Formation of cold reactive anti-A1 coinciding with gross hemolysis. Pract Lab Med, 2018, 12: e00100.
6. Preece J, Magrin G, Webb A, et al. Transfusion medicine illustrated. A bloody mistake: unrecognized warm reactive anti-A1 resulting in acute hemolytic transfusion reaction. Transfusion, 2011, 51 (5): 914-915.
7. Turan S, Bingöl O. Is tranexamic acid effective on hidden blood loss in patients during total knee arthroplasty？Jt Dis Relat Surg, 2020, 31 (3): 488-493.
8. 康鹏德, 黄强, 沈慧勇, 等. 中国骨科手术围手术期贫血诊疗指南. 中华骨与关节外科杂志, 2019, 12 (11): 833-840.
9. Mcmanus KT, Velchik MG, Alavi A, et al. Non-invasive assessment of postoperative bleeding in TKA patients with Tc-99m RNCs. J Nucl Med, 1987, 28: 565-567.
10. Kozlova E, Chernysh A, Sergunova V, et al. Conformational distortions of the red blood cell spectrin matrix nanostructure in response to temperature changes in vitro. Scanning, 2019: 8218912.
11. Karle H. The site of abnormal erythrocyte destruction during experimental fever. Br J Haematol, 1968, 15 (5): 475-485.
12. Karle H. Destruction of erythrocytes during experimental fever. Quantitative aspects. Acta Med Scand, 1969, 186 (5): 349-359.
13. Bateman RM, Sharpe MD, Singer M, et al. The effect of sepsis on the erythrocyte. Int J Mol Sci, 2017, 18 (9): 1932.
14. Qadri SM, Donkor DA, Bhakta V, et al. Phosphatidylserine externalization and procoagulant activation of erythrocytes induced by Pseudomonas aeruginosa virulence factor pyocyanin. J Cell Mol Med, 2016, 20 (4): 710-720.
15. Qadri SM, Donkor DA, Nazy I, et al. Bacterial neuraminidase-mediated erythrocyte desialylation provokes cell surface aminophospholipid exposure. Eur J Heamatol, 2018, 100 (5): 502-510.
16. Schoettler ML, Nathan DG. The pathophysiology of acquired aplastic anemia: current concepts revisited. Hematol Oncol Clin North Am, 2018, 32 (4): 581-594.
17. Rauff B, Idrees M, Shah SA, et al. Hepatitis associated aplastic anemia: a review. Virol J, 2011, 8: 87.
18. Tan CH, Hall JA, Hammonds K, et al. Relationship between splenomegaly and transfusion requirements in patients with cirrhosis. Proc, 2020, 34 (1): 44-48.
19. Jordan M, James N. Microangiopathic hemolytic anemia and thrombocytopenia in patients with cancer. J Oncol Pract, 2016, 12 (6): 523-530.
20. Joseph JS, Jason AT. Syndromes of thrombotic microangiopathy. Med Clin North Am, 2017, 101 (2): 395-415.
21. Thomas MR, Scully M. How I treat microangiopathic hemolytic anemia in patients with cancer. Blood, 2021, 137 (10): 1310-1317.
22. Taj M, Shamsi TS, Ansari SH, et al. Epidemiologic and HLA antigen profile in patients with aplastic anemia. J Coll Physicians Surg Pak, 2014, 24 (8): 549-552.

23. Garratty G. Immune hemolytic anemia associated with negative routine serology. Semin Hematol, 2005, 42 (3): 156-164.
24. Benson K, Agosti SJ, Latoni-Benedetti GE, et al. Acute and delayed hemolytic transfusion reactions secondary to HLA alloimmunization. Transfusion, 2003, 43 (6): 753-757.
25. Salama A, Mueller EC. Binding of fluid phase C3b to nonsensitized bystander human red cells. A model for in vivo effects of complement activation on blood cells. Transfusion, 1985, 25 (6): 528-534.
26. Hows J, Beddow K, Gordon Smith E, et al. Donorderived red blood cell antibodies and immune hemolysis after allogeneic bone marrow transplantation. Blood, 1986, 67 (1): 177-181.
27. Gajewski JL, Petz LD, Calhoun L, et al. Hemolysis of transfused group O red blood cells in minor ABO-incompatible unrelated-donor bone marrow transplants in patients receiving cyclosporine without posttrans-plant methotrexate. Blood, 1992, 79 (11): 3076-3085.
28. Luzo AC, Pereira FB, de Oliveira RC, et al. Red blood cell antigen alloimmunization in liver transplant recip-ients. Transplant Proc, 2010, 42 (2): 494-495.
29. ElAnsary M, Hanna MO, Saadi G, et al. Passenger lymphocyte syndrome in ABO and Rhesus D minor mismatched liver and kidney transplantation: a prospective analysis. Hum Immunol, 2015, 76 (6): 447-452.
30. Monfort M, Honoré P, Gothot A, et al. Simultaneous passenger lymphocyte syndrome and multiple alloim-munization against donor's blood group antigens after liver transplantation. Vox Sang, 2015, 109 (1): 86-90.
31. Ramsey G. Red cell antibodies arising from solid organ transplants. Transfusion, 1991, 31 (1): 76-86.
32. Dameshek W. Autoimmunity: theoretical aspects. Ann N Y Acad Sci, 1965, 124 (1): 6-28.
33. Petz LD. Bystander immune cytolysis. Transfus Med Rev, 2006, 20 (2): 110-140.
34. Herzog P, Korinkova P, Stambergova M, et al. Auto anti-A1 and auto anti-NA1 after bone marrow transplan-tation. Folia Haematol Int Mag Klin Morphol Blutforsch, 1987, 114 (6): 874-880.
35. Greene D, Khan S. Reactive lysis--a phenomenon of delayed hemolytic transfusion reactions. Immunohema-tology, 1993, 9 (3): 74-77.
36. Garratty G. Severe reactions associated with transfusion of patients with sickle cell disease. Transfusion, 1997, 37 (4): 357-361.
37. Dubovsky H. Artificial pneumothorax in the treatment of lung tuberculosis. S Afr Med J, 1992, 81 (7): 372-375.
38. Carson J. Essays, physiological and practical. Liverpool (UK): BF Wright, 1822.
39. 李仕政, 陈哲波, 赵贯言, 等. 人工气胸、气腹治疗肺结核的疗效比较. 中华结核病科杂志, 1958, 6 (6): 458-462.
40. Tsay CJ. Julius Wagner-Jauregg and the legacy of malarial therapy for the treatment of general paresis of the insane. Yale J Biol Med, 2013, 86 (2): 245-254.
41. Li BJ, Jang YJ, Yuan F, et al. Exchange transfusion of least incompatible blood for severe hemolytic disease of the newborn due to anti-Rh17. Transfus Med, 2010, 20 (1): 66-69.
42. Fernández-Zarzoso M, Gómez-Seguí I, de la Rubia J. Therapeutic plasma exchange: review of current indica-tions. Transfus Apher Sci, 2019, 58 (3): 247-253.
43. Eibl MM. History of immunoglobulin replacement. Immunol Allergy Clin North Am, 2008, 28 (4): 737-764.
44. Imbach P, Barandun S, d'Apuzzo V, et al. High-dose intravenous gammaglobulin for idiopathic thrombocyto-penic purpura in childhood. Lancet, 1981, 1 (8232): 1228-1231.
45. Branch DR. Serologic problems associated with administration of intravenous immune globulin (IVIg). Immunohematology, 2019, 35 (1): 13-15.
46. Davis BA, Allard S, Qureshi A, et al. Guidelines on red cell transfusion in sickle cell disease. Part I: prin-

ciples and laboratory aspects. Br J Hematol, 2017, 176 (2): 179-191.

47. Win N, Sinha S, Lee E, et al. Treatment with intravenous immunoglobulin and steroids may correct severe anemia in hyperhemolytic transfusion reactions: case report and literature review. Transfus Med Rev, 2010, 24 (1): 64-67.
48. Pirenne F. Prevention of delayed hemolytic transfusion reaction. Transfus Clin Biol, 2019, 26 (2): 99-101.
49. Anderson D, Ali K, Blanchette V, et al. Guidelines on the use of intravenous immune globulin for hematologic conditions. Transfus Med Rev, 2007, 21 (12 Suppl 1): S9-56.
50. Department of health and social care. Clinical guidelines for immunoglobulin use: second edition update. London: UK. GOV, 2011.
51. Lieberman L, Greinacher A, Murphy MF. Fetal and neonatal alloimmune thrombocytopenia: recommendations for evidence-based practice, an international approach. Br J Haematol, 2019, 185 (3): 549-562.
52. Kohan AI, Niborski RC, Rey JA, et al. High-dose intravenous immunoglobulin in non-ABO transfusion incompatibility. Vox Sang, 1994, 67 (2): 195-198.
53. Woodcock BE, Walker S, Adams K. Haemolytic transfusion reaction—successful attenuation with methylprednisolone and high dose immunoglobulin. Clin Lab Haematol, 1993, 15 (1): 59-61.
54. Danaee A, Inusa B, Howard J, et al. Hyperhemolysis in patients with hemoglobinopathies: a single-center experience and review of the literature. Transfus Med Rev, 2015, 29 (4): 220-230.
55. Win N, Almusawy M, Fitzgerald L, et al. Prevention of hemolytic transfusion reactions with intravenous immunoglobulin prophylaxis in U-patients with anti-U. Transfusion, 2019, 59 (6): 1916-1920.
56. Dajak S, Ipavec N, Cuk M, et al. The outcome of hemolytic disease of the fetus and newborn caused by anti-Rh17 antibody: analysis of three cases and review of the literature. Transfus Med Hemother, 2020, 47 (3): 264-271.
57. Yung GP, Seebach JD, Baerenzung N, et al. Eluates from DAT-positive patients with or without hemolysis after high-dose IVIG yield predominantly IgG isoagglutinins of IgG_2 subclass. Transfusion, 2019, 59 (5): 1882-1883.
58. Moscow JA, Casper AJ, Kodis C, et al. Positive direct antiglobulin test results after intravenous immune globulin administration. Transfusion, 1987, 27 (3): 248-249.
59. Thorpe SJ, Fox B, Heath A, et al. International collaborative study to assess candidate reference preparations to control the level of anti-D in IVIG for use in Europe and the United States. Biologicals, 2006, 34 (3): 209-212.
60. Sakem B, Matozan K, Nydegger UE, et al. Anti-red blood cell antibodies, free light chains, and antiphospholipid antibodies in intravenous immunoglobulin preparations. Isr Med Assoc J, 2013, 15 (10): 617-621.
61. Branch DR. Anti-A and anti-B: what are they and where do they come from？. Transfusion, 2015, 55 (Suppl 2): S74-79.
62. Sridhar G, Ekezue BF, Izurieta HS, et al. Occurrence of hemolytic reactions on the same day as immune globulin product administrations during 2008 to 2014. Transfusion, 2018, 58 (1): 70-80.
63. Bellac CL, Polatti D, Hottiger T, et al. Anti-A and anti-B haemagglutinin levels in intravenous immunoglobulins: are they on the rise？ A comparison of four different analysis methods and six products. Biologicals, 2014, 42 (1): 57-64.
64. Michelis FV, Branch DR, Scovell I, et al. Acute hemolysis after intravenous immunoglobulin amid host factors of ABO-mismatched bone marrow transplantation, inflammation, and activated mononuclear phagocytes. Transfusion, 2014, 54 (3): 681-690.
65. Pendergrast J, Binnington B, Tong TN, et al. Incidence and risk factors for IVIG-mediated hemolysis. Blood,

2017, 130: 2398.

66. Pendergrast J, Armali C, Callum J, et al. A prospective observational study of the incidence, natural history, and risk factors for intravenous immunoglobulin-mediated hemolysis. Transfusion. 2021, 61 (4): 1053-1063.
67. Tong TN, Blacquiere M, Sakac D, et al. The utility of a monocyte monolayer assay in the assessment of intravenous immunoglobulin-associated hemolysis. Transfusion, 2020, 60 (12): 3010-3018.
68. Svensson AM, Bushor S, Fung MK. Case report: exacerbation of hemolytic anemia requiring multiple incompatible RBC transfusions. Immunohematology, 2004, 20 (3): 177-183.
69. Arthur CM, Chonat S, Fasano R, et al. Examining the role of complement in predicting, preventing, and treating hemolytic transfusion reactions. Transfus Med Rev, 2019, 33 (4): 217-224.
70. Roumenina LT, Bartolucci P, Pirenne F. The role of complement in post-transfusion hemolysis and hyperhemolysis reaction. Transfus Med Rev, 2019, 33 (4): 225-230.
71. Vlachaki E, Gavriilake E, Kafantari K, et al. Successful outcome of hyperhemolysis in sickle cell disease following multiple lines of treatment: the role of complement inhibition. Hemoglobin, 2018, 42 (5-6): 339-341.
72. Chisari CG, Sgarlatea E, Arena S, et al. Rituximab for the treatment of multiple sclerosis: a review. J Neurol, 2022, 269 (1): 159-183.
73. Casan J, Wong J, Opata S, et al. Anti-CD20 monoclonal antibodies: reviewing a revolution. Hum Vaccin Immunother, 2018, 14 (12): 2820-2841.
74. Du FH, Mills EA, Mao-Draayer Y. Next-generation anti-CD20 monoclonal antibodies in autoimmune disease treatment. Auto Immun Highlights, 2017, 8 (1): 12-25.
75. Rahma E, Marie T, Marion P, et al. Anti-CD20 antibody prevents red blood cell alloimmunization in a mouse model. J Immunol, 2017, 199 (11): 3771-3780.
76. Ahrens N, Heymann G, Meyer O, et al. Results of treatment with Rituximab (Anti-CD20) in three patients with autoimmune hemolytic anemia and/or immune thrombocytopenia and a concise review of reported cases. Infus Ther Transfus Med, 2002, 29 (5): 277-281.
77. Win N, Needs M, Thornton N, et al. Transfusions of least-incompatible blood with intravenous immunoglobulin plus steroids cover in two patients with rare antibody. Transfusion, 2018, 58 (7): 1626-1630.
78. Yuan S, Ewing NP, Bailey D, et al. Transfusion of multiple units of Js (b+) red blood cells in the presence of anti-Js^b in a patient with sickle beta-thalassemia disease and a review of the literature. Immunohematology, 2007, 23 (2): 75-80.
79. Iberahim S, Aizuddin MJ, Kadir NA, et al. Hemolytic disease of fetus and newborn in a primigravida with multiple alloantibodies involving anti-Jk^a and anti-E: a case report. Oman Med J, 2020, 35 (6): e206.

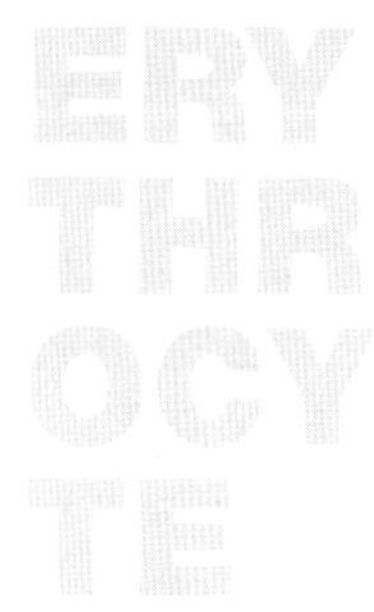

第八章

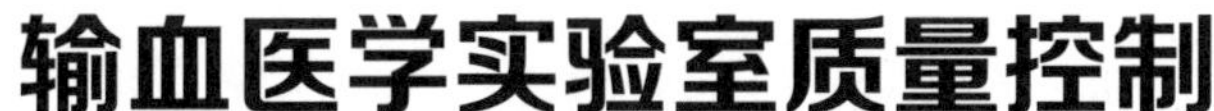

输血医学实验室质量控制

根据《医疗机构临床实验室管理办法》《医疗机构临床用血管理办法》《临床输血技术规范》和《医学实验室质量和能力认可准则》《血站管理办法》《血站质量管理规范》《血站实验室质量管理规范》等规定和要求，医疗机构临床实验室是指对取自人体的各种标本进行生物学、微生物学、免疫学、化学、血液免疫学、血液学、生物物理学、细胞学等检验，并为临床提供医学检验服务的实验室。该类实验室也可提供涵盖其各方面活动的咨询服务，包括结果解释和进一步检查的建议。采供血机构实验室包括血液中心实验室，血液集中化检测实验室和省级卫生行政部门根据采供血机构设置规划批准设置的其他一般血站实验室。输血科（血库）和采供血机构实验室均属于输血医学实验室。

根据上述相关法规和要求，临床实验室必须构建质量管理体系，文件化、实施、维持质量管理体系，并持续改进其有效性。质量管理体系应整合所有必需过程，以符合质量方针和目标要求并满足用户需求和要求，从人员、设施和环境、实验室设备、试剂和耗材、检验前过程、检验过程、检验后过程、结果报告和发布，以及质量保证方法和措施等方面进行全面质量控制，确保检测结果的准确性和稳定性。狭义的质量控制通常指室内质量控制和能力验证/室间质评，为确保检验结果的有效性，应从人、机、料、法、环等方面进行全面质量控制，本章重点讲述红细胞血型系统检测相关质量控制的通用要求。

第一节　资源配置与要求

医疗机构实验室应根据自身功能、任务、规模，配备与输血工作相适应的专业技术人员、设施和设备等。

一、人员

输血医学实验室应根据规模、任务和工作量配备不同层次、类别和数量的专业人员。输血医学实验室应制定文件化程序，建立专业人员技术档案，对人员进行管理并保持所有人员记录。应对所有人员的岗位进行描述，包括职责、权限和任务。应为所有员工提供以下培训：

1. 质量管理体系。
2. 所分派的工作过程和程序。
3. 适用的实验室信息系统。
4. 健康与安全,包括防止或控制不良事件的影响。
5. 伦理。
6. 患者信息的保密。

一般情况下,输血医学实验室负责人应具有中级及以上技术职称,所有专业技术人员应有本专业教育经历,或相关专业背景经过医学检验培训、从事相关工作至少 3 年。采供血机构实验室负责人资质应满足卫生部颁布的《血站质量管理规范》《血站实验室质量管理规范》中相关要求:实验室负责人应具有高等学校医学或者相关专业大学本科以上学历,高级专业技术职务任职资格,5 年以上血液检测实验室工作经历,接受过血液检测实验室管理培训,具有医学检验专业知识及组织领导能力,能有效地组织和实施血液检测业务工作,对血液检测中有关问题能做出正确判断和处理,并能对血液检测过程、检测结果和检测结论承担全面责任。

根据人力资源社会保障部《关于公布国家职业资格目录的通知》中公布的 140 项国家职业资格目录及相关规定,医生资格(医师、乡村医生和人体器官移植医师)和护士执业资格属于准入类,需要获得资格证书后方能上岗。而卫生专业技术人员资格属于水平评价类,因此,需要对从事输血医学检验的专业技术人员进行培训、考核和能力评估并授权。

从事常规红细胞血型血清学检测和输血相容性检测操作的专业技术人员一般需要初级及以上专业技术资格证书,并经培训、考核合格后,由科室授权从事常规性检测工作。负责对疑难血型血清学试验检测结果进行审核和专业判断的人员建议应至少具有 5 年本岗位工作经验和中级及以上技术职称。

应针对不同级别员工制定相应的能力评估内容和方法,每年应对员工的工作能力进行评估。建议新进员工培训结束后,6 个月内至少进行 2 次能力评估,并保存评估记录。对在培人员应始终进行监督指导,定期评估培训效果。实验室应根据所建立的标准,评估每一位员工在适当的培训后,执行所指派的管理或技术工作的能力。当职责变更时,或离岗 6 个月以上再上岗时,或政策、程序、技术有变更时,应对员工进行再培训和再评估,合格后方可继续上岗,并记录考核和评估结果。

二、设施

输血医学实验室的生物安全水平应符合二级要求,实验室建筑与设施应符合《实验室生物安全通用要求》《临床实验室生物安全指南》《生物安全实验室建筑技术规范》和《医学生物安全二级实验室建筑技术标准》中的规定。输血医学实验室大多数属于普通型医学 BSL-2 实验室,个别特殊医院属于加强型医学 BSL-2 实验室。实验室的实验用房、辅助用房应满足检验工作需求,以保证安全有效地实施检验。

实验室应保证环境温度和湿度满足检测要求,持续监控并记录环境条件。有生物安全防护与急救设施及相关工作安全标示。实验室应配备应急电源,或双路供电系统,以保证血液检测工作正常进行。

采供血机构实验室应根据检测流程和检测项目分设检测作业区,至少包括样本接收、处理和储存区,试剂储存区,检测区。不同类型检测项目作业区,应采取措施防止交叉污染。其他特殊区域的布局和设施应符合相应要求。输血科(血库)的房屋设置应远离污染源,靠近手术室和病区,采光明亮、空气流通,布局应符合卫生学要求,污染区与非污染区分开,至少应设置血液入库前的血液处置室、血液标本处理室、储血室、发血室、输血相容性检测实验室,值班室和资料保存室。

输血医学实验室在设计上除了要考虑物理分区外,还要注意生物安全分区及流向。生物安全实验室平面布局常采用“三区二缓”,至少要分为洁净区、半污染(缓冲)区和污染区,流向顺序为:洁净区 - 半污染区 - 污染区,相邻实验室部门之间如有不相容的业务活动,应有效分隔,使人流、物流、信息流有效分隔。

三、设备

输血医学实验室应配备与其规模和任务相适应的仪器设备,充分满足检测业务工作的需要。红细胞血清学检测实验室必需的基本设备包括不同量程移液器、2~8℃试剂冰箱、2~6℃标本冰箱、血型血清学离心机、标本离心机、全自动血细胞洗涤离心机、恒温水浴箱、显微镜、计算机及输血管理信息系统等。若需长期保存珍稀样本,还需配备 -80℃以下专用低温冰箱。要特别注意受血者和供血者的血样须保存于 2~6℃冰箱,使用的仪器设备应符合国家相关标准。

第二节 实验室设备、试剂和耗材质量控制

一、仪器设备

医疗机构临床实验室使用的仪器、试剂和耗材应符合国家有关规定。仪器、设备生产商和供应商应具有国家法律、法规所规定的相应资质。应保证检测系统的完整性和有效性,对需要检定 / 校准的检验仪器、检验项目和对临床检验结果有影响的辅助设备应定期进行检定 / 校准。须建立并实施仪器设备的评估、确认、维护、校准及持续监控等管理制度,以保证仪器设备符合预期使用要求。

应按国家法规要求对强检设备进行检定。应进行外部校准的设备,如果符合检测目的和要求,可按制造商校准程序进行。使用时,应至少对分析设备的加样系统、检测系统和温控系统进行校准。检测实验室对使用的与认可能力相关的测量设备实施的内部校准,应满足 CNAS-CL01《检测和校准实验室能力认可准则》、CNAS-CL01-A025《检测和校准实验室能力认可准则在校准领域的应用说明》和 CNAS-CL01-G004《内部校准要求》的要求。实施内部校准的人员,应经过相关计量知识、校准技能等必要的培训、考核合格并持证或经授权。实验室实施内部校准的校准环境、设施应满足校准方法的要求。实施内部校准应按照校准方法要求配置和使用测量标准(含测量仪器、校准系统或装置、测量软件及标准物质等)和辅助设备。因内部校准要求严格,输血医学实验室一般不实施内部校准。强检的仪器设备须由国家法定计量机构实施检定,校准的仪器设备可由国家计量机构、有资质的第三方

校准机构和有资质的厂家实施校准。但不管是检定还是校准，均须对提供服务的实施方的资质、服务和能力范围进行评价，防止实施方无资质或超范围检定 / 校准，对返回的检定 / 校准报告须进行审核，当校准给出一组修正因子时，应确保之前的校准因子得到正确更新，并根据检定 / 校准结果判定仪器设备的性能状况。

新的或者经过维修后可能影响检测结果的检测设备在正式投入使用前应经确认。新设备的确认应包括安装确认、运行确认和性能确认。经过大修的设备根据需要进行适当确认，必要时应进行计量检定或校准。仪器性能对检测结果有影响的设备每年至少检定 / 校准一次。检定 / 校准后的仪器设备须进行验证，以确保检定 / 校准的准确性。

计量器具应符合检定要求，有明显的定期检定合格标识。大型及关键仪器设备均应以唯一性标签标记，明确维护和校准周期，档案应有专人管理，有使用、维护和校准记录。根据国家计量法相关规定，仪器设备状态可用三色标记：绿色代表合格、黄色代表可用、红色代表停用。有故障或停用的仪器设备应有明显标示，以防误用。大型和关键仪器设备经修理或大型维护后，在重新使用前，应进行检查确认，保证其性能达到预期要求。计量仪器经修理或大型维护后，需要对仪器进行校准方可使用。大型检测仪器，如半自动和全自动血型分析仪，这些仪器计量部门目前不具备检定 / 校准技术，可由厂家 / 代理商工程师校准，须注意工程师是否有厂家授权，是否具备校准资质，少数厂家能够规范校准。

用于红细胞血型系统检测的输血医学实验室常用的须检定 / 校准的工作计量器具包括：

1. 玻璃液体温度计。
2. 砝码。
3. 天平。
4. 试剂冰箱、标本冰箱、水浴箱等。
5. 用于血型鉴定和交叉配血的血型血清学离心机、孵育器等。
6. 加样器(移液器)。
7. 振荡器。
8. 全自动、半自动血型配血检测系统等。

二、试剂和耗材

实验室应制订文件化程序用于试剂和耗材的接收、储存、验收和库存管理。应按制造商的说明储存收到的试剂和耗材。影响检验质量的耗材应在使用前进行性能验证。选定试剂和耗材时应对其性能进行评价，以确定选定的试剂和耗材是否满足实验室的性能要求，如抗血清的效价、亲和力、特异性等，细胞试剂的抗原性、特异性、稳定性和检出能力等。

常用抗血清试剂检测性能要求：抗-D 试剂血清要求：IgM 型抗-D 效价 ≥64，IgG 型抗-D 效价 ≥32；商品化的抗-A、抗-B 定型标准血清要求：抗-A、抗-B 效价 ≥128，冷凝集素效价 <4，必须具有检出 A_2、A_2B 的能力，亲和力应符合下列要求：

1. 抗-A 血清与 A_1 红细胞出现凝集的时间 ≤15s。
2. 抗-A 血清与 A_2 红细胞出现凝集的时间 ≤30s。
3. 抗-A 血清与 A_2B 红细胞出现凝集的时间 ≤45s。
4. 抗-B 血清与 B 红细胞出现凝集的时间 ≤15s。

5. 3min 内凝块必须达到 $1mm^2$ 以上。

其他抗血清和稀有血型抗血清检测性能要求须满足厂家标定的要求或根据实验室的性能要求来进行评价。所有抗血清必须检视外观是否有污染、混浊等现象，不使用时，必须储存于 2~6℃。

反定型试剂 A、B 红细胞要求灵敏度 100%，特异性 100%。抗体筛查细胞抗原一般要包含：D、C、E、c、e、M、N、S、s、P1、Le^a、Le^b、K、k、Fy^a、Fy^b、Jk^a、Jk^b、Mia 和 Di^a 抗原等。

每当试剂盒的试剂组分或试验过程改变，或使用新批号或新货运号的试剂盒之前，应进行性能验证。如果仅仅是新旧批号的变化，则可采用简易的平行比对试验进行验证，以确保新旧批号之间的试剂差异不大，具有可比性，保证检测结果的稳定性。自制质控物应有制备程序，包括均一性和稳定性的评价方案，以及配制和评价记录。自制质控物要求严格，输血医学实验室宜选择有证的第三方质控品，因商品化的质控品不易获得，或基于严格的成本控制因素考虑使用自制质控品时，自制质控品的制备和使用应参考 CNAS-GL005：2018《实验室内部研制质量控制样品的指南》。自配试剂记录应包括：试剂名称或成分、规格、储存要求、制备或复溶日期、有效期、配制人。每个实验室应对检测结果有影响的试剂进行开瓶有效期验证，证实试剂或耗材可持续使用，并保持有效期内的性能记录。

第三节 分析前质量控制

医疗机构临床实验室应当有分析前质量保证措施，制订患者准备、标本采集、标本储存、标本运送、标本接收等标准操作规程，并由医疗机构组织实施。

申请单包括检验申请单和输血申请单等。除通用要求外，申请单还应符合国家卫生健康委员会的相关法律法规要求。实验室应为患者和用户提供实验室检测项目、患者准备、样本采集要求、采样量和结果报告时间。实验室提供的检验，包括样品所需信息、原始样品量、特殊注意事项和周转时间（可在总目录或检验组合中提供）等。

紧急情况不可能得到患者同意时，本着对患者最有利的原则，可执行必需程序，必要时报医务部门批准和备案。在接待和采样期间，宜充分保护患者隐私。保护措施应与申请信息的类型和采集的原始样品相适应。

采供血机构实验室应建立并实施血液标本留取程序，保证标本来源于相对应的血液。必须建立和实施血液标识的管理程序，确保所有血液可以追溯到相应献血者及其献血过程、所用关键物料批号及所有制备和检验的完整记录。血液的标识应采用条形码技术，确保每一袋血液具有唯一性标识以及可追溯性。条形码技术应能对不同种类、不同过程状态的血液及血型进行标识。应保证每一次献血具有唯一的条形码标识，并可追溯到献血者。应采用唯一的条形码标识献血记录、血袋（含原袋和转移袋）、标本管。应对贴标签过程进行严格控制，确保同一献血者的血袋、标本管、献血记录一一对应。医疗机构确定输血后，医护人员持输血申请单和贴好标签的试管，当面核对患者登记号、病案号、姓名、性别、年龄、科室、床号、血型、临床诊断，采集血样。

实验室应有疑难血型和疑难交叉配血试验样本的留取程序，一般要求进行疑难血型和疑难交叉配血时需抽取一管抗凝血用于制备红细胞悬液，一管不抗凝血用于制备血清。

实验室应建立和实施标本送检程序，应包括受检者身份的唯一性标识、检测委托方的标识与联系方式、标本类型、标本容器要求、包装要求、采集和接收时间、申请检测项目、缓急状态、检测结果送达地点等。

实验室应建立和实施标本接收和核对程序，应包括标本的质量要求、标本接收时间和质量检查，标本标识和标本信息核对、登记、处理，及拒收标本的理由和回告方式。建立标本接收和处理记录。除通用要求外，将妥协样品（部分不符合标准但继续检测的样品）的有关信息反馈给申请人和样品采集人员以便持续改进样品质量。急诊用血应建立绿色通道和紧急预案。应有急诊样品处理程序和与临床沟通程序，并有相应记录。稀有血型样品应有明显的标识。所有取自原始样品的部分样品应可明确追溯至最初的原始样品，实验室应有保护患者样品的程序和适当的设施，避免样品在检验前活动中以及准备、处理、储存期间发生变质、遗失或损坏。

第四节　分析中质量控制

实验室应选择预期用途经过确认的检验程序，每个检验程序的规定要求（性能特征）应与该检验的预期用途相关。应确定血液检测项目和方法，并符合国家相关规定。首选程序可以是体外诊断医疗器械使用说明中规定的程序，国际公认标准或指南中的程序，或国家、地区法规中的程序，其次才是公认 / 权威教科书、经同行审议过的文章或杂志发表的程序。

输血医学实验室必须要有检测系统的概念，完成一个项目检测所涉及的仪器、试剂、校准品、操作程序、质量控制、保养计划等的组合称为检测系统。若是手工操作，则还须包括具体操作人员。为了保证达到质量要求，提高检测效率，也可将真空标本采集管、配套离心机等纳入检测系统。

实验室对未加修改而使用的已确认的检验程序（配套检测系统）进行独立验证，证实厂家所声明的各项性能是真实可靠的。实验室应从制造商或方法开发者获得相关信息，以确定检验程序的性能特征。实验室进行的独立验证，应通过获取客观证据（以性能特征形式）证实检验程序的性能与其声明相符。验证过程证实的检验程序的性能指标，应与检验结果的预期用途相关。实验室应将验证程序文件化，并记录验证结果。检验程序的验证宜参考相关国家 / 行业标准，如 WS/T 403、WS/T 406、WS/T 494 等，以及 CNAS 相关指南要求，如 CNAS-GL028、CNAS-GL037、CNAS-GL038、CNAS-GL039。定量检验程序的分析性能验证内容至少应包括正确度、精密度和可报告范围；定性检验程序的分析性能验证内容至少应包括符合率，还应包括检出限、灵敏度、特异性等。输血相容性检测试验一般为定性试验，鉴于行业的特殊性和输血安全的重要性，输血医学实验室定性试验应进行符合率、灵敏度和特异性验证，必要时分析性能验证还包括检出限、干扰试验和携带污染等。

输血医学实验室常见的配套检测系统组合要素包括：某个进口品牌专用全自动血型分析系统，该厂原装微柱凝胶卡（玻璃珠过滤柱）、试剂红细胞、稀释液等。生产厂家在出厂时已对配套检测系统的各项性能进行了检测，该检测系统在使用前，实验室须对厂家声明的各项性能参数进行验证。须验证的检测性能至少包括符合率、灵敏度、特异性等，必要时对检测限、干扰试验、携带污染等进行验证。

实验室应对以下来源的非配套（自建）检验程序进行方法确认和评价：

1. 非标准方法。
2. 实验室设计或制订的方法。
3. 超出预定范围使用的标准方法。
4. 修改过的确认方法。

上述非配套检测系统方法确认后，应对其性能进行评价，检验程序的性能评价根据其特性和特征宜包括：测量正确度、测量准确度、测量精密度（含测量重复性和测量中精密度）、测量不确定度、分析特异性（含干扰物）、分析灵敏度、检出限和定量限、测量区间、诊断特异性和诊断灵敏度。严格遵从既定的检测程序，当对确认过的检验程序进行变更时，应将改变所引起的影响文件化，并重新进行确认。

输血医学实验室常见的非配套检测（自建）系统组合要素包括：某进口品牌专用全自动血型分析系统，使用该厂原装微柱凝胶卡（玻璃珠过滤柱），但国内实验室常见的做法是试剂红细胞使用国产试剂，和/或者稀释液使用国产试剂，甚至有些实验室使用生理盐水替代等。生产厂家在出厂时已对配套检测系统的各项性能进行了检测，如果实验室对其中的关键成分进行了改变，实验室须对该非配套检测（自建）系统进行方法确认，至少包括细胞浓度、抗体效价、加样量等进行确认，然后还须对组合的新检测系统进行性能评价，至少包括符合率、灵敏度、特异性、干扰试验、携带污染，必要时对检测限进行评价。

须特别注意方法的性能验证和性能评价的区别，性能验证是指使用有限的试验或样本去验证厂家声明的各项参数是否真实可靠，而性能评价往往是详细评价改变或自建检测系统的各项性能是否满足实验室要求。

用于疑难血型鉴定和疑难交叉配血试验的血清学检测方法也适用于检测系统的概念，该类试验常见的检测系统组合包括：样本离心机、移液器、抗体试剂、试剂红细胞、稀释液、血型血清学离心机、判读格局表等，上述组合一旦确定，不应随意改变，否则将对结果产生影响。如不同血型血清学离心机因离心力的不同会对凝集强度产生影响，随意改变抗体的厂家会因抗体效价和亲和力的不同而影响格局的判断。但血型血清学检测系统往往是非配套检测（自建）系统，抗体和试剂红细胞来自不同的厂家，特别是来源极其困难的稀有血型抗体及罕见亚型或特殊表现型红细胞，会造成该非配套检测（自建）系统变动较大，影响结果的准确性和可靠性，此时应特别注意验证检测系统的稳定性和有效性，必要时引入特殊质控物和对照。

检验程序应文件化，语言描述应易于理解，并在工作场所易于获取。任何简要形式文件（如卡片文件）的内容应与文件化程序相对应。

第五节　分析后质量控制

实验室应制定程序确保检验结果在被授权者发布前得到复核，适当时应对照室内质控、可利用的临床信息及以前的检验结果进行评估。若结果复核程序包括自动选择和报告，应制定复核标准、批准权限并文件化。实验室应制订文件化程序对临床样品进行识别、收集、保留、检索、访问、储存、维护和安全处置。

实验室应规定临床样品保留时限。应根据样品的性状、检验和任何适用的要求确定保留时间，有法规文件规定保存时限的按规定执行，不宜超期限保存。样品的安全处置应符合地方法规或有关废物管理的相关要求。

ABO、RhD血型和抗体筛查结果应与患者或献血者以前的结果进行比较，宜用信息系统实现自动比对，若存在差异，实验室应分析原因，采取相应措施确保结果准确并记录相关情况。对所有出现血型定型困难、疑难配血的样品应建立立即报告及记录程序。稀有血型、不规则抗体阳性及配血不相合等应及时报告临床，与临床建立有效沟通，为患者的抢救赢得时间，为实验室争取足够的配血时间，以及制订最佳输血治疗方案。

检测结果的分析和检测结论的判定应由经过培训，并经评估可以胜任且获得授权的技术人员进行。检测报告应完整、明晰，应对检测报告进行最后审核和签发，以保证检测报告正确和完整。签发者应签署姓名和日期。报告中应包括但不限于以下内容：

1. 清晰明确的检验项目识别，适当时还包括检验程序。
2. 发布报告的实验室的识别。
3. 所有由受委托实验室完成的检验的识别。
4. 每页都有患者的识别和地点。
5. 检验申请者姓名或其他唯一识别号和申请者的详细联系信息。
6. 原始样品采集日期，当可获得并与患者有关时，还应有采集时间。
7. 原始样品类型。
8. 测量程序（适当时）。
9. 以SI单位或可溯源至SI单位，或其他适用单位报告的检验结果。
10. 生物参考区间、临床决定值，或支持临床决定值的直方图/列线图（诺谟图）。
11. 结果解释。
12. 其他警示性或解释性注释（例如：可能影响检验结果的原始样品的品质或量、受委托实验室的结果/解释、使用研发中的程序）。
13. 作为研发计划的一部分而开展的，尚无明确测量性能声明的检验项目识别。
14. 复核结果和授权发布报告者的识别（如未包含在报告中，在需要时随时可用）。
15. 报告及发布的日期和时间（如未包含在报告中，在需要时应可提供）。
16. 页数和总页数（例如：第1页共5页）。

对委托实验室给出的检测报告单应有审核和采用的程序，应有相应的程序规定委托检测报告是否直接采用，还是转录，如果是转录报告单，还须有转录审核程序，防止报告单在转录过程中导致的错误。

第六节　质量控制方法与保证

《医疗机构临床实验室管理办法》第二十二条规定医疗机构应当加强临床实验室质量

控制和管理。实验室应参加适于相关检验和检验结果解释的实验室间比对计划(如外部质量评价计划或能力验证计划),应按照相关要求参加相应的能力验证 / 室间质评。医疗机构临床实验室应当参加经卫生部门认定的室间质量评价机构组织的临床检验室间质量评价。目前能提供能力验证的临检中心有国家卫生健康委员会临床检验中心、上海临床检验中心、重庆临床检验中心和湖北临床检验中心。上述 4 家机构均通过 CNAS-CL03《能力验证提供者认可准则》认可,提供的 ABO 血型正反定型、RhD 血型、抗体筛查和交叉配血项目均属于能力验证,其余临床检验中心提供的室间质评均属于外部实验室间的大比对。医疗机构临床实验室参加室间质量评价应当按照常规临床检验方法与临床检验标本同时进行,不得另选检测系统或特殊对待,保证检验结果的真实性。实验室应保留参加能力验证 / 室间质评的结果和证书。医疗机构临床实验室对于室间质量评价不合格的项目,应及时查找原因并采取纠正措施。应评价实验室在参加能力验证 / 室间质评中的表现,当实验室表现未达到预定标准(即存在不符合,如不满意)时,员工应参与实施并记录纠正措施,应监控纠正措施的有效性,应评价参加实验室间比对的结果,如显示出存在潜在不符合的趋势(如通过,但结果为 B 或 C),应采取预防措施。

目前,国内尚无机构能够提供得到官方承认的疑难血型、疑难抗体筛查和鉴定,以及疑难交叉配血试验的能力验证。当无实验室间比对计划可利用时,实验室应采取其他方案并提供客观证据确定检验结果的可接受性。这些方案应尽可能使用适宜的物质:

1. 有证标准物质 / 标准样品。
2. 以前检验过的样品。
3. 细胞库或组织库中的物质。
4. 与其他实验室的交换样品。
5. 实验室间比对计划中日常测试的质控物。

医疗机构临床实验室应当将尚未开展室间质量评价的临床检验项目与其他临床实验室的同类项目进行比对,或者用其他方法验证其结果的可靠性。通过与其他实验室(如已获认可的实验室、使用相同检测方法的实验室、使用配套系统的实验室)比对的方式确定检验结果的可接受性。输血医学实验室血清学定性试验的比对应满足如下要求:

1. 规定比对实验室的选择原则。
2. 样品数量:至少 5 份,包括正常和异常水平(如弱阳性)。
3. 频率:至少每年 2 次。
4. 判定标准:阴阳性的性质不能错,凝集强度在一个极差内。

当实验室间比对不可行或不适用时,实验室应制定评价检验结果与临床诊断一致性的方法,判断检验结果的可接受性。每年评价不少于 2 次,并记录。

医疗机构临床实验室应对开展的临床检验项目进行室内质量控制,绘制质量控制图。输血医学实验室检测项目大多数属于定性试验,不宜采用 L-J 质控图,但可制订质控规则。

定性试验常用的质控规则包括:阴阳性的性质不能错、凝集强度控制在一个极差范围内、超出一个极差的质控结果应根据实验室水平和要求控制在一定比例范围内。输血医学实验室应建立质量控制的目标和指标,如在控率 ≥ 99%,与预期凝集强度一致率 ≥ 90% 等。质控物可为商品化质控物或自制质控物。医疗机构临床实验室室内质量控制主要包括质控品的选择,质控品的数量,质控频度,质控方法,失控的判断规则,失控时原因分析及处理措施，质控数据管理要求等，定性试验室内质控应包括弱阳性质控品。出现失控现象时，应当及时查找原因，采取纠正措施，并详细记录，必要时还需审查对前面批次结果的影响，必要时应及时追回报告单。应定期评审室内质控数据，以发现可能提示检测系统问题的检验性能变化趋势，发现此类趋势时应采取预防措施并记录。

输血医学实验室应至少每年 1 次进行实验室内部比对，包括人员和不同方法 / 检测系统间的比对，至少选择 2 份阴性、2 份弱阳性、1 份阳性样品进行比对，评价比对结果的可接受性和可比性，特别是手工操作的项目，如亚型鉴定，不规则抗体鉴定和疑难交叉配血等，比对后应有比对分析报告并存档。

参考文献

1. 中国合格评价国家认可委员会. 医学实验室质量和能力认可准则 (CNAS-CL02), 2014.
2. 中国合格评定国家认可委员会. 医学实验室质量和能力认可准则的应用要求 (CNAS-CL02-A001), 2021.
3. 中国合格评定国家认可委员会. 内部校准要求 (CNAS-CL01-G004), 2022.
4. 中国合格评定国家认可委员会. 能力验证规则 (CNAS-RL02), 2010.
5. 中国合格评定国家认可委员会. 实验室内部研制质量控制样品的指南 (2019-2-20 第一次修订)(CNAS-GL005), 2019.
6. 中华人民共和国国家质量监督检验检疫总局, 中国国家标准化管理委员会. 实验室生物安全通用要求 (GB19489—2008), 2008.
7. 中华人民共和国卫生和计划生育委员会. 临床实验室生物安全指南 (WST 442—2014), 2014.
8. 中华人民共和国住房和城乡建设部, 中华人民共和国国家质量监督检验检疫总局. 生物安全实验室建筑技术规范 (GB50346—2011), 2011.
9. 中国建筑科学研究院有限公司, 中国合格评定国家认可中心. 医学生物安全二级实验室建筑技术标准 (T/CECS662—2020), 2020.
10. 尚红, 王毓三, 申子瑜. 全国临床检验操作规程. 4 版. 北京: 人民卫生出版社, 2015.
11. 中华人民共和国卫生部. 医疗机构临床实验室管理办法, 2006.
12. 中华人民共和国卫生部. 医疗机构临床用血管理办法, 2012.
13. 中华人民共和国卫生部. 临床输血技术规范, 2000.
14. 中华人民共和国卫生部. 血站管理办法, 2005.
15. 中华人民共和国卫生部. 血站质量管理规范, 2006.
16. 中华人民共和国卫生部. 血站实验室质量管理规范, 2006.
17. 中华人民共和国国家卫生健康委员会. 血站技术操作规程 (2019 版), 2019.

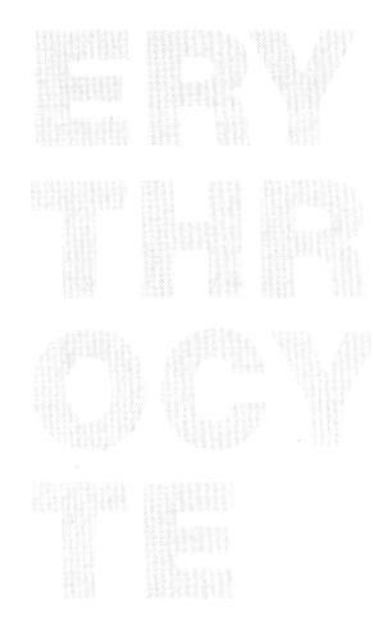

第九章

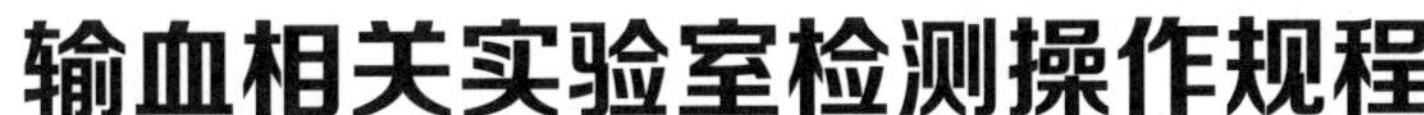

输血相关实验室检测操作规程

实验室检测时，环境温度对试验结果影响较大，若无特殊说明，本文所列各种检测方法均在室温(20~24℃)环境下进行。

检测时所用试管应选用便于肉眼观察试验结果的透明玻璃试管或塑料硬质透明试管，除吸收放散试验所用试管内径为13mm×100mm外，其他检测所用试管内径均为10mm×75mm。

第一节　试 剂 配 制

一、缓冲液配制

(一) 0.16M 磷酸盐缓冲液(PBS)pH 5.5~7.7 配制

1. 储存液配制

(1)A 储存液：将22.16g磷酸二氢钠($NaH_2PO_4 \cdot H_2O$)溶于800mL蒸馏水中，调节pH至5.0。转移至1L容量瓶中，用蒸馏水定容至1L。

(2)B 储存液；将22.7g磷酸氢二钠(Na_2HPO_4)溶于800mL蒸馏水中，调节pH至9.0。转移至1L容量瓶中，用蒸馏水定容至1L。

2. 应用液配制　按表9-1配制不同pH的磷酸盐缓冲液。用酸度计检测应用液pH，可使用A或B储存液调节pH。

表9-1　不同pH磷酸盐缓冲液的配制

pH	A储存液(mL)	B储存液(mL)
5. 5	94	6
7. 3	16	84
7. 7	7	93

（二）0.8M PBS pH 8.2 配制

1. 将 109.6g 磷酸二氢钠（NaH_2PO_4）、3.8g 磷酸二氢钾（KH_2PO_4）溶于 800mL 蒸馏水中，用 1mol/L NaOH 或 1mol/L HCl 调节 pH 至 8.2。

2. 将溶液转移至 1L 容量瓶中，用蒸馏水定容至 1L。

3. 4℃保存。4℃贮存时会有结晶析出，使用前可于 37℃中重新溶解。

（三）0.067M PBS pH 5.4 配制

1. 储存液配制

（1）A 储存液：将 9.1g 磷酸二氢钾（KH_2PO_4）溶于 800mL 蒸馏水中，调节 pH 至 5.0。转移至 1L 容量瓶中，用蒸馏水定容至 1L。

（2）B 储存液：将 9.5g 磷酸氢二钠（Na_2HPO_4）溶于 800mL 蒸馏水中，调节 pH 至 9.0。转移至 1L 容量瓶中，用蒸馏水定容至 1L。

2. 应用液配制　96.5mL A 储存液与 3.5mL B 储存液混合即可，pH 为 5.4。用酸度计检测应用液 pH，可使用 A 或 B 储存液调节 pH。

（四）1M Tris 液配制

将 12.1g Tris（三羟甲基氨基甲烷）、5.25g NaCl 溶于 100mL 蒸馏水中。

（五）0.1M 巴比妥钠缓冲液配制

1. 取 2.06g 巴比妥钠，溶于 80mL 蒸馏水中。

2. 用 0.1mol/L HCl 调节 pH 至 9.6~9.8。

3. 将溶液转移至 100mL 容量瓶中，用蒸馏水定容至 100mL。2~8℃保存。

二、反应介质配制

（一）LISS 液配制

1. 在烧杯中加入 20mL PBS（0.16M pH 6.7）、1.75g NaCl、18g 甘氨酸，待充分溶解后，用 1mol/L NaOH 调节 pH 至 6.7。

2. 将溶液转移至 1L 容量瓶中，用蒸馏水定容至 1L。

（二）牛白蛋白 PBS 溶液配制

血清学检测中，常用到 6% 及 22% 牛白蛋白溶液，配制方法如下：

1. 6% 牛白蛋白 PBS 溶液　将 6g 牛白蛋白溶于 100mL PBS（0.16M，pH 7.3）中。

2. 22% 牛白蛋白 PBS 溶液　将 22g 牛白蛋白溶于 100mL PBS（0.16M，pH 7.3）中。

（三）20% PEG 溶液配制

将 20g PEG（分子量为 4 000）溶于 100mL PBS（0.16M，pH 7.3）中。

三、红细胞配制

（一）红细胞悬液配制

血清学检测中，常使用生理盐水（normal saline，NS）、PBS、LISS 液等配制红细胞悬液。根据试验方法不同，红细胞浓度略有差异。试管法常使用 2%~5% 红细胞悬液，微柱凝胶法常使用 0.8%~1% 红细胞悬液。

1. 配制方法　以红细胞生理盐水悬液为例，配制方法见图 9-1。

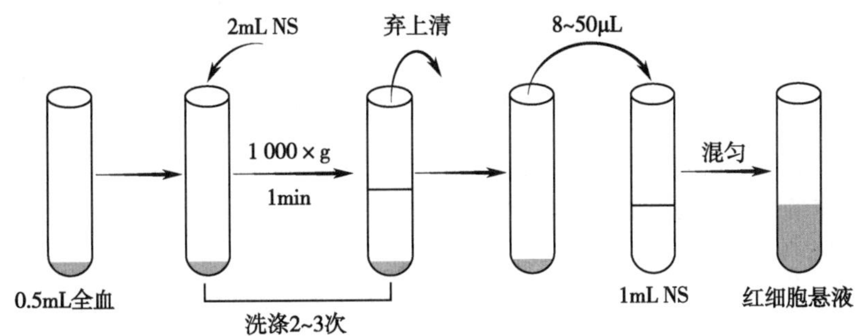

图 9-1　红细胞生理盐水悬液配制

(1) 在洁净试管中加入 0.5mL 全血，然后加入 2mL 生理盐水。1 000×g 离心 1min。弃去上清，重复洗涤 2~3 次。最后 1 次离心后，弃去上清液，用吸水纸吸去管口残余液体，制成压积红细胞。

(2) 另取 1 支洁净试管，加入 1mL 生理盐水，再加入 8μL（10、20、30、50μL）压积红细胞，配制成 0.8%（1%、2%、3%、5%）红细胞生理盐水悬液。

2. 注意事项

(1) 根据试验需要，可用 PBS（0.16M，pH 7.3）、LISS 液等替换生理盐水，配制成试验所需的红细胞悬液。

(2) 血清学检测中，试管法常用 3% 红细胞悬液。悬液浓度不需精确定量，近似浓度即可达到较佳的抗原与抗体比例，可避免出现前带或后带现象。

（二）IgG 型抗体致敏红细胞配制

1. 配制方法　配制方法见图 9-2。

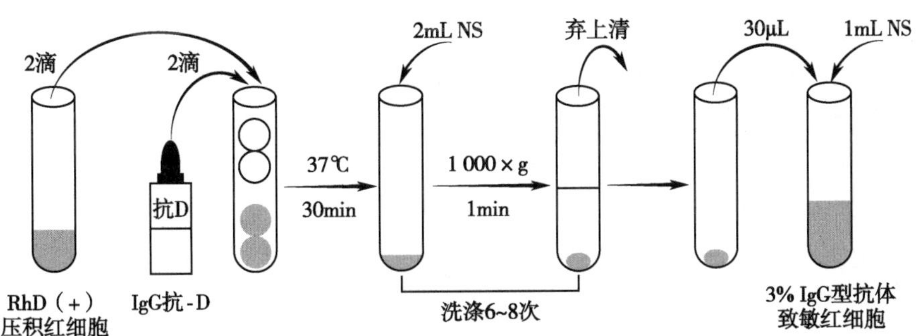

图 9-2　IgG 型抗体致敏红细胞配制

(1) 在洁净试管中加入 2 滴 RhD(+) 压积红细胞，2 滴 IgG 型抗-D 血型定型试剂，混匀，37℃孵育 30min，期间不断混匀。

(2) 用生理盐水洗涤 6~8 次（1 000×g，1min），最后 1 次离心后，弃去上清液，用吸水纸吸去管口残余液体，制成致敏压积红细胞。

(3) 另取 1 支洁净试管，加入 1mL 生理盐水，再加入 30μL 致敏压积红细胞，配制成 3% IgG 型抗体致敏红细胞盐水悬液。

2. 质量要求　使用 IAT 法检测 IgG 型抗体致敏红细胞，凝集强度应为 3+~4+。

3. 注意事项　红细胞与抗-D孵育后，需充分洗涤，去除上清液中残余抗体。必要时，可对最后1次上清液进行检测，以确保无抗体残留。否则IgG型抗-D会中和AHG试剂，引起假阴性结果。

（三）ABO/RhD血型鉴定及交叉配血质控品配制

1. ABO/RhD血型鉴定质控品配制

（1）制备材料

1）3~5份健康成人A/RhD（-）及B/RhD（+）全血，或A/RhD（+）及B/RhD（-）全血。

2）CPD-A血液保养液配制　将0.15g枸橼酸钠、0.02g枸橼酸、0.793g葡萄糖、0.094g磷酸二氢钠、0.497g氯化钠、1.457g甘露醇、0.014g腺嘌呤溶于100mL注射用水中。

（2）配制方法

1）取2支洁净试管，标明A、B型，并分别加入3~5人份相应血型健康成人混合全血，1 000×g离心3~5min，制成压积红细胞。将血浆转移至洁净试管中，标明A、B型血浆，备用。

2）另取2支洁净试管，标明A、B型。按1∶2∶2体积比，分别加入相应血型压积红细胞、血浆、CPD-A血液保养液，混匀，备用。

（3）质量要求

1）试管法：A型红细胞正定型凝集强度为3+~4+；B型红细胞正定型凝集强度为3+~4+；RhD（+）血型检测凝集强度为3+~4+；RhD（-）血型检测结果无凝集。

2）微柱凝胶法：A型红细胞正定型凝集强度为3+~4+；B型红细胞正定型凝集强度为3+~4+；RhD（+）血型检测凝集强度为4+；RhD（-）血型检测结果无凝集。

（4）注意事项

1）健康成人血液样本DAT及不规则抗体检测均应为阴性。

2）ABO/RhD血型鉴定质控品应在2~4℃中保存，保存期为30d。

3）使用前应对质控品进行检查，出现溶血、自发凝集、浑浊、细菌污染等情况时应弃用。

2. 交叉配血质控品配制

（1）制备材料

1）3~5人份健康成人AB型混合血浆

2）IgG型单克隆抗-D血型定型试剂

3）O/RhD（+）红细胞悬液

（2）制备方法

1）取10支洁净试管，各管中分别加入0.1mL AB型血浆。

2）第1管中加入0.1mL IgG型单克隆抗-D血型定型试剂，混匀后吸出0.1mL加至第2管中，以此类推。倍比稀释至第9管，第10管为阴性对照管。

3）各管中加入1滴O/RhD（+）红细胞悬液，使用IAT法进行效价测定。根据检测结果，确定红细胞凝集强度呈“2+”的最高稀释倍数。

4）在AB型血浆中，按已确定的最高稀释倍数加入相应体积IgG型单克隆抗-D血型定型试剂。

（3）质量要求

1）交叉配血质控品与ABO/RhD（+）血型鉴定质控品主侧配血凝集强度为2+。

2）交叉配血质控品与 ABO/RhD（–）血型鉴定质控品主侧配血应无凝集。

（4）注意事项

1）凝集强度与试验方法有关，确定红细胞凝集强度呈“2+”的最高稀释倍数的试验方法应与实际工作中交叉配血方法相一致。

2）O/RhD（+）红细胞悬液浓度与试验方法有关，试管法应使用 2%~5% 红细胞悬液，微柱凝胶法应使用 1% 红细胞悬液。

3）AB 型血浆不规则抗体检测应为阴性。

4）交叉配血质控品分装后应在 –20℃中保存，保存期为 1 年。

5）使用前应对质控品进行检查，出现浑浊、细菌污染等情况时应弃用。

四、还原剂配制

血清学检测常用还原剂包括二硫苏糖醇（DTT）、2- 氨基乙基异硫脲（AET），及二巯基乙醇（2-ME），均具有还原蛋白质中二硫键（cysS-Scys）破坏其四级或三级结构的作用（图 9-3）。

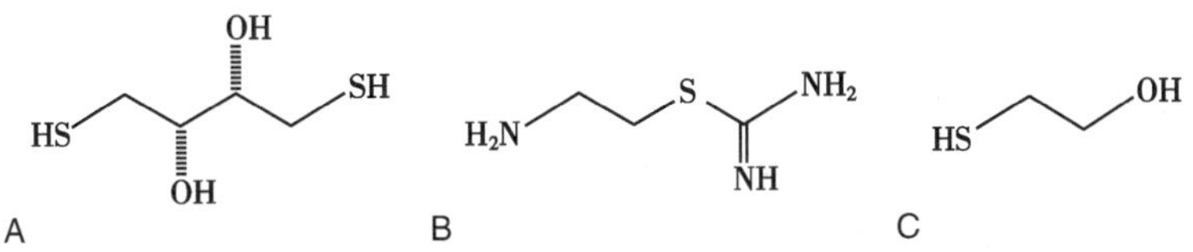

图 9-3　常用还原剂化学结构式

A. DTT；B. AET；C. 2-ME

破坏血浆中游离 IgM 型抗体或与红细胞抗原结合的 IgM 型抗体，常使用低浓度 DTT（0.01M）或 2-ME（0.1M）。破坏红细胞蛋白质类抗原，常使用高浓度 DTT（0.2M）或 AET（6%）。DTT 与 2-ME 应用液在保存时易氧化，在分子内部形成二硫键而失去还原能力（图 4-36）。所以应用液宜现用现配，或配制后冷冻保存。

（一）DTT 配制

1. 0.01M DTT 配制　市售 DTT 有两种形式：液体及固体。液体试剂浓度多为 0.2M。配制时应根据试剂形态选择适合的配制方法：

（1）固态 DTT：取 0.154g DTT，溶于 100mL PBS（0.16M，pH 7.3）中。

（2）液态 DTT：取 2mL 0.2M DTT，加至 38mL PBS（0.16M，pH 7.3）中。

配制完成后应分装保存，每支 1.5mL，–20℃以下保存，保存期为 6 个月，使用前平衡至室温。

2. 0.2M DTT 配制　取 3.08g 固体 DTT，溶于 100mL PBS（0.16M，pH 7.3）中。

配制完成后应分装保存，每支 3mL，–20℃以下保存，保存期为 6 个月，使用前平衡至室温。

（二）0.1M 2-ME 配制

取 0.7mL 14M 2-ME 储存液，溶于 100mL PBS（0.16M，pH 7.3）中。在棕色瓶中 4℃保存。

（三）6% AET 配制

1. 将 0.6g AET 溶于 8mL 蒸馏水中，用 5mol/L NaOH 调节 pH 至 8.0。

2. 将溶液转移至 10mL 容量瓶中，用蒸馏水定容至 10mL。

五、血型定型试剂配制

(一) 抗-AB 血型定型试剂配制

1. 配制方法

(1) 采集多名非血缘关系 O 型健康成人全血, 1 000 × g 离心 1min, 将血清转移至洁净试管中。

(2) 通过试验检测挑选特异性、亲和力、效价合格, 且无冷抗体、不规则抗体的血清, 混合后置于 56℃水浴箱中孵育 30min, 灭活补体。

(3) 调节效价至 64。

(4) 加入适量 10% 叠氮钠储存液, 使其终浓度为 0.05%。无菌分装, -80℃保存, 不可反复冻融。

2. 注意事项

(1) 每份血清抗-AB 效价应 ≥ 64。

(2) 叠氮钠有毒, 使用时应做好个人防护。

(二) 抗-H 植物凝集素配制

1. 配制方法

(1) 使用 1mol/L HCl 调节 Tris 液 pH 至 7.4。

(2) 取 20g 欧洲荆豆, 加入 Tris 液 100mL, 浸泡 4h。

(3) 将欧洲荆豆及浸泡液倒入粉碎机内, 粉碎。

(4) 37℃孵育 30min, 然后在 2~8℃冰箱内放置 24h。

(5) 1 500 × g, 离心 30min, 收集上清液, 即为抗-H 植物血凝素。

2. 效价修正

(1) 取 15 只试管, 分为 3 排, 每排 5 只。各排从第 2 管开始, 每管中加入 2 滴生理盐水。

(2) 1~3 排第 1 和第 2 管分别加入 2 滴抗-A、抗-B 及抗-H, 从第 2 管开始进行倍比稀释。

(3) 第 1 排各试管中加入 1 滴 A 型红细胞试剂, 第 2 排各试管中加入 1 滴 B 型红细胞试剂, 第 3 排各试管中加入 1 滴 O 型红细胞试剂。

(4) 混匀, 1 000 × g 离心 15s, 观察结果。

(5) 每排以出现 2+ 凝集的最高稀释度为最适稀释度。

3. 质量控制

(1) 用 A_1、A_2 血型定型红细胞试剂对抗-H 进行效价测定。达到如下标准方可使用: A_1 红细胞试剂效价为 8; A_2 红细胞试剂无凝集。

(2) 使用 O 型分泌型及非分泌型唾液进行抗体抑制试验。判断植物凝集素是否有效。

(三) 多凝集红细胞试剂制备

1. AB 型混合血清　多凝集红细胞与正常人血清具有广谱反应性, AB 型混合血清可作为阳性对照血清。

(1) 制备方法: 采集 4~6 名 AB 型健康人全血 (不抗凝), 24h 内分离血清, 混合后冰冻保存, 备用。

(2) 质量控制: 采用盐水法对每份血清进行不规则抗体检测。阴性为合格, 阳性血清应弃去不用。

2. 脐带血混合血清　多凝集红细胞不与脐血血清反应, 脐带血混合血清可作为阴性对照血清。

(1)制备方法：取 2~3 份脐带血血清，混合后冰冻保存，备用。

(2)质量控制：每份脐带血血清分别与 A_1、B 血型定型红细胞试剂按 2∶1 体积比混合(2 滴血清，1 滴红细胞试剂)，室温孵育 5min，1 000 × g 离心 15s，观察结果。阴性为合格，阳性血清应弃去不用。

3. 神经氨酸酶处理红细胞　神经氨酸酶处理红细胞后，可使 T 隐匿抗原暴露，制备出多凝集红细胞。试验检测中，可作为花生、野大豆等植物血凝素的阳性对照细胞。

(1)制备方法

1)用生理盐水洗涤单人份 O 型红细胞 3~4 次(1 000 × g，1min)，弃去上清液，制成压积红细胞。

2)在洁净试管中加入 1 体积浓度为 1IU/mL 的神经氨酸酶，9 体积 PBS(0.16M，pH 7.3)，混匀，备用。

3)取 2 支洁净试管，标明试验管及阴性对照管。在试验管中加入 3 滴 O 型压积红细胞及 3 滴神经氨酸酶稀释液。阴性对照管中加入 3 滴 O 型压积红细胞及 3 滴 6% 牛白蛋白 PBS 液。

4)37℃孵育 15min。用生理盐水洗涤红细胞 3~4 次(1 000 × g，1min)，最后 1 次离心后，弃去上清液，用吸水纸吸去管口残余液体。用生理盐水配制成 3% 红细胞生理盐水悬液，备用。

(2)质量控制

1)试验组：AB 型血清与神经氨酸酶处理红细胞呈凝集反应。

2)阴性对照：AB 型血清与阴性对照红细胞无凝集反应。

4. 植物凝集素配制　用于多凝集红细胞检测的植物凝集素主要包括双花扁豆、野大豆、南欧丹参(鼠尾草)、花生等植物种子的提取液。试验检测中，用于区分引起多凝集的不同抗原。

(1)配制方法：使用双花扁豆、野大豆、南欧丹参、花生的种子分别配制凝集素，配制方法及效价修正与抗-H 植物凝集素相同。

(2)质量控制：神经氨酸酶处理红细胞与花生植物凝集素、野大豆植物凝集素、AB 型混合血清呈凝集反应，与双花扁豆及南欧丹参植物凝集素无凝集。

(四) ABO 糖基转移酶反应液配制

用蒸馏水配制反应液，成分含量如下：

0.05mol/L pH 6.5 咪唑

0.025mol/L $MnCl_2$

0.15mol/L NaCl

0.5% BSA(小牛血清蛋白)

0.5mmol/L UDP-N- 乙酰半乳糖胺(检测 A 酶)

0.5mmol/L UDP- 半乳糖(检测 B 酶)。

六、蛋白水解酶配制

(一) 1% 无花果酶溶液配制

1. 配制方法

(1)取 1g 无花果酶，溶于 100mL PBS(0.16M，pH 7.3)中，充分搅拌，使无花果酶完全溶解。

(2)15min 后过滤,收集滤清液,小瓶分装,–20℃保存,备用。使用前在 37℃水浴箱中融化,当天使用,不可再次冰冻。

2. 质量控制

(1)取 6 支试管,1~3 管分别加入 1 滴 3 个不同批号的 IgG 型抗-D 血型定型试剂,4~6 管分别加入 1 滴 3 个不同批号的 AB 型血清。

(2)在以上 6 管中分别加入 1 滴 2%~5%RhD(+)红细胞生理盐水悬液、1 滴 1% 无花果酶溶液,混匀,37℃孵育 30min。取出,离心(1 000 × g,15s),观察结果。

3. 质量标准　1~3 管呈强凝集,4~6 管无凝集。

4. 注意事项　无花果酶对人体有害,配制时,应戴面罩、口罩,并在通风橱中进行操作。

(二) 1% 木瓜酶溶液配制

1. 0.5M L- 半胱氨酸配制　将 0.88g L- 半胱氨酸溶于 10mL 蒸馏水中即可。

2. 1% 木瓜酶溶液配制

(1)配制方法

1)取 2g 木瓜酶,溶于 100mL PBS(0.067M,pH 5.4)中,充分搅拌,使木瓜酶完全溶解。

2)15min 后过滤,收集滤清液至 200mL 容量瓶中。

3)在滤清液中加入 10mL 0.5M L- 半胱氨酸,37℃孵育 1h。

4)用 PBS(0.067M,pH 5.4)定容至 200mL。小瓶分装,–20℃保存,备用。融化后不可再次冰冻。

(2)质量控制:与 1% 无花果酶溶液的质量控制相同。

(3)注意事项:木瓜酶对人体有害,配制时,应戴面罩、口罩,并在通风橱中进行操作。

(三) ZZAP 配制

1. 木瓜酶配方　将 2.5mL 0.2M DTT 溶液、0.5mL 1% 木瓜酶溶液、2mL PBS(0.16M,pH 7.3)混合。

2. 无花果酶配方　将 2.5mL 0.2M DTT 溶液、1mL 1% 无花果酶溶液、1.5mL PBS(0.16M,pH 7.3)混合。

七、放散液配制

(一) 甘氨酸 -HCl 配制

1. 10%EDTA-Na_2 配制　取 10g EDTA-Na_2·$2H_2O$ 溶于 100mL 蒸馏水中。

2. 甘氨酸 -HCl pH 3.0 应用液配制

(1)0.1M 甘氨酸 -HCl pH 3.0 配制:将 3.75g 甘氨酸、2.922g NaCl 溶于 400mL 蒸馏水中,用 12mol/L HCl 调节 pH 至 3.0。转移至 500mL 容量瓶中,用蒸馏水定容至 500mL。2~8℃保存,备用。

(2)甘氨酸 -HCl 应用液:将 4mL 0.1M 甘氨酸 -HCl 与 1mL 10% EDTA-Na_2 混合即可。

3. 甘氨酸 -HCl pH 1.5 应用液配制

(1)0.1M 甘氨酸 -HCl pH 1.5 配制:将 0.75g 甘氨酸溶于 100mL 生理盐水中,用 12mol/L HCl 调节 pH 至 1.5。2~8℃保存,备用。

(2)甘氨酸 -HCl 应用液:将 4mL 0.1M 甘氨酸 -HCl 与 1mL 10% EDTA-Na_2 混合即可。

（二）二磷酸氯喹溶液配制

1. 将 20g 二磷酸氯喹溶于 90mL 生理盐水中，用 1mol/L NaOH 调节 pH 至 5.1。

2. 将溶液转移至 100mL 容量瓶中，用生理盐水定容至 100mL。2~8℃保存，备用。

第二节　常用试剂质量检查

一、抗-A、抗-B 血型定型试剂质量要求

新购进的抗-A、抗-B 血型定型试剂在使用前需对其效价、亲和力进行检测，评价试剂的有效性。检测前，需对试剂外观、有效期等进行确认，并做好记录。

（一）效价测定

1. 测定方法　抗体效价测定方法见图 9-4。

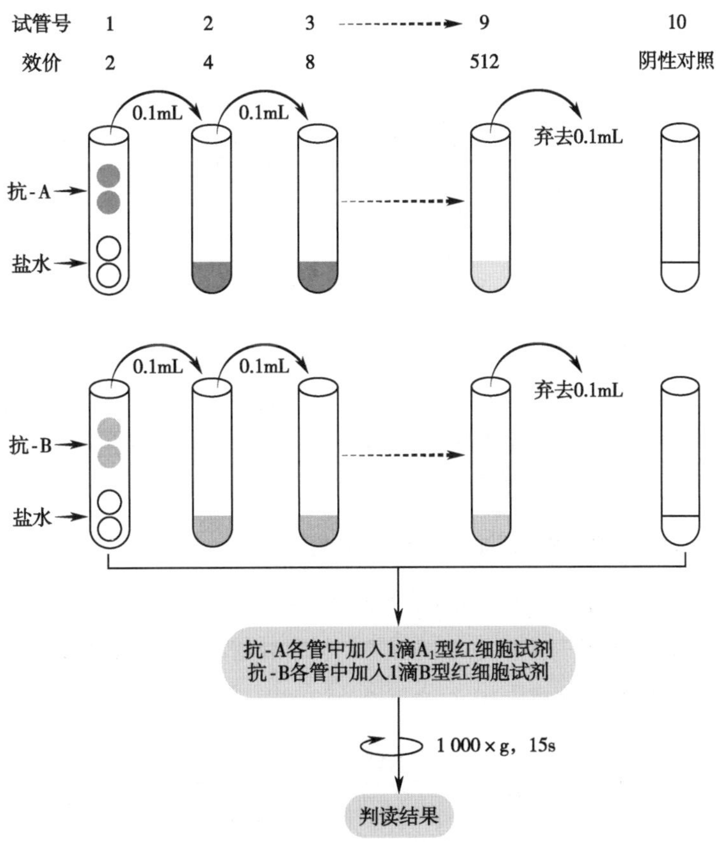

图 9-4　抗体效价测定

（1）取 20 支洁净试管，分为 2 排，每排 10 支。每支试管中加入 0.1mL 生理盐水。

（2）在第 1 排第 1 管中加入 0.1mL 抗-A，在第 2 排第 1 管中加入 0.1mL 抗-B。混匀后吸出 0.1mL 加至第 2 管中，以此类推。倍比稀释至第 9 管，第 10 管为阴性对照管。

(3)在第一排各试管中加入1滴A_1型红细胞试剂,在第二排各试管中加入1滴B型红细胞试剂,混匀。

(4)1 000×g离心15s,观察结果。

2. 结果判读　红细胞凝集强度呈“1+”的最高稀释度为抗体效价。

3. 质量要求　抗-A、抗-B效价应≥128。

4. 注意事项

(1)本法适用于IgM型抗体效价测定。

(2)IgG型抗体效价应在倍比稀释后使用IAT法进行检测。若样本中IgM型抗体有可能干扰试验结果时,应使用0.01M DTT对样本进行处理,破坏IgM抗体后再行检测。

(二)亲和力测定

1. 测定方法　抗体亲和力测定方法见图9-5。

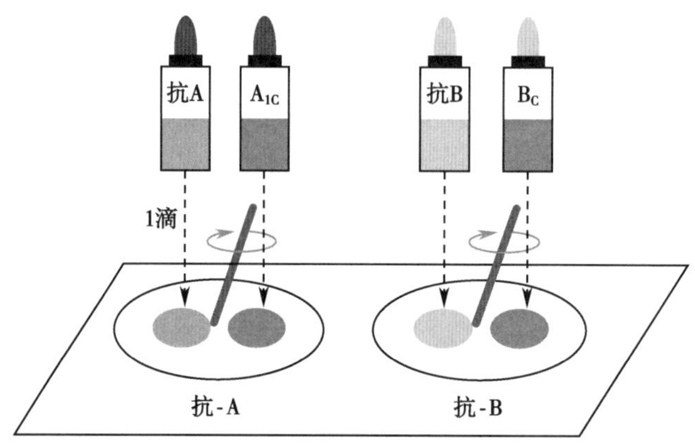

图9-5　抗体亲和力测定

(1)取一张洁净玻片,用记号笔划成方格,标明抗-A、抗-B。

(2)在相应方格内,加入1滴抗-A、抗-B。再分别加入1滴A_1、B型红细胞试剂,混匀。

(3)不断轻轻转动玻片,记录肉眼可见凝集出现时间及3min时凝块大小。

2. 质量要求　凝集出现时间≤15s,凝块体积≥$1mm^2$。

二、ABO血型定型红细胞试剂质量要求

ABO血型定型红细胞试剂至少应包含A_1、B及O型红细胞。在玻片上滴1滴抗-A或抗-B血型定型试剂、1滴相应待检红细胞试剂,立即混匀,不断轻轻转动玻片。记录肉眼可见凝集出现时间及3min时凝块大小,结果应符合表9-2的要求。

表9-2　反定型试剂红细胞质量要求

红细胞试剂	抗体		凝集出现时间(s)	凝块大小(mm^2)
	抗-A	抗-B		
A_1型	+	–	≤15	≥1
B型	–	+	≤15	≥1
O型	–	–	–	–

注:+:凝集;–:无凝集

三、抗-D血型定型试剂质量要求

（一）特异性检测

1. 检测方法

（1）阳性管：在试管中加入2滴抗-D，1滴2%~5% RhD（+）红细胞盐水悬液。

（2）阴性管：在试管中加入2滴抗-D，1滴2%~5% RhD（–）红细胞盐水悬液。

（3）根据抗-D的性质决定检测方法。IgM型或IgM/IgG混合型抗-D使用盐水法，IgG型抗-D使用IAT法。

2. 质量要求　阳性管出现凝集且凝集强度达到“3+~4+”，阴性管无凝集。

（二）效价测定

1. 测定方法　与抗-A、抗-B血型定型试剂效价测定相同（图9-4）。

（1）取10支洁净试管排成1排，各试管中加入0.1mL生理盐水。

（2）在第1管中加入0.1mL抗-D，混匀后吸出0.1mL加至第2管中。以此类推，倍比稀释至第9管，第10管为阴性对照。

（3）在各管中加入1滴2%~5% RhD（+）红细胞盐水悬液，根据抗-D的性质，决定检测方法，IgM型或IgM/IgG混合型抗-D使用盐水法，IgG型抗-D使用IAT法。

2. 结果判读　红细胞凝集强度呈“1+”的最高稀释度为抗体效价。

3. 质量要求　抗-D效价>64。

4. 注意事项　本法适用于抗-C、c、E、e分型试剂效价测定，效价应>16。

四、不规则抗体筛查及谱红细胞质量要求

分别使用2个批号的抗-D、抗-E分型试剂对不规则抗体筛查及谱红细胞进行检测，试验结果反应格局应与试剂盒提供的反应格局相同。

五、抗球蛋白试剂质量要求

1. 测定方法

（1）阳性管：在试管中加入1滴IgG型抗体致敏红细胞悬液、2滴AHG。

（2）阴性管：在试管中加入1滴IgG型抗体致敏红细胞悬液、2滴生理盐水。

（3）1 000×g离心15s，观察结果。

2. 质量要求　阳性管凝集强度为“3+~4+”，阴性管无凝集。

第三节　血型检测

一、ABO血型检测

（一）常用血清学检测方法

ABO血型检测常用方法主要有玻片法、试管法、微柱凝胶法及微量板法。各种检测方

法技术特点及适用范围不同,应根据实际情况选择适合的检测方法。

1. 玻片法

(1)检测原理:盐水介质中,IgM型抗体可与红细胞呈肉眼可见的凝集反应,根据反应格局可判断出样本ABO血型。

(2)技术特点与适用范围:操作简便、快速,但弱抗原易漏检。适用于ABO血型快速筛查。

(3)设备与材料:洁净玻片(或白瓷板、凹型白纸卡片);抗-A、抗-B血型定型试剂;待检全血样本(EDTA抗凝)。

(4)操作步骤:试验操作过程见图9-6。

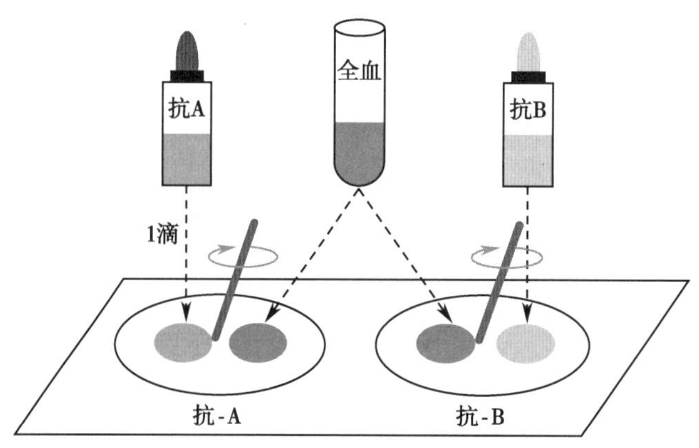

图9-6 玻片法检测ABO血型

1)取清洁玻片(或白瓷板、凹型白纸卡片)1张,用记号笔划成方格,标明抗-A、抗-B。

2)在相应方格内加入1滴抗-A、抗-B,再加入1滴被检全血。

3)用小木棒将定型试剂与全血混匀,铺成面积约为20mm×40mm的反应区域。轻轻摇动玻片(或白瓷板、凹型白纸卡片)2min,观察结果。

(5)结果判断:红细胞凝集为阳性,不凝集为阴性。ABO血型判断见表9-3。

表9-3 玻片法血型检测结果判定

抗-A	抗-B	样本血型
+	–	A
–	+	B
–	–	O
+	+	AB

注:+:凝集;–:无凝集

(6)注意事项

1)若反应结果较弱或可疑,须使用试管法进行复检。

2)须注意区别边缘干燥的红细胞与红细胞凝集的差异。

2. 试管法

(1)检测原理：根据 Landsteiner 规则，使用 IgM 型抗-A 和抗-B 检测样本红细胞是否存在 A、B 抗原；使用 A、B 红细胞试剂检测样本血浆中是否存在抗-A、抗-B。

(2)技术特点与适用范围：操作简便，适用于常规检测及疑难样本处理。

(3)设备与材料：抗-A、抗-B 血型定型试剂，ABO 血型定型红细胞试剂，血清学离心机，显微镜，试管，待检全血样本(EDTA 抗凝)。

(4)操作步骤

1)正定型：试验操作过程见图 9-7。

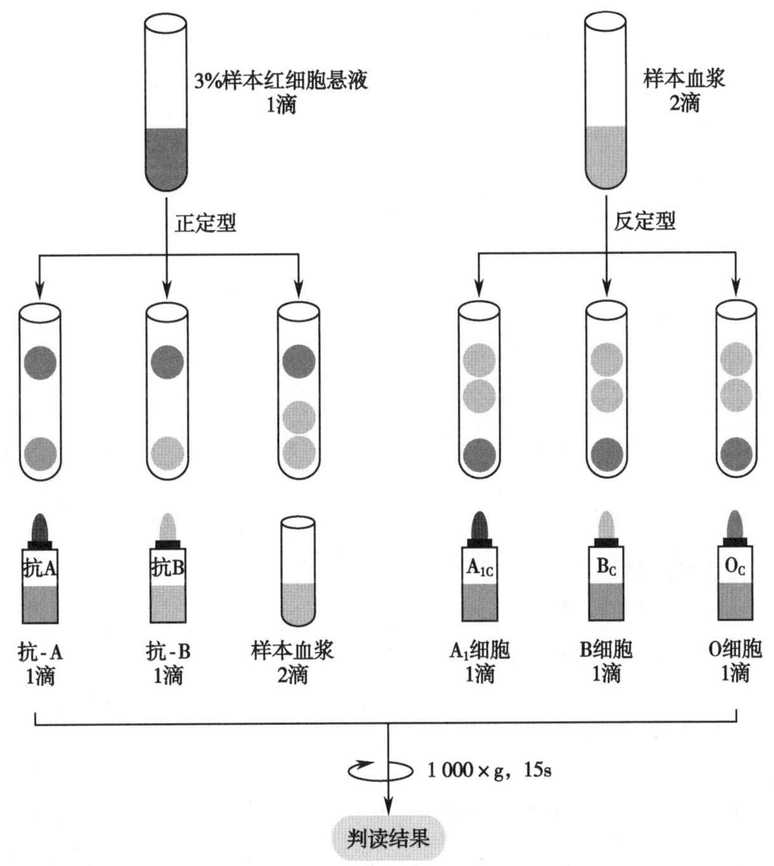

图 9-7 试管法检测 ABO 血型

①取 3 支洁净试管，分别标记抗-A、抗-B、自身对照。在相应试管中分别加入 1 滴抗-A、抗-B，及 2 滴样本血浆。

②在各试管中分别加入 1 滴被检样本 3% 红细胞生理盐水悬液，混匀，1 000×g 离心 15s。

③观察上清液有无溶血，再斜持试管轻轻摇动，使管底红细胞慢慢浮起，肉眼观察有无凝集，可疑时可在显微镜下加以确认。

2)反定型：试验操作过程见图 9-7。

①取 3 支洁净试管，分别标明 A、B 和 O 型红细胞。在相应标记的试管中加入 1 滴 A_1、

B、O 型红细胞试剂。

②各试管中加入 2 滴样本血浆，混匀，1 000 × g 离心 15s。

③先观察上清液有无溶血，再斜持试管轻轻摇动，使管底红细胞慢慢浮起，肉眼观察有无凝集，可疑时应在显微镜下加以确认。

(5) 结果判断

1) 凝集强度判断标准：观察上清液颜色，判断是否溶血。轻摇试管，观察红细胞扣散开情况，按表 9-4 中标准判断凝集强度。

表 9-4　凝集强度判断标准

强度	分值	特点	背景	图例
4+	12	一个大凝集块	透明	
3+	10	数个大凝集块	透明	
2+	8	数个小凝集块	透明	
1+	5	细沙状凝集颗粒，周围有较多游离红细胞	红色	
±	2	微小凝集块，肉眼难以分辨，镜下可见大量凝集	红色	
−	0	均匀的红细胞悬液，镜下无凝集	红色	
MF		数个红细胞小凝块，周围有较多游离红细胞	红色	
H(PH)		完全溶血(部分溶血)	红色透明	

注：+：凝集；−：无凝集；MF：混合外观；H：溶血；PH：部分溶血

2) ABO 血型结果判断：按表 5-2 判断 ABO 血型。

(6) 注意事项

1) 若自身对照红细胞出现凝集，呈凝集反应的正定型结果不可信。应对红细胞进行洗涤或放散处理，直至自身对照红细胞离心后无凝集，并使用处理后红细胞重新进行正定型检测。

2) 若 O 型红细胞试剂出现凝集，呈凝集反应的反定型结果不可信。应使用多人份新鲜 O 型洗涤后压积红细胞吸收血浆中干扰物质，直至 O 型红细胞试剂无凝集，并使用处理后血浆重新进行反定型检测。

3) 凝集反应强度均为强凝集(3+~4+)时，方可判读结果并发出报告。否则应分析原因，并重新检测(详见第五章第一节)。

4) 正、反定型结果应一致，否则应分析原因。

5) 在 ABO 血型正定型检测中，使用人源抗-AB 血清可起到防止 ABO 亚型漏检的作用。若抗-AB 为阳性，而抗-A、抗-B 均为阴性，则提示可能为 ABO 亚型。

6）0~6 个月的婴儿 ABO 血型鉴定以正定型结果作为输血治疗的依据。

7）正定型均不凝集，反定型红细胞试剂（含 O 型红细胞试剂）均凝集，应使用抗-H 验证是否为孟买型。

3. 微柱凝胶法

（1）检测原理：将红细胞与血浆加至微柱管反应腔后，若无抗原抗体结合反应，离心后红细胞将沉降至微柱底部，呈阴性反应结果。若发生抗原抗体结合反应，离心后红细胞滞留在微柱不同部位，呈阳性反应结果。

（2）技术特点与适用范围：操作简便，结果直观易读。适用于高通量自动化检测。

（3）设备与材料：卡式离心机，ABO 血型正反定型卡，ABO 血型定型红细胞试剂，待检全血样本（EDTA 抗凝）。

（4）操作步骤：严格按试剂操作说明书进行。

（5）结果判断

1）凝集强度判断标准：观察红细胞是否溶血，并根据红细胞在微柱中所处位置判断其凝集强度，见图 9-8。

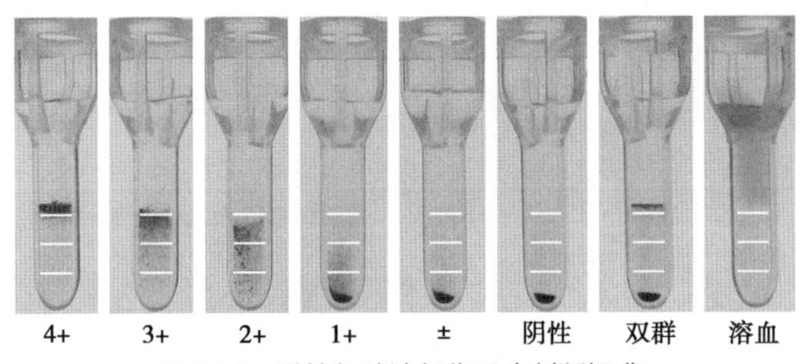

图 9-8　微柱凝胶法凝集强度判断标准

4+：红细胞全部位于微柱顶部。

3+：80% 红细胞位于微柱上端 1/3 内。

2+：80% 红细胞位于微柱上端 2/3 内。

1+：80% 红细胞位于微柱下端 2/3 内。

±：100% 红细胞位于微柱下端 1/3 内。

-：100% 红细胞位于微柱底部。

双群：部分红细胞位于微柱顶部或微柱内部，而另一部分红细胞位于底部。

溶血：红细胞发生溶血后，细胞碎片、血红蛋白等成分重量较轻，离心后不会进入微柱凝胶中，仍位于反应腔内，呈透明红色或暗红色。

2）ABO 血型结果判断：按表 5-2 判断 ABO 血型。

（6）注意事项

1）指示细胞均为阴性，且阳性反应均呈强凝集（3+~4+）时，方可判读结果。否则应分析原因，并采用试管法重新检测。

2）正、反定型结果应一致，否则应分析原因。

3）微柱凝胶法不具备排除干扰的能力，当检测结果异常时，应使用试管法排除干扰因素，并以试管法结果为准。

4. 微量板法

(1)检测原理：在U型反应板中观察红细胞凝集情况。

(2)技术特点与适用范围　操作简便，成本低，但弱凝集反应易漏检。可实现高通量自动化检测，适于大批量样本血型初筛。

(3)设备与材料：U型微量板，平板离心机，抗-A、抗-B血型定型试剂，ABO血型定型红细胞试剂，待检全血样本(EDTA抗凝)。

(4)操作步骤

1)正定型

①在不同反应孔中分别加入1滴抗-A、抗-B、2滴样本血浆。

②各孔中加入1滴3%样本红细胞生理盐水悬液。

③轻拍反应板，混匀。

④离心(U型软板离心条件为：700×g，5s。U型硬板离心条件为：400×g，30s)。

⑤轻拍反应板使红细胞重悬，观察结果。

2)反定型

①在不同反应孔中分别加入1滴A_1、B、O型红细胞试剂。

②各孔中加入2滴待检样本血浆。

③混匀、离心、红细胞重悬，操作方法同正定型。

(5)结果判断：与试管法相同。

(6)注意事项：离心前，室温孵育5~10min，可提高弱抗原或弱抗体的检出率。

(二) ABO弱抗原/弱抗体检测

1. 孵育法

(1)检测原理：延长孵育时间可促进抗原抗体充分结合，提高弱抗原或弱抗体的检出率。

(2)技术特点与适用范围：方法简单，易于操作。适用于弱抗原或弱抗体的检测。

(3)设备与材料：血清学离心机，显微镜，试管，抗-A、抗-B血型定型试剂，ABO血型定型红细胞试剂，6%牛白蛋白PBS溶液，待检全血样本(EDTA抗凝)。

(4)操作步骤：试验操作过程见图9-9。

1)弱抗原检测

①取4支洁净试管，分别标记抗-A、抗-B、抗-AB、自身对照。在相应试管中分别加入1滴抗-A、抗-B、抗-AB、6%牛白蛋白PBS溶液。

②各试管中加入1滴3%样本红细胞生理盐水悬液，混匀，室温孵育30min。

③ 1 000×g离心15s，观察结果。

④若无凝集，则4℃孵育15~30min。

⑤ 1 000×g离心15s，观察结果。

2)弱抗体检测

①取4支洁净试管，分别标记A_1、A_2、B、O型红细胞。在相应试管中分别加入1滴A_1、A_2、B、O型红细胞试剂。

②各试管中加入2滴样本血浆，室温孵育30min。

③ 1 000×g离心15s，观察结果。

④若无凝集，则4℃孵育15~30min。

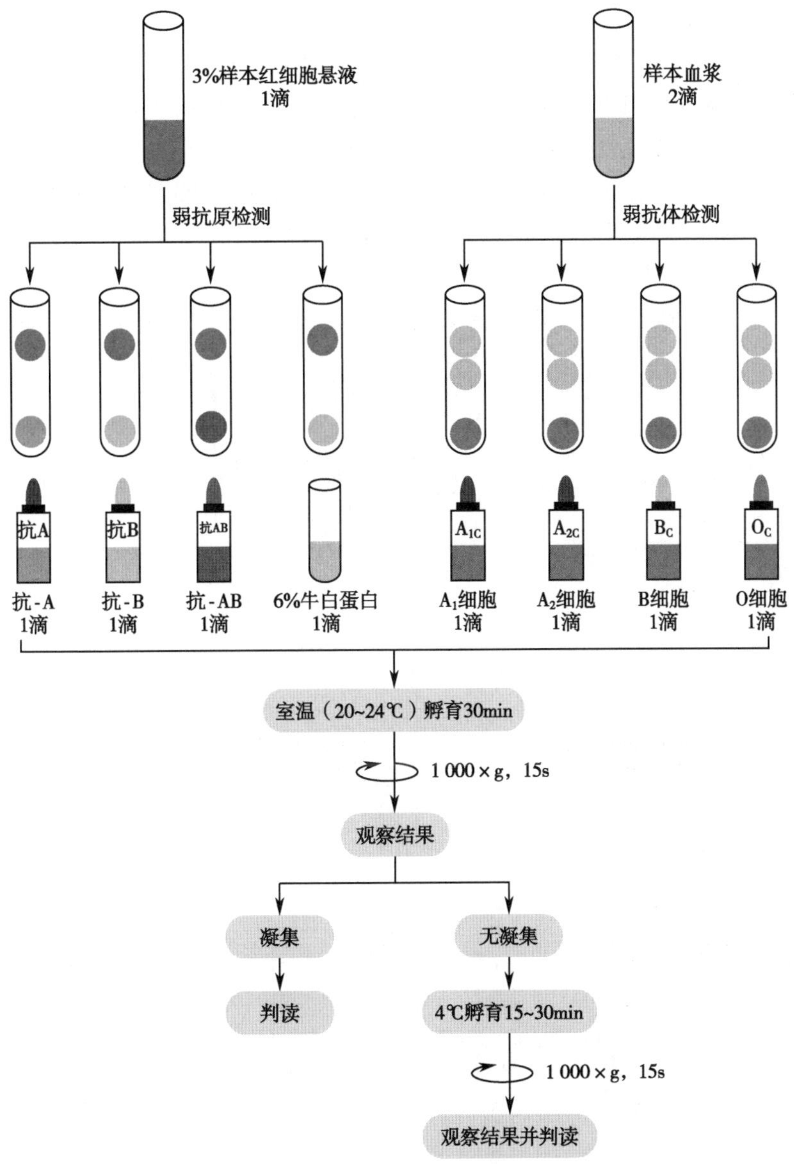

图 9-9　孵育法检测 ABO 弱抗原 / 弱抗体

⑤ 1 000×g 离心 15s，观察结果。

(5) 结果判断：与试管法相同。

(6) 注意事项

1) 自身对照的设置是为了检测红细胞是否存在自身凝集。牛白蛋白介质可起到促进自身凝集的作用。若自身对照凝集，提示正定型凝集反应受干扰因素影响，应排除干扰后重新进行检测。

2) 进行反定型检测时，O 型红细胞试剂应无凝集，若发生凝集，提示反定型凝集反应受干扰因素影响，应排除干扰后重新进行检测。

2. 酶法

(1) 检测原理：某些蛋白酶处理红细胞后，可使一些红细胞血型抗原易于检出，具有增强抗原抗体反应的作用。

（2）技术特点与适用范围：无花果酶、木瓜酶、菠萝酶处理红细胞后，可使ABO、Rh、Kidd、Kell等血型系统抗原易于检出，但可破坏M、N、S、s、Fy^a、Fy^b等血型抗原。该法适用于ABO弱抗原、Rh等血型系统抗原检测，还可用于吸收试验前的红细胞处理。

（3）设备与材料：血清学离心机，水浴箱，试管，1%无花果酶溶液（或1%木瓜酶溶液），抗-A、抗-B、抗-AB血型定型试剂，O型全血（EDTA抗凝），待检全血样本（EDTA抗凝）。

（4）操作步骤：试验操作过程见图9-10。

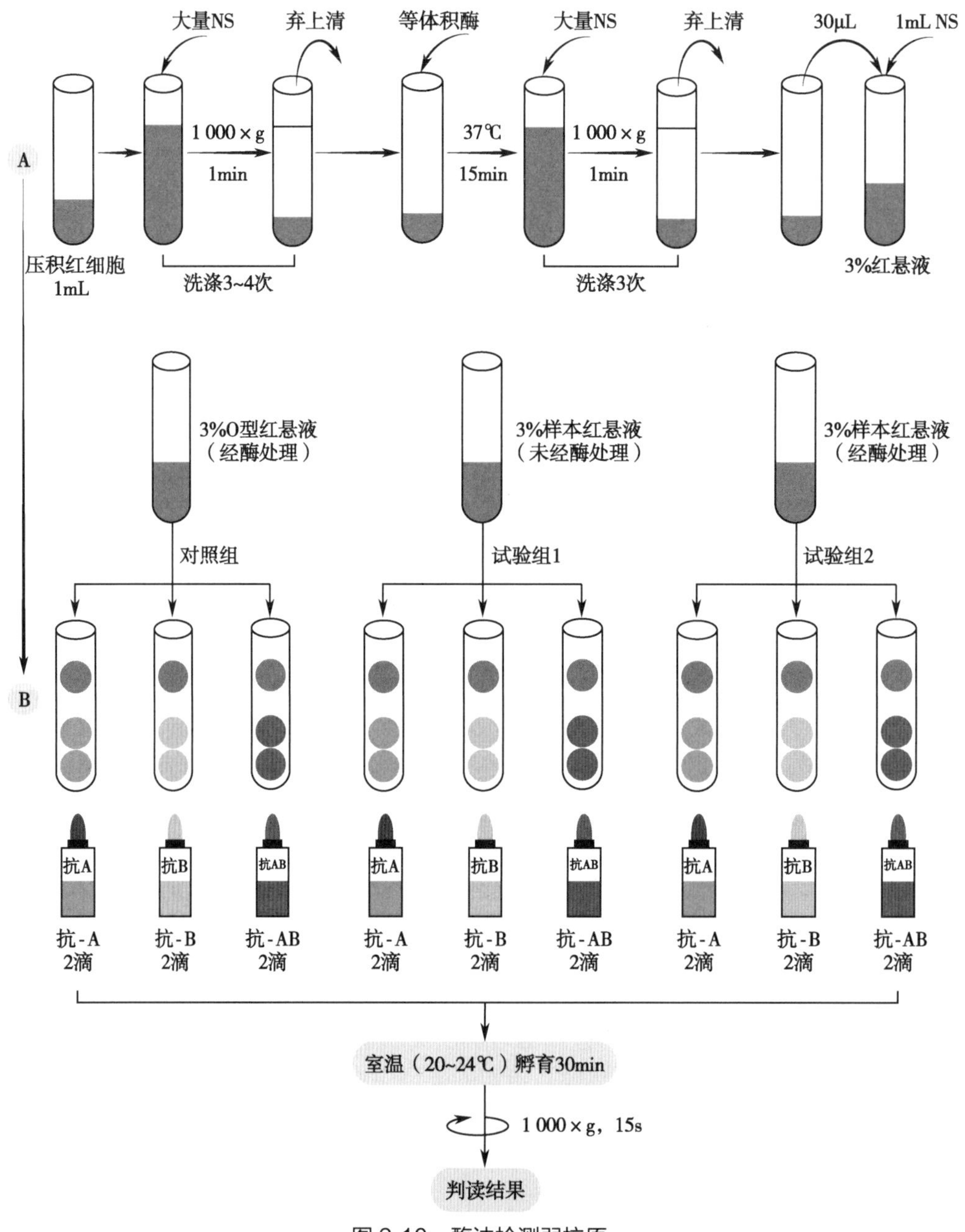

图9-10　酶法检测弱抗原

A. 红细胞酶处理；B. 弱抗原检测

1）取 2 支试管，标记为检测管与对照管。

2）在检测管中加入 1mL 待检样本压积红细胞，在对照管中加入 1mL O 型压积红细胞。

3）加入大量生理盐水洗涤 3~4 次（1 000 × g，1min），末次离心 1 000 × g，3~5min，弃去上清液，残余液体可用窄条吸水纸贴试管壁吸去。

4）轻轻摇散细胞后，加入等体积 1% 无花果酶溶液（或 1% 木瓜酶溶液），37℃孵育 15min。

5）加入大量生理盐水洗涤红细胞（1 000 × g，1min），重复洗涤 3 次。末次离心 1 000 × g，3~5min，弃去上清液，残余液体可用窄条吸水纸贴试管壁吸去，配制成 3% 红细胞生理盐水悬液。

6）取洁净试管 9 支，分为 3 组，每组 3 支。1 组为对照组，其余 2 组为试验组 1 与试验组 2。在每组试管中分别标记抗-A、抗-B、抗-AB，并在相应试管中加入 2 滴抗-A、抗-B、抗-AB 血型定型试剂。

7）对照组各管中加入 1 滴经酶处理的 3% O 型红细胞生理盐水悬液。试验组 1 各管中加入 1 滴未经酶处理的 3% 样本红细胞生理盐水悬液。试验组 2 各管中加入 1 滴经酶处理的 3% 样本红细胞生理盐水悬液。

8）室温孵育 30min，1 000 × g，离心 15s，观察结果。

（5）结果判断：与试管法相同。

（6）注意事项

1）对照组无凝集时，试验结果有效。若对照组发生凝集，则说明酶处理红细胞过度，试验结果无效。

2）若经酶处理的样本红细胞无凝集，可在 4℃中孵育 15~30min，有助于弱抗原的检出。

3. 吸收放散法

（1）检测原理：弱抗原可与相应抗体结合，利用抗原抗体反应具有可逆性的特点，通过提高反应温度可使与弱抗原结合的抗体重新解离下来。使用大量红细胞进行吸收、放散可起到抗体浓缩的作用，对放散液中抗体进行检测，可间接推断出弱抗原的性质。

（2）技术特点与适用范围：该法灵敏度高，可有效收集液相中抗体，且对红细胞损伤较小。适用于弱抗原（弱抗体）的检测、混合抗体的分离与去除、致敏红细胞的抗体去除等。

（3）设备与材料：血清学离心机，水浴箱，试管，抗-A 或抗-B 血型定型试剂（单克隆抗体或人源抗体），ABO 血型定型红细胞试剂，A/B/O 型全血（EDTA 抗凝），待检全血样本（EDTA 抗凝）。

（4）操作步骤：试验操作过程见图 9-11。

1）将待检全血、A/B/O 型全血离心分层（1 500 × g，3min）。

2）取 3 支试管，分别标明试验管、阴性对照管、阳性对照管。在试验管中加入 1mL 待检样本压积红细胞。阳性对照管中加入 1mL O 型压积红细胞，及 30μL A 型或 B 型压积红细胞（若怀疑样本携有 $A_{弱}$抗原，则加入 A 型压积红细胞；若怀疑样本携有 $B_{弱}$抗原，则加入 B 型压积红细胞）。阴性对照管中加入 1mL O 型压积红细胞。

3）加入大量生理盐水洗涤 3 次（1 000 × g，1min），末次离心 1 000 × g，3~5min，弃去上清液，残余液体可用窄条吸水纸贴试管壁吸去，制成洗涤后压积红细胞。

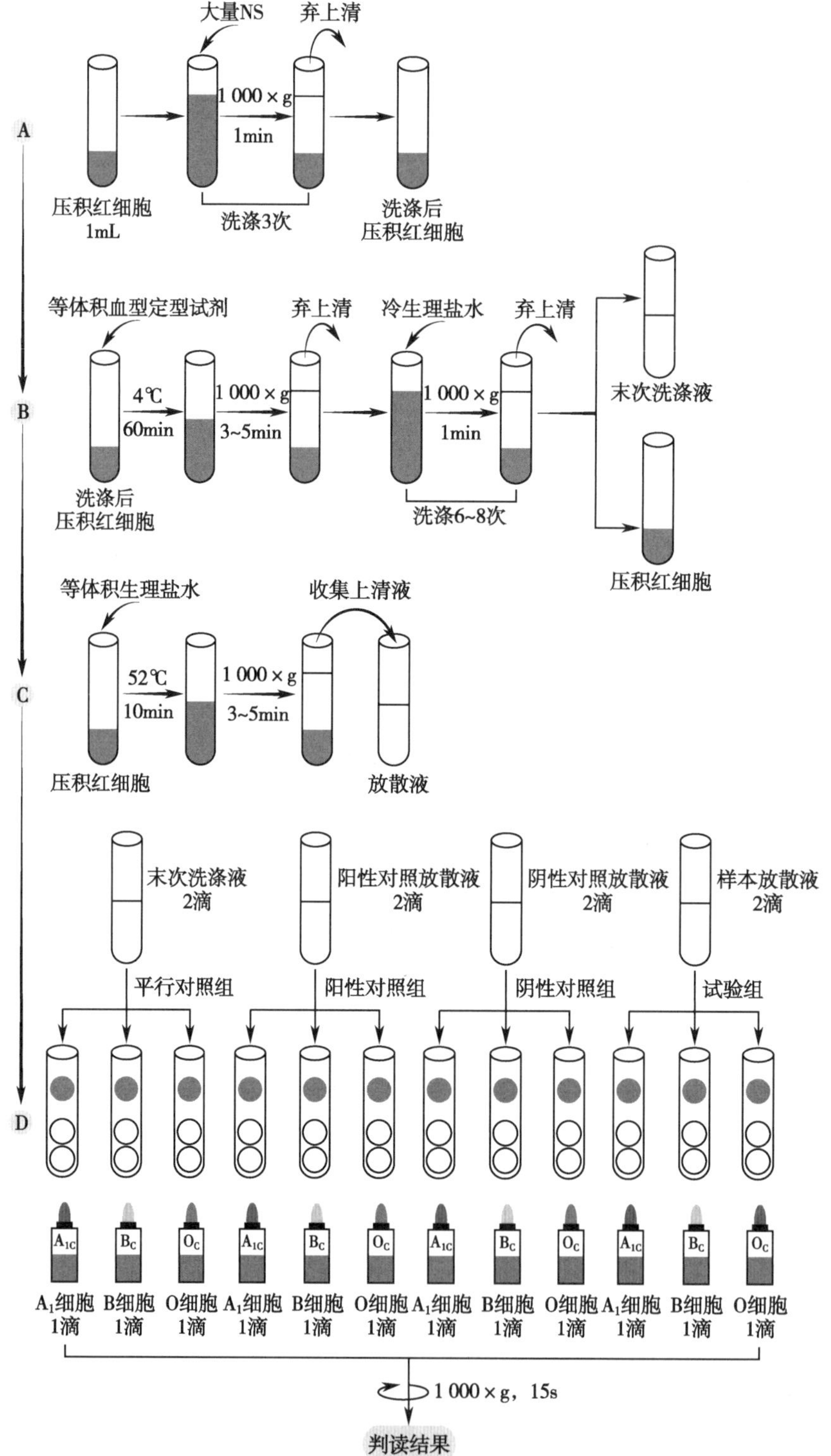

图 9-11　吸收放散法检测弱抗原

A. 红细胞制备；B. 吸收试验；C. 放散试验；D. 检测

4）加入与压积红细胞等体积的相应抗体（若怀疑样本携有 $A_{弱}$抗原，则加入单克隆 IgM 型抗-A 血型定型试剂。若怀疑样本携有 $B_{弱}$抗原，则加入单克隆 IgM 型抗-B 血型定型试剂），混匀。4℃孵育 60min，每隔 10min，混匀 1 次。

5）1 000×g，离心 3~5min，弃上清。将红细胞转移至另一支洁净试管中。

6）加入大量 4℃冷生理盐水洗涤红细胞 6~8 次（1 000×g，1min），末次离心 1 000×g，3~5min，将末次洗涤液转移至洁净试管中作为放散试验的平行对照。用窄条吸水纸贴试管壁吸去压积红细胞上层残液。

7）在压积红细胞中加入等体积生理盐水，52℃，放散 10min。

8）1 000×g，离心 3~5min，将放散液转移至洁净试管中。

9）取 12 支洁净试管，分为 4 组，每组 3 支。标明平行对照组、阳性对照组、阴性对照组、试验组。各组试管分别标明 A_1、B、O 型红细胞。

10）各组试管中分别加入 1 滴 A_1、B、O 血型定型红细胞试剂。

11）平行对照组各管中加入 2 滴末次红细胞洗涤液，阳性对照组各管中加入 2 滴阳性对照放散液，阴性对照组各管中加入 2 滴阴性对照放散液，试验组各管中加入 2 滴待检样本放散液。

12）1 000×g，离心 15s，观察结果。

（5）结果判断

平行对照组：各管均无凝集。

阴性对照组：各管均无凝集。

阳性对照组：O 型红细胞无凝集，A 或 B 型红细胞出现凝集且凝集强度为 2+。

试验组：O 型红细胞无凝集，A 或 B 型红细胞出现凝集则判定待检红细胞存在相应抗原，否则为无相应抗原。

（6）注意事项

1）使用市售 IgM 型单克隆抗体进行放散时，宜在 52℃下进行，可减轻溶血程度，同时可避免因温度过高而导致抗体变性。但某些市售单克隆抗体对温度敏感，不适于吸收放散试验。

2）使用人源抗-A、抗-B 时，宜在 56℃下进行放散。

3）热放散会破坏部分红细胞，使放散液呈深红色。加入 6% 牛白蛋白对红细胞具有保护作用。

4）各组中 O 型试剂红细胞为质控细胞，若 O 型红细胞凝集，提示试验结果不可信，凝集反应可能由干扰因素引起，应排除干扰后重新进行检测。

5）末次洗涤液与 A 或 B 型红细胞呈阳性反应，提示抗-A 或抗-B 血型定型试剂未全部洗掉，应继续洗涤直至呈阴性反应，并重新进行检测。

6）待检样本放散液与 A 或 B 型红细胞呈阴性反应结果，存在两种可能。一种是被检红细胞无 A 或 B 抗原，另一种可能是吸收放散试验失败，未能检出。设置阴、阳性对照，可验证试验结果的有效性。

7）阴性对照放散液与 A 或 B 型红细胞呈阳性反应，提示试验结果不可信，凝集反应可能由干扰因素引起，应排除干扰后重新进行检测。

8）阳性对照放散液与 A 或 B 型红细胞凝集强度<2+，或呈阴性反应，提示试验操作不

当，试验结果不可信，易导致假阴性结果。应分析原因后，重新进行检测。

9）生理盐水应提前放入 4℃冰箱预冷。

（三）ABO 辅助性检测

1. 弱 A 抗原确认

（1）检测原理：表达弱 A 抗原的个体可产生抗-A_1，反定型检测时，可与 A_1 红细胞试剂发生凝集反应，但不与 A_2 红细胞试剂反应。由此可推断出样本是否为弱 A 抗原。

（2）适用范围：适用于已产生抗-A_1 的弱 A 表现型样本辅助检测。

（3）设备与材料：血清学离心机，试管，抗-A_1 血型定型试剂，ABO 血型定型红细胞试剂（含 A_2 红细胞），待检全血样本（EDTA 抗凝）。

（4）操作步骤：试验操作过程见图 9-12。

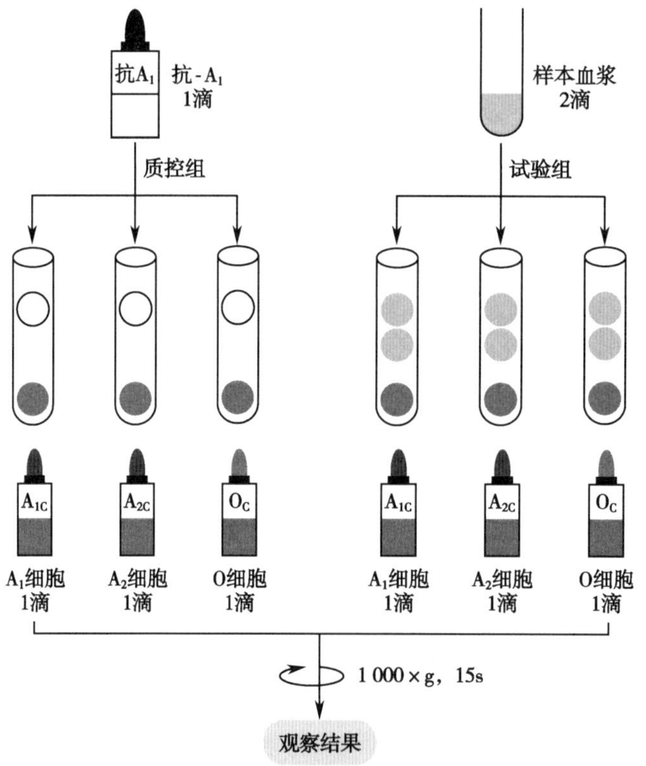

图 9-12　弱 A 抗原确认

1）取洁净试管 6 支，分为 2 组（质控组与试验组），每组 3 支，分别标明 A_1、A_2 和 O 型红细胞，并在相应试管中加入 1 滴 A_1、A_2、O 型红细胞试剂。

2）质控组各管中加入 1 滴抗-A_1 血型定型试剂，试验组各管中加入 2 滴样本血浆。

3）1 000×g 离心 15s，观察结果。

（5）结果判断：根据表 9-5 格局进行判断。

1）质控组中，抗-A_1 血型定型试剂与 A_1 红细胞试剂应呈强凝集反应，凝集强度为 3+~4+。抗-A_1 与 A_2 及 O 型红细胞试剂呈阴性反应。

表 9-5　$A_{弱}$个体产生抗-A_1时反定型反应格局

检测组	ABO 血型定型红细胞试剂			样本血型
	A_1 型红细胞	A_2 型红细胞	O 型红细胞	
质控组	+	-	-	A
试验组	+	-	-	$A_{弱}$
	+	+	+	?

注：+：凝集；-：无凝集；?：分析原因，排除干扰后重新检测

2）若样本血浆中存在抗-A_1，则与 A_1 红细胞试剂呈凝集反应，但不与 A_2 及 O 型红细胞试剂反应。

3）若样本血浆与 A_1、A_2、O 型红细胞试剂均发生凝集反应，提示血浆中存在干扰反定型的物质，应去除干扰物质后重新进行检测。

2. 唾液血型物质检测

（1）检测原理：分泌型个体唾液中 ABH 血型物质可中和血浆中 ABO 血型系统抗体，起到抑制抗体与红细胞发生凝集反应的作用。

（2）技术特点与适用范围：该法操作烦琐，对唾液样本、血型定型试剂的效价等要求较为严格。适用于分泌型个体 ABO 血型的辅助检查。

（3）设备与材料：血清学离心机，水浴箱，人源抗-A、抗-B 血型定型试剂，抗-H 植物凝集素，ABO 血型定型红细胞试剂，已知分泌型和非分泌型个体的唾液，待检唾液。

（4）操作步骤

1）唾液采集与处理

①用小烧杯收集被检者唾液 5~10mL。唾液收集前，被检者需刷牙漱口，可咀嚼蜡、橡皮筋等刺激唾液分泌，但不可咀嚼口香糖或任何含糖及蛋白质的物质。无自主意识的患者或婴儿留取唾液时，可将棉签放于舌下数分钟，待完全浸湿后，将棉签放入含有数滴生理盐水的试管中，用洁净的钳子将棉签中唾液挤出。

②将唾液置于 -40℃冰冻。完全冻结后取出，置于 37℃水浴箱中融化，1 000 × g 离心 10min。

③将上清液转移至另一洁净试管中，置于沸水中煮沸 8~10min，灭活唾液酶。

④ 1 000 × g 离心 8~10min，收集上清液，备用。

2）唾液中血型物质检测

①取 12 支试管，分为 4 排，每排 3 支。分别标明分泌型对照、非分泌型对照、盐水对照及试验组。

②按标记分别加入 2 滴分泌型唾液、非分泌型唾液、生理盐水及待检唾液。

③每排各试管中，分别加入 2 滴经修正的最适稀释度的抗-A、抗-B、抗-H，混匀后室温孵育 30min。

④每排各试管中加入 2 滴与血型定型试剂相对应的 A、B、O 型红细胞试剂，1 000 × g 离心 15s。观察结果。

（5）结果判断

分泌型对照：1 管或多管无凝集。

非分泌型对照：各管均凝集。

盐水对照：各管均凝集。

待检样本：各管均凝集则为非分泌型。1 管或多管无凝集，则为分泌型，血型物质特异性按表 9-6 所示格局进行判断。

表 9-6　ABH 血型物质特异性判断

抗 A 管	抗 B 管	抗 H 管	血型物质特异性
–	4+	1+~3+	A 分泌型
4+	–	1+~3+	B 分泌型
4+	4+	–	O 分泌型
–	–	1+~3+	AB 分泌型
4+	4+	4+	非分泌型

注：+：凝集；–：无凝集

（6）注意事项

1）单克隆抗体会造成假抑制现象，应使用人源抗体。

2）人源血型定型试剂效价需适合，过高则检测不出唾液中血型物质的中和作用，过低则与指示红细胞形成的凝块太小，不易判断试验结果。人源血型定型试剂效价为 32 较为适宜，阳性反应凝集强度为 2+。

3）抗-H 植物凝集素应立即使用，2~8℃可保存 3~4 周。

3. ABO 糖基转移酶检测

（1）检测原理：在 A 酶或 B 酶的催化作用下，O 型红细胞携带的 H 抗原可连接相应单糖，转化为 A 或 B 抗原。

（2）适用范围：适用于弱 A 或弱 B 抗原的辅助检测。

（3）设备与材料：血清学离心机，试管，ABO 糖基转移酶反应液，抗-A、抗-B 血型定型试剂，新鲜 O 型全血（EDTA 抗凝），待检全血样本（EDTA 抗凝）。

（4）操作步骤：试验操作过程见图 9-13。

1）在试管中加入 1mL O 型全血，用生理盐水洗涤 3 次（1 000 × g，1min），末次离心 1 000 × g，3~5min，去除上清液，残余液体可用窄条吸水纸贴试管壁吸去。

2）在洁净试管中依次加入 100μL ABO 糖基转移酶反应液、10μL O 型压积红细胞、50μL 样本血浆。混匀，37℃孵育 4h。取出后置于室温环境中，备用。

3）取 14 支洁净试管，分 2 组，每组 7 支，标记为抗-A 组、抗-B 组。

4）每组各管均加入 100μL 生理盐水，在抗-A 组第 1 管中加入 100μL 抗-A 血型定型试剂，在抗-B 组第 1 管中加入 100μL 抗-B 血型定型试剂，并进行倍比稀释，稀释度分别为 1∶2…1∶128。

5）各试管中均加入 10μL 通过步骤 2 处理后的红细胞。

6）1 000 × g 离心 15s，观察结果。

（5）结果判读：检测结果若为 A 或 B 型，说明样本中含有 A 或 B 糖基转移酶。凝集强度为“1+”对应的最高稀释度即为糖基转移酶的活性。

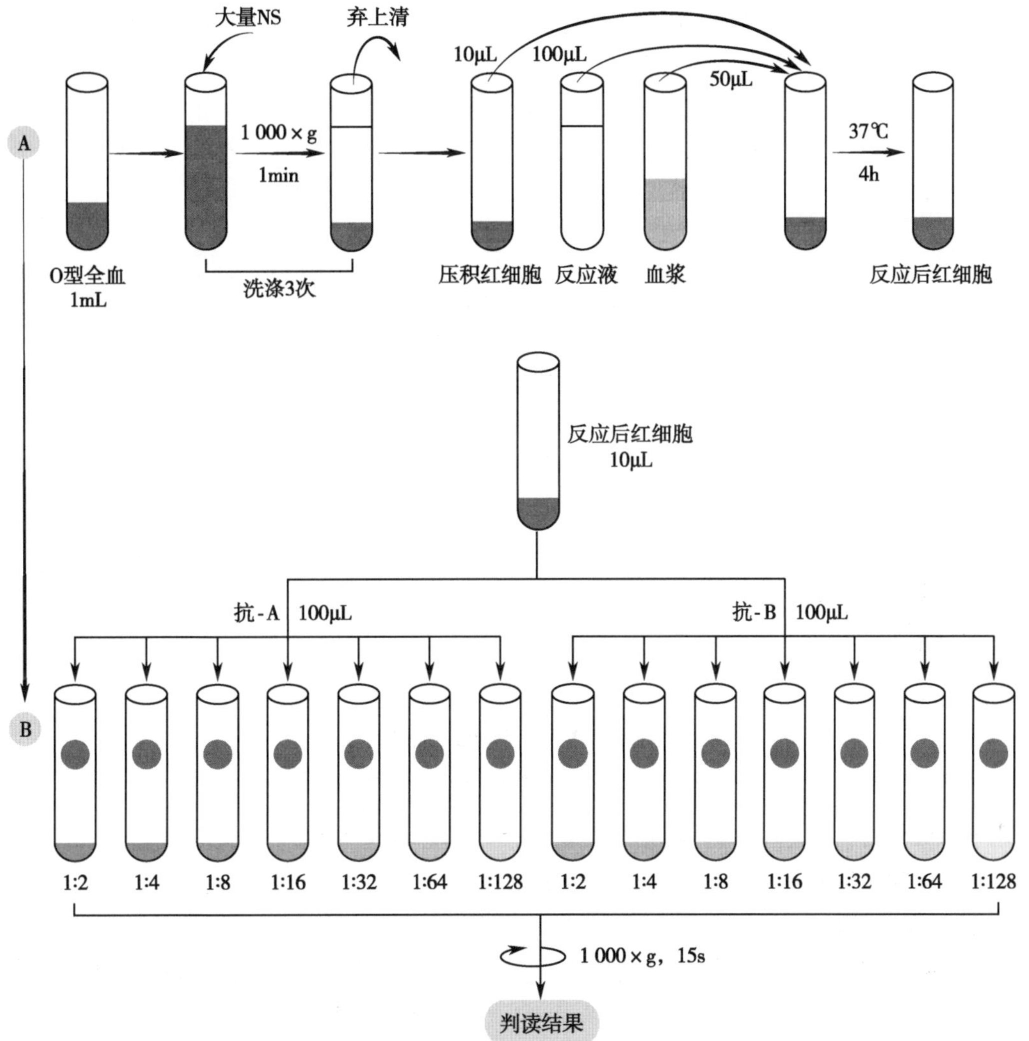

图 9-13　ABO 糖基转移酶检测过程示意图

A. 糖基转移酶催化抗原转化；B. 糖基转移酶活性检测

(6)注意事项：试剂配制需准确，实验条件需严格控制。

(四)干扰物质排除

ABO 血型检测时，若自身对照红细胞发生凝集，应采用温浴洗涤法或热放散法处理红细胞，去除干扰物质后重新进行正定型检测。若 O 型红细胞试剂发生凝集，则应使用吸收法去除血浆中干扰物质后重新进行反定型检测，或使用冷抗体排除法、高免疫球蛋白排除法等方法排除干扰物质对反定型结果的影响。

1. 分布于红细胞的干扰物质去除

(1)温盐水洗涤法

1)试验原理：使用温盐水洗涤红细胞，去除结合于红细胞表面的干扰物质。

2）技术特点与适用范围　操作简单。适用于红细胞表面干扰物质的去除，包括非特异性黏附的干扰物质以及特异性结合的 IgM 型抗体。

3）设备与材料：血清学离心机，水浴箱，试管，待检全血样本（EDTA 抗凝）。

4）操作步骤：试验操作过程见图 9-14。

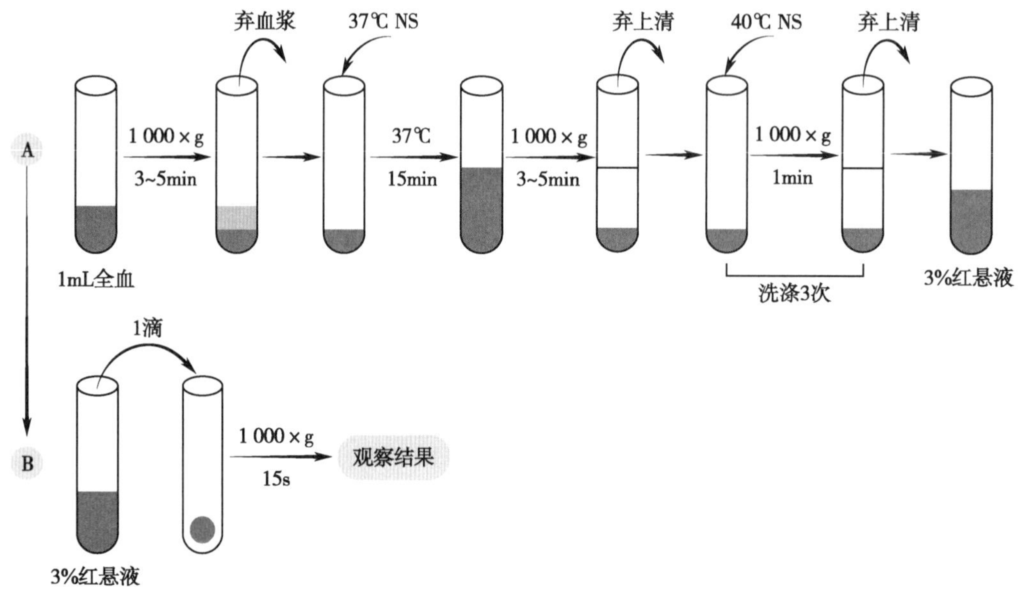

图 9-14　温浴洗涤红细胞

A：红细胞温浴洗涤与悬液配制；B：洗涤效果检测。

①在试管中加入 1mL 待检全血，1 000 × g 离心 3~5min，弃去血浆。

②在压积红细胞中加入大量 37℃生理盐水，混匀，37℃孵育 15min。1 000 × g 离心 3~5min，去除上清液。

③用 40℃生理盐水洗涤 3 次（1 000 × g，1min），末次离心 1 000 × g，3~5min，去除上清液，残余液体可用窄条吸水纸贴试管壁吸去，配制成 3% 红细胞生理盐水悬液。

④在洁净试管中加入 1 滴 3% 红细胞生理盐水悬液，1 000 × g，15s，观察结果。

5）结果判断：经温浴洗涤的红细胞离心后应无凝集。若出现凝集，可重复② ~ ④步骤 1~2 次，或使用热放散法对红细胞进行处理。

（2）热放散法

1）试验原理：利用抗原抗体反应具有可逆性的特点，通过提高反应温度使结合于红细胞上的抗体重新解离下来。

2）技术特点与适用范围：该法可有效放散 IgM 型抗体，且对红细胞损伤较小，可使用放散后红细胞进行血型检测。适用于 IgM 型抗体放散，放散液可用于抗体特异性鉴定，红细胞可用于抗原鉴定。

3）设备与材料：血清学离心机，水浴箱，试管，待检全血样本（EDTA 抗凝）。

4）操作步骤：试验操作过程见图 9-15。

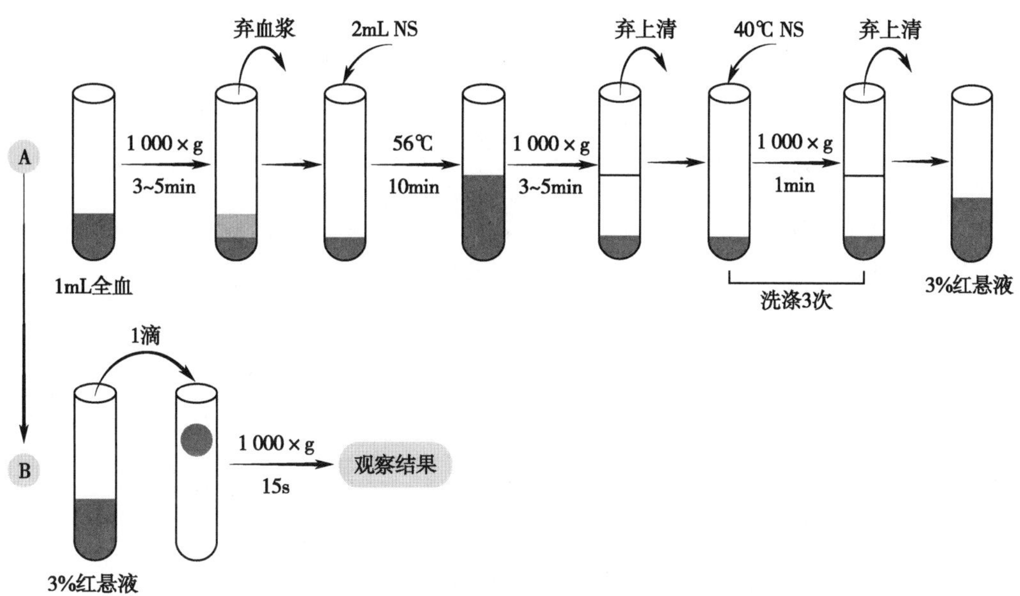

图 9-15　热放散处理红细胞

A. 红细胞放散与悬液配制；B. 放散效果检测

①在试管中加入 1mL 待检全血，1 000 × g 离心 3~5min，弃去血浆。

②在压积红细胞中加入 2mL 生理盐水，混匀，56℃孵育 10min。1 000 × g 离心 3~5min，去除上清液。

③用 40℃生理盐水洗涤红细胞 3 次（1 000 × g，1min），末次离心 1 000 × g，3~5min，去除上清液，残余液体可用窄条吸水纸贴试管壁吸去，配制成 3% 红细胞生理盐水悬液。

④在洁净试管中加入 1 滴 3% 红细胞生理盐水悬液，1 000 × g，15s，观察结果。

5）红细胞放散效果判断：经热放散处理的红细胞离心后应无凝集。

6）注意事项

①热放散会破坏部分红细胞，放散液呈深红色。

②牛白蛋白对红细胞膜具有保护作用，可减轻溶血程度。放散时，可用 6% 牛白蛋白 PBS 溶液替代生理盐水。

2. 血浆中干扰物质去除

（1）吸收法

1）试验原理：使用多人份混合 O 型红细胞去除血浆中 ABO 血型系统以外的 IgM 型抗体及其他非特异性干扰物质。

2）技术特点与适用范围；操作简单。适用于去除血浆中影响反定型结果的干扰物质。

3）设备与材料：血清学离心机，水浴箱，ABO 血型定型红细胞试剂，3~5 人份 O 型新鲜全血（EDTA 抗凝），待检全血样本（EDTA 抗凝）。

4）操作步骤：试验操作过程见图 9-16。

①准备 3~5 份 O 型健康人全血，各取 1mL，加至试管中，离心，弃去血浆。加入生理盐水洗涤 3 次（1 000 × g，1min），末次离心 1 000 × g，3~5min，去除上清液，残余液体可用窄条吸水纸贴试管壁吸去。

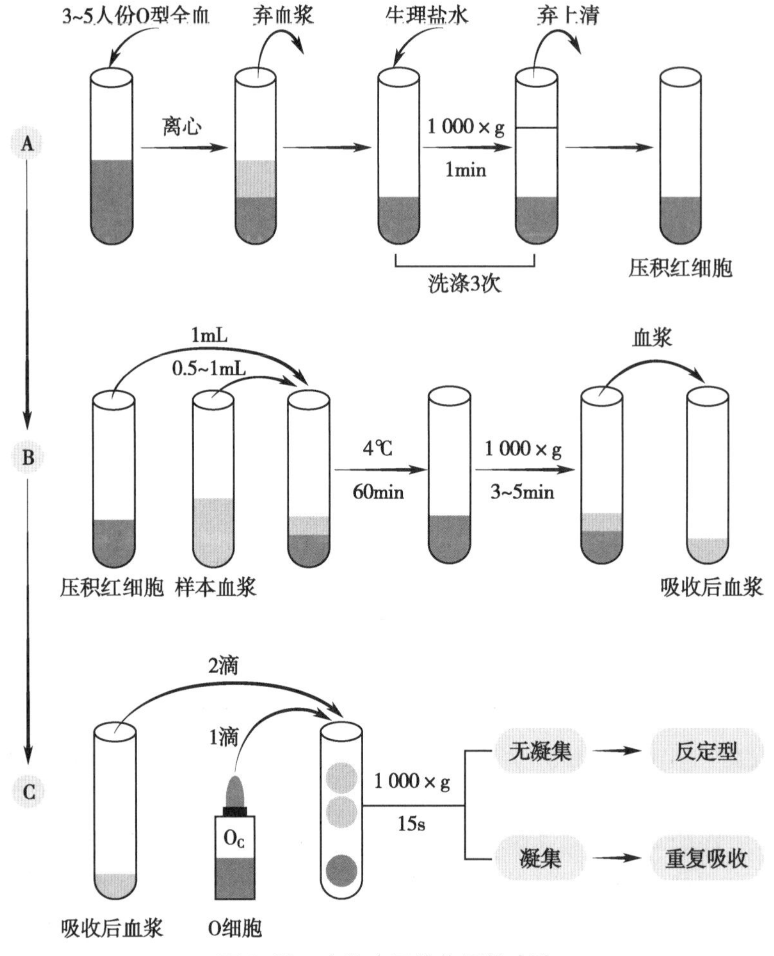

图 9-16　血浆中干扰物质的去除

A. 多人份 O 型压积红细胞制备；B. 检样本血浆干扰物质的去除；C. 血浆中干扰物质去除效果检测

②取 1mL O 型压积红细胞至另一洁净试管中，然后加入 0.5~1mL 样本血浆，混匀。

③4℃孵育 60min，每隔 10min，混匀 1 次。

④1 000×g 离心 3~5min，将血浆转移至洁净试管中。

⑤另取 1 支洁净试管，加入 2 滴吸收后血浆、1 滴 O 型红细胞试剂，1 000×g 离心 15s，观察结果。

5）血浆吸收效果判断：若无凝集，说明血浆中干扰物质已去除，可使用吸收后血浆重新进行反定型。若有凝集，则重复②～⑤步骤。

6）注意事项：4℃孵育完成后，离心温度应尽量保持与孵育相同的温度。

（2）冷抗体排除法

1）试验原理：冷抗体在室温下可引起红细胞凝集，提高反应温度可使凝集团块消散。

2）技术特点与适用范围：操作简单。适用于冷抗体的排除。

3）设备与材料：血清学离心机，水浴箱，ABO 血型定型红细胞试剂，待检全血样本（EDTA 抗凝）。

4）操作步骤

①取 3 支洁净试管，分别标明 A、B、O 型红细胞。

②在各试管中加入 2 滴样本血浆，并在相应试管中加入 1 滴 A、B、O 型红细胞试剂。1 000 × g 离心 15s，观察结果。

③若均出现凝集，则将试管放入 37℃水浴中孵育 10min。

④在预温至 37℃的玻片上涂片，立即在镜下观察结果。同时取出试管，1 000 × g 离心 15s，立即观察结果。

5）结果判断：若凝块消散，则为冷抗体引起的凝集，否则应考虑其他因素引起的凝集。

6）注意事项：涂片后应在显微镜下立即观察结果。玻片冷却后，凝集可重新出现，并随着玻片温度逐渐降低，凝块越来越大。

（3）高免疫球蛋白排除法

1）试验原理：血浆中免疫球蛋白升高可中和红细胞表面负电荷，引起红细胞非特异性聚集，用生理盐水替换血浆可恢复红细胞电性使聚集消散。

2）技术特点与适用范围：操作简单。可排除高免疫球蛋白引起的红细胞非特异性聚集。

3）设备与材料：血清学离心机，ABO 血型定型红细胞试剂，待检全血样本（EDTA 抗凝）。

4）操作步骤

①取 3 支洁净试管，分别标明 A、B、O 型红细胞。

②在各管中加入 2 滴样本血浆，并在相应试管中分别加入 1 滴 A、B、O 型红细胞试剂。1 000 × g 离心 15s，观察结果。

③若均发生凝集，则弃去试管中血浆，用吸水纸吸去管口残留血浆，仅保留红细胞扣。

④加入 2 滴生理盐水，混匀，1 000 × g 离心 15s，观察结果。

5）结果判断　若凝块消散，则为高免疫球蛋白引起的红细胞非特异性聚集，否则应考虑其他因素引起的凝集。

（五）基因检测

1. PCR-SSP 基因分型

（1）检测原理：使用特异性引物检测 A/B/O 基因位点差异，确定样本基因型。

（2）技术特点与适用范围：操作简便，费用较低。适用于 ABO 基因的初步分型。

（3）设备与材料：DNA 提取试剂盒，PCR 扩增仪，DNA 聚合酶及配套的 PCR 反应体系，待检全血样本（EDTA 抗凝）。

（4）操作步骤

1）引物设计：根据 A/B/O 基因序列差异，设计并合成特异性扩增引物，见表 9-7。

2）DNA 提取：根据试剂盒操作说明提取 DNA，测定 DNA 浓度与纯度。

表 9-7　ABO 基因分型扩增引物

名称	引物序列（5′→3′）	位置	检测目标	产物长度（bp）
R-S	TCGGGGTCAGCTTAGATTAT	-3 914~-3 895	43bp 重复序列	250（43bp×4） 121（43bp×1）
R-A	TACAATCCCAAGAGCACACT	-3 641~-3 622		
O-S	GGAAGGATGTCCTTGTGGTA	242~261	261delG	81
O-A	TGCTCGTTGAGGATGTCGATG	323~303		
B-S	AAGGACGAGGGCGATTTCTACTACA	772~796	796A	54
B-A	TTGCACCGACCCCCCGAAGAACG	825~803		

注：R：由 43bp 组成的重复序列；O：*O* 基因；B：*B* 基因；S：上游引物；A：下游引物

3）PCR 反应体系：反应总体积为 20μL。2.0μL 10×buffer，1.0U Taq 酶，引物各 0.5pmol/μL，dNTPs 200μmol/L，$MgCl_2$ 1.5mmol/L，样本 DNA 约 50ng，用 ddH_2O 补足反应体系至 20μL。

4）扩增条件：95℃ 5min；94℃ 40s，64℃ 40s，72℃ 30s，共 35 个循环；72℃延伸 5min，4℃保存。

5）电泳：4% 琼脂糖凝胶电泳（200V，20min），使用凝胶成像仪观察结果。

（5）结果判断：根据图 9-17 格局判断结果。

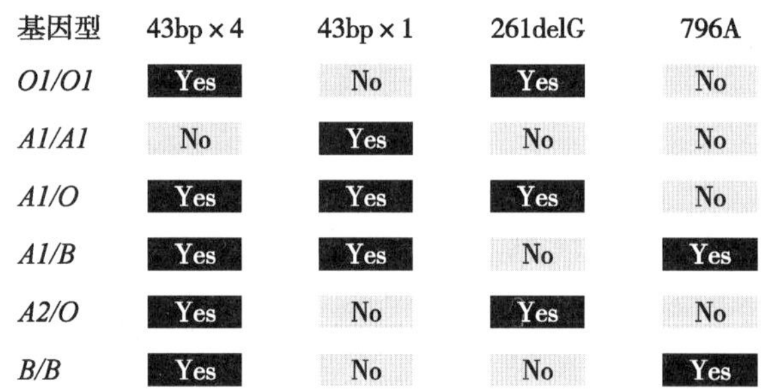

图 9-17　ABO 基因 PCR-SSP 扩增产物电泳格局示意图

Yes：出现扩增产物条带；No：无扩增产物条带

（6）注意事项

1）DNA 纯度与浓度、退火温度、Mg^{2+} 浓度对 PCR 扩增影响较大，应根据实际情况进行适当调整。

2）应设置对照反应孔。

2. ABO 基因测序

（1）检测原理：通过对 A/B/O 基因外显子碱基测序，判断样本的基因型。

（2）技术特点与适用范围：适用于 ABO 基因初步分型及鉴定部分基因型。

（3）设备与材料：DNA 提取试剂盒，PCR 扩增仪，基因测序仪，DNA 聚合酶及配套的 PCR 反应体系，待检全血样本（EDTA 抗凝）。

（4）操作步骤

1）引物设计：根据 A/B/O 基因外显子碱基序列差异，设计并合成特异性扩增引物，见表 9-8。

表 9-8 ABO 基因外显子扩增引物

名称	引物序列(5′→3′)	产物长度(bp)
E1-S	GACAGGGCCCCAAGGTACC	331
E1-A	CCTGCGGTAGCGGCTCCCT	
E2-S	GCAGGTGAGAGAAGGAGGGT	266
E2-A	AGCTGGACGCAGGCAATAAC	
E3-S	CACCGGGAACTCTTGTGCTC	204
E3-A	ATGGATGCTCCACCTGCTCT	
E4-S	GTTTCTGGTGGCCTCTGCTC	281
E4-A	GCTCCCACATGCTTCTGTCC	
E5-S	CTGCATCCCACGCTTTCCAT	318
E5-A	CAGGGGCTTTGGAGAACAA	
E6-S	GGAATGATTTGCCCGGTTGG	390
E6-A	TCAATGTCCACAGTCACTCGC	
E7-S	CCCCGTCCGCCTGCCTTGCA	857
E7-A	GGGCCTAGGCTTCAGTTACTC	

注：E1~E7：*ABO* 第 1~7 外显子；S：上游引物；A：下游引物

2）DNA 提取：根据试剂盒操作说明提取 DNA，测定 DNA 浓度与纯度。

3）PCR 反应体系：反应总体积 50μL。10μL 5× PS buffer（$MgCl_2$ plus），1.0U Taq 酶，引物各 0.5pmol/μL，dNTPs 200μmol/L，样本 DNA 约 100ng，用 ddH_2O 补足反应体系至 50μL。

4）扩增条件

①第 1、4 外显子扩增条件：94℃ 5min；94℃ 30s，62℃ 30s，72℃ 1min，共 39 个循环。72℃延伸 5min，4℃保存。

②第 2、3、5、6、7 外显子扩增条件：95℃ 5min；94℃ 20s，63℃ 15s，72℃ 1min，共 10 个循环。94℃ 20s，60℃ 15s，72℃ 1min，共 25 个循环。72℃延伸 5min，4℃保存。

5）电泳：2% 琼脂糖凝胶电泳（200V，20min），使用凝胶成像仪观察结果。PCR 产物直接测序。

（5）结果判断：PCR 产物是两条基因扩增产物的混合物，通过测序图显示的套叠峰、错位峰，与专业数据库中已发现的 ABO 基因突变位点进行比对，可初步判断样本 ABO 基因型。

（6）注意事项：与 PCR-SSP 基因分型相同。

3. ABO 基因单链扩增与测序

（1）检测原理：使用特异性引物扩增第 6、7 外显子并对产物进行测序，判断样本 ABO 基因型。

（2）技术特点与适用范围：检测方法灵敏度高，结果准确。适用于 ABO 基因分型。

（3）设备与材料：DNA 提取试剂盒，PCR 扩增仪，基因测序仪，DNA 聚合酶及配套的 PCR 反应体系，待检全血样本（EDTA 抗凝），二甲基亚砜（DMSO）。

(4)操作步骤

1)单链扩增引物及测序引物：根据第6外显子261delG突变位点，设计扩增O基因单链引物，检测*A/O*或*B/O*杂合子。根据526、930位碱基多态性设计A、B基因单链扩增引物，检测*A/B*杂合子。扩增产物及测序引物见表9-9。

表9-9　ABO基因单链扩增及测序引物

名称	引物序列(5′→3′)	产物长度(bp)
O-S	GGAAGGATGTCCTTGTGGTA	1 800
O-A	GGGCCTAGGCTTCAGTTACTC	
526-S	AGCTGTCAGTGCTGGAGGTGG	685
526-A	GGGCCTAGGCTTCAGTTACTC	
930-S	AGGAAGGATGTCCTCGTGGTG	1 762
930-A	CTTGGTGGGTTTGTGGCGCACT	
I6-S	AGTGAGGTGGCCGAGGGTAGAG	
I6-A	GCAGCAGATGACCACGTT	
E6	CTCTACCCTCGGCCACCTCACT	
E7	AACGTGGTGCATCTGCTGC	

注：O：O基因单链扩增引物；526：B基因526位置特异性扩增引物；930：B基因930位置特异性扩增引物。E6：第6外显子测序引物；E7：第7外显子测序引物；I6：第6内含子测序引物。S：上游引物；A：下游引物

2)DNA提取：根据试剂盒操作说明提取DNA，测定DNA浓度与纯度。

3)PCR反应体系

①O基因单链PCR反应体系：反应总体积50μL。5μL 10×LA PCR buffer($MgCl_2$ plus)，2.5U LA-DNA聚合酶，引物各0.5pmol/μL，dNTPs 200μmol/L，样本DNA约100ng，用ddH_2O补足反应体系至50μL。

②526碱基多态性单链PCR反应体系：反应总体积50μL。5μL 10×buffer，2.5U DNA聚合酶，引物各0.5pmol/μL，dNTPs 200μmol/L，$MgCl_2$ 1.5mmol/L，样本DNA约100ng，用ddH_2O补足反应体系至50μL，DMSO终浓度为5%。

③930碱基多态性单链PCR反应体系：反应总体积50μL。5μL 10×buffer，2.5U DNA聚合酶，引物各0.5pmol/μL，dNTPs 200μmol/L，$MgCl_2$ 1.2mmol/L，样本DNA约100ng，用ddH_2O补足反应体系至50μL，DMSO终浓度为5%。

4)扩增条件

①O基因单链扩增条件：95℃ 5min；94℃ 1min，63℃ 45s，72℃ 2min，共33个循环；72℃延伸5min，4℃保存。

②526碱基多态性单链扩增条件：95℃ 5min；94℃ 30s，68℃ 40s，72℃ 1min，共35个循环；72℃延伸5min，4℃保存。

③930碱基多态性单链扩增条件：95℃ 5min；94℃ 30s，66℃ 40s，72℃ 1min，共35个循环；72℃延伸5min，4℃保存。

5）基因测序：PCR 产物直接测序。

（5）结果判定：根据测序结果确定单链上多态性碱基的组合，对照 DBRBC 数据库确定基因型。

（6）注意事项：与 PCR-SSP 基因分型相同。

4. ABO 基因启动子测序及甲基化检测

（1）检测原理：使用重亚硫酸盐修饰 DNA，可使未甲基化胞嘧啶（C）转化为尿嘧啶（U），而甲基化胞嘧啶则无此变化。通过比较修饰前后碱基甲基化差异，可发现 ABO 启动子甲基化位点。

（2）设备与材料：DNA 提取试剂盒，PCR 扩增仪，DNA 甲基化快速修饰试剂盒，DNA 聚合酶及配套的 PCR 反应体系，Hha Ⅰ限制性内切酶，待检全血样本（EDTA 抗凝）。

（3）操作步骤

1）引物序列：ABO 基因启动子及甲基化启动子扩增引物见表 9-10。

表 9-10　ABO 基因启动子及甲基化启动子扩增引物

名称	引物序列（5′→3′）	产物长度（bp）
P-S	GACAGGGCCCCAAGGTACCA	260
P-A	CCTGCGGTAGCGGCTCCCT	
mP-S	GGGGATAGGGTTTTAAGGTATTA	260
mP-A	GTTGTGGAGTTGGTATTGAGG	

注：P：启动子；mP：甲基化启动子；S：上游引物；A：下游引物

2）DNA 提取：根据试剂盒操作说明提取 DNA，测定 DNA 浓度与纯度。

3）甲基化修饰：试验操作严格按照试剂盒说明进行，得到修饰后 DNA。

4）启动子扩增与测序

①反应体系：反应总体积为 50μL。25μL 2×GC buffer，2.5U DNA 聚合酶，引物各 0.5pmol/μL，dNTPs 150μmol/L，$MgCl_2$ 1.5mmol/L，样本 DNA 约 50ng，用 ddH_2O 补足反应体系至 50μL。

②扩增条件：95℃ 9min；94℃ 30s，60℃ 30s，72℃ 30s，共 35 个循环。72℃延伸 5min，4℃保存。

③电泳：2% 琼脂糖凝胶电泳（100V，25min），使用凝胶成像仪观察结果。

④测序：扩增产物直接测序，测序引物与扩增引物相同。

5）甲基化启动子扩增与测序

①反应体系：总反应体积 50μL。5μL 10×buffer，2.5U DNA 聚合酶，引物各 0.5pmol/μL，dNTPs 150μmol/L，$MgCl_2$ 1.5mmol/L，样本 DNA 5μL（修饰后产物），用 ddH_2O 补足反应体系至 50μL。

②扩增条件：95℃ 9min；94℃ 1min，60℃ 1min，72℃ 2min，共 43 个循环；72℃延伸 10min，4℃保存。

③电泳：2% 琼脂糖凝胶电泳（100V，25min），使用凝胶成像仪观察结果。

④甲基化修饰程度检测：严格按照 Hha Ⅰ限制性内切酶使用说明进行操作。总反应体积 30μL。PCR 产物 10μL，ddH_2O 16μL，Buffer 3μL，Hha Ⅰ限制性内切酶 1μL，混匀，37℃孵育 60min。

⑤电泳：对反应物进行电泳检测，以未经甲基化修饰的 DNA 扩增产物为阳性对照。2%琼脂糖凝胶电泳（100V，25min），使用凝胶成像仪观察结果。

⑥测序：对修饰完全的 DNA 扩增产物进行测序，测序引物与扩增引物相同。

（4）结果分析

1）ABO 启动子扩增产物长度为 260bp（图 9-18）。

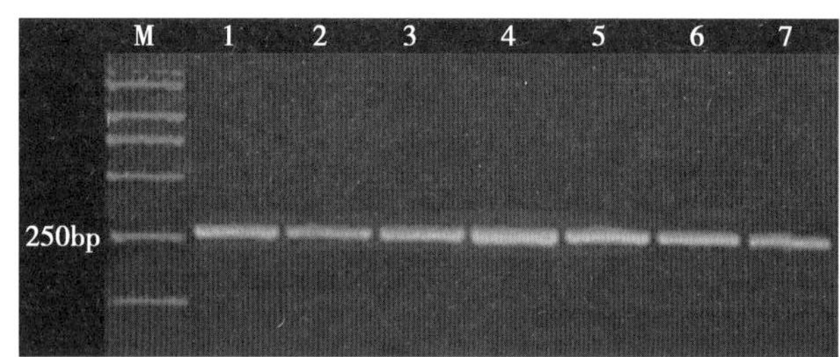

图 9-18　ABO 基因启动子扩增产物电泳结果

2）Hha Ⅰ酶切结果见图 9-19。

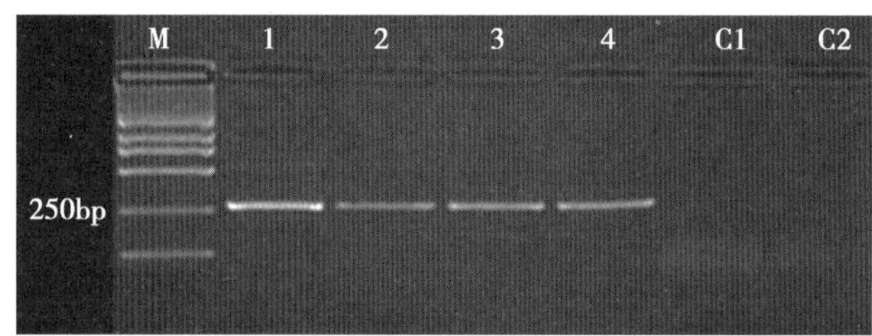

图 9-19　Hha I 酶切 PCR 产物电泳结果

1，2，3，4：甲基化启动子酶切产物；C1，C2：未甲基化启动子经酶切后无产物条带

样本 1、2、3、4 经 Hha Ⅰ酶切后仍可保持原有长度（260bp），说明经重亚硫酸盐处理后，未甲基化胞嘧啶完全转化为尿嘧啶，Hha I 酶失去酶切位点。未经重亚硫酸处理的阳性对照（C1、C2），可被 Hha I 完全酶切。

3）测序结果：通过对扩增产物测序可发现甲基化位点。图 9-20 中，Normal-M 为健康个体 ABO 启动子序列，甲基化修饰后测序结果显示，所有 C 碱基修饰后扩增结果转变为 T 碱基，说明健康个体 ABO 基因启动子区无甲基化位点。其他存在 ABO 基因表达下降的临床样本测序结果显示，所有样本均存在同一位点甲基化（C）与非甲基化（T）共存的现象。

（5）注意事项

1）基因组 DNA 提取质量决定甲基化修饰效果。DNA 浓度需准确定量，否则使用亚硫酸盐处理时，可能因 DNA 添加量不准确而引起 DNA 处理不完全或模板回收太少，导致 PCR 扩增失败。

```
                                                                *    * **  *       **    *      *
Normal-M  TTTTTTTTAGTAGGGGTTTTTGGGGATTTGTGGTTTTTTTTGTGTTTTTTTGTTTTTTTTTGTGTTTGGTTTTG  150
814-M-1   TTTTTTTTAGTAGGGGTTTTTGGGGATTTGTGGTTTTTTTCGTGCTTTTTTGTTTTTTTTTGTGTTTGGTTTTG  150
814-M-2   TTTTTTTTAGTAGGGGTTTTTGGGGATTTGTGGTTTTTTTTGTGTTTTTTTGTTTTTTTTTGTGTTTGGTTTTG  150
872-M-1   TTTTTTTTAGTAGGGGTTTTTGGGGATTTGTGGTTTTTTTTGTGCTTTTCTGTTTTTTTTTGTGTTTGGTTTTG  150
872-M-2   TTTTTTTTAGTAGGGGTTTTTGGGGATTTGTGGTTTTTTTTGTGTTTTTTTGTTTTTTTTTGTGTTTGGTTTTG  150
892-M-1   TTTTTTTTAGTAGGGGTTTTTGGGGATTTGTGGTTTTTTTTGTGCTCTTCTGTTTTTTTTTGTGTTTGGTTTTG  150
892-M-2   TTTTTTTTAGTAGGGGTTTTTGGGGATTTGTGGTTTTTTTTGTGTTTTTTTGTTTTTTTTTGTGTTTGGTTTTG  150
893-M-1   TTTTTTTTAGTAGGGGTTTTTGGGGATTTGTGGTTTTTTTTGTGCTTCTTTGTTCTTTTCTGTGTTTGGTTTTG  150
893-M-2   TTTTTTTTAGTAGGGGTTTTTGGGGATTTGTGGTTTTTTTTGTGTTTTTTTGTTTTTTTTTGTGTTTGGTTTTG  150
894-M-1   TTTTTTTTAGTAGGGGTTTTTGGGGATTTGTGGTTTTTTTTGTGCTTTTTTGTTTCTTTTTGTGTTCGGTTTTG  150
894-M-2   TTTTTTTTAGTAGGGGTTTTTGGGGATTTGTGGTTTTTTTTGTGTTTTTTTGTTTTTTTTTGTGTTTGGTTTTG  150

                 *
Normal-M  GGAAGTTGGGGTGGTGGGTGGTGTGGGTTGGAGGGGGTGTTTTGGGTTTATTTTGTTTTAGGGTTGTTGGG  222
814-M-1   GGAAGTTGGGGTGGTGGGTGGTGTGGGTTGGAGGGGGTGTTTTGGGTTTATTTTGTTTTAGGGTTGTTGGG  222
814-M-2   GGAAGTTGGGGTGGTGGGTGGTGTGGGTTGGAGGGGGTGTTTTGGGTTTATTTTGTTTTAGGGTTGTTGGG  222
872-M-1   GGAAGTTGGGGTGGTGGGTGGTGTGGGTTGGAGGGGGTGTTTTGGGTTTATTTTGTTTTAGGGTTGTTGGG  222
872-M-2   GGAAGTTGGGGTGGTGGGTGGTGTGGGTTGGAGGGGGTGTTTTGGGTTTATTTTGTTTTAGGGTTGTTGGG  222
892-M-1   GGAAGTTGGGGTGGTGGGTGGTGTGGGTTGGAGGGGGTGTTTTGGGTTTATTTTGTTTTAGGGTTGTTGGG  222
892-M-2   GGAAGTTGGGGTGGTGGGTGGTGTGGGTTGGAGGGGGTGTTTTGGGTTTATTTTGTTTTAGGGTTGTTGGG  222
893-M-1   GGAAGTTGGGGTGGTGGGTGGTGTGGGTTGGAGGGGGTGTTTTGGGTTTATTTTGTTTTAGGGTTGTTGGG  222
893-M-2   GGAAGTTGGGGTGGTGGGTGGTGTGGGTTGGAGGGGGTGTTTTGGGTTTATTTTGTTTTAGGGTTGTTGGG  222
894-M-1   GGAAGTCGGGGTGGTGGGTGGTGTGGGTTGGAGGGGGTGTTTTGGGTTTATTTTGTTTTAGGGTTGTTGGG  222
894-M-2   GGAAGTTGGGGTGGTGGGTGGTGTGGGTTGGAGGGGGTGTTTTGGGTTTATTTTGTTTTAGGGTTGTTGGG  222
```

图 9-20　ABO 基因启动子区甲基化 PCR 产物测序结果

2）Hha Ⅰ酶切结果显示修饰不完全的样本，应从样本修饰开始重新检测。

3）酶切实验需以未修饰的 DNA 作为阳性对照。

二、RhD 检测

（一）血清学检测

ABO 血型抗原常用检测方法适用于 RhD 抗原检测，亦适于 RhC、c、E、e 抗原的检测。常规检测结果为 RhD（–）时，可根据需要选择 IAT 法或吸收放散法进一步检测。

1. IAT 法

⑴检测原理：IAT 法灵敏度较高，可检出直接凝集法漏检的弱反应性 D 抗原。

⑵技术特点与适用范围：检测方法较为敏感，适用于 RhD（–）供者的确认。

⑶设备与材料：血清学离心机，显微镜，水浴箱，试管，3 种不同来源 IgG 型抗-D 血型定型试剂，抗球蛋白试剂，AB 型血清，3% RhD（+）红细胞生理盐水悬液，待检全血样本（EDTA 抗凝）。

⑷操作方法：试验操作过程见图 9-21。

1）取 7 支试管，标明试验组（3 支）、阳性对照组（3 支）、阴性对照（1 支）。试验组与阳性对照组中各管需标明抗-D 来源。

2）试验组与阳性对照组中各管加入 2 滴相应来源的抗-D，阴性对照管中加入 2 滴 AB 型血清。

3）试验组各管中加入 1 滴 3% 样本红细胞生理盐水悬液，阳性对照管及阴性对照管中加入 1 滴 3% RhD（+）红细胞生理盐水悬液，混匀。

4）37℃孵育 30min，其间不断混匀。1 000 × g 离心 1min，弃去上清液。

5）加入大量生理盐水洗涤红细胞 3 次（1 000 × g，1min）。末次洗涤后，用吸水纸吸去管口残余液体。

6）各管中加入 2 滴抗球蛋白试剂，混匀，1 000 × g 离心 15s。观察结果。

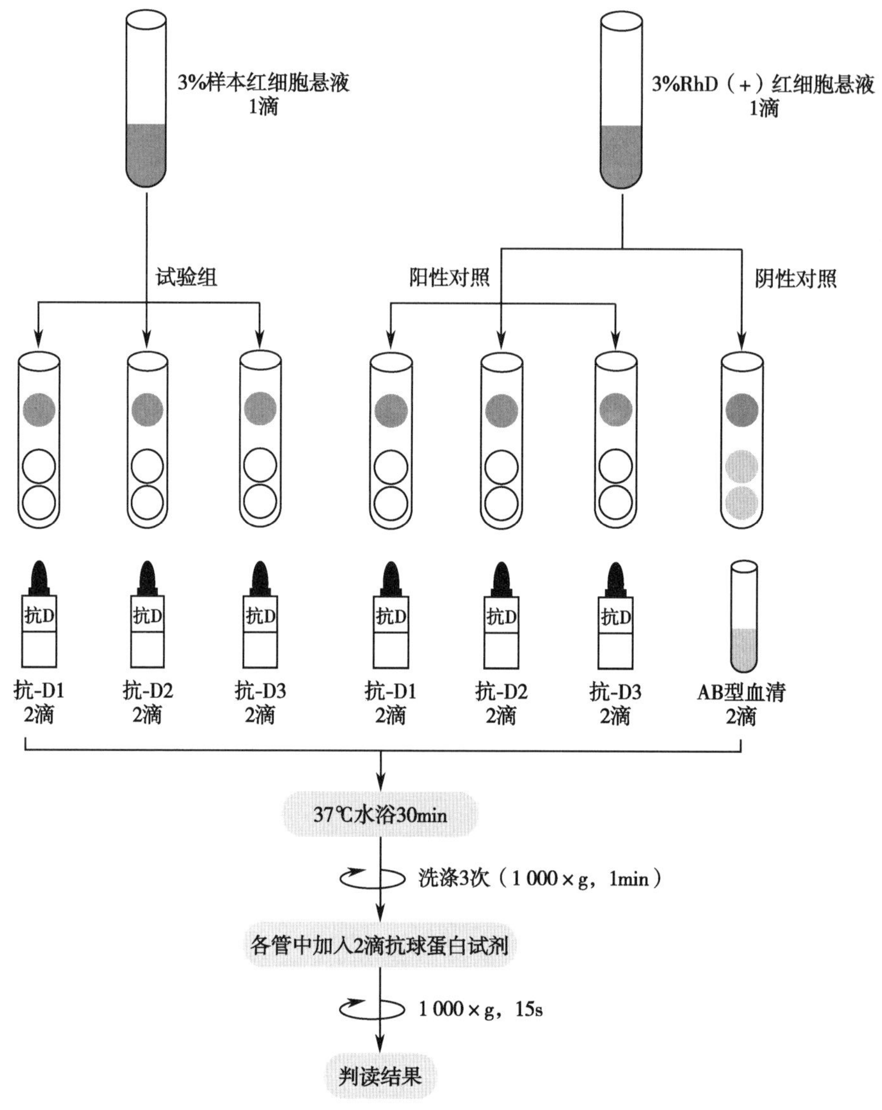

图 9-21　IAT 法检测 RhD 抗原

(5)结果判断

1)各阳性对照管均凝集且阴性对照管无凝集,试验结果有效。

2)试验组中任一管呈凝集反应,即可判为 RhD(+)。试验组各管均无凝集,可判为 RhD(-)。

(6)注意事项

1)IgG 型抗-D 分型试剂应来源于不同克隆株,或不同个体的人源抗-D。

2)试验组各管均无凝集,也可能由反应体系洗涤不完全,残余抗-D 中和抗球蛋白试剂所致。用 IgG 致敏红细胞作为阳性对照,可验证试验结果的有效性,若出现强凝集(凝集强度 3+~4+),则说明无抗-D 残存,否则需重新检测。

3)抗球蛋白试剂实际使用量可按试剂盒要求加入。

2. 吸收放散法

(1)检测原理：吸收放散法灵敏度高，可检出 IAT 法漏检的 DEL 型。

(2)技术特点与适用范围：检测方法敏感，适用于科研。

(3)设备与材料：血清学离心机，显微镜，水浴箱，试管，IgG 型抗-D 血型定型试剂抗球蛋白试剂，AB 型血清，3%RhD(+)红细胞 LISS 悬液，RhD(+)全血，待检全血样本(EDTA 抗凝)。

(4)操作方法

1)压积红细胞制备：配制过程参见图 9-11A。

①将待检全血、RhD(+)全血离心分层(1 500 × g，3min)。

②取 3 支试管，分别标明试验管、阴性对照管、阳性对照管。在试验管中加入 1mL 样本压积红细胞，阴性对照与阳性对照管中加入 1mL RhD(+)压积红细胞。

③加入大量生理盐水洗涤 3 次(1 000 × g，1min)，末次离心 1 000 × g，3~5min，弃去上清液，残余液体可用窄条吸水纸贴试管壁吸去，配制成洗涤后压积红细胞。

2)吸收：吸收过程见图 9-22。

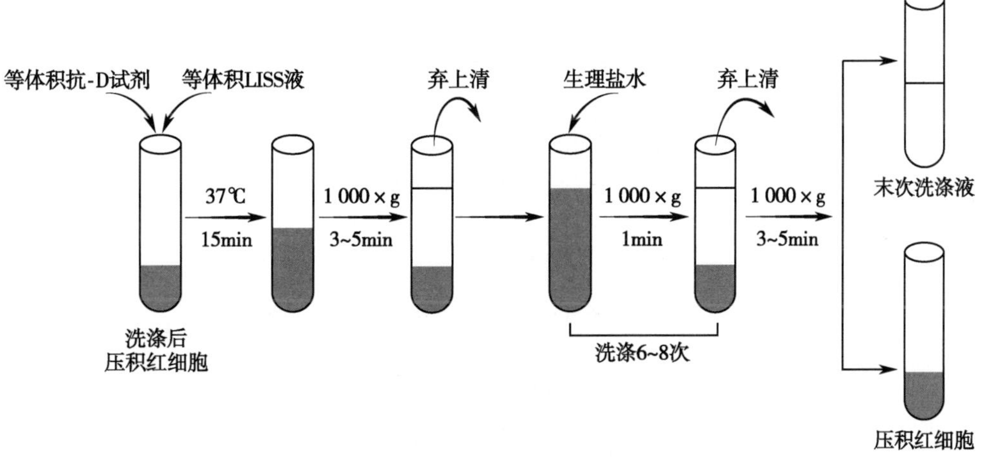

图 9-22　DEL 型检测的吸收过程

①在试验管及阳性对照管压积红细胞中，加入与压积红细胞等体积的抗-D 试剂及 LISS 液，混匀。阴性对照管中加入与压积红细胞等体积的生理盐水及 LISS 液。37℃孵育 15min (若不使用 LISS 液，则需 37℃孵育 30min)。

② 1 000 × g，离心 3~5min，弃上清。将红细胞转移至洁净试管中。

③加入大量生理盐水洗涤红细胞 6~8 次(1 000 × g，1min)，末次离心 1 000 × g，3~5min，将末次洗涤液转移至洁净试管中作为放散试验的平行对照，然后用窄条吸水纸贴试管壁吸去压积红细胞上层残液。

3)放散：放散过程见图 9-11C。

①在压积红细胞中加入等体积生理盐水，52℃，放散 10min。

② 1 000 × g，离心 3~5min，将放散液转移至洁净试管中。

4)检测：检测过程见图 9-23。

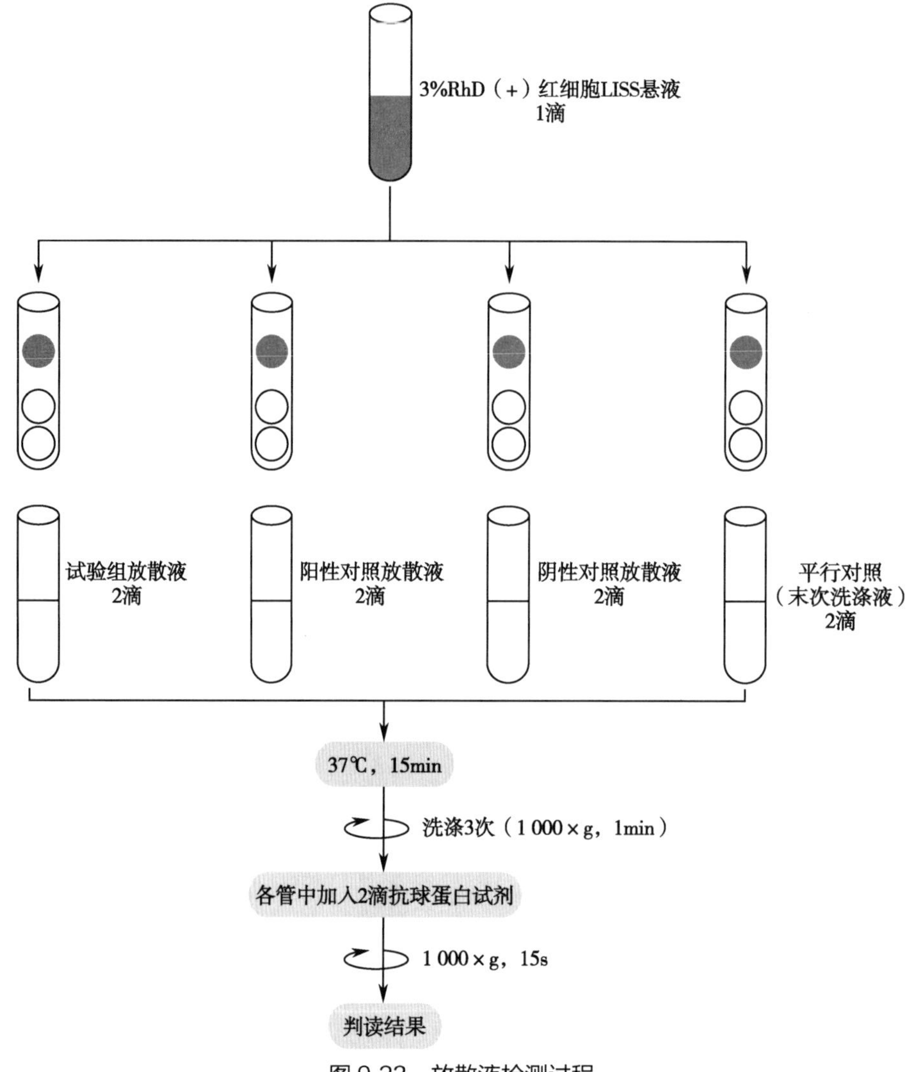

图 9-23　放散液检测过程

①取 4 支洁净试管，标明试验管、平行对照管、阴性对照管、阳性对照管。

②在试验管、阴性对照管、阳性对照管中加入相应放散液 2 滴，在平行对照管中加入 2 滴末次洗涤液。

③各管中加入 1 滴 3% RhD（+）红细胞 LISS 悬液。37℃孵育 15min（若使用红细胞盐水悬液，则需 37℃孵育 30min）。

④用大量生理盐水洗涤红细胞 3 次（1 000×g，1min）。末次洗涤离心弃去上清液后，用吸水纸吸去管口残余液体。

⑤各管中加入 2 滴抗球蛋白试剂，1 000×g，15s，观察结果。

（5）结果判断

阴性对照：无凝集。

平行对照：无凝集。

阳性对照：凝集。

试验管：出现凝集则判定为 DEL 型，否则为 RhD（-）。

（6）注意事项

1）使用人源抗-D 时，宜在 56℃下进行放散。

2）热放散会破坏部分红细胞，使放散液呈深红色。加入 6% 牛白蛋白对红细胞具有保护作用，可减轻溶血。

3）末次洗涤液与 RhD（+）红细胞悬液呈阳性反应，说明抗-D 试剂未被全部洗掉，应继续洗涤直至无凝集反应，然后重新进行检测。

（二）基因检测

1. *RHD* PCR-SSP 基因分型

（1）检测原理：利用 *RHD* 多态性及与 *RHCE* 序列差异，设计特异性扩增引物，鉴别常见 RHD 基因型。

（2）适用范围：可检出中国汉族人群常见 RHD 基因型。

（3）设备与材料：DNA 提取试剂盒，PCR 扩增仪，DNA 聚合酶及配套的 PCR 反应体系，DMSO，待检全血样本（EDTA 抗凝）。

（4）操作步骤

1）引物设计：根据 *RHD* 碱基序列，设计特异性扩增引物（表 9-11）。

表 9-11　RHD 基因分型扩增引物

名称	引物序列（5′→3′）	检测目标	产物长度（bp）
Pos-S	TGTAATGAGACATTTAGGCT	*RHD*	261
Pos-A	TCAACTCCATTTTCTCTGACT		
Neg-S	CGAAGGTTTCCAAACCCCAA	*RH box-hybrid*	1 921
Neg-A	TCTTTTCTGGCCTTAACATC		
DEL-S	ATGACCAAGTTTTCTGGAAA	1227A	405
DEL-A	CTGTCACCCGCATGTCAG		
WeakD15-S	AGGAGGCGTGGCTGTGGA	弱 *D15* 型（845A）	410
WeakD15-A	TCAGCCAAAGCAGAGGAGG		
E1-S	GTGTAACTATGAGGAGTCAG	*RHD Exon 1*	790
E1-A	ATTTGCTCCTGTGACCACTT		
E2-S	TGGGCTTCCTCACCTCGAG	*RHD Exon 2*	680
E2-A	CCAGCCTGGGCAACAAAAGT		
E5-S	GTGTTCAACACCTACTATGCTG	*RHD Exon 5*	446
E5-A	TCGCTCATGGTGACTGACTTT		
E6-S	CAGGGTTGCCTTGTTCCCA	*RHD Exon 6*	260
E6-A	CAGGTTCAAGTGATTCTCGTG		
E7-S	CCCACAGCTCCATCATGGG	*RHD Exon 7*	710
E7-A	TCCAGTAGCATCCCAACAGT		

续表

名称	引物序列（5′→3′）	检测目标	产物长度（bp）
E9-S	CAGGTTTGCTCCTAAATCTT	*RHD Exon 9*	415
E9-A	CTGTCACCCGCATGTCAG		
Con-S	TACTGACACCGACAGTCCTT	*RHD&RHCE*	206
Con-A	TGCTGTGTCCTGGCAATGGT		

注：DEL：DEL（1227A）型；Pos：正常 *RHD*；Neg：*RHD* 缺失型；WeakD15：弱 D15 型。E1~E9：*RHD* 第 1~9 外显子。Con：内对照；S：上游引物；A：下游引物

2）DNA 提取：根据试剂盒操作说明提取 DNA，测定 DNA 浓度与纯度。

3）PCR 反应体系：反应总体积 20μL。2μL 10×buffer，1.0U Taq 酶，引物各 0.5pmol/μL（内对照与扩增目的基因引物的比例为 1∶4），dNTPs 200μmol/L，$MgCl_2$ 1.5mmol/L，样本 DNA 约 50ng，用 ddH_2O 补足反应体系至 20μL，DMSO 终浓度为 5%。

4）扩增条件

① *RHD* 缺失型引物扩增条件：94℃，5min。94℃ 40s，56℃ 40s，72℃ 2min，共 35 个循环。72℃延伸 5min，4℃保存。

②其他引物扩增条件：95℃，5min。94℃ 40s，60℃ 40s，72℃ 30s，共 35 个循环。72℃延伸 5min，4℃保存。

5）电泳：4% 琼脂糖凝胶电泳（200V，20min），使用凝胶成像仪观察结果。

（5）结果判断：根据检测样本电泳结果，对比 *RHD* 检测格局图判断结果（图 9-24）。

RHD基因	Exon 1	Exon 2	Exon 5	Exon 6	Exon 7	Exon 9	DEL	Weak D15
RHD Pos	Yes	Yes	Yes	Yes	Yes	Yes	No	No
RHD Neg	No	No	No	No	No	No	No	No
DVI Ⅲ	Yes	Yes	No	No	Yes	Yes	No	No
WeakD15	Yes	Yes	Yes	Yes	Yes	Yes	No	Yes
DEL	Yes	Yes	Yes	Yes	Yes	Yes	Yes	No
RHD-CD(2-9)-D	Yes	No	No	No	No	No	No	No
RHD-CD(3-9)-D	Yes	Yes	No	No	No	No	No	No

图 9-24　RHD 基因检测电泳结果格局图

Yes：出现扩增产物条带；No：无扩增产物条带

例如，根据扩增结果，对照 RHD 基因检测格局可鉴定出 RHD 基因型（图 9-25）。

（6）注意事项

1）DNA 纯度与浓度、退火温度、Mg^{2+} 浓度对 PCR 扩增影响较大，应根据实际情况进行适当调整。

2）应设置对照反应孔。

3）若内对照扩增产物较多而目的基因扩增产物较少，可降低内对照引物用量。

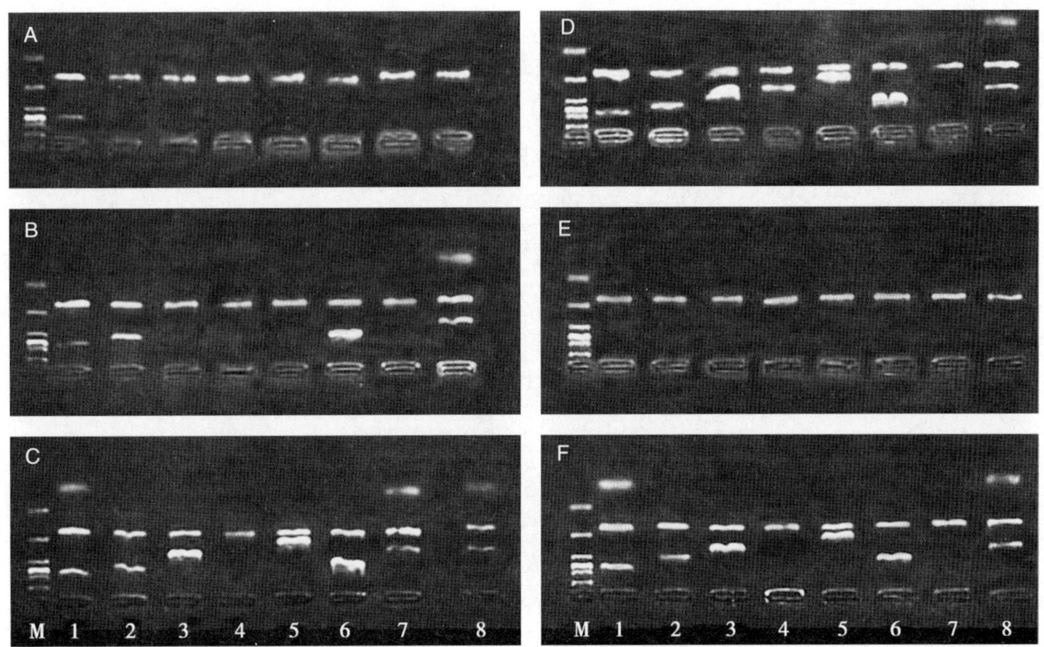

图 9-25　RHD 基因型检测电泳图

A. *RHD-CE*(*2-9*)*-D/d* 融合基因型；B. *DⅥⅢ*型；C. *DEL* 型；D. 弱 *D15* 型；E. *RHD* 缺失型；F. 正常 *RHD*

2. RHD 基因测序

(1)检测原理：对 *RHD* PCR 扩增产物进行测序分析，可确定 *RHD* 基因突变。

(2)适用范围：鉴定样本 *RHD* 突变位点。

(3)设备与材料：DNA 提取试剂盒，PCR 扩增仪，DNA 聚合酶及配套的 PCR 反应体系，待检全血样本(EDTA 抗凝)。

(4)操作步骤

1)引物设计：根据 *RHD* 碱基序列，设计特异性 PCR 扩增引物及测序引物(表 9-12)。

表 9-12　*RHD* 外显子扩增与测序引物

名称	引物序列(5′→3′)	产物长度(bp)
E1-S	TCAACTGTGTAACTATGAGGAGTCAG	767
E1-A	GCTATTTGCTCCTGTGACCACTT	
E1-Seq	TCCATAGAGAGGCCAGCACAA	
E2-S	TGACGAGTGAAACTCTATCTCGAT	1 062
E2-A	GGCATGTCTATTTCTCTCTCTGTCTAAT	
E2-Seq	CCTGGATTCCTTGTGATACACG	
E3-S	GTCGTCCTGGCTCTCCCTCTCT	219
E3-A	CTTTTCTCCCAGGTCCCTCCT	
E3-Seq	GGTCCCTCCTCCCAGCAC	

续表

名称	引物序列(5′→3′)	产物长度(bp)
E4-S	GCCGACACTCACTGCTCTTAC	378
E4-A	TGAACCTGCTCTGTAAGTGC	
E4-Seq	GGGAGATTTTTCAGCCAG	
E5-S	TACCTTTGAATTAAGCACTTCACAG	1 458
E5-A	TTATTGGCTACTTGGTGCC	
E5-Seq	AGACCTTTGGAGCAGGAGTG	
E6-S	CAGGGTTGCCTTGTTCCCA	274
E6-A/E6-Seq	CTTCAGCCAAAGCAGAGGAGG	
E7-S	CATCCCCCTTTGGTGGCC	405
E7-A	AAGGTAGGGGCTGGACAG	
E7-Seq	GTCTCACCTGCCAATCTGCT	
E8-S	GGTCAGGAGTTCGAGATCAC	708
E8-A	TGGCAATGGTGGAAGAAAGG	
E8-Seq	AGTCCTTTTTGTCCCTGATGACC	
E9-S	TGCAGTGAGCCGAGATCAC	697
E9-A	CACCCGCATGTCAGACTATTTGGC	
E9-Seq	GAGATTAAAAATCCTGTGCTCCAAAC	
E10-S	CAAGAGATCAAGCCAAAATCAGT	381
E10-A	AGCTTACTGGATGACCACCA	
E10-Seq	CAGTCTGTTGTTTACCAGATGTTGTTAT	

注：E1~E10：*RHD* 第 1~10 外显子；S：上游引物；A：下游引物；Seq：测序引物

2）DNA 提取：根据试剂盒操作说明提取 DNA，测定 DNA 浓度与纯度。

3）反应体系：反应总体积 50μL。5μL 10×buffer，1.5U Taq 酶，引物各 0.5pmol/μL，dNTPs 200μmol/L，$MgCl_2$ 1.5mmol/L，样本 DNA 约 100ng，用 ddH_2O 补足反应体系至 50μL。

4）扩增条件：95℃ 10min。95℃ 40s，62℃ 40s，72℃ 90s，共 40 个循环。72℃ 延伸 5min，4℃保存。

5）电泳：2% 琼脂糖凝胶电泳（200V，20min），使用凝胶成像仪观察结果。

6）测序：扩增产物直接测序。

（5）结果判断：测序结果与 NCBI 基因数据库进行比对，步骤如下：

1）进入 BLAST 网站：http：//blast.ncbi.nlm.nih.gov/Blast.cgi，点击 Human 按钮。

2）在 Enter Query Sequence 栏内粘贴测序结果，点击 BLAST 键。

3）得到比对数据，与已知标准基因相比，可发现新的突变位点。

（6）注意事项

1）若不能获得清晰的扩增条带或扩增产物量较少，可根据实际情况适当调整退火温度

或 Mg^{2+} 浓度。

2）*RHD* 新等位基因确认与申报可通过 Submit new sequences to GenBank 网站完成（http：//www.ncbi.nlm.nih.gov/WebSub/？ tool=genbank）。

3. *RHCE* PCR-SSP 基因分型

（1）检测原理：使用特异性引物检测 *RHCE* 基因位点差异，确定样本基因型。

（2）适用范围：适用于 RhC、c、E、e 抗原血清学定型呈双群样本的血型鉴定。

（3）设备与材料：DNA 提取试剂盒，PCR 扩增仪，DNA 聚合酶及配套的 PCR 反应体系，待检全血样本（EDTA 抗凝）。

（4）操作步骤

1）引物设计：根据 *RHC*E 基因序列差异，设计特异性 PCR 扩增引物，见表 9-13。

表 9-13　*RHCE* 基因分型扩增引物

名称	引物序列（5′→3′）	产物长度（bp）
C-S	GCTCTGTTGCCCAGTCTGAAGTG	137
C-A	CCACTGGGAAGTGACAAAGGGC	
c-S	CTTGGGCTTCCTCACCTCAAA	125
c-A	GTGTGATGACCACCTTCCCTGG	
E-S	GATGTTCTGGCCAAGTGTCAACTCTC	158
E-A	CTGCTCACCATGCTGATCTTCCT	
e-S	ATGTTCTGGCCAAGTGTCAACTCTG	158
e-A	CTGCTCACCATGCTGATCTTCCT	

注：C：*RHC*；c：*RHc*；E：*RHE*；e：*RHe*；S：上游引物；A：下游引物

2）DNA 提取：根据试剂盒操作说明提取 DNA，测定 DNA 浓度与纯度。

3）PCR 反应体系：待检样本分 4 孔加样，第 1 孔加入 *RHC* 上下游引物，第 2 孔加入 *RHc* 上下游引物，第 3 孔加入 *RHE* 上下游引物，第 4 孔加入 *RHe* 上下游引物。

每孔反应总体积为 50μL。10μL 5×PS buffer（$MgCl_2$ plus），1.0U Taq 酶，引物各 0.5pmol/μL，dNTPs 200μmol/L，样本 DNA 约 100ng，用 ddH_2O 补足反应体系至 50μL。

4）扩增条件：92℃ 2min；94℃ 10s，65℃ 1min，10 个循环；94℃ 30s，61℃ 1min，72℃ 30s，22 个循环；72℃延伸 5min，4℃保存。

5）电泳：2% 琼脂糖凝胶电泳（200V，20min），使用凝胶成像仪观察结果。

（5）结果判断：每孔扩增产物在相应位置出现扩增产物条带为阳性，否则为阴性。

（6）注意事项

1）DNA 纯度与浓度、退火温度、Mg^{2+} 浓度对 PCR 扩增影响较大，应根据实际情况进行适当调整。

2）应设置对照反应孔。

4. *RHCE* 基因测序

（1）检测原理：根据 *RHCE* 与 *RHD* 碱基序列差异，设计 *RHCE* 特异性扩增引物，对 PCR

扩增产物进行测序分析。

(2)适用范围：鉴定样本 *RHCE* 突变位点。

(3)设备与材料：DNA 提取试剂盒，PCR 扩增仪，DNA 聚合酶及配套的 PCR 反应体系，待检全血样本(EDTA 抗凝)。

(4)操作步骤

1)引物设计：根据 *RHCE* 碱基序列，设计特异性 PCR 扩增引物及测序引物(表 9-14)。

表 9-14　*RHCE* 外显子扩增与测序引物

名称	引物序列(5′→3′)	产物长度(bp)
E1-S	TATAAAATAGGAGTATTGATCCG	702
E1-A	ACATTGTTGACTGAATTTCGGTGC	
E1-Seq	ATAGACAGGCCAGCACAG	
E2-S	CCATGTGCATCAAGCACGTGTA	784
E2-A	AAAGGATGCAGGAGGAATGTAGGC	
E2-Seq	ACTCTAATTTCATACCACCC	
E3-S	CCAGGTGGGTAGAAATCTTGTC	616
E3-A	TCTTGCTATGTTGCCCAGGTTCA	
E3-Seq	CCACCAAATGGAGCTTTTGGC	
E4-S	CCAAGGACCATCAGGGCTTT	513
E4-A	GTCCGTTTCCCTCCTTTCAG	
E4-Seq	GGGAGATTTTTTCAGCCAG	
E5-S	GAATCCAGGTGGTGGAGGT	705
E5-A	CCTGTGACCACCCAGCATTCTT	
E5-Seq	AGACCTTTGGAGCAGGAGTG	
E6-S	TGAGAGCTGAGGGTGTCAGA	1 061
E6-A	TGCCACCGAGCCAGGATGGATCCCTCG	
E6-Seq	AGCAGGGAGGATGTTACAG	
E7-S	CTCTTCATTTCAACAAACTCCCCAT	1 379
E7-A	GGGGCTATGGTTGTCTCTGTAGAAG	
E7-Seq	AGGGGTGGGTAGGGAATATG	
E8-S/E8-Seq	AGCCAGGGAGAGGACCCTTG	319
E8-A	GGGAAGGAGATGGGGCACATAG	
E8-Seq	CCTTTTTGTCCCTGATGACC	
E9-S	TGAGACACTGTCGTTTTGAC	481
E9-A/E9-Seq	AACTATTTGGCTACGCTGAGG	

续表

名称	引物序列(5′→3′)	产物长度(bp)
E10-S	CAAGAGATCAAGCCAAAATCAGT	233
E10-A	CAAATCTGTCTCTGACCTTGTTTC	
E10-Seq	ACGTACAAATGCAGGCAAC	

注：E1~E10：*RHCE* 第 1~10 外显子；S：上游引物；A：下游引物；Seq：测序引物

2）DNA 提取：根据 DNA 提取试剂盒操作说明提取 DNA，测定 DNA 浓度与纯度。

3）反应体系：反应总体积 30μL。Tks Gflex DNA Polymerase Low DNA（2×）15μL，引物各 0.5pmol/μL，样本 DNA 约 100ng，用 ddH_2O 补足反应体系至 30μL。

4）扩增条件：94℃ 1min。98℃ 20s，64℃ 60s，共 5 个循环。98℃ 20s，62℃ 45s，68℃ 30s，共 10 个循环。98℃ 20s，60℃ 45s，68℃ 30s，共 16 个循环。68℃延伸 3min，4℃保存。

5）电泳：2% 琼脂糖凝胶电泳（200V，20min），使用凝胶成像仪观察结果。

6）测序：扩增产物直接测序。

（5）结果判断：测序结果与 NCBI 基因数据库进行比对，操作步骤与 *RHD* 测序结果判断相同。

（6）注意事项：与 *RHD* 测序相同。

5. *RHAG* 基因测序

（1）检测原理：根据碱基序列设计 *RHAG* 特异性扩增引物，对 PCR 扩增产物进行测序分析。

（2）适用范围：鉴定与 Rh 抗原表达异常相关的 *RHAG* 突变位点。

（3）设备与材料：DNA 提取试剂盒，PCR 扩增仪，DNA 聚合酶及配套的 PCR 反应体系，待检全血样本（EDTA 抗凝）。

（4）操作步骤

1）引物设计：根据 *RHAG* 碱基序列，设计特异性 PCR 扩增引物及测序引物（表 9-15）。

表 9-15　*RHAG* 外显子扩增与测序引物

名称	引物序列(5′→3′)	产物长度(bp)
E1-S	AACATCTCACAGCCTGTGAAGCTC	264
E1-A	CTGAGAAACCGAAGAACCGAAAA	
E2-S	ATACAAAGGTGGTAGCACTT	432
E2-A	GACACTGATCCCATTCATAAAC	
E3-S	GGAGATGATGAGTAAGCCTG	417
E3-A	GGCACTCAGTAAATGATGGTT	
E4-S	CTTTCATTGACTTTCCTCCCAT	351
E4-A	AGGATACAGTCGTTCACTACCAT	

续表

名称	引物序列(5′→3′)	产物长度(bp)
E5-S	AAAGCAAACTGCATCCTCTGG	307
E5-A	CCTACTACTTATCTGAGCAACTG	
E6-S	AACCAATAGCCCTTTCAACTG	332
E6-A	TTTTTCTGCTGGTGGGACAT	
E7-S	GCTCTGTTTCAGTTCTAGAGTTC	313
E7-A	GGCTCCAGTAAAGACAATACAAAC	
E8-S	ACCCTCAGTGAGTGAGACTT	257
E8-A	CTGCCAGAAGTTTAGAACAT	
E9-S	TAGATTTTCCTCTTCAGCGTC	312
E9-A	GGCATCAAACAATCCTCCAG	
E10-S	AAGCGGGAATGTAGTCAGGGT	307
E10-A	CTGGATAATGGGAAAGGAAGC	

注：E1~E10：*RHAG* 第 1~10 外显子；S：上游引物；A：下游引物。测序引物与扩增引物相同

2）DNA 提取：根据试剂盒操作说明提取 DNA，测定 DNA 浓度与纯度。

3）反应体系：反应总体积 50μL。5μL 10×buffer，1.5U Taq 酶，引物各 0.5pmol/μL，dNTPs 200μmol/L，$MgCl_2$ 1.5mmol/L，样本 DNA 约 100ng，用 ddH_2O 补足反应体系至 50μL。

4）扩增条件：95℃ 10min。94℃ 30s，58℃ 30s，72℃ 40s，共 35 个循环。72℃延伸 5min，4℃保存。

5）电泳：2% 琼脂糖凝胶电泳（200V，20min），使用凝胶成像仪观察结果。

6）测序：扩增产物直接测序，测序引物与扩增引物相同。

（5）结果判断：测序结果与 NCBI 基因数据库进行比对，操作步骤与 *RHD* 测序结果判断相同。

（6）注意事项：与 *RHD* 测序相同。

三、MNS 血型检测

（一）血清学检测

MNS 抗原血清学检测常用方法与 ABO 血型检测相同。

（二）基因检测

1. 检测原理　根据 *GYPA* 与 *GYPB* 碱基序列差异，设计特异性扩增引物，并对 PCR 扩增产物进行测序分析。

2. 适用范围　鉴定样本 *GYPA* 与 *GYPB* 突变位点。

3. 设备与材料　DNA 提取试剂盒，PCR 扩增仪，DNA 聚合酶及配套的 PCR 反应体系，待检全血样本（EDTA 抗凝）。

4. 操作步骤

(1) *GYPA* 检测

1) 引物设计：根据 *GYPA* 碱基序列，设计特异性 PCR 扩增引物及测序引物（表 9-16）。

表 9-16 *GYPA* 外显子扩增与测序引物

名称	引物序列（5′→3′）	产物长度（bp）
E2-S	GTGAGGGAATTTGTCTTTTGCA	360
E2-A	TCAGAGGCAAGAATTCCTCCA	
E3-S	GGTGCTGAGATAAGAGTAATC	420
E3-A	AATAGTTGTGGGTGCTATATG	
E4-S	AGCTAGATGTTGAAAGTTGAC	371
E4-A	CCTTTACAATTTTGTGTGAAT	

注：E2~E4：*GYPA* 第 2~4 外显子；S：上游引物；A：下游引物。测序引物与扩增引物相同

2) DNA 提取：根据试剂盒操作说明提取 DNA，测定 DNA 浓度与纯度。

3) 反应体系

① *GYPA* 第 2 外显子反应体系：反应总体积 50μL。5μL 10×buffer，1.5U Taq 酶，引物各 0.5pmol/μL，dNTPs 200μmol/L，$MgCl_2$ 1.5mmol/L，样本 DNA 约 100ng，用 ddH_2O 补足反应体系至 50μL。

② *GYPA* 第 3、4 外显子反应体系：反应总体积 50μL。25μL 2×GC buffer（Mg^{2+} plus），1.5U Taq 酶，引物各 0.5pmol/μL，dNTPs 200μmol/L，样本 DNA 约 100ng，用 ddH_2O 补足反应体系至 50μL。

4) 扩增条件

① *GYPA* 第 2 外显子扩增条件：94℃ 5min。94℃ 60s，60℃ 60s，72℃ 60s，共 30 个循环。72℃延伸 5min，4℃保存。

② *GYPA* 第 3、4 外显子扩增条件：94℃ 5min。94℃ 60s，58℃ 60s，72℃ 60s，共 30 个循环。72℃延伸 5min，4℃保存。

5) 电泳：2% 琼脂糖凝胶电泳（200V，20min），使用凝胶成像仪观察结果。

6) 测序：扩增产物直接测序，测序引物与扩增引物相同。

7) 结果判断：测序结果与 NCBI 基因数据库进行比对，操作步骤与 *RHD* 测序结果判断相同。

8) 注意事项

①若不能获得清晰的扩增条带或扩增产物量较少，可根据实际情况适当调整退火温度、Mg^{2+} 浓度，更换 Taq 酶及 buffer。清晰的电泳条带是评价扩增条件是否适合的重要指标。在确定适合的扩增条件后，可适当增加扩增的循环次数，以提高产物量。但循环次数的增加，可能会使非特异性扩增产物量升高，导致错误的分析结果。

②在扩增 *GYPA* 第 3、4 外显子时，因该区域 GC 含量较高（>76%），应使用适于高 GC 含量扩增的 2×GC buffer（Mg^{2+} plus）。

（2）*GYPB* 检测

1）引物设计：根据 *GYPB* 碱基序列，设计特异性 PCR 扩增引物及测序引物（表 9-17）。

表 9-17 *GYPB* 外显子扩增与测序引物

名称	引物序列（5′→3′）	产物长度（bp）
E3-S	TACTAATGGTAAGACTGACAC	420
E3-A	TTTCTTTGTCTTTACAATTTC	

注：E3：*GYPB* 第 3 外显子；S：上游引物；A：下游引物。测序引物与 PCR 扩增引物相同

2）DNA 提取：根据试剂盒操作说明提取 DNA，测定 DNA 浓度与纯度。

3）反应体系：反应总体积 50μL。5μL 10×buffer，1.5U Taq 酶，引物各 0.5pmol/μL，dNTPs 200μmol/L，$MgCl_2$ 1.5mmol/L，样本 DNA 约 100ng，用 ddH_2O 补足反应体系至 50μL。

4）扩增条件：94℃ 5min。94℃ 60s，56℃ 60s，72℃ 60s，共 30 个循环。72℃延伸 5min，4℃保存。

5）电泳：2% 琼脂糖凝胶电泳（200V，20min），使用凝胶成像仪观察结果。

6）测序：扩增产物直接测序，测序引物与扩增引物相同。

7）结果判断：测序结果与 NCBI 基因数据库进行比对，操作步骤与 *RHD* 测序结果判断相同。

（3）*GYP*Mur* 检测

1）引物设计：根据 *GYP*Mur* 碱基序列，设计特异性 PCR 扩增引物（表 9-18）。

表 9-18 *GYP*Mur* 扩增引物

名称	引物序列（5′→3′）	特异性	产物长度（bp）
Mur-S	ACCCTCCAGAAGAGGAAACCGG	*GYPA/GYP*（*B-A-B*）*Mur*	988
Mur-A	ACAGTGAAACGATGGACAAGTTGTC	*GYPB/GYP*（*B-A-B*）*Mur*	
Con-S	GAACATATCCGATGTTATACA	*GYPA/GYPB*	592
Con-A	GATGTGTCCAGCATCTGGCTA	*GYPA/GYPB*	

注：Mur：*GYP*Mur*；Con：内对照；S：上游引物；A：下游引物

2）DNA 提取：根据试剂盒操作说明提取 DNA，测定 DNA 浓度与纯度。

3）反应体系：反应总体积 20μL。2μL 10×buffer，1.0U Taq 酶，引物 0.25pmol/μL（检测引物与内对照引物按 2∶1 混合），dNTPs 100μmol/L，$MgCl_2$ 1.0mmol/L，样本 DNA 约 100ng，用 ddH_2O 补足反应体系至 20μL。

4）扩增条件：95℃ 5min。95℃ 30s，57℃ 30s，72℃ 60s，共 33 个循环。72℃延伸 5min，4℃保存。

5）电泳：2% 琼脂糖凝胶电泳（200V，20min），使用凝胶成像仪观察结果。

6）结果判断：根据检测样本电泳结果，判断样本是否存在 *GYP*Mur*。*GYP*Mur* 扩增产物长度为 988bp，电泳结果在相应位置出现扩增条带说明样本为 *GYP*Mur* 阳性，否则为阴

性，如图 9-26 所示。

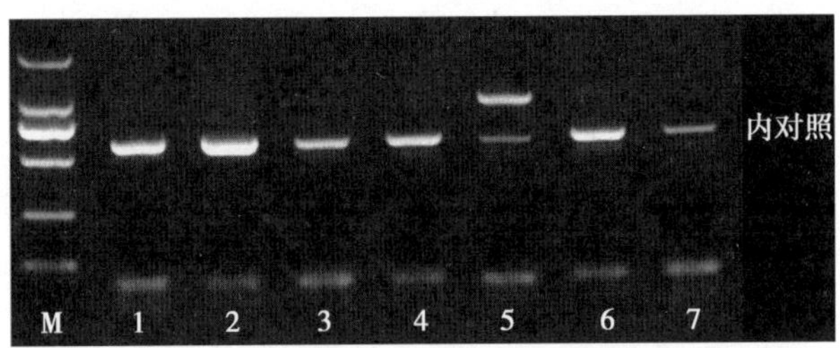

图 9-26　PCR-SSP 法检测 *GYP*Mur* 电泳结果

M：Marker，DL2000。第 5 孔为 *GYP*Mur* 阳性样本，其他均为阴性样本

四、Diego 血型检测

目前市售抗-Di^a 血型定型试剂价格昂贵且无抗-Di^b，采用基因检测法可解决 Diego 血型检测问题。

1. 检测原理　根据 *Di* 第 19 外显子 2 561T>C 突变，设计特异性 PCR 扩增引物，检测 Di^a、Di^b。

2. 适用范围　适用于 Diego 血型基因筛选、多态性研究。

3. 设备与材料　DNA 提取试剂盒，PCR 扩增仪，DNA 聚合酶及配套的 PCR 反应体系，待检全血样本（EDTA 抗凝）。

4. 操作步骤

（1）引物设计：根据 *Di* 第 19 外显子 2 561T>C 突变，设计特异性 PCR 扩增引物（表 9-19）。

表 9-19　Di^a/Di^b 扩增引物

名称	引物序列（5′→3′）	产物长度（bp）
Di^a-S	GGTGGTGAAGTCCACGCT	404
Di^a-A	GACGGCAGGACTTGCTGCTTAGG	
Di^b-S	GGTGGTGAAGTCCACGCC	404
Di^b-A	GACGGCAGGACTTGCTGCTTAGG	
Con-S	GCACCGTCAAGGCTGAGAAC	129
Con-A	ATGGTGGTGAAGACGCCAGT	

注：Con：内对照；S：上游引物；A：下游引物

（2）DNA 提取：根据试剂盒操作说明提取 DNA，测定 DNA 浓度与纯度。

（3）反应体系：反应总体积 20μL。10μL 2×GC buffer（Mg^{2+}），1.0U Taq 酶，引物各 0.5pmol/μL（检测引物与内对照引物按 2∶1 混合），dNTPs 200μmol/L，样本 DNA 约 100ng，用 ddH_2O 补足反应体系至 20μL。

（4）扩增条件：96℃ 2min。96℃ 20s，68℃ 60s，共 5 个循环。96℃ 20s，65℃ 45s，72℃

30s，共 10 个循环。96℃ 20s，62℃ 45s，72℃ 30s，共 16 个循环。72℃延伸 3min，4℃保存。

(5) 电泳：2% 琼脂糖凝胶电泳（200V，20min），使用凝胶成像仪观察结果。

5. 结果判断：根据扩增产物电泳结果，对比 *Di* 检测格局图判断结果（图 9-27）。

基因型	2561T	2561C
Di^a/Di^a	Yes	No
Di^b/Di^b	No	Yes
Di^a/Di^b	Yes	Yes

图 9-27 *Di* 基因 PCR-SSP 扩增产物电泳格局示意图

Yes：出现扩增产物条带；No：无扩增产物条带

第四节 不规则抗体检测

一、常用方法

不规则抗体检测常用方法主要有盐水即刻离心法、盐水 -IAT 法、ALB/LISS-IAT 法、红细胞 LISS 悬液 -IAT 法、PEG-IAT 法、微柱凝胶法、聚凝胺法等。各检测方法技术特点及适用范围不同，应根据实际情况选择适合的检测方法。

（一）盐水即刻离心法

1. 检测原理 IgM 型抗体及部分具有盐水反应性的 IgG 型抗体在盐水（或血浆）介质中与红细胞相应抗原结合，离心后呈肉眼可见的凝集反应。

2. 技术特点与适用范围 方法简单，快速。适用于 IgM 型抗体及具有盐水反应性的 IgG 型抗体筛查、特异性鉴定，以及急诊、AIHA 患者的交叉配血。

3. 设备与材料 血清学离心机，显微镜，试管，不规则抗体筛查红细胞试剂，待检全血样本（EDTA 抗凝）。

4. 操作步骤 试验操作过程见图 9-28。

(1) 在洁净试管中加入 2 滴待检样本血浆，1 滴不规则抗体筛查红细胞试剂。

(2) 1 000 × g，离心 15s，观察结果。

5. 结果判断 出现溶血或凝集为阳性。无溶血，无凝集为阴性。

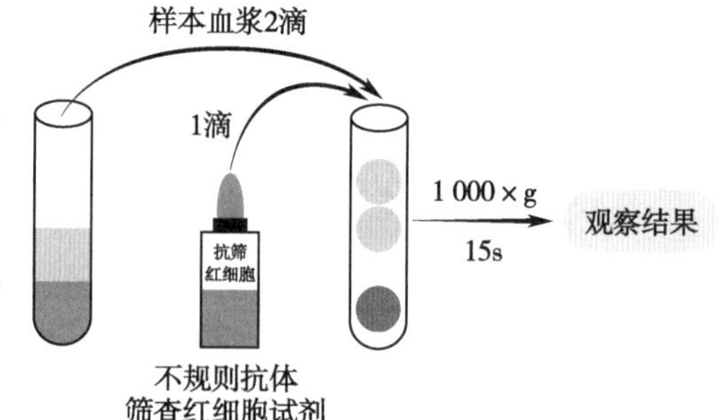

图 9-28 盐水即刻离心法操作过程示意图

6. 注意事项

(1) 肉眼观察结果为阴性时，应在显微镜下进行确认。

(2) 不规则抗体筛查红细胞试剂通常由 3 支 O 型红细胞组成，应按图 9-28 所示分别使用 1~3 号红细胞试剂对样本进行检测。

（二）盐水 -IAT 法

1. 检测原理 在盐水介质中，IAT 法可检出 IgG 型抗体。

2. 适用范围 适用于抗体筛查、特异性鉴定以及常规交叉配血。

3. 设备与材料 血清学离心机，显微镜，试管，不规则抗体筛查红细胞试剂，AHG，待检全血样本（EDTA 抗凝）。

4. 操作步骤　试验操作过程见图 9-29。

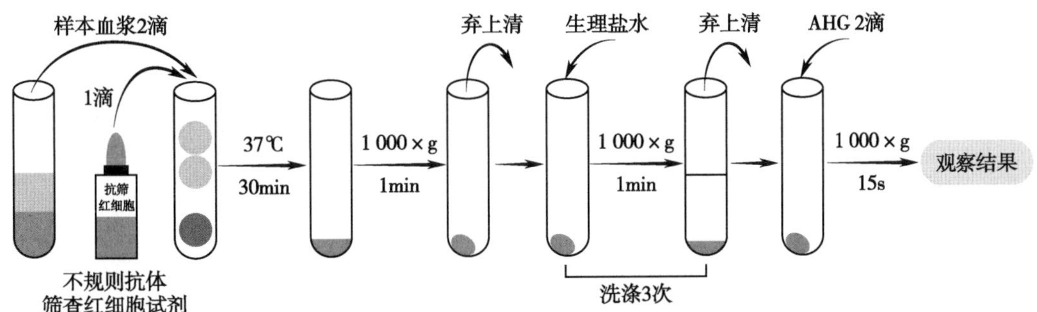

图 9-29　盐水 -IAT 法操作过程示意图

(1) 在洁净试管中加入 2 滴样本血浆，1 滴不规则抗体筛查红细胞试剂。

(2) 37℃孵育 30min。1 000 × g，离心 1min，弃去上清液，用生理盐水洗涤 3 次（1 000 × g，1min）。最后 1 次离心后，弃去上清液，用吸水纸吸去管口残余液体。

(3) 加入 2 滴 AHG，1 000 × g，离心 15s，观察结果。

5. 结果判断　出现溶血或凝集为阳性。无溶血且无凝集为阴性。

6. 注意事项

(1) 肉眼观察结果为阴性时，应在显微镜下进行确认。

(2) 第 1 步完成后，可离心检测是否存在 IgM 型抗体。若出现凝集，需排除干扰因素。若无凝集，可继续 2、3 步骤，检测样本中是否存在 IgG 型抗体。

(3) 必要时可使用 IgG 致敏红细胞作为阳性对照。

(4) AHG 实际使用量应按试剂盒要求加入。

(5) 不规则抗体筛查红细胞试剂通常由 3 支 O 型红细胞组成，应按图 9-29 所示分别使用 1~3 号红细胞试剂对样本进行检测。

（三）ALB/LISS-IAT 法

1. 检测原理　检测原理与盐水 -IAT 法相同。使用白蛋白可降低红细胞之间静电排斥力，起到促进红细胞凝集的作用。使用 LISS 液，可提高红细胞致敏效率，缩短孵育时间。

2. 适用范围　适用于抗体筛查、特异性鉴定，以及常规交叉配血。

3. 设备与材料　血清学离心机，显微镜，试管，不规则抗体筛查红细胞试剂，AHG，LISS 液，22% 牛白蛋白 PBS 溶液，待检全血样本（EDTA 抗凝）。

4. 操作步骤　试验操作过程见图 9-30。

(1) 在洁净试管中加入 2 滴样本血浆，1 滴不规则抗体筛查红细胞试剂，2 滴 22% 牛白蛋白 PBS 溶液、2 滴 LISS 液。

(2) 37℃孵育 15min。孵育完成后，1 000 × g，离心 1min，弃去上清液，用生理盐水洗涤 3 次（1 000 × g，1min）。最后 1 次离心后，弃去上清液，用吸水纸吸去管口残余液体。

(3) 加入 2 滴 AHG，1 000 × g，离心 15s，观察结果。

5. 结果判断　出现溶血或凝集为阳性。无溶血且无凝集为阴性。

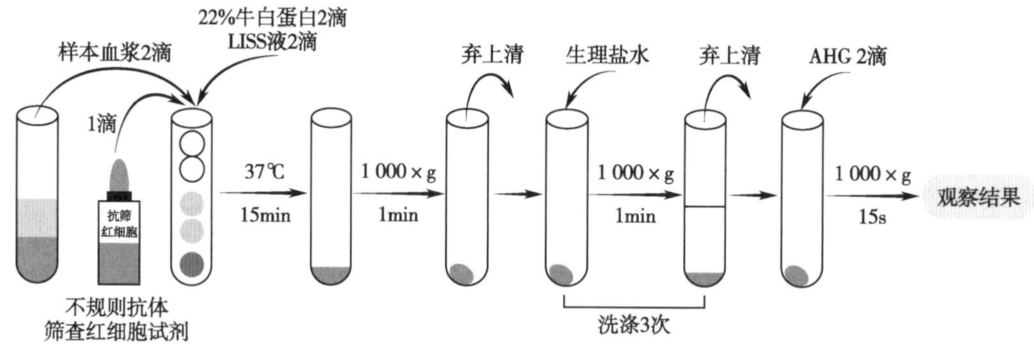

图 9-30　ALB/LISS-IAT 法操作过程示意图

6. 注意事项

(1)操作时可不加入 LISS 液,但孵育时间需延长至 30min。

(2)肉眼观察结果为阴性时,应在显微镜下进行确认。

(3)必要时可使用 IgG 致敏红细胞作为阳性对照。

(4)AHG 实际使用量应按试剂盒要求加入。

(5)不规则抗体筛查红细胞试剂通常由 3 支 O 型红细胞组成,应按图 9-30 所示分别使用 1~3 号红细胞试剂对样本进行检测。

(四) 红细胞 LISS 悬液 -IAT 法

1. 检测原理　使用 LISS 液配制红细胞悬液,可提高红细胞致敏效率,缩短孵育时间。

2. 适用范围　适用于抗体筛查、特异性鉴定,以及常规交叉配血。

3. 设备与材料　血清学离心机,显微镜,试管,不规则抗体筛查红细胞试剂,AHG,LISS 液,待检全血样本(EDTA 抗凝)。

4. 操作步骤

(1)3% 红细胞 LISS 悬液制备,可参照图 9-1 所示进行制备。

1)在洁净试管中加入适量不规则抗体筛查红细胞试剂,用大量生理盐水洗涤 3 次(1 000×g,1min)。最后 1 次离心后,弃去上清液,用吸水纸吸去管口残余液体。

2)在 1mL LISS 液中加入 30μL 压积红细胞,配制成 3% 红细胞 LISS 悬液。

(2)IAT 法检测:试验操作过程见图 9-31。

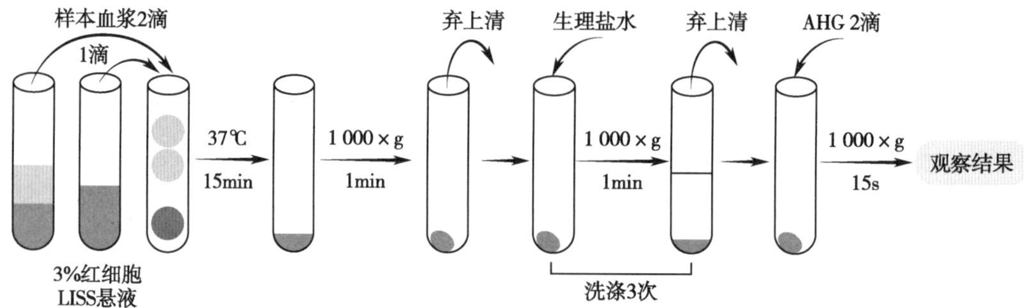

图 9-31　红细胞 LISS 悬液 -IAT 法操作过程示意图

1）在洁净试管中加入 2 滴样本血浆，1 滴 3% 不规则抗体筛查红细胞 LISS 悬液。

2）37℃孵育 15min。孵育完成后，1 000 × g，离心 1min，弃去上清液，用生理盐水洗涤 3 次（1 000 × g，1min）。最后 1 次离心后，弃去上清液，用吸水纸吸去管口残余液体。

3）加入 2 滴 AHG，1 000 × g，离心 15s，观察结果。

5. 结果判断　出现溶血或凝集为阳性。无溶血且无凝集为阴性。

6. 注意事项

（1）肉眼观察结果为阴性时，应在显微镜下进行确认。

（2）必要时可使用 IgG 致敏红细胞作为阳性对照。

（3）AHG 实际使用量应按试剂盒要求加入。

（4）不规则抗体筛查红细胞试剂通常由 3 支 O 型红细胞组成，应按图 9-31 所示分别使用 1~3 号红细胞试剂对样本进行检测。

（五）PEG-IAT 法

1. 检测原理　PEG 可提高红细胞致敏效率、反应灵敏度并缩短孵育时间。

2. 适用范围　适用于弱抗体的检测及溶血性输血反应的原因调查。

3. 设备与材料　血清学离心机，显微镜，试管，不规则抗体筛查红细胞试剂，单特异性 AHG，20% PEG 溶液，待检全血样本（EDTA 抗凝）。

4. 操作步骤　试验操作过程见图 9-32。

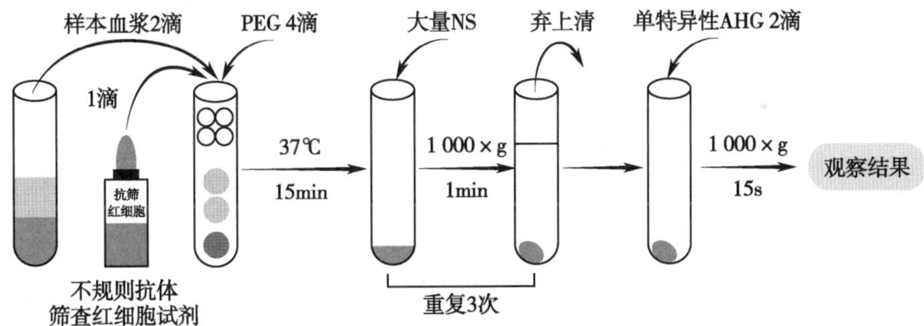

图 9-32　PEG-IAT 法操作过程示意图

（1）在洁净试管中加入 2 滴样本血浆、4 滴 20% PEG 溶液、1 滴不规则抗体筛查红细胞试剂，混匀。

（2）37℃孵育 15min。

（3）加入大量生理盐水，混匀，1 000 × g 离心 1min，弃去上清液。重复洗涤 3 次，最后 1 次离心后，弃去上清液，用吸水纸吸去管口残余液体。

（4）加入 2 滴单特异性 AHG，混匀。

（5）1 000 × g 离心 15s。观察结果。

5. 结果判断　出现溶血或凝集为阳性。无溶血且无凝集为阴性。

6. 注意事项

（1）37℃孵育后不可直接离心，否则红细胞难以散开。

（2）不可使用多特异性 AHG。

(3)肉眼观察结果为阴性时,应在显微镜下进行确认。

(4)必要时可使用 IgG 致敏红细胞作为阳性对照。

(5)AHG 实际使用量应按试剂盒要求加入。

(6)不规则抗体筛查红细胞试剂通常由 3 支 O 型红细胞组成,应按图 9-32 所示分别使用 1~3 号红细胞试剂对样本进行检测。

(六) 微柱凝胶法

1. 检测原理　与血型检测微柱凝胶法相同(见前文)。

2. 技术特点与适用范围　与血型检测微柱凝胶法相同(见前文)。

3. 设备与材料

卡式离心机

抗球蛋白检测卡

待检全血样本(EDTA 抗凝)

4. 操作步骤　严格按试剂操作说明进行。

5. 结果判断　与血型检测微柱凝胶法相同(见前文)。

6. 注意事项

(1)微柱凝胶法不具备排除干扰的能力,当检测结果异常时,应使用试管法排除干扰因素,并以试管法结果为准。

(2)不规则抗体筛查红细胞试剂通常由 3 支 O 型红细胞组成,应分别使用 1~3 号红细胞试剂对样本进行检测。

(七) 聚凝胺法

1. 检测原理　聚凝胺可中和红细胞表面负电荷,促进红细胞聚集。加入重悬液恢复红细胞电性后,非特异性聚集可重新散开,而抗原抗体反应引起的凝集不会散开。

2. 技术特点与适用范围　操作简便、快速,但对 Kell 血型系统抗体不敏感,且易漏检弱抗原抗体反应。适用于不规则抗体快速检测及急诊配血。

3. 设备与材料　血清学离心机,显微镜,试管,聚凝胺试剂盒,不规则抗体筛查红细胞试剂,待检全血样本(EDTA 抗凝)。

4. 操作步骤　试验操作过程见图 9-33。

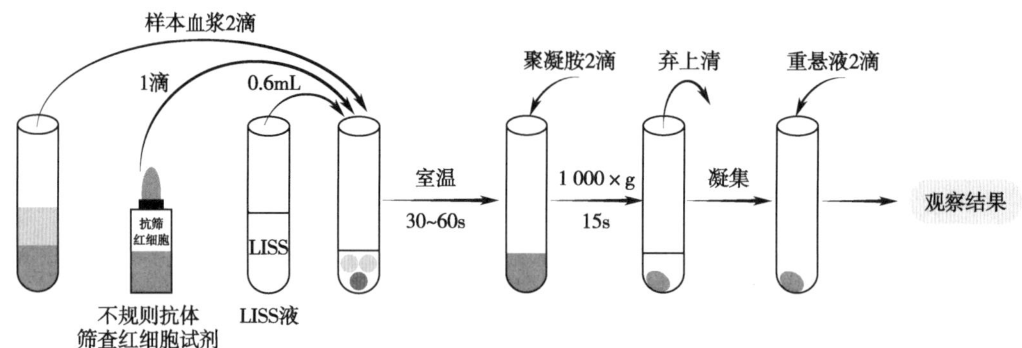

图 9-33　聚凝胺法操作过程示意图

(1)取 1 支洁净试管,加入 2 滴样本血浆、1 滴不规则抗体筛查红细胞试剂、0.6mL LISS

液。混匀，室温孵育 30~60s。

(2) 加入 2 滴聚凝胺试剂，1 000 × g 离心 15s，弃去上清液。不需沥干，使试管底部残留约 0.1mL 液体。

(3) 轻轻摇动试管，观察有无凝集，观察时不可使红细胞完全悬浮。若无凝集，则需重做。若有凝集可继续进行以下操作。

(4) 加入 2 滴重悬液，轻摇试管，1min 内观察结果。

5. 结果判断　出现溶血或凝集为阳性。无溶血且无凝集为阴性。

6. 注意事项

(1) 使用市售聚凝胺试剂盒时，试验操作以试剂盒说明书为准。

(2) 肉眼观察结果为阴性时，应在显微镜下进行确认。

(3) 某些药物（如肝素、酚磺乙胺、右旋糖酐等）会干扰试验结果，导致假阴性结果。肝素会中和聚凝胺的凝集作用，应避免使用肝素抗凝样本。

(4) 血浆蛋白异常可导致假阳性结果，应使用 IAT- 试管法进行检测。

(5) 部分血浆样本会有纤维蛋白析出，对试验结果造成影响。应先处理样本后再进行检测。

(6) 聚凝胺法不适于 Kell 血型系统抗体，以及其他弱抗原抗体反应的检测。

(7) 不规则抗体筛查红细胞试剂通常由 3 支 O 型红细胞组成，应按图 9-33 所示分别使用 1~3 号红细胞试剂对样本进行检测。

(8) 使用聚凝胺法进行交叉配血时，若呈阳性结果，应增加自身对照。

(9) 建议急诊配血时选用聚凝胺法，常规配血应选用其他灵敏度较高的试验方法。

(八) 不规则抗体性质鉴定

1. 检测原理　低浓度还原剂可破坏 IgM 型抗体而对 IgG 型抗体无显著影响。通过比较还原剂处理血浆前后的试验结果，可判断出血浆中抗体性质。

2. 适用范围　适用于抗体性质的判断。

3. 设备与材料　PBS（0.16M，pH 7.3），0.01M DTT，待检全血样本（EDTA 抗凝）。

4. 操作步骤　试验操作过程见图 9-34。

(1) 取 2 支洁净试管，标明试验管及对照管。各管中分别加入 1mL 样本血浆。

(2) 试验管中加入 1mL DTT，对照管中加入 1mL PBS，混匀。37℃孵育 30~60min。

(3) 将处理后血浆倍比稀释。采用不规则抗体检测方法对稀释后血浆进行检测。

5. 结果判断　按表 9-20 中格局判断抗体性质。

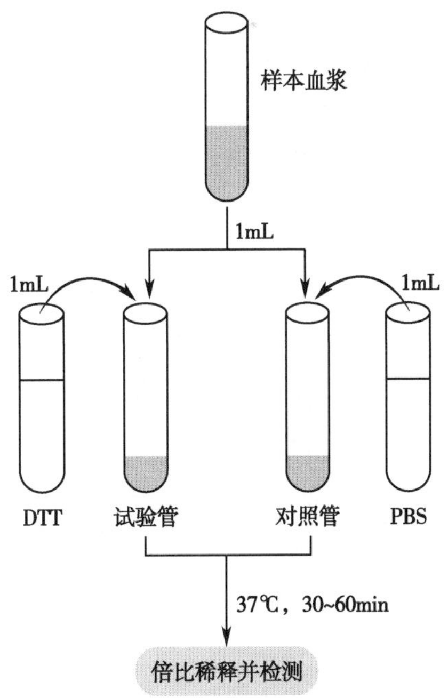

图 9-34　DTT 处理血浆操作示意图

6. 注意事项

(1) 可用 0.1M 2-ME 代替 0.01M DTT。

(2) 孵育时间过长或 DTT 浓度过高，可导致血浆蛋白变性，使血浆呈凝胶状。

表 9-20　巯基试剂鉴别抗体性质格局表

样本	血浆稀释倍数					抗体性质
	2	4	8	16	32	
血浆 +DTT	3+	2+	2+	1+	–	IgG
血浆 +PBS	3+	2+	2+	1+	–	
血浆 +DTT	–	–	–	–	–	IgM
血浆 +PBS	3+	2+	2+	1+	–	
血浆 +DTT	2+	1+	–	–	–	IgM+IgG
血浆 +PBS	3+	2+	2+	1+	–	

注：+：凝集；–：无凝集

（3）处理后血浆与红细胞试剂的加样体积比为 4∶1，即加入 4 滴处理后血浆及 1 滴红细胞试剂。

（4）本法对 Kell 血型系统抗体不敏感，且易漏检弱抗原抗体反应。

二、DAT 阳性红细胞处理

根据试验目的不同，处理 DAT 阳性红细胞可获得抗体，或“干净”的红细胞。获得抗体的目的是鉴定其特异性，而获得“干净”的红细胞则多用于血型抗原检测、交叉配血、吸收血浆中自身抗体等。

（一）热放散法

检测原理、技术特点、适用范围、设备、材料等与 ABO 血型检测热放散相同。

1. 操作步骤　试验操作过程见图 9-35。

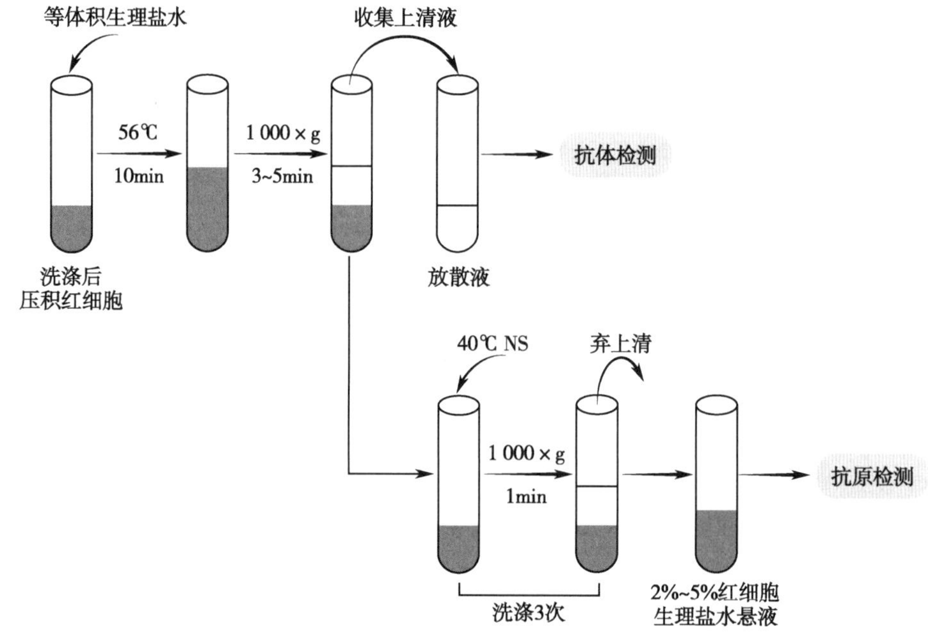

图 9-35　热放散处理 DAT 阳性红细胞

(1)使用4℃冷盐水洗涤红细胞3次,制备成压积红细胞。

(2)在压积红细胞中加入等体积生理盐水,56℃孵育10min,期间不断混匀。

(3)1 000×g离心3~5min,将上清液转移至洁净试管中,即为放散液,可用于抗体检测。

(4)用40℃生理盐水洗涤剩余压积红细胞3次(1 000×g,1min),配制成2%~5%红细胞生理盐水悬液,用于抗原检测。

2. 注意事项

(1)牛白蛋白对红细胞膜具有保护作用。放散时,可用6%牛白蛋白PBS溶液替代生理盐水。

(2)热放散会破坏部分红细胞,放散液呈深红色。

(二)冷酸放散

1. 检测原理　抗原抗体反应受pH影响,酸性环境下易使抗原抗体复合物解离。

2. 技术特点与适用范围　可有效放散IgG型抗体。适用于IgG型抗体致敏红细胞的放散,也可用于分离血浆中IgG型抗体混合物。

3. 设备与材料　血清学离心机,试管,甘氨酸-HCl(0.1M,pH 3.0),PBS(0.8M,pH 8.2),待检全血样本(EDTA抗凝)。

4. 操作步骤　试验操作过程见图9-36。

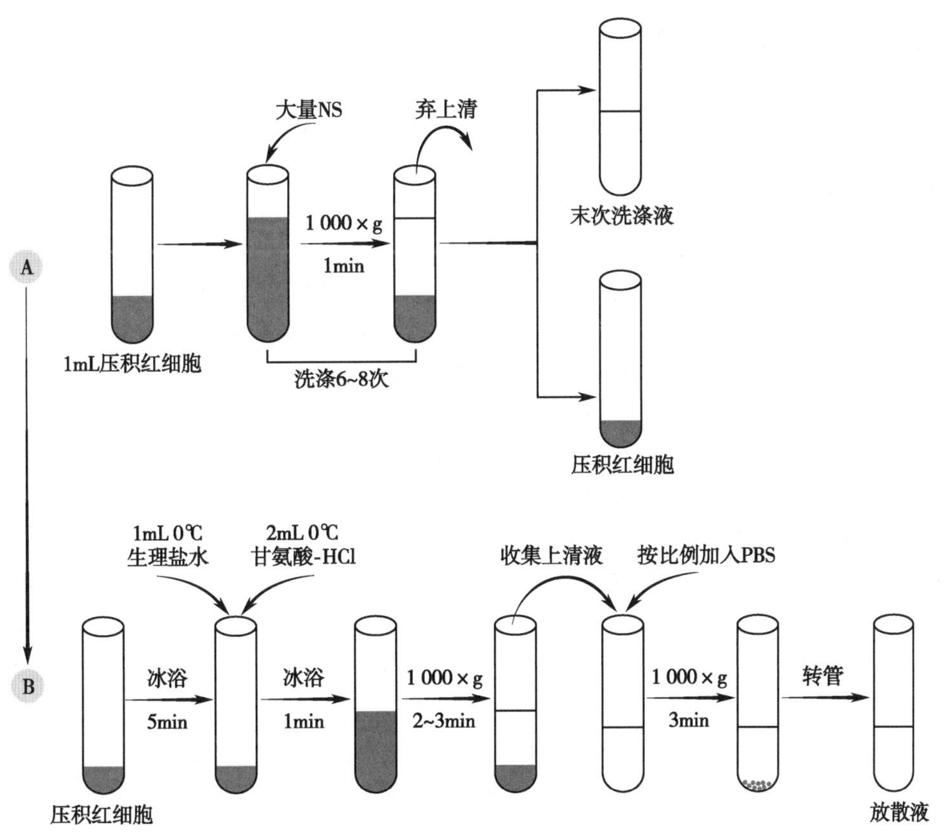

图9-36　冷酸放散法试验操作过程示意图

A. 红细胞洗涤;B. 冷酸放散

(1)将生理盐水、甘氨酸 -HCl 放置于冰水中,预冷。

(2)全血样本离心分层(1 500 × g,3min)。

(3)在洁净试管中加入 1mL 样本压积红细胞,用生理盐水洗涤红细胞 6~8 次(1 000 × g,1min),末次离心 1 000 × g,3~5min。将末次洗涤液转移至洁净试管中作为放散试验的平行对照,然后用窄条吸水纸贴试管壁吸去压积红细胞上层残液。

(4)将洗涤后压积红细胞放置于冰水中,预冷 5min。

(5)在预冷的压积红细胞中,依次加入已预冷的生理盐水 1mL、甘氨酸 -HCl 2mL,混匀,冰浴 1min。

(6)1 000 × g 离心 2~3min。将上清液转移至另一洁净试管中,每毫升上清液中加入 0.1mL PBS,混匀。

(7)1 000 × g 离心 3min。分离上清液,即为放散液。

(8)用放散液进行所需检测,同时使用末次洗涤液作为平行对照。

5. 注意事项

(1)操作过程中,甘氨酸 -HCl 应在冰浴中保存,以维持其 pH 稳定。

(2)甘氨酸 -HCl 可引起红细胞溶血,添加 22% 牛蛋白 PBS 液可减轻溶血(甘氨酸 -HCl:22% 牛蛋白按 4∶1 体积比添加)。

(3)可选用市售酸放散试剂盒,试验操作严格按说明书进行。

(三)甘氨酸 -HCl/EDTA 放散

检测原理、技术特点、适用范围与冷酸放散相同。

1. 设备与材料　血清学离心机,试管,甘氨酸 -HCl(0.1M,pH 1.5),Tris 液,待检全血样本(EDTA 抗凝)。

2. 操作步骤　试验操作过程见图 9-37。

(1)待检全血样本离心分层(1 500 × g,3min)。

(2)在洁净试管中加入 1mL 样本压积红细胞,用生理盐水洗涤红细胞 6~8 次(1 000 × g,1min),末次离心 1 000 × g,3~5min。将末次洗涤液转移至洁净试管中作为放散试验的平行对照,然后用窄条吸水纸贴试管壁吸去压积红细胞上层残液。

(3)在洁净试管中,加入 1mL 压积红细胞、2mL 甘氨酸 -HCl,混匀,室温孵育 2min。

(4)加入 100μL Tris 液,混匀后立即离心,1 000 × g,1min。

(5)将上清液转移至另一洁净试管中,用 Tris 液调节 pH 至 7.0~7.4。

(6)1 000 × g 离心 3min。分离上清液,即为放散液。

(7)用放散液进行所需检测,同时使用末次洗涤液作为平行对照。

3. 注意事项

(1)经甘氨酸 -HCl/EDTA 放散处理后,对红细胞抗原进行检测前,至少需用生理盐水洗涤 3 次。

(2)经甘氨酸 -HCl/EDTA 放散处理的红细胞,可用于自身抗体的吸收。

(3)甘氨酸 -HCl/EDTA 可破坏红细胞 Kell 血型系统抗原及 Er^a 抗原,不适于以上抗原的检测。

(4)甘氨酸 -HCl/EDTA 不可与红细胞过度孵育,否则会对红细胞造成损伤。

(5)Tris 液呈碱性,滴加几滴即可调节 pH 至 7.0~7.4。

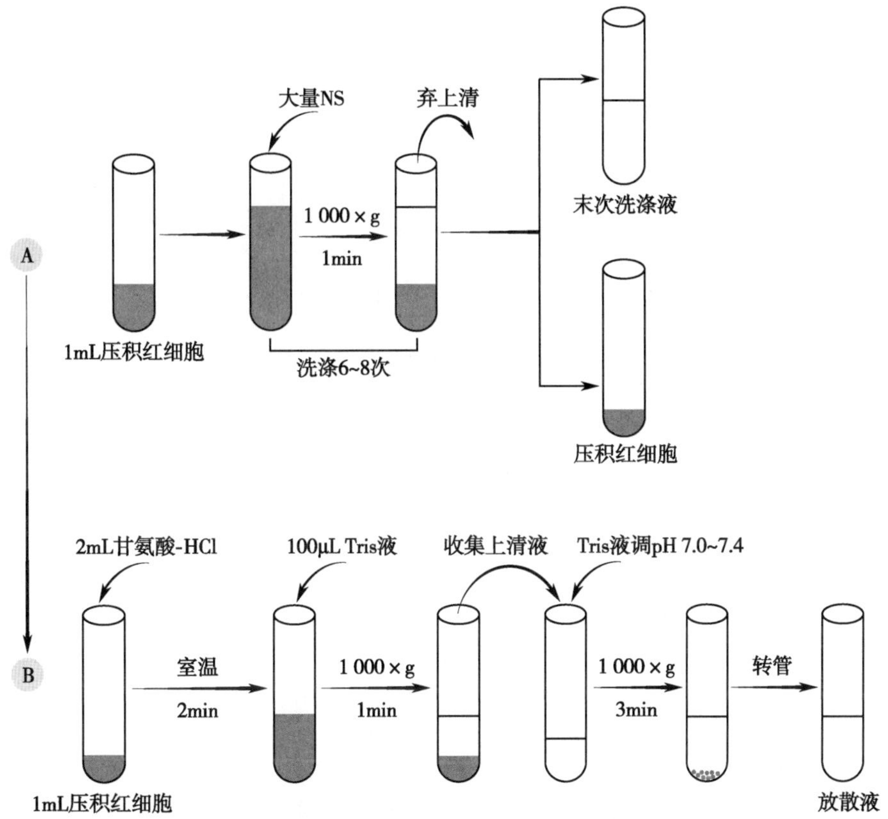

图 9-37　甘氨酸 -HCl/EDTA 放散法试验操作过程示意图

A. 红细胞洗涤；B. 甘氨酸 -HCl/EDTA 放散

（四）二磷酸氯喹放散

1. 检测原理　与冷酸放散相同。

2. 技术特点与适用范围　可有效放散 IgG 型抗体，且可保持红细胞膜完整。适用于 IgG 型抗体致敏红细胞的处理，放散后红细胞可用于血型抗原检测、自身抗体吸收。

3. 设备与材料　血清学离心机，试管，二磷酸氯喹溶液，待检全血样本（EDTA 抗凝）。

4. 操作步骤　试验操作过程见图 9-38。

（1）全血样本离心分层（1 500 × g，3min）。

（2）在洁净试管中加入 1mL 样本压积红细胞，用生理盐水洗涤红细胞 6~8 次（1 000 × g，1min），末次离心 1 000 × g，3~5min。弃去上清液，残余液体可用窄条吸水纸贴试管壁吸去。

（3）在洁净试管中，加入 0.2mL 洗涤后压积红细胞、0.8mL 二磷酸氯喹溶液，混匀，室温孵育 30min。

（4）1 000 × g 离心 3~5min，弃去上清液后加入大量 40℃生理盐水洗涤红细胞 3 次（1 000 × g，1min），配制成 3% 红细胞悬液，用于抗原检测。

5. 注意事项

（1）二磷酸氯喹法不能完全去除与红细胞结合的自身抗体及补体。

（2）使用二磷酸氯喹法处理红细胞时，应同时使用已知抗原红细胞作为对照，以证实在处理红细胞的过程中未造成抗原丢失。

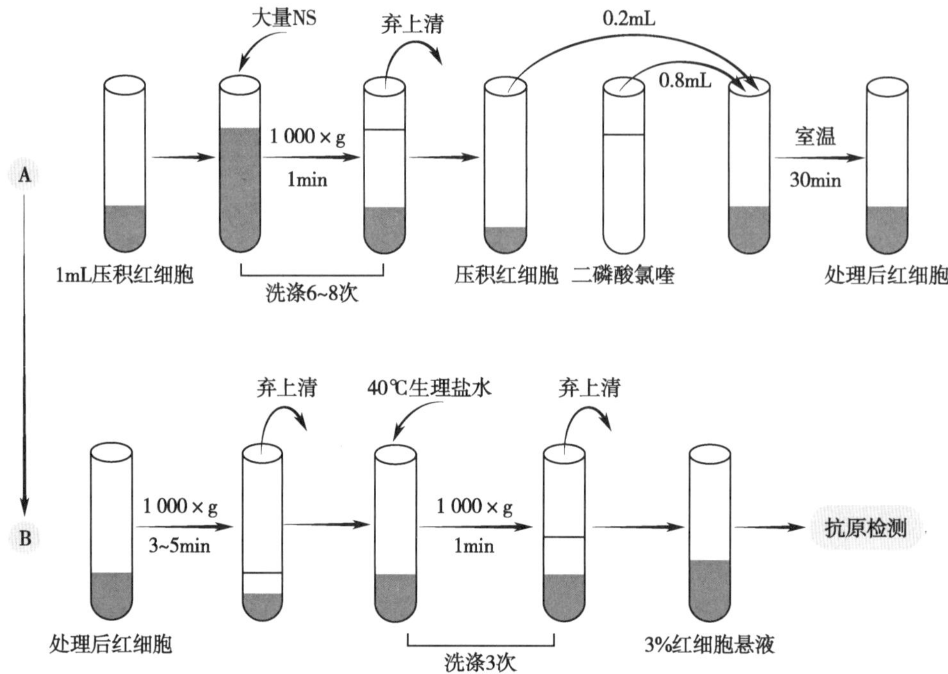

图 9-38　二磷酸氯喹放散法试验操作过程示意图

A. 二磷酸氯喹处理红细胞；B. 红细胞回收

(3) 若抗体未完全解离，需重复孵育，但总孵育时间不宜超过 2h。否则易引起抗原丢失、溶血等。

三、血浆中自身抗体的去除

吸收试验可去除 AIHA 患者血浆中自身抗体，处理后血浆可用于不规则抗体筛查、特异性鉴定及交叉配血。

(一) 使用自身红细胞去除血浆中冷自身抗体

1. 试验原理　ZZAP 试剂处理红细胞后，可解离与红细胞抗原结合的抗体，同时可增强红细胞的吸收能力，可有效吸收血浆中自身抗体。

2. 技术特点与适用范围　该法对自身抗体的吸收效率较高，但 ZZAP 试剂对 M、N、Fy^a、Fy^b、S、s、LW、Gerbich、Cartwright、Domgbrock、Knops 等血型系统抗原具有破坏作用。若怀疑自身抗体具有以上抗原特异性时，不可使用该法。

3. 设备与材料　血清学离心机，试管，ZZAP 试剂，待检全血样本（EDTA 抗凝）。

4. 操作步骤　试验操作过程见图 9-39。

(1) 全血样本离心分层（1 500 × g，3min）。

(2) 在洁净试管中加入 1mL 样本压积红细胞，用 37℃生理盐水洗涤红细胞 3 次（1 000 × g，1min），末次离心 1 000 × g，3~5min。弃去上清液，残余液体可用窄条吸水纸贴试管壁吸去。

(3) 在洗涤后压积红细胞中，加入 2mL ZZAP 试剂，混匀。37℃孵育 30min，其间不断混匀。离心去上清后，用生理盐水洗涤红细胞 3 次（1 000 × g，1min），末次离心 1 000 × g，

3~5min，弃去上清液，残余液体可用窄条吸水纸贴试管壁吸去。

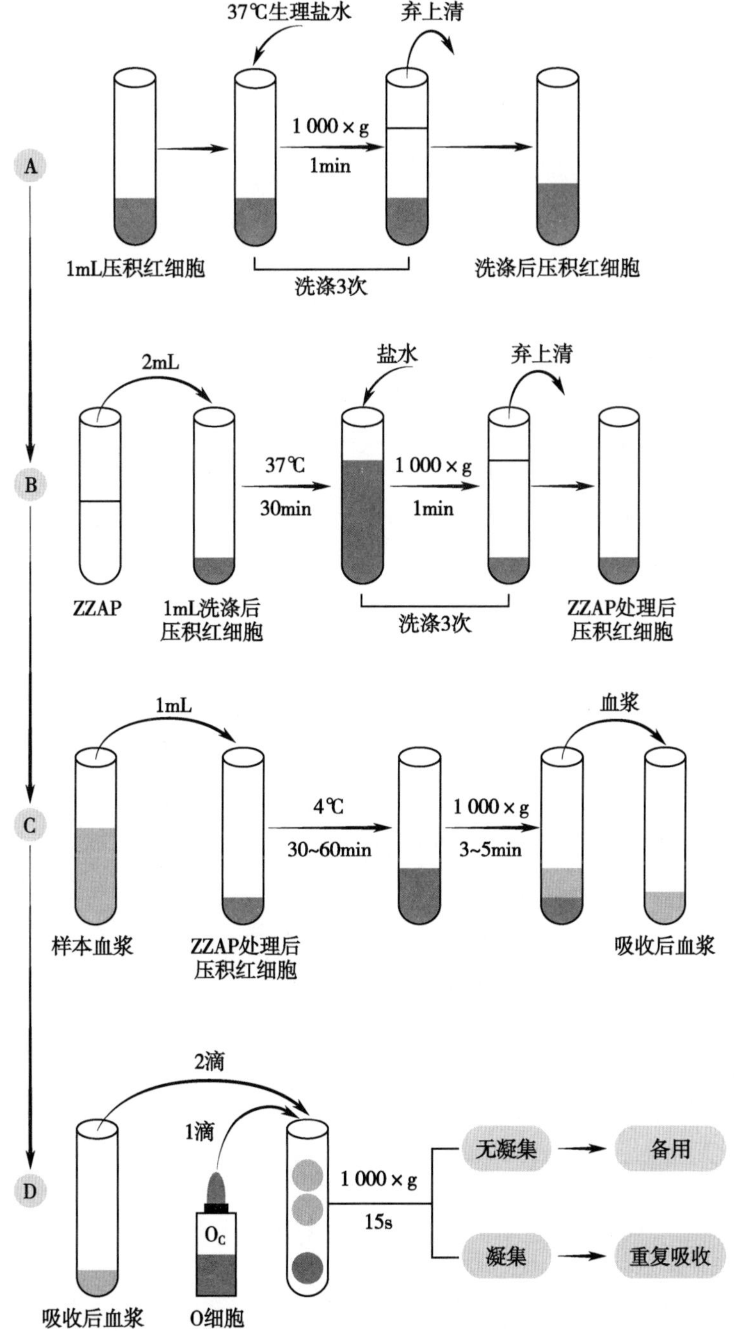

图 9-39　ZZAP 法吸收血浆中冷自身抗体操作示意图

A. 洗涤压积红细胞；B. ZZAP 处理红细胞；C. 血浆中冷自身抗体吸收；D. 冷自身抗体吸收效果检测

（4）在 ZZAP 处理后压积红细胞中加入 1mL 样本血浆，混匀，4℃孵育 30~60min，其间不断混匀。1 000×g 离心 3~5min,将吸收后血浆转移至另一洁净试管中。

(5)取 1 支洁净试管,加入 2 滴吸收后血浆,1 滴 O 型红细胞试剂,混匀,1 000×g 离心 15s,观察结果。

(6)若无凝集,说明冷自身抗体已被完全去除,吸收后血浆可用于检测。若有凝集,则说明冷自身抗体未被完全去除,可重复 3~5 步骤。

5. 注意事项

(1)多次吸收可使样本血浆稀释,导致不规则抗体反应性降低甚至出现假阴性结果。

(2)多数情况下,通过 1~2 次吸收可去除血浆中冷自身抗体。

(3)若吸收后血浆反应性未降低,提示红细胞抗原可能被 DTT 或酶破坏。可减少 ZZAP 试剂使用量,重新处理红细胞。

(二)使用自身红细胞去除血浆中温自身抗体

试验原理、技术特点、适用范围、设备、材料等与血浆中冷自身抗体去除方法相同。

1. 操作步骤 使用自身红细胞去除血浆中温自身抗体时,红细胞不需洗涤,直接使用 ZZAP 试剂处理红细胞即可,处理方法与图 9-39B 所示相同。使用 ZZAP 处理后红细胞吸收血浆中温自身抗体,试验操作过程见图 9-40。

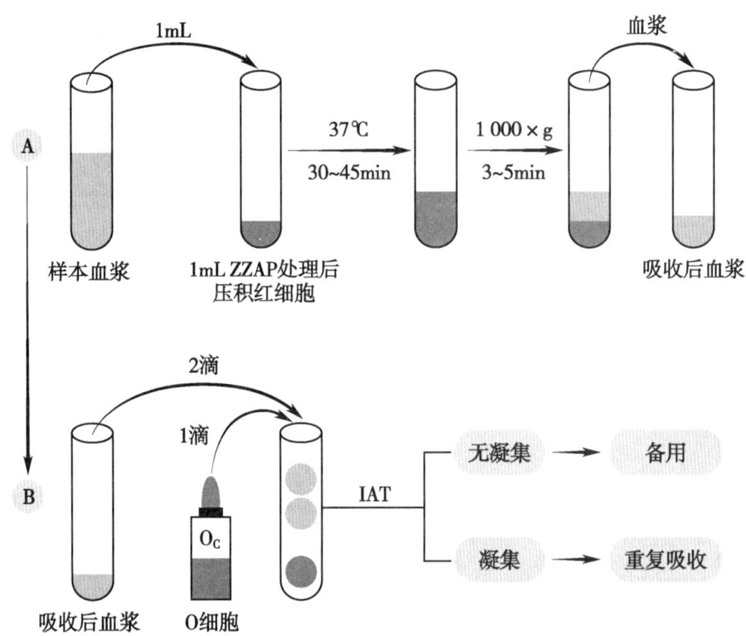

图 9-40 ZZAP 法吸收血浆中温自身抗体操作示意图

A. 血浆中温自身抗体吸收;B. 温自身抗体吸收效果检测

(1)在洁净试管中加入 1mL ZZAP 处理后压积红细胞、1mL 样本血浆,混匀,37℃孵育 30~45min,其间不断混匀。

(2)1 000×g 离心 3~5min,将吸收后血浆转移至另一洁净试管中。

(3)取 1 支洁净试管,加入 2 滴吸收后血浆,1 滴 O 型红细胞试剂,采用 IAT 法进行检测,观察结果。

(4)若无凝集,说明温自身抗体已被完全去除,吸收后血浆可用于检测。若有凝集,则说明抗体未被完全去除,需重复1~3步骤。

2. 注意事项

(1)约35%温自身抗体样本中含有冷自身抗体,37℃吸收血浆中温自身抗体后,在4℃中放置15min,可有效去除冷自身抗体。

(2)使用LISS-IAT法检测未经吸收的血浆样本时,若凝集强度为1+,通常吸收1次即可去除血浆中温自身抗体。若凝集强度为2+~3+,则需吸收2~3次。吸收次数超过4次,易导致抗体因稀释而漏检。

(3)3个月内输注过异体红细胞成分的样本不宜采用吸收法去除温自身抗体,因为异体红细胞可能会吸收去除不规则抗体。

(三)使用异体红细胞去除血浆中自身抗体

3个月内输注异体红细胞的患者,或患者样本红细胞数量不足时,可选用异体红细胞去除血浆中自身抗体,但有可能同时去除不规则抗体。选择异体红细胞时,应满足以下要求:

1. 选用O型红细胞。

2. Rh血型应包含DCe/DCe(R_1R_1)、DcE/DcE(R_2R_2)及dce/dce(rr)等多组不同表现型红细胞,并分别使用各组红细胞进行吸收,避免去除Rh血型系统不规则抗体。

3. 按照当地人群不规则抗体出现频率由高至低的顺序,选择相应抗原为阴性的红细胞。例如,Kidd血型应包含Jk(a–)、Jk(b–)红细胞,避免去除Kidd血型系统不规则抗体。Duffy血型应包含Fy(a–)、Fy(b–)红细胞,避免去除Duffy血型系统不规则抗体。

4. 怀疑样本含有某种不规则抗体时,选用相应抗原为阴性的红细胞。例如,怀疑样本中存在抗-Le^a,则选用Le(a–)表现型红细胞。

选用异体红细胞吸收待检样本中自身抗体时,使用ZZAP处理后红细胞进行吸收可达到保留不规则抗体并提高自身抗体吸附效率的目的。当ZZAP处理后红细胞吸收样本血浆效果不佳时,可使用未经ZZAP处理的异体红细胞进行吸收。

异体红细胞去除血浆中自身抗体的试验操作与自身红细胞去除血浆中自身抗体相同。

四、药物抗体

(一)药物处理红细胞检测血浆中药物抗体

1. 试验原理　某些药物(如青霉素、头孢菌素类药物等)可诱导机体产生IgG型药物抗体。用相应药物处理红细胞作为指示细胞,采用IAT法可检出血浆中可能存在的药物抗体。

2. 技术特点与适用范围　操作较烦琐,可检出的药物抗体种类较少,适用于青霉素、头孢菌素类药物抗体的检测。

3. 设备与材料　药物(如青霉素、头孢菌素等),5% O型红细胞生理盐水悬液,新鲜血浆(无不规则抗体),多特异或单特异性AHG,巴比妥钠缓冲液(0.1M),PBS(0.16M,pH 7.3),IgG抗体致敏红细胞,待检样本血浆。

4. 操作步骤　试验操作过程见图9-41。

(1)药物处理红细胞

1)青霉素处理红细胞:在洁净试管中加入120mg青霉素,3mL巴比妥钠缓冲液,待药物溶解后加入 0.2mL O 型洗涤后压积红细胞，同时设置阴性对照（在 3mL 巴比妥钠缓冲液中加入 0.2mL O 型洗涤后压积红细胞）。

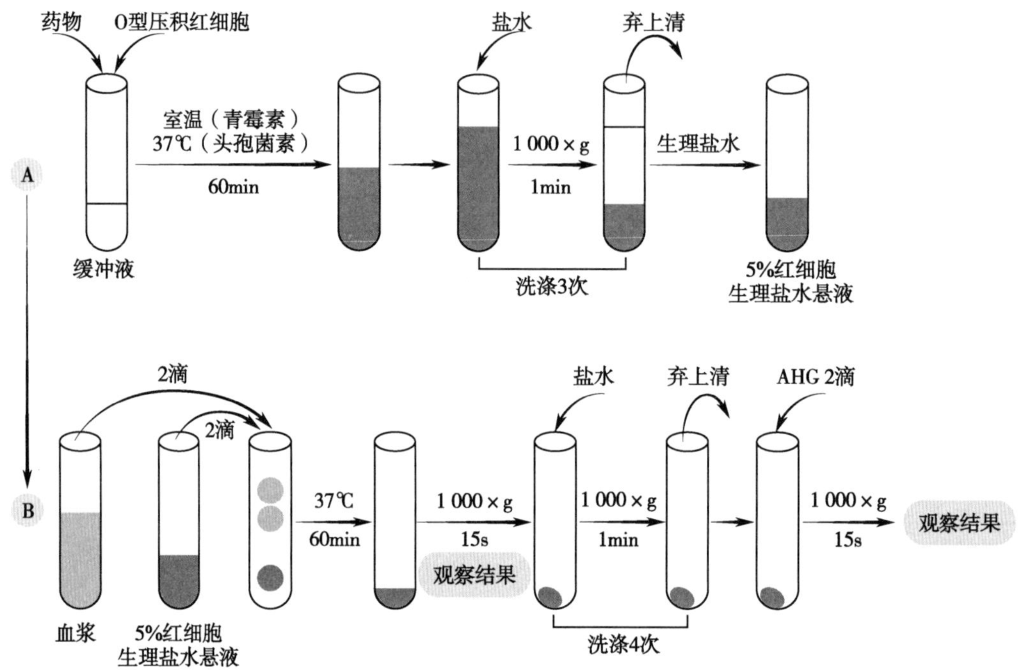

图 9-41　药物处理红细胞检测药物抗体操作示意图
A. 药物处理红细胞；B. IAT 法检测

室温下孵育 60min，期间不断混匀。用生理盐水洗涤红细胞 3 次（1 000 × g，1min），并配制成 5% 红细胞生理盐水悬液。

2）头孢菌素处理红细胞：在洁净试管中加入 100mg 头孢菌素，2.5mL PBS，待药物溶解后加入 0.25mL O 型洗涤后压积红细胞，同时设置阴性对照（在 2.5mL PBS 中加入 0.25mL O 型洗涤后压积红细胞）。

37℃孵育 60min，期间不断混匀。用生理盐水洗涤红细胞 3 次（1 000 × g，1min），并配制成 5% 红细胞生理盐水悬液。

（2）IAT 检测

1）在试验管中加入 2 滴样本血浆，1 滴经药物处理的 5% 红细胞生理盐水悬液。在对照管中加入 2 滴无不规则抗体血浆，1 滴未经药物处理的 5% 红细胞生理盐水悬液。37℃孵育 60min，1 000 × g，离心 15s，观察有无溶血、有无凝集。

2）用生理盐水洗涤 4 次（1 000 × g，1min），最后 1 次离心弃去上清液后，用吸水纸吸去管口残余液体。

3）在红细胞扣中加入 2 滴 AHG 试剂，1 000 × g，离心 15s，观察结果。

5. 结果判断　按表 9-21 反应格局判断样本中是否存在药物抗体。

表 9-21　IAT 检测结果

药物种类	药物处理红细胞	对照组红细胞	药物抗体
青霉素	+	–	有
	–	–	无
头孢菌素	+	–	有
	–	–	无

注：+：凝集；–：无凝集

6. 注意事项

(1) 为验证检测结果的有效性，可用 IgG 抗体致敏红细胞作为阳性对照。

(2) 样本血浆与药物处理红细胞孵育后发生溶血，则为阳性反应，提示样本中存在药物抗体。

(3) 阴性对照出现凝集，可能由非特异性吸附血浆蛋白而导致的假阳性结果。可使用 PBS 稀释血浆 20 倍后重新检测。

(4) 无阳性对照时，样本为阴性结果可能是由药物抗体漏检引起的假阴性结果。

(5) 样本 DAT 阳性，可使用放散液进行药物抗体检测。

(6) 青霉素类药物抗体与青霉素具有交叉反应性。头孢菌素类药物抗体与头孢菌素具有交叉反应性。部分第三代头孢菌素（如头孢曲松）抗体与药物处理红细胞不发生反应。

（二）血浆中存在可溶性药物时药物抗体的检测

1. 试验原理　当血浆中存在可溶性药物时，在适当条件下与红细胞孵育，通过 IAT 法可检出药物抗体。

2. 技术特点与适用范围　操作较烦琐，不能检出所有药物抗体。适用于部分药物抗体的检测。

3. 设备与材料　药物，5% O 型红细胞生理盐水悬液，5% O 型酶处理红细胞生理盐水悬液，新鲜血浆（无不规则抗体），多特异抗球蛋白试剂，PBS（0.16M，pH 7.3），IgG 抗体致敏红细胞，待检样本血浆。

4. 操作步骤

(1) 将药物溶于 PBS 中，终浓度为 1mg/mL。用 1mol/L HCl 或 NaOH 调节 pH 至 7.0。

(2) 取 12 支洁净试管，分 2 组。1 组为酶处理红细胞组，另 1 组为未处理组，分别标记为：

样本血浆 + 药物

样本血浆 +PBS

样本血浆 + 药物 + 补体（新鲜血浆）

样本血浆 +PBS+ 补体（新鲜血浆）

新鲜血浆 + 药物

新鲜血浆 +PBS

(3) 各管中分别加入 2 滴相应成分。

(4) 酶处理红细胞组各管中加入 1 滴 5% O 型酶处理红细胞生理盐水悬液。未处理组各管中加入 1 滴 5% O 型红细胞生理盐水悬液。37℃孵育 60min，期间不断混匀。

（5）1 000 × g，离心 15s，观察有无溶血、有无凝集。

（6）用生理盐水洗涤 4 次（1 000 × g，1min），最后 1 次离心弃去上清液后，用吸水纸吸去管口残余液体。

（7）在红细胞扣中加入 2 滴多特异抗球蛋白试剂，1 000 × g，离心 15s，观察结果。

5. 结果判断　溶血或凝集均为阳性。无溶血无凝集为阴性。

6. 注意事项

（1）为验证检测结果的有效性，可用 IgG 抗体致敏红细胞作为阳性对照。

（2）37℃有助于药物溶解。对于不能溶于 PBS 的药物，可使用其他溶液进行溶解。

（3）使用酶处理红细胞，并加入补体（新鲜血浆）可提高检测灵敏度。

第五节　交叉配血

一、交叉配血试验方法

交叉配血试验方法与不规则抗体检测方法相同（详见第四节），可根据实际情况选择适合的试验方法。高通量自动化检测宜选用 LISS-IAT-Gel 法，急诊配血宜联合使用盐水法及聚凝胺法。

手工配血时，推荐选择图 9-42 中的一种方式作为本实验室的试管排列方式，以便于不同试验人员相互核对试验结果。

二、单核细胞单层试验

1. 检测原理　不规则抗体与红细胞结合后形成致敏红细胞，单核细胞可通过 FcγR 与不规则抗体 Fc 段结合并吞噬致敏红细胞。根据单核细胞吞噬 / 黏附致敏红细胞的阳性反应比例，可推断出不规则抗体在体内引起红细胞破坏的严重程度。

2. 适用范围　适用于非相容性输血安全程度及 HDFN 溶血程度的预测。

3. 设备与材料　CO_2 恒温培养箱，显微镜，腔室玻片（图 9-43A、B），单核细胞分离管（图 9-43C），人全血单个核细胞分离液，RPMI 1640（含 10% 胎牛血清），瑞氏 - 吉姆萨染液，RhD（+）全血（EDTA 抗凝），待检全血样本（EDTA 抗凝）。

4. 操作步骤

（1）红细胞配制

1）样品红细胞制备：在洁净试管中加入 1mL 全血样本，用生理盐水洗涤 3 次，制成压积红细胞。取 2μL 压积红细胞加至另一洁净试管中，用 RPMI 1640 调节红细胞浓度至（3~4）× 10^7 个 /mL。

2）阳性对照红细胞制备：在洁净试管中加入 1mL RhD（+）全血，用生理盐水洗涤 3 次，制成压积红细胞。取 100μL 压积红细胞加至另一试管中，然后加入 200μL IgG 型抗-D，混匀，37℃水浴中孵育 30min。用生理盐水洗涤 6~8 次，取 2μL 压积红细胞加至另一洁净试管中，用 RPMI 1640 调节红细胞浓度至（3~4）× 10^7 个 /mL。

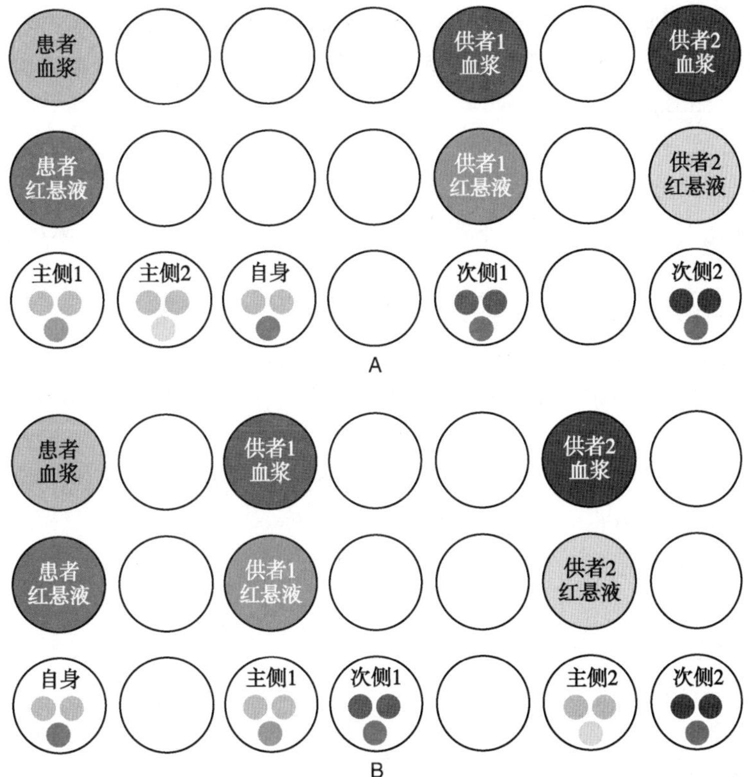

图 9-42　手工交叉配血试管排列方式

主侧 1：患者血浆 + 供者 1 红悬液；主侧 2：患者血浆 + 供者 2 红悬液；自身：患者血浆 + 患者红悬液；次侧 1：患者红悬液 + 供者 1 血浆；次侧 2：患者红悬液 + 供者 2 血浆

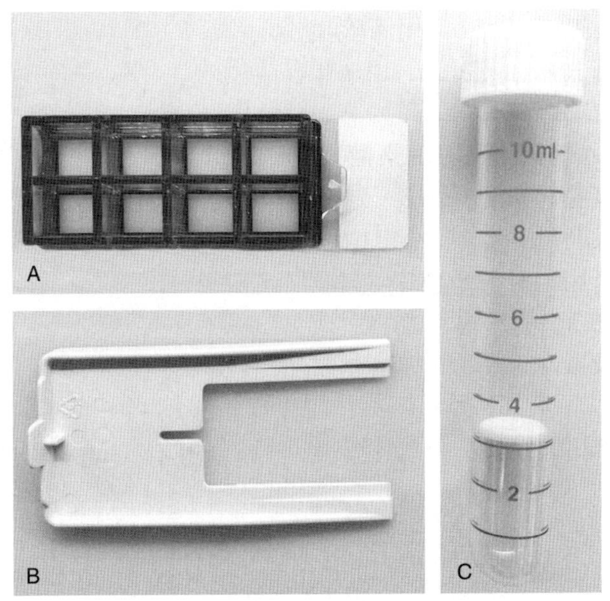

图 9-43　腔室玻片与单核细胞分离管

A. 腔室玻片；B. 腔室拆除器；C. 单核细胞分离管

3）阴性对照红细胞制备：在洁净试管中加入 1mL RhD（+）全血，用生理盐水洗涤 3 次，制成压积红细胞。取 2μL 压积红细胞加至另一洁净试管中，用 RPMI 1640 调节红细胞浓度至（3~4）× 10^7 个 /mL。

（2）混合淋巴细胞悬液的配制

1）采集 4~10 人份 EDTA 抗凝全血，每份 3mL。

2）取 4~10 支 10mL 洁净试管，各管中加入 1 份抗凝全血 3mL 及等体积生理盐水，总体积为 6mL，混匀。

3）在单核细胞分离管中加入 3mL 人全血单个核细胞分离液，短离心，使分离液沉至分离隔板下部。液面需接触到分离隔板，但不可超过分离隔板。

4）用无菌吸管将盐水稀释后的抗凝全血全部加至分离隔板上部，（400~650）× g，离心 10min。

5）用无菌吸管小心吸除上层液体，然后将淋巴细胞转移至另一洁净试管中，用生理盐水洗涤 1 次，400 × g 离心 10min。弃去上清液。

6）在淋巴细胞中加入 3mL RPMI 1640，重悬细胞，用 RPMI 1640 调节细胞浓度至（3~4）× 10^6 个 /mL。

7）将 4~10 人份淋巴细胞悬液混合，备用。

（3）单核细胞吞噬

1）在腔室玻片中，加入 100μL 混合淋巴细胞悬液。在 37℃，5% CO_2 培养箱中静置 60min，使单核细胞贴壁。

2）用加样器小心吸去未贴壁单核细胞，勿触及玻片底部。

3）加入 100μL 细胞浓度为 10^7 个 /mL 的样本红细胞。在 37℃，5% CO_2 培养箱中静置 90min。同时设置阴性及阳性对照。

4）用加样器吸去腔室中液体，用滴管轻轻滴加 37℃预温生理盐水，漂洗 1 次，用加样器吸除液体，自然晾干。

5）在腔室内加入瑞氏 - 吉姆萨染液（A 液 1 滴，B 液 1 滴），室温下静置 5min。

6）甩掉染液，用滴管加入清水洗涤 1 次，甩掉腔室中液体。拆下腔室，晾干玻片。

7）在 100 × 10 倍油镜下观察结果，计数 500 个单核细胞及吞噬 / 黏附红细胞总数（图 9-44）。

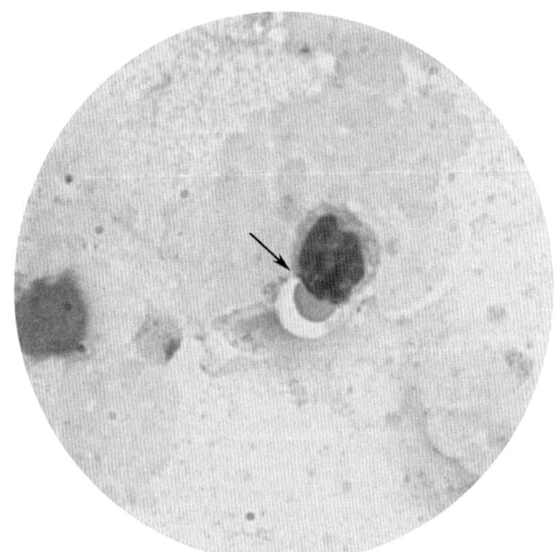

图 9-44　单核细胞吞噬 / 黏附红细胞

（4）单核细胞吞噬率：按如下公式计算单核细胞吞噬率：

$$单核细胞吞噬率（\%）= \frac{吞噬 / 黏附单核细胞数}{500}$$

5. 结果判断　单核细胞吞噬率（%）<3% 为阴性，>3% 为阳性。

6. 注意事项

(1)漂洗腔室玻片时动作应轻柔,避免冲掉贴壁单核细胞。

(2)染色前,玻片需自然晾干。

(3)染色完成后再去除腔室。

三、二硫苏糖醇或 2- 氨基乙基异硫脲处理红细胞

1. 试验原理 二硫苏糖醇(DTT)与 2- 氨基乙基异硫脲(AET)是高效还原剂,可将二硫键还原为游离巯基。在高浓度还原剂作用下,可破坏红细胞蛋白质类抗原,使其丧失与相应抗体结合的能力。

2. 适用范围 适用于不规则抗体检测及交叉配血时,对抗体筛查红细胞试剂或供者红细胞的处理,用于排除抗-CD38 单克隆抗体药物对检测的干扰。

3. 设备与材料 0.2M DTT(或 6% AET),PBS(0.16M,pH 7.3),红细胞(不规则抗体筛查红细胞试剂或供者红细胞)。

4. 操作步骤 试验操作过程见图 9-45。

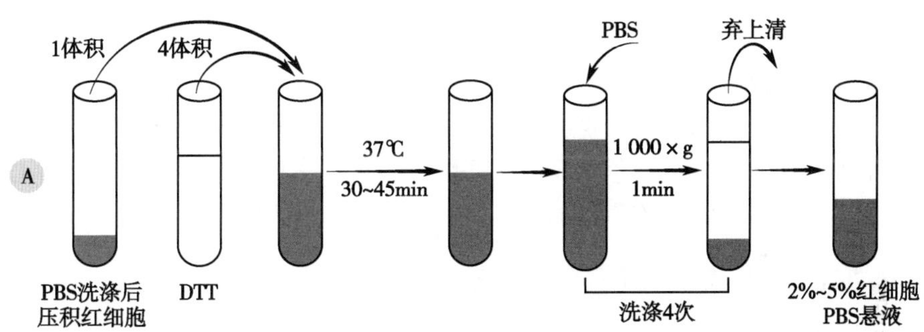

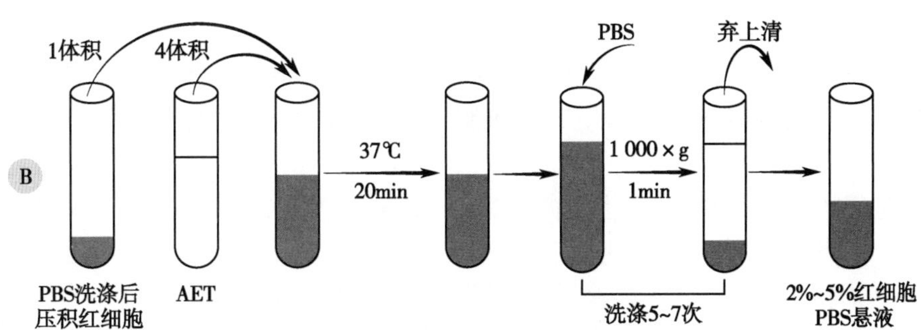

图 9-45 DTT/AET 处理红细胞操作示意图

A. DTT 处理红细胞; B. AET 处理红细胞

(1) DTT 处理红细胞

1)用 PBS 洗涤红细胞 3 次(1 000 × g,1min),末次离心 1 000 × g,3~5min,弃去上清液,残余液体可用窄条吸水纸贴试管壁吸去,制成压积红细胞。

2)按压积红细胞:DTT=1∶4 体积比,将压积红细胞与 DTT 加至洁净试管中。37℃孵育 30~45min,每隔 5min 混匀 1 次。

3）用 PBS 洗涤红细胞 4 次（1 000×g，1min），末次离心 1 000×g，3~5min，弃去上清液，残余液体可用窄条吸水纸贴试管壁吸去，制成压积红细胞。配成 2%~5% 红细胞 PBS 悬液。

4）使用红细胞 PBS 悬液对样本血浆进行不规则抗体检测或交叉配血。

（2）AET 处理红细胞

1）用 PBS 洗涤红细胞 3 次（1 000×g，1min），末次离心 1 000×g，3~5min，弃去上清液，残余液体可用窄条吸水纸贴试管壁吸去，制成压积红细胞。

2）按压积红细胞：AET=1∶4 体积比，将压积红细胞与 AET 加至洁净试管中。37℃孵育 20min，每隔 5min 混匀 1 次。

3）用 PBS 洗涤红细胞 5~7 次（1 000×g，1min）或至上清液清澈，末次离心 1 000×g，3~5min，弃去上清液，残余液体可用窄条吸水纸贴试管壁吸去，制成压积红细胞。配成 2%~5% 红细胞 PBS 悬液。

4）使用红细胞 PBS 悬液对样本血浆进行不规则抗体检测或交叉配血。

5. 注意事项

（1）DTT 处理红细胞后，若出现重度溶血，可降低 DTT 用量，按 1∶2 或 1∶3 体积比重复 2~3 步骤。

（2）使用 Kell 血型系统抗原作为质控参照，DTT 或 AET 处理红细胞后，相应 Kell 抗原转变为阴性则表明处理有效，否则为处理不充分。

（3）高浓度还原剂（0.2M DTT 或 6% AET）具有破坏 Kell、Cartwright、LW、Dombrock 和 Knops 等血型系统抗原的作用，适当降低还原剂浓度具有选择性破坏特定血型系统抗原作用，例如，使用 0.02M DTT 可使 Js^a 和 Js^b 抗原变性，而 Kell 血型系统抗原不受影响。

四、植物血凝素检测多凝集红细胞

1. 试验原理　不同植物凝集素可与不同隐匿抗原结合，使用多种植物凝集素，根据反应格局可推断出隐匿抗原种类。

2. 适用范围　适用于多凝集红细胞抗原种类的鉴别。

3. 设备与材料　4~6 份 AB 型健康供者混合血清，2~3 份脐带血混合血清，3% O 型红细胞生理盐水悬液，3% 神经氨酸酶处理红细胞生理盐水悬液，待检全血样本（EDTA 抗凝）。

4. 操作步骤

（1）用生理盐水洗涤样本红细胞 3 次（1 000×g，1min），配制成 3% 红细胞生理盐水悬液。

（2）取 18 支洁净试管，分 6 组，分别标明花生组、南欧丹参组、双花扁豆组、野大豆组、AB 血清组、脐带血清组。每组 3 支试管，分别标明 O 型红细胞、酶处理红细胞及样本红细胞。

（3）各管中按标记分别加入 1 滴 3% 红细胞生理盐水悬液，2 滴植物凝集素、2 滴 AB 型混合血清或脐带血混合血清。

（4）室温孵育 5min，1 000×g 离心 15s，观察结果。

5. 结果判断

（1）AB 型混合血清检测结果阳性且脐带血混合血清检测阴性：样本红细胞为多凝集。

（2）AB 型混合血清及脐带血混合血清检测结果均为阴性：样本红细胞不具有多凝集性。

（3）脐带血混合血清检测结果为阳性：样本红细胞为自发凝集。

（4）多凝集抗原类型的鉴别可按表 9-22 格局进行判断。

表 9-22　多凝集红细胞与植物血凝素凝集情况

血凝素	正常 O 型红细胞		多凝集红细胞										
	未处理	神经氨酸酶处理	获得性				遗传性						
			T	Tk	Th	Tx	Tn	Tr	Sd (a++)	NOR	HEMPAS	Hyde Park
花生	–	+	+	+	+	+	–	+	–	–	–	w
南欧丹参	–	–	–	–	–	–	+	+	–	–	–	–
双花扁豆	–	–	–	–	–	–	+	–	+	–	–	–
野大豆	–	+	+	–	–	–	+		+	–	+	+/–
AB 血清	–	+	+	+	+	+	+	+	+	+	+	+
脐带血清	–	–	–	–	–	–	–	–	–	–	–	–

注：AB 血清：4~6 份健康供者混合血清；脐带血清：2~3 份脐血混合血清；+：凝集；–：无凝集；w：弱凝集

6. 注意事项　若只需判断样本是否为多凝集红细胞，而不需确认多凝集抗原类型时，可不使用植物凝集素。只需使用 AB 型混合血清、脐带血混合血清对样本红细胞进行检测即可。

参考文献

1. 中华人民共和国卫生部医政司. 全国临床检验操作规程. 4 版. 北京: 人民卫生出版社, 2015.
2. Daniels G. Molecular blood grouping. Vox Sang, 2004, 87 (suppl 1): 63-66.
3. Gane P, Vellayoudom J, Mollicone R, et al. Heterogeneity of anti-A and anti-B monoclonal reagents. Agglutination of some weak ABH erythrocyte variants and recognition of synthetic oligosaccharide and tissue antigens. Vox Sang, 1987, 53 (2): 117-125.
4. Toby L Simon, Edward L Snyder, Bjarte G Solheim, et al. Rossi's Principles of Transfusion Medicine. 4th ed. Blackwell Publishing Ltd, 2009.
5. DBL McClellan. Handbook of Transfusion Medicine. 4th ed. Blackwell Publishing Ltd, 2007.
6. Harvey G Klein, David J Anstee. Mollison's Blood Transfusion in Clinical Medicine. 11th ed. Blackwell Publishing Ltd, 2005.
7. Mourant AE. The discovery of the anti-globulin test. Vox Sang, 1983, 45 (2): 180-183.
8. Hyono A, Mazda T, Okazaki H, et al. Analysis of enzyme-treated red blood cell surface and haemagglutination using a theory of soft-particle electrophoresis. Vox Sang, 2008, 95 (2): 131-136.
9. Sheryl Whitlock. Immunohematology for medical laboratory technicians. USA, 2010.
10. Hughes JN, Polley MJ, Telford R. Optimal conditions for detecting blood group antibodies by the antiglobulin test. Vox Sang, 1964, 9: 385-395.
11. Wenz B, Apuzzo J, Shah DP. Evaluation of the polyethylene glycol-potentiated indirect antiglobulin test. Transfusion, 1990, 30 (4): 318-321.
12. Lapierre Y, Rigal D, Adam J, et al. The gel test: a new way to detect red cell antigen-antibody reactions. Transfusion, 1990, 30 (2): 109-113.
13. Makarovska-Bojadzieva T, Blagoevska M, Kolevski P, et al. Optimal blood grouping and antibody screening

for safe transfusion. Prilozi, 2009, 30 (1): 119-128.

14. Dzik WH. Technology for enhanced transfusion safety. Hematology Am Soc Hematol Educ Program, 2005, 476-482.
15. Weisbach V, Kohnhauser T, Zimmermann R, et al. Comparison of the performance of microtube column systems and solid-phase systems and the tube low-ionic-strength solution additive indirect antiglobulin test in the detection of red cell alloantibodies. Transfus Med, 2006, 16 (4): 276-284.
16. Hatayama Y, Matsumoto S, Hamada E, et al. Analysis of Acute Transfusion Reactions and Their Occurrence Times. Yonago Acta Med, 2018, 61 (1): 87-90.
17. López-Díaz PE, Ruiz-Olivera MDR, Hernández-Osorio LA, et al. Irregular antibodies in no hemolytic autoimmune diseases are able to induce erythrophagocytosis. Immunol Res, 2017, 65 (1): 410-418.
18. Garratty G. The significance of IgG on the red cell surface. Transfus Med Rev, 1987, 1 (1): 47-57.
19. Hosseini-Maaf B, Hellberg A, Chester MA, et al. An extensive polymerase chain reaction-allele-specific polymorphism strategy for clinical ABO blood group genotyping that avoids potential errors caused by null, subgroup, and hybrid alleles. Transfusion, 2007, 47 (11): 2110-2125.
20. Frazier SK, Higgins J, Bugajski A, et al. Adverse Reactions to Transfusion of Blood Products and Best Practices for Prevention. Crit Crit Care Nurs Clin North Am, 2017, 29 (3): 271-290.
21. Wagner FF, Flegel WA. Review: the molecular basis of the Rh blood group phenotypes. Immunohematology, 2004, 20 (1): 23-36.
22. Arndt PA, Garratty G. A retrospective analysis of the value of monocyte monolayer assay results for predicting the clinical significance of blood group alloantibodies. Transfusion, 2004, 44 (9): 1273-1281.
23. Yip SP. Sequence variation at the human ABO locus. Ann Hum Genet, 2002, 66 (Pt 1): 1-27.
24. Yazer MH, Hosseini-Maaf B, Olsson ML. Blood grouping discrepancies between ABO genotype and phenotype caused by O alleles. Curr Opin Hematol, 2008, 15 (6): 618-624.
25. Dahr W. Miltenberger subsystem of the MNSs blood group system. Review and outlook. Vox Sang, 1992, 62 (3): 129-135.
26. Liu Z, Zeng R, Chen Q, et al. Genotyping for Kidd, Kell, Duffy, Scianna, and RHCE blood group antigens polymorphisms in Jiangsu Chinese Han. Chin Med J, 2012, 125 (6): 1076-1081.
27. Gassner C, Schmarda A, Kilga-Nogler S, et al. RHD/CE typing by polymerase chain reaction using sequence-specific primers. Transfusion, 1997, 37 (10): 1020-1026.
28. Londero D, Fiorino M, Miotti V, et al. Molecular RH blood group typing of serologically D-/CE+ donors: the use of a polymerase chain reaction-sequence-specific primer test kit with pooled samples. Immunohematology, 2011, 27 (1): 25-28.
29. Pirofsky B, Rosner ER. DTT test: a new method to differentiate IgM and IgG erythrocyte antibodies. Vox Sang, 1974, 27 (5): 480-488.
30. Freedman J, Masters CA, Newlands M, et al. Optimal conditions for the use of sulphydryl compounds in dissociating red cell antibodies. Vox Sang, 1976, 30 (3): 231-239.
31. Lee E, Redman M, Burgess G, et al. Do patients with autoantibodies or clinically insignificant alloantibodies require an indirect antiglobulin test crossmatch ?. Transfusion, 2007, 47 (7): 1290-1295.
32. Harvey AR, Basavaraju SV, Chung KW, et al. Transfusion-related adverse reactions reported to the National Healthcare Safety Network Hemovigilance Module, United States, 2010 to 2012. Transfusion, 2015, 55 (4): 709-718.
33. Lee E, Hart K, Burgess G, et al. Efficacy of murine monoclonal antibodies in RBC phenotyping of DAT-positive samples. Immunohematology, 2006, 22 (4): 161-165.

34. Burin des Roziers N, Squalli S. Removing IgG antibodies from intact red cells: comparison of acid and EDTA, heat, and chloroquine elution methods. Transfusion, 1997, 37 (5): 497-501.
35. Coombs RR, Mourant AE, Race RR. In-vivo isosensitisation of red cells in babies with haemolytic disease. Lancet, 1946, 1 (6391): 264-266.
36. Moise KJ Jr, Argoti PS. Management and prevention of red cell alloimmunization in pregnancy: a systematic review. Obstet Gynecol, 2012, 120 (5): 1132-1139.
37. 川畑絹代. 第三章输血前検査第三节不规则抗体スクリーニング // ニホン / リンショウ / エイセイ / ケンサ / ギシカイ .// 輸血·移植検査技術教本. 東京都: 丸善出版, 2016: 36-39.